国家卫生健康委员会"十三五"规划教材

教育部生物医学工程专业教学指导委员会"十三五"规划教材

全国高等学校教材
供生物医学工程等专业用

BME

临床工程学

主　　审　黄诒焯

主　　编　吕　毅　包家立

副 主 编　韩　玥　乔清理　李　斌

人民卫生出版社

图书在版编目（CIP）数据

临床工程学／吕毅，包家立主编. — 北京：人民
卫生出版社,2019
　全国高等学校生物医学工程专业首轮"十三五"规划
教材
　ISBN 978－7－117－28398－4

　Ⅰ.①临…　Ⅱ.①吕…②包…　Ⅲ.①生物医学工程
-高等学校-教材　Ⅳ.①R318

中国版本图书馆 CIP 数据核字（2019）第 072456 号

人卫智网	www.ipmph.com	医学教育、学术、考试、健康，
		购书智慧智能综合服务平台
人卫官网	www.pmph.com	人卫官方资讯发布平台

临床工程学

主　　编：吕　毅　包家立
出版发行：人民卫生出版社（中继线 010-59780011）
地　　址：北京市朝阳区潘家园南里 19 号
邮　　编：100021
E - mail：pmph @ pmph. com
购书热线：010-59787592　010-59787584　010-65264830
印　　刷：北京铭成印刷有限公司
经　　销：新华书店
开　　本：850×1168　1/16　印张：28
字　　数：828 千字
版　　次：2019 年 6 月第 1 版　2019 年 6 月第 1 版第 1 次印刷
标准书号：ISBN 978-7-117-28398-4
定　　价：88.00 元
打击盗版举报电话：010-59787491　E-mail：WQ @ pmph. com
（凡属印装质量问题请与本社市场营销中心联系退换）

编 者

王 云　宁夏医科大学总医院
王 燕　首都医科大学
田 源　中国医学科学院肿瘤医院
包家立　浙江大学
冯庆宇　中国医药物资协会医疗器械分会
付 艳　华中科技大学
吕 毅　西安交通大学第一附属医院
朱险峰　牡丹江医学院
乔灵爱　上海健康医学院
乔清理　天津医科大学
刘建华　吉林大学第二医院
刘胜林　华中科技大学同济医学院附属协和
　　　　医院
刘锦初　浙江大学医学院附属邵逸夫医院
祁建伟　浙江医院
苏绚涛　山东大学
李 庚　内蒙古自治区人民医院

李 斌　上海交通大学附属第六人民医院
张恩科　西安交通大学第三附属医院
罗长江　兰州大学第二医院
周云龙　温州医科大学
郑建军　中国科学院大学宁波华美医院
赵永恒　昆明医科大学附属甘美医院
姜瑞瑶　上海交通大学附属第六人民医院
姚绍卫　南京信息职业技术学院
莫 华　广西医科大学
黄 进　四川大学
黄 磊　皖南医学院
常世杰　中国医科大学
蒋红兵　南京医科大学附属南京医院
韩 玥　中国医学科学院肿瘤医院
温 锐　南方医科大学南方医院
谢晓燕　中山大学
熊 力　中南大学湘雅二医院

学术秘书　王 渊　西安交通大学
　　　　　　　李 敏　浙江中医药大学

出版说明

生物医学工程(biomedical engineering,BME)是运用工程学的原理和方法解决生物医学问题,提高人类健康水平的综合性学科。它在生物学和医学领域融合数学、物理、化学、信息和计算机科学,运用工程学的原理和方法获取和产生新知识,促进生命科学和医疗卫生事业的发展,从分子、细胞、组织、器官、生命系统各层面丰富生命科学的知识宝库,推动生命科学的研究进程,深化人类对生命现象的认识,为疾病的预防、诊断、治疗和康复,创造新设备,研发新材料,提供新方法,实现提高人类健康水平、延长人类寿命的伟大使命。

1952年,美国无线电工程学会(IRE)成立了由电子学工程师组成的医学电子学专业组(Professional Group on Medical Electronics,PGME)。这是BME领域标志性事件,这一年被认为是BME新纪元年。1963年IRE和美国电气工程师学会(AIEE)合并组建了美国电气电子工程师学会(IEEE)。同时PGME和AIEE的生物学与医学电子技术委员会合并成立了IEEE医学和生物学工程学会(IEEE Engineering in Medicine and Biology Society,IEEE EMBS)。1968年2月1日,包括IEEE EMBS在内的近20个学会成立了生物医学工程学会(Biomedical Engineering Society,BMES)。这标志着BME作为一个新型学科在发达国家建立起来。

1974年南京军区总医院正式成立医学电子学研究室,后更名为医学工程科。这是我国第一个以BME为内涵的研究单位。1976年,以美籍华人冯元桢教授在武汉、北京开设生物力学讲习班为标志,我国的BME学科建设开始起步。1977年协和医科大学、浙江大学设置了我国第一批BME专业,1978年BME专业学科组成立,西安交通大学、清华大学、上海交通大学相继设置BME专业,1980年中国生物医学工程学会(CSBME)和中国电子学会生物医学电子学分会(CIEBMEB)成立。1998年,全国设置BME专业的高校17所。2018年,全国设置BME专业的高校约160所。

BME类专业是工程领域涵盖面最宽的专业,涉及的领域十分广泛。多学科融合是

BME 类专业的特质。关键领域包括：生物医学电子学，生物医学仪器，医学成像，生物医学信息学，生物医学材料，生物力学，仿生学，细胞、组织和基因工程，临床工程，矫形工程，康复工程，神经工程，制药工程，系统生理学，生物医学纳米技术，监督和管理，培训和教育。

BME 在国家发展和经济建设中具有重要战略地位，是医疗卫生事业发展的重要基础和推动力量，其涉及的医学仪器、医学材料等是世界上发展迅速的支柱性产业。高端医学仪器和先进医学材料成为国家科技水平和核心竞争力的重要标志，是国家经济建设中优先发展的重要领域，需要大量专业人才。

我国 BME 类专业设置四十余年，涉及高校一百多所，却没有一部规划教材，大大落后于当前科学教育发展需要。为此教育部高等学校生物医学工程类教学指导委员会（下称"教指委"）与人民卫生出版社（下称"人卫社"）经过深入调研，精心设计，启动"十三五"BME 类规划教材建设项目。

规划教材调研于 2015 年 11 月启动，向全国一百余所高校发出调研函，历时一个月，结果显示开设 BME 类课程三十余门，其中（因被调研学校没有回函）缺材料类相关课程。若计及材料类课程，我国 BME 类专业开设的课程总数约 40 门。2015 年 12 月教指委和人卫社联合召开了首次"十三五"BME 类规划教材（下简称"规划教材"）论证会。提出了生物医学与生物医学仪器、生物医学光子学、生物力学与康复工程、生物医学材料四个专业方向第一轮规划教材的拟定目录。确定了主编、副主编及编者的申报与遴选条件。2016 年 12 月教指委和人卫社联合召开了第二次规划教材会议。会上对规划教材的编著人员的审查和教材内容的审定进行了研究和落实。2017 年 7 月召开了第三次规划教材会议，成立了规划教材评审委员会（见后表），进一步确定编写的规划教材目录（见后表）和进度安排。与会代表一致认为启动和完成"十三五"规划教材是我国 BME 类专业建设意义重大的工作。教材评审委员会对教材编写提出明确要求：

（1）教材编写要符合教指委研制的本专业教学质量国家标准。

（2）教材要体现 BME 类专业多学科融合的特质。

（3）教材读者对象要明确，教材深浅适度。

（4）内容紧扣主题，阐明原理，列举典型应用实例。

本套教材包括三类共 18 种，分别是导论类 3 种，专业课程类 13 种，实验类 2 种。详见后附整套教材目录。

本套教材主要用于 BME 类本科，以及在本科阶段未受 BME 专业系统教育的研究生教学使用，也可作为相关专业人员培训教材使用。

目录

序号	书名	主审	主编	副主编
01	生物医学工程导论	郑筱祥 董秀珍	张建保 赵 俊	周凌宏 李永杰
02	生物医学工程基础医学概论		闫剑群 李云庆	董为人 郑 敏
03	生物医学工程临床医学概论		李宗芳	吉训明 范竹萍 邹建中
04	医学成像	陈武凡	万遂人 康 雁	郑海荣 郭兴明 刘锐岗
05	医学图像处理	王广志	冯前进	李纯明 陈 阳
06	医学仪器原理与应用		王智彪 李 刚	廖洪恩 付 峰 柴新禹 吴 非
07	生物医学传感技术	彭承琳 王明时	王 平 沙宪政	史学涛 吴春生 阮 萍
08	生物医学光子学		骆清铭 张镇西	高 峰 廖新华
09	生物医学信息学	李兰娟	李劲松	刘 奇 张 岩 蔡永铭
10	健康信息工程	俞梦孙 董秀珍	陆祖宏	王 磊 洪文学
11	神经工程导论	顾晓松 高上凯	明 东 尧德中	王 珏 杨 卓 侯文生 封洲燕
12	生物医学材料学材料生物学	刘昌胜	尹光福 张胜民	吴 江 陈忠敏 陈爱政
13	生物医学材料学性能与制备		陈晓峰 翁 杰	憨 勇 郑裕东
14	生物医学材料学生物学评价	奚廷斐	周长忍 赵长生	
15	生物力学		樊瑜波	刘志成 王贵学
16	临床工程学	黄诒焯	吕 毅 包家立	韩 玥 乔清理 李 斌
17	生物医学工程实验电子工程方向		李 刚	
18	生物医学工程实验生物医学材料方向		尹光福 陈晓峰 周长忍	

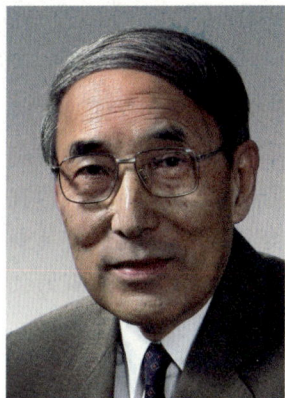

黄诒焯

男，1928年7月生于苏州市，我国著名生物医学工程专家。长期从事心脏起搏技术、医学信息处理及心脏电生理的研究和教学工作。原西安医科大学医学电子工程研究室、生物医学工程系创始人。曾获得中国生物医学工程学会"终身贡献奖"以及中国心律学"终身成就奖"，对生物医学工程学科在我国的创立、发展以及国际学术交流做出了重要贡献。

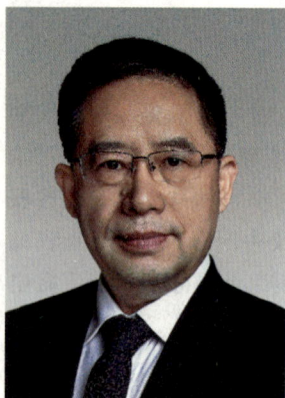

吕 毅

男，1963 年 4 月生于陕西眉县。现任西安交通大学校长助理、医学部副主任、先进外科技术与工程研究所所长、第一附属医院肝胆病院副院长，精准外科与再生医学国家地方联合工程研究中心主任、陕西省再生医学与外科工程研究中心主任。兼任中华医学会外科学分会委员、外科手术学组副组长，中国研究型医院学会肝胆胰外科专业委员会副主任委员等。担任国家执业医师考试《核心能力提升与训练》主编、国家卫生计生委"十二五"规划教材器官-系统整合教材《消化系统疾病》主编等。教育部创新团队学科带头人，享受国务院特殊津贴，卫生部有特殊贡献中青年专家，陕西省"三秦学者"，"西安市十佳创新人物"。

从事教学工作 35 年。以第一完成人获国家科技进步二等奖 1 项、陕西省科技技术一等奖 2 项、教育部技术发明一等奖 1 项、陕西省教学成果一等奖 1 项、陕西省职工优秀科技创新成果银奖 1 项。2012 年主持教育部创新团队发展计划，2016 年教育部创新团队发展计划项目获滚动支持。主持国家自然科学基金重点项目、国家重大科学仪器研制项目、重大仪器专项等项目 20 余项。主编、参编教材、专著 14 部。发表学术论文 660 余篇，SCI 收录 209 篇。授权国家发明专利 36 项，软件著作权 1 项。

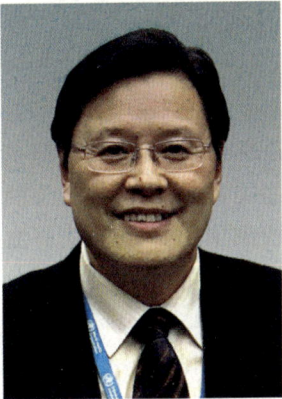

包家立

男，1961 年生于浙江省杭州市，教授。现为浙江大学医学院浙江省生物电磁学重点实验室生物物理与医学工程研究组首席科学家。中国计量测试学会医学计量分会副主任委员，中国电子学会生物电子学分会委员，浙江省医学会医学工程分会常务委员等，《高电压技术》编委会委员，《中国医疗设备》专家指导委员会委员等。

从事教学工作至今 31 年，主要研究领域医疗仪器、临床工程、电磁生物学、慢性病控制、药物释放控制、计算生物学等。主持国家自然科学基金，国家重大科技专项课题，国防预研课题，国家标准等多项研究。提出生物电磁能量量子效应、电磁生物鲁棒性、经皮给药电磁导入、慢性病状态控制等理论，开发了经皮给药电磁导入仪和电穿孔仪、场效应细胞培养皿系统、电磁场细胞暴露系统、超声旋涡流量传感器等仪器设备。获得"中国电子学会优秀科技工作者"，浙江省科技进步奖、中国仪器仪表学会科技创新奖，中国发明专利 8 件，其中 2 件实现转化；发表学术论文 130 多篇，其中被 SCI、EI 收录 40 多篇。在教学改革领域，主持浙江省教育厅课堂教育改革项目"医学生交叉课程教学方法的探索"和浙江大学通识教育改革项目"医工结合与创新"。

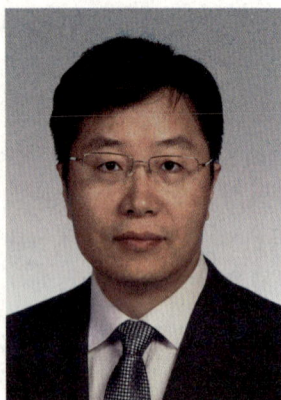

韩 玥

男,1972年11月生于宁夏回族自治区固原市。中国医学科学院肿瘤医院介入治疗科主任医师、研究生导师,《肝癌电子杂志》编辑部主任。中华医学会外科分会脾脏与门脉高压学组委员,中国医师协会消融专家指导委员会、CSCO肿瘤消融专家委员会副主任委员,国家肿瘤微创治疗创新战略联盟副秘书长,国家健康委员会肿瘤消融治疗技术管理规范专家组成员。*Journal of Cancer Research and Therapeutics*、《介入放射学杂志》等多家杂志编委。研究方向为肿瘤微创介入治疗,影像穿刺导航设备发明。拥有实用新型专利2项,承担多项国家科研项目,发表论文30余篇。

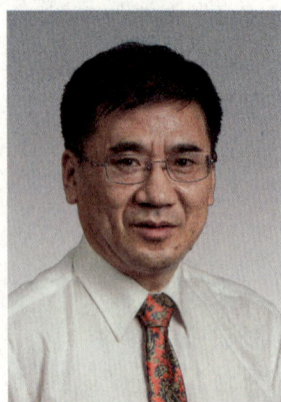

乔清理

男,1965年11月生于河南省。现任天津医科大学生物医学工程与技术学院副院长,教授。中国医疗器械行业学会放射治疗专业委员会常务委员,中国医学救援协会装备分会常务理事,天津市生物医学工程学会理事,天津医科大学教学指导委员会委员等兼职。

从事教学工作至今27年。主要研究方向为生物医学仪器,神经工程与计算神经科学,医学信息学与智能医学工程学。先后承担国家自然科学基金项目及国家"973"子课题,天津市自然基金和超声骨密度测量、按摩椅等横向项目。研究成果获天津市科技进步奖二等奖1项,发表50余篇,其中SCI、EI论文10余篇。指导研究生20名。

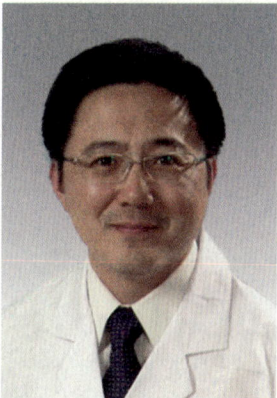

李 斌

　　男,1965年2月生于安徽省马鞍山市。硕士,教授级高级工程师,硕士研究生导师,上海交通大学附属第六人民医院医院管理研究中心主任,上海市医疗设备器械管理质量控制中心主任。曾在美国、日本、新加坡进修MRI、CT技术,国内首批通过国际ACCE认证临床工程师。担任中华医学会医学工程学分会主任委员,中国医师协会临床工程师分会副会长,中国生物医学工程学会第九届委员会理事等职;《中国医疗设备》编委会主任,《中国医疗器械杂志》编委,《生物医学工程学进展》杂志编委。

　　从事教学工作十余年,主编国家卫生健康委"十三五"规划教材1本,副主编教材、著作2本。负责承担和参与国家科技部2016年重大研发项目课题各1项,负责上海市科委课题3项。发表学术论文60余篇。以第一完成人获"中国医院协会医院科技创新奖"三等奖1项。

前　言

　　临床工程学是一门由医学与理工类学科相互渗透、融合而出现的新兴学科，是生物医学工程学的重要分支。生物医学工程是运用现代自然科学和工程技术的原理与方法，从工程学的角度研究生物体特别是人体的结构、功能及其他生命现象，研究和开发用于防病、诊病、治病、人体功能辅助及卫生保健的人工材料、制品、装置、系统和工程技术的学科。临床工程学是运用现代工程学和现代管理科学的方法、技术手段，研究和解决医院诊疗实施过程中所面临的一系列工程问题，改善临床医学的技术与条件，提高诊疗的技术水平、质量以及保障患者和医护人员的生命安全的学科。生物医学工程主要在学术机构、研究实验室和制造业中进行，而临床工程则在使用医疗器械技术的医院和其他环境中进行。临床医学工程已经与医疗、护理、临床药学并列为现代医院的四大支柱，是医疗质量、安全和效率的必要技术保障。

　　《临床工程学》是生物医学工程专业本科生的适用教材，它是将学生所学基础知识转化为临床实用技能的专门教材，具有职业生涯规划和培训的指导意义。除了供生物医学工程学生使用外，还可供有志于临床诊疗技术创新和康复器具研发的各类医务工作者，临床医学工程技术人员上岗培训选用，也可以是临床、检验、药学、影像、麻醉专业学生的选读教材，甚至可以作为低年级住院医师或规范化培训期住院医师的培训教材。

　　本书分为12章，包括绪论、医疗器械安全性、医疗器械可靠性、质量工程与质量控制、医疗器械风险管理、医疗器械人因工程、医学计量、医疗器械临床验证、医疗器械卫生技术评估、医疗器械的临床应用、医院装备建设和集成工程、临床信息技术基础与应用。

　　本书的编写团队有长期从事临床工程学教学与研究的教师和科学研究工作者，有经验丰富的一线临床工程师，有长期从事"医工结合"临床医生。整个编写团队组成体现了医学与理工类学科相互交叉渗透、融合，内容编写上除了介绍临床工程主要的技术外，编者根据多年来的教学实践、工程实践和医疗实践经验，并查阅国内外相关图书和资料，注重了临床适用性导向，兼顾了信息技术发展时代背景，信息技术与临床工程结合和医工创新。

　　由于编者水平的局限性，书中难免存在疏漏或者欠准确之处，敬请同行和广大读者对本书提出宝贵的意见和建议。

编　者
2019 年 5 月

目 录

第一章 绪论 …………………………………………………………………………………………… 1

第一节 临床工程学概念 …………………………………………………………………… 1
　　一、临床工程学定义 …………………………………………………………………… 1
　　二、临床工程学学科特征 ……………………………………………………………… 1
　　三、临床工程与生物医学工程 ………………………………………………………… 2
　　四、临床工程学与医疗器械 …………………………………………………………… 2
　　五、临床工程学内容 …………………………………………………………………… 5

第二节 临床工程学发展 …………………………………………………………………… 6
　　一、临床工程的产生背景 ……………………………………………………………… 6
　　二、临床工程的发展 …………………………………………………………………… 7
　　三、临床工程部的地位和作用 ………………………………………………………… 9
　　四、临床工程与医疗技术融合 ………………………………………………………… 10
　　五、临床工程的发展方向 ……………………………………………………………… 10

第三节 临床工程学内涵 …………………………………………………………………… 11
　　一、临床工程学研究对象 ……………………………………………………………… 11
　　二、临床工程学研究范畴 ……………………………………………………………… 12
　　三、临床工程学学科体系构建 ………………………………………………………… 13
　　四、临床工程师的职业特点 …………………………………………………………… 14
　　五、临床工程师制度建设 ……………………………………………………………… 15

第四节 临床工程学研究方法 ……………………………………………………………… 16
　　一、工程学研究的基本方法 …………………………………………………………… 16
　　二、临床应用实效研究方法 …………………………………………………………… 17
　　三、临床试验的研究方法 ……………………………………………………………… 18
　　四、质量控制的研究方法 ……………………………………………………………… 18
　　五、风险研究的方法 …………………………………………………………………… 19
　　六、医疗器械的临床准入 ……………………………………………………………… 19

第二章 医疗器械安全性 ……………………………………………………………………… 21

第一节 概述 ………………………………………………………………………………… 21

第二节 电气安全 ……………………………………………………………… 22

一、宏电击 ……………………………………………………………………… 22

二、微电击 ……………………………………………………………………… 23

三、电气安全级别 ……………………………………………………………… 24

四、医用电气设备安全通用要求 ……………………………………………… 25

五、安全测试的要求 …………………………………………………………… 26

第三节 电气安全测试 ……………………………………………………… 27

一、测试项目和方法 …………………………………………………………… 27

二、测试举例 …………………………………………………………………… 32

第四节 机械安全 …………………………………………………………… 33

一、设计考虑 …………………………………………………………………… 33

二、组织损伤 …………………………………………………………………… 34

三、患者移动设备和建筑障碍物 ……………………………………………… 35

第五节 放射安全 …………………………………………………………… 36

一、诊断性放射安全 …………………………………………………………… 37

二、治疗性放射安全 …………………………………………………………… 37

三、核医学放射安全 …………………………………………………………… 38

四、放射废弃物处置 …………………………………………………………… 39

第六节 环境安全 …………………………………………………………… 40

一、废弃物处理 ………………………………………………………………… 40

二、噪声 ………………………………………………………………………… 40

三、水质 ………………………………………………………………………… 41

四、供电 ………………………………………………………………………… 41

五、医疗气体 …………………………………………………………………… 42

六、非电离辐射（电磁辐射） ………………………………………………… 42

七、灾难应急 …………………………………………………………………… 43

八、供暖、通风和空调 ………………………………………………………… 43

九、建筑物安全性 ……………………………………………………………… 44

第七节 电磁兼容 …………………………………………………………… 45

一、电磁兼容性原理 …………………………………………………………… 45

二、医疗环境中的电磁兼容 …………………………………………………… 46

三、EMC 测量方法 …………………………………………………………… 47

四、减小电磁兼容的工程解决方法 …………………………………………… 54

第三章 医疗器械可靠性 …………………………………………………… **58**

第一节 概述 ………………………………………………………………… 58

一、可靠性概念 ………………………………………………………………… 58

二、可靠性范畴 ………………………………………………………………… 59

三、可靠性历史 ………………………………………………………………… 59

四、临床工程中的可靠性 ……………………………………………………… 60

第二节　可靠性理论基础 ……………………………………………………… 60
　　一、可靠性特征量 …………………………………………………………… 60
　　二、故障率分布模型 ………………………………………………………… 62
　　三、维修性特征量 …………………………………………………………… 66
　　四、有效性特征量 …………………………………………………………… 68
第三节　数据收集与参数估计 ………………………………………………… 69
　　一、数据收集 ………………………………………………………………… 69
　　二、经验分析法 ……………………………………………………………… 70
　　三、参数估计 ………………………………………………………………… 73
　　四、拟合优度检验 …………………………………………………………… 76
第四节　预防性维护 …………………………………………………………… 78
　　一、概述 ……………………………………………………………………… 78
　　二、基于可靠性理论的预防性维护计划 …………………………………… 79
　　三、基于状态的维修与在线检测 …………………………………………… 83
　　四、基于经验的预防性维护 ………………………………………………… 87
　　五、预防性维护效果评价 …………………………………………………… 91

第四章　质量工程与质量控制 ……………………………………………… 93
第一节　质量工程概念 ………………………………………………………… 93
　　一、概述 ……………………………………………………………………… 93
　　二、质量工程的基本原理 …………………………………………………… 96
　　三、医疗器械的质量工程 …………………………………………………… 98
第二节　质量管理体系 ………………………………………………………… 100
　　一、概述 ……………………………………………………………………… 100
　　二、质量管理体系基本原则 ………………………………………………… 100
　　三、ISO 标准简介 …………………………………………………………… 101
　　四、质量管理体系的建立和运行 …………………………………………… 102
　　五、医疗器械质量管理体系 ………………………………………………… 104
第三节　质量控制常用技术 …………………………………………………… 105
　　一、质量控制中的数据 ……………………………………………………… 105
　　二、常用的统计分析工具 …………………………………………………… 112
　　三、控制图理论 ……………………………………………………………… 117
第四节　质量检验理论与方法 ………………………………………………… 121
　　一、概述 ……………………………………………………………………… 121
　　二、质量检验计划的编制和实施 …………………………………………… 124
　　三、抽样检验方法 …………………………………………………………… 125
　　四、医疗器械理化检验的方法 ……………………………………………… 127
第五节　医疗设备质量控制 …………………………………………………… 130
　　一、电子医疗仪器的质量控制 ……………………………………………… 130
　　二、电磁治疗仪器的质量控制 ……………………………………………… 132

三、生命支持设备的质量控制 ………………………………………………………… 134

四、医用影像设备的质量控制 ………………………………………………………… 141

五、医用超声诊断仪的质量控制 …………………………………………………… 146

第五章 医疗器械风险管理 ………………………………………………… **148**

第一节 风险管理概念 ………………………………………………………………… 148

一、风险管理相关定义 ………………………………………………………………… 148

二、人员素质 …………………………………………………………………………… 149

三、风险管理职责 ……………………………………………………………………… 149

第二节 风险管理内容 ………………………………………………………………… 151

一、风险分析 …………………………………………………………………………… 151

二、风险评价 …………………………………………………………………………… 155

三、风险控制 …………………………………………………………………………… 155

四、医疗机构的医疗器械风险管理 ………………………………………………… 156

第三节 高风险医疗器械风险监测与控制 …………………………………………… 157

一、急救和生命支持类设备、手术设备 ……………………………………………… 157

二、电离辐射类设备 …………………………………………………………………… 160

三、特种设备 …………………………………………………………………………… 162

四、大型医用设备 ……………………………………………………………………… 163

五、植入/置入类医用耗材 …………………………………………………………… 166

第四节 医疗器械不良事件监测 ……………………………………………………… 166

一、医疗器械不良事件定义及分级 ………………………………………………… 167

二、医疗器械不良事件监测与管理 ………………………………………………… 167

三、医疗器械不良事件报告程序 …………………………………………………… 168

四、医疗器械不良事件应急处理 …………………………………………………… 170

第六章 医疗器械人因工程 ………………………………………………… **174**

第一节 人因工程概念 ………………………………………………………………… 174

一、人因工程定义 ……………………………………………………………………… 174

二、人机环境系统 ……………………………………………………………………… 175

第二节 医疗器械人因工程研究内容和方法 ………………………………………… 176

一、研究问题 …………………………………………………………………………… 176

二、研究过程 …………………………………………………………………………… 177

三、研究方法 …………………………………………………………………………… 179

第三节 医疗器械可用性测试 ………………………………………………………… 181

一、可用性定义 ………………………………………………………………………… 181

二、可用性测试的步骤 ………………………………………………………………… 181

三、呼吸机可用性测试案例 …………………………………………………………… 183

第四节 医疗器械人因可靠性 ………………………………………………………… 189

一、医疗器械人因可靠性定义、分析模型及关键要素 …………………………… 190

二、人因可靠性分析方法 ………………………………………………… 192

三、医疗器械人因可靠性案例 …………………………………………… 194

第五节 基于人因的手部康复训练机器人设计 …………………………… 197

一、用户调研设计 ………………………………………………………… 197

二、调研结果 ……………………………………………………………… 199

三、需求分析 ……………………………………………………………… 200

四、产品功能规划 ………………………………………………………… 202

第七章 医学计量 ………………………………………………………… **204**

第一节 概述 ………………………………………………………………… 204

一、测量与计量 …………………………………………………………… 205

二、计量的特点与分类 …………………………………………………… 205

三、计量学与医学计量内涵 ……………………………………………… 207

四、国际计量组织 ………………………………………………………… 207

五、计量检定与校准 ……………………………………………………… 207

六、医学计量在临床工程质量控制中的作用 …………………………… 208

第二节 计量单位 …………………………………………………………… 209

一、量的基本概念 ………………………………………………………… 209

二、单位的基本概念 ……………………………………………………… 210

三、国际单位制 …………………………………………………………… 211

四、法定计量单位 ………………………………………………………… 213

第三节 量值传递与量值溯源 …………………………………………… 213

一、量值传递与溯源的基本概念 ………………………………………… 213

二、量值传递与溯源的实施 ……………………………………………… 214

三、计量检定系统表 ……………………………………………………… 215

第四节 测量不确定度 …………………………………………………… 216

一、误差的定义及表达 …………………………………………………… 216

二、误差的来源及分类 …………………………………………………… 218

三、数据修约 ……………………………………………………………… 218

四、近似运算 ……………………………………………………………… 219

五、测量不确定度 ………………………………………………………… 220

第五节 医学计量器具特性 ……………………………………………… 221

一、计量器具 ……………………………………………………………… 221

二、医学计量器具 ………………………………………………………… 221

三、医学计量器具特性 …………………………………………………… 222

第六节 医学计量检定 …………………………………………………… 227

一、血压计计量检定 ……………………………………………………… 227

二、心电图机计量检定 …………………………………………………… 228

三、医用超声诊断仪计量检定 …………………………………………… 230

四、酶标仪计量检定 ……………………………………………………… 232

　　　五、医用激光源计量检定 ………………………………………………… 233
　　　六、医用螺旋 CT 机计量检定 …………………………………………… 235
　　　七、医用电子直线加速器计量检定 ……………………………………… 236

第八章　医疗器械临床验证 ……………………………………………………… **240**
　第一节　临床试验 ……………………………………………………………… 240
　　　一、临床试验概述 ……………………………………………………… 240
　　　二、临床试验方案设计 ………………………………………………… 242
　　　三、临床试验评价指标 ………………………………………………… 244
　第二节　临床效果 ……………………………………………………………… 246
　　　一、临床效果的定义与范畴 …………………………………………… 246
　　　二、临床实际效果与替代终点 ………………………………………… 246
　　　三、临床路径 …………………………………………………………… 247
　　　四、临床效果的验证方法 ……………………………………………… 249
　第三节　循证医学 ……………………………………………………………… 250
　　　一、循证医学概念 ……………………………………………………… 250
　　　二、循证医学理念 ……………………………………………………… 250
　　　三、循证医学分析方法 ………………………………………………… 253
　　　四、应用实例 …………………………………………………………… 255
　第四节　比较效果研究 ………………………………………………………… 256
　　　一、比较效果研究的背景 ……………………………………………… 257
　　　二、比较效果研究的定义 ……………………………………………… 257
　　　三、比较效果研究的内容和特性 ……………………………………… 258
　　　四、比较效果研究的研究方法 ………………………………………… 260
　　　五、研究实例 …………………………………………………………… 261

第九章　医疗器械卫生技术评估 ………………………………………………… **263**
　第一节　概述 …………………………………………………………………… 263
　　　一、卫生技术评估定义 ………………………………………………… 263
　　　二、卫生技术评估内容 ………………………………………………… 265
　　　三、医疗器械卫生技术评估 …………………………………………… 265
　第二节　医疗器械的卫生经济性 ……………………………………………… 266
　　　一、需求与供给 ………………………………………………………… 266
　　　二、消费者理论 ………………………………………………………… 269
　　　三、成本理论 …………………………………………………………… 272
　　　四、市场结构与医疗器械定价 ………………………………………… 274
　　　五、医疗器械的经济性评价 …………………………………………… 275
　第三节　临床需求评估 ………………………………………………………… 277
　　　一、临床需求评估常规方法 …………………………………………… 277
　　　二、需求过程的确认 …………………………………………………… 278

三、需求评估流程 …………………………………………………………… 279

第四节 采购评估 …………………………………………………… 282

一、采购流程 ………………………………………………………………… 282

二、采购前评估 ……………………………………………………………… 282

三、采购过程追踪评价 ……………………………………………………… 284

四、采购绩效评估 …………………………………………………………… 285

第五节 库存评估 …………………………………………………… 286

一、库存类型 ………………………………………………………………… 286

二、库存入库项目 …………………………………………………………… 286

三、库存数据 ………………………………………………………………… 288

四、库存管理 ………………………………………………………………… 289

五、库存清单的用途 ………………………………………………………… 290

第六节 大型医用设备配置 ………………………………………… 291

一、Lorenz 曲线和 Gini 系数 ……………………………………………… 291

二、大型医用设备配置原则 ………………………………………………… 293

三、配置标准制订方法 ……………………………………………………… 294

第十章 医疗器械的临床应用 ………………………………… **296**

第一节 概述 …………………………………………………………… 296

第二节 影像技术 …………………………………………………… 298

一、X 射线检查 ……………………………………………………………… 298

二、计算机断层扫描成像（CT）检查 ……………………………………… 299

三、磁共振成像检查 ………………………………………………………… 300

四、数字减影血管造影（DSA） …………………………………………… 302

五、SPECT 检查 ……………………………………………………………… 302

六、PET 检查 ………………………………………………………………… 303

七、超声检查 ………………………………………………………………… 303

八、荧光显像技术 …………………………………………………………… 304

第三节 内镜诊疗技术 ……………………………………………… 305

一、呼吸系统内镜 …………………………………………………………… 306

二、消化系统内镜 …………………………………………………………… 307

三、泌尿生殖系统内镜 ……………………………………………………… 308

第四节 腔镜诊疗技术 ……………………………………………… 309

一、腔镜系统 ………………………………………………………………… 309

二、腹腔镜 …………………………………………………………………… 310

三、胸腔镜 …………………………………………………………………… 312

四、关节镜 …………………………………………………………………… 313

五、新型手术机器人与腔镜联合应用 ……………………………………… 314

第五节 人工器官 …………………………………………………… 316

一、人工肾脏 ………………………………………………………………… 316

二、人工肝脏 …………………………………………………………………… 317

三、人工心脏 …………………………………………………………………… 318

四、人工心肺机 ………………………………………………………………… 319

第六节 可植入器械与人工替代物 ……………………………………………… 320

一、常见可植入生物医用材料 ………………………………………………… 321

二、血管植入器械 ……………………………………………………………… 322

三、心脏起搏器 ………………………………………………………………… 323

四、人工骨替代物 ……………………………………………………………… 327

五、特殊植入装置 ……………………………………………………………… 329

第七节 生命体征监测与生命支持 ……………………………………………… 330

一、监护仪 ……………………………………………………………………… 330

二、呼吸机 ……………………………………………………………………… 332

三、心脏除颤 …………………………………………………………………… 336

四、自体血液回输机 …………………………………………………………… 337

第八节 物理能量治疗 …………………………………………………………… 339

一、高频电刀 …………………………………………………………………… 339

二、超声手术刀 ………………………………………………………………… 340

三、射频消融 …………………………………………………………………… 340

四、微波消融 …………………………………………………………………… 341

五、激光治疗 …………………………………………………………………… 342

六、热疗 ………………………………………………………………………… 342

七、高强度聚焦超声 HIFU ……………………………………………………… 343

八、纳秒刀 ……………………………………………………………………… 344

第九节 放射线治疗设备 ………………………………………………………… 345

一、医用直线加速器 …………………………………………………………… 345

二、伽马刀 ……………………………………………………………………… 347

三、近距离后装治疗机 ………………………………………………………… 347

四、质子重离子治疗系统 ……………………………………………………… 348

第十节 医用康复设备 …………………………………………………………… 348

一、运动功能康复 ……………………………………………………………… 348

二、神经功能康复 ……………………………………………………………… 350

三、其他康复理疗设备 ………………………………………………………… 351

第十一节 其他医疗设备 ………………………………………………………… 352

一、医用消毒设备 ……………………………………………………………… 352

二、灭菌设备分类 ……………………………………………………………… 352

三、医用护理设备 ……………………………………………………………… 353

第十一章 医院装备建设和集成工程 …………………………………………… **355**

第一节 医疗器械集成的临床与工程结合 ……………………………………… 355

一、临床问题 …………………………………………………………………… 355

二、工程技术考虑 ……………………………………………………… 356
三、新装备的使用环境 ………………………………………………… 357
第二节 医疗器械集成工程分析 …………………………………………… 357
一、集成的含义 ………………………………………………………… 357
二、医疗器械集成工程 ………………………………………………… 358
三、医疗器械集成工程的实现 ………………………………………… 359
第三节 医院装备集成工程 ………………………………………………… 361
一、杂交手术室 ………………………………………………………… 361
二、重症监护室（ICU） ……………………………………………… 365
三、急救中心 …………………………………………………………… 368
四、放射治疗中心 ……………………………………………………… 371
五、影像中心 …………………………………………………………… 373
六、血液净化中心 ……………………………………………………… 376

第十二章　临床信息技术基础与应用 ……………………………………… 378
第一节 临床信息技术基础 ………………………………………………… 378
一、临床数据及其知识管理 …………………………………………… 378
二、临床信息系统硬件 ………………………………………………… 380
三、临床信息系统软件 ………………………………………………… 383
第二节 典型医院信息系统 ………………………………………………… 385
一、医院信息系统（HIS） …………………………………………… 385
二、电子病历 …………………………………………………………… 391
三、医学图像归档与通讯系统（PACS） …………………………… 397
第三节 临床信息技术发展 ………………………………………………… 400
一、大数据与云计算 …………………………………………………… 400
二、人工智能辅助诊断与深度学习 …………………………………… 402

推荐阅读 ……………………………………………………………………… 409

中英文名词对照索引 ………………………………………………………… 411

创新案例

临床工程学是一门由医学与理工类学科相互渗透、融合而出现的新兴学科,是生物医学工程学的重要分支。现代医学的发展离不开理工类学科的技术支持,而理工学科的前沿技术也在医学应用中充满活力。临床工程学虽然起步较晚,但是发展迅猛,尤其是近年来随着国家卫生健康战略的调整和科学技术的突飞猛进,临床工程学的学科地位愈发凸显,学科发展也进入了一个新的发展阶段。了解临床工程学的学科体系及研究内容是学好临床工程学的前提。本章将从临床工程学的概念、发展过程、学科内涵以及研究方法四个方面对临床工程学作初步介绍。

第一节 临床工程学概念

一、临床工程学定义

临床工程学(clinical engineering,CE)是生物医学工程学的重要分支,是一门运用现代工程学和现代管理科学的方法、技术手段,研究和解决医院诊疗实施过程中所面临的一系列工程问题,改善临床医学的技术与条件,提高诊疗的技术水平、质量以及保障患者和医护人员的生命安全的学科。生物医学工程主要在学术机构、实验室研究和制造业中进行,而临床工程则在使用医疗器械技术的医院和其他环境中进行。

临床工程学的研究内容涵盖了工程学、临床医学、管理学、药学等多个学科,探索如何发挥已有医疗器械的性能,同时以"医工结合"为基础,开展医疗器械的研发,提高医疗器械管理和维护的水平,以顺应医疗器械科技快速发展的新形势。

临床工程学包括临床工程管理的基本概念、基本理论、基本知识、基本技能及相关政策法规。涵盖赋予了临床工程学内涵的医疗器械宏观管理、购置周期管理、技术管理、应用管理、质量管理、经济管理与信息管理,即医疗器械整个生命过程的动态管理问题。

二、临床工程学学科特征

临床工程学作为独立学科已经被列入国家标准。1992年,国家标准 GB/T13745-92《学科分类与代码》将临床工程学分类在基础医学大类下的生物医学工程学,与生物医学电子学、康复工程学、生物医学测量学学科并列。2009年,该标准修订,将生物医学工程学(代码为41660)调整到"自然科学相关工程与技术",临床工程学也随之调整(代码为4166020)。

临床工程学学科不仅包含理工科学科方面的知识,还包含基础医学和临床医学的知识。因此,临床工程学学科特征就是理工科学科与医学之间的交叉渗透。理工科具有良好的理论创新基础和强大的交叉学科背景,开展理论驱动型研究具有自身优势。而医学面临着大量需要应用理工科知识解决的问题。开展应用驱动型研究,将很好地实现理工科与医学的应用融合,具有较好的临床应用价值,有力推进医学的进步与发展。同时,医学与理工科各自的学术优势将有利于促进临床工程学科特色发展,从而增强其不可替代的程度,实现临床学科可持续创新发展。

临床工程学具有前沿性。作为一门新兴的学科,临床工程学使得生物医学工程与医疗卫生事业现代化水平以及全民健康与生活质量的提高密切相关。临床工程学所要解决的是医疗器械在疾病诊断和治疗过程所面临的问题,以及研究内容与临床医学具有密切相关,它的理论和技术可直接用于临床医学各个学科,为医学诊断、治疗和科研提供先进理念、技术、设备和检测手段,是加速医学现代化的前沿科学。

三、临床工程与生物医学工程

生物医学工程(biomedical engineering, BME)是 20 世纪发展的自然科学、工程技术与医学相结合的产物,是一门新兴的高科技交叉学科。它是运用现代自然科学和工程技术的原理与方法,从工程学的角度研究生物体特别是人体的结构、功能及其他生命现象,研究和开发用于防病治病、人体功能辅助及卫生保健的人工材料、制品、装置、系统和工程技术的学科。生物医学工程学科涉及领域十分广泛,包括数学、物理学、化学、生物学等基础学科,又结合了包括电子学、机械学、材料学、电气工程学、计算机科学、信息工程、控制工程等工程学科。

医学工程学(medical engineering)是运用工程技术研究和解决基础医学和临床医学问题的分支学科,临床工程学,或称临床医学工程是运用工程技术理论和方法研究和解决临床医学实际问题的分支学科,是生物医学工程学的二级学科。生物医学工程的目标是将工程学的理论和技术与医学和生物学结合,推进卫生保健治疗,包括诊断、监测和治疗,解决医学中的有关问题。临床工程学则是应用工程理论和技术,用医学与工程相结合的方法研究解决医院中有关医疗设备、医用耗材、医用器具、应用软件和体外试剂等的工程技术维护、管理、支持等问题,也是改善和提高医学诊断和治疗技术水平,保障病人和医护人员生命安全与医疗新技术质量,实现医院现代化的重要支柱和技术保障。临床工程是生物医学工程的重要组成部分,它与生物医学工程的各组成部分相互关联、相互影响和相互促进。

四、临床工程学与医疗器械

医疗器械是指直接或者间接用于人体的仪器、设备、器具、体外诊断试剂及校准物、材料以及其他类似或者相关的物品,包括所需要的计算机软件;其效用主要通过物理等方式获得,不是通过药理学、免疫学或者代谢的方式获得,或者虽然有这些方式参与但是只起辅助作用;其使用目的是对疾病的诊断、预防、监护、治疗或者缓解;对损伤或者残疾的诊断、监护、治疗、缓解或者功能补偿;对生理结构或者生理过程的检验、替代、调节或者支持;对生命的支持或者维持;妊娠控制;通过对来自人体的样本进行检查,为医疗或者诊断目的提供信息。

我国对医疗器械实行分类管理。第一类是指,通过常规管理足以保证其安全性、有效性的医疗器械。第二类是指,对其安全性、有效性应当加以控制的医疗器械。第三类是指,植入人体;用于支持、维持生命;对人体具有潜在危险,对其安全性、有效性必须严格控制的医疗器械。医疗器械分类目录由国务院药品监督管理部门依据医疗器械分类规则,由国务院卫生行政部门制定、调整、公布。

医疗器械和设备是一种卫生资源,与医疗卫生机构、卫生人力资源、卫生设施、卫生经费、医疗服务、基层卫生医疗服务、妇幼保健、疾病控制、公共卫生等卫生资源具有同等地位。先进医疗器械是医疗卫生保障体系建设的重要基础,是推进医学诊疗技术进步的主要动力,是优化医疗服务供给的核心引擎,也是引领医学模式转变的变革性力量,具有高度的战略性、带动性和成长性。其战略地位受到世界各国的普遍重视,是国家医疗卫生事业进步和全民健康保障能力的重要标志。

医疗器械按功能分为诊断性和治疗性两大类。诊断性器械包括物理诊断器具(体温计、血压计、听诊器、显微镜等)、影像类(X 光、CT 扫描、磁共振、B 超机等)、分析仪器(各种类型的计数仪、生化、免疫分析仪器等)、电生理仪(如心电图机、脑电图机、肌电图机等)等。治疗性器械包括普通手术器械(刀、剪、钳、镊、牵开器等)、光导诊疗器械(纤维内镜、激光治疗机等)、辅助手术器械(如各种麻醉机、呼吸机、体外循环等)、放射治疗机械(如深部 X 光治疗机、^{60}钴治疗机、加速器、伽马刀、各种同位素治疗器等),特殊治疗设备还有射频、微波、高能聚焦超声、高压氧等。

医疗器械种类繁多、性能各异、结构复杂。2017 年 9 月,国家食品药品监督管理总局(CFDA)发布的《医疗器械分类目录》,医疗器械可分为有源手术器械,无源手术器械,神经和血管手术器械,骨科手术器械,放射治疗器械,医用成像器械,医用诊察和监护器械,呼吸、麻醉和急救器械,物理治疗器械,输血、透析和体外循环器械,医疗器械消毒灭菌器械,有源植入器械,无源植入器械,注射、护理和防护器械,患者承载器械,眼科器械,口腔科器械,妇产科、辅助生殖和避孕器械,医用康复器械,中医器械,医用软件以及临床检验器械等 22 个子目录。

医疗器械按能源分为无源医疗器械和有源医疗器械。无源医疗器械是指不依靠任何电能或其他能源,而是直接由人体或重力产生的能源来发挥其功能的医疗器械,主要包括医用输液、输血、注射器具,血压计等。有源医疗器械是指需要用电能等驱动的器械,如 CT 机、心电监护、呼吸机、麻醉机、植入式心脏起搏器、心脏除颤器、超声诊断仪、血液透析装置等。《医疗器械分类目录》将手术器械细分为有源手术器械和无源手术器械。由于接触神经和血管的器械有特殊要求,单独设置神经和血管手术器械;同时,由于骨科手术相关器械量大面广,产品种类繁杂,单独设置骨科手术器械。有源器械为主的器械有 8 个分类:放射治疗器械、医用成像器械、医用诊察和监护器械、呼吸、麻醉和急救器械、物理治疗器械、输血、透析和体外循环器械、医疗器械消毒灭菌器械和有源植入器械等。无源器械分为无源植入器械、注输、护理和防护器械、患者承载器械等。考虑到部分科室对医疗器械要求的特殊性,将眼科、口腔、妇产科、康复科和中医科的器械单独分类。随着信息技术的迅猛发展,医疗软件也成为临床工作中必不可少的一部分,故将其单独归类。临床检验器械在疾病诊断过程中起了关键性的作用,因此单独分类。具体医疗器械的分类及定义参见表 1-1。

表 1-1 医疗器械的分类

医疗器械分类	范围
有源手术器械	超声、激光、高频/射频、微波、冷冻、冲击波、手术导航及控制系统、手术照明设备、内镜手术用有源设备等
无源手术器械	刀、剪、钳、夹、针穿刺导引器、吻合器、冲吸器等各类无源手术医疗器械。不包括神经和心血管手术器械、骨科手术器械、眼科器械、口腔科器械、妇产科、辅助生殖和避孕器械
神经和心血管手术器械	包括神经外科手术器械、胸腔心血管手术器械和心血管介入器械
骨科手术器械	包括在骨科手术术中、术后及与临床骨科相关的各类手术器械及相关辅助器械,不包括在骨科手术后以康复为目的的康复器具,也不包括用于颈椎、腰椎患者减压牵引治疗及缓解椎间压力的牵引床(椅)、牵引治疗仪、颈部牵引器、腰部牵引器等类器械
放射治疗器械	包括放射治疗类医疗器械,如放射治疗设备、放射治疗模拟及图像引导系统、放射治疗准直限束装置、放射治疗配套器械等
医用成像器械	包括医用成像类医疗器械,主要有 X 射线、超声、放射性核素、磁共振和光学等成像医疗器械,不包括眼科、妇产科等临床专科中的成像医疗器械
医用诊察和监护器械	包括医用诊察和监护器械及诊察和监护过程中配套使用的医疗器械,如听诊器、叩诊锤、呼吸功能及气体分析测定装置、体温仪、血压计、监护仪等
呼吸、麻醉和急救器械	包括呼吸、麻醉和急救以及相关辅助器械,如呼吸机、麻醉机、心肺复苏设备等
物理治疗器械	包括采用电、热、光、力、磁、声以及不能归入以上范畴的其他物理治疗器械,如物理降温设备、蓝光治疗、牵引治疗设备、冲击波治疗设备、射频治疗设备、医用氧舱等

续表

医疗器械分类	范围
输血、透析、体外循环器械	包括临床用于输血、透析和心肺转流领域的医疗器械
医疗器械消毒灭菌器械	包括非接触人体的、用于医疗器械消毒灭菌的医疗器械,不包括以"无源医疗器械或部件+化学消毒剂"组合形式的专用消毒器械,如:消毒器、医用清洗器等
有源植入器械	包括由植入体和配合使用的体外部分组成的有源植入器械,如:人工耳蜗、心脏起搏器等
无源植入器械	包括无源植入类医疗器械,如:人工关节、人工血管、血管支架、植入的整形材料等。不包括眼科器械、口腔科器械和妇产科、辅助生育和避孕器械中的无源植入器械,不包括可吸收缝合线
注输、护理和防护器械	包括注射器械、穿刺器械、输液器械、止血器具、非血管内导(插)管与配套用体外器械、清洗、灌洗、吸引、给药器械、外科敷料(材料)、创面敷料、包扎敷料、造口器械、瘢痕护理用品等以护理为主要目的器械(主要在医院普通病房内使用),还包括医护人员防护用品、手术室感染控制用品等控制病毒传播的医疗器械
患者承载器械	包括具有患者承载和转运等功能的器械,如手术台、病床、防压疮垫、患者转运器械等。不包括具有承载功能的专科器械,例如口腔科、妇产科、骨科、医用康复器械中的承载器械
眼科器械	包括眼科诊察、手术、治疗、防护所使用的各类眼科器械及相关辅助器械
口腔科器械	包括口腔科用设备、器具、口腔科材料等医疗器械
妇产科、生殖和避孕器械	包括专用于妇产科、计划生育和辅助生殖的医疗器械
医用康复器械	包括医用康复器械类医疗器械,主要有认知言语视听障碍康复设备、运动康复训练器械、助行器械、矫形固定器械
中医器械	包括基于中医医理的医疗器械,如针灸器具、刮痧器具、拔罐器具、穴位电刺激设备、脉诊设备等
医用软件	包括医用独立软件医疗器械
临床检验器械	包括用于临床检验实验室的设备、仪器、辅助设备和器具及医用低温存贮设备,如电解质及血气分析设备、免疫分析设备、微生物分析设备等

在众多的医疗器械中,有一类医疗器械使用技术复杂、资金投入量大、运行成本高、对医疗费用影响大,直接关系医疗质量安全、医疗费用和人民群众健康权益,这就是大型医用设备。为了能使这类医用设备在医院中得到科学配置和合理使用,国家卫生健康委员会于 2018 年 3 月发布了大型医用设备配置许可管理目录(表 1-2)。

表 1-2　大型医用设备配置许可管理目录(2018 年)

甲类(国家卫生健康委员会负责配置管理)
一、重离子放射治疗系统
二、质子放射治疗系统
三、正电子发射型磁共振成像系统(英文简称 PET/MR)
四、高端放射治疗设备。指集合了多模态影像、人工智能、复杂动态调强、高精度大剂量率等精确放疗技术的放射治疗设备,目前包括 X 线立体定向放射治疗系统(英文简称 Cyberknife)、螺旋断层放射治疗系统(英文简称 Tomo)HD 和 HDA 两个型号、Edge 和 Versa HD 等型号直线加速器。
五、首次配置的单台(套)价格在 3000 万元人民币(或 400 万美元)及以上的大型医疗器械

笔记

续表

乙类(省级卫生计生委负责配置管理)

一、X线正电子发射断层扫描仪(英文简称 PET/CT,含 PET)

二、内镜手术器械控制系统(手术机器人)

三、64 排及以上 X 线计算机断层扫描仪(64 排及以上 CT)

四、1.5T 及以上磁共振成像系统(1.5T 及以上 MR)

五、直线加速器(含 X 刀,不包括列入甲类管理目录的放射治疗设备)

六、伽马射线立体定向放射治疗系统(包括用于头部、体部和全身)

七、首次配置的单台(套)价格在 1000 万~3000 万元人民币的大型医疗器械

五、临床工程学内容

临床工程学所涉及的内容如图 1-1 所示,包括了卫生技术管理、安全、医疗器械服务、技术应用、信息技术、教育与培训、研究与开发、临床设施、标准与规范等几个方面。

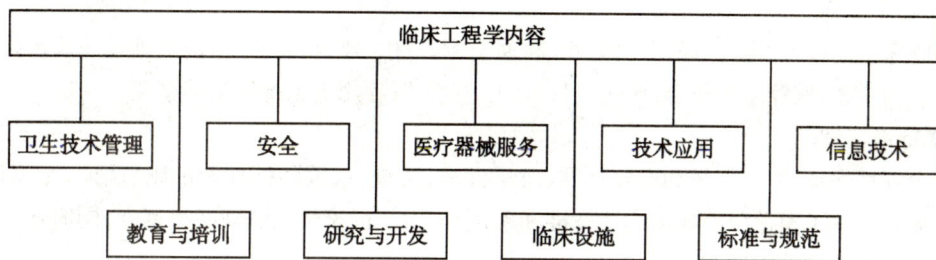

图 1-1 临床工程学内容

(一)卫生技术管理

包括卫生技术评估与评价、发展战略规划、医疗器械获取、生命周期成本分析、升级更换规划、利用分析、资源优化、区域及国家卫生技术政策、项目及人事管理。技术评估是应用卫生技术评估的方法对医疗器械的安全性、功效、经济性、社会影响以及对未来技术的前瞻性评价,包括策略规划、技术评估(需求评估)、采购论证、寿命周期成本分析、升级与替换计划、应用分析、资源共享优化等。

(二)安全

包括系统分析、医院安全程序、事故调查、根源分析、用户错误、风险分析与管理、危害与召回报告系统、售后设备监控、设备交互、电磁兼容性、备灾。风险管理是用于风险分析、评价、控制和监视工作的管理方针、程序及其实践的系统运用。采取风险分级与管理,施行危害报告管理,意外事件调查,医疗器械不良事件上报,对使用人员进行教育与培训,以及对高风险医疗器械进行重点特殊管理。质量保证主要是确定质量方针、目标和职责,并通过质量体系中的质量策划、质量控制、质量保证和持续改进使其实现全部活动。应在准入使用前进行周期性质量检测和校准,维修后质量检测和校准,定期进行计量检定,以及定期开展医疗器械应用质量分析、临床应用效果评价和流程优化等工作。

(三)医疗器械服务

包括设备控制、计算机化资产和维修管理系统、检查、维修、内部和外包程序、独立服务组织、供应商和服务管理、备件管理。医疗器械技术服务包括安装、验收、巡查、维护、维修、医疗设备管理(系统与档案)、制造商和第三方服务管理以及维护策略等。

(四)技术应用

包括临床上的工程,临床领域的专业化,质量保证与改进,临床应用支持,家庭护理支持,医疗设备安装与集成。技术应用包括临床应用支持、技术支持、多技术集成等,如物理师、呼吸治疗师等辅助和支持临床应用的人员。

（五）信息技术

包括信息系统集成和管理、患者数据管理、人工智能、远程医疗、图像存档与通信系统、无线网络（远程医疗）、医疗保险可移植性和责任法。信息技术涵盖了医疗信息系统的整合与管理，患者信息管理、远程医疗、图像归档和通讯系统、无线网络（遥测技术）、可随带医疗器械信息管理，以及人工智能等内容。

（六）教育与培训

包括资格认证、医疗服务提供者技术培训、远程教育、在职教育、培训学校、学术课程、学术交流、国际培训、专业发展、志愿者工作。教育培训主要是临床技术人员培训与考核，从业人员继续教育，高等院校的专业教育，医疗设备使用人员/护士培训与考核，证书授予等内容。

（七）研究与开发

研究与开发包括医疗器械设计与制造、评估、建模与仿真、人为因素、失效模式与效果分析、临床试验与机构评审委员会支持。研究发展的工作是除一般临床研究的技术支持外，对于新医疗技术与新医疗器材的临床试验的协助推广，参与新技术与新医疗器械临床试验，开展临床工程科研项目研究。

（八）临床设施

包括临床空间设计、电力、医疗气体、水、暖通空调、卫生、建筑、装修、通信基础设施。医疗环境是机房设计规划审核，医疗工程整合，医用气体、医疗用水、医疗用电系统监测等事项。

（九）标准与规范

包括合规性保证、医疗器械和设施标准、质量标准、法规、一致的标准和准则、认证、专家认证等。标准与法规是指除了遵循医疗器械行业标准和条例外，对于国家相关法规必须遵守，同时还应遵循世界卫生组织医疗器械技术序列相关要求。

我国临床工程科在医院中的主要任务包括：全员医疗器械设备的安全性和可靠性的管理与监测。负责医院医疗器械设备的维修工作，提高器械设备完好率和使用率。医院医疗器械设备的购置选型和管理。培训有关医护人员和医技人员正确使用与维护在役医疗仪器与设备。负责全院仪器设备的更新换代和报废处理工作。与医护人员合作，共同研究开发医疗新技术、开发在用仪器设备的已有功能，使已购设备充分发挥应有效益。负责医院信息系统的建立、软硬件的设计和日常技术管理等。

（吕毅 李庚）

第二节 临床工程学发展

一、临床工程的产生背景

临床工程起源于在役医疗器械的安全性。1969年，美国《时代》周刊报道了在美国每年有1200人死于医疗仪器的电击事故，意味着医疗机构有数亿美元的医疗赔款。当时，电子医疗仪器主要是来自于第二次世界大战后剩余的军用电子放大器被用于医用放大器，如心电图机、脑电图机等。这个事件促使医院管理者在医院设立临床工程部，雇佣电子工程师来保障在役医疗器械的安全有效性，预防性维护成为当时临床工程部和临床工程师的主要任务，医疗器械的可靠性成为当时的主要理论。临床工程师不但要开展预防性维护，还要预测和评估在役医疗器械的安全使用时间、故障发生的概率、降低故障率的措施等。

随着临床工程在医院工作的展开，医院管理者感到临床工程还可以发挥更大的作用，例如医疗设备的引进，故障排除，对医护人员的培训等。近几十年来，随着时代的发展和科学技术的进步，大量先进的医疗技术和医疗器械应用于临床实践，极大地促进了医疗卫生事业的建设和发展。同时，现代化的医疗服务在疾病的预防、诊断、治疗及护理上对于医疗器械产品的依赖日渐加重。因此，产生了许多新医疗技术的应用和医疗器械的管理方面的问题。例如，如何根据临床需求合理地设计和开发医疗器械？如何评价和选择医疗器械？如何正确有效地使用医疗器械？在使用医疗器械的同时如何确保医患人员的安全？如何对医疗器械进行科学的管理和及时维修？等。面对这些挑战，传统的医院管理模式已不能适应新的临床实践。在这种背景下，临床工程作为生物医学工程的一个分支而逐渐形成和发展起来。临床工程是生物医学工程学科中专注于将工程技术应用于临床实践问题的一个分支，其研究和服务主要在医院中进行。20 世纪 70 年代以后，各级医疗机构相继引进临床工程技术人员，成立独立科室部门。目前，临床工程部已经成为医院组织结构不可或缺的组成部分，是等级医院评审的必需项，在医院医疗、教学、科研等方面发挥着至关重要的积极作用。

二、临床工程的发展

（一）国外临床工程的发展

临床工程学最早出现于美国。美国自 20 世纪 60 年代后期开始探索在医院设立医疗器械技术管理部门的模式。至 70 年代初，全美的医学中心或大型医院开始设立了临床工程部（Department of Clinical Engineering，DCE）。至 1979 年，全美 60% 的大中型医院设置了临床工程部。至 1985 年，已经达到了 94%。临床工程部的主要任务是确保临床使用的医疗器械的安全、可靠，以及购置前的评估和考察，购置后的检测和验收，日常医疗器械的质量控制管理、保养、维修、操作培训等，并负责仪器报废的论证与审定工作。还要从事医疗器械的研究开发和教育培训等工作。美国临床工程部配置有临床工程师（clinical engineer，CE）和生物医学设备技师（biomedical equipment technician，BET）。临床工程师一般为工程学科大学毕业或硕士毕业，并有几年工作经验，主要负责综合管理，包括业务计划、仪器评价、监督指标、科学研究、工程设计、教育培训、咨询等；生物医学设备技师一般为工程学短期大学毕业，并具有一年以上工作经验，主要负责操作、检验、故障排除、预防性维护等。1970 年，美国医疗仪器振兴协会（Association of Advancement of Medical Instrumentation，AAMI）为生物医学设备技师建立了认证项目，以应对公开的医疗仪器电气安全问题。1973 年，对临床工程师建立类似的认证项目。1974 年，医疗事故鉴定联合委员会（Joint Commission on the Accreditation of Hospitals，JCAH）颁布新标准，规定每个季度对所有病人看护设备进行有文件记录的电气安全测试。美国加利福尼亚州卫生部门发布新要求，引入了"电易感"（electrically susceptible）患者概念，并进行了一系列相关测试。其他各州也纷纷效仿，并沿用至今。这一问题产生了文件化电气安全测试新专业，从而导致建立了几个新的独立的生物医学服务组织。与此同时，在许多小医院建立了临床工程组，分享生物医学设备技师。

80 年代，高科技医疗设备的广泛应用冲击了医疗费用的快速增长。1981 年，美国共和党提出控制医疗费用的竞选理念获得大选胜利，从而引入"医疗保险"和"医疗补助"的固定价格补偿概念。具有高技术医疗设备的医院开始体验替换高成本部件的"返票冲击"（repair-ticket shock），即采购合同的高成本用服务合同的低成本替代，实现固定价格、全服务合同的"维修保险"。这一概念给医疗设备维修市场带来重大变化，纷纷出现第三方维修服务，对临床工程带来很大冲击。

90 年代初，美国临床工程协会（American College of Clinical Engineering，ACCE）成立，这是临床工程的专业协会，其使命是建立促进临床工程实践精益求精的标准，促进科技在病人医疗的安全有效应用，定义专业所依据的知识体系，代表临床工程师的专业兴趣。这一时期，医院普遍关注信息技术和技术管理，然而持续上涨的医疗费用降低了医疗设备的成本效益，引起了临床工程的关注。在临床工程领域中，"资产管理"成为热点。

进入 21 世纪，一些革命性的技术出现，如诊断 DNA 芯片、手术机器人，以及临床信息系统等，临床工程可以创建一个新的专业领域"临床系统工程"。

国际医学生物工程联合会（International Federation for Medical and Biological Engineering，IFMBE）是由医学工程师、物理学家、医师组成于 1959 年在法国巴黎成立，为国际非政府组织（NGO）学术组织，其临床工程分会（Clinical Engineering Division）是临床工程专业人员国际学术交流的主要平台，每三年举行一次学术年会。

日本于 1986 年通过《临床工程技士法》,这部法律建立了临床工程技士的国家资格考试制度,并在医院中设置了临床工程技士职位。1987 年,《临床工程技士业务守则》规定了日本临床工程技士的业务范围。这些法律和法规的建立和实施对减少因医疗器械原因造成的临床医疗事故的发生,促进医疗事业的健康发展发挥了积极的作用。《临床工程技士业务守则》中规定了日本临床工程技士的具体工作内容为:对维持生命的仪器设备及其相关装置和器具进行组装、定期保养、检查和记录,使其处于随时能投入使用的状态;在维持生命的仪器设备投入使用前,对仪器设备进行检查,确认其运行参数及条件的设定和调整功能,在使用过程中,仪器和设备与患者间的连接,治疗中的操作、监视、测定和记录。在使用结束时,仪器和设备与患者间的解脱、整理和检查;对患者和医务人员进行仪器和设备相关知识,特别是安全知识的培训教育,要与仪器和设备制造厂商保持必要的联系,并做好相关资料和数据的整理保存,以及自身的业务进修等。

(二)我国临床工程的发展

我国临床工程起始于 20 世纪 70 年代中期。1974 年,解放军南京军区总医院率先在医院中建立了临床实验科医学电子室,是我国第一个临床工程实体。70 年代,只有少数医院建立设备科、器械科等不同名称的临床工程科,主要承担在役医疗仪器的维修和采购。80 年代中期,随着越来越多的医疗器械引进中国医院,带来了一系列的问题,如医疗设备操作困难、设备性能得不到充分利用、因操作不当造成医患人身危险、设备故障后无从下手、设备利用率低等。这些问题医生、护士缺乏足够的相关知识,急需由懂得工程技术的专业人员处理这些问题。因此,为了适应日益增多的医疗器械保障的需要各医院相继成立了临床工程相关部门。至 20 世纪 80 年代后期,我国临床工程已经发展到相当的规模,我国各大医院全面建立临床工程部门。至今,临床工程部已经成为等级医院评估的一个重要指标。

我国的临床工程教育始于 80 年代。1984 年,浙江医科大学(现浙江大学)与美国民间健康基金会(HOPE)合作(7 年期),招收了第一期临床医学工程专业的学历生。1985 年,获浙江省教委批准正式建立临床医学工程系,是我国第一个培养临床工程专门人才的教育机构。之后几年,上海第二医科大学(现上海交通大学)、西安医科大学(现西安交通大学)(1987 年)、首都医学院(现首都医科大学)(1987 年)等医学高校陆续建立生物医学工程系临床医学工程专业。上海科技大学(现上海大学)与上海第二医科大学联合办学,以提供工程学课程支持。后因国家教委招生目录统一为生物医学工程专业,但实质教育目标仍然以临床工程为方向。1991 年,在杭州召开的第二届中国生物医学工程/临床医学工程教育/服务研讨会全面总结了与 HOPE 合作项目结束时,我国临床工程教育和服务两方面的现状和未来的挑战。HOPE 基金会派专家开设《临床工程学》,第一次将临床工程学传授到中国。并为在职临床工程人员开设《临床工程学》C-course 课程,全面、尽快地在中国实现医疗器械的现代化管理和应用。HOPE 基金会还选拔中国工程师到美国医院学习临床工程。

1991 年,中国生物医学工程学会成立临床医学工程分会;1993 年,中华医学会成立医学工程学分会;2014 年,中国医师学会成立临床工程师分会。这些学会是我国的临床工程技术人员主要的学术交流平台,为推进我国临床工程的发展做出了重要贡献。2005 年,中华医学会医学工程学分会与国家卫生部医院管理研究所开始联合举办"国际临床工程师培训与技术认证"工作,对促进临床工程教育规范化起积极作用。

(三)我国临床工程的发展阶段

我国临床工程经历了四十多年的发展历程,大致分为四个阶段:从早期的设备维修和简单的采购供应到医疗器械应用质量和风险管理阶段;从面对少量的医疗器械到面向日益复杂、高端精密、数字化的医疗设备及医疗系统,包括与医院信息系统集成的多元化融合发展阶段;从以设备为焦点的后勤保障转变为以患者为核心的医疗技术管理和服务阶段。

1. 维修和采供阶段 20 世纪 70~80 年代,我国临床工程在最初的 20 年发展中,临床工程部的主要工作是维修和采购供应。部门的职能多是从医院需求最具体的事务性工作。当时医疗设备精密性和复杂性程度不高,医疗仪器坏了基本上以通过故障排除和维修实现功能恢复,临床工程起到了四两拨千斤的作用,为医院医疗服务提供了良好支撑。另一方面,当时的医疗设备和医用耗材产品品种单一,采购供应由医院自主决定,采购工作都是院内进行,医疗器械的管理模式主要为资产管理。

2. **应用质量和风险管理阶段** 20世纪90年代和21世纪初,国外临床工程技术引入我国,我国临床工程逐步装工作重心转移到保障在役医疗仪器的安全、有效、可靠,医疗设备质量检测与质量控制成为临床工程的重点工作,预防性维护在医院展开,医学计量作为质量保证的重要技术支持。政府采购开始成为医疗器械引进的主要方式,医疗器械管理扩展为全生命周期的设备管理,医疗器械不良事件申报制度开始建立。与此同时,医疗器械监管水平得到很大的提高,相应的法律法规开始建立。临床工程部门的职能逐步扩展为医疗风险管理。医疗器械不良事件上报与召回制度开始实施,对上市后医疗器械风险监测程序、再评价方法和制度控制做了具体的规定。

3. **多元化融合发展阶段** 新世纪伊始,临床工程从面向少数医疗仪器设备到面向日益复杂、精密、数字化的高端医疗设备以及医疗设备系统,包括与医院信息系统集成的多元化融合发展。主要体现在:数字化技术在医疗设备中的应用,很多传统的医疗仪器和设备被数字化所升级,大大提高了医疗仪器设备的性能,使医疗仪器更可靠,更精确。医疗设备网络化和智能化,很多医疗仪器和设备采用RS323、DICOM等标准接口后,可以与多台设备连接,形成院内网络化,使医师可以在院内任何地点调阅数据或图像,极大地提升了医疗仪器和设备的应用效率,成为医院信息系统(HIS)的基础条件。移动式设备在医疗中大量应用,改变了一些医疗模式和观念,让重症患者在病床上就可以接受X线检查,手术患者在转运过程中就获得监护,在这个阶段都已经成为现实。医疗技术与医学服务模式创新,实现了远程健康监护、远程急救监护、远程诊疗指导、疾病监测预警、健康状态传输。

4. **医疗技术管理与服务阶段** 近年来,世界卫生组织针对全球医疗费用过度增长,认为高科技的医疗器械过度使用以及不合理配置增加了尾声资源的浪费,提出应用卫生技术评估(health technology assessment, HTA)评价医疗器械的引入、应用、配置。临床工程部门的职能增加了技术管理和技术服务,临床工程部从原来的技术性部门转换为管理与技术并存的部门。

在四十余年的发展过程中,我国临床工程的主要工作包括医院医疗器械的购置选型和管理、在役医疗器械的安全管理与监测、培训医护人员和医技人员正确使用与维护医疗器械、在役医疗器械的日常维修,做到维修及时、方便、省钱,提高仪器完好率和使用率、医疗器械更新换代和报废处理等。为了更好地适应医疗环境的变化,临床工程在医疗机构中的主要工作应向医疗器械的技术管理和医疗器械的技术服务方向发展。具体包括:技术管理、质量保证、风险管理、技术评估、教育培训、研究发展、法律标准的遵循等。

三、临床工程部的地位和作用

现代医院系统由业务系和行政系组成,业务系包括内、外、儿、妇等直接面对患者的临床医学学科组成,行政系包括医务、财务、总务等保障医院运行的支持系统组成,如图1-2所示。临床工程部(或临床工程科)是保障医院医疗器械和设备运行的部门,属行政系,在医院处于管理地位。但是,临床工程又极具专业性,非一般管理学人员所能从事的职业。例如,电子医疗仪器的故障排除、预防性维护的计量检测等都是非专业人员所能胜任的。因此,临床工程是一种职业化的医院医疗器械和设备管理,为医院安全稳定地运行起到技术和管理的保障作用。

现代化的医疗服务在疾病的预防、诊断、治疗及护理上对于工程技术及其所延伸的医疗器械产品的依赖日渐加重,医疗器械及技术的发展拓展了疾病诊治的深度与广度,通过临床工程技术获取的各种信息资源,不仅是临床诊治的重要依据,同时也是临床医学创新与发展的重要源泉。医疗质量、医疗安全、效率和效益问题已成为医疗服务领域普遍关心和探索的共同课题,专一的临床部门受限于本领域的知识范畴而束手无策,而临床工程则针对上述问题提供解决方案,临床工程部门与学科已成为现代医院不可或缺的医疗技术管理部门和学科分支,在医院医疗、教学、科研等方面发挥着至关重要

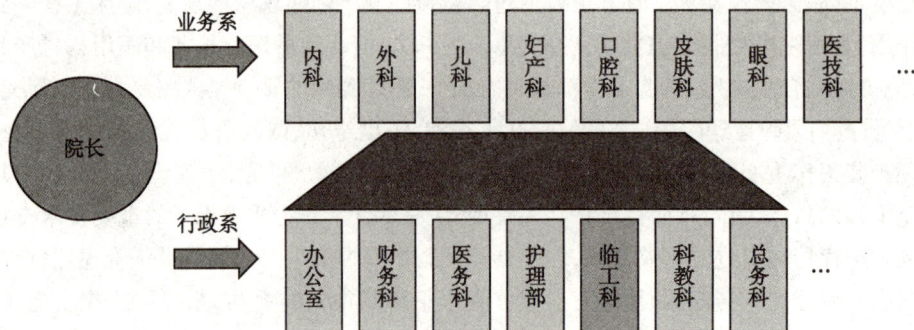

图 1-2 临床工程部的定位

的作用。

四、临床工程与医疗技术融合

医疗技术是指医疗机构及其医务人员以诊断和治疗疾病为目的,对疾病作出判断和消除疾病、缓解病情、减轻痛苦、改善功能、延长生命、帮助患者恢复健康而采取的诊断、治疗措施。20 世纪以来,医疗技术得益于生物材料、电子工程、医学物理、计算机技术、基础医学的交叉融合与发展,取得了突破性成就。现代的医疗技术发展离不开各类医疗器械的应用,而医疗器械又是生物医学工程技术得以实现的重要载体,医疗器械的发展为医学技术的发展提供了必要的条件,同时在很大程度上促进和提高了医疗技术的进步和提高。

临床工程的发展趋势就是走向临床,与医疗技术相融合,对医护人员和患者直接提供临床工程技术服务。临床工程人员参与临床医疗器械使用,主要关注临床效果、医疗质量与安全,考虑适应证和禁忌证,以及耗费最少的社会资源。促进医疗器械的使用达到"安全、有效、经济、恰当"的合理使用目标。临床工程人员参与生命支持医疗器械的使用,密切配合临床工作为患者制定治疗计划并实施达到有效治疗疾病的目的。临床工程人员参与医疗器械的研发,不仅可以增强产品开发的创新力,还有助于加快产品的更新换代。医疗器械产业的重要特点是工程与医学两大领域中技术、人才、资源的有机融合。医疗器械产品研发与工程科学和医学技术的结合是紧密依存的。医疗器械的研发离不开临床医务人员的参与,很多医疗器械产品是由临床医务人员直接发明创造的。临床工程人员参与研发,有助于开发临床急需的、有针对性的医疗器械。而在临床调查研究中,临床工程人员则可以对医疗器械的设计思路、结构原理、加工工艺、质量管理等进行评价,确定器械的应用范围、使用方法、禁忌、安全事项等。通过以上途径临床工程实现与医疗技术的紧密联系,互相融合,为医疗器械的发展和医疗技术的提高起到积极的作用。

五、临床工程的发展方向

WHO 指出当前临床工程主要面临的挑战是医疗器械不正确选择,管理或使用导致医疗费用的显著增加,没有通过需求评估、合理采购、正确安装、预防性维护、合理使用、质量保证所导致的医疗费用失控。认为这种高费用一方面破坏了公共卫生体系,剥夺了其他方面的投资,造成医疗器械投入的浪费。另一方面,通过不合理或不正确地使用医疗器械,人员短缺,培训不足,缺少消耗品、零件或维修计划,进一步加剧了卫生资源的浪费。WHO 总的意见是承认高科技医疗器械的发展带来了医疗进步的利益,医疗费用的上涨也带来了制约国家社会经济的发展,需要会员国在五个方面加以努力:

(1)收集、核实、更新和交换卫生技术特别是医疗器械信息,作为区分需求和资源调拨优先次序的一种辅助工具。

(2)与卫生技术评估和生物医学工程有关人员合作,建立卫生技术特别是医疗器械评估、计划、购置和管理系统,酌情制定国家战略和计划。

（3）制定良好生产和管制的国家或区域标准，建立监测系统及其他措施，以确保医疗器械的质量、安全和效益，并在适当时参与国际统一标准。

（4）确立卫生技术方面必要的国家和区域机构，与医疗卫生提供者、工业部门、患者协会以及专业、学术和技术组织开展合作并建立伙伴关系。

（5）收集医疗器械相互联系的信息，在不同医疗卫生层次和不同机构、不同环境中处理重点的公共卫生状况，并具备所需基础设施、程序和参考工具。

为实现上述努力，WHO召开过三次全球医疗器械论坛，讨论医疗器械发展中面对的新挑战和新应对。论坛参加者多以政府官员、企业、学术代表，非政府组织、基金会、联合国分支机构、金融、投资等各界代表都有参加。在这个平台上，各利益方充分表达意见、看法，以凝聚共识。以下是第三次论坛的讨论主题，从而可以看到全球关于医疗器械的热点议题：辅助产品；卫生信息系统；医疗卫生服务——医疗器械的作用；卫生技术管理与临床工程；医疗器械的卫生技术评估；医疗器械的人力资源；人因工程；医疗器械的创新、研究与开发；急救与灾难医疗器械；筛查与诊断医疗器械；治疗医疗器械；医疗器械与辅助产品命名；医疗器械政策；生命过程的优先医疗器械；疾病的优先医疗器械；医疗卫生设施的优先医疗器械；医疗器械的质量与安全；医疗器械法规；医疗器械的5A（可支付性、可适用性、可接受性、可用性、可及性）。

临床工程经过数十年的发展，从原初安全保障、预防性维护、故障排除、设备引进等技术性工作，发展到现在医疗器械质量管理、卫生技术评估、临床合理应用研究和创新研究等管理性和研究性工作。近年来，随着创新医疗器械不断出现，以及医疗器械产业的快速增长，医疗费用也在不断地增加。这是一个临床工程最现实、与民生关系最密切的挑战。中国生物医学工程学会第一任理事长黄家驷在中国生物医学工程学科建立之初就提出中国的生物医学工程就是要不断研制便宜的医疗器械，以满足广大人民群众医疗卫生需求。2007年，世界卫生组织（WHO）在第60届世界卫生大会上也提出要研制便宜的医疗器械。2011年以后，WHO每年向全世界征集低价格医疗器械，并向全世界推荐应用。临床工程作为与临床医学联系最近的工程技术，解决临床医学的工程问题具有得天独厚的优势。因此，研制便宜的医疗器械是临床工程科学研究的一个发展方向。

当前临床工程的主要议题是安全、质量控制、管理、预防性维护、采购、故障排除等，未来临床工程的主要议题将扩大有卫生技术评估、医疗器械合理应用、医疗器械创新、医疗器械法规与程序、医疗器械的5A性、医疗卫生信息。当前临床工程的主要目标是保障在役医疗器械的安全、有效，未来临床工程的主要目标除了保障安全有效，还要保障经济、可靠，以满足遏制医疗费用过快上涨的全球需求。

（李庚 包家立）

第三节 临床工程学内涵

一、临床工程学研究对象

临床工程学是生物医学工程技术在医院特定环境中的应用，临床工程学的研究对象是临床应用中的医疗器械设备，或服务于临床过程的医疗器械。医疗器械既是临床医疗过程的物质基础，又是医疗技术的一部分，其在疾病诊治中发挥着举足轻重的作用。

医疗器械设备作为直接或间接用于人体的诊疗装置，其准确性、安全性和有效性与医疗质量直接相关，与医疗设备相关的医疗安全、效率和效益问题已成为医疗服务领域所普遍关心和探索的共同课题。

临床工程学应用现代科学和工程技术知识，将医学工程的成果更好地服务于临床医疗，以医院医疗设备的全程技术管理与技术保障为主，解决医院装备现代化中技术、设备和经济管理方面的问题。临床工程学包括医院设备工程和设备管理工程，涉及医疗仪器设备的临床应用、医疗设备管理、质量控制等多方面的内容。

二、临床工程学研究范畴

临床工程学的研究随着科技的进步和生物医学工程研究领域的拓展以及医院现代化医疗设备与医学技术的发展而变化，临床工程学的内涵也在不断丰富和完善。

临床工程学的研究范畴基于医疗器械临床使用所涉及的领域，包括医疗器械管理、医疗器械技术评估，医疗器械的合理使用，医疗器械的检测与维护、医疗器械的质量控制和医疗器械的创新等多方面涉及的问题。

医疗设备的现代化，不仅包括设备的性能指标等硬件标准的现代化，更应该包括设备的管理、使用、维修维护、专业培训等系统性技术管理的科学化，医疗设备的现代化必须依靠技术性和专业性强的临床工程学科的发展。

临床工程学研究面临的主要任务包括：对医疗设备的科学有效管理、医疗设备的质量控制与技术保障，相关科研开发及医疗器械创新。医疗器械设备管理包括：设备的购置、监督、报废、评估等对医疗设备"全生命周期"的科学管理。医疗器械质量控制包括：采购质量控制，临床应用质量控制，医学工程保障质量控制三大方面。围绕医疗器械管理的全流程，从论证、引进、安装、培训、使用、维护、维修、检测、退役各个环节入手，抓好医疗器械质量安全控制工作。医疗器械的质量控制是保证发挥医疗器械作用的前提，是提高医疗质量的基础。

临床工程学内涵发展以医疗技术管理为核心，以医疗质量安全和运营成本效益为关注焦点，临床工程学应用现代工程学和现代管理科学的方法、技术手段研究和解决医院诊疗实施过程中所面临的一系列工程问题，研究改善临床的技术条件，提高诊疗水平与质量，保障患者和医护人员的生命安全。通过探索的研究，发现医院医疗器械相关工程的管理规律，解决医院装备现代化中的技术和设备管理方面的问题。完善设备全生命周期管理体系，技术保障、科研开发、教学同步提升，外延拓展将理、工、医、管等多学科融合，发挥聚式效应。通过医疗设备全程技术管理及医疗过程各阶段的同步技术保障，降低医疗器械临床使用风险，提高医疗质量，保障医患双方合法权益。

医疗器械创新体现在医疗技术创新、产品开发、应用评价到示范推广的各个方面。医疗器械产业是创新驱动、多学科交叉、全球化竞争激烈的战略新兴产业。临床工程与医学的结合成为现代临床医学的突出特点，临床医学工程已成为医院的重要技术资源。医疗器械创新，离不开在理论和关键技术方面具有自主创新意识和自主创新能力的临床工程人才。

国家"十二五"规划实施以来，我国重点加强了医疗器械领域的科技计划，把医疗器械领域列入我国科技发展的战略重点。《"十三五"医疗器械科技创新专项规划》中再次强调，围绕医疗器械创新发展的需求，生物、医学、电子、物理、机械、网络等多学科力量向医疗器械领域汇聚，以医工结合为代表形式的新型创新创业联合体正在形成。医疗器械领域呈现"融合式、多主体、一体化"发展态势，突出学科交叉融合，突出临床需求引领，突出医研企结合的创新团队建设，布局一批重大研究平台，系统完善国家医疗器械创新体系，着力提升我国医疗器械产业的自主创新和原始创新能力，是目前医疗器械研发领域的主要任务。同时，国家重大科技专项以及国家重点研发计划中有关医疗器械项目也逐年增多，为临床工程学在学科交叉融合发展提供了契机。国家食品药品监管总局将列入国家重大科技专项和国家重点研发计划的创新医疗器械提供优先审批通道，加速我国医疗器械产业整体向创新驱动发展转型，完善医疗器械研发创新链条。

临床工程是最接近于临床医学的学科，在临床与工程结合上有得天独厚的优势。临床工程的研究与开发是引领临床工程学科向前发展的动力。历史上，很多医疗器械的原始发明来自于临床医师，如内科医师 Bozzini 发明内镜，内科医师 Einthoven 发明心电图机，内科医师 Haas 发明血液透析机，心脏外科医师 Beck 发明除颤器，外科医师 Gibbon 发明心肺机，放射医师 Kaplan 发明医疗直线加速器等。其原因是发明的原动力来自于医师，发明成果由医师实现障碍比较小。也有一些原创医疗器械发明来自于工程学和理学，如物理学家 Röntgen 发明 X 线机，电气工程师 Hounsfield 发明 CT，化学家

Lauterbur 发明医用磁共振等。从原创医疗器械发明规律看,有 66.7% 的原创医疗器械是由医师发明的。

近年来,越来越多的一线临床医师除了常规临床诊疗活动外,开始尝试进行医疗器械的研发工作,并取得了很好的成果,如由重庆医科大学研发的高强度聚焦超声(HIFU)。大量的"医工交叉融合"促进了临床工程的研究与开发。

三、临床工程学学科体系构建

临床工程学应用工程理论与技术,用医学与工程相结合的方法研究解决医院有关医疗设备、医用耗材、应用软件和体外试剂等技术管理与工程技术支持问题。因此,临床工程学学科体系构建集工程学、临床医学与管理科学于一体。既注重知识体系的完整性、前沿性和发展趋势,又注意不同学科间的交叉与渗透,形成稳定的学科群,发挥系统功能。

临床工程系工程学与临床医学高度融合的应用学科。因此,工程学与生命科学的多重知识组合是临床工程区别于其他工程科学的特色之一。临床工程学主干学科包括工程学、信息科学、医学、管理学等。

(一)工程学知识

1. **工程学基础**　工程学是建立在基础自然科学原理基础上的应用技术科学。工程学发展到现在,已经分化出来很多领域,许多传统工程学是临床工程的基础,如电子工程、机械工程、化学工程与计算机工程等。

临床医学与不同领域的工程学结合,出现了不同的分支。如以物理、电子信息等学科为背景,偏重于应用工程技术,解决医学问题的基础是电子与信息技术。其工程技术知识包括电子技术、计算机技术和信息科学的基本理论、基本知识和基本技能。掌握电子技术的基本原理及设计方法,掌握信号检测和信号处理及分析的基本理论,应用系统分析工具等新技术(算法),以研究解决医疗技术管理、过程控制、决策等问题。

2. **标准体系**　临床工程学科建设,涉及一系列医疗器械的相关标准,包括国际标准、国家标准、强制性标准和世界卫生组织医疗器械技术序列的相关要求。医疗器械标准的制定和修订是医疗器械监管工作的重要内容,对保证医疗器械的安全有效具有重要意义。

国际标准指世界各国进行贸易的基本准则和基本要求。制定国际标准的组织机构主要有:国际标准化组织(International Standardization Organization,ISO)、国际电工委员会(International Electrotechnical Commission,IEC)、国际电信联盟(International Telecommunication Union,ITU),以及被国际标准化组织(ISO)确认并公布的其他国际组织。世界卫生组织(WHO)作为主权国家组织,涉及国家主权,一般只制定指南(guideline)、规则(regulation),以指导各国建立本国标准。

国家标准系我国国家标准化管理委员会领导下制定的标准,一般由主管行政部门提出,例如涉及医疗器械的国家标准由国家食品药品监督管理局(CFDA)提出。国家标准包括强制性国标(GB)和推荐性国标(GB/T)。国家标准的编号由国家标准的代号、国家标准发布的顺序号和国家标准发布的年号(采用发布年份的后两位或后四位数字)构成。强制性标准是在一定范围内通过法律、行政法规等强制性手段加以实施的标准,具有法体属性。一般涉及安全、人身健康、环保、流通等领域的为强制性标准。推荐性国标是指生产、交换、使用等方面,通过经济手段或市场调节而自愿采用的国家标准。医疗器械产品涉及人体健康和安全,部分指标属于强制性标准,如有源医疗器械的电气安全。

医疗器械标准分为国家标准(GB)、行业标准(医疗器械 YY,卫生 WS)、注册产品标准(医疗器械注册产品标准 YZB)。注册产品标准是指由医疗器械生产企业制定,并在产品申请注册时由药品监管部门依据国家标准或者行业标准进行复核的标准。注册产品标准不能低于国家标准、行业标准,或者脱离国家标准、行业标准的约束。

3. **法规体系**　医疗器械监管法规泛指所有作为医疗器械监管依据的法律规范性文件,包括法律、行政法规、部门规章、规范性文件等。医疗器械相关管理法律法规，旨在保证医疗器械的安全、有效，保障人体健康和生命安全。临床工程学科建设中，相关医院医疗设备质量保障问题研究，必须以国家及有关政府机关的法律法规为依据。

我国对医疗器械的管理法规主要有《医疗器械监督管理条例》《中华人民共和国计量法》《中华人民共和国进出口商品检验法》《医疗卫生机构仪器设备管理办法》《医疗器械分类规则》《大型医用设备配置与应用管理暂行办法》《实施细则》等。我国以《医疗器械监督管理条例》为核心，以配套规章为基础，以医疗器械生产经营许可制度和医疗器械产品注册制度为支撑的法规体系，使医疗器械监管工作有法可依、有章可循。

（二）医学知识

医学知识是临床工程师必备的知识。临床工程专业是一个交叉学科，临床工程师是复合型人才。医学知识包括生理学与解剖学、病理与病理生理学、生物化学等基础医学知识，以及包括内科学、外科学、儿科学、妇产科学等临床医学知识。只有系统掌握医学的基础理论、基本知识和基本技能，才能更好地利用工程领域的原理和技术解决临床医学中的问题。

（三）管理学知识

临床工程学科培养具有现代管理学理论知识及应用能力的专业技术人才。涉及相关知识包括医院管理、卫生统计学、医疗器械卫生技术评估、卫生经济学、风险管理、医学信息学等诸多方面。

四、临床工程师的职业特点

（一）临床工程师

美国临床工程协会（ACCE）将临床工程师定义为将工程和管理技能应用于医疗卫生技术，支持和推进患者医疗的专业人士。临床工程师是在医疗机构中从事临床工程工作的技术人员。临床工程师、医生和护士共同构成现代化医院的三大支柱。在我国，临床工程师是临床工程学科的骨干力量，按三级学科分为不同专业的临床工程师，本篇介绍面向设备的临床工程师。

（二）临床工程师职责

临床工程师在现代化医院中承担着多种任务，履行不同的职责，其主要任务是对医疗器械进行科学有效的管理，以确保临床使用的医疗器械的安全性和可靠性。尽管不同医院在管理结构、规模和程度上差别很大，但临床工程管理的基本结构大致相同。临床工程师的核心工作包括技术管理（technology management）、质量保证（quality assurance）、风险管理（risk management）、技术评估（technology assessment）、教育培训与研究发展（training and R&D）及法规与标准遵循（compliance with regulations and standards）等六个方面。

1. **技术管理** 临床工程师的技术管理工作以维持医院例行医疗活动中所需医疗器械的可用性（availability）为目的，主要包括医疗设备的购置、验收维修与保养等设备维持功能与效能的例行工作。

2. **质量保证** 指临床工程师对医疗设备的质量控制和使用安全控制，以医疗设备维护保养、计量检测为基础，包括医疗设备计量检测、维修保养、操作培训等多方面的内容。质量保证主要通过一系列质量管理工作完成落实，以确保临床工程部门的服务及产品质量的一致性。

3. **风险管理** 临床工程师涉及的风险管理，包括医疗器械风险分析、评估与控制等管理技术与管理方法，在医院内部与医疗器械使用方面的主动性管理，以及对特殊安全事件的处理。

4. **技术评估** 主要设定在医院管理层以及中长期技术规划的层次，同时设定在对于医疗所需的技术与产品部署的评估与规划的层次。技术评估超越了单一设备或单一部门对于当下采购医疗设备产品的价格或当下技术水平的评价工作，系超越各部门广度及时间纵深的技术布局考量。

5. **教育培训与研究发展** 临床工程师提供教育培训是对所有医疗设备操作人员进行临床工程相关知识的教育普及，常规医疗器械的原理讲座，同时也可对不同类型医疗设备进行专题培训，使其对专业设备的使用范围、运行环境、使用特点、注意事项及日常保养等达到一定水平，从而有效地防止人为因素所造成的故障和不必要的损失,以提高医疗设备的使用率和完好率。教育培训与研究发展工作在临床工程部门的业务范围内属于较为特殊的部分,常见于大型医院、医学中心或教学医院中。

临床工程师研究指根据临床需要,对医疗器械进行设计、改进、更新和研制的过程,将新技术、新成果转化成为临床服务的动力。

6. **法规与标准遵循** 随着大量先进的医疗器械进入医院,极大地促进了临床工程部门的建设和发展。临床工程部门已成为现代医院不可或缺的技术管理部门,临床工程师作为连接医学工程和临床医疗的纽带,也成医院现代化建设不可或缺的中坚力量。医疗器械相关管理法律法规,旨在保证医疗器械的安全、有效,保障人体健康和生命安全。临床工程师的工作职责除满足医院管理层面对于经济效益与医疗质量的要求外,必须遵守国家医疗卫生的法律法规,遵循专业领域的质量标准与技术规范。

(三)临床工程师的基本条件

先进的医疗器械几乎涉及当今所有技术领域,已成为一个国家高技术水平和整体工业水平的缩影。为确保临床医疗设备的安全性和可靠性,解决医院现代化中技术、设备和经济管理等问题,并将医学工程的研究成果更好地应用到临床医疗。现代医院临床工程师必须具备以下条件:

(1)熟悉医疗卫生改革与发展的总体目标和近期计划,熟悉医院医疗、科研、教学等工作内容。

(2)了解国家医药卫生体制改革与发展的基本情况,熟悉并能自觉贯彻执行党和国家相关的方针、政策与法律、法规。

(3)了解现代医学科技及医学装备的现状和发展趋势,了解国内外市场信息。

(4)具备从事本职工作的专业知识、技能、外语及计算机应用技术。

(5)具有对医疗环境、医疗质量和医疗设备安全性、有效性等问题进行技术监督和管理的知识与能力。

(6)能在现代化医院的临床工程岗位上承担有关工程技术服务工作。

(7)能适应生物医学工程新技术的发展,不断了解和掌握最新科技,了解医疗仪器设备发展趋势,能与国际接轨。

五、临床工程师制度建设

(一)临床工程师的培养

现代化的医院需要具有掌握现代技术和现代化管理的一流人才。我国临床工程师的培养源于生物医学工程专业,相关专业培养的学生应具有以下能力和素质:

1. **基本知识** 扎实的自然科学基础、医学、电子技术与信息系统的基础理论知识,包括卫生统计学、医疗器械卫生技术评估、医疗工效学和人因工程、医疗器械可靠性工程、医疗器械风险管理、医学信息学、医疗器械管理法规等知识。

2. **基本技能** 临床工程学是一门应用与实践性很强的学科,实践动手是临床工程师走向临床工程管理领域必不可少而且非常重要的环节。临床工程师需要掌握工程学及工程管理的实际操作技能,具有丰富的临床工程实践能力,具备医疗器械研究、设计、制造、开发、注册、应用、管理以及综合评价的能力,具备分析解决问题的能力,和理论联系实践的能力。

3. **科研能力** 包括信息搜集的能力、开展实验研究的能力、调查研究能力、创造性思维能力和初步从事科学研究的能力、书写和展示研究成果的能力、学术交流能力、撰写项目申请书及相关专利申请的能力。

4. **综合素质** 临床工程师不仅要具备系统的基础理论、专业知识和扎实的业务功底,还应具有强烈的事业心和责任感,树立为临床服务的思想。具有主动学习和获取知识的能力,独立思考和创新能力。

临床工程师人才培养通过院校教育、毕业后教育和继续教育培训三种形式,延伸到职业生涯的全过程。目前,我国临床工程师的规范化培训工作还处于探索阶段,继续教育尚需进一步完善,教育培训体系尚未完全形成。

(二)国际临床工程师资格认证

随着临床工程在医院的作用日益受到重视,临床工程师逐渐成为一种从业资格。欧美和日本等发达国家早在上世纪后期,就由一些非官方、非盈利性学术组织组成"临床工程师技术认证委员会",先后建立起临床工程师的资格认证制度。

国外相关临床工程师的资格认证主要有:职业工程师认证(PE)和临床工程师认证(CCE)。职业工程师认证涉及面广,必须具备基本资格才能参加考核,临床工程师认证系全面考核工科知识、医学知识和管理学等知识的较高层次认证,认证对象为具有临床工程领域工作背景和实际管理、运作能力的资深工程师,认证内容涉及医疗器械管理、维修、研发及解剖学、生理学等方面的知识。

(三)国内临床工程师资格认证现状

我国尚未建立类似美国、日本的临床工程师认证制度,但临床工程领域的专家和学者们已经充分意识到认证的重要性,正在积极筹备中国临床工程师认证计划。2005年9月,中华医学会医学工程学分会、卫生部医院管理研究所联合举办了首次"国际临床工程师资格认证"工作。后续,国际临床工程师资格认证工作也在一直进行中。临床工程师认证的成功举办,为临床工程师认证计划在我国全面开展迈出了关键的步伐,为国内开展临床工程师认证积累了宝贵经验。

同时,我国已经制定了临床工程专业技术资格和职业准入的相关政策。根据人力资源和社会保障部办公厅、原卫生部办公厅《关于卫生专业技术资格考试工作有关问题的通知》等相关文件精神,临床医学工程专业初、中、高级职称应纳入卫生专业技术资格系列,目前,国内已有部分省份开始实施。

推进国内临床工程师职业资格制度,完善职业资格认证体系,不仅有利于提高工程技术人员的职业素质,更有利于工程师职业资格的国际互认,有利于实现临床工程师认证与国际临床工程师认证接轨,有利于医疗质量的提高。

(乔灵爱　吕毅)

第四节　临床工程学研究方法

一、工程学研究的基本方法

(一)临床工程学的研究内容

围绕医院医疗器械临床使用所涉及的领域,临床工程学的研究内容包括以下几个方面:

1. **医疗器械临床使用质量安全规律**　医疗器械质量特指产品是否符合技术标准,以及产品在安装、调试、校准、维修、维护等过程的工程质量,包括工程技术与方法,医疗器械临床使用质量安全的相关研究,包括临床使用各个环节的质量安全与质量保障规律。

2. **医疗器械临床使用风险防范规律**　包括针对医疗器械产品或系统的可靠性,如发生故障的概率和原因分析,预测及预防措施;临床使用时在人、机、环境中医疗器械可用性评价,认知与探索医疗风险可能产生的因素与预防措施;人-机-环境三个维度的风险管理体系研究。

3. **医疗器械临床应用实效规律**　借鉴相关理论、方法与研究成果,探讨评估方法,开展医疗器械卫生技术评估方面的研究,包括临床应用效果和经济效益的研究。

4. **医疗器械临床试验研究**　开展医疗器械临床试验与临床验证及临床试用阶段的评价,基于医疗器械在临床使用有效性以及经济学的科学管理研究,包括建立医疗器械临床使用管理规则,合理使用路径以及配套绩效考核指标等问题。

5. **医疗器械创新开发研究**　研究医疗器械相关建模的方法,应用医疗器械设计和开发研制医疗器械新产品、新技术。

6. **医疗器械临床准入物流规律** 依据世界卫生组织医疗器械技术序列手册,医院需要进行医疗器械卫生技术与需求评估,研究医疗器械在采购流程、供应链、仓储、物流成本、逆向物流(退役,报废)的规律。

(二)工程学研究方法

临床工程学科在发展过程中,除了运用自然科学、工程技术的研究方法,逐步形成了诸如可靠性、可行性、风险评估、信息技术应用等独特的临床工程研究方法。很多新的管理理论,如人因工程、可靠性工程、安全风险理论等也被引入医疗器械管理中,形成了新的管理理论和方法。

1. **可靠性研究方法** 医疗设备的可靠性是指产品满足需要的有效性、安全性、可靠性、维修性、可利用性、经济性和环境等所具有的特征和特性的总和。安全性、有效性和可靠性是其主要的质量特性。研究可靠性,提高医疗设备的安全性和有效性,提升产品竞争力,是现阶段我国医疗器械行业的紧迫任务之一,也是临床工学科研究关注的重点。

2. **风险评估研究方法** 风险评估是风险识别、风险分析、风险评定的全过程,也是风险管理的重要步骤。风险评估的基本思想是对风险进行分析测量,确定风险值的大小或风险等级,为之后的风险控制提供参考依据。常用的评估方法包括定性评价和定量评价两种。

3. **可用性研究方法** 可用性是指产品在特定环境下为特定用户用于特定用途时所具备的有效性、效率和用户主观满意度。通过结合风险评估和分析,提高设计合理性,降低可预见的用户使用错误。可用性研究方法成为发达国家工业界广泛采用的一种先进的产品开发方法,近年来也被逐渐运用于医疗领域。

4. **信息技术研究方法** 随着大数据、云计算、物联网发展及人工智能等新技术的应用,医疗器械孤立的发展已经不能满足新形势下医疗卫生发展的需求,越来越多的医疗服务需要将医疗技术与信息技术相互融合,发挥更大的技术能量。两种工程技术融合过程中涉及大量的时效性、安全性和病人隐私安全等单点故障和大量脆弱性风险问题。两种工程技术融合也带来医疗机构管理模式与工作方式的改变,如何优化管理模式,改变工作方式,是医疗机构在建立医疗 IT 网络后需要关注的重点问题。信息系统自身的研究,信息系统产生的数据研究,物联网等信息技术的飞速发展,为临床工程学科研究带来了新的机遇。

二、临床应用实效研究方法

(一)医疗器械评价

医疗器械评价特指针对某一指定医疗器械进行性能和功能的专业评价。其可以是相关领域资深专家撰写的综合评价,也可以是通过国际电工组织(IEC)或通过国际标准化组织(ISO)标准(或者本地相同级别)的认证得到的信息,用于检验某种特定的器械是否按照生产商所宣称的方式运作,或具有哪些实际的诊断和治疗效果。采用国家认证和同行评议的资源可以保证数据的完整性。

(二)医疗器械临床评价

临床评价是对医疗器械进行技术评价的一个重要方面。是通过临床文献综述、临床经验数据、临床试验等信息对产品是否满足使用要求或适用范围进行确认的过程。其主要目的是验证器械的临床有效性和安全性,包括把该器械用于预定目标人群时所获得的预期评估,以及对其可能带来的不良反应的风险评估。

(三)医疗器械应用实效

医疗器械应用实效指医疗器械使用的适宜性、临床效果与经济效益。适宜性指质量管理体系与组织所处的客观情况的适宜过程。临床效果是指技术在真实的医疗环境中,针对特定人群利用医疗保健后可能获得的效应。临床效果的水平受功效、技术的覆盖率、医生和患者对技术的依从性等因素的影响。经济效益是指经济活动中投入耗费和产出结果的比较。

医疗器械作为人类疾病预防、诊治的特殊产品,是现代临床医疗疾病防控、公共卫生和健康保障体系的重要物质基础。为从源头上保障医疗器械应用实效,必须在医疗器械上市前经由政府部门或经政府部门授权的第三方组织审查批准,这是国际通行的监管措施。

医疗器械在应用过程的技术评估与评价,保证了医疗器械在医疗过程的安全、有效、经济、恰当运行。

三、临床试验的研究方法

(一)安全性和有效性

安全性是指卫生技术给人体健康带来损害的可接受程度的价值判断,定义为特定使用条件下,特定人群中患有特定疾病的个体接受医疗保健技术服务后,发生不良反应或意外健康损害的概率及其严重程度。如果一项技术的使用,其风险可以被病人、医生、社会及相关决策者所接受,这项技术就认为是"安全的"。

世界卫生组织将有效性定义为医疗服务措施(服务、质量方案、药物、器械、预防和控制措施)的效益和效用。有效性可以从功效和效果两个方面进行评价。

对新技术和现存技术进行安全性和有效性评估,有助于潜在效益高而风险相对小的技术推广使用,同时有助于限制缺乏有效性或引起过度损伤的技术及有潜在安全隐患技术的使用。

(二)医疗器械临床试验

医疗器械临床试验指获得医疗器械临床试验资格的医疗机构对申请注册的医疗器械在正常使用条件下的安全性和有效性按照规定进行试用或验证的过程。临床试验中最为关注的两个重要方面是:保护受试者的安全和权益,保证试验数据及结果的科学性、准确性和可靠性。通过临床试验获得有效数据是评估医疗器械是否安全有效的重要方式之一。

医疗器械临床试验包括医疗器械临床试用和医疗器械临床验证。通过临床试验来检验该医疗器械理论原理、基本结构、性能等要素能否保证安全性与有效性,并验证该医疗器械与已上市产品的主要结构、性能等是否实质性等同,有效性。

(三)临床试验遵循的基本原则

临床试验遵循的基本原则包括医学伦理准则和医药产品的临床试验管理规范。开展医疗器械临床试验,应当按照医疗器械临床试验质量管理规范的要求,在具备相应条件的临床试验机构进行,并向临床试验提出者所在地省、自治区、直辖市人民政府食品药品监督管理部门备案。

从保护受试者权益、规范医疗器械临床试验行为出发,临床试验的基本原则中,明确了医疗器械临床试验申办者、临床试验机构及研究者和监管部门等各方职责,突出伦理委员会的作用和受试者的知情权与决定权,强调临床试验过程中的风险控制。

四、质量控制的研究方法

(一)质量控制

质量控制是质量管理的一部分,致力于满足质量要求。质量控制的内容包括:确定控制对象,制定控制标准,明确所采用的检验方法等。

通过质量控制,使产品达到规定的要求,将缺陷控制在产品形成的早期并加以消除。质量控制应该严格执行操作规程,不仅控制产生的结果,而且应控制影响结果产生的质量各因素,尤其要控制其中的关键因素。

医疗器械是关系到人民生命健康的特殊产品,医疗器械的安全性、有效性、经济性关系着医疗质量和安全,关系着患者的生命安全和生命健康,也关系到医院运营的效率、效益和广大医护人员自身的安全和利益。

(二)应用质量控制

医疗器械的应用质量主要是指医疗器械在临床应用过程中,产品保有其固有特性的程度。包括产品质量、服务质量、过程质量、应用质量等多个方面。医疗器械的应用质量不但与产品质量有关,还与产品上市后应用过程中的安装调试、操作培训、临床使用、质量检测、维修维护、应用环境、人员水平等内容密切相关。医疗器械应用质量控制的目的是保证医院诊断、治疗工作的质量。

(三)质量控制方法

医疗器械的质量控制主要是指医疗器械应用过程中的质量掌控,是致力于满足质量要求的一系列活动,遵循相关标准与规范,运用管理和医学工程技术手段,以确保患者安全为目的。医疗器械应用质量控制是医院管理中医疗质量管理的重要内容,也是能够体现产生价值的关键环节。通过有效的应用质量管理,保障医疗器械临床安全,减少医疗器械临床使用风险的发生,促进医疗器械资源的合理有效利用。

五、风险研究的方法

(一)安全与医疗安全

安全是一个相对的概念,泛指没有危险、不出事故的状态。医疗安全是指患者在医院诊疗过程中,没有发生因医疗机构及其医务人员责任心不强或技术过失、医疗设备问题及管理不善等原因引起的医疗缺陷,造成患者病情或身心的不利影响或损害等后果,医疗器械安全是医疗安全中的重要内容。

(二)风险与风险管理

风险是指在某特定时间和一定环境下,发生不幸事件的概率或可能性。只要某一事件的发生存在两种或两种以上的可能性,就认为该事件存在着风险。风险具有客观性、普遍性、必然性、可识别性、可控性、损失性、不确定性和社会性。

风险管理是一门新兴的管理学科,不仅是理论问题,更是实践过程。风险管理过程包括风险识别与分析、风险评估、风险控制和风险效果评价等几个基本环节。通过一系列措施,可以达到降低风险或把风险维持在规定范围的目的。

(三)医疗器械风险

医疗器械风险指使用医疗器械而导致人体受伤害的危险发生的可能性及伤害的严重程度。无论是在设计、生产过程中,还是投入市场或进入医院临床使用后,医疗器械的风险都不可避免地存在着。临床使用中,医疗器械引起的风险有三种类型:一是物理风险:如电击,机械损伤等;二是临床风险:如操作错误或不合理操作等问题;三是技术风险:如测量误差或性能指标下降等问题。

(四)医疗器械风险管理

任何医疗器械及仪器设备都有不同程度的风险,医疗器械风险管理就是通过制定完备的风险规划,采用完善的评估方法来辨识风险源,分析风险后果,制定相应的风险处理方案以缓解风险,或把风险控制在可接受的水平范围内而采取的活动。风险管理是医疗器械管理的基础和核心。

我国对医疗器械按照风险程度实行分类管理,由低到高分为三个层次:对第一类风险程度低的医疗器械实行产品备案管理,第二类具有中度风险和第三类具有较高风险的医疗器械实行产品注册管理。

六、医疗器械的临床准入

(一)医疗器械临床准入

医疗器械临床准入是指医疗机构为确保进入临床使用的医疗器械合法、安全、有效而采取的管理和技术措施。

(二)医疗器械的准入评估

医疗器械的准入评估包括技术评估和需求评估。

1. **技术评估**　技术评估是对医疗器械的临床安全性、有效性、经济学特性和社会适应性等进行的评价,主要针对一台医疗器械及其相应技术。运用卫生技术评估的原理和基本方法,对医疗器械的技术特性、临床安全性、有效性(效果和生存质量)、经济学特性(成本-效果、成本-效益、成本-效用)及社会适应性(社会、伦理、法律、政治)进行系统全面地评价。

医疗器械的安全性评估是准入评估的首要内容。安全性代表了对医疗器械可接受程度的价值判断。若一项以医疗器械为载体的技术的应用,对健康的可能益处远超过其任何可能带来的风险,且其风险可以被患者、医务人员以及相关决策者所接受,则该项技术可以被认为是安全的。

医疗器械的有效性是指应用医疗器械后其诊断的正确性、治疗的有效性优于或与以前所使用的方法、设备相同。医疗器械的有效性评估是在其安全性评估基础上进行评估的一项内容,它和安全性评估构成准入评估的基础,为医务人员、工程技术人员及医院决策者提供科学的依据。

医疗器械的经济性评估是在评估其安全性和有效性的基础上,对其成本、成本-效益、成本-效果和成本-效用等经济性指标进行分析与评价。

社会适应性指一项技术发展所引起的社会环境变化,包括社会、伦理、理论和法律的变化。新的医疗器械技术可能影响着人们的社会价值观,包括社会伦理与道德观。社会适应性评估以问题为导向,利用医学伦理学的方法分析医疗器械评估执行过程中涉及的所有社会伦理和公平性。

2. 需求评估 医疗器械需求评估是确定和解决目前情况或条件与期望情况之间差距的过程。需求评估旨在改善当前医疗器械的性能或纠正不足之处。

医疗器械需求评估作为一种战略规划,是一个复杂的、包含大量变量的分析过程,它以分析医院需求为目的,为医疗机构决策者引入相关医疗器械提供必要的信息和参考。

医疗器准入评估作为一种科学的决策工具,在增强医院竞争力、扩大医院规模、卫生技术服务价格制定和适宜技术应用等领域发挥的优势越来越显著,已成为世界各国卫生决策的重要组成部分。

(乔灵爱)

思考题

1. 什么是临床工程学?其主要内容是什么?
2. 临床工程产生的背景是什么?
3. 我国的临床工程经历了哪几个发展阶段?
4. 临床工程的发展方向是什么?
5. 简述临床工程的研究对象与范畴。
6. 我国医院临床工程师的主要职责包括哪些内容?

笔记

医疗器械的安全性是医疗器械临床应用的前提,临床工程的首要任务是保障在役医疗器械的安全有效性。医疗器械有本质安全和非本质安全两种,本质安全是源自于人体内部发生的信息和信号,非本质安全是依靠外源物理能量的摄入而发生的物理效应和生物效应。因此,医疗器械的安全性包括电气安全、机械安全、放射安全、环境安全、电磁兼容。医疗器械安全因素是物理因素,包括力学、电学、磁学、声学、光学、热学、放射学等,利用和限制这些物理因素可以既能发挥医疗器械的诊疗效果,又可以保障其安全性。一些工程技术被用于医疗器械安全检测、处理和保护。

第一节 概 述

传统上,电磁和电子医疗器械的安全性问题比较突出。2012—2015 年间,国家食品药品监督管理局(CFDA)发出过关于低频电磁治疗设备、体外除颤器、电磁波治疗仪、植入式心脏起搏器、微波治疗仪、中频治疗仪、高频电刀等医疗器械不良事件信息通报,主要患者伤害有皮肤过敏、烫伤、灼伤、刺痛、疼痛、肌肉麻木等。磁共振成像设备(MRI)也出现电磁安全问题,美国食品药品监督管理局(FDA)发出过 MRI 检查导致带动脉夹患者死亡的警告(alert)、带植入性神经刺激器患者伤害的通告(notification)、带金属背衬经皮给药贴片患者带来灼伤的通告等,美国医疗器械安全评价机构 ECRI 研究所也报导过 MRI 引起的三度烧伤,我国也有 MRI 引起人体伤害的个例报道。CFDA 还发出过关于血液透析装置、病人监护仪、人工晶体、心脏血管内支架、医用电子直线加速器、医用血管造影 X 射线机等医疗器械的不良事件通报。

随着医疗器械设计的日渐完善,医疗器械的安全谱也发生了变化。ECRI 研究所公布的 2018 年顶级十大医疗器械安全问题依次是勒索软件和其他网络安全的威胁可能危及患者、内镜再处理失败使患者暴露于感染风险、床垫和被子可能被体液和微生物污染、不适当配置二级报警设备和系统可能导致的误报警、不适当的清洁可能导致设备故障和患者伤害、电外科设备电极导致病人烧伤、放射成像设备的不适当应用导致不必要的辐射暴露、变通方法可以否定条码药物管理系统的安全优势、医疗设备联网的缺陷可能导致延迟或不适当的护理、安全肠道喂养连接器的缓慢采用使患者处于危险之中。

医疗器械的安全性可以分为本质安全型(本安型)和非本质安全型(非本安型)两种。一些人体信息是自身发出的,如心电、心音等,其检测仪器感受这些信息的变化,具有本质安全性。而另一些人体信息是由外源物理因素进入人体内作用产生的,如 X 线、超声、磁共振、红外热像等,其检测仪器通过物理作用检测到这些信息的变化,具有非本质安全性。治疗类医疗器械是利用物理因素对人体产生的生物效应进行治疗,也具有非本质安全性。医疗器械的安全包括患者安全和操作者安全,医疗器械在保证患者安全的同时也要保证操作者的安全。

医疗器械安全性监管包括了医疗器械研制、制造、销售、使用、淘汰全生命周期。Bjork-Shiley 心脏瓣膜事件是上市后医疗器械安全性的典型案例。1978 年,报告第一例 Bjork-Shiley 心脏瓣膜柱折断,到 1986 年有 86 000 个瓣膜植入人体,有 1500 个出口瓣柱折断,导致 1000 例死亡。该事件直接导致世界上第一部医疗器械安全法令的出现,即 FDA 制定和发布的《安全医疗器械法令》。该法令提出医疗器械上市前的研发和生产需要用动物试验或临床试验验证其安全性,上市后需要用不良事件报告和召回控制在役医疗器械的安全性。2008 年 12 月 29 日,国家食品药品监督管理局、中华人民共和国卫生部以国食药监械〔2008〕766 号印发《医疗器械不良事件监测和再评价管理办法(试行)》,包括信息收集、分析评价、风险控制。信息收集主要是不良事件报告,辅以新闻媒体、政府信息等,分析评价包括内部评价和专家咨询,风险控制包括风险信息交流和强制性措施。

　　医疗器械的安全性可分为电气安全、机械安全、放射安全、环境安全、生物安全等。电气安全包括有电子和电气医疗器械的漏电、等电位、接触电阻、电气隔离等,机械安全包括有人机效应、障碍等,放射安全包括电离辐射与防护、放射物处置等,环境安全包括噪声、气体、水质、废弃物、电磁辐射、建筑物、供暖、通风和空调等,生物安全包括医院感染等。

（包家立）

第二节　电气安全

　　电能的危害形式中造成人员伤亡的主要是触电。触电是指电流通过人体所引起的病理、生理效应,触电分为电伤和电击两种伤害形式。电伤是指电流对人体表面的伤害,它往往不危及生命安全;而电击是指电流通过人体内部直接造成对内部组织的伤害,它是危险的伤害,往往导致严重的后果,甚至危及生命。电击的种类通常分为宏电击和微电击。

一、宏电击

（一）人体的阻抗

　　人体作为一个特殊的导体,体内含有钾、钠、钙、磷、碳、氮、氢、氧等 50 多种元素,由这些元素构成人体的主要组成物质,即水、蛋白质、糖、脂肪和无机盐,其中水约占 60%,很多元素是以离子形式存在于水中,例如正离子的 Na^+、K^+、Ca^{2+}、Mg^{2+},负离子 HCO_3^-、Cl^-、HPO_4^{2-}、SO_4^{2-} 以及有机酸。可见,人体的体液是由含有多种离子的水构成的,是一种比较复杂的、特殊的电解质,因此导电性能较好。人体体表是一层导电性能较差的皮肤,皮肤的最外层是表皮,包括绝缘的角质层,其中有汗腺孔;在其下面是真皮层,其中有大量的血管。皮肤的阻抗主要取决于角质层的导电特性,还会受到电压大小的影响,当电压高时,会使皮肤角质层绝缘性能破坏,阻抗降低。另外,由于表皮有汗腺孔,皮肤干燥或潮湿的程度也明显地影响皮肤阻抗的大小。由于皮肤阻抗为电容性阻抗,其与通电电流的频率也有关系。

　　整个人体的阻抗是非常复杂的,当有直流或低频电流从人体的体表通过时,由于皮肤阻抗比体内其他部分的阻抗大很多,因而可以把皮肤阻抗当作整个人体的阻抗。当电流直接在体内通过时,即按体内组织的导电电阻阻值,一般取为 1kΩ。人体阻抗的等效电路如图 2-1 所示。

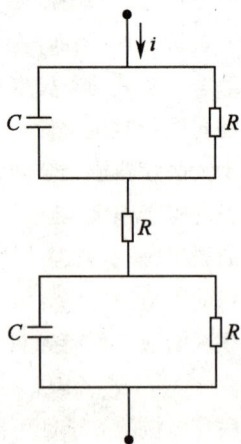

图 2-1　人体阻抗的等效电路

（二）宏电击

　　当人体接触带电物体时,相当于电源连接了一个等效人体阻抗,如果能够形成导电回路,将有一定的电流经过人体。当电流从体外经过皮肤流进体内,然后再流出体外,使人体受到电的冲击称为宏电击(macroshock)。由于人体触及带电的导线、漏电设备的外壳或其他带电体,以及雷击或电容放电时,都有可能导致强电击。

人体阻抗是一个电容性阻抗,它会受到通过电流的大小、频率,触电时间、接触面积、接触力度、皮肤湿度,甚至呼吸等因素的影响。当电流流经人体引起电刺激感觉时的电流值,即为电击的一个阈值;摆脱电流阈值是指人体能够摆脱握在手中的电极的最大电流值,又称安全电流,它取决于接触面积,电极形状和大小,人的生理特性等因素,约等于10mA。

一般情况下,对人体造成直接伤害的是电流而不是电压。虽然高电压更可能产生大电流而比低电压更具危险性;但即使在低电压的条件下,只要电流超过安全阈值,同样也会给人体造成危害。

表2-1为电流大小对人体的作用,由表可知:

表 2-1　电流对人体的作用

电流(mA)	作用的特征	
	50~60Hz 交流电源(AC)	直流电源(DC)
0.6~1.5	开始有感觉——手轻微颤抖	没有感觉
2~3	手指强烈颤抖	没有感觉
5~7	手部痉挛	感觉痒和热
8~10	手已难于摆脱带电体,但还能摆脱。手指尖部到手腕剧痛	热感觉增加
20~25	手迅速麻痹,不能摆脱带电体。剧痛,呼吸困难	热感觉大大加强;手部肌肉收缩
50~80	呼吸麻痹,心室开始颤动	强烈热感觉。手部肌肉收缩,痉挛,呼吸困难
90~100	呼吸麻痹,延续3s或更长时间,则心脏麻痹,心室颤动	
300 及以上	作用0.1s以上时,呼吸和心脏麻痹,机体组织遭到电流的热破坏	

(1) 通过人体的电流越大,对人体的影响也越大。电流通过人体所产生的热效应和化学效应与电流强度成正比关系。几十微安的电流可以丝毫感觉不到,而几十毫安的电流可引起生命危险。由欧姆定律可知,当人体触及较高电压的带电体时,流过人体的电流也较大,因而受到的损伤也就严重。一般将36V的以下的电压作为安全电压,但在特别潮湿的环境中即使接触36V的电源也有生命危险,所以在这种场所,要用12V安全电压或更低的电压。

(2) 交流电对人体的影响比直流电大,不同频率的交流电对人体影响也不同。人体对工频交流电要比直流电敏感得多。接触直流电时,其强度250mA有时也不会引起特殊的损伤,而接触50Hz交流电时只要有50mA的电流通过人体,如持续数十秒,便可引起心脏心室纤维性颤动,而导致死亡。

(3) 通过人体的总电流,强度虽然相等,但电流途径不同其后果也不相同。由于身体的不同部位触及带电体,所以通过人体的电流途径均不相同。因此流经身体各部分的电流强度也不同,对人体的损害程度也不一样,通过心脏、肺和中枢神经系统的电流强度越大,其后果就越严重。

另外,电流持续时间与损伤程度有密切关系。通电时间短,对机体的影响小;通电时间长,对机体损伤就大,危险性也增大。

二、微电击

(一)心室颤动

心脏由一些特殊的组织组成,心脏收缩的自身规律性受神经体液调节。电兴奋在心肌细胞中传递,使心肌能协调地顺序动作,心肌规律性地收缩和舒张,使心脏产生了泵的作用。如果心肌细胞收缩顺序受到通过心脏的电流干涉,那么心脏协调的顺序动作就会丧失,这种情况便称为心室纤维性颤动。心脏发生颤动时无血搏出,如不立即抢救,人体就会很快死亡。通过心脏引起心室纤维性颤动的电流,已被证明可以低至 $20\mu A$,对患有某些疾病的病人,还可能大大地低于此值。

电流对心脏影响最大,常会产生心室纤维颤动,导致死亡。发生触电事故时造成触电死亡的原因比较多,但常常由于心颤动而死亡。

(二)微电击

微电击(microshock)是指电流通过电极或导管直接进入人体内引起心脏等重要器官的损害,此时能带来伤害的电流往往很微小,因此称为微电击。在制定安全限值标准时,考虑到各种人体情况都能适用,一般需要把微电击的安全系数定得大一些,现在各国和 IEC 的安全标准都把微电击的阈值定为 $10\mu A$,如果超过此安全阈值将有造成微电击的危险。

三、电气安全级别

(一)按设备安全类别分

按设备防电击的类别可将医用电气设备分为:Ⅰ类设备、Ⅱ类设备、内部电源设备。安全类别的划分只是实现安全设计结构不同,不是指安全性和可靠性的差异。符合了任一类别的要求,设备都是安全的。对于医用电气设备这只是为防止电击危害而采用的结构措施,是必须遵守的设计规范。

1. **Ⅰ类设备(class Ⅰ equipment)** 具有基本绝缘和保护接地线是Ⅰ类设备的基本条件,如图 2-2 所示。

保护接地是Ⅰ类设备必备的安全手段,另一种保证电气安全的手段,至少要包括基本绝缘。为了实现设备功能而必须要有可接触导电部件的情况下,Ⅰ类设备还可以采用:

图 2-2　Ⅰ类设备图例

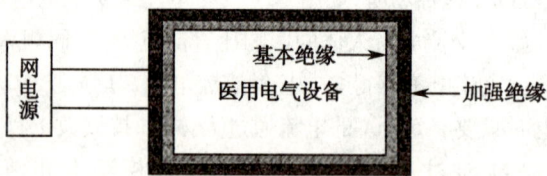

(1)采用双重绝缘或加强绝缘的可触及部件。

(2)采用以安全特低电压运行的可触及部件。

(3)采用保护阻抗来防护的可触及部件。

如果只用基本绝缘实现对网电源部分与规定用外接直流电源(用于救护车上)的设备的可触及金属部件之间的隔离,则必须提供独立的保护接地导线。

2. **Ⅱ类设备(class Ⅱ equipment)** 用双重绝缘或加强绝缘作为防电击的安全保护措施,但没有保护接地措施,也不依赖于安装条件,如图 2-3 所示。

根据不同情况,Ⅱ类设备安全保护措施可以采用:

图 2-3　带金属外壳Ⅱ类设备图例

(1)全封闭绝缘的外壳:采用全部绝缘外壳的设备,基本绝缘是以一个耐用、实际上无孔隙(连接无间断的)、并把所有导电部件都包围起来的绝缘外壳,但一些小部件如铭牌、螺钉及铆钉须用相当于加强绝缘的绝缘与带电部件相隔离。

(2)有金属的外壳:带有金属外壳的设备是由一个金属制成的实际上无孔隙的封闭外壳,其内部全部采用双重绝缘和加强绝缘,或整个网电源部分采用双重绝缘(除因采用双重绝缘显然行不通而采用加强绝缘外)。

Ⅱ类设备可以备有功能接地端子或功能接地导线,作为患者电路或屏蔽系统接地。但功能接地端子不得用作保护接地,且要有明显的标记,以区别于保护接地端子,并在随机文件中说明。功能接

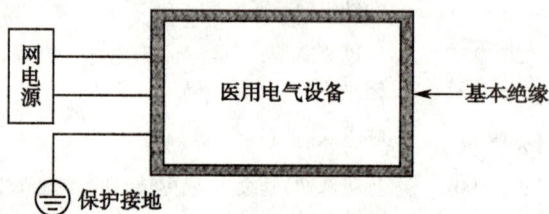

地导线只能作为内部屏蔽的功能接地,并采用绿/黄色的导线。

3. 内部电源设备（internally powered equipment） 顾名思义即指"能以内部电源运行的设备",内部电源提供的电压往往满足"安全特低电压"的要求。对于具有与网电源相连装置的内部电源设备,当与网电源连接时必须符合Ⅰ类或Ⅱ类设备的要求,当未与网电源连接时,必须符合内部电源设备的要求。

（二）按防电击程度分

这种分类方法是指医用电气设备的应用部分对电击的防护程度,可分为 F 型、B 型、BF 型、CF 型设备。

由于医用电气设备使用场合不同,对设备的电击防护程度的要求也不同,这是因为人体各部位对电流的承受能力不同的缘故。医用电气设备与患者有着各种各样的接触,有与体表接触的,有与体内接触的,甚至也有直接与心脏接触的。如各种理疗设备大多与患者的体表接触,各种手术设备（高频电刀、妇科治疗仪）要与患者体内接触,而心脏起搏器、心导管插入装置则要直接与心脏接触。因此对医用电气设备的应用部分按其提供的防护程度和防护质量,分为 B 型、BF 型和 CF 型。B 型和 BF 型应用部分适用于与患者除心脏之外的体外或体内接触,CF 型设备的主要预期是直接用于心脏。

1. F 型应用部分（F-type applied part） 与设备其他部分相隔离的应用部分,其绝缘应达到在应用部分和地之间加 1.1 倍最高额定网电压时,其患者漏电流在单一故障状态时不超过容许值。F 型应用部分分为 BF 型应用部分和 CF 型应用部分两种。

2. B 型设备（type B applied part） 对电击有特定防护程度的设备,其漏电流值应符合规定。一般没有应用部分的设备,或虽有应用部分,但应用部分与患者无电气连接（如超声诊断设备、血压监护设备等）的设备,或虽有电气连接,但不直接应用于心脏的设备均可设计为 B 型。

3. BF 型设备（type BF applied part） 有 F 型应用部分的 B 型设备。对电击的防护程度比 B 型设备高一等级的设备,但它对漏电流的容许值并不高于 B 型设备。

4. CF 型设备（type CF applied part） 预期直接用于心脏的设备或设备部件必须设计成 CF 型。该类设备对电击危险的防护程度,特别是漏电流的容许值要求高于 BF 型设备。

四、医用电气设备安全通用要求

由于医用电气设备与患者、操作者及周围其他人员之间存在着特殊关系,因此要求设备从设计制造开始,就要考虑产品的安全性,不仅要考虑正常使用时的安全性,还要考虑设备在运输、贮存、安装、保养时的安全性;不仅要考虑设备在正常状态下的安全性,还要考虑设备非正常状态下（单一故障）的安全性;不仅要考虑设备不会产生预见到的危险,还要考虑与预期目的不相关的危险,以确保医用电气设备的安全性。

综合上述考虑,国际电工委员会（IEC）提出了医用电气的通用要求,即在运输、贮存、安装、正常使用和按照制造厂的说明保养设备时,医用电气设备在正常状态和单一故障状态下不会引起（可以合理预见到的）安全方面的危险。正常使用是指按使用说明书运行,包括由操作者进行的常规检查、调整及待机状态。正常状态是指所有安全防护装置都处于完好状态。我们把经常会发生的情况作为正常状态来考虑,如供电网的极性接反、小于基本绝缘值的绝缘故障等。

医用电气设备不但必须保证正常状态下的安全,还应保证单一故障状态下的安全。单一故障状态则是指一个安全防护装置发生故障或只出现一种意外情况的状态。需要说明的是,正常使用是指设备实现功能的正常运行,包括性能和安全;而正常状态和单一故障状态是指设备的安全防护措施是否完好,性能运行是否良好不是考虑的因素。应对下列可能发生的情况作为单一故障状态予以考虑:

1. 断开保护接地导线（Ⅰ类设备）。

2. 断开一根电源导线。

3. F 型应用部分加外来电压。

4. 信号输入部分或信号输出部分加外来电压。

5. 与氧或氧化亚氮混合的易燃麻醉气外壳的泄漏。

6. 液体泄漏。

7. 可能引起不安全的电气元件产生故障。

8. 可能引起不安全的机械部分发生故障。

9. 温度限制装置故障。

需要注意：一个单一故障状态导致另一个单一故障状态时，被认为是一个单一故障状态。而下列情形不作为单一故障来考虑：

1. 双重绝缘或加强绝缘的完全电气击穿。

2. 永久性安装设备中保护接地的断开。

3. 每次有多于一个的单一故障状态。

4. 安全方面的危险是指直接由设备引起的对患者、其他人、动物或周围环境的潜在有害作用。

五、安全测试的要求

安全测试的目的是为了验证医用电气设备的安全性。设备中一般会有很多绝缘、元器件（电气的和机械的）以及结构件，其中有一个发生故障，即使设备性能因此受到影响或失效，仍然要保证对患者、操作者或周围的人不会产生安全方面的危险。

安全测试中的试验是指型式试验，即按照规定的试验方法对产品样品进行试验，来检验样品是否符合标准或技术规范。一般是对那些在正常状态或单一故障状态下一旦损坏就会引起安全方面危险的绝缘、元件和结构细节进行检验。

（一）样品要求

型式试验一般用一个能代表同类被测项的样品进行试验，样品是否有代表性由试验室和生产商共同确定。除非另有规定，不得重复试验。涉及安全性能的元器件，必须能承受在正常使用时所受到的考验。

（二）环境要求

对试验时的环境温度、湿度、大气压力等的要求有：设备要在正常使用中"最不利的"环境温度、湿度和大气压条件下进行试验。若制造商没有对这些条件作出规定，环境温度应为 +10 ~ +40℃，相对湿度应为 30% ~ 70%，以及大气压力应为 700 ~ 1060hPa 范围内。

（三）预处理

开始试验前，设备必须在试验场所不工作地停放至少 24h。在正式的系列试验前，先按使用说明书运转设备，运转时间与在额定电压下的试验时间相同。在开始漏电流试验和电介质强度试验之前，设备（或相关部件）应被暴露在湿度为 93%（+3%），且温度在 20 ~ 32℃ 之间的环境下。额定为 IPX0 的设备应在该环境中被暴露 48h，额定为 IPX1 到 IPX8 型的设备应被暴露 168h。

（四）其他要求

设备应总是在"最不利"的正常使用状态、设置以及规定的附件安装等条件下进行测试。运行值可由操作者调整或控制的设备，在试验时必须将运行值调至对相应试验而言最不利的值，但仍需符合使用说明书的规定。进行单一故障状态下的试验时，每次只能出现一个单一故障状态。试验中使用的网电源电压应能反映正常使用情况下出现的最不利的额定电压。电池驱动的设备应在假定电池可依照使用说明书进行更换和充电的情况下，用最不利的电压条件进行测试。在试验过程中可对设备进行修理和改进，除非这种修理和改进会影响到整个试验。试验的顺序要按标准的规定进行。

（王燕）

第三节 电气安全测试

依照国家《医疗器械注册管理办法》的规定,医用电气设备上市前必须按照相关标准的要求进行型式批准和注册检验,所依据的标准多为国标、行标等,其电气安全检测依据《医用电气设备 第一部分:安全通用要求》标准和《医用电气设备 第二部分:×××安全专用要求》专用标准进行。医用电气设备上市后,在临床使用过程中,随着设备的使用、仪器绝缘性能的下降或者维修后电路的部分变动,都会带来电气安全隐患,所以在使用期间,医用电气设备的安全检测也是必要的。医用电气设备在使用过程中对操作者和患者造成的危害主要是电击危害,GB 9706.1 第三篇"对电击危险的防止"中详细规定了设备所需要进行检测的三个重要项目,即保护接地阻抗、连续漏电流、电介质强度。如果医用电气设备不能满足标准中对这三个项目的要求,很有可能对人体造成电击伤害。

一、测试项目和方法

(一)保护接地阻抗

保护接地是 I 类医用电气设备最主要的附加安全措施。它的原理是利用导电性能良好的导线接在设备金属外壳与大地之间(配电设施的中性线也与大地相连,接地电阻在 4Ω 以下)。当设备基本绝缘损坏时,设备金属外壳通过保护接地导线与大地构成了回路。电流将通过保护接地导线流入大地,使设备金属外壳与大地之间电位差降为零,同时由于短路电流较大也可使保险丝熔断或过电流保护装置在短时间内动作切断电源,从而达到电击防护的目的。

1. GB9706.1 中关于保护接地阻抗的规定 保护接地是当外壳的金属部件在意外导电的情况下,通过保护接地装置将电流释放掉,从而起到保护作用。在 GB9706.1 中关于保护接地阻抗的规定如下:

(1) I 类设备中可触及部件与带电部件间用基本绝缘隔离时,必须以足够低的阻抗与保护接地端子连接;

(2) 不用电源软电线的设备,其保护接地端子与保护接地的所有可触及金属部件之间的阻抗,不得超过 0.1Ω。

带有电源输入插口的设备,在插口中的保护接地点与已保护接地的所有可触及金属部件之间的阻抗,不得超过 0.1Ω。带有不可拆卸电源软电线的设备,网电源插头中的保护接地脚和已保护接地的所有可触及金属部件之间的阻抗不得超过 0.2Ω。

2. 保护接地阻抗的试验方法和试验仪器

(1) 试验方法:使用 50Hz/60Hz、空载电压不超过 6V 的试验电源,产生 10~25A 之间的某个电流,流过至少 5s 时间。测量规定部位之间的电压降,根据电流和电压降计算其保护接地阻抗。测试电流值确定为 25A,是由于需要足够大的电流以便引起设备中或供电系统中的保护装置在短时间内动作。恒流时间为 5~10s 是为了验证医用电气设备保护接地连接的电流容量和连接的优良程度,否则会产生过热。

(2) 试验仪器:这种测试电流和测试时间的要求,是一般的电阻值测量仪器满足不了的,必须使用专用测量仪器才能满足需要。并且同时具有 1A、10A 和 25A 的测试电流输出功能为佳,以便一种测量仪器既可测量小部件的阻抗,又可满足现行国家安全标准要求,还可满足未来安全标准发展的要求。用于测量医用电气设备的保护接地阻抗。

(3) 试验记录表:在对仪器进行检测试验时,需要制作测试的原始记录表(可参考表 2-2 示例),表中如实填入所测得的数据。设备检测完毕之后,要根据测得的数据写出设备的检测报告,检测报告将显示设备是否符合 GB9706.1 的要求。

表 2-2　保护接地阻抗原始记录表

保护接地阻抗					
测试位置	测试点	测试电流(A)	测试电压(V)	阻抗(Ω)	备注
手柄	根部				
	顶部				
控制杆	控制杆 1				
	控制杆 2				
旋钮	输出旋钮				
	……				
端子与金属部件插口中的保护接地点与金属部件插头的保护接地点与金属部件	螺丝 1				在相应项的括号中划"√",一般情况下每项至少测四个测试点
	螺丝 2				
	螺丝 3				
	螺丝 4				
	……				
备注					

（二）连续漏电流和患者辅助电流

漏电流是指非预想、非设计需要的电流,是通过绝缘材料泄漏出来的非功能性的电流,它会对与设备接触的人体或动物体造成潜在的危险。医用电气设备的连续漏电流和患者辅助电流是导致电击危险的最直接原因,也是考核医用电气设备电击防护程度的主要指标之一。它们与"电介质强度"一起构成了考核医用电气设备电击防护程度的核心项目。

1. GB9706.1 中关于连续漏电流的规定　GB9706.1 中对医用电气设备连续漏电流和患者辅助电流的通用要求是:防电击作用的电气绝缘必须有良好的性能,以使流过绝缘的电流被限制在规定的数值以内。这一规定值就是表 2-3(即 GB9706.1 中 19.3 条表 4)给定的允许值。

表 2-3　连续漏电流和患者辅助电流的允许值

电流	B 型		BF 型		CF 型	
	正常状况	单一故障状况	正常状况	单一故障状况	正常状况	单一故障状况
对地漏电流(一般设备)	0.5	1[1]	0.5	1[1]	0.5	1[1]
按注 2),注 4)的设备对地漏电流	2.5	5[1]	2.5	5[1]	2.5	5[1]
按注 3)的设备对地漏电流	5	10[1]	5	10[1]	5	10[1]
外壳漏电流	0.1	0.5	0.1	0.5	0.1	0.5
患者漏电流	0.1	0.5	0.1	0.5	0.01	0.05
患者漏电流(在信号输入部分或信号输出部分加网电压)	—	5	—	—	—	—

笔记

续表

电流		B 型		BF 型		CF 型	
		正常状况	单一故障状况	正常状况	单一故障状况	正常状况	单一故障状况
患者漏电流(应用部分加网电压)		—	—	—	5	—	0.05
患者辅助电流	DC	0.01	0.05	0.01	0.05	0.01	0.05
	AC	0.1	0.5	0.1	0.5	0.1	0.5

注:

1) 对地漏电流的唯一单一故障状态,就是每次有一根电源线断开。

2) 具有未保护接地的可触及部件,也没有提供其他设备保护接地用的装置,且外壳漏电流和患者漏电流(如适用)符合要求的设备。

例:某些带有屏蔽的网电源部分的计算机。

3) 规定是永久性安装的设备,其保护接地导线的电器连接只有使用工具才能松开,且紧固或机械固定在规定位置,只有使用工具才能被移动。

这类设备的例子是:

- X 射线设备的主件,例如 X 射线发生器、检查床或治疗床。
- 有矿物绝缘电热器的设备。
- 由于符合一致无线电干扰的要求,其对地漏电流超过表2-3第一行规定值的设备。

4) 移动式 X 射线设备和有矿物绝缘的移动设备。

2. 漏电流的试验方法和装置　连续的漏电流和患者辅助电流要求测量的是漏电流连续、稳定的真有效值,而且测量的必须是非功能性电流或非预期生理效应的电流。

(1) 试验的基本原则:医用电气设备应该在达到规定的工作温度之后测量,进行潮湿预处理 1 小时之后开始测量;被测设备接到电压为最高额定网电压的110%的电源上进行。如果对设备的电路排列、元器件布置和所用材料的检查表明不存在安全危险时,可以减少测量次数。注意:不是所有设备都需进行潮湿预处理后的测量。

使用不同供电网的医用电气设备应使用不同的测量供电电路。这些测量供电电路对于测量漏电流是必不可少的,它们的共同特点是实现了医用电气设备与供电网的隔离,具有提供110%额定网电压的功能,可以实现断开电源线的单一故障状态功能。不使用测量供电电路进行漏电流的测量是徒劳的,不可能得到真实的结果。

被测设备与测量供电电路的连接包括配有电源软电线的设备应该用该电源软电线进行试验。配有电源输入插口的设备,用 3m 长或长度和型号由制造厂规定的可拆卸的电源软线进行试验。规定的永久性安装的设备,用尽可能短的连接和测量供电电路相连来进行试验。

测量现场的布置包括测量供电电路和测量电路应放在尽可能远离无屏蔽电源供电线的地方,并避免把设备放在大的接地金属面上或其附近。应用部分的外部部件包括患者电线在内,必须放在介电常数约为 1 的(如泡沫聚苯乙烯)绝缘体表面上,并在接地金属表面上方约200mm 处。

(2) 试验的仪器装置:漏电流试验测量装置的漏电流测量必须使用图 2-4(同 GB9706.1)或具有相同频率特性的类似电路作为测量装置。其中 R_1、R_2、C_1 为无感元件,$R_1 = 10k\Omega \pm 5\%$、$R_2 = 1k\Omega \pm 1\%$、$C_1 = 0.015\mu F \pm 5\%$。经过调整后,它的阻抗频响特性应符合图 2-4 的频响曲线。

测量仪表"V"的要求是对从直流到小于或等于 1MHz 频率交流都必须有一约 1MΩ 或更高的阻抗。必须指示测量阻抗两端的直流,或交流,或有频率从直流到小于或等于 1MHz 频率分量的复合波形电压真正有效值。指示的误差不超过指示值的±5%。

为了将各项漏电流的测量结果清楚地显示出来,制作连续漏电流检测原始记录表方便记录和阅读(参见表2-4示例)。设备检测完毕之后,要根据测得的数据写出设备的检测报告,检测报告将清楚

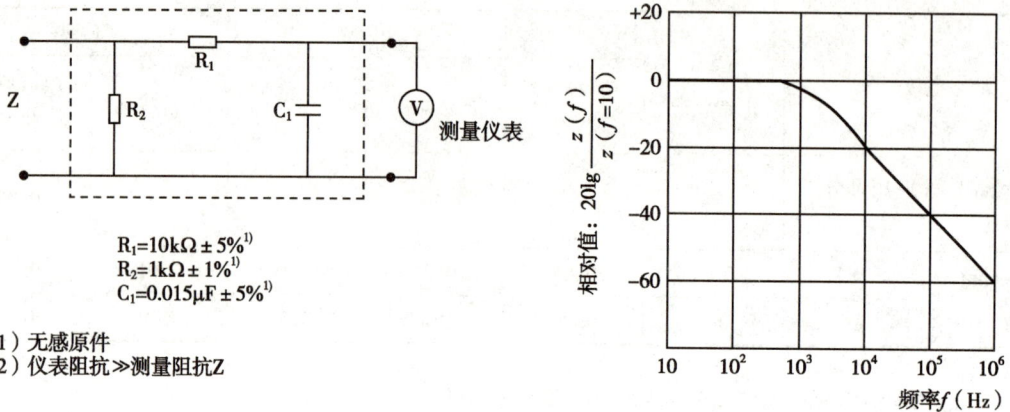

R₁=10kΩ±5%¹⁾
R₂=1kΩ±1%¹⁾
C₁=0.015μF±5%¹⁾

1）无感原件
2）仪表阻抗≫测量阻抗Z

图2-4　测量装置的示意图及其频率特性

的显示设备是否符合 GB9706.1 的要求。

表2-4　连续漏电流测试结果汇总表

连续漏电流				
电源频率（Hz）			电源电压（V）	
漏电流种类和测试条件		实测最大值（mA）		标准值
		预处理前	预处理后	
对地	正常			
	单一故障			
外壳	正常			
	单一故障			
	信号加压			
患者	正常			
	单一故障			
	信号加压			
	应用加压			
备注	潮湿预处理后先进行电介质强度试验，然后进行连续漏电流试验。			

（三）电介质强度

绝缘材料又称电介质，其介电性能可用电阻、泄漏电流、介电常数、抗电强度和介质损耗等参数表征，用以表明电介质在施加电压下所发生的性能变化和绝缘的质量情况。电介质强度是绝缘材料抗高电压而不产生介电击穿能力的量度，电介质强度越大，它作为绝缘材料的质量越好。所有绝缘材料在施加电压时都有一定的泄漏电流流过，当绝缘材料工作在高电压下时，如存在空隙，外施电压多集中在介电常数小的气隙上，并发生游离，致使绝缘遭到破坏，如果外施电压增大到某一极限值时，绝缘材料会被击穿，并可能发生电火花或电弧造成烧坏或穿孔等现象。

1. GB9706.1中对医用电气设备电介质强度的测试要求　电介质强度测试即绝缘部分的耐压测试，是按照设备绝缘的类型划分各种设备需要检测的试验部位和试验部位应达到的绝缘程度。对于没有应用部分的医用电气设备通用安全标准给出了应该考虑进行电介质强度试验的九个试验部位，具有应用部分的设备给出了五个试验部位，并且针对每个具体的试验部位明确了应该达到的绝缘程度。

在确定了试验部位和试验部位对应的绝缘要求后,准确确定试验部位在正常使用时该绝缘上所受到的电压应力(基准电压 U)是非常关键的,因为它直接影响着试验电压值的确定。试验电压值与基准电压的对应关系见表2-5。

表2-5　电介质强度试验电压

被试绝缘类型	对基准电压(U)相应的试验电压					
	U≤50	50<U≤150	150<U≤250	250<U≤1000	1000<U≤10 000	10 000<U
基本绝缘	500	1000	1500	2U+1000	U+2000	1)
辅助绝缘	500	2000	2500	2U+2000	U+3000	1)
加强绝缘和双重绝缘	500	3000	4000	2(2U+1500)	2(2U+2500)	1)

如有必要,由专用标准规定。

2. **电介质强度试验方法**　电介质强度试验的步骤如下:

(1) 必须将规定的试验电压加到受试绝缘上,历时1min。加压开始时,不能超过规定试验电压的一半以上,然后在10s内将试验电压逐渐增加到规定值,保持此规定值达1min。

(2) 1min后必须在10s内将电压逐渐降至一半规定值以下。

(3) 在潮湿预处理之后,让设备保持在潮湿环境内,断开电源后立即进行试验,注意要在设备断电后,进行完规定的消毒程序之后进行试验。

(4) 试验电压必须保持规定的波形和频率,应使受试绝缘体上受的电介质应力至少等于在正常使用时以相同波形和频率的电压加于受试部分上时,所产生的电介质应力。

3. **试验结果的判定**　判定电介质强度是否合格的依据只有击穿和闪络。试验时不得发生闪络或击穿,如果发生轻微的电晕放电,但当试验电压暂时降到高于基准电压(U)的较低值时,放电现象停止,且这种放电现象不会引起试验电压的下降,则这种电晕放电可以不考虑。

试验电流的大小不是判定合格与否的依据。有时在高压状态下,试验仪器可能加不到试验电压的高度,或施压过程中试验电压自动掉下,这些不能说明电介质试验不合格,这些现象的发生是由于试验仪器自身保护所需。只要不发生击穿和闪络就应该认为合格。

表2-6是按照GB9706.1中要求的检测部位所制作,包含了所有检测项目。检测时应首先确定设备实际所需检测的项目,然后进行测量并将数据填入表格作为设备检测的原始记录。

表2-6　电介质强度原始记录表

试验的绝缘部位(绝缘图)	绝缘类型	基准电压(V)	试验电压(V)	试验结论		备注
				预处理前	预处理后	
A-a1	基本					
A-a2	双重或加强					
A-b	基本					
A-c	辅助					
A-e	双重或加强					
A-f	基本绝缘					
A-g	基本(电气间隙符合要求)或加强					

续表

试验的绝缘 部位(绝缘图)	绝缘类型	基准电压 （V）	试验电压 （V）	试验结论		备注
				预处理前	预处理后	
A-j	辅助					
A-k	双重或加强					
B-a	双重或加强					
B-b	专标确定					
B-c	辅助					
B-d	基本					
B-e	双重或加强					
备注	潮湿预处理后先进行电介质强度试验,然后进行连续漏电流试验。					

二、测试举例

下面以高频电刀为例,讲解如何选择医用电气设备所需检测的项目,并对检测步骤进行总结。

（一）电气安全测试步骤

根据医用电气设备的类型和特点,一般电气安全检测的步骤如下:

1. 确定设备所属的类别。

2. 确定设备所需检测的项目。

3. 进行实际检测。

4. 记录测试结果。

（二）电气安全测试项目

1. 通常高频电刀属于Ⅰ类 BF 型设备。

2. 对于Ⅰ类设备,需要检测它的保护接地阻抗。对于 BF 型设备,在检测连续漏电流时应用具有 F 型应用设备的条目;在进行电介质强度检测前,要分析该设备的绝缘图,从而确定需要检测具体的项目。

3. 检测项目

（1）保护接地阻抗:高频电刀设备具有一个使用时可触及的金属旋钮,所以测试时将阻抗测试仪的一条测试线接在该金属旋钮上,另一条测试线接在设备电源插孔中的保护接地脚上。

（2）连续漏电流:检测包括对地漏电流、外壳漏电流、患者漏电流,其中对地漏电流是检测必需项。由于高频电刀外壳已经保护接地,因此不需要检测外壳漏电流。高频电刀属于 F 型应用设备,不但要进行患者漏电流的检测,还要在应用部分加 110% 网电压的患者漏电流的测量。但是由于该设备不具有信号输入输出部分,所以不需要进行在信号输入输出部分加 110% 网电压的患者漏电流的测量。

（3）电介质强度:首先通过分析该设备的绝缘,画出设备的电气绝缘图,从而确定需要检测的项目。绝缘图如图 2-5 所示。

电介质强度的检测项目包括基本绝缘和双重绝缘,按照不同的基础电压确定绝缘电压值,按试验要求升降电压测试。

检测结果记录到上文所述的数据表格中,再按照 GB9706.1 标准要求进行判断。

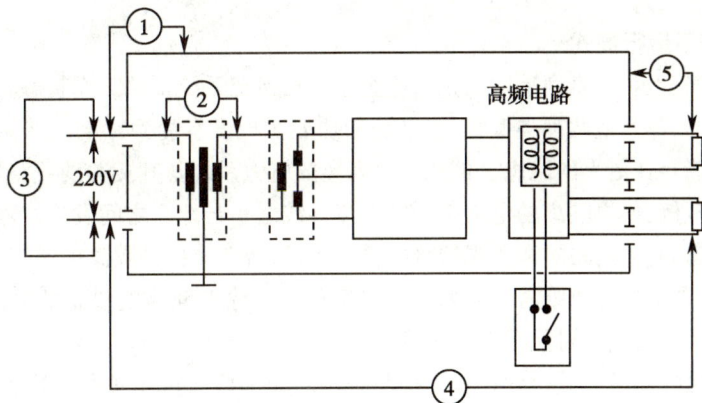

图 2-5 高频电刀绝缘图

（王燕）

第四节 机 械 安 全

本节将关注医疗器械或设备的非电气设计,如何给患者提供一个医疗器械或设备安全使用的环境。首先讨论通用设计,在医疗保健设施内考虑诸如用于诊断、治疗和监测的医疗设备合理使用。接下来我们将探讨长期卧床以及坐轮椅的病患的合理护理,如果将这些患者放在一个设计不当的床垫或坐垫轮椅上,则可以造成严重的组织损坏(压疮)。了解医院能引起患者机械损伤的设备。最后,将分析与病人的移动设备相关的可能隐患和建筑障碍物对于残疾病患引起的特殊问题。

一、设计考虑

临床工程师必须首先清楚医生、护士以及将使用该医疗仪器的技师所关注的基本问题,不但要关注医疗仪器的保养和安全,而且关注对病人的护理和安全。然而,大量不符合规范使用医疗仪器的现象在日常工作中并不少见。这可能会导致医疗仪器精度下降或液体泄漏。显然,这种非正确操作医疗仪器会导致相应设备机械和电气故障,从而给操作者和病患带来安全隐患。

对不规范使用设备问题的解决方案是针对员工队伍进行短期课程培训或者进行关于医疗设备专项研讨会。由临床工程师开设的课程可以经过合理设计来满足医院不同部门的特殊需求。

针对不可避免的设备故障问题,要求临床工程师确保所有购买的医疗设备均符合可靠性设计的要求。可靠性设计确保故障发生时系统不受影响或促使系统切换到一个没有损伤或损坏的状态。在某些特殊情况下,这种行为可能导致系统无法再启动激活。但是在任何情况下,基本原则是系统首先要保护操作者和病患安全;其次,防止损坏医疗设备;再次防止医疗设备功能丧失或降级带病运行。设计可以分为三种类型:

(一)被动型防御模式

促使系统耗能最低。尽管需要采取维修或校准措施系统才能恢复正常运行,但是不会出现源于系统非正常激活而导致的安全隐患。电气回路的断路器与保险丝属于被动型防御器件。当系统发生过载或短路故障时,断路器或保险丝就会断开。系统会失去能源供给而处于安全状态。

(二)主动型防御模式

促使系统处于一种激活态,即使系统处于安全模式,直到采取校准或重新加载措施或激活备用系统,消除隐患后系统才会恢复正常运行。如在监测运行中系统出现故障或异常状况,该主动型防御设计体系就会激活报警系统。还可以结合来自于报警系统本身的故障特征,通过连续、闪烁、不同颜色或辅助光组合来显示报警系统本身的不同故障(为维修提供帮助)。通过这种工作模式,监控和预警系统的可靠性将显著提高。

（三）异常状态下运行模式

允许系统正常安全运行，直到采取纠正措施为止才切换至系统正常工作状态。目前来看，这种类型的设计是最完美的，与其他两种类型相比，系统的功能实现没有受到影响。然而，这种模式与其他两种模式相比也可能存在更大的隐患。例如一个隔离的电力系统及其相关的线路隔离监视器在异常状态下运行模式的范例：如果隔离的电力系统的电流导线之一与地面之间发生故障接触，系统将不再与地面保持隔离状态，此时线路隔离监视器将报警。但是，所有连接到隔离电源变压器的设备仍将继续正常工作，而操作员维修人员则需要采取措施来定位并清除有问题的设备故障点。在维修人员清除设备故障点之前的设备则有可能存在安全隐患。

在日常使用中医疗器械必须得到初步维护与处理。在那些人员超负荷工作，压力非常大的工作场合，诸如重症监护室、手术室、急诊室和分娩室，情况更是如此。除了对消除宏电击危害所必须采取的独特电气设计外，还必须对医疗仪器的机械设计进行特殊考虑。如果设计达到了机械设计标准，那么医疗仪器将能够承受一定的震动和机械冲击。医疗器械的系统还将提供对液体溢出、腐蚀、灭菌和消毒过程的防护，减少过度的湿度和温度对设备性能和安全的影响。

统计研究证明目前医院正使用的40%～50%设备存在安全隐患。医疗安全隐患损伤的范围包括烧伤（烫伤）、挫伤、撕裂和骨折。因此，客户完全需要一套对医疗设备进行有效评估的技术。根据电器安全评估测试针对不正确操作设备以及失效保护控制这些机械隐患问题进行测试。

二、组织损伤

（一）压疮损伤及防护

由于挤压、扭曲等原因，持续或间歇性地作用于皮肤表面，发生以压疮或皮肤表面摩擦损伤形式表现出来的组织破损。常见的易损部位是脚跟、大转子、骶骨、肩胛骨和髂嵴。对于具有潜在破损问题的患者来说，可以使用一种缓解皮肤创伤材料制成的垫子或管芯，从而减少组织创伤的发生。

针对特定患者的保护可以参考图2-6，此图给出了组织承受压力和损伤时间的函数关系。当遇到一个完全不能动的病人（例如昏迷或年老体衰）或者遇到不能移动以及对移动不敏感的病人（例如截瘫或四肢瘫痪）时，医务人员必须认识到，病人将在很长的一段时间内承受一定的压力。必须将使他所承受压力与持续时间的规律控制在图2-6的右下方。持续的负荷造成组织局部缺血，是导致压力疼痛的一个因素。减压材料必须能够灵活控制压力，使病人易于保持最小的压力。另一方面，可以移动但对移动不敏感的病人（例如糖尿病、神经损伤、麻风病或截肢患者）可能会遇到由于间歇性冲击时出现的剪切负荷而导致的组织破损问题。高压情况下，这将使他所承受压力与持续时间的规律位于图2-6的左上部分。既然这类患者会遇到短时高负荷，那么机械损伤比局部缺血更有可能是导致组织损伤的主要因素。因此，对应的减压材料必须具有良好的吸能属性，同时可以很好承受持续型负荷。

在选择适当的材料或系统以防止组织损伤时，也必须考虑患者的病理状态。诸如骨骼畸形或因瘢痕引起的所依附组织损伤，以及由于压力或感染引起的炎症反应等局部因素，均可能导致压力与组织损伤时间曲线发生偏移。此外，温度过高或者湿度太大也会加速组织损伤。最后，任何为病人使用而设计的材料或系统都必须征得患者认可。

（二）医疗设备引起的损伤

除了医院患者移动设备直接可以造成患者损伤外，医院的其他医疗设备，在使用不当或故障时也会造成对患者直接或间接的机械损伤。

（1）医疗康复牵引设备（例如颈椎牵引、腰椎牵引）的不正常使用，也可以造成患者的损伤（拉伤），主要原因是操作者误操作造成。医疗康复牵引设备本身的质量问题（实际牵引力比设定的高），也会对患者造成机械损伤。

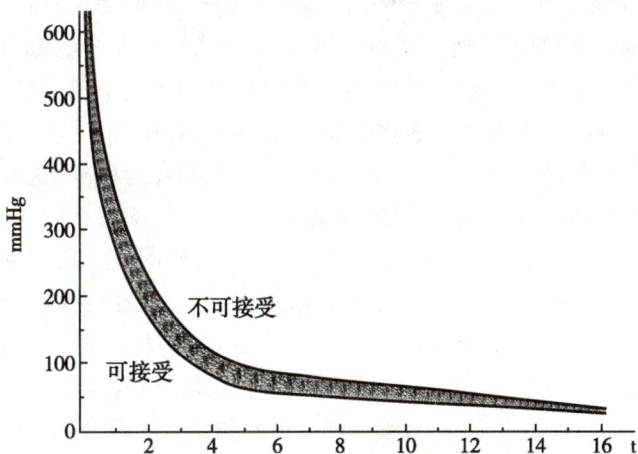

图 2-6 组织承受压力和损伤时间的函数关系

（2）胃肠透视 X 线机（数字胃肠）在进行下消化道透视以及输卵管等特殊造影时床面往往采用负角度，如果病人固定不好则可能出现患者意外损伤。对于有患者轴向旋转功能的胃肠透视 X 线机，在患者旋转时，有将患者手臂拉伤的报道。

（3）高压消毒柜的不正常使用（压力没有恢复正常气压的情况下过早开启高压柜门），也可以造成操作者的机械损伤，主要原因是操作者误操作造成。高压消毒柜本身的质量问题（压力控制系统以及压力保护系统）发生爆炸，也会对操作者及周围人群造成机械损伤。

（4）医疗碎石设备的不正常使用，也可以造成患者的机械损伤（冲击损伤）。医疗碎石设备本身的质量问题（实际输出功率比设定的高），也会对患者碎石周边软组织造成机械损伤。

（5）麻醉机、呼吸机的不正常使用（通气压力设置过大），也可以造成患者的机械损伤（肺部），主要原因是操作者误操作造成。麻醉机、呼吸机本身的质量问题（实际输出气体压力比设定的高、实际输出量比设定量高），也会对患者造成机械损伤。

（6）高压注射器的不正常使用（压力设置过大），也可以造成患者的血管的机械损伤。高压注射器本身的质量问题（实际输出压力比设定的高），也会对患者造成意外损伤。洗胃机的不正常使用（液体压力设置过大），也可以造成患者的机械损伤（胃部）。洗胃机本身的质量问题（实际输出液体压力比设定的高），也会对患者造成机械损伤。

针对以上设备的不正常使用造成的损害，可以通过培训操作者的专业水平和提高操作者的责任心来避免。针对设备本身的诸多的质量问题对患者造成机械损伤。可以通过对设备定期进行质量检查控制来避免。针对以上设备的功率输出、拉力输出、气体压力和剂量输出有关的故障维修后使用前要对设备进行质量控制检查后方可使用。

三、患者移动设备和建筑障碍物

（一）患者移动设备及其问题

（1）电动轮椅："标准"电动轮椅基本上是一种手动轮椅，它需要附加组件来自动推进轮椅并驾驶该设备。由轮椅专用控制器驱动的电动机、电池和由舵柄系统控制的高尔夫球车式"轮椅"。这些设备存在一些共同隐患。与电池相关的隐患包括维修过程中酸性液体的泄漏或喷溅，充电过程中产生氢气和电击隐患。由于电力系统绝大部分维修都是由客服或相关人员完成，所以这些人需要关注相关隐患，同时在事故发生时要采取相应措施。在维修过程中，有关工作人员应佩戴橡胶手套、穿戴相应制服和护眼，同时禁止在明火附近从事相关维修。目前越来越多的电动轮椅采用锂电池，也使这方面的隐患逐渐减少。此外，椅子的重量（约为 40kg）也要求服务人员在移动或举起椅子或其电池时，要注意防止肌肉拉伤、扭伤手腕或者挤伤手指。

（2）手动轮椅：客户隐患包括通过狭窄的门操纵轮椅时夹手，驱动轮椅时从椅子上往前倒（视身体状况而定），椅子后翻以及"肌肉拉伤"或"过度用力"。通常这些安全隐患均可以通过患者谨慎操作来避免。这些移动设备对患者家属也同样存在安全隐患，特别是在折叠和抬举轮椅时，可能会发生手指或者手的伤害，同样由车中取轮椅或者将轮椅放入车中会造成肌肉拉伤、手部碰伤。

（3）其他移动辅助设备：拐杖、手杖和四腿移动支架的危险相对较少，这些设备的安全隐患通常可以通过训练和仔细使用来消除。一些常见的安全隐患比如手杖头部在潮湿的地板上打滑，病人由于不平衡跌倒，以及在拥挤的环境中使用四腿移动支架而无法折叠，也可能导致摔倒。

（4）自动可移动辅助设备（残疾人专用汽车）：通常情况下，截瘫患者有足够强的身体力量和能力通过手控代替脚闸的功能来驱动一辆轿车型汽车。使用手动轮椅的截瘫患者可能有足够大的力量独立从他们的轮椅转移到一个双门轿车驾驶座上，并折叠轮椅，将其放在驾驶座后面。四肢瘫痪患者，视颈部病变严重程度，可能没有上身力量、功能或平衡能力。然而，近年来，许多四肢截瘫患者通过使用电动轮椅和装有轮椅升降机、绳索和电源驱动辅助设备的厢式工具而变得愈加灵活。

手动驾驶辅助装置：这些用于手动操作的装置包括刹车和油门、变速箱、转向灯、大灯控制、手刹等。这种特殊设备应该由制造商代表或有资质的机械维修人员进行安装。并定期检查对应设备以确保其正常运行。建议对使用辅助设备的新驾驶员进行驾驶培训。

（5）轮椅升降机：这些设备被置于客车的侧面或后门处，并为轮椅乘客提供车辆进出通道。轮椅支撑平台通常为70cm×100cm，其可以上升，下降，也可以通过电缆，链条，液压组件、电机和连杆等一个或一个组合进行折叠。这些设备必须具有足够的安全性。

（6）坡道（用于进出客车）：购买坡道可作为轮椅进出客车的一种变通方法。这需要一名随从沿坡道推或拉轮椅。与坡道相关的安全隐患大多与随从相关：当随从拉或推轮椅在坡道进出客车时，也许操作时其手或手指会受伤。如果随从失去控制或放下轮椅，患者可能会受伤。沿坡角大于20°的坡道拉或推轮椅难度非常大，尤其当轮椅上乘坐的是成年人。这种困难可以通过使用长坡道小斜角度来解决。

（7）轮椅附件：包括地板安装基（其附带夹子，可以附着在车轮上）、丁字条形组件（连接下部框架构件和客车地板上的螺栓）、地板安装座椅安全带以及设置在仪表盘上的安全卡扣（与前面的轮椅捆绑在一起）。这些附件在"标配"轮椅框架下被设计出来以供乘客使用。保证轮椅在行驶汽车中的安全。

（二）建筑障碍物

尽管这些障碍表现形式多种多样，但是都会造成了同样的问题：阻碍（或延迟）轮椅上的患者进入建筑物、门、房间、人行道等。近几年来国外障碍清理运动成为轮椅社区的一项重要活动，并且已经取得了很大的成功。国内的新旧建筑门外也新修了轮椅坡道，但是有些坡道的坡度过大，存在安全隐患。国外很多国家制定了旨在消除交通障碍的法规。美国国家标准学会（American National Standards Institute，ANSI）针对诸如人行道宽度（100cm），斜坡等级（8.33%），门洞宽（最小80cm），楼梯尺寸卫生间的要求，公共电话的可用性，以及电梯的要求等方面给出了指导意见。

（朱险峰）

第五节　放　射　安　全

在接触电离辐射的工作中，如防护措施不当，违反操作规程，人体受照射的剂量超过一定限度，则发生损害。电离辐射可引起放射病，它是机体的全身性反应，几乎所有器官、系统均发生病理改变，但其中以神经系统、造血器官和消化系统的改变最为明显。电离辐射对机体的损伤可分为急性放射损伤和慢性放射性损伤。短时间内接受一定剂量的照射，可引起机体的急性损伤，多见于放射治疗病人。而较长时间内分散接受一定剂量的照射，可引起慢性放射性损伤，如皮肤损伤、造血障碍、白细胞减少、生育力受损等,多见于医护人员。另外,辐射还可以致癌和引起胎儿的死亡和畸形。

所有产生电离辐射的设备在安装选址时均要考虑放射安全问题,既要考虑方便病人检查,又要考虑周围环境安全。一般设在建筑一层的一端或单独设置。对设备的上下左右墙壁进行防护。房间的面积要大于等于设备的要求。患者和医生通道要达到安全标准。机房门外要设置电离辐射警示牌、工作指示灯,防止患者误入受伤害。

一、诊断性放射安全

(一)诊断用 X 线

诊断放射安全首要考虑 X 线管的屏蔽问题,保护 X 线技师免于遭受低辐射剂量水平的多重放射线辐射。要定期检查 X 线泄漏情况。将放射线剂量仪放置在 X 线管套铅皮缝隙结合处,并且让 X 线管持续放线是检查 X 线泄漏的方法之一。

为保护 X 线技师免于遭受低剂量水平的散射线辐射,必须保障在系统运行期间控制单元工作状况良好,以进一步确保 X 射线技师处于散射线屏蔽范围内,从而避免其遭受散射线辐射。一般来说,3~6mm 铅当量就足以屏蔽相应的散射线,而在屏蔽墙安装铅玻璃窗可以观察处于整个投照过程中的病人。必须安装延伸型的控制单元,使技术人员能够站在隔离区之外操作 X 射线系统。X 线机机房的墙壁,必须拥有足够的屏蔽能力,使处于邻近办公室的医务人员免受 X 射线辐射。

为保护患者皮肤免受过多的低能射线辐射,在 X 线管射线出口安装一定厚度的滤过板,消除低能无用的有害射线。对患者进行检查时,要通过患者专用的防护用具(防护帽、脖套、性腺防护三角巾等)对患者的高敏部位进行射线防护,保护患者的晶状体、甲状腺、性腺等重要器官。对于患者的陪护也要有相关的防护。医生在对患者检查时的防护原则是"高电压、低电流、厚滤过、小射野"。由于移动 X 线设备的防护性能低于固定 X 线设备,对患者尽量不使用移动 X 线设备检查。使用移动 X 线设备时,要劝离房间内其他患者,或对其进行防护。在放射诊断教学时,对示教病例严禁随意增加曝光时间。对育龄妇女、儿童、孕妇的射线检查要严格筛选。

(二)透视和介入

涉及放射诊断的最大曝光剂量通常会发生在透视、血管造影或者其他特殊检查中。由于在检查过程中需要某些医务人员留在 X 线机房内,所以安全防护的目的是尽量减少相关医务人员受到的辐射。因此无论何时,相关人员都应该正确使用铅帘、防护铅板、铅围裙、铅手套、铅帽、铅围脖、铅眼镜等防护工具。处于 X 线机房的人员应仅限于做那些对于诊断绝对必要的检查人员,只要有可能,他们就应该把自己置于铅板后面或者检查区隔离带外。为防止病人和相关医务员工遭受不必要的 X 射线辐射,脚踏开关用于 X 射线管的控制过程中。当脚被移开时,X 线管曝光就停止。

(三)牙科、乳腺 X 线摄影

主要的区别在于牙科、乳腺 X 线摄影使用低能量 X 射线且曝光量较小。因此,屏蔽防护问题也更容易处理。一般牙科 X 线机往往在患者集中的区域(不在放射科),且医患没有辐射防患意识,往往通过没有关闭好的门窗受到辐射伤害。

(四)定期质检

临床工程师要定期调整 X 线机的管电压(kV)、管电流(mA)、电流时间积(mAs)等技术参量,确保 X 线机出射线的准确性。保证医患的辐射安全。同时确保技术监督局定期对 X 线机、CT、DR 等设备进行质量鉴定。

二、治疗性放射安全

(一)外部放射源

放疗治疗效果主要依赖于适当的放射剂量,那么治疗性放射源通常在使用前都应由医务人员或医疗放射学专家进行辐射剂量校准,以便准确进行放疗操作。在设备安全方面应当慎重考虑以下方

面的内容:

应该仔细研究⁶⁰钴设备手册并确定合适的方式去关闭快门(治疗结束),当出现设备突然停电能中断治疗,能通过手动设施迫使⁶⁰钴源返回贮源器中。以防止出现设备运行异常的放射损伤。

一旦发生事故,必须立刻停止辐照,及时将患者移出辐射野,并注意保护现场,便于正确估算患者受照射剂量,评估患者受伤害的程度。治疗室的防护门只有关闭时,才能进行照射治疗。患者辐照期间不允许有任何人在治疗室。必须配备辐射剂量仪,以便实时监控辐射的剂量。操作者必须佩戴个人剂量计。

当直线加速器的能量达到10MeV以上时,要考虑中子泄漏辐射和感生放射性核素辐射的危害。

(二)内部放射源

在使用永久植入的放射源或用铯或镭作短距离放疗可移除放射源的放射治疗中,应该保护其他患者和医务人员。通常这些患者被安置在个人房间,一层铅屏蔽被放置工作台旁,用于保护护理病人的医务人员,使其免受放射线杂散辐射。

内部放射源治疗装置控制系统应有安全锁等多重保护连锁装置。实施治疗期间,当突然停电、卡源或意外中断照射时,放射源必须能自动返回工作贮存器,防止发生额外的照射。对这些保护装置的可靠性要定期监测。

(三)放疗护理

经受内部放射源治疗的患者需要一些特别护理。当与患者交谈时,建议护理人员应站在任何可利用的屏蔽层后面,并与放疗床保持足够的安全距离。所有被放射性物质污染了的亚麻制品、垫盘、衣物以及废弃的收受器等,均应在患者放疗后进行残余放射性物质检测,以便于能从屋内安全将其移除。

(四)患者放疗后安检

当患者在放疗过程中使用可移除型短距离放射治疗源时,由于可能存在与放射敷贴器组件分离的其他一些附加放射源,所以他和他所处的区域在放疗完成后应当进行残余放射性安检。

三、核医学放射安全

临床核医学所从事的放射性药物开瓶、分装、放射性核素发生器的装柱、淋洗、标记、与药物合成等操作均属于非密封型放射性操作。工作中如不按放射卫生安全操作要求,可使工作人员不仅受到β、γ射线的外照射危害,还会因手、工作服、工作场所及设备表面的放射性污染或空气被放射性气体污染,以致使放射性核素通过呼吸道、消化道或皮肤侵入体内产生内照射危害。

放射性药物的质量、浓度均要合格,一旦超标,将会给患者带来损害。药物的生产和运输均可以发生核素泄漏的危害,贮存和运输放射性物质时均应使用专用容器,容器在运输时应有适当的放射防护措施。操作间的地面要防水,使用专用的下水道,防止污染。医生操作时,要有相应的防护。放射性药物要严格管理。贮存室闲人免进,并定期进行放射防护监测。

(一)核医学诊断

以气体或液体的形态给病人服用的少量放射性物质(在有效监督范围内)的安全隐患微乎其微。如果使用的是气体制剂,应该确保不能完全利用的放射性气体已经通过排气管道系统排出(它的管路一直延伸至建筑物顶部并且和建筑物空气吸入口有一定安全距离)。排气管系统也应该加装相应屏蔽防护。系统相应管道通过建筑物时尽量减少医务人员的辐射剂量。对于育龄妇女、孕妇的防护,主要是考虑辐射对胎儿的影响。

(二)核医学治疗

核医学操作中的注射器、绷带、敷料应作为放射性废物处理。摄入一定放射剂量用于治疗癌症的患者,该患者对于其他人员就存在安全隐患,此时应当限制其待在他自己的房间内。有专用的卫生间、浴池。如果要采集其24~48h内的尿液,那么处置时应该按照放射性废弃物标准进行。

笔记

患者的被服和个人用品应去污处理,表面污染监测合格后方可再使用。应当监测被褥和其他污物的放射性污染状况以防止放射线发生泄漏事故。如果已经发生污染,那么应该将它们密封在塑料容器内并且和正常其他物品隔离开来。随后的处理将取决于放射性同位素的半衰期,可进行临时贮存直到到放射性同位素发生相应衰变。

需要手术的患者需等患者体内的放射性活度降到规定的标准后进行。否则外科医生、护士应佩戴防护衣具,并对手术中的敷料、纱布等监测辐射污染程度后处理。术后患者会频繁更换敷料,这些敷料会产生低放射水平的放射线物质。除了用于清理手术部位的材料外,上述被污染的物品也必须分开,并作为放射性废物处理(除非相应物品经过仔细的放射性检查,并符合相关标准)。为了减少工作人员的受辐射剂量,在医疗条件允许的情况下,医务人员应该鼓励患者进行自我照顾。

(三)治疗后护理

采取简单有效的预防措施,可以减少医务人员的放射线辐射剂量。条件允许的场所,应适当使用床头防护罩,工作人员应尽可能站其后。患者可以与工作人员在距离工作床保持 $1.5 \sim 2m$ 间距进行简单的交谈,从而减少医务人员受辐射剂量。怀孕的医务人员不应该照顾正在接受放射性同位素治疗的病人。工作人员应该被告知,接收到的总辐射剂量与时间、距离和屏蔽量的函数关系。更多层的屏蔽,更大的距离和更短的接触时间都可以减少辐射剂量。

(四)病人出院

患者体内的放射性活度降低到规定标准后方可出院。以控制患者家属可能受到的辐射。

(五)尸体处理

在含有密封源的情况下,应从对应的尸体中取出相应的放射线同位素源,并将其放回放射线同位素存储区域内,以便于清洗处置或重新使用。对于那些含有放射性物质的溶液或分散剂的尸体,如果要做尸检的话,相关操作应该在可以移除所有的含放射性物质的溶液与分散剂的医院内完成。含有放射性物质的液体可以排入排水管,并用大量的水冲洗。为后续分析而保留的样品应储存在屏蔽容器中。

尸体经过防腐处理,可以长时间暴露在离停尸间比较近的地方(殡葬人员不太可能去的地方)。待放射性检测合格后火化。含有较高放射性的尸体应及时焚烧后残渣按固体放射性废物处理。

所有与尸体接触过的仪器、材料和物品应被视为放射性物质并进行相应处理。在进行彻底清洗后,应相关仪器监测,如果没有污染物存在,则可以恢复正常使用。在经过相应的病理学检查后,所有标本均应作为放射性废弃物处理。

工作人员应在验尸房处监测以防任何污染泄漏发生,监测范围包括诸如手,鞋底,衣物等。所有被污染的材料必须留在室内,直到妥善包装以确保可以安全地运送出去。

四、放射废弃物处置

放射废弃物包括气体废弃物、人类排泄物、固体废弃物、液体废弃物。

(1)气体废弃物:气态放射性同位素应在通风良好的房间使用,排气罩释放经过处理的相应废弃物应当通过单独的管道直达医院楼顶。这个排气罩应该与医院通用通风系统的吸入口相隔离,以防止整个医院的气体再循环污染。使用^{133}Xe 诊断检查病人呼出气中的^{133}Xe 要求回收,不可排入大气。

(2)人类排泄物:病人使用专门的厕所,专用化粪池内排泄物贮存 10 个半衰期后须经环保部门审核后才能排入下水系统。没有专用厕所和专用化粪池的单位要将病人排泄物放入收集器,10 个半衰期后须经环保部门审核后作一般废物处理。

(3)固体废弃物:收集废物的污物桶应具有防护层和电离辐射标志。放置点避开工作人员经常走动的地方。所有辐射性垃圾应密封在专用塑料袋内,并通过专用容器将其转移到贮存室或放射性废物处理公司。高放射性废弃物必须放在一个满足相关法规的铅制或混凝土制容器内。焚烧可燃固体废物必须在具有焚烧放射性废物条件的焚烧炉内进行。

被半衰期短的同位素污染的材料可以比较经济地存放在带有屏蔽的垃圾储存处,直到它不再达到相应的辐射检测水平,然后将其作为正常的垃圾处理。

(4)液体废弃物:医院须有放射性废水专用处理装置。没有放射性废水专用处理装置的单位要将放射性废水放入收集器,10个半衰期后须经环保部门审核后作一般废物处理。如废液含长半衰期核素,可先固化,然后按固体废物处理。

放射废弃物处理人员必须穿戴相关的防护器具。

(朱险峰)

第六节 环境安全

首先,医院需要一个特定的内部环境,在那里允许进行对疾病的有效治疗和患者康复活动。内部环境也必须为医务人员提供健康和令人愉快的工作条件。其次,医院也是它所在社区中的一个成员,因此它也应该对所在社区的环境保护起到重要作用。临床工程师必须考虑外部环境因素,诸如资源配给、水处理、其他工具使用、污水治理和排放、固体废物处理以及由于垃圾焚烧和医院治疗所使用化学药物所引起的空气污染。

一、废弃物处理

一个200张床位的医院每天会产生1.5吨废弃物。除了大量医疗废物的处理外,临床工程师还必须对某些存在卫生或安全隐患的材料进行特别处理。放射性和传染性废弃物明显带有安全隐患。本章第五节对放射性废弃物进行专门讨论。这些废物显然需要经过专门处理(实施处理过程中必须严格监控并维持在一个可控的范围内)。传染性废弃物也需要按照专门处理进行严格控制。针对上述两类废弃物,大多数医院已经建立起规范化处理模式(包括通过燃烧处理作为最终处理方式的密封容器)。总而言之,临床工程师应研究废弃物处置方案确保那些执行过程的有效性。

绝大多数的医院废弃物都是大量必须纳入社区的废弃物范围的材料。一些医院使用焚烧方式处理废弃物,这样固然可以有效减少废弃物的容积,但是却造成空气污染的问题。压缩法似乎也是一种有价值的废弃物处理方法,其可以在卫生垃圾填埋之前减少固体废弃物的体积。委托给有处理医疗废物资质的公司处理医疗废物也是现在越来越多的医院首选。

很多医疗设备都会产生废弃液体和废气、废水。国家环境监督立法,颁布了有关这些废弃物处理的标准。临床工程师的作用是与医院管理人员协作,确保这些标准有效实施。

二、噪声

环境噪声污染,无处不在。医院里存在大量的噪声源,在某些情况下,病人的健康和康复可能会受到相关噪声的影响。总而言之,患者和医务人员均会受到的噪声干扰,促使他们情绪烦躁,精神不集中,交流受阻。

医院的噪声水平可能会降落到50~85dB。国外有一项调查研究表明,在康复室和治疗室中,平均噪声为57dB,噪声峰值为86dB。同样的研究显示在保育箱内噪声水平为58~61dB。与工业噪声水平(通常在90~100dB范围内)相比,这些噪声水平不会出现超标。有一些证据表明噪声对垂体-肾上腺以及心血管系统产生不利影响。任何情况下,过量的噪声对病人恢复都会造成一种精神压抑,当然也会干扰病患康复过程。

临床工程师应该定期测量他所责任区域内的噪声水平,以减少患者处于令人恼火与有害的噪声水平环境的概率。声压计结构紧凑,适合于调查类研究。这些仪表相当精确,其能揭示噪声源的整体声压水平,使临床工程师可以据此提出简单的建议,以减少噪声(比如噪声设备的辨识与定位。医院内部高噪声区域的识别,对无法沟通患者包括老年人和新生儿的过度风险评估)。

医院的噪声来源主要是:碎石机、MR 的梯度和射频、各种设备的散热风扇、二次加压的给水泵、水暖和消毒锅炉、中央空调等设备。对于噪声产生设备的房间的墙壁要进行隔音处理。减少对周围工作人员的噪声伤害。对处于噪声环境(碎石、MRI 检查)中的患者也应该进行适当的防护(佩戴隔音耳麦),防止患者受噪声刺激产生焦躁,影响检查和治疗工作。医疗设备的引进评估时要考虑设备的运行噪声问题。

三、水质

水是医院必须从外界获取的必要资源。该资源对临床工程师具有特殊的意义,因为水可以作为媒介,将感染从外部传播到医院,也可以作为医院内部感染的途径。微生物质量达标的水不仅用于饮用而且用于病人治疗和实验室用水。

尽管一些医院有内部的水系统,但是通常都是从公共系统获取的。在任何一种情况下,医院临床工程师应当确保水质符合要求方可允许其进入患者治疗区。通常情况下,需要对水质进行全面的化学分析,以确定水的质量水平。这些分析可以由当地公共卫生机构或者医务人员完成。

医院供水系统典型处理环节包括去离子化,蒸馏以及灭菌。去离子化过程是临床工程师为排除潜在隐患而抽检的一种常规过程。当然,去离子化不是去除所有的无机物、有机物或细菌。因为使用去离子树脂床为有机分子成长提供了一个理想的环境,所以不能保证无菌。虽然蒸馏不是灭菌措施但是其为纯净水质的一种形式。蒸馏可以去除无机物分子和大部分有机物分子,但细菌可能重新繁殖而引入最终的过滤过程。被广泛认可的反渗透法是一种为医院提供去离子化蒸馏水的有效方法。消毒水成为用于治疗目的的最被认可的水的形式。由于灭菌处理通常在高压灭菌器中完成,所以供给受这些设备的容量所限。大多数医院处理的消毒水的数量可以满足治疗目的。

医院必须有不间断的医疗给水系统和其他用水来源。水的专业处理需要临床工程师的高度重视。即使医院管道是经由专业制造的走线也需要的特殊的设计。有些医院均采用一个"环形"系统,一旦供水水源断水,该系统允许水连续循环使用。水回流和倒流是导致医院污染传播的主要威胁。安装固定气隙过滤网和防回流阀以及增压泵可以有效减少或消除这些安全隐患。

医院要有备用水源(深水井),在发生特殊情况时启用备用水源。保证手术、化验、血液透析、制剂中心等医疗用水。

四、供电

(1) 正常供电:一般医院要有专门的供电变压器或供电变电所。保证供电的需求。供电变压器的功率要大于医院的用电需求。防止过负荷工作。要求供电电压、频率平稳。对医院的大型医疗设备(CT、MR 等)要有专门的供电变压器。供电线路的负荷问题和线路老化形成的火灾隐患要引起临床工程师和医院的重视。良好的公共接地保护是变电所必需的。注意要和大型设备的单独接地保护隔离。

(2) 应急照明:停电时保证短时间的照明。为医院提供应对的时间。

(3) 备用电源:有条件的医院可以安装两套不同供电系统的供电电源,一套正常使用,另外一套作为备用电源,一旦出现供电意外时,立刻启用备用供电系统(目前很多备用电源已经能在主电源停电时自动启动)。为全院提供电力供应。不影响医院的正常诊疗工作。

(4) 备用发电机:一般医院可以采用发电机作为备用电源。当出现供电意外时,立刻启用发电机供电。保证重要的医疗设备在应急状态下能完成相关的医疗服务(手术、胃镜、肠镜、血液透析、碎石、麻醉呼吸机、监护仪、高压氧、放疗)。备用发电机要定期检修和启动运转测试,保证在应急状态时能发挥作用。对使用人员也应有相关的培训。

笔记

（5）不间断电源：重要的设备（麻醉呼吸机、监护仪）工作期间是不允许停电的，否则会引起患者的生命危险。必须配备不间断电源，并定期维护，保证质量。

五、医疗气体

（一）气体钢瓶安全

气体钢瓶及配置系统通常被认为是医院诊疗系统的一个组成部分。气体是病人治疗的重要资源。目前，大多数医院都配置一个永久性气体（氧气）配置系统，用以为整座大楼所有使用的气体节点提供气体有序分布控制。在这些系统中，气体钢瓶被存储于一个集中之处（集中供氧：该地与医院其他职能部门隔离）。当医院中广泛气体钢瓶（非集中供氧）时，相应的钢瓶安全标准就变得至关重要。任何气体钢瓶均应符合下列注意事项：

（1）除颜色外，还可以使用文字名称识别钢瓶。

（2）将钢瓶固定到墙壁或钢瓶附件内。

（3）密封所有不能立即使用的钢瓶。

（4）确保钢瓶不能达到极限温度。

（5）不要在氧气或氧化亚氮钢瓶上使用汽油或油脂。

（6）绝不允许在氧化亚氮钢瓶附近吸烟或使用火焰。

（7）检查气体调节阀，在和其他任何气体混合使用后，不要使用氧气或氧化亚氮调节阀。

（二）医疗气体的纯度、杂质

医疗气体有氧气、压缩空气、氮气、氦气、二氧化碳以及麻醉机用麻醉气体，这些气体的纯度、杂质直接影响医疗质量和患者安全，购买这些气体时要选购正规厂家的产品。集中供氧情况下氧气管道的定期维护，防止管道老化引起爆裂损伤患者和医护人员。要求压缩空气必须干燥、无油，防止细菌的生长和繁殖，减少院内感染的风险。减少因油导致病人吸入后肺部感染的风险。

（三）医疗气体的使用

使用前一定仔细核对气体的名称等各项指标，防止使用错误（将二氧化碳当作氧气使用），发生患者伤害。在医院集中供氧系统设计应根据《气瓶安全监察条例》、国家标准 GB 8992-1998《医用氧气》和《中华人民共和国药典》（2010 版）等国家法律、法规、标准要求，保证氧气质量与安全。由于氧气是生命支持和急救医疗设备的重要气源，直接关系到病人的生命安全，集中供氧系统本身是高风险医疗设备，防火防爆要求很高。

六、非电离辐射（电磁辐射）

所有医院内非电离辐射是一个重大的健康安全隐患。包括紫外线辐射、微波辐射、射频辐射和激光辐射。大多数情况下，虽然在一定的强度水平其他器官也可能受非电离辐射影响，但是人眼是最易受到非电离辐射的人体器官。

紫外线辐射频繁在消毒工艺流程中使用，其主要产生红斑（皮肤发红）。在某些情况下，紫外线辐射会引起角膜炎和皮肤癌变。

微波辐射是常用的住院透热治疗。这种辐射的生物效应在很大程度上是热效应，其对人眼（可能引起白内障）来说是最具危险性的。与紫外线辐射一样，微波辐射是通过限制辐射剂量来进行有效控制，临床工程师应定期用测量设备对微波源进行测量，以确保微波源辐射剂量始终在预设的允许剂量范围内。

激光疗法在医学治疗过程中的作用越来越大，最常用激光疗法治疗的人体器官是人眼；同时人眼也是最容易受到激光辐射损伤的人体器官。激光器长期潜在照射以及激光操作间内反射光束而引起的安全隐患更加具有威胁性。尽管划定限定区是防止工作人员受到激光损伤的有效方法，但是护目镜仍然是保护眼睛的通用手段。

准分子激光治疗仪、二氧化碳激光治疗仪等激光设备的不正常使用(功率设置过大),也可以造成患者的手术部位的意外损伤。射频消融设备等发热设备的不正常使用(功率设置过大),也可以造成患者的手术部位的意外损伤(烫伤)。发热的康复医疗设备(红外、频谱)的不正常使用(功率设置过大),也可以造成患者损伤(烫伤),尤其是年老体衰或脑血管意外后遗症对温度不敏感的患者。以上这些医疗设备本身的质量问题(实际输出功率比设计的高),也会对患者造成意外损伤。这些可以通过对医疗设备定期进行质量检查控制,来保证设备输出功率在正常的使用范围内。另外,针对和设备能量输出有关的故障维修后使用前要对设备进行质量控制检查后方可使用。

目前广泛使用的高场强 MRI,对正常人体的伤害研究还未有明确的结果。MRI 的射频能引起人体组织发热是公认的,可能损害人体内散热不好的器官(眼睛、睾丸等)的功能。在静磁场中,血液的流动会产生感应电压,进而改变心电图的 T 波幅度,但没有生物危险。此外,人体在静磁场中运动也会产生感应电场和感应电流,超过一定强度时,就会引起神经刺激。据报道,在大于 4T 的磁场中,被检者会出现坠落感、肌肉抽搐、口中有异味等不良感觉。由于人体中不存在铁磁性物质,且人体组织磁导率很小,因此静磁场本身并不会对人体造成伤害。当带有异物(动脉夹、心脏起搏器或除颤器、金属支架和其他金属植入物)的人体进入 MRI 的磁体时,严重的伤害就可能发生。另外,医院广泛使用的病人移动设备(非铁磁性除外)是严禁推入 MRI 检查室的。国内已有报道,轮椅被 MRI 主磁体吸入,造成严重事故。

七、灾难应急

平时建立突发事件(火灾、地震、台风、洪水等)时候的处理预案,定期进行灾害演习。灾害发生前,得到预警的时候,关闭重要的医疗设备,防止损坏设备和患者数据丢失,尽快结束正在进行的诊疗工作,把对患者的损害减少到最小。灾害发生时,保证医护人员在灾害来临时能保持镇静的心理,才能稳定的指挥、协助患者逃离灾害区。灾害发生后,组织医护人员积极自救,防止二次灾害的发生。灾难应急的预防性措施包括:

1. 灭火器材的使用方法,人员培训。灭火器材的定期更换,保证器材的有效使用。

2. 保证消防通道的通畅,楼梯的数量、宽度、走廊的宽度,在医院建设初期就应该列入管控范围。

3. 成立病人疏散机构,灾难发生时,病区的人员疏散管理小组指挥医护人员有条不紊地疏散病区患者。保证有序撤离危险环境。

4. 正在手术的病人和危重病人的疏散预案要在平时就制订好,并且经过演练,灾难发生时尽量保证患者的生命安全。

5. 灾害发生后(地震等),医院有可能出现核泄漏(^{60}钴科、核医学科)问题,临床工程师要有这方面的应急预案。

6. 医院的突然停电(停水),也可以危害正在诊疗的患者安全,也是隐形灾害的一种,医院也应向应对灾害一样引导患者保持稳定。并尽快恢复备用电源供电,完成诊疗。

7. 在医院建设初期选址上,临床工程师有责任提醒院方避开低洼易发生水害的地段,房屋的牌匾等室外物品要考虑在台风、龙卷风的袭击下能有安全的保证。房屋的建筑结构也应考虑防震的要求。

八、供暖、通风和空调

(一)供暖

(1)医院的供暖锅炉要保证定期检修和质量检查,保证锅炉压力的可控性。防止意外发生。

(2)医院的供热管道要定期检查,保证不会因压力而泄漏所致人员伤害。

(3)一旦有暖气水泄漏,医院要有应急小组负责紧急抢修,将灾害的损失降到最小。尽量减少对患者诊疗安全的影响。

（4）医院的大型设备（CT、MRI等），在安装时要求向地面打地角螺丝，对于采用地面供暖的医院，临床工程师要事先设计预留出安装地面。或者该房间采用暖气片供暖。防止在安装大型设备时破环了暖气供暖，引起泡水灾害。

（二）通风

（1）医院的X光室、CT室、加速器、核医学等射线产生场所，房间因射线防护没有窗户，X线可以使空气电离形成有害气体（臭氧、氮氧化物），需要通风更换空气，保证医护人员的健康安全。

（2）医院的化验室的设备使用的酸碱试剂，经过挥发污染室内空气，需要通风更换空气，保证医护人员的健康安全。

（3）医院特殊病人（烧伤等）使用的层流病房，需要过滤无菌的净化空气。保证患者暴露的创伤面不发生感染。临床工程师要定期检测净化空气的质量，并且保证净化设备能输出符合要求的净化空气。

（4）医院手术室的通风，也要求是用净化后无菌的空气进行室内空气补充和循环。

（三）空调

大型医院采用中央空调对病区和设备进行空气和温度调节。中小型医院往往采用单体空调为重点设备和重点病区进行空气和温度调节。各种空调的进风口、管道、出风口，由于粉尘污染往往是细菌集中繁殖的地方，清理不及时，就会污染空气，对患者和医务人员的健康构成威胁。另外，空调的使用也对病区以及医院周边构成了一定的噪声污染，要保证噪声不影响医生的工作和患者的修养。

九、建筑物安全性

医院的建筑结构可能会给病人和医务人员带来安全隐患。因移动设备碰撞造成的坠落或实体伤害是造成医院内受伤的主要事故原因。现代医院需要大量的交通走廊，将病人转运到诊断设备处、治疗设备及对应的诊室。所有这些转运活动都可能威胁到使用走廊的医务人员和病患。通过以下措施减少危害：

（1）建立交通流模式。

（2）确保清洁，干燥，通畅，防滑通道路面。轮椅坡道的角度不能过大。

（3）保持护栏和楼梯表面处于良好的工作状态。

（4）监督病人尽量减少不必要的行走。

（5）保持医院走廊的通畅（大型医院因为病患过多，在走廊加床，影响病患的通过和抢救车和担架的通行）。

（6）医院的走廊通道要有足够的宽度，保证担架运输车的通行和交错通行。避免在狭窄通道中通行的担架车相互碰触发生意外。

（7）电梯要保证担架车的顺利进出。电梯的开关门速度不能太快，以适应行动缓慢的患者。

（8）医院诊室和诊断设备以及治疗设备的房门要考虑担架车出入的安全性。

（9）对于小儿病房或有心理疾病的患者的病房窗户，要考虑加装防护围栏，防止意外发生。

（10）医院建筑的各种牌匾、宣传牌、楼顶的积雪也存在脱落伤人的安全隐患。临床工程师有责任发现这类隐患。

（11）北方冬季医院建筑外路面的结冰，注意路面湿滑构成对患者和医务人员的安全隐患。

（12）医院大型设备（CT、MRI、加速器等）的地面承重安全问题，设备进入房间时地面通道的承重安全问题，设备间房门太小门洞扒开后楼体的承重安全问题等也是临床工程师要面临和解决的问题。否则，出现的事故将威胁医护人员的安全。

（朱险峰）

笔记

第七节　电　磁　兼　容

一、电磁兼容性原理

（一）电磁兼容性定义

电磁兼容（electromagnetic compatibility，EMC）是设备或系统在电磁环境中的共存能力，任何设备或系统都应该不受干扰并且不干扰其他设备。我国国家标准《电工术语 电磁兼容》（GB/T 4365-2003）将电磁兼容性定义为"设备或系统在其电磁环境中能正常工作且不对该环境中任何事物构成不能承受的电磁骚扰的能力"。定义中提到的"电磁骚扰"以前称作"电磁干扰"，现在将"骚扰（disturbance）"和"干扰（interference）"概念区分开来。电磁骚扰仅仅是电磁现象，即指客观存在的一种物理现象；它可能引起降级或损害，但不一定已经形成后果。而电磁干扰是由电磁骚扰引起的后果。降级有时并不一定会被使用者察觉，但也应视为性能降低。

电磁现象包括所有的频率，无线电频率（9kHz 以上）和所有的低频（包括直流）的电磁现象。电磁环境是指存在于给定场所的所有电磁现象的总和。

（二）电磁环境和电磁干扰源

我们的周围空间存在着由自然界产生的电磁辐射和人为产生的电磁辐射组成的电磁环境。根据电磁波产生的机制不同，电磁干扰可以划分为自然电磁干扰和人为电磁干扰。

（1）自然电磁环境：非人为因素的电磁波所形成的电磁环境称为自然电磁环境。静电是自然环境中最普遍的电磁干扰源。产生静电的过程有两种，一种是摩擦起电，另一种是感应起电。摩擦起电就是接触又分离而造成正负电荷不平衡的过程；感应起电是当带电物体接近不带电物体时，在不带电物体的两端分别感应出的正电和负电。这些大量的静电一旦找到合适的放电途径，就会产生放电现象，静电的危害就是通过放电现象引起的。人体是良好的静电载体，能够通过摩擦起电积累几千伏的静电。例如一个病人正在使用设备做治疗，操作设备的大夫带有静电，他接触设备时放电，如果设备没有达到防静电的要求，设备中的元件就有可能损坏，从而影响病人的安全。

另一个主要的电磁干扰源是雷电。雷电具有很大的冲击电流和冲击电压。但对电气设备的损害通常不是由于直接雷击引起的，而是雷击发生时电源和通信线路中感应的浪涌引起的。浪涌通过电网传输，虽然经过变电站的衰减，到达电气设备时仍然可能有上千伏，对设备内部的电子元件造成伤害。

（2）人为电磁干扰：是指人为电磁干扰的干扰源，可分为辐射干扰源和传导干扰源。辐射干扰是指以电磁波的形式传播的干扰。这类干扰的能量是由干扰源辐射出来的，通过介质以电磁波的特性和规律传播。电磁辐射场区一般分为远场和近区场。以场源为中心，在一个波长范围内的区域通常称为近区场，也可称为感应场，半径为一个波长以外的空间范围称为远区场，又称为辐射场。雷达系统、电视和广播发射系统、射频及微波医疗设备、输变电设备以及大多数家用电器都可以产生不同频率、不同强度的电磁辐射源。

传导干扰指通过导体传播的干扰。传导干扰与辐射干扰的界限并不是非常明显，许多干扰信号的传播可以通过导体和空间混合传输。传导干扰源可以分为信息传导干扰源与电磁噪声传导干扰源两类。信息传导干扰源指的是带有信息的无用信号对电子设备产生的干扰。电磁噪声传导干扰源指的是不带任何信息的电磁噪声对电子设备的干扰。

（三）耦合方式

从电磁干扰源到敏感设备必须经过耦合通道，如图 2-7 所示。这三个部分也称为电磁干扰的三要素。将能量从一个源传到另一个线路或装置的现象称为耦合。耦合方式可以分为辐射耦合和传导耦合。这两种耦合方式往往交替或同时进行。例如，某发电站受到雷击，在输电线上产生浪涌，通过电线传输到达医院的某个设备，这个过程就包含了两种耦合方式。

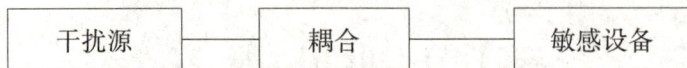

图 2-7 电磁干扰的三要素

二、医疗环境中的电磁兼容

随着科学技术的发展,医用电气设备的性能在不断提高,同时,随着电磁环境的复杂化,医用电气设备也面临着日益严重的电磁干扰问题。如果医用电气设备受到电磁干扰产生性能降低,会直接影响到医生和病人的身体健康和生命安全,所以医用电气设备的电磁兼容性问题比其他电气设备的电磁兼容性问题更加重要。

现代医疗设备中不仅使用了各种高敏感性电气、电子元件和部件,并且与电脑、移动通讯系统等结合组成地区广泛的远程医疗诊断网络,它们在工作时向周围发射不同频率范围、不同电磁场强度的有用或无用的电磁波,影响无线电广播通讯业务和周围其他设备的工作,而且它们在共同的电磁环境中还可能受到周围电力、电子设备以及医疗设备之间的相互干扰(图 2-8)。

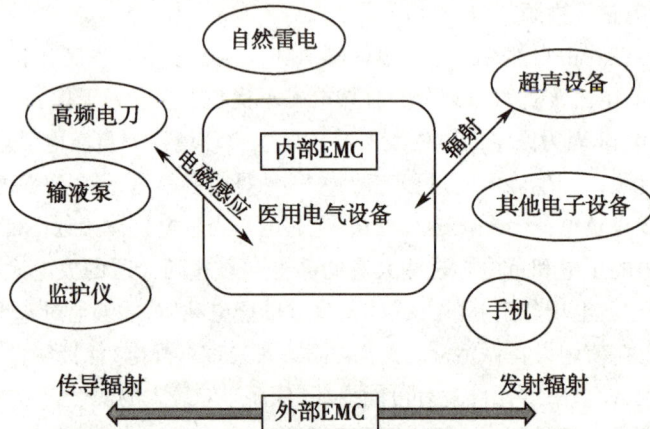

图 2-8 医用电气设备的电磁环境

近年来,国际上已有不少实例报道由于电磁干扰给医疗卫生造成的事故和危害,例如,1998 年,美国得克萨斯州曾有两家医院使用的无线医疗远程监护设备受到数码电视台和大功率移动通讯台发射的干扰而中断。为此,FDA 于 2000 年 10 月在对无线医疗远程监护设备的电磁干扰风险评估报告中,特别要求该设备的制造商在设计上要采取措施,以避免数码电视台和大功率移动通讯台发射的干扰,降低医疗设备受电磁干扰的风险。2002 年上海新民晚报报道:国外某权威机构曾对手机辐射信号给医疗仪器设备的影响作过检测,检测结果是被测的 17 台心电监护仪和呼吸机中有 7 台受干扰;而另外对相关医疗仪器的 526 次试验中,受手机干扰比例高达 55%,最严重的还导致呼吸机停机。由此可见,不良的电磁环境已成为医疗设备发生故障的潜在危险,必须从法规上和医疗设备的设计上采取必要的措施,使设备和环境达到互相协调、电磁兼容的目的。

根据医用电气设备的特点,EUT 分为简单电气器件、照明设备、信息技术设备和工业、科学、医疗射频设备(简称工科医设备,ISM 四大类。不同类别产品遵照不同标准的要求,采用不同的试验方法。

简单电气器件只包括电动机和开关等电气设备,如一些牙钻机、呼吸机和手术台等;照明设备例如手术室的照明装置;典型的信息技术设备(information technology equipment,ITE)是计算机,但不包括射频(radio frequency,RF)发送、接收设备(如手机、无线电话等);除了上述三类设备外,其他设备都是工科医设备。

国际电信联盟为工科医设备指定了六个频率范围:13.553~13.567MHz、26.957~27.283MHz、40.66~40.70MHz、2400~2500MHz、5725~5875MHz、24 000~24 250MHz。在这六个专用频段,医用电

气设备的电磁发射可不受限制。

根据射频能量的用途,工科医设备可以分为1组和2组。1组是为发挥其自身功能的需要而预期产生或使用传导耦合射频能量的工科医设备。大多数医疗设备属于1组。例如诊断X射线机、CT、超声诊断治疗机、加速器、输液泵、呼吸机等。2组是施加射频能量给患者的设备。2组设备比较少,如MRI、短波治疗机、微波治疗机、热疗设备、高频手术设备等。

根据使用地点,工科医设备又可以分为A类和B类。A类是非家用和不直接连接到住宅低压供电网设施中使用的设备和系统,例如在医院中使用的设备。B类是家用和直接连接到住宅低压供电网设施中使用的设备和系统。

三、EMC测量方法

对医用电气设备电磁兼容性的要求包括两个方面:发射和抗扰度,因此试验也分为发射试验和抗扰度试验。在发射试验中,医用电气设备需要做的是传导发射试验,辐射发射试验,谐波电流发射试验和电压波动和闪烁试验;抗扰度试验需要做的是静电放电抗扰度试验,射频电磁场辐射抗扰度试验,电快速瞬变脉冲群抗扰度试验,浪涌抗扰度试验,射频场感应的传导骚扰抗扰度试验,电压暂降、短时中断和电压变化抗扰度试验和工频磁场抗扰度试验。

(一)发射

做发射试验时,选择被测设备(equipment under test,EUT)向外发射骚扰信号最强时的工作状态,测得它的发射值,不超过标准给出的限值,即判定为合格。

(1)传导干扰的电压限值:GB4824规定了工作频率在150kHz~30MHz,但不属于规定频率范围内的设备,在试验场进行试验时,A类和B类、1组和2组设备电源端传导干扰的电压限值。传导干扰电压的单位是分贝dBμV,在电磁兼容领域中常用μV为单位,以1μV为0dB,$WdB\mu V = 20lgW\mu V$。在试验场试验时,A类或B类、1组或2组设备的电源端传导干扰电压限值如下表2-7、表2-8所示。

表2-7 A类设备电源端传导干扰的电压限值(单位:dBμV)

频率范围 MHz	1组		2组	
	准峰值	平均值	准峰值	平均值
0.15~0.5	79	66	100	130
0.50~5.0	73	60	86	125
5~30	73	60	90~70	115

表2-8 B类设备电源端传导干扰的电压限值(单位:dBμV)

频率范围 MHz	1组和2组	
	准峰值	平均值
0.15~0.5	66~56	56~46
0.50~5.0	56	46
5~30	60	50

从上述表中可见标准对B类设备的限值要求明显高于A类设备,对A类设备中的1组设备要求明显高于2组设备。

(2)电磁辐射干扰电场强度限值:GB4824规定了在30MHz~1GHz频率范围进行试验时,A类设备和B类设备电磁辐射干扰电场强度的限值。电磁辐射电场强度的单位是分贝dBμV/m,2组A类设备可在试验场10m和30m之间的距离上测量,1组或2组B类可在3m和10m之间测量,在有争议的情况下,2组A类设备应在30m距离测量,1组或2组B类以及1组A类设备应在10m距离测量。

限值举例如下表 2-9 和表 2-10 所示。

表 2-9 1 组设备电磁辐射干扰限值

频率范围 MHz	试验场	
	1 组 A 类设备测量距离 10mdB(μV/m)	1 组 B 类设备测量距离 10mdB(μV/m)
30~230	40	30
230~1000	47	37

表 2-10 2 组 B 类设备电磁辐射干扰限值

频率范围 MHz	电场强度,测量距离 3m dB(μV/m)	频率范围 MHz	电场强度,测量距离 3m dB(μV/m)
0.15~30	—	134.786~136.414	50
30~80.872	30	136.414~230	30
80.872~81.848	50	230~1000	37
81.848~134.786	30		

(二)传导发射与辐射发射试验

(1)测试场地要求:传导发射与辐射发射通常在同一个试验场地进行,可以选择开阔场、半波暗室或屏蔽室。在试验之前应测量环境噪声,测量值应比 EUT 的限值低 6dB。

电磁兼容测试场地要求地面对电磁波是良好的全反射面,而场地四周及上部是完全开放的,或有可充分吸收电磁波的材料。测量布置以辐射发射试验场地布置为例,如图 2-9 所示,将 EUT 放置在距参考地平面 80cm 的木桌上,木桌位于可以旋转 360° 的转台上。电源线和信号电缆的整体放在距参考地平面 40cm 的位置,电源线长出 1m 的部分折叠,折叠长度在 0.3~0.4m 之间。测量时旋转 EUT,找寻设备发射的最大值。接收天线在距被测设备规定的距离(可以是 3m 或者 10m)处架设。为了找到两种波叠加的点,接收天线需要在 1~4m 高度扫描,包括水平极化和垂直极化。天线接收到的场强由转换为电压,送至测量接收机,给出测量值。

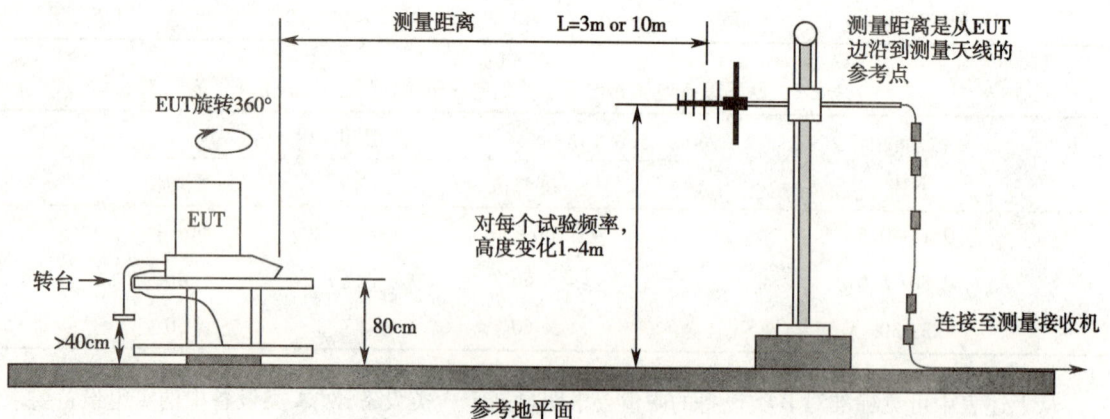

图 2-9 辐射发射测试场地布置示例

另外,辐射发射对测量场地的要求比传导发射的高,要保证试验结果不受或尽量少受环境影响,目前测试场地主要有三种:

1)开阔场(open area test site,OATS):地面是完全反射平面,其他五个方向都没有任何反射,这种是最理想的测试场地,被测设备到天线的距离可以是 5m、10m 或 30m。但是随着电磁环境的复杂化,这种理想的开阔场越来越难以找到。

2）屏蔽室(shielding room):是用镀锌薄层的胶合板或镀锌的钢板焊接成或用夹具搭接成的实验室。屏蔽室的屏蔽效能主要取决于钢板连接的质量,即密封的程度。屏蔽室只能隔离室内外的电磁骚扰,不能防止室内射频发射的反射或散射。

3）半波暗室(semi-anechoic chamber):也是现在最广泛应用的一种。做法是在屏蔽室四周墙壁和天花板铺设吸波材料,从而保证这五个面不会产生反射波或散射波,地平面不铺吸波材料,是良好的反射平面,模拟开阔场的情况,它的被测设备到天线的距离可以是 3m、5m 或 10m,简称 3m 法暗室、5m 法暗室或 10m 法暗室。

（2）测试设备要求:传导发射与辐射发射的测试设备主要是人工电源网络和测量接收机。人工电源网络(artificial mains network,AMN),又被称为线性阻抗稳定网络(line impedance stabilization network,LISN),是传导发射试验的主要测量设备。它一端与外部电源连接,另一端与被测设备连接,还有一个端口连接至测量接收机。测量电压的仪表分为宽带和窄带两种。测量时,如果宽频率范围的信号被同时测量,此类仪表称之为宽带仪表。常见的示波器就是宽带仪表。如果一台示波器的工作频率范围是 0~100MHz,那么,它测量任何一个被测信号时,均开通 0~100MHz 的频段,因此,宽带仪表的噪声较大,灵敏度较低,但是价格便宜。测量时,如果仪表工作在一个较窄的频率范围(相对于工作频率),此类仪表称之为窄带仪表。

辐射发射和传导发射使用的测量接收机就是窄带电压测量仪表。例如一台工作频率范围为 30~1000MHz 的测量接收机,通带宽度为 120kHz,也就是说对任何一个工作频率,只允许范围 120kHz 以内信号的频谱分量进入,即相对的频带较窄。因此,仪器的噪声较低,灵敏度较高,但相对价格也比较昂贵。它们能够测量被测电压的准峰值 Vqs、均方根值 Vrms、平均值 Vav、峰值 Vp 等。

（3）传导发射试验:图 2-10 是传导发射测量的原理图。如图所示,被测设备通过人工电源网络(AMN)供电,并通过人工电源网络连接至测量接收机。使被测设备处于发射骚扰信号最强时的工作状态,测量接收机采集被测设备发出的传导骚扰信号,通过转换,得出测试结果。

（4）辐射发射试验:图 2-11 是辐射发射测试的原理图,被测设备对空间发出直射波和地面反射波。如果到达接收天线时

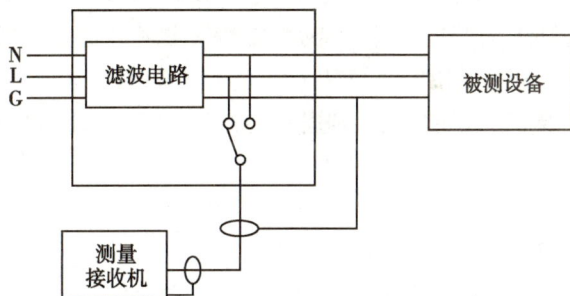

图 2-10 传导发射测试的原理图

直射波和地面反射波的相位相反,则这两个波相互抵消,骚扰信号被削弱;如果相位相同,则两个信号叠加,骚扰信号达到最大值。辐射发射试验要测量的是这两个信号相位相同时的最大值。

辐射发射测量接收机与传导发射测试所用的接收机原理相同,工作频率随辐射发射的测量范围而改变。接收天线是辐射发射测量的主要设备。辐射测试中常用的是双锥天线(用于 30~300MHz)和对数周期天线(用于 300~1000MHz)组合成的宽带天线(用于 30~1000MHz),这两种天线组合可以覆盖整个测量频率范围,减少了更换天线的麻烦。

（三）保护公共电网的要求

（1）谐波失真:医用电气设备一般都使用公共电网的工频电源,正常情况下,电网的工频电源输出都是符合标准的正弦波电压。由于某种原因,医用电气设备的负荷过大使电网大大超载,造成电网输出的电压波形发生畸变,这种畸变对电网很有害,会造成电网电能质量下降、损坏电气设备,威胁电力系统的安全运行、增加电力系统的功率损耗,给系统带来危害。医用电气设备的 EMC 引用了 GB17625.1(IEC61000-3-2)国家标准,该标准对设备的谐波失真大小和测量方法做出了限定。

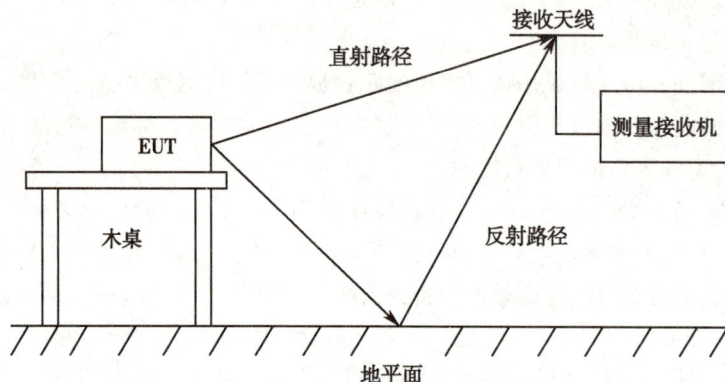

图 2-11　辐射发射测试的原理图

（2）电压波动和闪烁：电压波动是由设备的负荷引起的，使一系列的电压持续较长时间地变化。闪烁也是因设备负荷变化造成周围灯光的光线亮度随时间波动而对视觉产生不稳定的印象。医用电气设备的 EMC 引用了 GB17625.2（IEC61000-3-3）国家标准，该标准对设备的电压波动和闪烁大小和测量方法作料相应的规定。

（四）抗扰度

1. 抗扰度试验电平的确定　医用电气设备的种类很多，其使用环境和需要的安全系数也不一样，所以在抗扰度试验等级上的选择也不尽相同。对于生命支持设备（例如呼吸机），它的性能降低会直接影响到病人的生命，所以对这类医用电气设备的抗扰度试验项目要选择比较高的试验等级。

另一方面，对于某些用来采集、处理生理信号的医用电气设备，需要采集的信号比一般干扰信号小得多，例如心电图机采集的心电信号是 mV 级。如果用标准的抗扰度试验考察这类设备，它们显然无法通过。但是。这些设备又是临床诊断中所必需的，因此，应该适当降低抗扰度试验电平，同时要在技术说明书中给出放宽后的限值及其理由。

2. 抗扰度的符合性判据　在抗扰度试验中，用符合性判据来判断什么样的性能降低是不可以接受的。以下就是符合性判据：

（1）器件故障；

（2）可编程参数的改变；

（3）工厂默认值的复位（制造商的预置值）；

（4）运行模式的改变；

（5）虚假报警；

（6）任何预期运行的终止或中断，即使伴有报警；

（7）任何非预期运行的产生，包括非预期或非受控的动作，即使伴有报警；

（8）显示数值的误差大到足以影响诊断或治疗；

（9）波形上的噪声，难以从生理产生的信号中区分或者这些噪声会影响到对生理产生的信号的判断；

（10）图像上的伪影或失真，此伪影难以从生理产生的信号中区分或失真会影响到对生理产生的信号的判断；

（11）自动诊断或治疗设备和系统在进行诊断或治疗时失效，即使伴随着报警。

对于多功能的设备和系统，本准则适用于每种功能、参数和通道。

3. 静电放电抗扰度试验

（1）静电放电（electrostatic discharge，ESD）的产生及其危害：静电放电分为接触放电和空气放电。接触放电适用于可触及导电部件和耦合部件；空气放电适用于可触及非导电部件和不可触及导电部分。静电放电的电流波形如图2-12所示。其上升沿时间仅为0.7~1ns(上升沿时间是指电流从幅值的10%到90%所需的时间),它的特点是频率高(近5GHz),电压高(可达20kV),电流大(2~200A),能量大。

静电放电会产生三种危害:静电放电之前静电场的效应、放电产生的电荷注入效应和静电放电电流产生的场效应。在不同条件下静电放电的特性差异很大,所以电子设备对静电放电的响应很难预测。例如通常我们能够感觉到的静电放电电压是3000~5000V。而击穿或烧坏电子元件(如MOS器件针脚击穿)仅需数百伏。因此需要对被测设备的抗静电干扰能力进行测试。

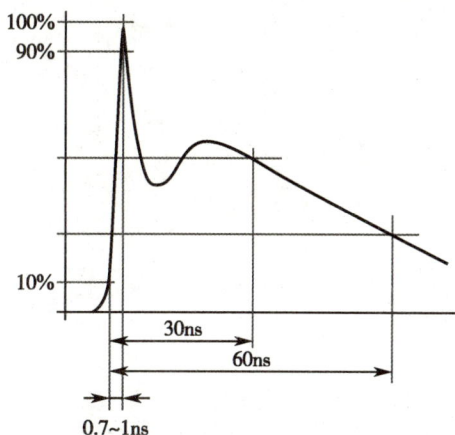

图2-12　4kV静电放电电流模拟波形

(2)静电放电抗扰度要求:静电放电的试验值,空气放电为±2kV、±4kV和±8kV,接触放电为±2kV、±4kV和±6kV,在设备上选择合适的静电放电试验点,每个点每级电压各做10次,每次间隔1s。

(3)测试设备:静电放电抗扰度试验设备主要是ESD发生器。图2-13是静电放电发生器原理图。上图是接触放电时的电路图,下图是空气放电时的电路图。图中150pF的电容和330Ω的电阻是用来模拟人体的。

4. 射频电磁场辐射抗扰度试验

(1)辐射的射频电磁场的产生和危害:辐射抗扰度与辐射发射的原理是一样的,在辐射发射试验中,被测设备充当干扰源,在辐射抗扰度试验中,被测设备充当敏感设备。用射频电磁场辐射抗扰度试验来衡量医用电气设备承受外界辐射干扰的能力。

医用电气设备运行的电磁环境中存在大量的RF辐射信号。小型手持无线电收发机、固定的无线电广播、电视台发射机、车载无线电发射机和各种工业电磁源均会

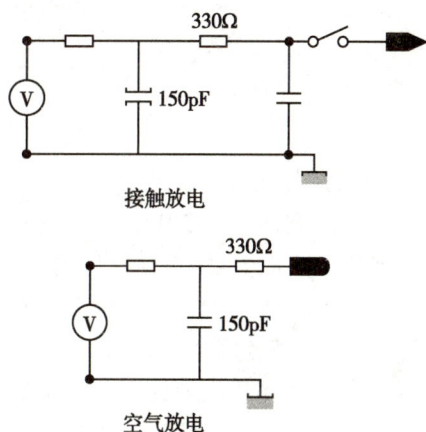

图2-13　静电放电发生器原理图

频繁产生这样的辐射。近年来,无线通信的发展使医用电气设备受辐射RF电磁场干扰的机率大大增加,因此在医院某些科室,移动电话是被禁止使用的。除了有意产生的电磁辐射外,还有一些设备产生杂散辐射,例如电焊机、荧光灯和感性负载的开关操作等等。

(2)辐射的RF电磁场抗扰度要求:射频辐射抗扰度的试验频段是80MHz~2.5GHz,试验等级非生命支持设备是3V/m,生命支持设备是10V/m。对于规定仅用于屏蔽场所的设备,在屏蔽性能符合要求的前提下,其屏蔽频率范围的抗扰度电平按比例降低,并在技术说明书中告知用户。

(3)辐射的RF电磁场抗扰度试验设备:如图2-14所示。

抗扰度试验的天线不是接收骚扰信号,而是用来发射干扰信号,它的发射功率很大,所以必须使用功率放大器。在试验场地产生如此大功率的RF辐射,往往需要两个功率放大器,一个在80~800MHz,另一个在800MHz~2.5GHz。如此高频大功率的放大器需要单独的屏蔽室,以防微波对人的辐射。试验时为了保证试验场强的稳定性,使用定向耦合器与功率计的结合监测场强,把结果反馈给功率放大器,调整功率放大器的输出,如图2-14所示。

辐射抗扰度试验所用的RF波不是等幅波,而是用1kHz正弦波对等幅试验信号做80%调制,如图2-15所示。调制后电压峰值是未调制信号电压峰值的1.8倍,这样的波形更能接近实际情况。

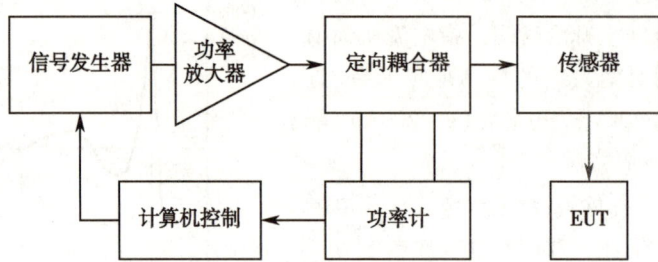

图 2-14 信号产生流程图

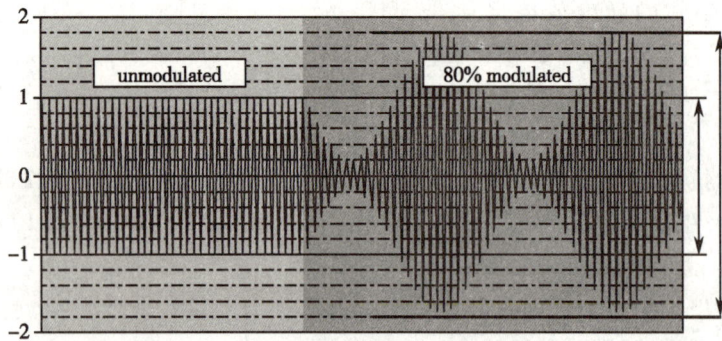

图 2-15 辐射抗扰度试验所用的 RF 调制波

5. 工频磁场抗扰度试验

（1）工频磁场产生及其危害：工频磁场是由导体中的工频电流产生的，如设备中的变压器就能产生工频磁场。设备即将发生故障前，电流幅值升高，在保护开关动作之前也会产生短暂的工频磁场，影响其他设备的正常运行。对于医用电气设备，应在连续工频磁场强度为 3A/m 的抗扰度试验电平上满足符合性能判据的要求。

（2）工频磁场抗扰度试验布置和试验方法：图 2-16 是立式设备工频磁场试验的布置图，图 2-17 是台式设备工频磁场试验的布置图，用导线搭出包围被测设备的框架，设备框架大小应使线圈一边到 EUT 外壳的最小距离等于 EUT 尺寸的 1/3。通过计算可以确定在试验中心形成 3A/m 的磁场，应该向线圈输入多大电流。在试验时，观察被测设备在工频磁场中是否有性能的降低。如果设备电源是 50Hz 和 60Hz 两种频率，两种频率都要试验。而且被测设备和试验线圈用相同频率的电源。试验设备主要是信号发生器和线圈。

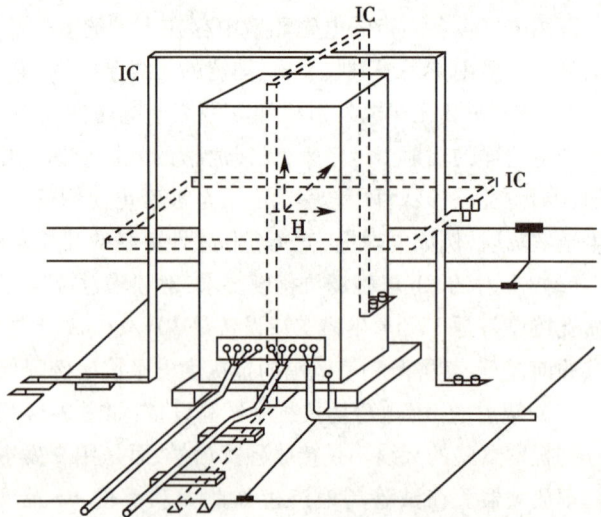

图 2-16 立式设备工频磁场试验的布置图

6. 其他抗扰度实验

（1）静电放电（ESD）抗扰度：静电是由摩擦产生的，穿着的毛衣、花纤、羽绒服等最容易起静电。人们在日常生活中都有这种体验，当在空气干燥的时候，用手指触碰金属门，会发出轻微的"噼啪"声，禁不住叫起"触电"来。这就是静电放电。这种静电的电能不大，电压却很高，一般可达上千至万伏，如下表 2-11、表 2-12 所示。

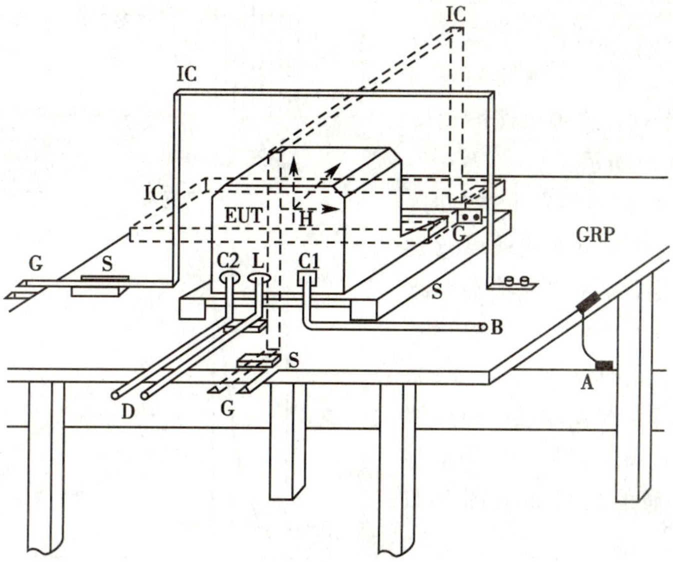

图 2-17 台式设备工频磁场试验的布置图

表 2-11 人体、其他元件带电的测量实例

	一般值（V）	最高值（V）
在地毯上走的人	12 000	39 000
在维尼纶地砖上走的人	4000	13 000
在椅子上工作的人	500	3000

表 2-12 衣服摩擦引起人体带电的电压（kV）

工作服 \ 裤子	棉	毛	腈纶	涤纶	尼龙	维尼纶/棉
棉 100%	1.2	0.9	11.7	14.7	1.5	1.8
维尼纶/棉 55/45	0.6	4.5	12.3	12.3	4.8	0.3
涤纶/粘胶 65/35	4.2	8.4	19.2	17.1	4.8	1.2
涤纶/棉 65/35	14.1	15.3	12.3	7.5	14.7	13.8

注：上述电压为工作服和裤子极力摩擦后立即脱掉工作服时的人体带电电压。

如果人身上如此高的静电电压触及医疗电子设备时，能在几十微秒的快速时间内完成静电放电（图2-18）。这种快速静电放电不仅会损坏设备中的半导体元件特别是 MOS 大规模集成电路，而且在高速放电时还会向外发射相当能量的电磁波，可能会对近旁的电子设备造成干扰。

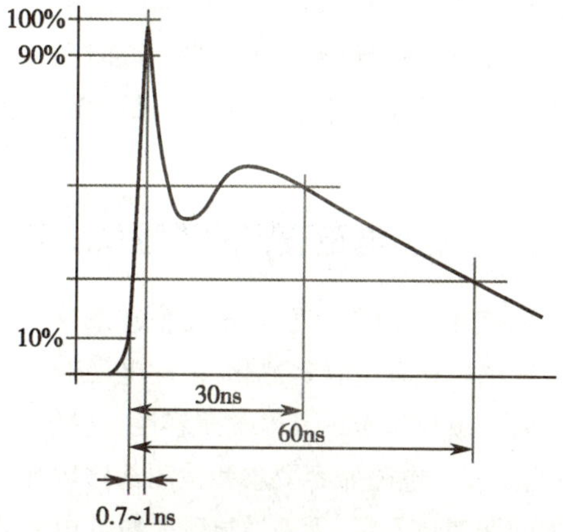

医用电气设备的 EMC 标准为医疗设备规定了静电放电（ESD）抗扰度指标是：空气放电为±2kV、±4kV 和±8kV，接触放电为±2kV、±4kV 和±6kV。

（2）快速瞬变脉冲群抗扰度：医用电气设备使用的交流电源一般都连接在公共电网上。由于电网上接有其他电气设备，其中的大功率电感性负载的开关

图 2-18 静电放电的电流波形

或继电器接点因闭合产生反电动势造成断续放电,这种断续放电在电源线中形成具有相当能量的快速瞬变脉冲群,可能会对电网上的医疗设备造成干扰。这种快速瞬变脉冲群的波形如下图 2-19 所示。

（3）浪涌抗扰度：自然界发生雷电时,强大的雷电电磁场会在输电线或通讯线上感应出很大的雷电电压,称之为浪涌。此外,大功率负载在开关时或电力系统故障时也会有类似于雷电电压的浪涌发生。浪涌的频率较低,能通过输电线获通讯线传送到很远的设备处,干扰设备的正常工作甚至对设备造成损坏。浪涌的波形如下图 2-20 所示。

为了验证电气、电子设备能否经受公共电网上浪涌电压的干扰,应使用能产生如图 2-20 所示波形的浪涌电压发生器,通过一耦合装置将浪涌电压注入电源线中。

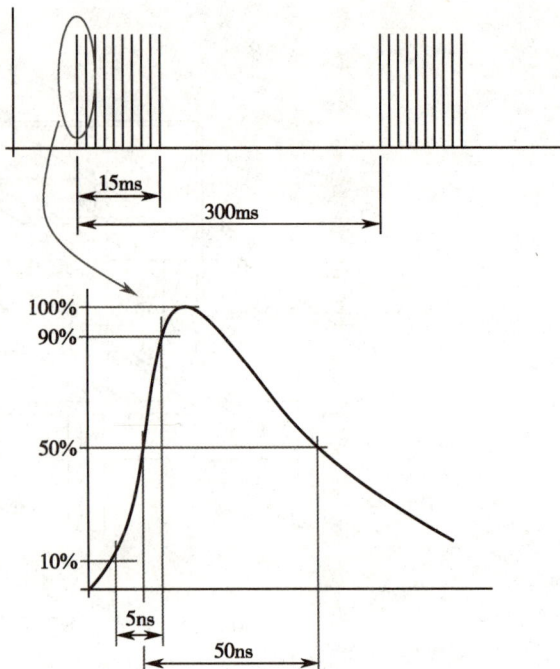

图 2-19　快速瞬变脉冲群的波形图

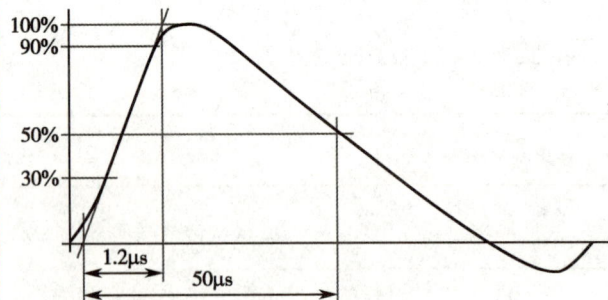

图 2-20　浪涌电压的波形图

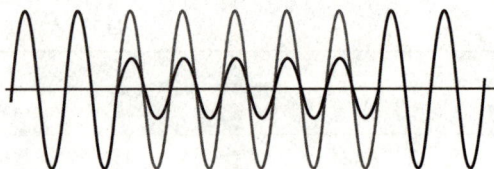

图 2-21　电压暂降试验波形图

（4）电压暂降和短时中断电压变化的抗扰度：电源系统故障或负载激烈变化往往会引起供电中断或者电源电压暂降的变化。电压暂降是指电气系统的某一点电压在短时间内突然下降经半个周期到几秒钟的短暂持续期后又恢复正常（图 2-21）。短时中断指供电电压消失一段时间,一般不超过 1min 的时间内电压下降到了零,也可认为是 100% 幅值的电压暂降（图 2-22）。

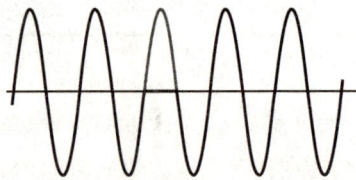

图 2-22　短时中断试验波形图

四、减小电磁兼容的工程解决方法

医疗环境中的电气、电子设备越来越多,设备的发射功率越来越大,无线电频谱日益拥挤,致使有限空间的电磁环境日趋恶化,因此电磁兼容性是需要解决的关键问题。对于电子、电气设备来说,在设计阶段就应该考虑其电磁兼容性,这样可以在生产阶段就把电磁兼容问题降到一个比较可靠的程度;同时我国电磁兼容要求和检测都比较晚,很多的电气、电子产品由于在设计、生产阶段对电磁兼容性的问题考虑不足,无法通过现阶段的电磁兼容性检测,重新设计显然是不大切合实际的,只能根据出现的问题,有针对性地设计解决方案,在对产品最小改动的前提下满足电磁兼容性要求。

笔记

一般电子、电气产品最容易出的电磁兼容性问题有：辐射、传导、静电放电等。医用电气设备最容易出现的电磁兼容性问题包括：静电放电、瞬态脉冲抗干扰、传导抗干扰、辐射抗干扰。针对于北方干燥地区，产品的静电放电抗扰度要求要高一些，而对于四川和一些西南多雷地区，防雷抗扰度的要求就要高一些。

解决医用电气设备电磁干扰问题，在设计之初就应该考虑电磁兼容性多种可能性，确定可能产生电磁骚扰源，并提出可行的解决方案。

（一）电磁骚扰源的定位

1. 常见电磁骚扰源　如表 2-13 所示。

表 2-13　常见电磁骚扰源

常见骚扰源	特点和特性
开关电源的开关回路	主频几十千赫～百余千赫，高次谐波可延伸到几十兆赫
直流电源的整流回路	工频线性电源工频整流噪声频率上限到数百千赫； 开关电源高频整流噪声频率上限数十兆赫
电动设备	直流电机的电刷噪声上限至数百兆赫； 交流电机的运行噪声的高次谐波可达数十兆赫
变频调速电路	开关调速回路骚扰源频率从几十千赫到几十兆赫
设备运行状态切换	由机械或电子开关动作产生的噪声频率上限可延伸至数百兆赫
晶振和数字电路	骚扰源主频几十千赫到几十兆赫，高次谐波可延伸到数百兆赫
微波设备	骚扰源主频数吉赫
电磁感应加热设备	骚扰源主频几十千赫，高次谐波可延伸到数十兆赫
电视电声接收设备	骚扰源主频数十兆赫到数百兆赫，高次谐波可延伸到数兆赫
数字处理电路	骚扰源主频数十兆赫到数百兆赫；高次谐波可延伸到数吉赫或十几吉赫

2. 骚扰源的定位　一般有曲线定位、工作方式和内部结构定位、功能定位、故障定位等几种方法：

（1）根据测量曲线定位：测量曲线一般是一条频率/电压曲线，根据超标的骚扰频率范围、分布、窄带或宽带可以判断骚扰的可能来源。

（2）根据被测设备工作方式和内部结构定位：一般考虑，内部结构中的电路板布局是否合理、线缆走线是否合理、接地和搭接方式是否合理；内部滤波电路是否合理；有没有使用标准不建议使用的半波整流和对称/非对称电源调整电路；以及机箱屏蔽是否满足产品的需求等。

（3）根据被测设备组成和功能定位：一般考虑以下因素来判断骚扰源的位置：设备内部是否有二次电源，其工作方式如何；设备内部是否有驱动电机及电机的类型；设备内部是否有变频调速电路；设备内部是否有数码控制或智能控制电路，是否使用了晶振；设备内部是否有程控的继电器或开关电路；设备内部是否存在工作状态的无线收发电路；设备正常工作时是否需要理由电磁波或微波。

（4）根据功能模块工作情况进行故障定位：从设备的各个模块可以暂停和恢复工作，可以通过逐个暂停这些模块的工作来判断骚扰源；如果模块不能独立暂停或恢复工作，可以通过与该设备其他功能模块一起组合进行暂停或恢复工作，从而判断骚扰的大概来源；如果模块不可以独立暂停或恢复工作，也可以通过用待判断模块与其他合格设备的相关功能模块组合并测量的方式，来判断骚扰的大概来源；对怀疑骚扰超标的模块，可以用与合格模块置换的方式来进行骚扰源判定。

（二）电磁骚扰源的抑制措施

当通过骚扰定位方式找到骚扰来源，分析其相互骚扰的途径和方式，再根据分析结果进行有针对性的抑制措施。

1. 减弱骚扰源 在找到骚扰源的基础上,可对骚扰源进行允许范围内的减弱,一般采用在集成电路板的电源 VCC 和地 GND 之间加去耦电容,该电容的容量一般在 $0.01 \sim 0.1\mu F$ 之间,安装时注意电容器的引线,使它越短越好。或在保证灵敏度和信噪比的情况下加衰减器。如 VCD、DVD 视盘机中的晶振,它对电磁兼容性影响较为严重,减少其幅度是可行的方法之一,但不是唯一的解决方法。另外,一个间接的方法就是使信号线远离干扰源。

2. 电线电缆的分类整理 在电子、电气设备中,线间耦合是一种重要的途径,也是造成骚扰的重要原因。根据频率特性,可分为高频耦合与低频耦合。根据耦合方式的不同,其改进方法也不相同。

(1) 低频耦合:低频耦合是指导线长度等于或小于 1/16 波长的情况,低频耦合又可分为电场和磁场耦合。电场耦合的物理模型是电容耦合,因而改进的主要目的是减小分布耦合电容或减小耦合量,可采用的方法有:增大电路间距是减小分布电容的最有效的方法;追加高导电性屏蔽罩,并使屏蔽罩单点接地能有效地抑制低频电场骚扰;追加滤波器可减小两电路间的耦合量;降低输入阻抗,例如 CMOS 电路的输入阻抗很高,对电场骚扰极其敏感,可在允许范围内在输入端并接一个电容或阻值较低的电阻。

磁场耦合的物理模型是电感耦合,其耦合主要是通过线间的分布互感来耦合的,因此改进的主要方法是破坏或减小其耦合量,可采用的方法有:追加滤波器,在追加滤波器时要注意滤波器的输入输出阻抗及其频率响应。减小敏感回路与源回路的环路面积,尽量使信号线或载流线与其回线靠近或扭绞在一体。增大两电路间距,以减小线间互感来降低耦合量。尽量使敏感回路与源回路平面正交或接近正交来降低两电路的耦合量。用高导磁材料来包扎敏感线,可有效地解决磁场骚扰问题,最佳效果是构成闭和磁路,减小磁路的磁阻。

(2) 高频耦合:高频耦合是指长于 1/4 波长的走线由于电路中出现电压和电流的驻波,会使耦合量增强,解决方法有:尽量缩短接地线,与外壳接地尽量采用面接触的方式。重新整理滤波器的输入输出线,防止输入输出线间耦合,确保滤波器的滤波效果不变差。屏蔽电缆屏蔽层采用多点接地。将连接器的悬空插针接到地电位,防止其天线效应。

3. 改善地线系统 理想的接地线是一个零阻抗,零电位的物理实体,它不仅是信号的参考点,而且电流流过时不会产生电压降。在具体的电气电子设备中,这种理想地线是不存在的,当电流流过地线时必然会产生电压降。因此根据地线中干扰形成机制可归结为两种办法:其一是,减小低阻抗和电源馈线阻抗;其二是,正确选择接地方式和阻隔地环路。按接地方式来分有悬浮地、单点接地、多点接地、混合接地。

如果敏感线的骚扰主要来自外部空间或系统外壳,此时可采用悬浮地的方式加以解决,但是悬浮地设备容易产生静电积累,当电荷达到一定程度后,会产生静电放电,所以悬浮地不宜用于一般的电子设备。

单点接地适用于低频电路。为防止工频电流及其他杂散电流在信号地线上各点之间产生地电位差,信号地线与电源及安全地线隔离,在电源线接大地处单点连接。单点接地主要适用于频率低于 3MHz 的情况。

多点接地是高频信号唯一实用的接地方式,在射频时会呈现传输线特性,为使多点接地的有效性,当接地导体长度超过最高频率 1/8 波长时,多点接地需要一个等电位接地平面。多点接地适用于 300KHz 以上。混合接地适用于既然有高频又有低频的电子线路中。

4. 屏蔽 是提高电子系统和电子设备电磁兼容性能的重要措施之一,它能有效地抑制通过空间传播的各种电磁骚扰。屏蔽按机制可分为磁场屏蔽、电场屏蔽以及电磁屏蔽。

电场屏蔽应注意选择高导电性能的材料,并且要有良好的接地,以及正确选择接地点及合理的形状,最好是屏蔽体直接接地。磁场屏蔽通常只是指对直流或较低频磁场的屏蔽,其屏蔽效能远不如电场屏蔽和电磁屏蔽,磁场屏蔽往往是工程的重点,一般要求要选用铁磁性材料;磁场屏蔽体要远离有磁性的元件,防止磁短路;可采用双层屏蔽甚至三层屏蔽;屏蔽体上边的开孔要注意开孔的方向,尽可能使缝的长边平行于磁通流向,使磁路长度增加最少。一般来说,磁屏蔽不需要接地,但为防止电场感应,最好选择接地。

电磁场在通过金属或对电磁场有衰减作用的阻挡体时,会受到一定程度的衰减,即产生对电磁场的屏蔽作用。在实际的改进过程中视具体需要而定选择何种屏蔽及屏蔽体的形状、大小、接地方式等。

5. 改变电路板的布线结构 有些频率点是通过电路板上走线分布参数所决定的,通过上述方法改进的作用不大。此类整改通过在走线中增加小的电感、电容、磁珠来改变电路参数结构,可使其移到限值要求较高的频率点上。对于这类骚扰,要想从根本上解决其影响,就要重新布线。

(王燕)

思考题

1. 宏电击与微电击有哪些异同点?
2. 医用电气设备的电气安全分级对制定安全通用要求有何意义?
3. 医疗环境中的电磁兼容主要表现在哪些方面?医用电气设备电磁兼容的要素有哪些?
4. 医院可以引起放射安全的设备有哪些?
5. 如何避免医疗设备引起的放射安全隐患?

医疗器械的可靠性是保证医疗器械安全有效地为病人服务的基础。随着各种先进的医疗设备在医院中的广泛应用,如何保证医疗器械的可靠性在临床工程中具有不可替代的作用。掌握在役医疗器械的寿命、可靠度、故障率、平均寿命、平均无故障时间等重要的可靠性特征量对临床工程师是非常重要的。在临床工程实践中通过不断收集医疗器械在使用、预防性维护和维修过程中的各种数据,利用以概率和统计理论为基础的可靠性理论去分析和掌握其剩余寿命分布情况。再利用分布模型来科学制定在役医疗设备预防性维护计划,实施预防性维护,保障在役医疗设备功能,减少停机率,从而保证了医疗设备的可靠性。

第一节　概　　述

一、可靠性概念

在某医院使用的一台麻醉机工作了 10 年没有出现故障,且主要性能指标,如潮气量准确率、麻醉气体浓度准确率、吸入氧浓度准确率等均符合标准。人们会说这个品牌的麻醉机质量好,可靠性高。相反,如果体外心肺机在运行中突然停止了工作,除颤仪在抢救室颤病人过程中不能放电,这类医疗仪器的故障会对病人生命安全造成不可挽回的损失。这些事例说明医疗器械的可靠性对病人的重要性。一个医疗器械产品很重要的一类质量指标就是可靠性指标,如可靠度、失效率、平均寿命等等。随着科学技术的进步,可靠性已成为一门独立的学科并得到了不断地发展。

可靠性是指产品在规定的条件下、在规定的时间内完成规定的功能的能力,这里的"产品"是指可靠性研究和实验对象,如元器件、组件、部件、设备和系统等。可靠性定义的要素是三个规定,即规定条件、规定时间和规定功能。规定条件是指产品使用时所处的环境条件如温度、湿度、气压、风、电场、磁场等;使用条件如电力供应是否稳定、输出功率大小等;不同的工作方式如连续工作还是间歇性工作等;维护条件等。相同产品的可靠性在不同条件下会有很大差异。规定时间是指产品的工作期限、常用时间或其他单位,如里程、周期、次数等等。随着产品工作时间的增加,产品出现故障的概率会增加,产品的可靠性会下降。因此,产品的可靠性是时间的函数。规定功能是指产品规定必须具备的功能及其技术指标。完成规定功能是指产品能在规定的性能指标下保持正常运转。若产品的性能指标偏离了规定的范围,那么,即使机器能够运行,也是一种处于故障状态的工作,这是用来判断是否失效的标准。

可靠性可分为狭义可靠性和广义可靠性。上述的可靠性可以理解为狭义可靠性,即产品在规定条件下和规定时间内完成规定功能的能力。广义可靠性是指产品在其整个生命期限内完成规定功能的能力。电视机在使用一段时间之后可能会出现故障,但经维修工程师维修后仍可继续使用,这种产品称为可维修产品。因此,可维修产品是指产品发生故障后,经过一定的程序和方法进行维修后,恢复到能完成规定功能的能力。如果一种产品在使用过程中发生故障后无法进行修复的产品称为不可维修产品。如灯泡坏了就没有办法维修。医疗器械产品也是分为可维修产品和不可维修产品,广义可靠性包括狭义可靠性和维修性。这里的维修性是指产品在规定的条件下和规定的维修时间内,按规定的程序和方法进行维修时,保持或恢复其规定状态的能力。

二、可靠性范畴

可靠性问题从 20 世纪 40 年代开始提出到现在,经过几十年的发展和积累,可靠性理论逐渐形成了以下三个主要的分支:

1. **可靠性数学**　是研究可靠性的基础。它主要研究与解决各种可靠性问题的数学方法和数学模型,研究可靠性的定量规律。可靠性数学主要涉及的数学分支有概率论、数理统计、随机过程、运筹学及拓扑学等,目前已广泛应用于产品故障的统计规律、易损部件的更换周期模型、产品的可靠性设计、分析、评估等。

2. **可靠性物理**　又称失效物理,是研究失效的物理原因及其数学物理模型、检测方法与纠正措施的一门可靠性理论。它起源于 20 世纪 60 年代半导体器件的快速发展,但也遇到了很多未知的失效原因。由于半导体与物理学的密切关系而逐渐发展成失效物理学。它是从本质上、从机制方面探究产品的不可靠因素,从而为研究、生产高可靠性产品提供科学的依据。

3. **可靠性工程**　是为了保证产品在设计、生产和使用过程中达到预定的可靠性要求而采取的技术和管理措施。目前已广泛开展对产品进行可靠性设计、可靠性试验、可靠性优化与寿命周期费用、可靠性维修及失效分析等。

产品的固有可靠性与其设计、制造工艺、产品的材料和科学的管理等密切相关,因此,产品的可靠性必须从设计、制造和管理等方面加以保证。在可靠性设计中,产品在生产过程中就已经确立了可靠性,通过运用可靠性理论实现设计。可靠性模型对产品进行可靠性预计和分配,最终将可靠性指标分解到元器件。样品研制完后需通过可靠性试验和测定来快速、准确地确定产品的薄弱环节,给出改进措施和改进后对产品可靠性的影响。然后,再通过可靠性优化来平衡寿命周期费用,从而使生产出来的产品可靠性高、安全稳定、使用费用低。当然,产品在使用过程中各种环境、操作水平、保养与维修等因素也会影响其可靠性。这种可靠性称之为使用可靠性,它与产品的使用条件密切相关。

三、可靠性历史

1939 年,美国航空委员会出版了《适航性统计学注释》,提出飞机由于各种失效造成的事故率不应超过 0.0001/h,相当于飞机在一小时飞行中的可靠度为 0.9999。这是最早提出的可靠性指标。而第一个系统运用可靠性理论来计算的是德国的 V1 火箭。他们提出了火箭的可靠度为所有元器件可靠度的乘积。在 20 世纪 50 年代,美国在朝鲜战场上使用了当时性能非常先进但结构复杂的雷达装置。在实际使用过程中故障检测和维修时间占到了装备有效使用时间的 84%。这种情况让美国投入了大量的人力和物力去进行可靠性研究。1952 年成立了由军方、工业界、学术界组成的"电子设备可靠性顾问组"(AGREE)。1957 年 6 月 14 日,AGREE 发行了著名的《军用电子设备可靠性》,报告对如何解决产品可靠性问题进行了广泛、系统、深入的研究并提出了一系列办法,成为美国一系列军标的基础。同期,前苏联、法国、英国和日本也对可靠性问题进行了专门研究。尤其是前苏联全面开展了可靠性研究,并将宇宙飞船的可靠性分解为各个元器件的可靠性研究,取得了很好的效果。我国也在雷达和通讯设备上提出了可靠性需求,但并没有得到重视。

20 世纪 70 年代,可靠性理论与实践的发展进入了成熟应用阶段。我国在可靠性研究方面起步较晚,直到 20 世纪 70 年代后期,由于国内元器件及整机的可靠性问题严重,特别是当时电视机质量较差,故障率高,作为广大电视消费者要求改善电视机质量的呼声很高。1984 年我国颁布了国家军用标准 GJB/Z299《电子设备可靠性预计手册》,并组建了全国统一的电子产品可靠性信息交换网,推动了我国电子产品的可靠性工作。国家组织制订了一系列可靠性国家标准、军用标准和专业标准,我国的可靠性工作逐步走入正轨。同期,国际上已经将可靠性向更深、更广的方向发展,如软件可靠性、机械可靠性、光电器件可靠性、微电子器件可靠性等,全面应用 CAD、模块化、综合化等技术提高产品设计的可靠性。

20 世纪 90 年代之后,可靠性在向着综合化、自动化、系统化和智能化的方向发展。产品的可靠性设计已经不再是简单的分立单元的组合叠加,而是以提高整个产品的信息综合利用和资源共享能力为基础来提高产品的可靠性和维修性。可靠性发展也从单一领域的研究发展到结合各个学科门类中相应的研究,形成多学科交叉渗透。

可靠性作为独立的学科从诞生、发展到现在的多学科交叉渗透仅仅几十年,已经取得了很大的发展,但也存在着一些难题,如:到现在还没有成熟的数学模型和分析方法可直接用于机械系统进行可靠性研究;如何在小样本条件下确定系统的可靠性参数等。人们用常规的可靠性理论进行产品评价并不能完全反映实际情况。产品可靠性在理论和研究模式上还有欠缺,需要结合其他理论如模糊理论、人工智能等,使可靠性理论、试验和管理能够更成熟、更完善。

四、临床工程中的可靠性

产品的可靠性可分为固有可靠性和使用可靠性,固有可靠性取决于产品的设计制造和所用的材料。但产品的使用可靠性跟我们平时的使用环境、技师的操作水平等密切相关。因此,即使同一个生产厂家的同一个产品在不同的医院就会有不同的寿命水平。如何客观公正的评判一台医疗设备已到了其寿命的损耗期?对我们每个医学工程师来说是一个难题。目前,通常由主管的工程师对该医疗设备的使用时间、故障情况等做一个相对客观的评价,以此确定是否可以报废更新,但工程师的主观性很大。有了可靠性理论之后,工程师可以结合该医疗设备以前的故障数据和常用的可靠性概率模型来求出可靠性参数,从而确定该医疗设备具体的可靠性数学模型。有了这个数学模型,工程师就可以根据工作任务的可靠度要求来客观的确定该医疗设备的报废时间。

(刘锦初)

第二节　可靠性理论基础

可靠性和维修性是一个以概率和统计理论为基础的工程科学,其适用范围包含在役医疗仪器。临床工程有必要采用可靠性和维修性理论,科学制定在役医疗仪器预防性维修计划,为保障在役医疗仪器安全有效性提供科学的技术支持。概率论和数理统计是可靠性理论的重要数学基础。在可靠性理论中,产品寿命、可靠度、故障率等重要概念,以及寿命试验、可靠性设计等都是与概率论密切相关。因此,概率统计是可靠性理论的重要前提。本节用概率论方法介绍可靠性理论中的相关概念。

一、可靠性特征量

常用的可靠性特征量有可靠度、故障概率、故障密度、故障率、平均寿命、特征寿命、维修度、有效度等,这些特征量用数量定量描述了产品、系统、工程项目的可靠程度。

(一)可靠度

可靠度是指在规定条件下和规定的时间内完成规定功能的能力。在开始时 $t=0$,有 N 件测试产品正常工作,经过 t 时间,有 n 件测试产品失效,还有 $N-n$ 件测试产品在工作,则定义:

$$R(t) = \frac{N-n}{N} \tag{3-1}$$

为可靠度函数,即 $R(t)$ 表示在规定时间 t 内,可靠产品的概率:

$$R(t) = P(T>t) \tag{3-2}$$

式中:t 为规定的时间,T 为产品寿命。根据这个定义,可靠度函数 $R(t)$ 描述了在 $(0, t)$ 时期产品的完好概率,并且 $R(t) \geqslant 0, R(0) = 1$,并当 $t \rightarrow \infty, R(t) \rightarrow 0$。与可靠度相反的是不可靠度,即发生故障的概率,称故障累积分布函数:

$$F(t) = \frac{n}{N} \tag{3-3}$$

即:$F(t)$ 表示在规定时间 t 内,故障产品的概率:

$$F(t) = 1 - R(t) \quad (T > t) \tag{3-4}$$

故障累积分布函数 $F(t)$ 描述了在 $(0, t)$ 时期产品的故障概率,并且 $F(t) \geqslant 0, F(0) = 0, F(\infty) = 1$。故障累积分布函数对时间 t 的导数,称为故障概率密度函数:

$$f(t) = \frac{dF(t)}{dt} \tag{3-5}$$

式(3-5)写成变化率形式,并代入式(3-3),有:

$$f(t) = \frac{F(t + \Delta t) - F(t)}{\Delta t} = \frac{n + \Delta n - n}{N \Delta t} = \frac{\Delta n}{N \Delta t}$$

其中:Δn 表示在 Δt 时间内,故障产品的数量。

(二)故障率

故障率是指在规定时间 t 完好的产品,在该时刻 t 之后的单位时间 Δt 内发生故障的概率:

$$\lambda(t + \Delta t) = \frac{P(t < T \leqslant t + \Delta t \mid t < T)}{\Delta t}$$

当 $\Delta t \rightarrow 0$,有:

$$\lambda(t) = \lim_{\Delta t \rightarrow 0} \frac{P(t < T \leqslant t + \Delta t \mid t < T)}{\Delta t} = \lim_{\Delta t \rightarrow 0} \frac{P(t < T \leqslant t + \Delta t, t < T)}{P(t < T) \Delta t} \tag{3-6}$$

$$= \lim_{\Delta t \rightarrow 0} \frac{F(t + \Delta t) - F(t)}{R(t) \Delta t} = \frac{f(t)}{R(t)}$$

从式(3-4)和式(3-5),可以获得:

$$\lambda(t) = \frac{f(t)}{R(t)} = -\frac{dR(t)}{dt} \cdot \frac{1}{R(t)} \tag{3-7}$$

对式(3-7)两端积分,有产品使用一段时间后的累积故障率为:

$$\int_0^t \lambda(t) dt = \int_0^t -\frac{dR(t)}{dt} \cdot \frac{1}{R(t)} dt = -\ln R(t) \tag{3-8}$$

对式(3-8)两边求指数,有故障率与可靠度的关系为:

$$R(t) = \exp\left[-\int_0^t \lambda(\tau) d\tau\right] \tag{3-9}$$

可见,产品的故障率 $\lambda(t) \rightarrow 0, R(t) \rightarrow 1$,可靠性愈高。从式(3-6)、式(3-4)和式(3-2),有:

$$\lambda(t) = \lim_{\Delta t \rightarrow 0} \frac{F(t + \Delta t) - F(t)}{R(t) \Delta t} = \frac{\Delta n}{(N - n) \Delta t} \tag{3-10}$$

故障率的单位为菲特(Fit),$1 \text{Fit} = 10^{-9} \text{h}$。典型的产品全寿命过程故障率函数呈浴盆特性(bathtub curve),如图 3-1 所示。产品寿命周期经历了三个阶段:第一阶段为初期,主要由制造缺陷、部件磨合等引起,可以通过维修消除;第二阶段为正常期,产品在经历了磨合之后,处于正常工作状态,也是故障最少阶段;第三阶段为故障期,产品在经过一段时间使用后,因元器件疲劳、磨损、老化等,故障逐渐增多,进入故障多发期,此时维修与淘汰并存。全寿命故障率可以表示为:

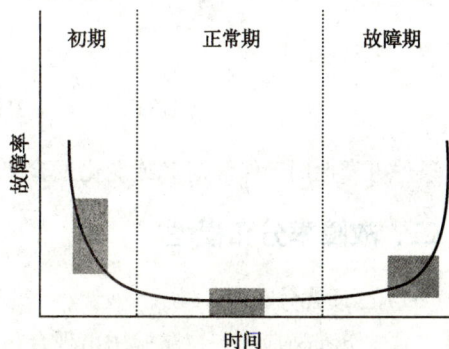

图 3-1　故障率的浴盆特性

$$\lambda(t) = \lambda_1(t) + \lambda_2(t) + \lambda_3(t)$$

其中:$\lambda_1(t)$表示产品初期故障率,$\lambda_2(t)$表示产品正常期故障率,$\lambda_3(t)$表示产品故障期故障率。每一个阶段的故障率分布是不同的,如指数分布,正态分布,威布尔分布等等。

(三)平均寿命

平均寿命是指产品在规定条件下工作时间的均值,表示产品平均工作的时间。对不可修复产品,平均寿命用对平均故障前时间(mean time to failure,MTTF)表示:

$$\text{MTTF} = \int_0^\infty tf(t)dt \tag{3-11}$$

方差为:

$$\sigma^2 = \int_0^\infty (t - MTTF)^2 f(t)dt = \int_0^\infty t^2 f(t)dt - \text{MTTF}^2$$

方差用于评价 MTTF 的分散程度。可以证明:

$$\text{MTTF} = \int_0^\infty tf(t)dt = \int_0^\infty tdF(t) = -\int_0^\infty tdR(t) = -tR(t)\Big|_0^\infty + \int_0^\infty R(t)dt$$
$$= \int_0^\infty R(t)dt \tag{3-12}$$

一般情况下,可以对可靠性函数 $R(t)$ 进行积分,即可得平均故障时间(MTTF)。对 n 件测试产品,每一件测试产品的故障前工作时间为 $t_i(i=1, 2, \cdots, n)$,则 MTTF 可以用下式计算:

$$\text{MTTF} = \frac{1}{n}\sum_{i=1}^n t_i$$

$$\sigma^2 = \frac{1}{n}\sum_{i=1}^n (t_i - MTTF)^2$$

对可修复产品,平均寿命用相邻两次故障间的平均工作时间,即平均无故障时间或平均故障间隔时间(mean time between failures,MTBF)表示:

$$\text{MTBF} = \frac{1}{n}\sum_{i=1}^n (T_i - T_{i-1})$$

其中:T_i 为第 i 次故障时间,T_{i-1} 为第 $i-1$ 次故障时间。根据这个定义,MTBF 的估计值为:

$$\text{MTBF} = \frac{1}{N}\sum_{i=1}^n \sum_{j=1}^{n_i} t_{ij} \tag{3-13}$$

其中:$N = \sum_{i=1}^n n_i$ 为测试产品所有故障数,n 为测试产品总数,n_i 为第 i 个测试产品故障数,t_{ij} 为第 i 个测试产品第 $j-1$ 次故障与第 j 次故障间隔时间。

(四)条件可靠性

条件可靠性是指产品已经工作 T_0 时间下,继续工作 t 时间的概率:

$$R(t \mid T_0) = \exp\left[-\int_{T_0}^{T_0+t} \lambda(\tau)d\tau\right] \tag{3-14}$$

条件平均故障时间为:

$$\text{MTTF}(T_0) = \int_0^\infty R(t \mid T_0)dt = \frac{1}{R(T_0)}\int_{T_0}^\infty R(t)dt \tag{3-15}$$

条件可靠性用于保修期 T_0 或老化试验期 T_0 的产品评价。

二、故障率分布模型

(一)二项式分布

二项式分布适应于一次试验中出现合格与不合格两个结果的场合,它只有两个结果的事件 A 与 $\bar{A}$。设它们合格发生的概率为 $P(A)=p$,则不合格发生的概率为 $P(\bar{A})=q=1-p$。在重复 n 次试验,

有 k 次为 A 的概率为：

$$P_n(k) = C_n^k p^k q^{n-k}$$

该式正好是二项式 $(p+q)^n = C_n^k p^k q^{n-k}$ 的第 $k+1$ 项。用 X 表示事件 A 在 n 次重复中的发生次数，其可能的取值有 0，1，2，…，n，则故障概率密度函数为：

$$f(k) = C_n^k p^k q^{n-k} (k=0,1,2,\cdots,n) \tag{3-16}$$

称为随机变量 X 服从二次分布。不合格产品故障概率密度函数为：

$$F(c) = \sum_{k=0}^{c} C_n^c p^k (1-p)^{k-c} \tag{3-17}$$

二次分布数学期望和方差分别为：

$$E(k) = \sum_{k=0}^{n} kf(k) = np$$

$$D(k) = \sum_{k=0}^{n} [k-E(k)]^2 f(k) = npq$$

二项式分布是离散型分布，广泛应用于可靠性分析和质量控制。

（二）泊松（Poisson）分布

如果大样本试验，二次分布的数学期望趋向常数，即 $\lim\limits_{n\to\infty} np = \lambda$（常数），则式（3-16）变为：

$$f(k) = \frac{\lambda^k}{k!} e^{-\lambda} (k=0,1,2,\cdots,n; \lambda>0) \tag{3-18}$$

称为随机变量 X 服从泊松分布。泊松分布的故障概率密度函数为：

$$F(c) = \sum_{k=0}^{c} \frac{\lambda^k}{k!} e^{-\lambda} \tag{3-19}$$

数学期望和方差分别为：

$$E(k) = \sum_{k=0}^{n} kf(k) = \lambda$$

$$D(k) = \sum_{k=0}^{n} [k-E(k)]^2 f(k) = \lambda$$

（三）指数分布

可靠性分析中最常见的一类故障分布就是指数分布：

$$R(t) = e^{-\alpha t} \tag{3-20}$$

以指数型可靠性函数，从式（3-17）和式（3-18）可得指数分布的平均故障时间和故障时间方差分别为：

$$\text{MTTF} = \frac{1}{\alpha}$$

$$\sigma^2 = \frac{1}{\alpha^2}$$

从式（3-14），可得条件平均故障时间：

$$R(t|T_0) = \frac{R(T_0+t)}{R(T_0)} = e^{-\alpha t} = R(t) \tag{3-21}$$

这个结果说明增加保修期 T_0 或老化试验期 T_0 不能提高可靠度，故障时间只与工作时间长度有关，与使用年限无关。通常，产品个体的可靠性符合指数分布。

（四）正态分布

正态分布已经成功地用于疲劳和磨损现象。故障概率密度函数为：

$$f(t) = \frac{1}{\sigma\sqrt{2\pi}} e^{-\frac{(t-\mu)^2}{2\sigma^2}} \quad (-\infty<t<\infty) \tag{3-22}$$

称为故障变量服从参数 μ 和 σ 的正态分布 $N(\mu, \sigma)$。令 $\tau = \dfrac{t-\mu}{\sigma}$，有标准正态分布密度函数为：

$$\phi(\tau) = \frac{1}{\sigma\sqrt{2\pi}} e^{-\frac{\tau^2}{2}} \quad (-\infty < \tau < \infty)$$

标准正态分布函数为：

$$\Phi(t) = \frac{1}{\sigma\sqrt{2\pi}} \int_{-\infty}^{t} e^{-\frac{\tau^2}{2}} du$$

这样，正态分布的可靠性特征量：

（1）可靠度函数：$R(t) = -\int_{t}^{\infty} f(\tau) d\tau = \int_{t}^{\infty} \dfrac{1}{\sigma\sqrt{2\pi}} e^{-\frac{\tau^2}{2}} d\tau$

（2）故障率函数：从式（3-9）、式（3-33）和式（3-36），$\lambda(t) = \dfrac{f(t)}{R(t)} = \dfrac{1}{\sigma} \dfrac{\phi(t)}{1-\Phi(t)}$

（3）平均寿命：$E(\mathrm{X}) = \mu$

（4）寿命方差：$D(\mathrm{X}) = \sigma^2$

（五）威布尔分布

威布尔分布的故障率函数为：

$$\lambda(t) = at^b \tag{3-23}$$

当 $b>0$，$\lambda(t)$ 为递增函数；当 $b<0$，$\lambda(t)$ 为递减函数。为了便于数学表达，式（3-23）写为：

$$\lambda(t) = \frac{\beta}{\theta}\left(\frac{t}{\theta}\right)^{\beta-1} \tag{3-24}$$

由式（3-9），可以得到可靠度函数：

$$R(t) = e^{-\left(\frac{t}{\theta}\right)^{\beta}} \tag{3-25}$$

和故障概率密度函数为：

$$f(t) = \frac{\beta}{\theta}\left(\frac{t}{\theta}\right)^{\beta-1} e^{-\left(\frac{t}{\theta}\right)^{\beta}} \tag{3-26}$$

其中：β 是形状参数，θ 是尺度参数。β 取值将影响故障概率密度函数 $f(t)$ 的形态，当 $\beta<1$，$f(t)$ 与指数分布的形态相近；当 $\beta \geqslant 3$，$f(t)$ 趋于正态分布；当 $1 \leqslant \beta < 3$，$f(t)$ 是倾斜的，如图 3-2 所示。

θ 的取值将影响分布函数的均值和广度，即离散度，如图 3-3 所示。θ 的单位与故障时间相同，也称特征寿命。通常，产品群体的可靠性符合威布尔分布。

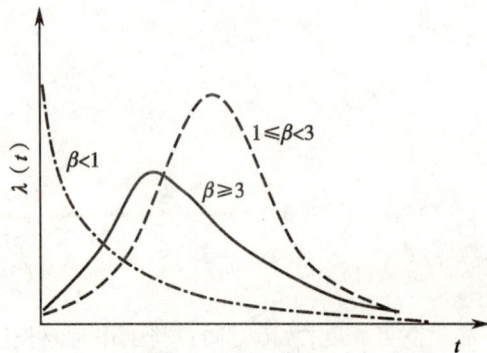

图 3-2　形状参数 β 对威布尔分布影响　　　　图 3-3　尺度参数 θ 对威布尔分布影响

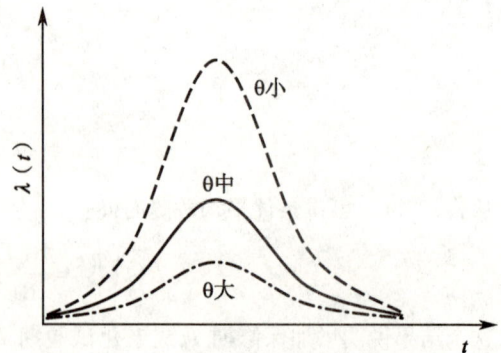

下面举例说明一下威布尔分布函数的应用。

【例 3-1】　有一同批购买的监护仪在同环境情况下从安装开始使用到其血氧探头第一次损坏更换的时间数据从小到大排列如表 3-1 所示，试测算此批次监护仪血氧探头的中值寿命，即 $R(t) =$

0.5 时,此批次监护仪的血氧探头寿命为多少?

表 3-1 某批次监护仪的血氧探头损坏更换时间数据

序号	首次更换(天)	序号	首次更换(天)
1	253	9	585
2	275	10	585
3	296	11	621
4	300	12	621
5	356	13	672
6	368	14	687
7	397	15	719
8	496		

采用 Matlab 中的威布尔分布函数 wblfit 进行参数估计,其代码如下:

```
data=[ ];
p=wblfit(data);
m=p(2);eta=p(1);
fx=@(x) m/eta*(x/eta).^(m-1).*exp(-(x/eta).^m);
Fx=@(x) 1-exp(-(x/eta).^m);
lamda=@(x) m*x.^(m-1)/eta^m;
plot(data,fx(data));
figure(2);
plot(data,Fx(data));
figure(3);
plot(data,lamda(data));
figure(4);
plot(data,1-Fx(data));
```

其中 m 为形状参数,eta 为尺度参数,fx 为密度函数,Fx 为累计概率密度函数,lamda 为故障率函数(图 3-7)。将数据代入上述代码中,获得可靠度函数 $R(t)$(图 3-4),故障累积分布函数 $F(t)$(图 3-5),故障概率密度函数 $f(t)$(图 3-6),并从威布尔分布函数参数估计获得形状参数 $m=3.4047$;尺度参数 eta = 539.1994。由此得出中值寿命 $R(t)=0.5$ 时,此批次监护仪的血氧探头中值寿命约为 1.32 年。

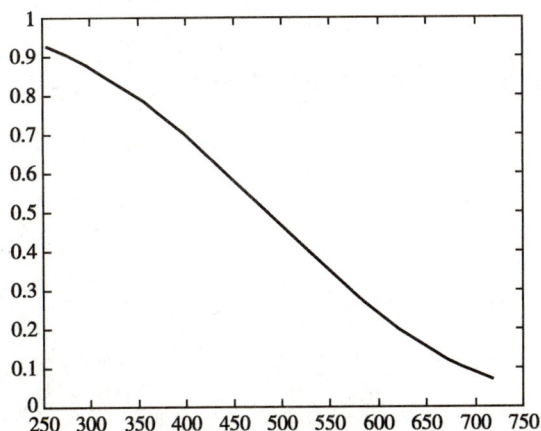

图 3-4 可靠度函数 $R(t)$

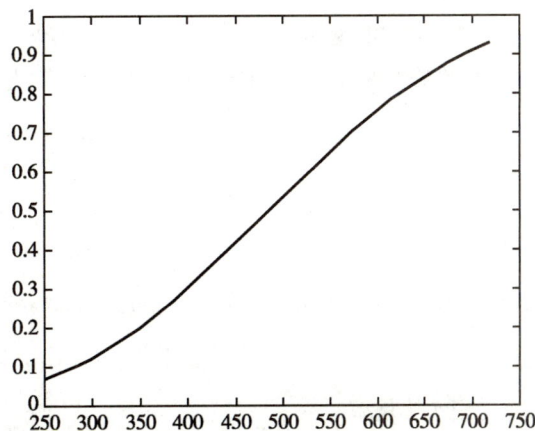

图 3-5 故障累积分布函数 $F(t)$

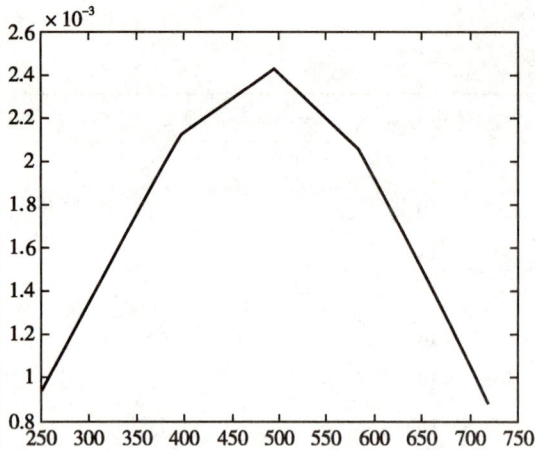

图 3-6 故障概率密度函数 $f(t)$

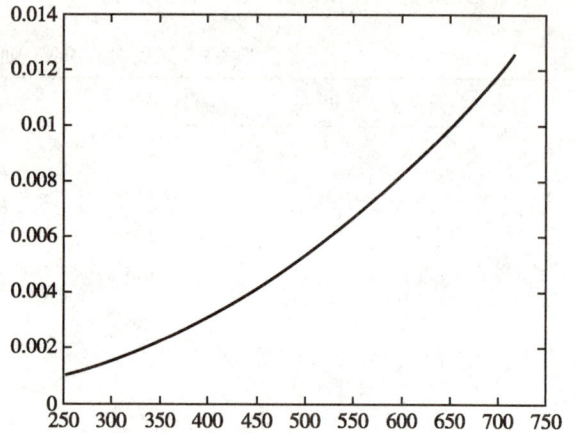

图 3-7 故障率函数 $\lambda(t)$

三、维修性特征量

（一）维修度

维修性是指在规定条件下，在规定的时间内按照规定的程序和方法对产品维修，恢复或修复到规定功能或状态的能力。产品从开始故障到修理完毕的时间，称为维修时间 T。维修时间包括故障诊断时间、维修准备时间和维修实施时间。用维修度函数 $M(t)$ 表示维修时间 t 大于或等于故障状态产品修复时间 T 的概率：

$$M(t) = P(T \leq t) \tag{3-27}$$

对维修度函数 $M(t)$ 对时间 t 进行微分，即得维修概率密度函数：

$$m(t) = \frac{dM(t)}{dt} \tag{3-28}$$

维修有事后维修、视情维修和预防维修三种，事后维修又叫修复性维修，是在产品发生故障后，经过维修活动，使产品恢复原有功能状态。视情维修是根据产品到达故障状态前进行的维修。预防维修是按计划规定的时间进行的维修。对于设备来说，不论采用哪一种维修，都存在一段时间不能使用，这段时间称为停机时间，或停用时间。事后维修、视情维修和预防维修的停机时间名称都一致，但是意义是不同的。事后维修是在产品工作时间偶发故障导致的停用，对医疗过程会造成影响，而视情维修和预防维修事先设计好的维修时间，可以避开工作时间进行维修，因此，这两种维修不会对医疗过程造成影响。

（二）平均修复时间

平均修复时间（mean time to repair，MTTR）是指对可修复产品的平均修理时间：

$$\text{MTTR} = \int_0^\infty t m(t) dt \tag{3-29}$$

其方差为：

$$\sigma^2 = \int_0^\infty (t - MTTR)^2 m(t) dt = \int_0^\infty t^2 m(t) dt - MTTR^2$$

一般地，维修时间 MTTR 服从指数分布：

$$M(t) = 1 - e^{-\frac{t}{MTTR}} \tag{3-30}$$

（三）修复率

修复率是指在到修理时间但未修复的产品，在这时间之后每单位时间完成修理的概率，用 $\mu(t)$ 表示：

$$\mu(t) = \frac{1}{1-M(t)} \cdot \frac{dM(t)}{dt} = \frac{m(t)}{1-M(t)} \tag{3-31}$$

作变换：

$$\frac{dM(t)}{dt} = -\frac{d[1-M(t)]}{dt} \tag{3-32}$$

将式（3-32）代入式（3-31），有：

$$\mu(t) = -\frac{1}{1-M(t)} \cdot \frac{d[1-M(t)]}{dt}$$

即：

$$\mu(t)dt = -\frac{d[1-M(t)]}{1-M(t)}$$

两边求积分有：

$$\int_0^t \mu(t)dt = -\int_0^t \frac{d[1-M(t)]}{1-M(t)} = -ln[1-M(t)]\Big|_0^t$$

$$ln[1-M(t)] = -\int_0^t \mu(t)dt$$

$$M(t) = 1 - \exp\left[-\int_0^t \mu(t)dt\right] \tag{3-33}$$

一般地，维修度 $M(t)$ 服从指数分布，则有：

$$\mu(t) = \frac{1}{MTTR}$$

代入式（3-33），有：

$$M(t) = 1 - \exp[-\mu t] = = 1 - \exp\left[-\frac{t}{MTTR}\right] \tag{3-34}$$

这是一个指数分布函数，维修度 $M(t)$ 受平均维修时间 MTTR 的影响。维修条件取决于维修难易度、维修人员技术水平和维修设施与管理水平三要素。

（四）维修性与可靠性镜像关系

可靠性与维修性的特征量具有镜像关系，如表3-2。可靠性指标是关于产品开始工作到故障发生的时间数据，而维修性指标是发生故障后维修所花费的时间数据。两者对比，维修时间比故障发生时间小得多。另外，可靠性是由设计、制造、使用等因素决定，而维修性是由人的因素决定。

表 3-2　可靠性与维修性镜像关系

可靠性	维修性
故障累积分布函数 $F(t)$	维修度函数 $M(t)$
故障概率密度函数 $f(t)$	维修概率密度函数 $m(t)$
平均故障间隔时间 MTBF	平均修复时间 MTTR
故障率 $\lambda(t)$	修复率 $\mu(t)$

（五）可修复产品的故障发生率

产品会有故障—维修—故障—维修的 n 次维修过程。设 T_1、T_2、...、T_n 为故障时间，则故障间隔时间为：

$$X_i = T_i - T_{i-1} \tag{3-35}$$

在经过 i 次维修后，X_i 会变得恶化，不再是独立变量。可修复产品的故障发生率（ROCOF）是在 $0 \sim T_n$ 内故障次数 $N(t)$ 的导数：

$$\rho(t) = \frac{dN(t)}{dt} \tag{3-36}$$

一般地，ROCOF 以幂律分布：

$$\rho(t) = abt^{b-1}(a>0, \ b>0) \tag{3-37}$$

其形式服从于威布尔分布的故障率函数。

四、有效性特征量

有效性也称可用性,是指可修复产品在规定条件下使用时具有维持规定功能的能力,其数量指标是有效度。它综合地反映了可维修产品可靠性和维修性的使用效率。有效性研究起源于军用装备,目前已经延伸到医疗器械,并且其范围已不限于可修复产品,不可修复产品,如血管支架、封堵器一类的置入性产品也在研究之列。

(一)有效度

有效度也称有用度,是产品工作时间的函数,记 $A(t)$。对于不可维修产品,有效度就等于可靠度。对于可维修产品,当故障发生时,只要允许在规定的时间内修复,并且能正常工作,有效度等于修复后所有工作时间的可靠度。有效度的定义如下:

$$A = \frac{能工作时间}{能工作时间+不能工作时间} \tag{3-38}$$

根据这样的定义,有效度分为四种形式:

(1) 瞬时有效度:是指在一特定瞬时,可维修产品保持正常工作的概率,它反映了产品即刻的有效度,与之前时刻的有效性无关。

(2) 平均有效度:是指可维修产品在一定时间 t 内,瞬时有效度的平均值:

$$\overline{A}(t) = \frac{1}{t} \int_0^t A(\tau) d\tau \tag{3-39}$$

(3) 工作有效度:是指可维修产品在工作时间 $t_2 - t_1$ 内,瞬时有效度的平均值:

$$\overline{A}(t_1, t_2) = \frac{1}{t_2 - t_1} \int_{t_1}^{t_2} A(\tau) d\tau \tag{3-40}$$

(4) 稳态有效度:也称时间有效度,是指当工作时间 $t \to \infty$ 的有效度:

$$A(\infty) = \lim_{t \to \infty} A(t) \tag{3-41}$$

上述四种有效度之间的关系可用图 3-8 表示。

(5) 固有有效度:包括实际不能工作时间(Mean active down time, MADT)的有效度:

$$A(\infty) = \frac{MTBF}{MTBF+MADT} \tag{3-42}$$

如果是预防性维护中,MTBF 改成两次维修间的平均时间(mean time between maintenance, MTBM)。MADT 改成平均维护时间(mean time to maintenance, MTTM)。从式(3-42)得知:提高产品的可靠性有两种途径:

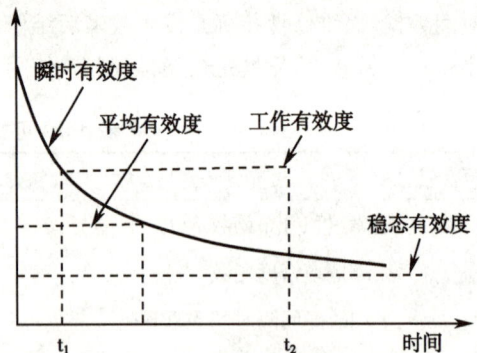

图 3-8　有效度

(1) 延长设备的平均无故障间隔时间 MTBF;

(2) 提高维修性,缩短维修时间 MTTR。

但是,上述两条途径是有矛盾的,缩短维修时间 MTTR,必然采用模块化、替换、隔离等设计。这种设计增加了设备系统环节,增加了故障率。一般地,当 MTBF>150h,MTTR 作用不大,可以考虑主要以延长 MTTR 为主。当 MTBF<150h,要多考虑可维修性。

(二)系统有效度

系统有效度是综合有效度 A、可靠性 R、完成功能概率 P 的一个指标,定义为:

$$E = A \times R \times P \tag{3-43}$$

(包家立　刘锦初)

第三节 数据收集与参数估计

可靠性数据分析是通过收集产品在研制、试验、生产、使用和维修等过程中所产生的可靠性数据,依据产品的功能和利用概率统计方法,给出产品的各种可靠性数量指标(如可靠度、失效率、平均故障时间间隔等)的定量描述,为可靠性设计和可靠性试验提供基础,为可靠性决策提供依据。可靠性数据分析的数学基础是概率论与数理统计,其中核心问题是统计推断可靠性数据分布类型,包括采用经验分析、参数估计和假设检验。

一、数据收集

可靠性数据的收集是从事产品可靠性分析的基础,缺乏大量的可靠性数据,就无法找出其统计规律和建立数学模型,无法对产品的可靠性进行定量分析,也就无法对产品的使用可靠性作出正确评价。

(一)可靠性数据

可靠性数据既包括具体数据,比如:质量认证数据、质量评估数据、失效率数据、寿命试验数据、可靠性筛选数据、储存试验数据、现场使用数据等,也包括可靠性文献资料,比如:可靠性试验报告、故障分析报告、可靠性标准和规范、可靠性技术文献、可靠性研究报告和技术成果,以及主要产品型号、规格、性能和生产厂家等。

可靠性数据的特征:分散性与相关性;发生的随机性和度量的时间性;收集的高代价和使用的高价值,即有价性;继承性和时效性。

可靠性数据来自于产品设计、制造、试验、使用、维护的整个过程。在研制阶段可靠性数据主要来自可靠性试验和可靠性评审报告等;在生产制造阶段可靠性数据来自验收试验、制造、装配、检验记录、元器件和原材料的筛选与验收记录以及返修记录等;在产品使用阶段可靠性数据来自故障数据、维护、修理记录和退役报废记录等。

(二)可靠性试验

通过可靠性试验和产品可靠性的使用数据调查获得可靠性数据。为了提高和证实产品的可靠性水平而进行的各种试验统称为可靠性试验,它是可靠性原始数据的主要来源。虽然试验所用时间较长、费用较大,但从提高和保证产品的质量角度来说是值得的。

可靠性试验按试验目的不同,可分为以下三种类型:①研制与验证试验。它是为进行产品可靠性设计、研制和验证的试验。②鉴定与验收试验。它是对单件或批量产品的质量鉴定,或是验收产品时判断产品的可靠性是否合格的试验,它主要采用可靠性抽样试验,检查产品的寿命、失效率是否满足规定的要求。同时,也可用来确定某一产品是否符合规定的使用要求。③工作试验。它是为了了解产品在使用前或使用期间内的工作情况而进行的试验。

寿命试验是可靠性试验的重要组成部分,是评价、分析产品寿命可靠性特征量所进行的试验。寿命试验按试验场所分为现场试验和实验室试验两种。现场试验是产品在实际使用条件下的试验,观测到的数据称为现场数据;收集现场数据十分重要,能反映产品的真实使用条件和可靠性水平,但通常会遇到较多的困难,比如耗费时间较长、工作环境情况波动较大、较难获得准确数据等。实验室试验是模拟现场情况的试验,从实验室获得的数据称为试验数据;试验数据质量好,一般较完整、准确,还可设法人工控制、缩短试验时间以加速取得试验结果;实验室试验范围可以包括可靠性试验、寿命试验或加速寿命试验、功能试验、环境试验、定期试验或综合试验等,比如通常用于电子产品的截尾寿命实验。寿命试验一般是实验室试验。

寿命试验按试验截止情况分为全数试验和截尾试验两种。全数试验是当试样全部失效才停止的试验,这种试验方式可获得较完整的试验数据,统计分析结果也较好;但所需时间较长,有时难以实现。截尾试验是当试样达到规定的条件就停止的试验,它又分为定数截尾试验和定时截尾试验两种。

定数截尾试验是试验到规定的失效数即停止的试验;而定时截尾试验是试验到规定的时间,此时不管试样失效多少都停止的试验。截尾寿命试验按试验中试样失效后是否用新试样替换继续试验还可分为有替换和无替换两种。这样,截尾寿命试验一般划分为四种试验:①有替换定数截尾寿命试验;②有替换定时截尾寿命试验;③无替换定数截尾寿命试验;④无替换定时截尾寿命试验。全数寿命试验也可看成是截尾数是 n 的无替换定数截尾寿命试验。此外,还有分组最小寿命试验、序贯寿命试验、有中止的寿命试验等。

(三)可靠性数据收集的基本要求和程序

可靠性数据收集的基本要求是具有目的性、真实性、连续性和完整性。目的性是要根据产品寿命周期内不同阶段对可靠性分析的需要决定。真实性是对所记录数据必须真实反映产品状况,特别是产品故障的描述;真实性是准确性的前提。连续性是为了保证数据具有可追溯性,反映产品可靠性的趋势,其中最主要的是产品在工作过程中所有时间发生时的时间记录和对所经历过程的描述。比如:产品开始工作、发生故障、中止工作的时间及故障时的状况、返厂修理、经过纠正或报废等情况的描述。完整性是为了充分利用数据对产品进行可靠性评估,即对某次故障或维修事件,要尽可能的记录清楚故障产品的使用情况及该产品的历史及送修、报废等。

可靠性数据收集的程序包括:①进行需求分析,明确数据收集的目的。②确定数据收集场所,产品不同寿命阶段有不同的数据收集场所。比如,厂内试验数据就应选择实验室、产品生产检验点、元器件及材料筛选试验点等;现场数据主要应选择使用部门的质控室或维修部等。数据收集场所要具备一定的代表性、产品群体大、典型环境和使用条件等要素。③制定统一、规范的数据收集表格。④确定数据收集方式;建立完善的数据收集系统,可派专职人员或聘请兼职人员到现场收集;对责任人进行培训,加强责任心。

二、经验分析法

可靠性数据分布类型的判断通常有理论法、统计法两种。理论法是根据失效机制制定的数学模型或根据某种分布的性质推导出数据分布类型。例如,失效率为常数的寿命分布为指数分布;失效由"最弱"环节决定的寿命分布为极值分布;具有许多独立随机因素且无主导因素的分布为正态分布等。而统计法是依据大量试验数据经统计推断数据分布类型。很多同类性能在以往大量试验的基础上已经验证了其分布,例如,几何尺寸、材料性能、硬度等样本数据大多服从正态分布;金属的疲劳寿命则服从对数正态分布或威布尔分布等。在使用统计法时,对分布不明的情况应做大样本的试验以判定其分布类型;对已有经验参考的情况则可做小样本的试验,先假设其分布类型再进行相应的拟合性检验。

在很多实际情况下,总体的分布一般是未知的,往往可以根据具体应用情况或以往的经验,通过采用经验分布函数、直方图和概率图等经验分析法,粗略观察样本观测值的分布规律,对总体的分布类型有大致了解。

(一)经验分布函数(empirical distribution function)

分布函数是随机变量的一个重要特征,既然总体可以用随机变量来表示,而样本又可对总体的信息进行随机抽取,因此,通过用样本构造的样本函数即所谓的经验分布函数 $F_n(x)$ 可以估计总体 X 的分布函数 $F(x)$。

设 X_1, X_2, $\cdots$, X_n 是随机取自总体 X 的一个样本,其观测值为 x_1, x_2, $\cdots$, x_n,次序观测值 $x_{(1)} \leqslant x_{(2)} \leqslant \cdots \leqslant x_{(n)}$,对于任意给定自变量 x,$F(x) = P(X<x)$,则可用事件 $\{X<x\}$ 发生的频率作为估计总体 X 的样本的经验分布函数 $F_n(x)$,定义为

$$F_n(x) = \frac{样品 \ x_1, x_2, \cdots, x_n \ 中小于或等于 \ x \ 的个数}{n} \quad (-\infty<x<+\infty)$$

即

$$F_n(x) = \begin{cases} 0, & x<x_{(1)}, \\ \dfrac{k}{n}, & x_{(k)} \leqslant x<x_{(k+1)}, k=1,2,\cdots,n-1, \\ 1, & x \geqslant x_{(n)}. \end{cases} \tag{3-44}$$

笔记

其中 k 是落在 $(-\infty, x)$ 中 x_i 的个数。显然，$0 \leqslant F_n(x) \leqslant 1$，$F_n(-\infty)=0$，$F_n(+\infty)=1$。

根据格里纹科定理，对于任一实数 x，只要 n 充分大，经验分布函数 $F_n(x)$ 是总体分布函数 $F(x)$ 的良好近似。这是用样本来推断总体的理论依据。经验分布函数是利用样本得到的，而样本是随机变量，所以经验分布函数也是随机的。同一个总体，即使是在相同的样本容量下，不同的样本也会给出不同的经验分布函数。对任意产生的一组随机样本，从小到大对该样本排序，利用排序后的样本可作出经验分布函数图形，其图形大致分布在总体分布函数附近。

【例 3-2】　来自总体 X 的一组样本观测值为 $1,2,2,2,3,3,3,4$。试写出该样本的经验分布函数的观测值。

已知样本观测值中的 1、2、3、4，其频率分别为 $1/8$、$3/8$、$3/8$、$1/8$。

由定义得经验分布函数为：

$$F_8(x) = \begin{cases} 0, & x<1; \\ 1/8, & 1 \leqslant x<2; \\ 4/8, & 2 \leqslant x<3; \\ 7/8, & 3 \leqslant x<4; \\ 1, & x \geqslant 4. \end{cases}$$

把它看成是某个离散型随机变量的概率函数，其相应的各个分布函数值（0、$1/8$、$4/8$、$7/8$、1）便是经验分布函数的观测值。经验分布函数如图 3-9 所示。

（二）直方图（histogram）

面对杂乱无章的原始数据，无法直接看出数据包含的更多信息，做出推断的可信度也极为有限。因此需要借助频率分布表、频率分布直方图等样本数据的图形，分析数据并对总体作出相应的估计。

直方图是对来自连续总体 X 的一组样本观测值 $x_1, x_2, \cdots, x_n$ 的分布情况的图形描述，它是最常用的一种表现数据的方法。将数据的取值范围分成若干区间，在区间等间隔的情况下每一个区间长度称为组距；考察这些数据落入每一个区间的频数和频率，在相应每一个区间上画一个宽度等于组距的小矩形；小矩形高度可以是分别是频数、频率或频率/组距，所得相应直方图分别称为频数直方图、频率直方图和密度直方图。通

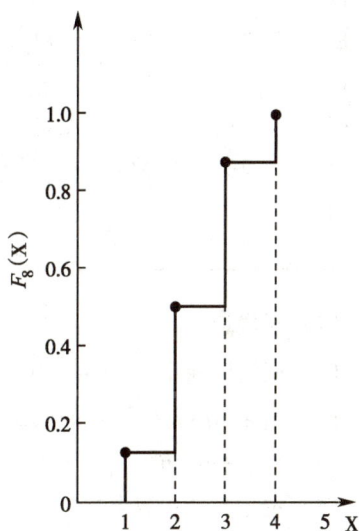

图 3-9　经验分布函数

过直方图，可以求出样本数据的样本平均值及样本标准差，并由其图形的形状可近似判断该样本的总体的大致趋势及其分布类型。

故障数据的直方图的一般做法是：

（1）在收集到的一批数据中，找出数据的最大值 X_{max} 和最小值 X_{min}，计算极差 $R = X_{max} - X_{min}$。

（2）确定区间个数。直方图的区间个数一般取为 $\sqrt{N}$ 并取整数，其中 N 为数据的个数。

（3）确定区间间隔 Δt。$\Delta t = R/\sqrt{N}$，并取整数。

（4）确定各区间边界。取 X_{min} 的一半为起始边界，逐次增加区间间隔 Δt，以此类推逐步确定各区间的边界值。

（5）计算各区间的中心值 t_i。$t_i = (下限值+上限值)/2$。

（6）计算落入各区间的频数 ν_i 和频率 ω_i，$\omega_i = \nu_i/n$，并检验频数的总和应等于数据的总数。

（7）计算样本平均值 $\mu = \dfrac{1}{n} \sum_{i=1}^{k} \nu_i \cdot t_i = \sum_{i=1}^{k} \omega_i \cdot t_i$。

（8）计算样本标准差 $s = \sqrt{\dfrac{1}{n-1}\sum_{i=1}^{k}\nu_i(t_i-\mu)^2}$。

（9）作直方图。

① 频数直方图:取各区间的频数 ν_i 为纵坐标,失效时间为横坐标,作失效频数直方图。

② 频率直方图:将各区间的频率 ω_i 除以区间间隔 Δt,取 $\omega_i/\Delta t$ 为纵坐标,失效时间为横坐标,作失效频率直方图。

③ 累积频率直方图和平均失效率直方图。

【例3-3】　表3-3中列出了100台某型号监护仪的寿命试验数据(单位:周),试求平均寿命及寿命标准差,作出故障频数直方图,并估计其寿命为何种分布类型。

表3-3　100台某型号监护仪的寿命试验数据(单位:周)

编号	0	1	2	3	4	5	6	7	8	9
A	64	45	31	83	63	61	53	36	19	33
B	47	99	70	82	52	43	47	75	52	76
C	24	1	93	47	70	84	63	65	56	38
D	21	57	51	81	22	51	64	70	62	71
E	73	38	81	68	52	61	71	64	75	41
F	62	96	64	55	72	61	72	61	14	42
G	39	67	65	53	64	59	29	72	66	67
H	54	58	67	42	64	34	43	58	67	42
I	56	60	71	52	43	52	70	35	62	23
J	54	20	76	68	62	80	81	34	44	62

（1）找出最大值 $B1:X_{\max}=99$ 和最小值 $C1:X_{\min}=1$,极差 $R=X_{\max}-X_{\min}=98$;

（2）确定区间个数 $\sqrt{N}=\sqrt{100}=10$;

（3）由于 $\Delta t=R/\sqrt{N}=98/10=9.8$,取区间间隔为 $\Delta t=10$;

（4）确定起始边界值为 $1-0.5=0.5$;

（5）根据起始边界值和区间间隔 Δt,计算各区间边界值和中心值并列于表3-4;

表3-4　边界值和区间间隔 Δt 的计算

各区间顺序号	各区间边界值	各区间中心值	落在各区间频数
1	0.5~10.5	5.5	1
2	10.5~20.5	15.5	3
3	20.5~30.5	25.5	5
4	30.5~40.5	35.5	9
5	40.5~50.5	45.5	12
6	50.5~60.5	55.5	19
7	60.5~70.5	65.5	30
8	70.5~80.5	75.5	12
9	80.5~90.5	85.5	6
10	90.5~100.5	95.5	3
合计			100

笔记

（6）计算样本均值 $\mu = 56.64$；

（7）计算样本标准差 $S = 18.47$；

（8）作出故障频数直方图，如图3-10所示。该型号监护仪的寿命近似为正态分布。

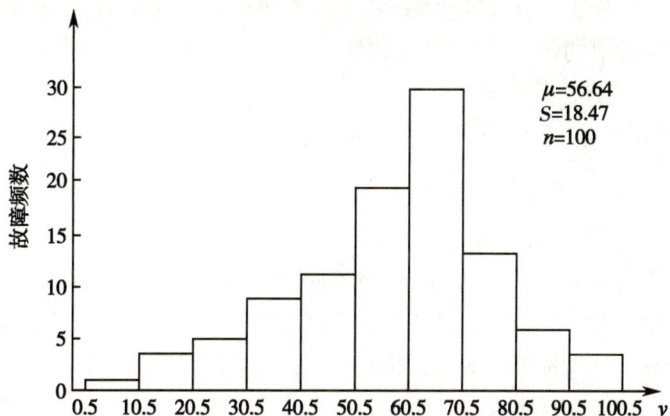

图 3-10　某型号监护仪的故障频数直方图

（三）概率图

概率图（probability graph）分析法就是使用各种概率坐标图纸进行分析。概率分布函数在普通坐标纸上描绘出的图形是曲线，而在相应的概率坐标图纸上则是一条直线。所以，概率图分析法简单、方便和直观，但精度低。

在概率图分析法当中，横坐标表示观测值，纵坐标表示累积分布函数值，即累计失效概率。应用概率图分析法进行分析前，先要把收集到的数据画在概率纸上，并作出经验分布曲线，其一般做法是：

（1）将一组观测值按照由小到大的次序排序。

（2）选用累积分布函数，比如平均秩、中位秩等。

（3）将观测值与对应的累积分布函数依次画在相应的概率坐标图纸上，并连接成分布曲线。

（4）分析分布曲线。如果在正态概率纸上，该线近似为直线，则总体为正态分布；如果在威布尔概率纸上，该线近似为直线，则总体为威布尔分布。如果在某分布概率纸上不近似呈一条直线，数据可能不属于该分布，此时需仔细查找才能做出判断。

（5）进行点估计。根据各概率分布概率纸的特性可以进行均值、方差以及分布函数的参数估计。

（6）进行置信区间估计。

三、参数估计

在实际问题中，通常仅仅已知随机变量 X（即总体 X）的分布函数的类型，而未知该分布函数所包含的参数 θ 及其相应函数 $g(\theta)$，或者未知该分布函数中的各种特征值（比如数学期望、方差、中位数等），此时得不到确切的概率密度函数，无法定量描述可靠性数量指标。参数估计就是关于如何确定这些未知参数数值的问题。

若通过简单随机抽样，得到总体 X 的一个样本观测值 $X_1, X_2, \cdots, X_n$，人们自然会想到利用这一组数值来估计这一个或多个未知参数。实际上，人们常常需要根据可靠性数据，分析或推断数据反映的本质规律，即根据样本数据如何选择统计量去推断总体的分布或特征值。统计推断是数理统计研究的核心问题，它是根据样本对总体分布或分布的特征等作出合理的推断。参数估计是统计推断的一种基本形式，它是根据从总体中随机抽取的样本对总体分布中所包含的未知参数做出估计的方法。参数估计有两种形式，分别是点估计和区间估计。

（一）点估计（point estimation）

从总体中抽取出一个样本,构造适当的样本函数即统计量 $\hat{\theta}$,作为未知参数 θ 的估计值(此估计值在数轴上就是一个点),这种做法称为点估计。例如,假设一批产品的废品率为 θ;为估计 θ,从这批产品中随机地抽出 n 个作检查,其中的废品个数记为 X,然后用 X/n 估计 θ;这就是点估计。又如,用样本均值作为总体未知均值的估计值,也是点估计。

设已知总体 X 的分布函数为 $F(x,\theta)$,其中 θ 是待估参数。$(X_1,X_2,\cdots,X_n)$ 是从总体 X 中随机抽取的一个样本,样本容量即样本所含个体数量为 n,$(x_1,x_2,\cdots,x_n)$ 是样本的观测值。点估计就是要由样本构造一个适当的统计量 $\hat{\theta}=\hat{\theta}(X_1,X_2,\cdots,X_n)$,用它的观测值 $\hat{\theta}=\hat{\theta}(x_1,x_2,\cdots,x_n)$ 作为 θ 的估计值。$\hat{\theta}=\hat{\theta}(X_1,X_2,\cdots,X_n)$ 称为参数 θ 的点估计量,$\hat{\theta}=\hat{\theta}(x_1,x_2,\cdots,x_n)$ 称为参数 θ 的点估计值。

由于估计量是样本的函数,是随机变量,故对不同的样本值,得到的参数值往往不同,怎样选择一个优良估计量是个关键问题。必须对优良性定出准则,这种准则是不唯一的,可以根据实际问题和理论研究的方便进行选择。优良性准则有两大类:一类是小样本准则,即在样本大小固定时的优良性准则;另一类是大样本准则,即在样本大小趋于无穷时的优良性准则。最重要的小样本优良性准则是无偏性及与此相关的一致最小方差无偏估计,其次有容许性准则、最小化最大准则和最优同变准则等。大样本优良性准则有相合性、最优渐近正态估计和渐近有效估计等。两种常用的构造估计量的点估计方法是:矩估计法和极大似然估计法。下面主要介绍矩估计法。

（1）矩估计法（moment estimation）:用样本矩来估计总体矩,用样本矩的函数来估计总体矩的函数,这种做法称为矩估计法。矩估计法的一般做法是:若 $(X_1,X_2,\cdots,X_n)$ 是总体 X 的一个样本,各观测值的 k 次方的平均值称为样本的 k 阶原点矩,记为

$$\hat{\mu}_k=\frac{1}{n}\sum_{i=1}^{n}X_i^k \quad (k=1,2,\cdots\cdots) \tag{3-45}$$

用观测值减去平均数得到的离均差的 k 次方的平均值称为样本的 k 阶中心矩,记为

$$\hat{\nu}_k=\frac{1}{n}\sum_{i=1}^{n}(X_i-\overline{X})^k \quad (k=1,2,\cdots\cdots) \tag{3-46}$$

由此,采用样本的各阶矩(或中心矩)去估计总体的各阶矩(或中心矩)。若已知总体分布或分布密度函数形式,当总体的分布中包含有 k 个待估参数 θ_1、θ_2、$\cdots$、θ_k 时,在有关各阶矩存在的条件下,用样本 k 阶矩作为总体 k 阶矩的估计量,构造含有待估参数的 k 个方程组,从而求解待估参数。

可以证明,正态分布 $N(\mu,\sigma^2)$ 的参数 μ 平均数和 σ^2 方差的矩估计值分别为样本平均数和样本方差:

$$\hat{\mu}=\overline{X}=\frac{1}{n}\sum_{i=1}^{n}X_i, \quad \hat{\sigma}^2=s^2=\frac{1}{n}\sum_{i=1}^{n}(X_i-\overline{X})^2 \tag{3-47}$$

可见,算术平均数就是一阶原点矩,样本方差就是二阶中心矩。

【例3-4】　从一批电子元件中抽取 8 个进行寿命测试,得到如下数据(单位:h):

$$1050,1100,1130,1040,1250,1300,1200,1080$$

试用矩估计法求这批电子元件的平均寿命以及寿命分布标准差的点估计值。

该批电子元件样本均值和标准差分别为:

$$\overline{x}=\frac{1050+1100+1130+\cdots+1080}{8}=1143.75(\text{h})$$

$$s=\sqrt{\frac{1}{8}\sum_{i=1}^{8}(x_i-\overline{x})^2}=\sqrt{\frac{1}{8}\left[(1050-1143.75)^2+\cdots+(1080-1143.75)^2\right]}$$

$$=96.0562(\text{h})$$

即该批电子元件的平均寿命和寿命分布标准差矩估计值分别为 1143.75h 和 96.0562h。

（2）极大似然估计（maximum likelihood estimation）:对于离散型随机变量,多个独立事件的概率

函数的乘积称为似然函数(likelihood function),它是关于总体参数的函数。所谓极大似然估计就是指使似然函数为最大以获得总体参数估计的方法。所获得的估计总体参数的表达式称为极大似然估计量,由该估计量获得的总体参数的估计值称为总体参数的极大似然估计值。极大似然估计只能在已知总体概率函数形式的情况下使用,它包括两个步骤:首先建立包括有该参数估计量的似然函数,然后根据实验数据求出似然函数取得极值时的参数估计量或估计值。由于试验结果是由总体参数决定的,那么参数估计值就应该使参数真值与试验结果尽可能一致,似然函数正是沟通参数与试验结果一致性的函数。

极大似然估计一般做法是:设总体的概率函数 $p(x,\theta)$, $\theta \in \Theta$, $x_1, x_2, \cdots, x_n$ 是来自该总体的样本;写出似然函数

$$L(\theta) = \prod_{i=1}^{n} p(x_i, \theta) \tag{3-48}$$

使似然函数 $L(\theta)$ 达到最大的统计量 $\hat{\theta} = \hat{\theta}(x_1, x_2, \cdots, x_n)$ 满足 $L(\hat{\theta}) = \max_{\theta \in \Theta} L(\theta)$。

(二)区间估计(interval estimation)

点估计使用方便、直观,但点估计值仅仅是未知参数的一个近似值而不能反映该值的误差范围。在实际当中往往要求估计未知参数在一个多大的范围内,并要指出该参数以多大的概率(置信度或置信水平)被置于此范围内,这就是参数的区间估计问题。

区间估计是依据随机抽取的样本,根据一定的正确度与精确度的要求,构造出适当的区间,作为总体分布的未知参数或及其相应函数的真值所在范围的估计。1934 年统计学家 J. 奈曼创立了一种严格的区间估计理论。区间估计的一般做法是:设总体 X 的分布函数 $F(x,\theta)$,其中含有一个未知参数 θ,其参数空间为 Θ;$(X_1, X_2, \cdots, X_n)$ 是来自该总体的样本;对于给定 $\alpha (0<\alpha<1)$,如果有两个统计量:$\underline{\theta} = \underline{\theta}(X_1, X_2, \cdots, X_n)$ 和 $\overline{\theta} = \overline{\theta}(X_1, X_2, \cdots, X_n)$,使得对任意的 $\theta \in \Theta$,有 $P\{\underline{\theta} \leq \theta \leq \overline{\theta}\} \geq 1-\alpha$,则称随机区间 $[\underline{\theta}, \overline{\theta}]$ 为 θ 的置信度为 $1-\alpha$ 的双侧置信区间,$\underline{\theta}, \overline{\theta}$ 分别称为 θ 的(双侧)置信下限和置信上限。

在一些实际问题中,例如对于设备、元件的寿命来说,平均寿命较长是人们所希望的,此时更关心的是平均寿命 θ 的"下限"$\underline{\theta}$,这是单侧置信区间的问题。对于给定值 $\alpha(0<\alpha<1)$,若由样本 $(X_1, X_2, \cdots, X_n)$ 确定的统计量 $\underline{\theta} = \underline{\theta}(X_1, X_2, \cdots, X_n)$,使得对于任意 $\theta \in \Theta$,满足 $P\{\theta \geq \underline{\theta}\} \geq 1-\alpha$,则称随机区间 $[\underline{\theta}, \infty]$ 是 θ 的置信度为 $1-\alpha$ 的单侧置信区间,称 $\underline{\theta}$ 为单侧置信下限。而对于给定值 $\alpha(0<\alpha<1)$,若由样本 $(X_1, X_2, \cdots, X_n)$ 确定的统计量 $\overline{\theta} = \overline{\theta}(X_1, X_2, \cdots, X_n)$,使得对于任意 $\theta \in \Theta$,满足 $P\{\theta \leq \overline{\theta}\} \geq 1-\alpha$,则称随机区间 $[\infty, \overline{\theta}]$ 是 θ 的置信度为 $1-\alpha$ 的单侧置信区间,称 $\overline{\theta}$ 为 θ 的单侧置信上限。

【例3-5】 已知某种材料试件的抗压强度 $X \sim N(\mu, \sigma^2)$,现随机抽取 10 个试件进行抗压试验,测得数据(单位:MPa)为:482,493,457,471,510,446,435,418,394,469。

(1)求平均抗压强度 μ 的置信度为 95% 的置信区间;

(2)若已知 $\sigma=30$,求平均抗压强度 μ 置信度为 95% 的置信区间;

(3)求 σ 的置信度为 95% 的置信区间。

计算平均抗压强度 μ 和标准差 S:

$$\mu = \frac{482+493+457+\cdots+469}{10} = 457.5 (\text{MPa})$$

$$S = \sqrt{\frac{1}{10} \sum_{i=1}^{10} (x_i - \bar{x})^2} = \sqrt{\frac{1}{10} [(482 - 457.5)^2 + \cdots + (469 - 457.5)^2]} = 35.2176 (\text{MPa})$$

(1)平均抗压强度 μ 的置信度为 95% 的置信区间为

$$[\mu - t_{1-\alpha/2}(n-1) \cdot S/\sqrt{n}, \quad \mu + t_{1-\alpha/2}(n-1) \cdot S/\sqrt{n}]$$

查 t 分布表得,$t_{1-0.025}(9) = 2.2622$,因而 μ 的置信度为 95% 的置信区间为

$$[457.5 - 2.2622 \times 35.2176/\sqrt{10}, 457.5 + 2.2622 \times 35.2176/\sqrt{10}] = [432.3064, 482.6936]$$

（2）当已知 $\sigma = 30$ 时，μ 的置信度为 95% 的置信区间为

$$\left[\mu - u_{1-\alpha/2} \cdot \sigma/\sqrt{n}, \mu + u_{1-\alpha/2} \cdot \sigma/\sqrt{n}\right]$$

查正态分布表得，$\mu_{1-0.025} = 1.96$；因而 μ 的置信度为 95% 的置信区间为

$$\left[457.5 - 1.96 \times 30/\sqrt{10}, 457.5 + 1.96 \times 30/\sqrt{10}\right] = [438.9058, 476.0942]$$

（3）此处，$(n-1)S^2 = 11\,162.5141(\text{MPa})^2$；取 $\alpha = 0.05$，查 χ^2 分布得，$\chi^2_{0.025}(9) = 2.7004$，$\chi^2_{0.975}(9) = 19.0228$，因而 σ^2 的置信度为 95% 的置信区间为

$$\left[\frac{11\,162.5141}{19.0228}, \frac{11\,162.5141}{2.7004}\right] = [586.7966, 4133.6521]$$

由此可以得到 σ 的置信度为 95% 的置信区间为 $[24.2239, 64.2935]$。

四、拟合优度检验

参数估计和假设检验是数理统计的两个主要形式。假设检验问题就是通过从有关总体中随机抽取一定容量的样本，利用样本去检验总体分布是否具有某种特性。但是如果总体的分布类型未知，如何进行总体参数的检验，或者如何检验总体服从一个指定的分布，都可以归结为假设检验中的非参数检验方法。拟合优度检验是一种非参数假设检验，又是检验理论分布假设的重要方法。

分布类型的检验是通过产品试验或使用现场获得的统计数据，根据样本的经验分布和所选定的理论分布之间的吻合程度推断产品是否服从所选的分布，这种检验通常称为拟合优度检验。拟合优度是指观测数据的分布与选定的理论分布之间的符合程度。拟合优度检验的一般做法为：

（1）建立原假设 H_0：总体分布函数为 $F(X) = F_0(X)$；

（2）构造一个反映总体分布与由样本所获得的经验分布之间的偏差的统计量 D；

（3）根据样本观测值计算出统计量 D 的观测值 d；

（4）规定检验水平 α，求得 D 的临界值 d_0，使得条件概率 $p\{D \geqslant d_0\} = \alpha$；

（5）比较 d 和 d_0 的大小，当 $d \geqslant d_0$ 时，拒绝原假设；反之，假设的分布成立。

拟合优度检验通常采用的方法有：Pearson χ^2 检验法（即 χ^2 检验法）、Kolmogorov-Smirnov 检验法（即 K-S 检验法）。

（一）χ^2 检验法（chi-square test）

χ^2 检验法也称为卡方检验，是一种常用的检验总体分布是否服从指定的分布的一种非参数检验方法。可以分为成组比较（不配对资料）和个别比较（配对或同一对象两种处理的比较）两类。χ^2 检验法的具体做法是：将总体的取值范围分成 k 个互不相交的小区间，从总体中随机抽取一个样本，考察样本观察值落到每个小区间中的实际频数 $\nu_i(\nu_1 + \nu_2 + \cdots + \nu_k = n)$，并按假设的总体分布计算每个小区间的理论频数 np_i，其中 p_i 是总体 X 的值落入第 i 个小区间的概率；最后根据计算理论频数与实际频数间的差构造统计量，将检验统计量的观测值 χ^2 与临界值 $\chi^2_\alpha(k-1)$ 比较，满足下列条件，接受原假设；否则，拒绝原假设。

$$\chi^2 = \sum_{i=1}^{k} \frac{(\nu_i - np_i)^2}{np_i} \leqslant \chi^2_\alpha(k-1) \tag{3-49}$$

如果理论分布 $F(x)$ 中有 m 个未知参数，则需用相应的估计量来代替，此时将检验统计量的观测值 χ^2 与临界值 $\chi^2_\alpha(k-m-1)$ 比较，满足下列条件，接受原假设；否则，拒绝原假设。

$$\chi^2 = \sum_{i=1}^{k} \frac{(\nu_i - np_i)^2}{np_i} \leqslant \chi^2_\alpha(k-m-1) \tag{3-50}$$

在使用 χ^2 检验法时，一般要求大样本 $n \geqslant 50$，以及每个理论频数 $np_i \geqslant 5(i=1,2,\cdots,k)$，否则应适当地合并相邻的小区间，使 np_i 满足要求。

【例 3-6】 某电子产品的 220 个失效时间记录列表 3-5 中。试检验该电子产品的寿命是否服从指数分布。

表3-5 某电子产品失效时间的数据记录

时间 t/h	0~100	~200	~300	~400	~500	~600	~700	~800	~900
失效数 ν_i	39	50	35	32	28	18	12	4	2

假设该产品的寿命服从指数分布,参数 λ 未知。取组中值作为该组时间的代表值 t_i,则 λ 的点估计:

$$\hat{t} = \frac{1}{n}\sum_{i=1}^{k} t_i\nu_i = \frac{1}{220}(50\times39+150\times50+\cdots+850\times2)=293(\text{h})$$

$$\hat{\lambda}=\frac{1}{\hat{t}}=\frac{1}{293}(\text{h}^{-1})$$

假设 $H_0:F(t)=1-e^{-t/293}$

为了使用 χ^2 检验法,首先按规定划分小区间。由于每个区间的实际频数不宜少于5,故将前七段时间划分为7个小区间,最后两段时间合为1个小区间组。总计小区间数 $k=8$,正好在7~14范围内。而样本观察值落入第 i 个小区间的概率为 $p_i=(1-e^{-t_i/293})-(1-e^{-t_{i-1}/293})$。列表计算如下(表3-6):

表3-6 各区间的实际频数和概率的计算

组号 i	ν_i	p_i	$np_i=220p_i$	$\dfrac{(\nu_i-np_i)^2}{np_i}$
1	39	0.2827	62.194	8.650
2	50	0.2055	45.210	0.507
3	35	0.1461	32.140	0.254
4	32	0.1039	22.858	3.656
5	28	0.0738	16.236	8.524
6	18	0.0525	11.550	3.602
7	12	0.0373	8.206	1.754
8	6	0.0917	20.174	9.958
合计				36.905

由上表可知,$\chi^2=36.905$。取显著性水平 $\alpha=0.10$,由于 $\nu=k-m-1=8-1-1=6$,查 χ^2 分布表得,$\chi^2_\alpha(\nu)=\chi^2_{0.10}(6)=10.645$。由于 $\chi^2>\chi^2_{0.10}(6)$,故拒绝原假设,即不能认为该产品的寿命服从指数分布。

(二)K-S 检验法(kolmogorov-smirnov test)

通常采用 K-S 检验法对连续型变量进行拟合优度。比较实际频数与理论频数的累积概率间的差距,找出最大距离 D,根据 D 值来判断实际频数分布是否服从理论频数分布。K-S 检验法的具体做法是:将 n 个试验数据由小到大的次序排列;根据假设的分布,计算每个数据对应的 $F(x_i)$,将其与经验分布函数 $F_n(x_i)$ 相比较,两者之差的最大绝对值就是检验统计量 D_n 的观测值;再将 D_n 与临界值 $D_{n,\alpha}$ 比较;满足下列条件,接受原假设;否则,拒绝原假设。

$$D_n=\sup_{-\infty<x<\infty}|F_n(x)-F(x)|=\max\{d_i\}\leqslant D_{n,\alpha} \tag{3-51}$$

$$F_n(x)=\begin{cases}0, & x<x_1\\ \dfrac{i}{n}, & x_i<x\leqslant x_{i-1}\\ 1, & x>x_n\end{cases} \tag{3-52}$$

$$d_i = \max\left\{ F(x_i) - \frac{i-1}{n}, \frac{i}{n} - F(x_i) \right\} \tag{3-53}$$

查 K-S 临界检验值表得 $D_{n,\alpha}$。

【例 3-7】 对某型号合金材料的 9 个试件测得的强度极限（单位：N/mm²）为：

$$453,436,429,419,405,416,432,423,440。$$

试检验该型号合金材料的强度极限是否服从均值 $\mu = 428\text{N/mm}^2$、标准差 $\sigma = 15\text{N/mm}^2$ 的正态分布。

令该型号合金材料的强度极限 $\sigma_b = X$，将数据按小到大次序排列。假设 X 服从正态分布，分布函数为

$$F(x) = \int_{-\infty}^{x} \frac{1}{15\sqrt{2\pi}} e^{-\frac{(x-428)^2}{2\times 15^2}} dx$$

列表 3-7 计算如下：

表 3-7 样本数据排序和 d_i 的计算

序号 i	x_i	$F(x_i)$	$\frac{i-1}{n}$	$\frac{i}{n}$	d_i
1	405	0.0630	0.000	0.111	0.0630
2	416	0.2119	0.111	0.222	0.1009
3	419	0.2743	0.222	0.333	0.0587
4	423	0.3707	0.333	0.444	0.0733
5	429	0.5279	0.444	0.556	0.0839
6	432	0.6064	0.556	0.667	0.0606
7	436	0.7091	0.667	0.778	0.0689
8	440	0.7881	0.778	0.889	0.1009
9	453	0.9525	0.889	1.000	0.0635

由列表可知，$D_n = \max\{d_i\} = 0.1009$，取显著性水平 $\alpha = 0.10$，查 K-S 临界检验值表得，$D_{n,\alpha} = 0.38764$。由于 $D_n < D_{n,\alpha}$，故接受原假设，即认为该型号合金材料的强度极限服从 $\mu = 428\text{N/mm}^2$，$\sigma = 15\text{N/mm}^2$ 的正态分布。

（莫华）

第四节 预防性维护

一、概述

预防性维护（preventive maintenance，PM）是周期性地对医疗设备进行一系列科学的检查、维护工作，以确保医疗设备使用安全有效并处于最佳的工作状态。它能将潜在故障消灭在萌芽状态，从而减少了故障的突发概率。不仅可以降低医疗设备的故障维修费用和运行费用，而且保障了医疗工作的质量和安全。开展预防性维护的核心内容是合理制定预防性维护计划，它包括两个方面：①预防性维护的内容；②预防性维护的周期。世界卫生组织（World Health Organization，WHO）把验证设备适当功能和安全使用的过程作为一个独立的活动，与预防性维护协同确保功能的检测结合称为检测和预防性维护（inspection and preventive maintenance，IPM）。实际是突出强调了 PM 中性能和安全性方面的检测。②部分是制订预防性维护计划的核心。从医院管理的实践来看，无论是国内还是国外主要采用了基于实践经验的预防性维护计划，随着大数据时代的到来，国内外一些知名的医疗机构开始探索

和实践基于可靠性理论的预防性维护计划。

二、基于可靠性理论的预防性维护计划

（一）预防性维护（PM）与可靠性

下面我们通过理论推导的方式来说明预防性维护对产品可靠性的影响。假设产品经过 PM 后的状态恢复到初始状态，则在第一个 PM 间隔期 T，PM 后的可靠性 $R_m(t)$ 等于初始状态的可靠性 $R(t)$：

$$R_m(t) = R(t)(0 < t \leq T)$$

第二个 PM 间隔期 T，有：

$$R_m(t) = R(T)R(t-T)(T < t \leq 2T)$$

由此类推，第 n 个 PM 间隔期 T，有：

$$R_m(t) = R(T)^{n-1}R[t-(n-1)T] \ [(n-1)T < t \leq nT]$$

可以推导：

$$\text{MTTF} = \int_0^\infty R_m(t)\,dt = \frac{\int_0^T R(t)\,dt}{1 - R(T)} \quad (3\text{-}54)$$

预防性维修（PM）是在产品性能和功能不断消退中，通过维护的手段不断加强或强化产品可靠性，以延长产品的使用寿命，如图 3-11 所示。

（二）预防性维护中的部件更换

预防性维护对可维修医疗器械产品元件、部件的更换涉及经济预算和更换周期。医疗设备在经过一段的使用后，其机械部件会出现磨损、电子元器件会出现性能的退化，设备的故障率会随着时间的推移而上升。当设备故障率上升到即将失效而尚未失效时，用新的元件（或部件）去更换旧的元件（或部件），那么更换了新部件后设备的失效率就下降，相反，设备的可靠性得到了提高。

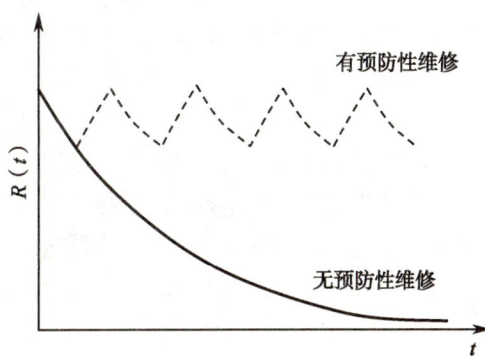

图 3-11　有预防性维护的可靠性

1. **部件周期性更换的影响因素**　医疗器械预防性维修中的易损件更换可以根据技术手册或产品说明书进行。按照这种方式执行 PM 部件更换，一方面制造商会预留较大冗余，缩短更换时间，让原本可以使用很长时间的部件被更换了，提高了医疗器械的运行成本，另一方面，由于运行环境的差别，实际易损耗部件的周期与技术手册的周期差距较大。按照技术手册提供的更换时间，甚至因使用环境导致提前更换易损部件，都可以降低医疗设备发生故障的概率，但使用了更多的易损部件。若易损部件使用到即将损坏的临界状态，可以减少易损件的数量，但故障率也会增加。因此，这两种情况需综合考虑，考虑因素有：

（1）故障后果因素。对于急救医疗器械、生命支持系统等高风险医疗设备应及时定期更换，以保证医疗设备的安全有效。如除颤仪电池失效，在急救时不能输出能量，贻误救治最佳时机，这种情况电池需要及时更换。但如果是非转运用微量注射泵的电池失效，由于其电源通常是 220V 供电，仅在电源线没插好时报警。通常这种情况的更换时间可以设置在临界状态。

（2）经济因素。对于诊断用 CT 球管、医用直线加速器磁控管或速调管等高值易损件的故障不会对患者造成很大的伤害，其更换时间可以设置在临界状态。除了部件本身的成本，维修工程师的人工费、更换调试和检测费等也是 PM 中部件更换要考虑的经济因素。例如，一种注射泵在国内医疗机构中占有很大的份额，其外壳被摔破是常见的例子。外壳本身并不是很贵，但更换一个外壳非常费时，在这种情况下，更换是否经济是需要考虑的因素之一；部件更换后的医疗器械需要进行安全检查和性能检测，其维修工程师的人工费用都是不小的开支。

2. 预防性维护中的部件更换模型

（1）以可靠度为依据的更换模型：设可维修医疗器械产品局部故障引起系统停止运行的元件、部件等的寿命服从威布尔分布，其可靠度函数 $R(t)$ 为式（3-25）。该元件、部件经过时间 T_0 使用后，在时间 t 内变化的条件可靠度 $R(t|T_0)$ 为：

$$R(t|T_0)=\frac{R(T_0+t)}{R(T_0)}=\frac{e^{-\left(\frac{T_0+t}{\theta}\right)^{\beta}}}{e^{-\left(\frac{T_0}{\theta}\right)^{\beta}}} \tag{3-55}$$

与更换新部件后可靠度 $R(t)$ 的比值 k 为：

$$k=\frac{R(t|T_0)}{R(t)}=\frac{e^{-\left(\frac{T_0+t}{\theta}\right)^{\beta}}}{e^{-\left(\frac{T_0}{\theta}\right)^{\beta}}}\Big/ e^{-\left(\frac{t}{\theta}\right)^{\beta}}=\frac{e^{-\left(\frac{T_0+t}{\theta}\right)^{\beta}}}{e^{-\left(\frac{T_0}{\theta}\right)^{\beta}-\left(\frac{t}{\theta}\right)^{\beta}}} \tag{3-56}$$

k 的大小决定了更换新部件后，设备的可靠性提高了还是降低了。当形状参数 $\beta=1$ 且 $k=1$ 时，新的部件更换或不更换不影响设备的可靠度；当形状参数 $\beta=1$ 时，寿命统计特性就是故障率等于常数的负指数分布，是大多数电子元件正常寿命特性，电子元件是不需要更换的。当形状参数 $\beta<1$ 时，$k>1$ 说明原来部件比新部件可靠性高。这是因为产品初期的故障率较高。只有当形状参数 $\beta>1$ 时，$k<1$ 说明新部件更换后，设备的可靠性得到了提高。因此，这类寿命特性的部件需要定期检测和定期更换。医疗设备中常见的此类部件有磁控管、速调管、行波管、显像管、继电器、电位器、接插件等，机械构件中的齿轮部件、滚珠轴承、活塞汽缸运动部件等。运用临床工程师的专业知识和可靠性理论去鉴别含有符合形状参数 $\beta>1$ 威布尔分布特性部件的医疗设备是开展预防性维修的首要目标。

（2）以经济性为依据的更换模型：在维修过程中，经常会遇到元器件或仪器是维修好？还是更换好？判断是维修还是替换的主要依据是经济性。维修与替换权衡线为：

$$c=\frac{a_t-a_d}{n(1-k)}+\frac{b_t-b_d}{1-k} \tag{3-57}$$

这里：c 是故障元器件报废价格，n 是故障元器件数，a_t 是维修固定费用（包括测试设备、技术手册、培训等等），a_d 是报废固定费用（包括库存、配送等），b_t 是维修故障费用（工时费×人数×MTTR），b_d 是拆卸报废件费用（工时费×人数×拆卸时间），k 是报废比（必须报废的故障数占总故障数百分比）。

式（3-57）的第一项表示维修特性；第二项为常数，表示替换特性。维修与替换权衡线表示随着故障元器件数 n 的增加，c 值愈来愈小，维修的价值也愈来愈低。

（3）最佳时间替换策略（optimum age replacement policy）：如果元器件处于最小维修状态（持续老化、磨损），就需要确定替换的时间。当维修概率密度函数 $m(t)$ 为增函数，维修就不经济，应考虑替换。为了确定预防性维修工作（或替换）的最佳时间，需要制定一个与成本和风险的数学模型。在模型中，如果在时间 t 前，器械有故障，校正行动发生；如果在时间 t 前，器械无故障，预防性维修行动发生。也就是说，该器械是基于故障或运作一定时间 t 后实行替换，以先到为准。因此，最佳替换时间由最小化单位时间成本 $CPUT(t)$ 所发现。$CPUT(t)$ 由下式给出：

$$CPUT(t)=\frac{预期替换总成本}{可靠时间}=\frac{C_p \cdot R(t)+C_u \cdot F(t)}{\int_0^t R(\tau)d\tau} \tag{3-58}$$

其中：C_p 是计划替换成本；C_u 是无计划替换成本；$R(t)$ 为可靠度；$F(t)$ 为故障度。$CPUT(t)$ 线如图 3-12 所示，存在最小值。对式（3-58）求极值，令：$\frac{\partial CPUT(t)}{\partial t}=0$，可以确定替换时间 T。

（三）基于可靠性理论的预防性维护周期（the intervals of preventive maintenance）

随着时代的发展，数据作为一种战略资源来使用时，在数据基础上建立的更加精准和个性化的模型也随着理论的逐步成熟而诞生。当医疗器械的组件故障率越来越多，需要精心设计预防性维护计划,以利于医疗器械的可用性。否则,预防性维护的成本可能超过实际利益。一个好的预防性维护计划是可以最大限度地减少整体成本(如停机),以满足可靠性目标。为了实现这一点,必须确定预防性维护的适当时间间隔。预防性维护周期有以下几种模型:

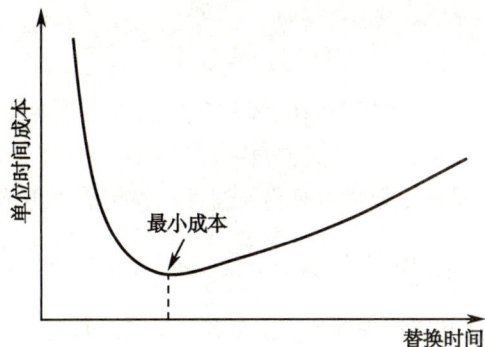

图 3-12　最佳替换策略

1. 可靠度模型(reliability model)　预防性维护的本质是通过定期更换医疗设备中易损部件、保养和检测来预防医疗设备的故障,保证可靠度。因此,预防性维护必须满足规定的可靠度。对于连续工作的医疗设备,其预防性维护周期 T_0 可由式(3-15)确定。

对于间断工作的医疗设备,其预防性维护周期 T_0 可由式(3-14) $R_0(t) = R(t|T_0)$ 确定。医院中绝大多数医疗设备处于间断工作状态。如果单个易损件的寿命特性可以用 $\beta>1$ 的威布尔分布表述。则当要求的可靠度 $R_0(t)$ 确定后,其预防性维护周期 T_0 为:

$$R_0(t) = R(t|T_0) = \frac{R(T_0+t)}{R(T_0)} = \frac{e^{-\left(\frac{T_0+ts}{\theta}\right)^{\beta}}}{e^{-\left(\frac{T_0}{\theta}\right)^{\beta}}} \tag{3-59}$$

式中:ts 为间断工作时医疗设备的持续工作时间。

【例 3-8】　设有一种易损机电部件,其寿命特性符合形状参数为3,尺度参数为1560的威布尔分布。当该部件的持续工作时间为4h,并要求可靠度分别不低于 0.99;0.999;0.9999 的条件下,这种预防性维护周期 T_0。根据其威布尔分布,即 $\beta=3$;$\theta=1560$;$ts=4$ 等参数代入式(3-59),得:

$$0.99 = \frac{e^{-\left(\frac{T_0+4}{1560}\right)^3}}{e^{-\left(\frac{T_0}{1560}\right)^3}}$$

对其两边取自然对数,可解出不同可靠度下的预防性维护周期 T_0 如表 3-8。这个例子表明,要提高医疗设备的可靠度就必须提高预防性维修周期。从医疗设备管理的角度看,可以根据设备风险程度的高低来分配不同的可靠度要求。

表 3-8　各种可靠度的预防性维护周期

持续工作时间(ts)	可靠度 $R_0(t)$	预防性维护周期 T_0
4h	0.99	1776h
4h	0.999	560h
4h	0.9999	175h

2. 最佳寿命替换模型(optimal life replacement model)　该模型的条件是:

(1)医疗器械组件出现磨损,组件故障率随时间增加;

(2)计划替换的成本大大低于非计划替换的成本。

维护成本由维修更换成本和预防更换成本两部分组成,图 3-13 显示了单位时间成本与时间的关系。设单位时间内维修总费用 C,即最小替换成本,则图 3-13 模型为:

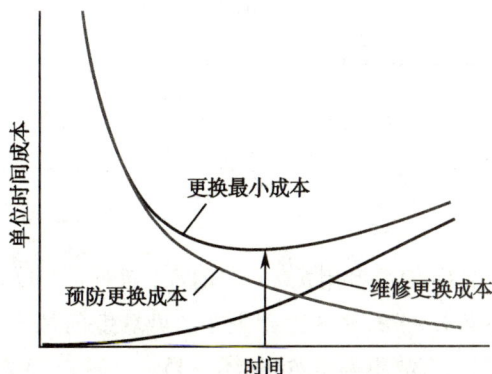

图 3-13　预防和维修更换成本曲线

$$C = \frac{C_M + C_r M(T)}{T} = \frac{C_M}{T} + \frac{C_r}{T} \int_0^T m(t)\, dt \qquad (3\text{-}60)$$

其中:T 为 PM 周期;C_M 为 PM 费用,即预防替换成本;C_r 为最小维修费用,即校正替换成本;$M(t)$ 为维修度函数;$m(t)$ 为维修概率密度函数。

维修更换成本是指元器件已损坏需要更换的成本,它是随更换间隔时间的增加而增加,也就是说,开展 PM 越少,维修更换成本越高,反映在式(3-60)$\frac{C_r}{T}\int_0^T m(t)\, dt$ 项。显然,医疗器械运行时间越长,其故障率提高到一个更有可能校正的点,要求有更多的校正措施。与此相反,预防更换成本是指元器件未损坏但已到使用寿命需要更换的成本,它是随更换间隔时间的增加而减少,也就是说,开展 PM 越多,预防更换成本越低,反映在式(3-60)$\frac{C_M}{T}$ 项。然而,PM 做得太频繁,成本就越高。因此我们需要结合这两个成本,有一个更换最小成本的最佳点,即必须在风险(成本)与故障两者之间平衡,找到两次 PM 间隔的最佳时间。

在式(3-60)中,当维修概率密度函数为 $m(t)$ 时:$m(t) = abt^{b-1}$。式(3-60)有:

$$C = \frac{C_M}{T} + C_r a T^{b-1}$$

当 C 最小,有 $\frac{dC}{dT} = 0$,可以确定 PM 间隔时间:

$$T = \left[\frac{C_M}{C_r a(b-1)}\right]^{1/b} \qquad (3\text{-}61)$$

【例 3-9】 某医院要建立多参数监护仪 PM 计划,要确定 PM 的间隔时间。已知该医院已经报废的多参数监护仪记录首修年龄和使用如表 3-9,为 1992—2004 年间购入的进口机;购入均价 26 万元,PM 维修费 0.4 万元。

表 3-9 监护仪首修和使用年龄原始数据

序号	首修年龄	数量(台)	使用年龄	数量(台)
1	第 2 年	2	8 年	3
2	第 3 年	1	9 年	4
3	第 4 年	2	10 年	2
4	第 5 年	2	12 年	2
5	第 6 年	5	13 年	2
6	第 7 年	2	14 年	1
7	第 8 年	2	15 年	1
8	第 9 年	1	18 年	1
9			20 年	1

根据表 3-9 中 17 台多参数监护仪的首修年龄,建立监护仪可靠度模型分布。方法是采用威布尔分布式(3-37),以及贝叶斯理论对首修年龄数据进行拟合,拟合的目标函数是:

$$J = \sum_{i=1}^8 (R_i - R'_i)^2$$

其中:R_i 是利用式(3-37)的可靠度计算值,R'_i 是利用表 4 的可靠度原始数据。拟合目标是通过选择参数 β 和 θ,使 J 达到最小。可靠度的拟合结果如图 3-14,获得参数 $\beta = 2.8$,$\theta = 5.9$。利用式(3-24),有故障率函数,如图 3-15。比较式(3-23)和式(3-24),可得 $a = 0.019443$,$b = 1.8$。利用式(3-7),有故障概率密度函数如图 3-16。

笔记

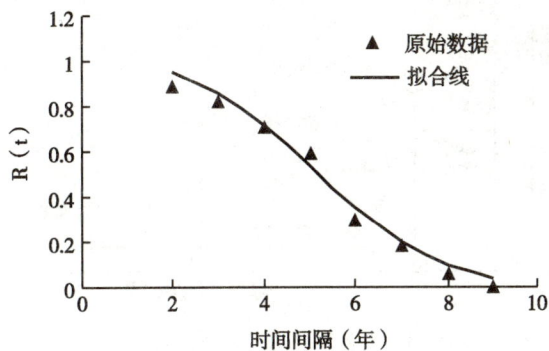

图 3-14　可靠度函数

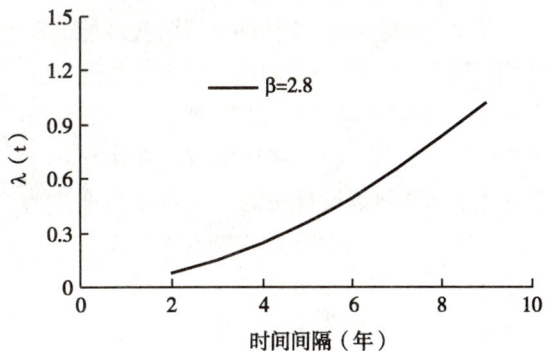

图 3-15　故障率函数

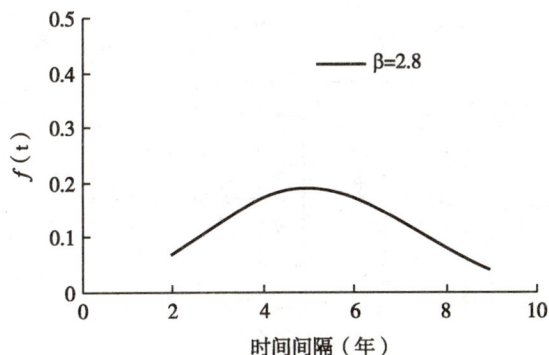

图 3-16　故障概率密度分布函数

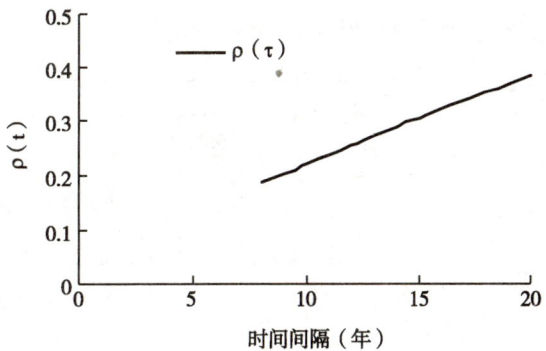

图 3-17　可修复产品的故障发生率

根据式(3-12),监护仪首修 MTTF:

$$\text{MTTF} = \int_0^\infty e^{-\left(\frac{t}{5.9}\right)^{2.8}} dt \approx 4.33(\text{年})$$

根据式(3-37),监护仪在使用年龄内,故障发生率 ROCOF 如图 3-17 分布。根据式(3-61),$C_r = 26$ 万元,$C_s = 0.4$ 万元,监护仪 PM 间隔时间 T:

$$T = \left[\frac{0.4}{26 \times 0.019443 \times (1.8-1)}\right]^{1/1.8} = 0.99\ (\text{年})$$

监护仪 PM 间隔时间以 1 年为宜。

三、基于状态的维修与在线检测

自 20 世纪 70 年代以来,各种设备日趋复杂,且向着高度机械化、自动化、信息化方向发展,传统的事后维修和预防性维修日益暴露出弊端。随着状态监测技术、故障诊断技术、维修分析决策技术的进步,基于状态的维修(condition based maintenance, CBM)得到了迅速发展,并显示出巨大的优越性。目前已成为维修理论与应用研究领域的热点课题。CBM 是一种先进的新型维修方式,能够有效地减少停机时间,节约维修费用,延长设备的使用寿命,提高设备的完好率和可用度。

传统的维修模式主要可分为事后维修和预防性维修。事后维修不会发生维修过剩的情况,能充分发挥设备的使用价值。然而,它使得设备的故障风险很大,尤其是稀缺型医疗设备会给医疗机构的正常运转造成一定的影响,甚至会危及病人的生命。预防性维修则降低了医疗设备发生灾难性故障和非预期故障的概率,但其缺点是不能充分利用设备,容易发生维修过剩的情况,且频繁的维修还容易带入新的其他故障。基于状态的维修不同于传统的预防性维修方式,它是通过对设备进行在线检测或离线检测获得设备状态,并对状态进行评价。根据设备的故障特性来准确预测设备的剩余寿命,进而判断设备的维修需求。其宗旨是在有需要维修的客观证据时才进行维修,同时保证设备的可靠性、安全性,并降低使用和维修的费用。

医疗设备随着使用时间的推移,其性能在逐渐下降,如图 3-18。因基于状态维修通常采用在线监测医疗设备状态,那么一旦它监测到下图中的故障监测点就应该在医疗设备性能下降到该设备功能失效点之前准备维修措施,从而预防医疗设备发生故障。

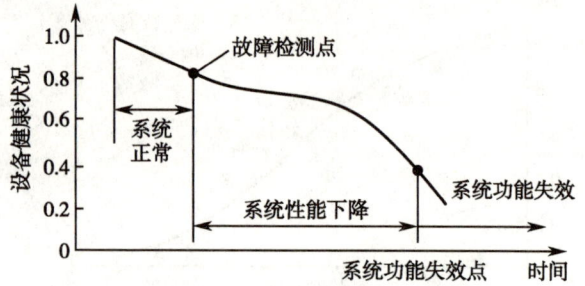

图 3-18　设备健康退化进程曲线

(一)基于状态的维修的模块组成

基于状态的维修(CBM)经过多年的发展与不断完善,已经达成了一些共识并制定了一些技术标准,如 IEEEStd1451、ISO13373-1 等。通常 CBM 由数据获取模块、数据处理模块、状态监视模块、健康评价模块、预测模块、决策支持模块、数据展示模块组成,如图 3-19 所示。

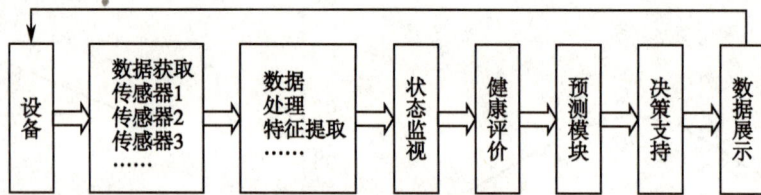

图 3-19　CBM 组成模块

组成部分中前 4 个模块和最后的数据展示模块都有标准处理方法和相应的标准可以参照,但基于状态的概率预测模型和维修决策模型目前还没有很成熟的处理方法。这两个模块也是基于状态的维修的核心和成功的关键。

(二)概率预测模型

要正确做出维修决策的前提是科学的建立医疗设备的概率预测模型(probability prediction model)。它是描述医疗设备状态信息与剩余寿命之间的关系,可以有效地获取医疗设备在未来某一特定时期内故障率大小及变化趋势,也可获得医疗设备在特定条件下继续运行的剩余寿命函数。在众多的概率预测模型中,比例风险模型和非线性滤波模型是其中最有效的两个模型,并在实际中已经得到了一定的应用。根据 CBM 组成中的前四个模块中获得的各种综合信息,估计出模型的各项参数,确定医疗设备剩余寿命的具体模型。下面简单地介绍一下比例风险模型和非线性滤波模型的原理。

(1) 比例风险模型(proportional hazards model):比例风险模型将状态特征参数、工作载荷、环境应力、故障和维修历史等因素作为医疗设备寿命的伴随影响因素,并将其表示为失效风险函数的协变量,且各因素对设备失效风险产生乘积效应,此模型在进行寿命分布分析的基础上,能够定量描述各协变量对医疗设备寿命分布和失效风险的影响程度。

风险函数指的是 t 时刻未失效而在之后瞬时失效的条件概率,即故障率式(3-6)。则比例风险模型的形式表示为:

$$h(t|\mathbf{Z}) = h_0(t)\exp(\boldsymbol{\gamma}\mathbf{Z}) \tag{3-62}$$

其中 t 为医疗设备使用时长,$h_0(t)$ 为基本风险函数,只与 t 有关,$\exp(\boldsymbol{\gamma}\mathbf{Z})$ 为协变量函数,Z 是协变量,可以为连续变量或者离散值,γ 是协变量 Z 的相关系数。

威布尔分布函数能够较好地表示设备的分布规律,比例风险模型多为威布尔比例风险模型,则威布尔比例风险模型可以表示为:

$$h(t|\mathbf{Z}) = \frac{\beta}{\eta}\left(\frac{t}{\eta}\right)^{\beta-1}\exp(\boldsymbol{\gamma}\mathbf{Z}) \tag{3-63}$$

其中 $Z = (Z_1 + Z_2 + Z_3 + \cdots + Z_p)^{\mathrm{T}}$ 是 p 维协变量,反映医疗设备的状态信息,可以通过各种分析方法

获取数据。采用极大似然函数法对威布尔比例风险模型进行参数估计，假设存在 n 台相互独立的医疗设备，其似然函数如下

$$L=\prod_{i=1}^{q}h(Ti|Z)\prod_{j=1}^{n}R(Tj) \tag{3-64}$$

式中 Ti 表示第 i 台医疗设备的寿命时间，$R(Tj)$ 表示第 j 台医疗设备的可靠度函数，$h(Ti|Z)$ 表示第 i 台医疗设备的故障密度函数，q 表示寿命被观测到的医疗设备的个数。

根据式(3-9)，在已知状态检测参数情况下医疗设备的可靠度函数为

$$R(t|z)=\exp\left(-\int_0^t h(t|Z)\,dt\right)$$
$$=\exp\left(-\int_0^t\left(\frac{\beta}{\eta}\left(\frac{t}{\eta}\right)^{\beta-1}\exp(\gamma Z)\right)dt\right) \tag{3-65}$$

将式(3-63)和式(3-65)代入式(3-64)并取对数可得

$$\ln L=q\ln\frac{\beta}{\eta}+\sum_{i=1}^{q}\left(\ln\left(\frac{t}{\eta}\right)^{\beta-1}\right)+\sum_{i=1}^{q}\gamma z-\sum_{i=1}^{n}\int_0^t\left(\frac{\beta}{\eta}\left(\frac{t}{\eta}\right)^{\beta-1}\exp(\gamma z)\right)dt \tag{3-66}$$

令

$$U=\int_0^t\left(\frac{\beta}{\eta}\left(\frac{t}{\eta}\right)^{\beta-1}\exp(\gamma z)\right)dt \tag{3-67}$$

因为 Z 为医疗设备运行过程中与时间相关的状态值，假设在其他时间均保持前一时刻的值不变，仅在时刻 $t_j(j=1,2,\cdots,m)$ 发生变化，则(3-67)可变为

$$U=\sum_{j=1}^{m}\left(\frac{\beta}{\eta}\left(\frac{t}{\eta}\right)^{\beta-1}\exp(\gamma z)\right) \tag{3-68}$$

将式(3-68)代入式(3-66)并分别对 β、η、γ 求偏导数可得

$$\frac{\partial \ln L}{\partial \beta}=\frac{q}{\beta}+\sum_{i=1}^{q}\ln\left(\frac{t}{\eta}\right)-\sum_{i=1}^{n}\sum_{j=1}^{m}\exp[\gamma z(t_j)]\left[\left(\frac{t_j}{\eta}\right)^{\beta}\ln\left(\frac{t_j}{\eta}\right)-\left(\frac{t_j-1}{\eta}\right)^{\beta}\ln\left(\frac{t_j-1}{\eta}\right)\right] \tag{3-69}$$

$$\frac{\partial \ln L}{\partial \eta}=-\frac{q}{\eta}+\sum_{i=1}^{q}\frac{(1-\beta)}{\eta}+\sum_{i=1}^{n}\sum_{j=1}^{m}\exp[\gamma z(t_j)](t_j{}^{\beta}-t_j-1^{\beta}) \tag{3-70}$$

$$\frac{\partial \ln L}{\partial \gamma}=\sum_{i=1}^{q}Z(t_i)-\sum_{j=1}^{n}UZ(t_j) \tag{3-71}$$

令式(3-69)，式(3-70)，式(3-71)为 0，采用牛顿迭代算法，并用 Matlab 编程求解上述三式组成的非线性方程组，便可得到(3-66)式的 β，η，γ 估计值。在威布尔比例风险模型的未知参数确定后，每台医疗设备可根据其工作时间和运行过程中的状态值求得医疗设备的故障概率密度函数，由此可建立医疗设备实际运行状态的检测周期模型。由医疗设备故障率的概念可知：

$$\lambda=P(T<t+\Delta t|T>t)=\frac{P(T>t)-P(T>t+\Delta t)}{P(T>t)}=1-\frac{R(t+\Delta t)}{R(t)} \tag{3-72}$$

将式(3-65)代入式(3-72)，且假设医疗设备的状态值在检测周期内不变而在检测点时突变。则经简化后得

$$\lambda=1-\exp\left\{-\frac{\exp(\gamma z)}{\eta^{\beta}}[(t+\Delta t)^{\beta}-t^{\beta}]\right\} \tag{3-73}$$

若给定医疗设备的故障率 λ，t 时刻的系统状态 Z_t，结合前述威布尔比例风险模型中的参数估计 $\hat{\beta}$、$\hat{\eta}$、$\hat{\gamma}$，可得给定故障率下的检测周期：

$$\Delta t=\left[t^{\hat{\beta}}-\frac{\ln(1-\lambda)\hat{\eta}^{\hat{\beta}}}{\exp(\hat{\gamma}z)}\right]^{\frac{1}{\hat{\beta}}}-t \tag{3-74}$$

【例 3-10】　在相同工作环境下以某型医疗设备的电源作为检测对象，其变化规律大致相同，通过定期检测和数据收集得到了 6 台医疗设备的寿命数据(表 3-10)和每台设备电源的检测数据，表 3-11 列出了 3 号电源历年的状态检测数据。

表 3-10 某型医疗设备电源的寿命数据

编号	寿命/年	编号	寿命/年
1	11	4	9
2	10	5	12
3	10	6	11

表 3-11 3 号电源的状态检测数据

检测时间	电压/V	检测时间	电压/V
第 1 年	28.04	第 6 年	28.76
第 2 年	27.94	第 7 年	29.67
第 3 年	27.87	第 8 年	28.49
第 4 年	27.84	第 9 年	30.87
第 5 年	27.90	第 10 年	35.18

将表 3-10 和表 3-11 的数据代入式(3-69)、(3-70)、(3-71),利用牛顿迭代算法和 Metlab 编程可得 β、η、γ 的极大似然估计值为 $\hat{\beta} = 2.843$,$\hat{\eta} = 18.284$,$\hat{\gamma} = 0.0173$。将前述估计值代入式(3-63)得到该设备电源的故障密度函数为

$$h(t|z) = \frac{2.8436}{18.2844}\left(\frac{t}{18.2844}\right)^{3.8436}\exp(0.0173Z)$$

对同类型其他医疗设备的电源,在类似的工作环境下可以根据状态数据和使用时间开展有效的动态检测周期计算。如在 $t=8$ 时,其电源的电压检测值为 $Z_8 = 28.8$,假设设备的故障率为 0.05,则有式(3-74)可解出检测间隔期为

$$\Delta t = \left[t^{\hat{\beta}} - \frac{\ln(1-\lambda)}{\exp(\hat{\gamma}z)}\hat{\eta}^{\hat{\beta}}\right]^{\frac{1}{\hat{\beta}}} - t = 0.8344$$

(2)滤波模型(filter model):设备在离散时间点进行监测,初始时间、延迟时间(即设备性能下降阶段)两阶段相互独立,在延迟时间阶段里 t 时刻的状态信息是一个随机向量,可用分布函数描述;而分布函数又是当前设备剩余寿命的函数,其中,x_i 是 t_i 时刻设备的剩余寿命,y_i 是 t_i 时刻设备的状态信息,$p(x_i|Y_i)$ 为 t_i 时刻状态信息为 Y_i 时设备的剩余寿命密度函数,$p(y_i|x_i)$ 指的是剩余寿命为 x_i 时 y_i 的密度函数。根据以上关系可以得到:

$$x_i = \begin{cases} x_{i-1} - (t_i - t_{i-1}), & x_{i-1} > t_i - t_{i-1} \\ \text{没有定义}, & \text{其他} \end{cases} \tag{3-75}$$

根据条件概率公式有

$$p(x_i|Y_i) = \frac{p(x_i, y_i|Y_{i-1})}{p(y_i|Y_{i-1})} \tag{3-76}$$

则可得到

$$p(x_i|Y_i) = \frac{p(y_i|x_i) \cdot \dfrac{p(x_{i-1}|Y_{i-1})}{\int_{i=t_{i-1}}^{\infty} p(x_{i-1}|Y_{i-1})\,dx_{i-1}}}{\int_0^{\infty}\left(p(y_i|x_i) \cdot \dfrac{p(x_{i-1}|Y_{i-1})}{\int_{i=t_{i-1}}^{\infty} p(x_{i-1}|Y_{i-1})\,dx_{i-1}}\right)dx_{i-1}} \tag{3-77}$$

若知 $p(x_0|Y_0)$ 以及 $p(y_i|x_i)$,就能通过反复迭代计算出 $p(x_i|Y_i)$,以上过程则构成了一个随机滤波过程。进一步推算得到

$$p(x_i|Y_i) = \frac{\prod_{k=1}^{i} p(y_k|x_k) \cdot p(x_i + t_i)}{\int_0^\infty \prod_{k=1}^{i} p(y_k|x_k) \cdot p(x_i + t_i)\, dx_i} \tag{3-78}$$

采用极大似然法估计参数可以估算出 $p(x_i|Y_i)$ 各参数。

（3）维修决策模型（maintenance decision model）：在获得了该医疗设备具体的某一时刻剩余寿命分布函数后，就可以根据不同的维修决策目标来做出最优的维修决策。在医疗机构中对生命支持设备和急救设备等关系到病人生命安全的医疗设备通常会以可靠度作为维修决策的目标。即通过给定的可靠度水平 R_0 来求得医疗设备的预防性维修间隔期。

$$R_0 = 1 - p(x_i < t - t_i | Y_i, t_i) \tag{3-79}$$

上式中 $p(x_i < t - t_i | Y_i, t_i)$ 为所求产品在该 t_i 时刻的剩余寿命分布概率密度，根据式（3-79）求出 t 值，若该 t 值是落在 (t_i, t_{i+1}) 内，则预防性更换应在该时间间隔内进行，否则就不需要作任何预防性更换。对风险程度较低的医疗设备通常采用经济性为目标的维修决策。即以费用最低为目标的决策模型。

先设每次故障后的平均更换费用为 C_f，每次状态监控的平均费用为 C_m，每次预防性更换费用为 C_p，运行期间进行的状态监控次数为 m，当前的状态监控时间点为 t_i，则在某时间 t 时刻更换设备所需的单位时间期望费用可表示为：

$$C(t) = \frac{(C_f - C_p)p(x_i < t - t_i | Y_i, t_i) + C_p + mC_m}{t_i + (t - t_i)(1 - p(x_i < t - t_i | Y_i, t_i)) + \int_0^{t - t_i} z \frac{dp(z < t - t_i | Y_i, t_i)}{dz} dz} \tag{3-80}$$

将已知数据及状态监测得到的数据代入上式，求出使 $C(t)$ 取得最小的 t 值。若该 t 值落在 (t_i, t_{i+1}) 内，则预防性更换应在该时间间隔内进行，否则就不需要作任何预防性更换。

基于状态的维修作为一种先进的维修模式在医疗设备维修中的应用最早体现在生产厂商的售后服务部门通过宽带网络和接口设备对 CT、MRI 等大型设备的状态进行在线监测，通过采集这些设备的状态信息来评价设备的健康状况并预测故障的发生。可喜的是最近出现了各种智能采集盒可以实时或准实时的采集大型医疗设备的各种状态信息，并在尝试拟合出具体的预测模型后做出正确的维修决策。今后希望能将这种先进的维修方式应用到更多的医疗设备如：呼吸机、麻醉机、DSA 等，为医院降低维修费用的同时，也为病人提供了更加安全的医疗环境。若能将各种采集到的医疗设备状态信息集成到医疗设备管理平台，然后对这些数据进行分析，可实时进行医疗设备的绩效分析、风险管理等工作，并将大大提高医疗设备的管理水平。

四、基于经验的预防性维护

（一）预防性维护的级别

在经过较长时间的 PM 实践的基础上，为了便于明确各自的职责和分工，医疗机构的医疗设备 PM 通常由三级维护保养模式实施完成，俗称为三级保养体系，即日常保养、一级保养和二级保养，各级维护保养级别如下：

（1）日常保养：日常保养内容主要包括对设备进行除尘、清洁、消毒和基本参数校正。这项工作是设备预防性维护工作的基础，应由操作使用人员来完成，一般每天进行，或至少每周应进行 1 次。临床工程部门对设备使用科室的日常保养记录要定期检查。

（2）一级保养：根据设备的性能要求，参照使用说明书或维护手册，对设备消耗性材料进行定期更换，以及对容易发生故障的部件进行定期检查。这项工作一般以操作使用人员为主，但在初始阶段应在临床工程技术人员的指导下进行，待操作使用人员能够独立操作后，再由其单独完成。

（3）二级保养：指根据医疗设备故障发生的频率和特点，按计划定期对设备进行全面的功能检查、电气安全检查、性能测试和校准，以及对设备易损部件进行更换和故障重点部件进行拆卸检查，通过更换、调试、加油、自检以及安全防护等技术手段，使设备符合出厂时的技术参数和性能指标要求。这项工作技术要求较高，执行时需严格参照相关操作规程进行，通常由医院临床工程技术人员完成，必要时可由设备厂方工程师协助完成。

（二）基于经验的预防性维护周期

在开始对旧设备或新设备开展 IPM 程序时，最好采用最保守的方法，即按照制造商维护手册里的内容对设备进行 IPM，包括是否将其纳入 IPM 计划、进行 IPM 的频率及内容。直到对设备足够熟悉、积累了足够的设备经验后，再结合自身的监管环境、物理环境、用户培训水平、设备可靠性、使用频率、设备正常使用中的磨损和技术人员的数量和类型，对 IPM 程序中包含的设备、维护的频率、需要置换的零件等内容进行改变。可以根据几种设备优先级的判断方式来对以上内容进行确定。

（1）基于风险的优先级：根据造成患者伤害的程度进行优先级排序，根据优先级对设备进行分类，确定是否进行 IPM。在过去的 20 年里，医疗机构评审委员会（the Joint Commission for the Accreditation of Healthcare Organizations）开发了一种基于风险的区分医疗设备 IPM 优先级的方法。以 Fennigkoh 和 Smith 的模型为例对基于风险的优先级方法进行说明。该模型是通过把设备功能、临床应用风险和维护需求分类，每个设备类型被分配数值。每个子组的数值相加并加上或减去基于设备故障历史的因素可得设备管理（EM）值。EM ＝功能+应用+维护+历史。

1）按照设备功能划分为治疗、诊断、分析和杂项设备等，如表 3-12。

表 3-12　按照设备功能赋分

分类	功能描述	分数
治疗	生命保障	10
	手术和重症监护	9
	物理疗法和治疗	8
诊断	外科和重症监护监控	7
	其他的生理监测和诊断	6
分析	分析实验室	5
	实验室配套设备	4
	计算机和相关	3
其他	病人相关和其他	2

2）按照临床应用相关的潜在风险赋分，如表 3-13。

表 3-13　病人或设备使用过程中的潜在风险

使用风险的描述	分数	使用风险的描述	分数
潜在的病人死亡	5	设备损害	2
潜在的病人或操作员受伤	4	没有显著识别的风险	1
不恰当的治疗或误诊	3		

3）按照制造商描述或通过经验所需的维护水平和频率赋分，如表 3-14。

表 3-14　按照制造商描述或经验所需的维护水平和频率

维护需求	分数	维护需求	分数
广泛:所需常规校准和部件更换	5	低于平均	2
高于平均	4	最小:视觉检查	1
平均:性能验证和安全测试	3		

4）按照设备历史故障来评估设备类型时有关服务历史的任何可用信息都可以被考虑用来确定 EM 值赋分,如表 3-15。

表 3-15　设备历史故障事件

一般设备故障	因素	一般设备故障	因素
重要:每 6 个月有 1 次以上	+2	最小:每 18~30 个月 1 次	−1
中等:每 6~9 个月 1 次	+1	不重要:在过去 30 个月不到 1 次	−2
平均:每 9~18 个月 1 次	0		

将每类设备的以上各因素的数值相加,得出设备 EM 值,如表 3-16。根据 EM 值确定纳入 IPM 程序计划的设备及其频率。

表 3-16　不同设备 EM 值计算及分类

设备	设备功能	临床应用	维护需求	事件历史	EM	分类	检查频率
麻醉机	10	5	5	0	20	1	T
吸引器	8	5	4	−1	16	1	S
关节镜手术仪器	9	4	2	−2	13	1	A
吸乳器	3	4	3	−2	8	N	−
骨锯	9	4	2	−2	3	1	A

分类检查频率:1=包括;N=没有包括;A=每年度;T=每年三次;S=半年度。

（2）基于任务的优先级:这种方法基于考虑哪些设备在为大多数患者提供护理中最为重要。例如,如果医疗机构更关注艾滋病毒携带者和孕妇以及孩子,那么用于这些人群护理的设备优先级最高。

（3）基于维修的优先级:这种方法分析的设备是如果其功能不正常时对患者有重大潜在危害的,以及由于没有受到足够的 IPM 而使功能存在重大潜在障碍的设备,其优先级最高。未因进行 IPM 而获益的设备将被排除 IPM 程序计划外。

（4）基于资源的优先级:这种方法是使用前面三种优先级模型中的任意一种,确定设备优先级,然后结合员工的知识和特定设备的资源水平,对于高风险的设备中对医院工作至关重要或者重点维护的设备进行优先维护维修,其他具有较低优先级的设备则在资源允许的情况下进行维护维修。

【例 3-11】　呼吸机的预防性维护,以日常与定期两种维护与保养为例阐述医疗仪器的预防性维护。

日常维护工作是消除呼吸机故障隐患,确保呼吸机处于正常工作状态或备用状态的前提,主要包括外观检查、管路安装,更换易消耗品,检测主机功能等。

1. 外观检查　指对呼吸机外部旋钮、按键、指示灯、管路支架、连接件等器件进行查看和紧固的过程。

2. 主机维护　带有空气压缩泵的主机,应在气源接通后方可启动主机电源。即先打开氧气源,启动空气压缩泵电源,待氧气和空气压力平衡后,才能打开主机电源。呼吸机的关机顺序与之相反。如果呼吸机不能正常运转,应立即停止使用,请专业人员开机检修。呼吸机每运转5000h,应进行一次大的检修,及时发现问题,解决问题。

3. 空气压缩泵保养 空气压缩泵是机械零部件较多的装置之一,是保养重点,通常在使用呼吸机5000~8000h后,需请专业人员做一次大保养,保养内容包括更换气泵的阀门、活塞圈,以及马达除尘等工作。气路部分的保养主要是针对水气分离器的保养,更换其中的铜芯过滤器和垫圈,消除其中的污垢,以及观察空气压缩泵各部分管路的连接情况。

4. 氧气源维护 氧气源为瓶装氧气时,应定期检测氧气瓶及减压器的安全性。保持氧气及氧气表的清洁,当氧气压力小于0.05MPa时应立即停止使用,以防灰尘进入筒内,导致再次充气时引起爆炸。氧气源为高压氧源时,应保证氧气减压后的压力为0.35~0.4MPa,即与压缩泵的输出压力平衡。

5. 使用过程中的维护 呼吸机使用过程中,装有过滤纸的应更换内衬过滤纸;湿化器内的液体应每天更换,以减少细菌繁殖;湿化器内应注入无菌蒸馏水,以免液体中的结晶物沉淀结块,而损害蒸发器,影响湿化效果;定期检查调温器的性能,保护温控传感器,观察温度报警情况,手动校正流量传感器等。

6. 呼吸机维护性检测 呼吸机使用完毕,应选择相应型号的管路成套安装,保证呼吸机随时可用。管路安装完毕需进行自检,检测项目一般包括传感器、安全阀、内部蓄电池、空氧混合器、报警系统、管路系统密闭性、阻力与顺应性等。

检测结果一般分为通过(passed)、警报与失败(failed)。"警报"时,说明该项目已经出现问题,但尚不影响临床使用,需尽快联系相关人员及时解决;若结果为"失败",则说明不能使用,应根据提示与工程师联系维修。

呼吸机应设立检测登记本,记录检测时间、检测结果以及检测者,呼吸机检测合格,挂"备用"标识牌,并用防尘机罩保护,统一摆放在干燥通风避光处,便于取用。

定期维护与保养包括:

1. 定期检查 包括整机干净整洁,主机、底座及其余组件无明显损坏,各控制开关能否正常工作,显示屏亮度足够,各软管与管道连接完好,过滤器及通风口清洁等,及时更换内部蓄电池、活瓣、皮囊、细菌滤过器、密封圈等易损耗部分。呼吸机消耗品有效寿命一般在1000h(工作时间)或6~12个月。

2. 定期通电试验 综合检查呼吸机主要功能有:

(1)漏气检测:检查呼吸机的气路系统,各管道、湿化罐、接水瓶接口有无漏气。由于呼吸机的型号及工作原理不同,检测的方法也不同。通常情况下可采用潮气量测定、压力表检测和耳听手摸等方法检测。

(2)报警系统检测:一般呼吸机均配有压力、通气量、窒息等报警装置。通过模拟呼吸机的工作状态,改变呼吸机的设置参数,增加气道阻力,调节各种报警上、下限,通过呼吸上的声、光报警来检测报警系统的性能是否完好。

(3)呼吸机监测系统的检测:如吸入氧浓度、潮气量或流量需校正零值。

(4)呼吸机附加仪器功能的检测:检测二氧化碳分析仪、湿化器、雾化器等的功能是否完好。

与呼吸机相关附件的维护管理包括呼吸机相关附件应统一管理,分类放置,小接头最好放置于透明容器内,便于查找和取用。需设专人负责管理,建立耗材使用、管理、登记制度,避免抢救时延误抢救时机,保证呼吸机正常运行。

呼吸机常用耗材主要包括管路、各种接头、过滤器、过滤网以及传感器等,每种耗材均有使用寿命,超期使用将无法保证效果。过滤器的作用是滤除呼吸机气体通路中的细菌,保证患者吸入和呼出气体的洁净。过滤器的型号不同,在管路中的位置不同,其更换时间也不同,要根据使用说明及时更换,保证过滤效果。空气压缩泵和呼吸机主机中均有气体过滤网。过滤网在气路的进气端,如不及时清洗,过滤网被灰尘堵塞后导致呼吸机进出气体不畅,会增加呼吸机负荷,影响机器使用效果和寿命。

某些呼吸机传感器属于耗材,一旦损坏需及时更换。应保证一定的备用数量,确保呼吸机可正常使用。应备有一定数量的呼吸机管路,以作清毒、损耗的补充之用。如各种接头、无创呼吸机的各种型号的口鼻面罩、鼻罩等也应常规备用一定数量。

质控要求包括相关维护保养操作人员需要熟悉呼吸机的结构、性能,熟练掌握各零部件,如呼气阀、测压管、主机内外气道管路的拆卸、安装方法。详细了解呼吸机的消毒要求,保证呼吸机各部件消毒后随时可用。详细阅读说明书,掌握各类呼吸机的检测方法。能正确识别并排除呼吸机的一般故障,以便呼吸功能正常使用。做好详细的使用记录,将各种维修、更换、校正记录详细备案。建立方便的维修联系方式,将维修公司或厂家的联系方式,以便发现问题时能及时联系维修。

五、预防性维护效果评价

在预防性维护程序完成后,需对其进行效果评价,主要有以下几个指标。

(1) 指定 IPM 的完成率:IPM 完成率是程序完成的比例。可以在某段任务期结束时测量。较好完成率的目标是90%以上。这种测试也可以计算评估每个优先组的完成率。优先级最高的设备应该具有最高的完成率,例如,超过95%,低优先级组可有较低的目标。这些指标用于衡量 IPM 员工的生产力和效率、技术人员的能力以及人力资源水平。每个技术员的 IPM 完成率必须考虑完成 IPM 程序的预期时间,因此技师不会超负荷或轻负载工作。

(2) 设备定位率:设备在检查期未结束之前是不能定位的,被称为设备定位率。这个指标主要用于测量计算机维护管理系统(computer maintenance management system,CMMS)中系统资产数据库的准确度。它还是保证库存信息准确性政策的效力指标,以及临床医生和医疗设备维修部门之间沟通的有效性,尤其是当设备移动、租借或者放入库存时。

(3) IPM 收益:IPM 收益即在执行 IPM 程序时发现影响设备操作或安全的问题的比率(注:不包括不影响功能或安全的外观问题)。这个指标用于测量医疗设备的广义可靠性。设备的某个型号可以用于与另一种型号对比分析可靠性。此外,这还是维护管理有效性的测量方法;如果设备维护良好,百分比将降低。或者,如果在检查时发现问题,这些问题是用户本应该发现的,百分比则比预期的要高。因此,IPM 收益也可以反映临床医生上报他们发现设备的问题。

(4) IPM 生产率:IPM 员工的生产力和效率是重要的管理测量方法。通过修改部门政策、培训水平、测试设备,形式或程序,可以实现个人或群体生产力的提高。然而,这只有在有针对性的测量活动时才可以管理。

(刘锦初　包家立　乔灵爱)

思考题

1. 狭隘可靠性和广义可靠性的区别。

2. 设呼吸机空压机的 MTTF 为 T,并且其故障概率密度函数是:

$$f(t) = \begin{cases} \dfrac{0.001}{(0.001t+1)^2} & t \geq 0 \\ 0 & 其他 \end{cases}$$

求空压机工作200h后的可靠度。

3. 设监护仪的故障概率密度函数是 $f(t) = 0.002e^{-\frac{t}{500}}$,求其 MTTF。

4. 设 X 光球管维修概率密度函数 $m(t) = 0.83t(1h \leq t \leq 5h)$,求其 MTTR。

5. 在概率图分析法当中,如果在正态概率纸上,分布函数的分布曲线近似为直线,则总体可估计为何种分布?

6. 什么是非参数检验？它的应用场合是什么？

7. 预防性维修的更换模型有哪些？各有什么特点？

8. 设有一台具有旋转阳极的 X 线机，其寿命特性符合形状参数为 3，尺度参数为 2260 的威布尔分布。当该部件的持续工作时间为 7h，并要求可靠度分别不低于 0.99、0.999、0.9999 的条件下，这种预防性维护周期 T_0。

笔记

随着医疗科技的快速发展,越来越多的先进医疗器械应用到医疗业务中,医疗设备器械已成为医疗服务不可或缺的手段,由于医疗器械是救死扶伤、防病治病的特殊产品,它的应用质量直接影响诊断和治疗质量,关系到人类的生命和健康,对其精准性和适应性,以及对使用者技术水平和医疗器械长期可靠性具有较高要求,其应用安全与质量不仅与上游的生产体系的质量管理有关,还离不开下游应用领域的医疗设备应用质量管理,也由于医疗器械的多样性和复杂性,不仅要对在用医疗设备进行质量控制,还需要运用先进的质量工程、质量管理的理念,建立完善的医疗器械应用质量管理体系,才能切实提高医疗服务质量,确保患者就医安全。

第一节　质量工程概念

一、概述

自从人类开始制造产品以来,质量就一直是人们关注的实际焦点,进入 20 世纪 80 年代以来,人们更是将质量提高到一个前所未有的高度来看待,认为质量是影响组织生存和发展的核心因素之一。著名管理学家约瑟夫·朱兰博士提出了"21 世纪是质量的世纪",足以见得质量对于国家以及企业的重要性。

（1）质量是人民幸福生活的保障:在人民物质生活日益丰富的今天,人民的生活离不开各种产品和服务,产品质量已经成为人民幸福生活的重要保障,尤其像医疗器械这类与人类健康直接相关的产品,一旦产品出现问题,将直接影响到医疗诊治,重则导致人员伤亡,对社会造成不稳定。只有高筑产品质量这个大坝,人们才能安居乐业,过上健康幸福的生活。

（2）质量是企业经济效益的基础:企业作为一个经济实体,要想取得经济效益,就必须出售自己的产品或服务,而一个产品能否销售出去,实现一定规模的销售,从而给企业带来效益,其中一个关键的要素是产品的质量能否符合顾客的要求。产品质量上去了,企业可以扩大市场占有份额,促进提高生产的批量,批量达到一定规模后,单位产品的成本还可以降低。持续的改进质量,可以发现和克服现存产品和生产的各种限制,有助于提高生产力,降低成本,从而进一步增加销售额,提高企业的经济效益。

（3）质量是提高市场竞争力关键:市场经济的主要特点是市场的竞争机制,竞争带来一个必然结果,就是优胜劣汰。市场的竞争的能力体现在产品上,主要用六个要素来描述:功能先进实用、性能优异可靠、生命周期成本低、售后服务好、市场响应快,低耗环保。可以看出,产品的市场竞争力都与质量相关。企业没有高质量的产品,就没有市场,就会失去生存的条件。企业具有过硬的产品的质量,可以大大提高企业的市场竞争能力,也只有通过提高产品的质量,达到国际的先进水平,才能真正实现产品走向世界。

（4）质量是民族素质的综合反映:每个高质量的产品需要依靠科学的管理、严谨的工作态度、高水平的工艺来实现,但其中最根本的是需要依靠劳动者的素质来实现。一个高质量的产品和优质的服务,是一个民族、一个国家是否成熟的重要标志。只有高素质的民族才能生产高质量产品,制造高质量的产品,也是一个民族向全世界展示自身民族素质的最好方式。

(5)质量是国家科技水平的体现:产品质量对国家来说,反映了一个国家的科技水平,因为高质量的产品,是在设计、制造等过程中逐渐形成的,如果设计和制造水平不高,是不可能生产出高质量产品品来的。尤其像高端医疗器械之类的高科技产品,高质量的医疗器械的生产依赖于国家在这个领域的科技实力。

(6)质量管理是管理科学的组成:质量管理,是应用管理科学的原理形成的一门实践性很强的学科。它应用管理学的基本原理和方法,结合大量自然科学中的数学及其数理统计学、社会人类学、社会心理学、经济学等自然科学和社会科学的研究成果,形成了许多理论,如质量控制理论、质量保证理论、质量经济理论等,也创造了一些新的管理方法,这些理论和方法极大地丰富了管理科学的内容。全面质量管理理论的产生就是应用管理理论在质量管理方面的重大突破,其系统管理的理论,要求人们用系统的观点,把质量问题当作一个有机整体进行综合分析,进行系统管理。

(一)质量的定义

有关质量的定义,不同的时代对质量的理解不相同,对其定义也有所不同,目前对于质量的主要定义有三种:

按照日本著名质量管理学家田口玄一对质量给出的定义,质量就是产品上市后,给社会造成的损失,但是由于产品功能本身产生的损失除外。任何产品在其使用过程中,都会给社会造成一定的损失,造成损失越小的产品,其质量水平越高。按照这种质量观,由于社会损失是可以计算的,所以质量也成为一种可量化度量的量。

按照国际标准化组织 ISO 900:2008 质量管理标准的定义,满足要求就是应满足明示的(合同、规范、标准、技术文件、图纸中明确规定的),通常隐含的(如组织管理、一般习惯)或必须履行的(如法律法规、行业规则)要求,除了考虑满足顾客要求外,还应考虑其他利益攸关方,即:组织自身利益、原材料供应商和社会利益等多种需求等。所谓固有特性,是指存在于实体的一组永久性的特性,它是产品、过程或体系的一部分。实体的固有特性必须尽可能满足要求,固有特性与要求越接近,则其质量水平越高,反之,其质量水平就越低。

按照美国著名质量管理专家约瑟夫·朱兰给质量下的定义,质量就是适用性。他是站在用户角度去定义质量,即用户对一个产品(包括相关服务)的满意程度的度量。产品的质量水平应该由用户给出,只要用户满意的产品,不管其特性值如何,就是高质量的产品。质量还具有以下特性:质量要求的动态性,质量需求的区域性,质量等次的相对性,质量观念的演变性和质量的经济性。

(二)质量的相关概念

1. **产品质量** 这里所讲的产品主要有硬件,如家电、汽车、医疗器械等和软件,如计算机操作系统、管理信息系统、图像处理软件等。硬件产品一般具备六个方面的质量特性。一是性能,此产品为满足其使用目的,还需要具备的技术特性,二是可信性,反映产品可用的程度及其影响因素,三是安全性,反映了产品在储存,流通和使用过程中,不会发生由于产品不佳,而导致的人员伤亡、财产损失和环境污染等。四是适应性,反映产品适应外界环境变化的能力。五是经济性,反映产品的命周期费用等。六是时间性,反映产品供货商满足客户对产品交货期和交货数量的能力。软件产品一般具有功能性、安全性、可靠性、保密性、专用性、经济性、可维护性和可移植性等八个方面的质量特性。

2. **服务质量** 服务系指宾馆服务、家电维修、设备维修服务等。服务质量是服务活动的特性,满足顾客要求的程度。服务质量通意思常包括功能性、经济性、安全性、时间性、舒适性和文明性。

3. **过程质量** 过程质量指的是过程中的活动,满足过程标准的要求。它是将输入转化为输出的一组彼此相关的资源和活动。其中资源包括人员、设备、设施、资金、技术和方法等。产品质量和服务质量最终要由过程或活动来保证的。

4. 工作质量　是指员工完成业务活动过程中遵守标准规定的程度。工作质量涉及单位的各个部门和各级各类人员，决定了产品和服务质量。其中最高管理者起到主导作用，中层管理层和执行层员工的工作质量起到保证和落实作用。它通常反映了企业的组织、管理和技术各项工作的水平。

5. 生命周期质量　一个产品具有一定的寿命，从"出生"到"退出"，称为产品的生命周期。在产品生命周期的各个阶段具有大量的质量活动，称为产品的生命周期质量。企业为了满足用户提出的质量要求，使产品具有适用性，就应根据产品特点、企业的规模和生产方式，把质量形成的全过程划分成若干个阶段，明确每个阶段的质量目标，确定合理的工作流程，开展必要的质量活动，确保产品质量在其形成的全过程中所处于受控状态。与生命周期质量相关的概念主要有质量螺旋、质量圈和质量环三个概念。

（1）质量螺旋，又被称为朱兰质量螺旋。朱兰博士提出产品质量的提升是按照螺旋上升的规律逐步完成的。每完成一个质量循环，就一定会使产品质量有一定程度提高。这就称为质量螺旋。他把这种规律称为质量螺旋。产品是在市场调研、产品研发、设计、生产技术准备、制定制造计划、材料采购、资源配置、生产制造、工艺控制、检验、测试、销售、服务等全过程中形成的，同时又在这个全过程中不断螺旋提高。质量螺旋主要强调质量的不断提升。

（2）质量循环圈。瑞典质量管理专家桑德霍尔姆博士提出了质量管理圈，他把质量形成全过程划分为市场调研、开发设计、工艺准备、采购、产品制造、检验、销售和服务 8 个阶段，并把它们放在一个圈内，同时把上游供应商放在供应圈输入侧，而把用户放在供应圈的输出侧，质量循环圈主要强调企业内部质量管理及其与外部管理的关系，详见图 4-1。

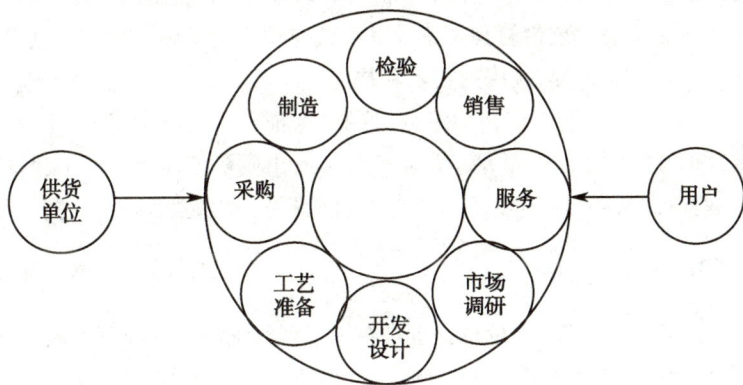

图 4-1　质量循环圈

质量环的概念最早是由国际标准化组织在 ISO 9000:1987 质量标准中提出的，它把产品质量形成的全过程分为 12 个过程，分别是产品设计与开发、过程策划与开发、采购、生产或服务提供、验证、包装和储存、销售和分发、安装和投入运行、技术支持和服务、售后、寿命结束时处置或再生利用、营销和市场调研，共计 12 个阶段，其标准的过程框架也是根据质量环来划分的。质量环是从生命周期的角度来论述质量活动的持续性。详见图 4-2。

6. 顾客满意度　顾客满意，在 ISO 9000:2000 标准中定义为："顾客对其要求已被满足的程度和感受"。这种感受被用来评价供方在满足顾客要求方面的状况和趋势。为了评价产品或服务是否满足顾客的要求，应该对顾客的满意度进行评价。顾客满意度，作为衡量组织质量的重要指标，已经被广泛地应用于对产品或服务质量的评估中。当用户的感知低于预期时，顾客会感到不满意，甚至产生抱怨或投诉。当顾客感知接近于期望时，顾客会感到满意，当顾客感知远远超过期望时，顾客会对组织产生忠诚感。

（三）质量工程的定义

自从质量工程诞生以来，一些国家给出了若干定义。

美国的"质量工程"定义：美国国家标准 ANSI/ASQC A3《质量管理和质量保证词汇》中，对质量工

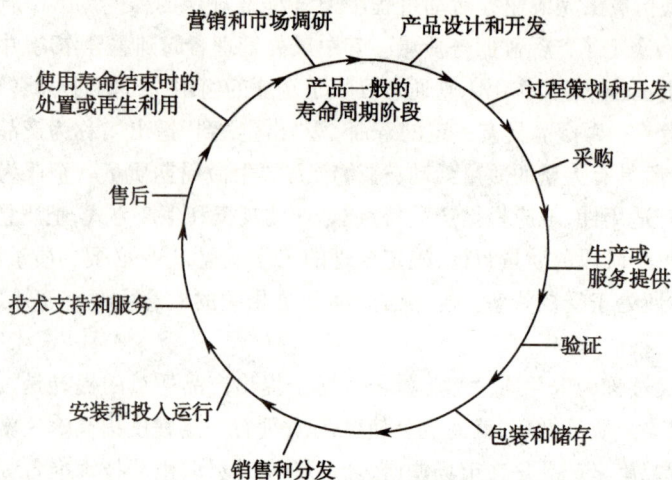

图 4-2　质量环

程定义如下:"质量工程是有关产品或服务的质量保证和质量控制的原理及其实践的一个工程分支学科"。

英国的"质量工程"定义:英国标准 BS 4778《质量词汇》中对质量工程定义如下:"质量工程是在达到所需要的质量过程中适当的技术和技能的应用"。

中国的"质量工程"定义:中国在国家军用标准 GJB 1405-1992 的《质量管理术语》中,对质量工程的定义如下:"质量工程是把现代质量管理理论及其实践与现代科学和工程技术结果相结合,以控制、保障和改进产品质量为目标而开发、应用的技术和技能"。

"质量工程"的综合定义:质量工程是为策划、控制、保证和改进产品的质量,将质量管理理论与相关专业技术相结合而开展的系统性活动。从定义可以看出质量工程是一门工程技术与管理技术相交叉的学科,也是一门以提高产品质量为目的的综合性管理技术方法学科。

二、质量工程的基本原理

质量的形成过程有其客观规律,质量过程也是在一系列科学原理指导下发展起来的,许多国内外质量专家提出了多种质量工程的原理。

(1)戴明的"质量管理十四要点":W·爱德华·戴明是 20 世纪杰出的质量专家,早年出版了统计质量控制理论的经典著作《从质量控制观点出发的统计方法》,之后又出版了系列专著和文稿,最后在《越出危机》著作中,完善提出了有关质量管理的十四要点,包括:树立改进产品服务的长久使命,以使企业保持竞争力;接受新的理念;不要将质量依赖于检验;废除低价者得的做法;通过持续不断的改进生产和服务系统,来实现质量、效率的改进和成本的降低;建立现代岗位培训方法;建立现代的督导方法;消除恐惧心理;打破部门间的壁垒;取消对员工发出量化的目标;取消定额或指标;消除影响工作完美的障碍;建立严谨的教育培训计划;使组织中的每一个人都行动起来,实现质量改进。

(2)朱兰的"三部曲":J·M·朱兰是 20 世纪美国杰出的质量专家。在他 70 多年的质量生涯中,撰写了一批质量管理专著。朱兰博士提出了有关质量责任的权重比例问题。在所发生的质量问题中追踪分析其原因,只有 20% 来自基层操作人员,而 80% 的质量问题是由于领导的责任。他在著作《朱兰质量手册》提出了著名的三部曲,认为质量管理工程可以分成以下三个阶段:质量计划:目的在于建立有能力满足质量的标准化工程化程序。质量控制:目的在于掌握何时采用必要措施纠正质量问题。质量改进:目的在于有助于发现更好的管理工作方式。

(3)克劳斯比的四定理:克劳斯比是原美国质量学会会长,他于 1957 年首次提出了零缺陷的概念,1979 年首次出版《质量免费》著作,之后又出版了《零缺陷质量工程》,其中提出了四定理:质量合乎标准，即改善质量的基础在于每一个人都第一次把事情做对；以防范于未然为质量工程制度；工作标准必须是零缺陷；不符合标准的代价是用因返工而发生的额外成本来衡量的。克劳斯比还全面总结了质量成本的含义。质量成本是产品总成本的一部分，它包括确保满意质量所发生的费用，以及未达到满意质量的有形损失与无形损失，如预防成本、评估成本、和故障成本等。

质量工程的原理来源于质量检测和质量管理的原理，其中最基本的原理有以下三个：

1. 人本原理　质量工程以人为本，只有不断提高人的质量，才能不断提高产品质量、过程质量、组织质量、体系质量及其组合质量，这就是质量工程的人本原理。质量工程的要素有五大要素，它们分别是由人、机器、材料、方法与环境五大要素组成。

人才是质量工程的第一要素，所谓人才是指那些在社会实践活动中具有一定的专门知识、技能，并以自己创造性的工作，对本职工作、对认识和改造世界、对人类进步作出贡献的人。一般来说，企业的技术水平和管理水平较高，该企业的产品质量就好，就能够受到市场的欢迎，成为国内外市场的佼佼者！而企业管理人员管理水平越高，工人技能越高，职工的质量意识越高，则工作质量也就越高，产品质量也就越好。

确定人的质量标准。这是现代质量工程的基本出发点，要提高人的质量，首先要弄清楚什么是人的质量标准，从哪些方面来衡量。全世界各个行业都有各种各样的执照证书，医生需要有从医资格证书，工程师要有技术职务资格证书，我国估计有一百多种执照和证书，从某种程度上讲，它们就是有关人员的质量标准，而当下，人的质量标准已进入一个科学化定量化和规范化阶段。而作为质量工程的专业人才，其自身的标准又是什么呢？我国人事部门与技术监督部门早在 1994 年就联合发布了《质量专业，中高级技术职称评审条件》，2001 年又开始实行质量工程师专业技术人员职业资格考试制度，这些规定就是我国各级从事质量工程专业人员的质量标准。

充分调动和激励人的积极性和创造性。这是提高质量工程成效的关键。人的良好素质固然是发挥人的作用的重要前提条件，但是人的因素能否发挥巨大作用？还有是否能够调动和发挥人的积极性和创造性，这就是激励。我们只有通过质量培训和教育，不断提高人员的质量意识和质量技能力，还要充分关注社会和企业的质量文化的建设的重要性，当然也不能忽视物质激励的作用，要奖优罚劣，激励人们去追求高质量的工作。

2. 过程监控原理　所有质量工作都是通过过程完成的，质量工程要通过对过程的监控来实现。任何一个组织都应该识别、组织、建立和管理质量活动过程网络及其接口，才能创造、改进和提供持续稳定的质量。这就是质量工程的过程监控原理。

所有的工作都是通过过程实现的。过程是通过人、财、物和信息等资源，在输入和输出之间转化而增值的活动。如一家医疗器械生产商，输入了房、设备、原材料、电、水、图纸和产品标准等有形资产和无形资源，再通过该企业员工的辛勤劳动，转化为医疗器械产品、产品使用说明书和销售服务等输出，实现了增值的目的，这就是企业的生产经营过程，也是医疗器械产品质量形成过程。

质量工程都是通过对过程的控制和管理来实现的，过程控制又可分为两个层面，一是对过程中的人流、物流和信息流的结构和正常运行的控制。二是对过程中人、物流和信息流的人、物和信息质量的控制。只要依据实际情况，识别、设计、组织和控制好每一个过程中人流、物流和信息流的两个方面，形成一个正常运行的过程网络从而进行卓有成效的质量工程。

产品质量形成过程的理论模式，每个组织都存在着大大小小、纵横交错的过程，组成的复杂过程。为便于管理，就要突出主要过程，理顺和简化过程和接口，按照先后顺序有条不紊地排列起来。

质量环是从识别需要，直到评定这些需求是否得到满足的各个阶段中，影响质量的相互作用的各种活动的理论模式，它是从市场调查直到产品售后服务、处理全过程中的主干过程，它可以简化为若干个阶段，小阶段，并按先后次序连立起来的框架模式。

质量管理体系是过程网络的组合。质量管理体系由若干个要素组成，而要素的控制是把要素展开为一系列的过程来实现过程控制，也就是说，质量管理体系是通过一系列的组合而形成的，任何一个质量管理体系,都是相关过程的网络组合,而且只有在组成质量管理体系的过程中,网络相互协调,又接口兼容,才能使得质量管理体系有效地运行起来。

3. 体系管理原理　任何一个组织只有依据其实际环境的条件和情况,策划、建立和实施质量管理体系,实现体系管理时,才能实现质量方针和质量目标,这就是质量工程的体系原理。

质量管理体系的四类环境。质量管理体系必须适应环境的要求,存在适应性的问题。质量管理体系的环境具有四大类,在 ISO 9000.1《质量工程和质量保证标准》中就提出了质量管理体系的四类环境。即:非合同环境、供需双方之间的合同环境、第二方需方的批准或注册、第三方的认证或注册这四类环境。

在非合同环境中,供方根据市场环境、产品特性、生产或服务特性、客户需求等实际情况,策划建立和保持一个全面的、有效的内部质量管理体系。在供需双方间的合同环境下,应选择那些受需方关注的影响质量的要素,建立一个合同规定的质量管理体系。

在第二方批准和注册的环境下,一般由第二方依据其章程制度标准或合同规定,定期或不定期地对第一方(供方)进行质量管理体系审核,而供方必须按需方的要求建立起质量管理体系,以获得批准或注册。

第三方认证或注册的环境,一般由认证机构代表第三方,按照认证法规规章及合同,对供方的质量管理体系进行审核和复审。通过审核或复审,则授予其使用认证证书。

质量管理体系结构。在 ISO 9000 标准中,提出了一个四类不同环境,不同规模和提供不同产品的四个方面要素。它们分别是:管理职责、资源管理、产品实现和测量及分析。

质量管理体系文件要求。在 ISO 900 要求中,建立一个文件化的质量管理体系,文件是体系管理的依据。它一般包括:纲领性文件、支持性文件和见证性文件。一般具体的文件名为"质量手册、程序文件、过程运作和控制文件、记录表格"。

质量手册:规定组织质量管理体系的文件,是阐述一个组织质量方针、目标和职责,并描述其质量管理体系的文件。它是该组织质量管理体系的总体策划,也是质量工程中应长期遵循的纲领性文件。质量手册对组织的质量管理体系结构及其要素作了全面系统的描述。

程序文件:为进行某项活动或过程所规定的途径文件,是对质量手册中相应内容的补充和细化,因此被称为支持性文件,它明确规定了这些质量活动的目的和范围,应该由谁来做? 何时何地以及如何去做? 应采用什么样的设备材料和文件,如何进行控制和记录?

记录表格:它是为了阐明所取得的成就和所完成活动的程序文件,为证实可追溯性及采取预防或纠正措施提供依据,也是证明质量管理体系是否有效运行的证据。

质量计划:是针对某项特定的产品,过程项目或合同,指定专用的质量措施资源,和活动秩序的文件,如新产品开发计划、质量攻关计划、质量改进计划等。

一个组织的某些系统可以由质量管理体系的相应部分的要素组成,以形成独特的管理体系、安全管理体系、测量管理体系和环境体系。

三、医疗器械的质量工程

医疗器械是关系人民生命健康的特殊产品,它的基本质量特性就是安全性和有效性。医疗器械产业是国际上公认的高新技术产业,表现出高度的创新性、集成性和较高的风险性。

(一)医疗器械的质量特点

1. 多学科技术交叉　医疗器械产品涉及医学、生物学、物理学、电子学、光学、声学、化学等多种学科,多学科技术交叉决定了医疗器械的多样性和复杂性。医疗器械产品涉及许多高科技技术的应用,是多种高科技的融合,而在这种融合的过程中也使得产品集成的难度和风险加大。临床需求的多样性导致了医疗器械的研发也是呈现"百花齐放"的局面,也使得新产品种类繁多,质量管理难度增大。

2. 高技术主导行业的发展也带来安全风险 医疗器械行业对高科技高度敏感,许多前沿的高科技技术被应用到医疗器械产品研发中,促进了医疗器械产品的发展,但同时由于前沿高科技技术本身还存在一些不确定因素和安全风险,这样就给可能应用了该高科技技术的医疗器械带来了安全隐患,因此需要对此类的高科技医疗器械产品予以高度重视。比如手术机器人采用了许多高科技技术,如高精度机械技术、远程控制技术等新技术,而这些新技术的背后的不确定因素也给手术机器人产品的应用带来了安全性的挑战,需要加以特别的关注。

3. 对于安全性和可靠性要求高 医疗器械是关系人民生命健康的特殊产品,它的基本质量特性就是安全性和有效性。由于医疗器械是直接接触人类健康的现代医疗服务过程中不可缺的诊疗辅助工具,不仅对其安全性要求高,还由于长期使用和大量使用的特点,对其产品的使用的可靠性也有相当的要求。医疗器械对于安全性、有效性、可靠性、稳定性的要求都比一般器械来得高。

4. 在使用过程中风险较大 由于许多医疗器械需要人员进行操作,除了医疗器械自身质量风险之外,医疗器械在使用过程中还存在较大的使用风险。因此不仅需要对操作人员加强培训,还要对医疗器械的设计上要运用人因工程技术,采取多种措施降低人为操作失误的可能性,避免和降低发生对患者和使用者伤害的概率,确保医疗器械使用安全有效。

(二)医疗器械质量工程的特别要求

由于医疗器械自身的特点,对其质量工程的要求在通常的质量工程的基础上还有更加进一步的特别要求。其产品属于救死扶伤、防病治病的特殊产品,仅仅按照 ISO 9000 标准的通用要求来规范是不够的,为此国际 ISO 组织又颁布了 ISO 13485 标准:该标准对医疗器械生产企业的质量管理体系提出了专用要求,为医疗器械的质量达到安全有效起促进作用。

1. 在 ISO 13485 标准中,更加强调保持其有效性 在 ISO 9001 标准条文中许多持续改进之处在 ISO 13485 标准中均改为保持其有效性,这是因为当前法规的目标是质量管理体系的有效性,以持续生产安全有效的产品。新标准将 ISO 9001 标准中的"持续改进"改为"保持其有效性"。新标准 4.1 "总要求"要求"组织应按本标准的要求建立质量管理体系,形成文件,加以实施和保持,并保持其有效性",而不是"持续改进其有效性"。5.1"管理承诺"要求"组织的最高管理者应通过其建立、实施质量管理体系并保持其有效性的承诺提供证据",而不是为"持续改进其有效性的承诺提供证据"。

2. ISO 13485 更加强调法规要求 如 ISO 13485 最新标准 5.2"以顾客为关注焦点"要求,"最高管理者应确保顾客的要求得到确定并予以满足",而不是"最高管理者应以增强顾客满意为目的,确保顾客的要求得到确定并予以满足"。又如,新标准 8.2.1 的标题为"反馈",而不是"顾客满意"。这是因为顾客满意不适合作为医疗器械行业的法规目标。这种修改与新标准促进全世界管理体系法规的协调目标是一致的。对操作者开展培训,缩短学习曲线,提高设备安全使用性。

3. 更加强调专业性规定 根据医疗器械的行业特点,ISO 13485:2003 标准中作了许多专业性规定,如 4.2.4 记录控制中规定:组织保存记录的期限应至少相当于组织所规定的医疗器械的寿命期,但从组织放行产品的日期起不少于 2 年,或按相关法规要求规定。6.4 工作环境中,增加了对产品清洁、防止污染、人员健康等方面的要求;7.2.3 顾客沟通中增加"忠告性通知";8.2.1 的标题改为"反馈",而不是 ISO 9001 的 8.2.1 的顾客满意,并增加了提供质量问题早期报警和评审生产后阶段的经验等内容。

医疗器械管理包括产品上市前审批和上市后监管两个阶段,涉及的管理内容有质量体系、风险管理、临床试验、标识、产品性能等。在上市后监管阶段,由于大量现代电子学、光学、声学、工程学的高度集成的医疗设备产品的涌现,不仅设备操作使用需要一定的专业性要求,加上电子器件的衰老和机械的磨损等无法避免的因素存在,长期临床使用后,医疗器械的性能和功能也会发生劣化,对于医疗器械使用全生命周期的管理的一个重要任务就是运用质量工程的方法,对使用人员开展培训,对在用医疗设备进行质量控制,对环境进行定期监测等,以确保医疗器械保持其有效性。这也就是本章需要学习的主要内容。

(李斌 毕帆)

第二节 质量管理体系

一、概述

质量管理体系（quality management system，QMS）是企业组织内部建立的，为实现在质量方面需求的管理模式，通常包括与质量有关的控制、策划、生产、检测、销售等有关的活动。其中心思想是以顾客为中心，不断地提升服务质量以满足客户的期望和需求，为客户提供满意的产品或服务。为实现质量目标所建立的必需的、系统的质量管理体系。通常不同的企业选用不同体系要素并加以组合，一般包括与活动有关的监督、资源分配、产品加工以及检测、活动的策划与改善相关的过程组成。对设计研发、加工、监测、销售以及使用全过程的质量管理进行加强与改善，并对活动进行标准化和制度化管理。根据QMS的要求，国际标准化组织的质量管理和质量保证技术委员会制定了ISO 9000族系列标准，来满足不同的商品、规模和性质的组织，目前应用最广泛的是ISO 9001《质量管理体系要求》，在此标准基础上，不同的行业又制定了相应的技术规范，如ISO 13485《医疗器械质量管理体系用于法规的要求》等。

二、质量管理体系基本原则

（一）概述

质量管理体系基本原则是企业的领导者在施行质量管理工作必须要遵循的原则，为相关从业人员学习、掌握ISO 9000族标准提供了参考依据和准则，这些人员主要包括负责审查质管工作的审核员、指导企业建立质管体系的顾问和企业内部从事质管工作的人员。质量管理是组织各项管理的内容之一。为实现质量目标，应遵循以下几项原则。

（二）质量管理体系基本原则

1. **以顾客为中心** 质量管理的首要任务和侧重点就是要了解客户诉求、满足客户当下及未来的需求，并且努力达到并且超越客户的预期。

关注顾客并非一切都满足顾客，顾客满意是一种管理理念。要全面地了解顾客明示的（货物名称、数量、质量、价格等）、隐含的（行业惯例、行业规范、行业标准）需求和与产品相关的各种要求。目前，顾客对产品的要求和期望已经从数量型转变为质量型、从低层次转变为高层次、从物质上升至精神层面、个性化需求日益凸显，需求更加多元化、社会化。因此，组织与客户间应当建立有效的沟通渠道，并且定期或不定期沟通；调查、识别、分析、评价顾客的需求方面，建立行之有效的制度；对顾客的抱怨处理及时，达到顾客满意程度的上升。这种管理理念，加强了组织对顾客的理解以及满足其他受益者的需求。

2. **领导作用** 领导者掌控着组织团队协作方向，同时带领组织员工为实现目标而学习、进步，构建稳定的团队。

努力进取，起领导的模范带头作用。作好组织的领路人应为组织的未来指定明确的目标、制定具有挑战性的目标和指标、制定战略以达到所指定的目标以及预测外部环境的未来变化。还应与组织成员建立互信的关系，促进诚实开发的沟通方式，为组织成员提供适当的教育、训练和指导，使其明白其自身工作与满足客户需求的相关性和重要性，同时要对员工的贡献给予充分的肯定，从而建立信任感、消除恐惧心理。领导者制定正确的战略方针，使组织内部成员对未来的规划和前景有明确的努力方向，从而使整个团队在正确的轨道上前进以实现预先制定的目标。

3. **全员参与** 组织是由各级人员组成的，在各级人员的积极参与下，使组织带来最大的收益。

全员参与是实现以顾客为中心的前提条件之一。各阶层员工是企业之本，在员工的积极参与，组织可以获得最大效益。质量是企业员工共同的责任。要不断地更新企业的目标，树立良好的企业精神，才能以更好的姿态向顾客和社会展现企业自身。企业员工要积极参与对组织方针战略改进的活动中,并在工作中充分实现员工自身价值。在全员参与下,每位员工时刻牢记目标并承担起对组织目标的责任。

4. **过程方法**　为了提高实现目标的效率和速度,在管理时可以把活动视为一种连续性且相互关联的过程来理解。

对过程给予界定,以实现预期的目标。组织在运转的过程中,有很多活动,这种活动应当有相关的制度对其规范,从而达到理想的效果。为客户提供服务或产品,通过客户的意见和反馈来评价客户的满意度,对质量管理体系的业绩进行测评,更好的改善其中的不足和漏洞,最终达到预期的目标。组织内部相关方针战略的制定,使结果具有预见性,资源更有效的利用,大大降低循环的时间以及成本。将资源以及活动规范化,有助于企业组织的进一步发展。

5. **管理的系统方法**　制定详细的战略目标,规范并管理由相互关联的过程组成的整体,能够有效地提高组织的管理效率。

管理的系统方法不仅适用于新建立的体系,而且还能够对现有的体系进行完善。了解各体系过程之间的内在关联。以最有效地方法实现目标体系的建立。建立与组织作用和过程输入相有关联目标。其设定是将各个过程的目标与组织的总目标相关联。将相关联的过程作为系统加以管理,能够显著提高达成目标的效力。

6. **改进**　不断地改进和提高是组织前进和取得成功的必要条件。

要在进行质量管理工作中不断地发现并解决问题,进行持续地改进。在质管体系中,对产品、服务和体系进行反复改进和不断提升是每个员工追求的目标。探寻和施行改进办法,同时进行效果评价。以理论依据作为基础实施渐进性、创新性和突破性的改进。鼓励预防性的活动。使得组织能够持续的改进。不断地改进和修订方针和策略,实现自我突破和超越,拟定更加完善的计划以实现持续改进。

7. **基于事实的决策方法**　对获得的数据信息进行逻辑和直观的分析,从而制定出合理决策。

组织要在运营中搜集各种类型的数据信息,并对其进行相应的统计分析,通过统计分析结果来拟定改进的方法,提高组织决断的正确性,从而减低决策的失误。在数据资料信息搜集过程中时,为确保数据信息的可靠性、精确性,应当采取合理的方法对获得的数据信息进行分析。数据和信息设定的战略方针具有现实性。利用可比较的数据和信息,可制订出实际的、具有挑战性的目标。根据逻辑分析的结果以及经验和直觉进行决策并采取行动。

8. **与供方关系的管理**　有效地维持和管理好组织与供方的共赢关系,使双方利益最大化,能够创造出更大价值。

选择主要的供方,组织和社会的短期利益和长远发展是建立在双方互利的关系基础上。这种互利共赢的关系是需要有关各方共同研发、提升和改进产品和服务的过程,它能够有效地促进双方创造更大的价值。客户对产品和服务的满意度很大程度取决于供方所提供材料的质量,正确处理好与供方的关系,对持续稳定地向顾客提供满意的产品有重要的意义。建立互利的关系,对组织和供方都有利。发展与供方的战略联盟和合作伙伴关系,赢得竞争的优势。建立和完善互利的供方关系,保证供方能按照双方规定的时间提供有质量保证的产品。促使双方利益最大化。

三、ISO 标准简介

(一) ISO 概述

国际标准化组织是世界上最大的具有国际标准化的非政府组织。缩写"ISO"与机构英文全称首字母无关,而是源于希腊语,表示"平等"。

1946 年,ISO 国际标准组织成立,其总部设在瑞士日内瓦。ISO 担任制定国际标准,协调世界各国范围内的工作,处理与其他国际性组织合作有关的问题的责任。ISO 秉承促进世界标准化及其有关事务的发展,改进国际物资交流和服务的宗旨。

ISO 最初的连任理事国由包括中国在内的 5 个国家组成。由于未按章缴纳会费,中国在 1950 年被取消资格,而 1978 年又重返 ISO,在 2008 年 10 月举行的第 31 届国际化标准组织大会上正式成为常任理事国。其中代表中国参加 ISO 的是中国国家技术监督局(CSBTS)。ISO 现有 117 个成员,包括117 个国家和地区。

(二)ISO 标准分类

ISO 9000 认证标准是 ISO 在 1987 年提出的概念,延伸自旧有 BS5750 质量标准,即由 ISO/TC 176(国际标准化组织品质保证技术委员会)制定的国际标准。ISO 9000 不是指一个标准,而是一组标准的统称。随着国际贸易发展的需要和标准实施中出现的问题,特别是服务业在世界经济的比重所占的比例越来越大,ISO/TC 176 分别于 1994 年、2000 年、2008 年、2015 年对 ISO 9000 质量管理标准进行了四次全面的修订。ISO 9001 标准规定了各种类型、各种规模组织的行业规范,是国际通用的准则。

常见的 ISO 9000 族标准介绍:ISO 9000 为质量管理体系的基础和术语;ISO 9001 为质量管理体系的要求;ISO 9004 为质量管理体系的业绩改进指南。ISO 19011 为质量和(或)环境管理体系审核指南。

实施 ISO 9000 族标准有利于提高产品质量,保护消费者利益。为提高组织的运作能力提供了有效的方法。有利于增进国际贸易,消除技术壁垒。有利于组织的不断提升和改进,进而满足客户日益提高的要求及期望。

四、质量管理体系的建立和运行

质量管理体系的建立和运行主要分四个阶段:前期准备、体系策划、体系建立、体系试运行,每个阶段又可分为若干具体步骤。

(一)前期准备

前期准备主要对组织人员进行教育和统一培训;制订规划目标;确立好质量的方针战略并制订切实可行的方案;对掌握的数据资料进行分析;对组织进行适当调整,完善组织的结构等方面。

1. 组织人员进行教育和统一培训　在建立和完善质量体系中,教育和培训是必不可少的内容,提高组织人员的基本素质,教育是循序渐进的且对不同的层次的人员采取不同的教育管理模式。主要包括决策层和管理层的工作人员。

2. 制定规划目标　在质量体系建立中要制定组织的奋斗目标,有计划有安排地完成组织的任务。体系建设是依靠组织的所有部门和全体职工共同努力。成立一个精英团队对于组织和企业来说是重要的,精明能干的团队,有利于组织的长期发展,包括领导者和管理者协调组织的各项工作任务,其任务是对该体系的发展方向,最终的目标,对未来的展望等任务进行细化。由质管部门和企划部门建立团队对组织未来发展方向和目标进行制定。要素团队的成立,可在不同层次下制订相应的工作计划。

3. 确立好质量的方针战略并制订切实可行的方案　质量方针的制订要结合组织的特点,并包含对质量的目标的要求,保证各层次人员对方针战略的支持。

4. 对掌握的数据资料进行分析　通过对现实情况的分析,包括对体系情况的分析,产品特点的分析,组织结构的分析,对工作人员的构成分析,以及对管理工作的情况分析。因此,质量管理体系的发展应选择合理的体系要素。

5. 对组织进行适当调整,完善组织的结构　适当的调整组织人员的构成可使资源合理的配置,组织内人员的适当调整,可对组织的发展有重要的意义。因此将相应的工作职责和权限分配到各职能部门,有利于质量活动的开展,同时能够提高各部门间人员的凝聚力,保障相互间团结互助。虽然一个部门可以参加多个质管活动,但是多个部门不能同时管理一项质管活动,这样就会出现都负责又都不负责的情况。

(二)质量管理体系策划

1. 质量方针　质量方针是组织的关于质管活动的宗旨和方向,是整个体系的核心,所反映的是组织的基本方针和既定目标以及客户的诉求和期望。关于质量方针的制定要求包括以下几点：

（1）必须与质量管理体系相适应，需要同质量水平和管理能力相一致，方针的制订必须与相应服务关联。

（2）要保证服务质量，要切实地体现出客户的诉求和期望，而不是空喊口号。

（3）可以广泛听取大众意见和建议，对方针进行反复讨论和修订，最后经由最高管理者批准、发布，同时需要注明发布日期。

（4）方针拟定的措辞和语句的斟酌要慎重，既要言简意赅，又要表意准确，与时俱进，标新立异。

（5）方针的内容要精简易懂、易记、便于宣传普及和贯彻执行。

2. 质量目标　质量目标是质量方针的具体量化，因此要与质量方针保持高度一致。质量目标应符合以下要求：

（1）指标量化，并且是可评估和完成的；

（2）具有合理性，同时要与时俱进；

（3）定期评价，适时适度更新；

（4）层层分解，遵循适用原则，确保目标实现。

3. 组织机构及职责设计　质量管理体系是依靠组织机构来组织和完成的。组织应确定与其目标相关并影响其实现质量管理体系预期结果的各种外部和内部因素，并对这些内外因素的相关信息进行监视和评审。

4. 资源配置　资源能够保证质量管理体系有效实施。组织应基于现有内部资源和外部资源确定并提供为建立、实施、保持和持续改进质量管理体系所需的资源，同时满足适用的法规。

（三）质量管理体系建立阶段

1. 编写质量管理体系文件　质量管理体系的实施和运行是通过建立贯彻质量管理体系的文件来实现的。质量管理体系文件一般由以下四个部分组成：

（1）由质量方针和质量目标所形成的文件；

（2）质量手册；

（3）相关程序文件；

（4）质量记录表格等。

质量管理体系所要求的文件应按照质量编写程序进行。大体程序如下：首先对文件编写组成员进行相关培训，制订编写大纲，整理相关资料撰写成稿，然后将初稿交由审核专家评审；专家向编写组反馈，双方交流讨论之后进行修改，直至文件最终定稿。

2. 质量管理体系文件的审核、批准、发布　质量管理体系所涉及的文件应予以控制。组织应确保文件的修改得到原审批部门或指定的其他审批部门的审批，该审批部门应能获取相关资料。

质量管理体系文件应分级审核，以确保其持续的充分性和有效性。质量手册应由机构最高管理者审批，程序文件则由管理者代表批准，多部分合作的文件审批权由管理者代表持有。所有文件审批后，需制定发布及实施的具体日期。以培训和考试的形式，使组织中所有人员理解掌握质量管理体系文件中相关内容。

（四）质量管理体系的试运行与审核阶段

1. 质量管理体系的运行阶段　质量管理体系需要经过试运行阶段，对策划的体系进行检测，并试用在组织中，通过反馈的数据信息，评价该体系应用在组织中的有效性和适宜性，从而对体系的结构和内容不断改善，保证质量管理体系在组织有效进行，实现对质量的控制和监管，促进组织的发展和壮大。

针对质量管理体系的有效进行，有如下几个要求：

（1）在管理过程中要注重整体与系统性。要采取适当的管理方法，以免出现纰漏而影响管理系统的有效性。

（2）质量管理系统应适用于各层次的管理领域，认真做好每一项的管理工作，包括对管理系统的改进，对过程的监督，对战略目标的制定等方面。

（3）对管理领域人员的行为进行规范化，并实时动态的监督，纠正管理人员行为。加强人员的时间观念，处理问题要尽快完成，做到及时、准时。

（4）针对管理行为，要采用适当的方法来管理，对组织管理的太松太紧都不利于其未来的发展。

（5）管理行为要不断地改进与完善，根据内外环境的变化，要不断对质量管理系统做出恰当的调整，从而更好地适应环境变化，这样才会与时俱进，不断地发展。

2. 质量管理体系审核 质量管理系统应间隔一段时间进行内部审核和管理评审，保证管理体系仍具有适宜性、充分性和有效性。

（1）内部审核主要是对组织内部质量管理体系审核和审查，根据反馈的数据信息进行分析，并完善组织的管理体系，使其符合组织内部自身质量管理体系的有关制度规定、有关的标准文件；保证质量管理体系在组织内部有效的实施。因此，组织应当按照审核的结果，对该体系进行改善与改进，及时地采取适当的补救措施。在每次的审核中，应制定审核的标准，公开公正的对该体系将进行审核，同时，记录审核过程中存在的问题并及时处理。内部审核主要是对组织内部结构的审核与评议；质量管理系统的策划、运行以及控制；管理系统相关的规章制度；组织的战略目标、未来发展方向；组织内部人员的管理、培训以及相应设备的配备等。内部审核进一步完善了质量管理体系，使其更加符合适宜性、充分性和有效性的特点。

（2）管理评审是组织内部的领导者对组织质量管理体系按照计划时间间隔对其进行评审，使其继续保持有效性、适宜性和充分性的特点。在评审过程中，应考虑体系内外因素的变化情况；针对遇到的问题所采取相应措施的有效性；以及对反馈信息的整合与分析，包括顾客对产品的满意程度；产品的检测结果；组织目标的实现情况；评审得出的结果以及对存在漏洞的环节进行专项补救等等。

五、医疗器械质量管理体系

（一）概述

ISO 13485 标准名称为"医疗器械质量管理体系"。该体系面向医疗器械行业，其中包括 ISO 9001 标准的各个方面，同时也附加其他具体行业方面的细节要求。医疗器械的用途特殊，ISO 9000 的通用标准无法满足其细节要求，所以在此基础上推出了 ISO 13485：1996、ISO 13485：2003 及 ISO 13485：2016 修订版。修订版本专业性较强，保障了医疗器械行业的规范，强调了生产、运输流程以保证质量安全，积极促进行业发展。中国以 YY/T 0287 作为 ISO 13485 标准的转换号，例如在 1996 年和 2003 年的 ISO 13485 标准发布后，即等同转化为 YY/T 0287-1996 和 YY/T 0287-2003 标准，确保我国行业标准和国际标准保持同步。国际范围内医疗器械的流通需要满足不同国家和地区的法律、法规的监管，中国现行《医疗器械监督管理条例》于 2014 年 6 月 1 日起正式施行。为了符合经济全球化的大环境，国际上成立了全球医疗器械协调组织（GHTF）来促进全球范围内医疗器械行业的协作和发展。

（二）医疗器械质量管理体系框架

ISO 13485：2016 医疗器械质量管理体系标准的框架：

1. 范围 医疗器械设计、开发、生产、贮存、销售或安装，以及医疗器械的服务、设计、开发或相关活动（如技术支持）。

2. 质量管理体系 组织应按照相应标准或法律、法规，对质量管理体系形成系统文件，承担职能下的风险；同时需要确保管理体系的有效运行，支持、监控运作过程并保证过程的有效性；当遇到过程变更时，需要对其进行评估；当涉及生产过程外包时，应签订书面协议以保证质量并符合法律、法规要求；应用于管理体系的软件系统需要确认，发生变更后需要再次确认。

3. 管理职责 最高管理者需要在满足客户需要的同时，按照法律、法规制定方针及政策，有能力提供稳定资源作为大前提,对产品质量进行保证,同时协调内部沟通,积极评估管理并记录在案。

4. 资源管理　组织要保障有效资源来满足法律规定及客户需求,还要有合格的人力资源来从事与生产相关的工作,需要对人员提供培训、教育及相关评价来确保其达到必要的能力;必须要有相应的基础设施,如工作场所、沟通支持等硬件设施维持生产,并将以上活动形成文件记录。

5. 工作环境及污染控制　人员、工作环境不能对产品产生负面影响,参与工作人员应有相关资质或在能够胜任工作的其他人员监督下工作。需要达到无菌要求的医疗设备需要避免环境及人员造成的污染,并对可能产生的污染加以防控,保证清洁度。

6. 产品实现　产品策划、开发过程应符合质量管理体系,建立文件来保证产品生产、试验、检测、贮存及销售各个环节的规范操作;产品需要满足客户要求,重视与客户的沟通;设计、采购、运输过程合规,特别是需要满足无菌要求的医疗器械,灭菌及无菌屏障系统需要进行确认;产品要有明确标识,并可追溯其来源;产品后续安装和交付使用后出现的问题要记录并解决;整个生产及销售过程需要进行监管,避免损失。

7. 测量、分析与改进　客户的反馈及抱怨需要认真对待,当产品发生问题要自查的同时向相关监管机构上报不良事件;产品本身质量问题需要返工的,要积极组织并确保再次生产的产品符合要求;对数据进行整理,采取纠正、预防等相关措施。

（三）认证益处

医疗器械行业责任重大,市场准入标准高,通过规范的质量管理体系评估可以保证产品质量,规避风险及纠正缺陷。在提高效益的同时,降低成本,使得企业利益得到提升,同时提升员工满意度,增强企业凝聚力。在经济全球化的大背景之下,提升产品品质,扩大国际市场占有率,消除贸易壁垒。医疗器械与每个人的生命健康息息相关,产品质量的保证,也是对每个人切身利益的保证,所以规范的质量管理体系对个人和企业均有着深刻的影响和收益。

（四）认证意义

（1）为企业提供高水平的管理体系,保证产品质量和企业规范运作。

（2）明确各类人员工作职责,避免工作懒散推诿。

（3）提高产品质量的同时降低运营成本,提高企业效益。

（4）满足国际市场要求,消除贸易壁垒。

（刘建华）

第三节　质量控制常用技术

一、质量控制中的数据

根据国际标准化组织定义,质量控制(quality control,QC)是指为达到质量要求所采取的作业技术和活动。对于临床医疗器械而言,质量控制是指为保证医疗质量、医患双方的安全及医疗活动的有效性和准确性所采取的作业技术和活动,主要包括设备的性能测试、临床评价、保养与维修等。临床医疗活动的安全性、有效性和准确性不仅和医疗仪器设备自身密切相关,还受临床数据分析、医疗环境及医务人员的影响。为保证医疗器械的安全性和有效性,质量控制应贯穿于设备的安装、调试、验收、应用等过程,并且要按照特定的标准进行,如国际电工委员会(IEC)制定的《医院放射影像部门质量保证与质量控制大纲》《大型医用设备配置与使用管理办法》等。

（一）医疗器械质量控制测试流程

医疗器械质量控制测试的大致流程如图4-3所示。安装和验收是质量控制工程的一个重要环节,是保证设备投入正常使用的基础。验收安装需要遵守设备技术规范,按照合同中所承诺的参数指标逐项验收测试,完全合格后签收设备。使用初期,通过测量关键参数进行设备状态测试,确定设备的性能水平;然后在保证设备正常工作的前提下,收集临床数据,以确认设备在预期目的下的临床安全性与有效性;最后,进行首次稳定性试验,记录设备关键参数的测试结果并建立基准值。后续使用过程中,需要定期地对设备的稳定性进行测试,记录测试结果,判断设备的稳定性是否符合要求。如果设备的稳定性不符合要求,则须按照设备的技术要求和规范采取相应的措施。设备使用过程中,还需注意设备的保养和及时维修。

(二)质量控制中医疗设备的主要测量数据

1. 放射治疗器械

(1)医用电子直线加速器:医用电子直线加速器是一种用于肿瘤或其他病灶放射治疗的主要设备,通常由加速管、微波功率源、微波传输系统、电子注入系统、脉冲调制系统、束流系统、真空系统、冷却系统、电源分配控制系统、机架、治疗床、控制台、辐射头和图像引导装置等组成。依据国家标准 CB 15213-94《医用电子加速器性能和试验方法》,医用电子直线加速器质量控制的主要测量数据包括机架位置、束流中心轴、准直器旋转、治疗床横向和纵向运动标尺、治疗床旋转中心、射野平坦度和对称性、楔形因子和补偿器、参考剂量仪等,具体指标如表4-1所示。

图 4-3 医疗器械质量控制测试流程图

表 4-1 医用电子直线加速器质量控制中的主要数据

检测项目	数据指标	备注
机架(等中心型)	±0.5°	检查垂直、水平四个位置
束流中心轴	±2mm	十字线符合性
准直器旋转	±0.5°	
治疗床横向、纵向运动标尺	±2mm	
治疗床旋转中心	2mm	和直线加速器等中心
射野平坦度和对称性	±3%	每种能量
楔形因子和补偿器	±2%	
参考剂量仪	±2%	

(2)放射治疗 X 射线模拟定位机:放射治疗 X 射线模拟定位机是一种用于模拟 X 射线放射治疗设备,确定放射治疗过程中被照射的病灶部位和治疗辐射野的位置和尺寸,为放射治疗设备的定位提供依据,保证放射治疗定位准确性的设备。其主要由模拟定位系统、X 射线系统和影像系统组成,质量控制工程中的主要检测数据包括:照射野中心偏差、低对比度分辨率可分辨孔径、高对比度分辨率、输出量的重复性、相邻两档最大线性偏差、光野与照射野尺寸和位置偏差、线束中心垂直度和照射时间最大偏差等,具体指标如表4-2所示。

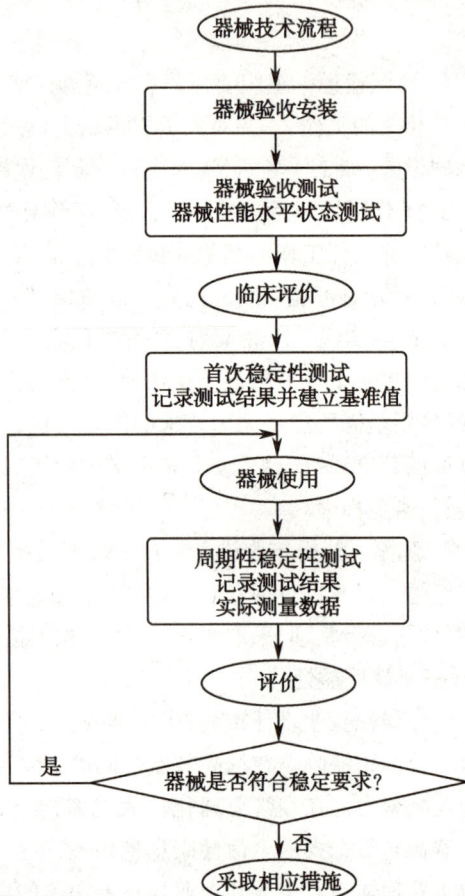

表 4-2　放射治疗 X 射线模拟定位机质量控制中的主要数据

检测项目	数据指标	备注
照射野中心偏差	≤1mm	
低对比度分辨率可分辨孔径	≤7mm	
高对比度分辨率	≥12Lp/cm	23cm 增强器
输出量的重复性	≤10%	
相邻两档最大线性偏差	≤10%	
光野与照射野尺寸、位置偏差	≤2%	
线束中心垂直度	≤6°	
照射时间最大偏差	≤10%	

2. 医用成像器械

（1）B 型超声诊断仪：B 型超声诊断仪是一种利用高频超声脉冲波与不同组织作用后的反射成像实现病理诊断的仪器。临床质量控制工程中 B 型超声诊断仪的主要检测数据包括：输出声强、患者漏电流、侧（横）向分辨力、轴（纵）向分辨力、几何位置示值误差、囊性病灶直径误差、盲区和探测深度等，如表 4-3 所示。其中，盲区指 B 型超声诊断仪能够识别的最近回波目标深度，盲区越小越有利于近体表病变探测；探测深度指 B 型超声诊断仪能够识别的最远回波的目标深度，探测深度越大，超声设备在体内能够检查的范围就越大。盲区和探测深度共同决定了 B 型超声诊断仪的探测范围。

表 4-3　B 型超声诊断仪质量控制中的数据

检测项目	数据指标
输出声强	≤10mW/cm^2，>10mW/cm^2 时严禁用于孕产妇
患者漏电流	<100μA
几何位置示值误差	≤10%
囊性病灶直径误差	±10%

（2）医用血管造影 X 射线机：医用血管造影 X 射线机主要由 X 射线发生装置、机架、导管床、数字化影像接收装置、图像信息分析和显示系统组成。该设备通过对心、脑血管和周围血管等进行造影检查或在介入治疗时获得影像，为临床诊断提供相关信息。质量控制工程中需对其标称电功率、X 射线管电压、最短曝光时间、透视入射空气比释动能率、动态阶楔序号范围、影像均匀性、图像亮度稳定度、图像采集速率和透视成像时间等性能参数进行测定，相关测量指标如表 4-4 所示。

表 4-4　医用血管造影 X 射线机质量控制中的主要数据

检测项目	数据指标
标称电功率	≥60kW
X 射线管电压	最高管电压≥120kV，最低管电压≤50kV
最短曝光时间	≤2ms
透视入射空气比释动能率	≤100mGy/min
动态阶楔序号范围	≥3~14，透视模式； ≥1~15，摄影模式
影像均匀性	≤2.2%
图像亮度稳定度	≤5%，数字平板探测器血管机； ≤15%，影像增强器血管机
图像采集速率	最高透视成像速率≥25 帧/s，心脏造影； 最高透视成像速率≥3 帧/s，四周血管造影
透视成像时间	≤1s

（3）X射线计算机断层扫描系统（CT）：CT是利用X射线、γ射线、超声波等获得人体某一部位断层扫描图像的仪器，可用于多种疾病的检查。CT设备主要由扫描部分、图像显示和存储系统以及计算机系统等组成。在质量控制工程中主要检测数据包括：诊断床定位精度、定位光精度、扫描架倾角精度、重建层厚偏差、CT剂量指数、CT值（水）、均匀性、噪声、高对比分辨率、低对比可探测能力和CT值线性等，具体指标如表4-5所示。

表4-5　X射线计算机断层扫描系统质量控制中的主要数据

检测项目	数据指标	检测项目	数据指标
诊断床定位精度	±2mm（定位）；±2mm（归位）	CT值（水）	±6HU
定位光精度	±3mm	均匀性	±6HU（水模）
扫描架倾角精度	±2°	噪声	<0.45%
重建层厚偏差（s）	±15%（s≥8mm）；	高对比分辨率	>5.0Lp/cm（常规算法）
	±30%（2mm>s>8mm）；		>10.0Lp/cm（高对比度算法）
	±50%（s≤2mm）；		
CT剂量指数	与厂家数据差±15%内，且<50mGy（头模）	低对比可探测能力	<3.0
	与厂家数据差±15%内，且<30mGy（体模）	CT值线性	60HU

（4）磁共振成像系统（MRI）：磁共振成像系统是利用原子核在强磁场中发生共振产生的信号得到横断面、矢状面、冠状面等体层图像的仪器，可用于全身各部位的成像诊断。该系统主要由磁体子系统、梯度场子系统、射频子系统、数据采集和图像重建子系统、主计算机和图像子系统、射频屏蔽和磁屏蔽以及MRI软件等部分组成。磁共振成像系统质量控制工程中主要检测数据包括：共振频率、图像的均匀性、空间线性形变、高对比空间分辨率、层厚、层位置/分隔和图像伪影等，具体指标如表4-6所示。

表4-6　磁共振成像系统质量控制中的主要数据

检测项目	数据指标
共振频率	与日常连续值的偏差不超过50ppm
图像的均匀性	对于20cm或更小的视野，整体均匀性≥80%
空间线性形变	<5%
高对比空间分辨率	在重复测量中保持为常量且等于像素大小
层厚	>5mm时误差±1mm
层位置/分隔	层位差±2mm； 层分隔±1mm
图像伪影	与相位相关的误差<5%

3. 医用诊断和监护器械

（1）超声经颅多普勒血流分析仪：超声经颅多普勒血流分析仪基于超声多普勒频移原理，通过对人体颅内血管的血流测量，获得其血流频谱、速度或声音等参数，为脑血管疾病的诊断和治疗提供重要信息。该仪器通常由探头、超声波发射和接收电路、信号处理和显示等部分组成，质量控制工程中主要对超声工作频率、流速测量范围、正常连续工作时间、电源电压适应能力、距离选通误差和流速测量范围等性能参数进行测定，具体指标如表4-7所示。其中，距离选通误差应不超过制造商公布的误差数值，流速测量范围指标详情参见国家标准YY/T 0593-2015《超声经颅多普勒血流分析仪》。

笔记

表4-7 超声经颅多普勒血流分析仪质量控制中的主要数据

检测项目	数据指标	检测项目	数据指标
超声工作频率	偏差≤10%	正常连续工作时间	额定电压,>4h
流速测量误差	≤20%	电源电压适应能力	额定电压±10%时能正常工作

（2）监护仪：监护仪包含传感器、信号处理系统、控制系统、显示装置、报警装置和记录装置，能够实时的记录患者的心电、呼吸、无创血压和血氧饱和度，以便医生随时了解患者的生命状态，广泛应用于手术室、急诊室、监护室等。该设备质量控制工程中的主要检测数据有：心率、呼吸率、无创血压（包括收缩压、舒张压和平均压）、袖带气密性、血氧饱和度，具体指标如表4-8所示。

表4-8 监护仪质量控制中的数据

检测项目	数据指标
心率	30、60、80、120、180 次/min,误差±5%
呼吸率	12、20、40、60、80,误差±5%
无创血压	60/30(40)、80/48(58)、100/65(77)、120/80(95)、150/95(114),误差±1.3kPa
袖带气密性	1kPa
血氧饱和度	85、88、90、98、100,误差(2%~3%)

（3）心电图机：心电图机主要由电源、输入部分、放大部分、控制电路、记录部分和显示器等部分组成。该设备通过探测人体体表各部位不同的电位变化记录心电信号，为临床诊断提供相关信息。心电图机质量控制工程中主要检测数据包括输入电阻、共模抑制比、抗极化电压、灵敏度、内部噪声、时间常数、频率响应和绝缘性等，具体指标如表4-9所示。

表4-9 心电图机质量控制中的主要数据

检测项目	数据指标	检测项目	数据指标
输入电阻	>2MΩ,国际上>50MΩ	内部噪声	≤10μV
共模抑制比	>80dB,国际上>100dB	时间常数	>3.2s
抗极化电压	>300mV,国际上>500mV	频率响应	0.05~150Hz(−3dB)
灵敏度	标准灵敏度为 10mm/mV	绝缘性	绝缘电阻≥20MΩ,或漏电流<100μA

（4）脑电图机：脑电图机主要由电源部分、输入部分、前置及主放大器、记录部分和显示器等部分组成。该设备采用单极导联或双极导联的方法，通过探测头皮上大脑皮层的电极变化记录脑电波。脑电图机在质量控制工程中主要检测数据有采样率、输入范围、分辨率、噪声、共模抑制比、高频滤波和时间常数等，具体指标如表4-10所示。

表4-10 脑电图机质量控制中的主要数据

检测项目	数据指标	检测项目	数据指标
采样率	1000 次/s	共模抑制比	≥110dB
输入范围	±15mV	高频滤波	15、30、45、60、120Hz
分辨率	0.5μv	时间常数	0.03、0.1、0.3s
噪声	≤2.5μVp-p		

4. 呼吸、麻醉和急救器械

（1）呼吸机：呼吸机是常用的急救设备，也可用于对重症患者呼吸功能的动态观察。呼吸机主要由主机、混合器、湿化器、患者管路和空气压缩机等组成。呼吸机质量控制过程中需检测参数包括潮气量、强制通气频率、吸入氧气体积分数、呼气末正压和吸气压力水平等，如表4-11所示。

表4-11　呼吸机质量控制中的主要数据

检测项目	数据指标
潮气量	300、400、600、800、1000mL，误差±15%
强制通气频率	5、10、20、30、40次/min，误差±10%
吸入氧气体积分数	21%、40%、60%、80%、100%，误差±10%
呼气末正压	2、5、10、15、20cmH$_2$O，误差±（2%满刻度，4%实际读数）
吸气压力水平	10、15、20、25、30cmH$_2$O，误差±（2%满刻度，4%实际读数）

（2）心脏除颤器：心脏除颤器是一种通过电击来抢救和治疗心律失常患者的医疗电子设备。心脏除颤器质量控制工程中的主要检测数据有：心率、最大储能值、1分钟内充电次数、内部放电时间、同步除颤，具体指标如表4-12所示。

表4-12　心脏除颤器质量控制中的数据

检测项目	数据指标	检测项目	数据指标
心率	30~220次/min，误差±5%	内部放电时间	≤60s
除颤能量	<4J	同步除颤	<30ms
1分钟内充电次数	≥4次		

5. 物理治疗器械

（1）高频电刀：高频电刀主要由主机、电刀刀柄、病人极板、双极镊和脚踏开关等部分组成。该设备通过有效电极尖端产生的高频高压电流对组织进行切割，可以取代手术机械刀，辅助医生临床手术操作。在质量控制工程中主要对其输出功率、波峰因子CF、高漏频电流和安全报警阻值范围等技术指标进行检测等，具体指标如表4-13所示。

（2）婴儿培养箱：婴儿培养箱主要由培养箱机箱、婴儿舱、蓝光辐射灯箱和温度控制仪等部分组成。该设备利用计算机技术对培养箱温度进行控制，为早产儿和病弱婴儿提供温湿度适宜的培养治疗环境。婴儿培养箱质量控制工程中主要检测数据包括温度范围、二氧化碳浓度、气流速度和声级等，如表4-14所示。

表4-13　高频电刀质量控制中的数据

检测项目	数据指标
输出功率	单极 P＝100W，（100~1000Ω）； 双极 P＝50W，（10~500Ω）； 允许误差±20%
波峰因子CF	双极 1.4~2.0； 单极电切 1.4~3.5； 单极电凝 3.5~12；
高漏频电流	≤150mA
安全报警阻值范围	>200Ω 报警

表4-14　婴儿培养箱质量控制中的数据

检测项目	数据指标
温度范围	空气温度控制下，25~37℃； 皮肤温度控制下，32~37℃
二氧化碳浓度	≤0.5%
气流速度	≤0.35m/s
声级	≤55dB（A）

6. 输血、透析和体外循环器械

（1）输液泵和注射泵：输液泵是可精确测量和控制所输送药液的流量和流速的仪器，主要由泵装置、微机系统、输入和显示装置、检测装置和报警装置组成。注射泵是用少量液体将药物微量、精确地

笔记

泵入人体内的仪器,主要由步进电机、驱动器、丝杆和支架组成。对于输液泵和注射泵,在质量控制工程中主要检测内容有:流量控制、堵塞报警以及气泡报警等,具体指标如表4-15所示。

（2）血液透析机:血液透析机是用于肾衰患者治疗的设备,通常由透析液供给系统、水处理系统、血路液路监护报警系统、透析检测系统和辅助装置等组成。血液透析机质量控制工程中的主要检测内容有:静脉压、透析液最大流量误差、透析液压力、透析液控温系统、稳定性、漏血量、血液管道气泡、碳酸盐和透析液浓度、脱气泵入口压力、脱水精度、管道接头及容器、血流量计示值误差、管道材料、报警声压级等,具体指标如表4-16所示。

表 4-15　输液泵和注射泵质量控制中的数据

检测项目	数据指标
流速	视不同产品而定
堵塞报警	报警阈值视不同产品而定
其他	气泡报警; 门未关闭报警; 自我检测报警; 电池低电压报警; 操作遗忘报警; 输液结束报警

表 4-16　血液透析机质量控制中的数据

检测项目	数据指标
静脉压	指示精度±1.0kPa; 报警动作误差±1kPa
透析液最大流量误差	±5%
透析液压力	在−55~0kPa 之间可调节,指示精度±1.5kPa; 压力报警值在±6.5kPa 以内可调
透析液控温系统	温度 34~40℃ 可调,示值误差±1℃; 低温报警点 30~36℃ 可调,报警值误差±1℃; 超温报警温度 41℃,误差±0.5℃
稳定性	流量变化≤10%; 压力变化≤10%; 温度变化≤1℃
漏血量	最大透析液流量下,漏血>0.5mL/L 时报警
血液管道气泡	出现体积 0.05mL 的单一气泡时报警
碳酸盐和透析液浓度	>中心值的±5%时报警
脱气泵入口压力	<−80kPa
脱水精度	≤30mL/h
管道接头及容器	不得渗漏
血流量计示值误差	≤10%
管道材料	不与透析液反应; 铜含量<1.0mg/L; 锌含量<1.0mg/L; 铅含量<0.1mg/L; 铬含量<0.05mg/L; 镉含量<0.01mg/L;
报警声压级	≥65dB
其他	声光报警正常、断电报警

以上质量控制数据主要基于医疗仪器设备基本性能参数,仪器的临床评价是检验其安全性和有效性的关键,其中仪器临床数据精确、高效的评估和分析至关重要。临床数据相对于仪器的性能参数,具有复杂、庞大等特点,其精确分析通常需要借助特定的数据统计分析方法和工具。例如,监护仪可长时间、持续性的监测病人在不同状态下、不同时间段内的心率,获得的临床数据量是非常庞大且

复杂的,需要特殊的统计分析方法与工具。

二、常用的统计分析工具

医疗健康行业事关全民健康,覆盖面广、产业链长。一般说来,个性化的临床医疗决策的产生,涉及遗传史、过敏史、既往病史等。对分散化的数据开展合理分析,有助于做出准确的临床决策,这离不开合适的统计分析工具。在临床医学领域,统计分析工具多种多样,各有其不同的特点和适用范围。本部分将简要介绍 QC 经典统计分析七工具:调查表、数据分层法、排列图、直方图、散点图、因果分析图、控制图。以及数据统计分析的新工具:关联图法、矩阵图法、矩阵数据分析法、网络图法和过程决策程序图法。

(一)QC 经典统计分析工具

1. 调查表　质量控制中用于收集、统计和整理数据的一种表格,也称检查表。调查表可用于分析影响质量控制原因,并根据分析项目的不同设计相应的表格。按照分析对象、工艺特点、调查目的和分析方法的不同,调查表的格式也会有相应的改变。常用的调查表有:缺陷位置调查表、不合格项目调查表、不合格原因调查表、工序分布调查表等。在实际工作中,为更清楚的调查影响质量控制的原因,调查表和数据分层法经常结合使用。表 4-17 所示为某药品抽查统计调查表。

表 4-17　某药品抽查统计调查表

名称	药品 A	抽查日期	某年某月某日
抽查总数	100	异常率	2%
不合格数	2	抽查人	某某

2. 数据分层法　数据分层法也被叫做分类法或分组法,是一种能够归类整理数据的统计分析方法。在生产过程中,造成质量变化的原因多种多样,我们收集的多为综合影响下的质量数据。为达到更好的质量控制,需要针对质量波动的不同原因,对统计数据进行分类和整理。

数据分层法将大量影响质量控制的因素按照来源加以分类,将性质和特征相似的数据整理在一起,使杂乱无章的数据和错综复杂的因素变得具有条理化和系统化,最后再进行分析找出影响质量的主要因素,从而找到解决办法。该方法通常和其他分析方法组合使用,如分层排列图、分层相关图等。

数据分层法可使同一层次内的数据波动较小,不同层次间数据差异较大,以便抓住主要矛盾。一般可按以下几种特征进行分层:按时间分层、按操作人员分层、按操作方法分层、按检测手段分层、按操作环境分层、按使用的机器设备分层、按原材料分层和其他分层。表 4-18 为分层法在某医院医疗系统类别检修登记分类方面的应用。

表 4-18　按某医院医疗系统类别检修等级分类

质量等级(A/B/C)	硬件质量等级	软件质量等级
系统 1	A	A
系统 2	B	A
系统 3	B	C

3. 排列图　排列图又称为帕累托图或主次因素分析图,利用排列图可较快发现影响质量原因中的主要因素,其原理基于意大利经济学家帕累托(Vilfredo Pareto)提出的"关键的少数,次要的多数"这一客观规律。美国质量管理专家朱兰博士将这一规律运用到质量控制中,认为在影响质量问题的众多因素中,总是某些少数因素对质量问题起着决定性作用。排列图使用双直角坐标系,左边纵坐标表示频数,右边纵坐标表示频率,横坐标表示影响质量控制的各项因素,通过观察排列图可发现影响质量控制的主要因素。我们在解决质量分析问题时,如果能有效掌握"关键的少数",会大大提高分析效率。

影响质量的因素通常分为三大类:A 类因素、B 类因素和 C 类因素。其中,A 类因素为主要因素,是累积频率在 0~80% 之间的因素,它们是影响质量的最关键因素;B 类因素也称为次要因素,是累积频率在 80%~90% 之间的因素,其对质量的影响较 A 类小;C 类因素又称一般因素,是累积频率在

90%～100%之间的因素,其对质量影响很小。排列图法包括如下步骤:

(1)收集数据。

(2)频数排序:将影响因素按频数大小从大到小进行排列,并计算各自所占比率和累积比率。

(3)作直方图。让频数从大到小按从左到右用直方图表示。

(4)描线。以各个直方图的右纵坐标为累积百分比,依次将表示各个影响因素的直方用虚折线连接起来。

图4-4是患者对某医院满意度的统计分析排列图。

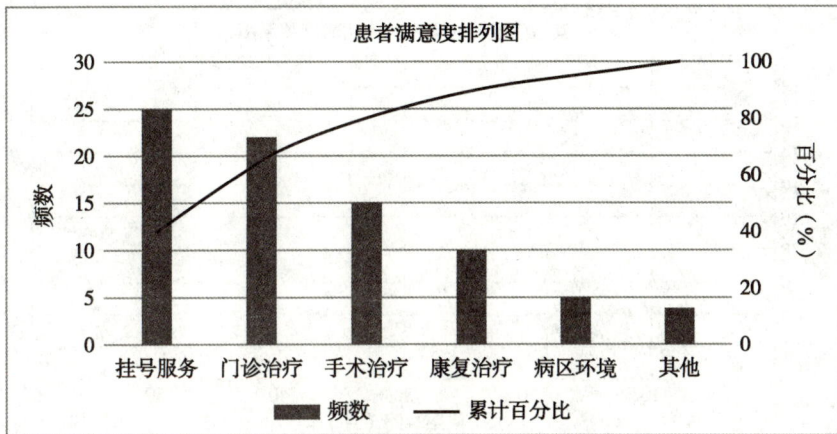

图 4-4　患者对某医院满意度排列图

4. **直方图**　在质量控制中,直方图是一种表示数据变化情况的统计分析工具,应用广泛。直方图通过对数据的分析,可以直观地了解医疗器械质量特性的分布状况,便于判断其总体质量分布情况。绘制直方图一般采用以下步骤:

(1)收集数据。一般要求收集的数据个数要超过100个。

(2)找出数据的极大值与极小值,并找出极大值与极小值的差。

(3)数据分组。将收集到的数据分为若干组,组数的多少由样本量决定。

(4)计算组距。计算组与组之间的间距,用极差除以分组数来表示。

(5)决定分组界限。界限大小可具体问题具体设置。

(6)填写频数分布表。统计各组数据出现的频数。

(7)作直方图。以组距为底长,高为频数作各组的矩形直方。

图4-5显示了药品A的抽查结果直方图。

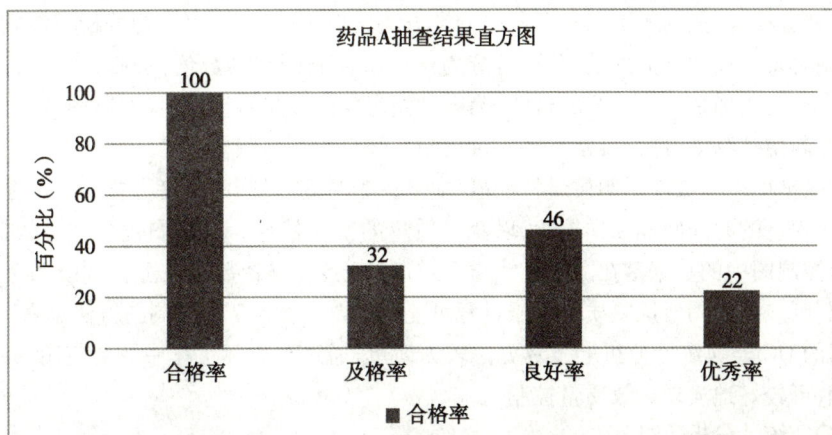

图 4-5　药品 A 的抽查结果直方图

5. **散点图** 散点图是研究两个变量之间相互关系的一种图形分析工具,又称相关图。散点图将可能相关的两组变量表示在坐标图上,然后通过对坐标点分布情况进行分析,来判断两组变量之间的有规则或无规则相关关联关系。

利用散点图上的散点群形态确定两个变量之间的相关关系是散点图的主要功能。根据两个变量的相关程度,散点图分为六种类型:正强相关散点图、正弱相关散点图,不相关散点图、曲线相关散点图、弱负散点图和强负散点图。如图 4-6 所示,散点图可用于说明某医疗仪器故障率与使用时间的相互关系。

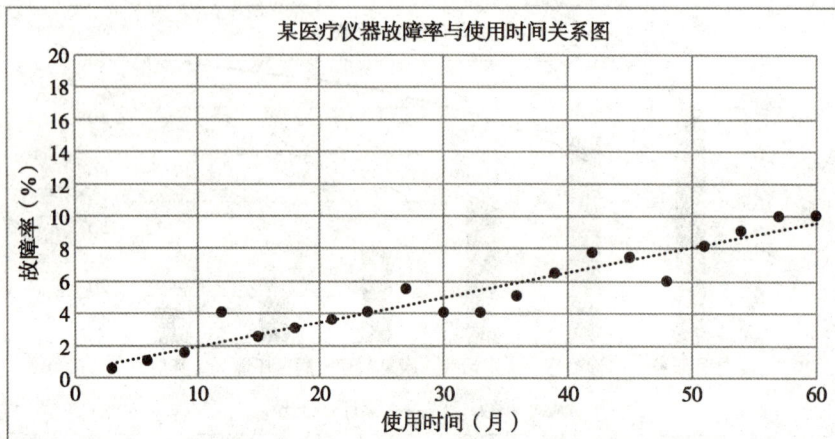

图 4-6 某医疗仪器故障率与使用时间关系散点图

6. **因果分析图** 因果图是分析质量问题与影响质量原因之间关系的有效工具。因果分析图将原因与结果用箭头联系起来表示因果关系,又称"鱼刺图""树枝图"和"石川馨图",它由日本质量控制专家石川馨博士首先提出,在质量管理中应用非常广泛。质量控制中,因果分析图易于使问题的原因更加清晰,系统的图解因果关系,实现医疗器械的有效控制。

因果图的主干线表示要解决的质量问题,其大的分支表示影响质量问题的主要原因。每个大原因可能包含很多中小原因,每个中小原因可能包含更小的原因。利用因果图可以分门别类的将影响质量的因素按照原因大小全部表示出来,使结果一目了然。

7. **控制图** 又称为管制图,是一种用来分析判断工序是否处于稳定状态的图形工具。控制图由美国休哈特(W. A. Shewhart)博士在 1924 年首先提出。经过几十年的创新与发展,控制图已经成为生产过程中质量控制的主要方法之一。控制图通过对质量特性值进行记录和监视生产过程中工序质量随时间的变化情况来判定工艺过程的质量状态,能够分析数据并预防产生错误数据。控制图主要有三大作用:工序分析、控制工具质量状态和为质量评定累积数据。

按不同的划分标准,控制图可以有不同的分类方法。按用途划分,可分为分析用控制图和控制用控制图;按控制对象质量数据的性质划分,可分为计量值控制图和计数值控制。一般来讲,控制图的应用包括 7 个步骤:明确采用控制图的目的、确定受控对象的质量特性、选择控制图类型、绘制分析用控制图、绘制控制用控制图、进行日常工序质量控制和修订控制界限。

控制图的纵坐标表示被控制的质量特征值,横坐标为时间,时间的刻度为样本号。在形成控制图时,必须要按照规定的时间间隔抽样检验,以获取质量的变化信息。控制图包含中心线、上控制线和下控制线。若控制图中的数据落在上控制线与下控制线之外,或者数据在上控制线和下控制线之间呈非随机排列,则该控制图所反映质量控制过程可能有异常。图 4-7 为控制图方法示意图。

以上介绍的 QC 经典统计分析七工具方法较为简单,通过在实际工作中灵活应用,并注意临床事实与数据基础,可较好地实现有效质量控制。

(二)新 QC 统计分析工具

在长期的实践中,人们发现在质量管理工作中老七种工具已经不能满足要求,需要研究开发用于

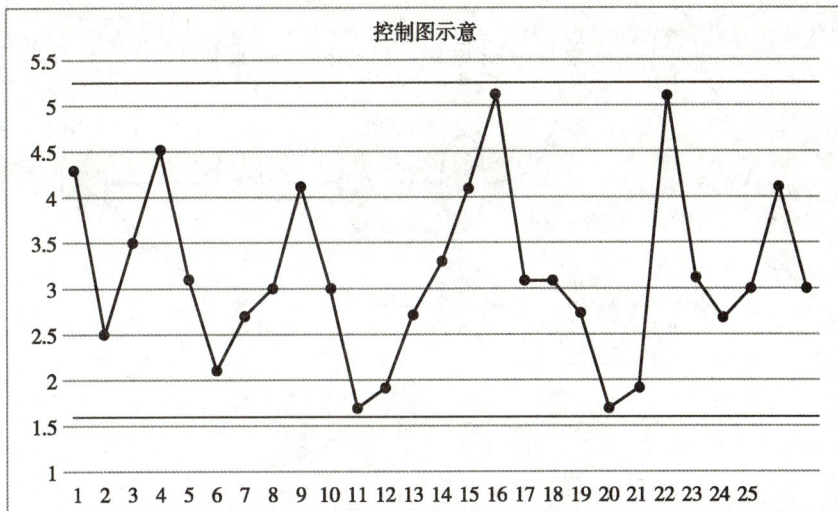

图 4-7 控制图法示意图(上、下横线分别表示上、下控制线)

全面质量管理的新方法,提出了新 QC 统计分析七工具。新七种工具不是对老七种工具的替代,而是对它的丰富和补充。下面介绍 7 种经典统计分析新工具。

1. **关系图法** 用圆圈(或方框)和箭头表示影响质量的因素之间的横向因果逻辑关系和复杂性,也称关联图法。其中箭头由原因指向结果,由手段指向目的。关系图按结构形式可分为 4 种类型:中心型关系图、单向型关系图、关系型关系图和应用型关系图。图 4-8 所示为利用关系图法表明因果逻辑关系示意图。

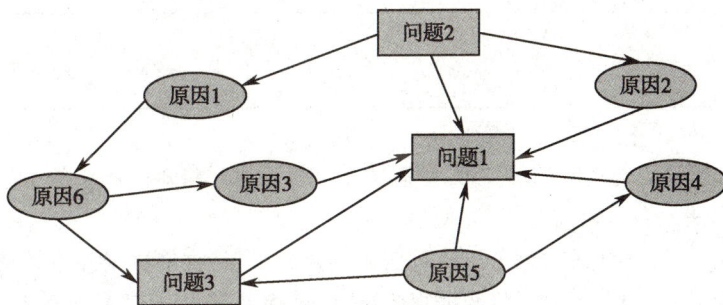

图 4-8 关系图法示意

2. **系统图法** 系统图法按照手段及目的之间的关系将研究对象逐级展开,是把用于功能分析的功能系统图和方法用到全面质量管理中的一种方法。该方法将所需手段逐级深入,形成一个表示系统关系的分级展开图。通过对图的对比分析明确问题的重点,进而找出实现目标的最优方法和手段。系统图具有目标明确、关系突出、职责明确、措施具体和考核方便的优点,图 4-9 显示可利用系统图分析相应系统关系。

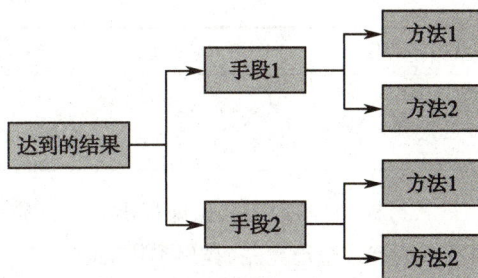

图 4-9 系统图法示意

3. **过程决策程序图法** 过程决策程序图法通过对事态发展过程中可能发生的不良结果提前预测,从而设计出一套能够应对各种事故的系统或对策方案,故也称之为重大事故预测图法。过程决策程序图法能够很好地改善决策质量。该方法没有特定的绘图规则和程序,需结合具体问题灵活应用。图 4-10 是利用过程决策程序图法应对可能出现的事故的简单示例。

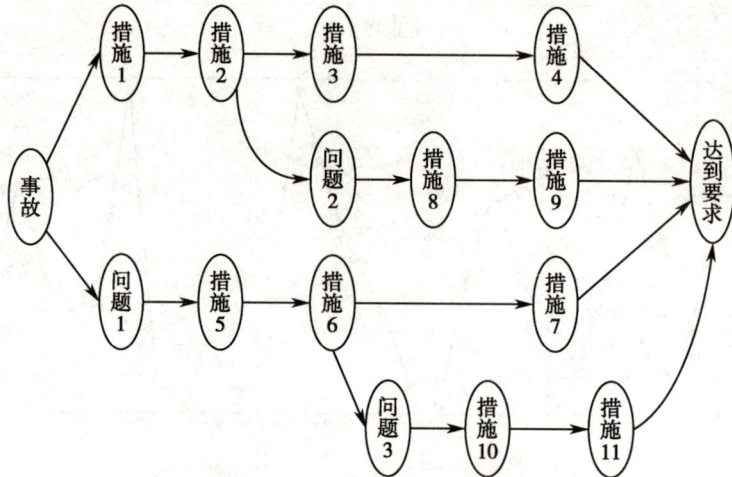

图 4-10　过程决策程序图法示意

4. 矩阵图法　矩阵图法利用矩阵的形式进行多维思考,将与问题有对应关系的因素排成行与列,交叉点处表示其相关程度,然后对矩阵进行分析,找出关键部分。在质量管理中可利用矩阵图法确定质量问题改进的关键点。矩阵图按形式可分为 L 形矩阵图、T 形矩阵图、Y 形矩阵图和 X 形矩阵图。矩阵图法的程序步骤主要包括:确定目的、确定因素组、选择与绘制矩阵图、标注"着眼点"和提供分析报告。利用矩阵图法表示元素相关程度的示例如表 4-19 所示。

表 4-19　矩阵图法示意表

关系紧密程度	R1	R2	R3	关系紧密程度	R1	R2	R3
L1	△	○	□	L3	□	△	□
L2	○	△	○				

注:△:有很大关系;○:有较大关系;□:关系不大。

5. 矩阵数据分析法　与矩阵图法类似,矩阵数据分析法通过将矩阵图中的符号换成代表元素之间关系的数据,定量表示各因素间关系,以便对大量数据进行整理和分析。表 4-20 利用矩阵数据分析法表示了元素相关程度。矩阵数据分析法包括如下九个步骤:收集数据并将数据整理成矩阵表形势、计算各项目的平均值和标准偏差、将数据规范化、计算相关系数、计算特征值和特征矢量、计算因子负荷量、计算主成分得分、用坐标图表示主成分和考察结果。

表 4-20　矩阵数据分析法示意表

关系紧密程度	L1	L2	L3	关系紧密程度	L1	L2	L3
L1	0	4	1	L3	1	5	0
L2	0.25	0	0.2				

6. KJ 法　日本的川喜田郎提出的一种质量管理工具,又称 A 型图解法。该方法从复杂的现象中用特有的方式整理思路、找出本质问题并提出解决方法。KJ 法主要用于归纳问题,整理见解,统一思想并提出新理论。

7. 矢线图法　又称箭线图法,是网络图在质量管理中的应用。矢线图法可表示质量控制中各工序之间的关系,也可以加注时间以表示质量计划的进度,使时间进度能够在质量管理计划中得以体现。如图 4-11 所示,矢线图法可

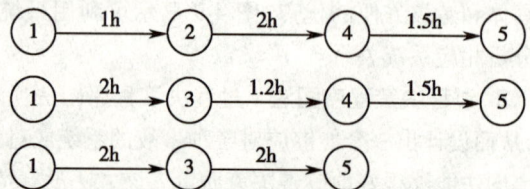

图 4-11　矢线图法示意

用于表示起点到终点不同路线的时间。

三、控制图理论

（一）产品质量及波动特征

1. 产品质量及影响因素 产品生产过程中由于人、机械设备、材料、工艺方法、测量和环境等因素（简称 5M1E 因素）可能发生变化，决定了产品质量具有波动性（变异性或不一致性）。引起质量波动的原因从性质看，可分为偶然性波动和系统性波动。大量研究表明，质量波动具有统计规律性，这种统计规律性是生产工序进行质量控制的必要前提和客观基础。

2. 质量正常波动及表现 在于正常波动又称为偶然性波动，指由不可避免的随机因素造成的波动，正常波动数据服从正态分布；正常波动始终存在于过程之中，永远不可能完全将其消除；正常波动对质量特性变异的方向具有随机性。同一正常因素对质量特性值变大（正向）和变小（负向）的影响是随机的（不确定的）；产品生产过程中正常波动是难以控制的，正常波动对质量变异影响程度非常微小。

3. 质量异常波动及表现 在于异常波动又称为系统性波动，指由少量的、但较显著的可控因素引起，这种波动不具有随机性；异常波动无确定时间，产品生产过程中，一旦有异常因素起作用，对质量变化影响程度是很大的；异常波动对质量变异的影响按一定规律变化，带有方向性。如某一种异常波动会造成质量特性值变大（正向），则只要这种异常波动因素存在，必然会导致质量特性值变大（正向），反之亦然；异常波动可以采取措施加以控制。应用统计技术捕捉异常先兆，及时发现和消除异常波动的因素。

（二）统计过程质量控制

1. 工序质量控制 生产过程中，由于产品及工艺不同，工序质量可能是产品质量特性，如尺寸、重量、精度等，也可能是工艺质量特性，如生产装置的温度、压力、浓度、时间等，有时也可表现为物耗或效率等。因此，在生产工序中，需要监测和控制不同的质量特性及特性波动。

生产过程中，工序质量有两种状态：受控状态与失控状态。所谓控制是以某个标准为基准，一旦偏离了这个基准，就要尽快加以纠正，使之保持这个基准。工序质量控制的任务是使正常波动维持在适度范围内，及时发现异常波动，查明原因，采取有效的技术组织消除系统性波动，使生产过程重新回到受控状态。

2. 统计过程控制（statistical process control，SPC） 是以统计控制状态为基准。产过程中只存在偶然因素影响（随机因素）的状态，称为稳定状态，简称稳态。稳态是生产过程追求的目标。

统计过程控制是通过应用统计技术捕捉过程中的异常先兆，识别异常，并结合专业技术消除异常的质量波动，把不合格消灭于过程之中，达到预防不合格品产生的目的。统计技术是实施过程控制的常备工具，是异常的警报装置。

（三）控制图

1. 原理与结构 控制图又叫管理图，由美国贝尔（Bell）通信研究所的休哈特博士 1927 年发明，也称休哈特控制图。控制图技术与方法用于监视和控制所有类型的产品（硬件、软件、流程性材料和服务）的生产和质量过程，分析质量波动的起因，判断生产过程是否处于控制状态。

控制图的控制界限确定原理为 3σ 原则，采用休哈特经验制定的美国标准。控制图以样本统计量均值（μ）为控制中心线（CL），以中心线±3σ 为控制图的上下控制限。其控制界限是把正态分布（常态分配）图形右旋转 90°。美国、日本和我国等大多数国家都采用 3σ 方式的控制图。控制图形成与结构如图 4-12。

2. 控制图功能 包括控制图是反映控制质量特性值分布状态随时间变动的一种统计方法设计图；控制图以抽样的时间顺序（表示日、时间或批的顺序）为横轴坐标，以质量特性值单位（尺寸、硬度、回收率、不合格率等）为纵轴坐标，控制图基本形状如图 4-13；和间隔取样的方法获得数据，依据收

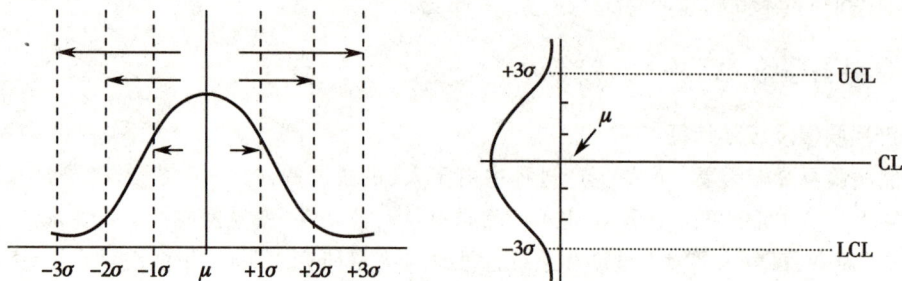

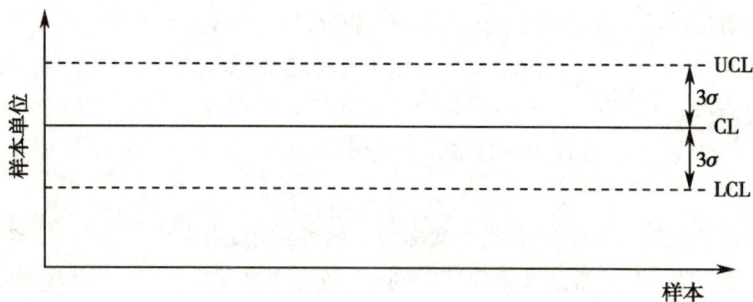

图 4-12 控制图结构

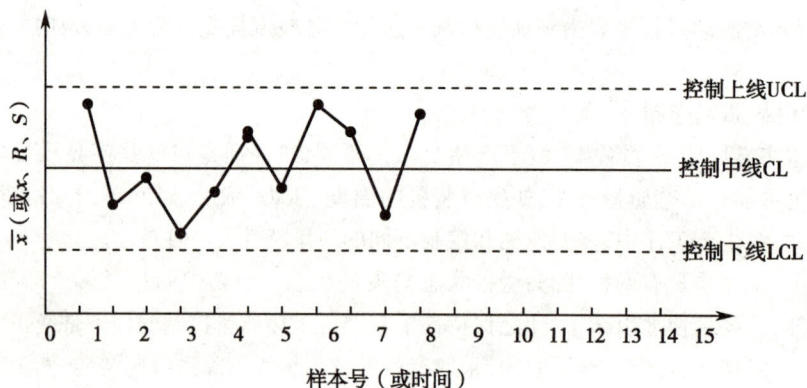

图 4-13 控制图基本形状

集的数据计算控制线、作出控制图,并将数据在控制图上打点,控制图的控制界限是区分偶波与异波的科学界限。

运用控制图的目的之一就是,通过观察控制图上产品质量特性值的分布状况,分析和判断生产过程是否发生异常,一旦发现异常就要及时采取必要的措施加以消除,使生产过程恢复稳定状态。

3. 控制图分类 常规控制图按质量数据特点分为计量控制图和计数控制图两种类型,每种类型又分为未给定标准值和给定标准值两种不同情形。计量值控制图主要适用于质量特征值属于计量值的控制,包括单值控制图、平均值-极差控制图、中位数—极差控制图。计数值控制图包括不合格品数控制图、不合格品率控制图、样本缺陷数控制图、单位产品缺陷数控制图。

由于质量管理所用的数据还包括尺寸、重量、温度等计量值和不符合标准的不合格品、瑕疵、事故数等计数值。控制特性数据性质不同,所采用的控制图种类也不同。常规控制图的分类及适用场合见表4-21。

均值-极差控制图是最典型、最常用、最重要的控制图。

4. 控制图观察与分析 控制图作为实施质量管理时判断过程正常与否的一种常用工具,在产品质量控制、验收检验、过程改进过程中扮演者至关重要的角色。控制图的应用体现过程分析和过程控制在两个方面。

表 4-21　常规控制图分类

类别	控制图名称	控制图符号	特点	适用场合
计量值控制图	均值-极差控制图	$\overline{X}$-R	判断工序是否异常效果好,但计算工作量大	适用于产品批量较大,且稳定、正常的工序
	平均值-标准差控制图	$\overline{X}$-S	当>10时,用S图代替R图。S计算比R复杂,但精度高	适用于检验时间远比加工时间短的场合
	中位数-极差控制图	$\widetilde{X}$-R	便于现场使用,计算简便,但效果较差	适用于产品批量较大,且稳定、正常的工序
	单值-移动极差控制图	X-R_s	简便省事,能及时判断工序是否处于稳定状态。但取得信息局限,灵敏度差。不易发现工序分布中心的变化	适用于每次只能得到一个数据场合的均质产品,无需抽取多个试样
计数值控制图	不合格品率控制图	p	用来测量不合格品的百分数,计算量大,样本容量可以不等,管理界限凹凸不平	适用于控制关键的过程
	不合格品数控制图	np	用来度量检验中不合格品的数量,样本容量相等。计算简单,操作者易于理解	适用于控制一般的过程,用于检验数相同的分组
	缺陷数控制图	c	测量检验批内缺陷的数量,样本容量相等。计算简单,操作者易于理解	适用于控制一般缺陷数的场合。用于不同条件下的部门考核
	单位缺陷数控制图	u	样本容量不等,是对不良率控制图的一个补充。计算量大,管理界限凹凸不平	适用于控制每单位缺陷数

　　(1)控制图受控状态:经验与理论分析表明,当生产过程中只存在偶波时,产品质量处于受控状态,样本点将形成某种典型分布。其明显的特征是,所有点子基本上都落在控制界用内,且在控制界限内随机排列。典型分布样本点在控制图上的具体表现如图 4-14。其特征有:所有样本点都在控制界限之内;样本点均匀分布,位于中心线两侧的样本点约各占 1/2;靠近中心线的样本点约占 2/3;靠近控制界限的样本点极少。

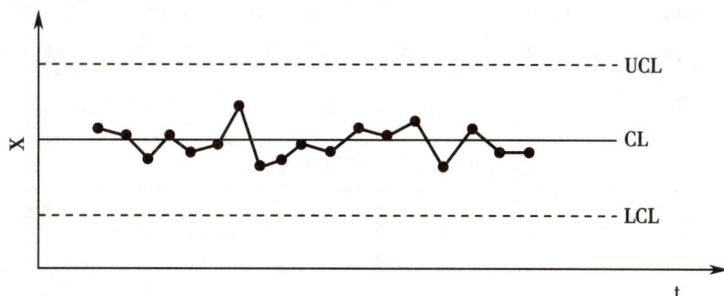

图 4-14　控制图的受控状态

　　(2)控制图判异规则:根据典型分布是否偏离即可判断生产过程是否处于不稳定或失控状态。不稳定或失控状态在控制图上的表现特征是:部分样本点超出控制界限。点子在控制界限附近,在 2σ-3σ 之间称为警戒区间。界内样本点排列和分布异常,不随机。

　　(3)典型失控状态:从图 4-15 进行说明:多个样本点连续出现在中心线一侧,如图 4-15(a);多个样本点连续上升或下降,如图 4-15(b);有较多样本点在边界点或警戒区,如图 4-15(c);样本点在周期性变化,如图 4-15(d);样本点离散度变大如图 4-15(e)。

　　5. 控制图的界限公式　对于常规控制图的控制界限计算公式,世界上各个国家都有相应的标

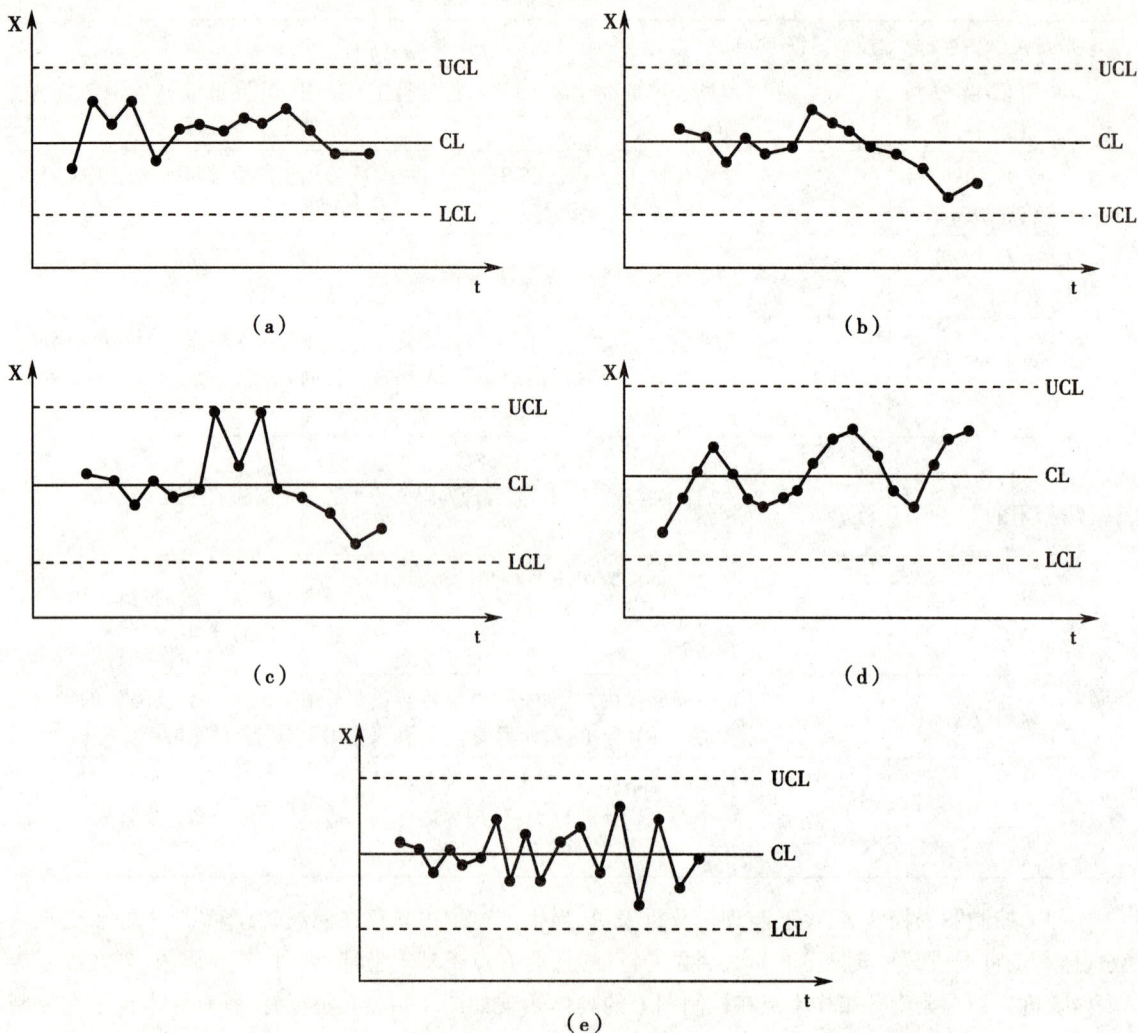

图 4-15 控制图典型失控状态

准,中华人民共和国国家标准《常规控制图》(GB/T 4091-2001),等同于国际标准《休哈特控制图》(ISO 8258:1991)及 1993 年的修订本。常规控制图的界限公式包括常规计量控制图的界限公式和常规计数控制图的界限公式如表 4-22。

表 4-22 常规控制图控制的界限公式

控制图		控制限	计算公式
均值极差图	$\overline{X}$ 图	控制上限 UCL	$UCL = \overline{\overline{X}} + A_2\overline{R}$
		中心线 CL	$CL = \overline{\overline{X}}$
		控制下限 LCL	$LCL = \overline{\overline{X}} - A_2\overline{R}$
	R 图	控制上限 UCL	$UCL = D_4\overline{R}$
		中心线 CL	$CL = \overline{R}$
		控制下限 LCL	$LCL = D_3\overline{R}$
均值标准差图	$\overline{X}$ 图	控制上限 UCL	$UCL = \overline{\overline{X}} + A_3\overline{S}$
		中心线 CL	$CL = \overline{\overline{X}}$
		控制下限 LCL	$LCL = \overline{\overline{X}} - A_3\overline{S}$

笔记

续表

控制图		控制限	计算公式
均值标准差图	S 图	控制上限 UCL	$UCL=B_4\overline{S}$
		中心线 CL	$CL=\overline{S}$
		控制下限 LCL	$LCL=B_3\overline{S}$
单值-移动极差图	X 图	控制上限 UCL	$UCL=\overline{X}+E_2\overline{MR}$
		中心线 CL	$CL=\overline{X}$
		控制下限 LCL	$LCL=\overline{X}-E_2\overline{MR}$
	MR 图	控制上限 UCL	$UCL=D_4\overline{MR}$
		中心线 CL	$CL=\overline{MR}$
		控制下限 LCL	$LCL=D_3\overline{MR}$
不良率控制图	P 图	控制上限 UCL	$UCL=\overline{P}+3\sqrt{\dfrac{\overline{P}(1-\overline{P})}{n}}$
		中心线 CL	$CL=\overline{P}$
		控制下限 LCL	$LCL=\overline{P}-3\sqrt{\dfrac{\overline{P}(1-\overline{P})}{n}}$
不合格品数控制图	np 图	控制上限 UCL	$UCL=\overline{np}+3\sqrt{\overline{np}(1-\overline{P})}$
		中心线 CL	$CL=\overline{np}$
		控制下限 LCL	$UCL=\overline{np}-3\sqrt{\overline{np}(1-\overline{P})}$
缺陷数控制图	C 图	控制上限 UCL	$UCL=\overline{C}+3\sqrt{\overline{C}}$
		中心线 CL	$CL=\overline{C}$
		控制下限 LCL	$LCL=\overline{C}-3\sqrt{\overline{C}}$
缺陷率控制图	U 图	控制上限 UCL	$UCL=\overline{U}+3\sqrt{\dfrac{\overline{U}}{n}}$
		中心线 CL	$CL=\overline{U}$
		控制下限 LCL	$LCL=\overline{U}-3\sqrt{\dfrac{\overline{U}}{n}}$

表中 A_2、A_3、A_4、B_3、B_4、D_3、D_4 等是由样本个数 n 强大的系数,其值可通过计算得到。

质量控制始于控制图,亦终于控制图。应用控制图对生产过程不断监控,对于生产过程或工序而言,控制图判断稳态起着预警作用,控制图点子出界,需要针对 5M1E 进行分析,尽快找出原因,采取措施加以消除。

控制图统计过程控制,强调运用统计方法,强调从整个过程、整个体系出发解决问题,对过程作出可靠的评估,使标准趋于准确,使过程更加稳定。

（苏绚涛　乔灵爱）

第四节　质量检验理论与方法

一、概述

（一）质量检验的目的与意义

通过质量检验可判断医疗器械产品质量是否合格;判定产品质量等级或产品缺陷的严重性程度,

为质量改进提供依据;了解医疗器械使用情况,督促和检查安全使用,停止使用检验不合格产品,收集质量数据,并对数据进行统计、分析和计算,提供产品质量统计考核指标完成的情况,为质量管理活动提供依据;当供需双方因产品质量问题发生纠纷时,实行仲裁检验,以判定质量责任。加强质量检验可以确保不合格医疗器械产品进入医院,安装不合格设备不投入使用,检验不合格产品停止使用,避免由于不合格品投入使用给医院、患者和社会带来的损失。

因此,产品质量检验工作在任何情况下都是不可或缺的。开展质量管理工作绝不意味着可以削弱、合并甚至取消检验机构。与此相反,越是深入开展质量管理,就越应充实、完善和加强质量检验工作,充分发挥检验工作的职能作用。

国际标准 ISO 9000:2005 对质量检验的定义为,通过观察和判断,适当时结合测量、试验所进行的综合性评价。对产品而言,质量检验是指根据产品技术标准或检验规程对器械、医用耗材和医用设备进行观察、测量或试验,并把所得到的特性值和规定值做比较,判断出各个产品或成批产品合格与不合格,以及决定接收还是拒收该产品的技术性检查活动。质量检验的过程实质上一个观察、测量和分析判定的过程,并根据判定结果实施处理。

（二）质量检验的职能

在产品质量的形成过程中,检验是一项重要的质量职能。检验的质量职能就是在正确鉴别的基础上,通过判定把住产品质量关,通过质量信息的报告和反馈,采取纠正和预防措施,从而达到防止质量问题重复发生的目的。

（1）鉴别职能:质量检验实质上是进行质量鉴别的过程。它是根据产品规范,按规定的程序和方法,对受检对象的质量特性进行度量,并将结果与规定的要求进行比较,对被检查对象合格与否做出判定。

（2）把关职能:在设备应用各个环节,通过质量检验挑选并剔除不合格产品;通过全过程的检验,层层把住"关口",保证产品的符合性质量。

（3）预防职能:通过检验获得质量数据和信息,为质量控制提供依据。通过质量控制,把影响应用质量的因素都管理起来,以实现"预防为主"的目的。

（4）报告职能:把检验过程中获得的数据和异常情况记录下来,及时进行整理、分析和评价,并向有关部门和领导报告医疗器械使用质量状况和质量管理水平,提供质量改进工具。

（三）质量检验的方式和依据

1. 质量检验的方式　医疗器械产品质量检验的方式可以从不同特征进行分类,常用的有以下几种:

（1）按使用过程的次序分类:进货检验、过程检验。进货检验是由专业管理部门对医用耗材和医疗设备等进行入库前的检验。进货检验包括首件(批)进货检验和成批进货检验。过程检验是对产品的质量和与质量有关的要素进行的检验。过程检验的目的是防止在用设备器械中不合格产品流入下一个过程,避免劣化产品的发生。在过程控制中,过程检验的结果可以作为判断过程是否处于受控状态及过程质量是否满足过程规格要求的依据。过程检验又包括首件(批)检验,定期检验。

（2）按检验的数量分类:全数检验、抽样检验和免检。全数检验是对一批待检的产品逐件进行检验,该方法可以提供较完整的检验数据,获得较全面的质量信息,但也要考虑错检和漏检的可能性。抽样检验是指根据数理统计的原理所预先制订的抽样方案,从交验的产品批中随机抽取部分样品进行检验,然后根据样品的检验结果,按照规定的判断准则,对产品批额质量做出判断的检验。

（3）按检验后检验对象的完整程度分类:破坏性检验、非破坏性检验。破坏性检验指产品经过检验后其功能已遭破坏而不能使用的检验。例如电子产品的寿命试验等。破坏性检验只能采取抽检的形式,其主要问题是要寻求既能保证一定的可靠性又能使检验数量达到最少的抽检方案,实现可靠性和经济性的统一,一般对于医疗器械的检验很少采用这种方式。

（4）按检验方法的分类:感官检验、器具检验和试用性检验。感官检验是利用人的感觉器官作为测量工具对产品质量进行评价的检验。器具检验是主要利用仪器、器具或测量设备,应用物理和化学方法对产品质量特性进行的检验,如对产品性能、强度、硬度和可靠性的检验可使用器具检验。试用性检验是把产品交给用户或其他人试用,让用户在使用的各个方面或使用的全过程对产品的有关特性通过鉴定性的资料,以此来判定产品的质量。该方法主要应用在新产品、新材料、新工艺及制定修订产品标准。

2. **质量检验的依据**　在制订检验计划、实施检验和对检验结果进行评定时,都必须有一定的客观依据。常用的检验依据有:国家的质量法律和法规、各种技术标准、质量承诺、产品图样、工艺文件和技术协议等。

(1)国家质量法律和法规。我国逐步形成了以《产品质量法》为基础,辅之以其他配套法规、特殊产品专门立法、标准与计量立法、产品质量监督管理立法等质量立法体系。医疗设备主要的法律法规为《医疗器械监督管理条例》《医疗器械临床试验规定》和《医疗器械生产监督管理办法》等。

(2)技术标准。技术标准分为基础标准、产品标准、方法标准、安全和环境保护标准等四大类。在标准的选择上应优先选择国家标准,其次是行业标准,最后才是地方标准和企业标准。我国的技术标准体系如图4-16所示。

(3)质量承诺。质量承诺是生产者或销售者对医疗器械产品或服务质量做出的书面保证或承诺,可作为质量检验的依据。

(4)产品图样。产品图样是企业组织生产和加工制造的最基本的技术文件,图样中标注的尺寸、公差、材质、数量、加工技术要求、装配技术要求和检验技术要求等都是质量检验的重要依据。

(5)技术协议。随着为了保证医疗器械产品的质量,应签订合同和技术协议书。技术协议书中必须明确质量指标、交货方式和地点、包装方式、数量、验收标准、随机附件数量等内容。

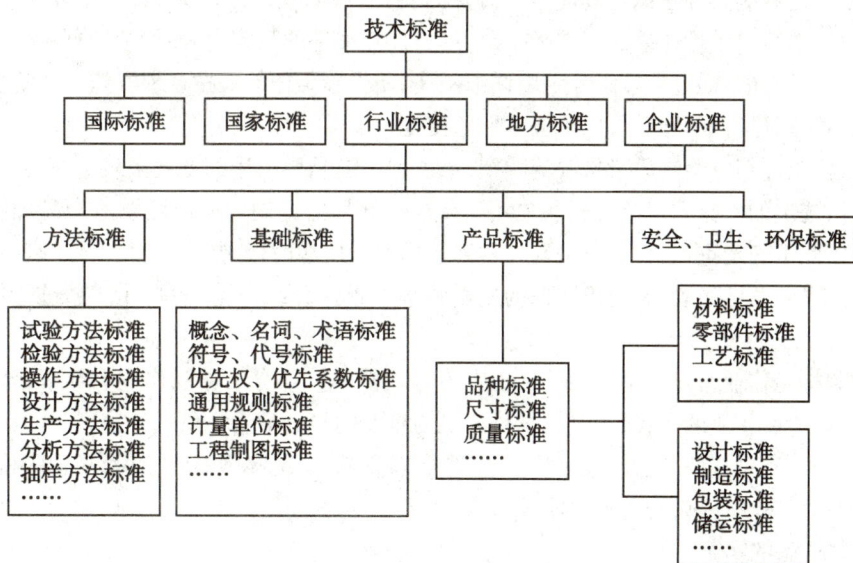

图 4-16　我国的技术标准体系

(四)检验状态的标识与管理

产品或零部件是否已经得到检验、检验结果如何,对检验结果的处理,这些称为检验状态。检验状态一般包括四种:待检品、待判定品、合格品和不合格品。应对处于这四种检验状态的产品采取隔离和标识措施。

1. **隔离区及标识**　隔离区根据检验的四种状态,划出四个区域分别存放不同检验状态的物品。待检品应放置在具有"待检"标识的待检区,已经检验过等待判定结论的物品应存放在"待判定区"的临时性区域;判定为合格的物品应填写合格证并做上合格性标识后放在"合格品区"等待登记入账;

判定为不合格的物品应做出不合格标识并存放在"不合格品区"等待处理。检验状态的标识可采用标记、标签、印章、合格证等方式。在存放和搬运的过程中,要特别注意保护标识,使标识保存良好。

2. **不合格品管理** 在医院使用过程中,由于人、机、料、法、环、测等因素的影响,出现不合格品经常是不可避免的。因此需加强对不合格品的管理,找出造成不合格的原因,并采取措施防止后续不合格品的发生。在采购产品检验过程中一旦发生不合格品,应立即进行标识并做详细记录;并第一时间停止使用,保障医疗安全。

二、质量检验计划的编制和实施

(一)质量检验计划的编制

在医疗器械产品使用寿命周期中,必须进行各种各样的检验,质量检验计划就是对这些检验工作所做的统筹计划和安排,它以文件的形式规定各种检验工作的措施、资源和活动。质量检验计划用于指导医疗器械管理工作,是制造质量控制计划的重要组成部分。医疗设备检测包含五个基本要素:检测标准、检测设备、检测人员、检测对象和检测报告。

质量检验计划通过对检验活动的统筹安排,可使检验工作条理化、科学化和标准化;明确每个质量检验人员应分担的任务和应负的责任,有利于调动和充分发挥每个检验员的作用和积极性;同时对检验资源的配置分清主次,把握重点,进行统筹安排,并防止出现漏检和重复检验等现象,可以节约鉴别费用,降低生产成本。

质量检验计划一般包括下列内容:(1)制定质量检验流程图,即用流程图的方式说明检验程序、检验站的设置、采用的检验方式等;(2)制定质量缺陷严重程度分级表;(3)制订检验指导书;(4)确定资源配置计划;(5)培训人员培训和资格认证计划等。

检验计划的编制应充分考虑到具体检验对象的要求,做到规定严格明确,具有可操作性;所编制的检验计划应与本组织质量体系的要求相一致,尽量提高文件的相容性,使检验计划精炼、实用;质量体系文件中没有规定的,则应在检验计划中详细阐述,使检验工作能够按计划实施。在检验计划实施后,应定期或不定期进行审核修订,以适应条件的变化。

编制质量检验计划应绘制质量检验流程图,该流程图就是用图形的方式来表达检验活动的流程、检验站的设置、选定的检验方法及其相互关系。在检验计划的编制中还应注意对产品质量缺陷严重性进行分级,以此可确定重点,在制订检验计划和使用检验资源时做到重点对待。企业应根据行业和产品特点,通过不断总结经验,制定出明确的质量缺陷严重性分级原则,为具体产品进行质量缺陷严重性分级提供依据。

同时,编制检验作业指导书也是检验计划中不可或缺的一部分。检验作业指导书是用来指导检验人员正确实施检验作业的规程性文件,其目的是为重要的检验活动提供具体的指导,其基本内容一般包括:检验对象、质量特性、检验方法、检测手段、检验判断、记录和判断;若对于复杂的检验项目,还应给出必要的示意图表,提供有关的说明资料。

(二)质量检验的实施

医疗器械的质量检验涵盖医疗器械的全生命周期,医院医学工程人员首先在准备阶段应做好各项准备工作:如人员准备、技术准备和物资准备。验收人员应经过培训,熟悉医疗器械法律及相关专业知识。医疗器械验收应根据《医疗器械监督管理条例》等有关法规的规定办理。对照商品和送货凭证,进行供货单位、产品名称、规格、型号、生产厂家、批号(生产批号、灭菌批号)、有效期、产品注册证号、数量、等的核对。对货单不符、质量异常、包装不牢固、标示模糊等问题,不得入库,并上报质管部门或小组领导。对于验收首购品种应有首批到货同批号的医疗器械出厂质量检验合格报告单。入库商品应先入待验区,待验品未经验收不得取消待验入库,更不得销售。入库时注意有效期,一般情况下有效期不足六个月的不得入库。经检查不符合质量标准及有疑问的医疗器械,应单独存放,做好标记。并立即书面报告科主任进行处理。未作出决定性处理意见之前,不得取消标记,更不得销售。

验收完毕,做好医疗器械入库验收记录。入库验收记录必须记载:验收日期、供货单位、验收数量、品名、规格(型号)、生产厂商、批号(生产批号、灭菌批号)、有效期、产品注册号、质量情况、验收人等。医疗器械入库验收记录必须保存至超过有效期或保质期满后2年。

1. 医疗设备检测的步骤和主要检测方式 医疗设备最基本的安全检查包括漏水、漏气、气、漏电、破损、锈蚀、机械运动、防火及防爆等。设备接地与漏电检查是关键,接地完好与电气绝缘性能是保证设备安全的基本条件,同时也是保证设备性能、参数准确性及抗干扰的前提条件。

医院医疗设备检测设备的主要步骤为:①对医疗设备相关数据进行记录;②对医疗设备的目测;③对医疗设备的保养;④医疗设备的性能确认;⑤对医疗设备电器安全的检测、记录以及标贴。在上述医疗设备检测步骤的基础上,常用的检测方式主要有以下几种:

(1)状态检测:按照医疗设备的检测周期要求,定期地对医疗设备实施检测,全面的测试医疗设备的主要技术指标;如对在用的医疗设备开展状态检测,诊断设备运行状态,保证诊疗活动的安全有效。

(2)验收质量检测:医疗设备在安装完成后,可根据明确的仪器设备检测流程以及检测方法对仪器设备实施检测,同时在检测后需要对一些原始的数据进行有效记录,这些数据可以作为后期检测的重要参考。不同的医疗设备具体检测方法也存在差异。如CT需要按照规定检测,使用模体测试相关参数对比标准来检测CT设备是否能按照标准验收。确保所有的设备在安装完成后符合质量验收要求,初次安装仪器设备质量符合要求是保证后期仪器正常使用的基础。

(3)稳定性检测:稳定性检测在日常质量控制过程中发挥着重要作用,同时也是医疗设备检测过程中常用的一种检测方法,相对于状态检测,稳定性检测的项目更少,但是要求检测频率高,稳定性检测中会受到研究参数改变的影响,而且在检测完成后主要是用于判断仪器设备相对于设备安装初期是否出现一些超范围的变化,该检测是由医学工程人员来完成。

2. 质量检验的意义与发展 医疗设备只有经过定期不定期的检测,才能保证医学量值的准确与单位的统一,使用的安全性和有效性。否则,使用没有把握甚至量度失准、误差过大的医疗设备,很难保证临床诊断和治疗的正确性。医疗设备的质量保证与控制渗透于医学设备管理的各个方面,其测量结果的准确性始终是控制设备质量的关键性问题,而医学计量则是保证医学设备量值准确可靠的重要技术基础。

由于医疗器械技术不断发展,对检测技术的要求越来越高,尤其是大规模集成电路技术,微型计算机技术,机电一体化技术,纳米技术和新材料技术的飞速进步,大大促进了现代检测技术的发展。现代检测技术发展的总趋势大体有以下几个方面:①拓展测量范围,提高检测精度和可靠性;②传感器向集成化,多功能,一体化方向发展;③非接触式检测技术。如光电式传感器,电涡流式传感器,红外线检测仪器,超声波检测仪表,核辐射检测仪表等;④测系统的智能化。智能化的现代医疗器械检测系统一般都具有系统故障自测,自诊断,自调零,自校准,自选量程,自动测试和自动分选的功能。

三、抽样检验方法

抽样检验就是利用所抽样的样本对医疗器械进行的检验,这样,既提高了效率,又降低了成本。如果抽样检验的目的是想通过检验所抽取的样本对这批产品的质量进行评估,以便对这批产品做出是否合格、能否接收的判断那么就称这种抽样检验为抽样验收。本书中的抽样检验与抽样验收可以视为同一概念。

(一)随机抽样方法

1. 简单随机抽样方法 简单随机抽样法就是总体中的每一个个体被抽到的机会是相同的。为实现抽样的随机化,可采用抽签(或抓阄)、查随机数表,或掷随机数骰子等方法。这种方法的优点是抽样误差小,缺点是抽样手续比较繁琐。在实际工作中,真正做到总体中的每个个体被抽到的机会完全一样是不容易的,这往往是由各种客观条件和主观心理等许多因素综合影响造成的。

2. **系统抽样法**　系统抽样法又叫等距抽样法或机械抽样法。例如,要从 100 件产品中抽取 10 件组成样本,首先应将 100 件产品按 1、2、…、100 的顺序编号;然后用简单随机抽样法确定 1-10 中哪个编号产品入选样本(此处假定是 3 号);第三,其余依次入选样本的编号是 13、23、3、43、53、63、73、83、93;最后由编号为 3、13、23、33、43、53、63、73、83、93 的 10 件产品组成样本。由于系统抽样的抽样起点一旦被确定后整个样本也就完全被确定,当总体含有一种周期性的变化,而抽样间隔又同这个周期相吻合时,就会得到一个偏移很大的样本。因此,在总体会发生周期性变化的场合,不宜使用这样的抽样方法。

3. **分层抽样法**　分层抽样法又叫类型抽样法,它是从一个可以分成几个子总体(或称为层)的总体中,按规定的比例从不同的层中随机抽取样本(个体)的方法。这种抽样方法的优点是,样本的代表性比较好,抽样误差比较小。缺点是抽样手续比简单随机抽样还要繁琐。这个方法常用于产品质量验收。例如可以按磁共振磁场强度 1.5T、3.0T 分层。

4. **整群抽样法**　整群抽样法又叫集团抽样法,这种方法将总体分成许多群,每个群由个体按一定方式组合而成,然后随机抽取若干群,并由这些群中的所有个体组成样本。这种抽样方法的优点是抽样实施便。缺点是由于样本只是来自个别几个群体,而不能均匀地分布在总体中,因而代表性差,抽样误差大。这种方法常用在工序控制中。

(二)接收概率与 OC 曲线

1. **接收概率**　接收概率是指当使用一个确定的抽样方案时,具有给定质量水平的批或过程被接收的概率,在国家标准中称为合格率。一般可以这样理解:用给定的抽样方案(n,A)(n 为样本量;A 为批合格判定数)去验证批量 N 和批质量已知的连续检验批时,把检验批判断为合格而接收的概率,记为 $L(p)$。接收概率是批不合格品率 p 的函数,所以 $L(p)$ 又称为抽样方案(n,A)的抽检特性函数。

2. **OC 曲线**　批接收概率 $L(p)$ 是交验批实际质量水平 p 的函数,称为抽样方案的抽样特性函数(operation characteristic function),简称 OC 函数;对给定的抽样方案表示接收概率与批的实际质量的函数关系曲线称为抽样方案的抽检特性曲线(operation characteristic curve),简称 OC 曲线。有一个抽样方案,就一定能绘出一条与之对应的 OC 曲线。OC 曲线表现了一个抽样方案对一个产品的批质量的判别能力。

(三)抽样检验中的两类错误

只要采用抽样检验方法,就可能产生两类错误的判断,既可能将合格批判断为不合格批,也可能将不合格批判断为合格批。前者称为"第一类错误判断",后者称为"第二类错误判断"。可见,当一批产品质量比较好时,如果采用抽样检验,只能要求"以高概率接受",而不能要求一定接受,因为还有小概率拒收这批产品,这个小概率就叫做"第一类错判概率",它反映了把质量较好的批错判为不合格批的可能性的大小。正是因为这种错判的结果会对生产方带来经济上的损失,所以又称它为"生产方的风险概率"。

另一方面,当采用抽样检时,即使批不合格品百分率大于接收率,也不能肯定 100%拒收,还会有一定的小概率接受它。这个小概率就叫做"第二错判概率",它反映了把质量差的批错判为合格批的可能性的大小。因为这种错判的结果是用户蒙受经济损失,所以又称它为"使用方的风险概率"。

(四)计数标准型抽样检验

计数标准型抽检方案是最基本的抽检方案。所谓标准型,就是同时严格控制生产方与使用方的风险,按供需双方共同制定的 OC 曲线的抽检方案抽检。它能同时满足生产方和使用方的质量保护要求。对生产方的保护,是通过限定对不合格品率 $p0$ 的优质批的拒收概率来进行,常用 α 表示,即错判合格批为不合格批的概率限定为 α。对使用方的保护则通过确定不合格品率 pl($pl>0$)的接收概率 β 来提供,即错判不合格批的概率定为 β。常取 $\alpha=0.05$,$\beta=0.10$,于是标准型抽检方案要通过两个点,这两个点是[$p0,L(p0)=1-\alpha$]和[$pl,L(pl)=\beta$],这就是标准型抽样检验方案 OC 曲线的特征。标准型抽样检验方案可用于任何供检验的产品批,它不要求提供检验批制造过程的平均不合格率,因此,它适合于对孤立批的验收。

（五）计数调整型抽样检验

上一节谈到的计数标准型抽样检验方案是针对孤立的单批产品的验收,验收时不必考虑产品与验收质量的历史情况。调整型抽检方案则要根据生产过程的稳定性来调整检验的宽严程度。当生产方提供的产品批质量较好时,可以放宽检验;如果生产方提供的产品批质量下降,则可以用加严检验。这样可以鼓励生产方加强质量管理,提高产品质量的稳定性。这是调整型抽样检验方案的主要特点,其主要适用于大量的连续批的检验。

1974年,国际标准化组织(ISO)在美国军用标准MIL-STD-105D基础上,制定、颁发了计数调整型抽样检验的国际标准,代号为ISO2859。我国在1981年颁发了GB2828-81"逐批检查计数抽样程序及抽样表"和GB2829-81"周期检查计数抽样程序及抽样表"两个计数抽样的国家标准。

（六）计量型抽样检验

计量型抽样检验是指按规定的抽样方案从批中随机抽取一定数量的单位产品,用测量、试验或其他方法取得它们的质量特性值,与质量要求进行对比,并判断该批产品能否接收的过程。计量型抽样检验与前面介绍的计数型抽样检验的根本区别在于计数型抽样检验只将抽取到的产品划分为合格与不合格品,或者只计算产品的不合格数,因而计数型抽样检验得到的信息量较少,往往要检验较大的样本量才能对检验批的可接受性做出判断。而计量型抽样检验是以样本中各单位产品的计量质量特性数据作为依据,因而,它比计数型抽样检验能够提供更多、更详细的产品质量信息,当产品质量下降的时候,计量抽样检验会更早的发出警告。同时,在同样的质量保护下,计量型抽样检验的样本量比计数型抽样检验要小得多。计量型抽样检验的局限性是要求被检质量特性必须服从或近似服从正态分布,因为设计计量型抽样检验方案的依据是正态分布理论。

我国最新颁布的计量型抽样检验的标准是《计量标准型一次抽样检验程序及表》GB/T8054-2008,该标准规定了以均值和不合格品率为质量指标的计量标准型一次抽样检验程序与实施方法。

四、医疗器械理化检验的方法

为加强医疗器械产品质量监督管理,规范医疗器械产品质量监督抽查检验工作,2013年10月11日,国家食品药品监管总局以食药监械监〔2013〕212号印发《医疗器械质量监督抽查检验管理规定》。该《规定》分总则、方案、抽样、检验、复验、结果处理、监督管理、附则8章33条,自发布之日起施行。监督抽验品种遴选的基本原则:①对人体有潜在危险,对其安全性、有效性必须严格控制的医疗器械;②使用量大、使用范围广,可能造成大面积危害的医疗器械;③出现过质量问题的医疗器械;④投诉举报较集中的医疗器械;⑤通过医疗器械风险监测发现存在产品质量风险,需要开展监督抽验的医疗器械;⑥在既往监督抽验中被判不符合标准规定的医疗器械;⑦其他需要重点监控的医疗器械。《GB/T 16886.19-2011医疗器械生物学评价　第19部分:材料物理化学、形态学和表面特性表征》给出了适用于成品医疗器械材料物理化学、形态学和表面特性(PMT)判定预评价的试验方法,如下表4-23。此标准不适用于与人体无直接或间接接触的医疗器械和材料。

表4-23　方法学缩略语

缩略语	分析方法
AES	俄歇电子能谱法,包括扫描隧道
AFM/SPM	原子力显微镜法/扫描探针显微镜法,包括表面粗糙度和相差显微镜法
BET	Brunauer-Emmett-Teller 空隙度测定
CLSM	激光共聚焦扫描显微镜法

笔记

续表

缩略语	分析方法
DMTA	动态机械热分析
DSC	差示扫描量热法
ESC	平衡溶剂含量
EWC	平衡水含量
EDX-SEM	X射线电子能谱法-扫描电子显微镜法
FTIR	傅里叶变换红外(光谱),包括显微镜法、成像和扩散反射率法
FTIR-ATR	傅里叶变换红外(光谱)衰减全反射(多重内反射)
IR	红外(光谱)
OM	光学显微镜法,包括偏振光和相差显微镜法
QCM	石英晶体微天平(或其他微天平计数)
SEM/TEM	扫描电子显微镜法/透射电子显微镜法
SPR	表面等离子体共振
TOF/TEM	飞行时间-二次例子质谱法
TMA	热机械分析法
XPS/ESCA	X射线光电能谱/化学分析用电子能谱

(一)理化检验概念

理化检验就是应用物理、化学的方法,依靠某种测量工具或仪器设备,如千分尺、千万分表、验规、显微镜等对产品质量进行检验,通常可以获得检验项目的具体数值,因此精度高、人为误差小,是各种检验方式的主体。常用的理化检验如下图4-17所示:

(二)常用理化检验方法

医疗器械行业中常用的理化检验方法包括:化学分析、光谱分析、力学性能试验、电磁学性能分析和无损检测等几种。

1. 化学分析 化学分析是以待检物与化学试剂之间的化学反应为基础

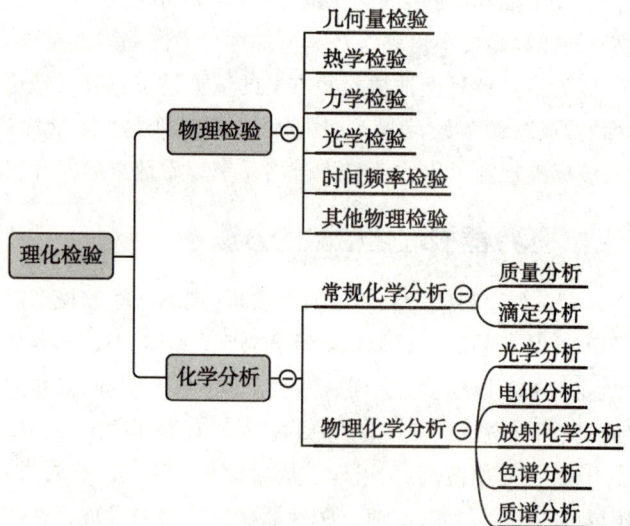

图 4-17 理化检验

的分析方法。在化学分析中,依据生成沉淀的质量来进行测定的方法称为质量分析法;如果依据反应中消耗试剂的体积来测定,称为容积分析法;如果反应生成气体,根据测定气体的体积和质量来决定物质含量,称为气体分析法。

2. 光谱分析 光谱分析实质上是光谱化学分析。它是根据物质的光谱来测定物质成分的分析法。其特点是分析速度快,可以同时分析多种元素,也可以对微量元素进行分析。光谱分析通常包括:发射光谱分析、原子吸收光谱分析和X射线光谱分析等几种。

3. 力学性能试验 金属材料的力学性能包括:强度、硬度、韧性和疲劳性能等。力学性能试验通常包括:拉伸试验、冲击试验、硬度试验、疲劳试验、扭转试验、弯曲试验、磨损试验、高温蠕变试验等。在进行硬度强度试验时,可以有几种方法供选择,如布氏硬度试验、洛氏硬度试验、维氏硬度试验、显微硬度试验和肖氏硬度试验等。

笔记

4. 电磁参数分析 测定电子参数包括相关电子设备的电压、电流、电功率等。磁测量参数包括磁场强度、磁通密度、磁通量、磁矩等表征磁场特征的物理量。以及测量磁导率、磁化强度、磁化曲线等磁性材料的特性。

5. 无损检测 无损检测是在不损伤产品的前提下,对被检验产品的表面或内部缺陷进行分析的一种方法。无损检测在机械行业得到普遍的应用。常用的无损检测方法有:磁粉探伤、超声波探伤、渗透探伤、涡流探伤、射线探伤等。

(三)理化检验在失效分析中的应用

当零件在研制或者使用的过程中发生失效时,就应对失效原因进行分析,以便采取改进措施,提高产品质量。因此,失效分析是质量控制中的重要内容。对失效零部件进行失效分析通常要经过失效调查、外观检查、断口分析、理化分析、篡写失效分析报告等环节。

1. 失效调查 进行失效调查首先要收集失效零部件的历史资料,如材质、热处理方法、机械加工方法、技术要求、检验数据、工作环境和条件、失效时的工况、使用寿命、维护情况等。

2. 外观检查 通过外观检查了解零部件的表面情况、变形情况、疲劳破损情况。应注意以下情况:零部件是否弯曲、变形、缩颈、裂纹(断裂的发展方向、裂纹源)、表面有无烧伤、斑痕、刀痕、刮痕、划痕、磨损、压溃、点蚀等。

3. 断口分析 通过外观检查对断口进行宏观观察,必要时配以光学显微镜、透射电子镜等手段进行微观形态分析,以便确定失效分析的主攻方向。

4. 理化分析 采用各种理化检验手段对失效零件进行全面分析,以便得到科学的结论。失效分析应根据零部件的失效性质和特点进行,有的放矢地选择恰当的理化检验项目,有时应将几种方法配合使用,才能快速准确地确定失效原因。

5. 撰写失效分析报告 在完成失效分析后,应将有关资料进行整理和归纳,指出失效的原因,提出改进的措施,并将有关分析资料附在报告中。

(四)医疗器械理化检验的常用检测设备

在医学检测领域中,则根据医疗器械的分类及科室分布情况分为医用热学、生物学、医用电磁学、医用超声学、医用光学、医用生物化学、医用激光学、医用声学、医用放射学等。

常用的检测设备包括有:

1. **几何量测量** 如米尺。

2. **时间频率测量** 如计时器,秒表。

3. **力学测量** 如天平,砝码,体重秤。

4. **光学测量** 如测量用电子显微镜,照度计。

5. **声学测量** 如听力计,频谱分析仪,分贝计等。

6. **温度测量** 如热电偶测温计,半导体热敏电阻温度计,液晶温度计,红外热成像测温仪等。

7. **电磁测量** 如电流表,电压表,电容表等;磁通计、磁强计、

8. **电离辐射计量** 如医用活度测量装置,R 射线探测仪,X 射线测量仪,剂量计,剂量当量仪,中子雷姆计,照射量计等。

9. **化学测量** 如光电比色计,分光光度计,酸度计,电泳仪,质变仪,测氧仪,微量气体分析仪等。

随着科技的发展,各种高新技术在理化检验中扩展应用,为质量检测技术提供了新的方法,如红外测温技术、光纤检测技术和传感技术等。医疗器械作为集各种先进技术为一体的设备,其质量检测技术也在日新月异的发展。红外测温方法主要有辐射法、亮度法和比色法,原理各有不同,但都具有以下优点:可以对远距离、高速运动、带点、带湿等物体进行准确测量,同时不影响物体本身的温度分布情况;响应时间快;量程宽,温度检测范围可以从$-10℃$以下到$1600℃$左右,其准确度、灵敏度和分辨率均能达到所需水平。光纤检测技术主要是利用光纤探测各类信号进行检测,光纤具有不受电磁干扰、绝缘性好、安全防爆、损耗低、传输频道宽等优势,产生了多种光纤传感器,如强度调制型光纤传

感器、相位调制型光纤传感器、偏振调制型光纤传感器和频率调制型光纤传感器等。

（李斌 毕帆）

第五节　医疗设备质量控制

医疗设备质量控制是确保医疗设备达到规定性能要求和良好运行状态的相应的技术手段,如电气安全检测等。主要是指按计划定期对在用医疗设备进行必要的技术性能测试,以及时了解和掌握在用医疗设备的性能状况,确保应用质量,达到最佳诊疗效果,使对病人伤害的可能性降低到最低限度。

质量控制的内容则包括管理规范的制定,管理体系的建立健全、具体规章制度的制定,操作规程的制定,科学的性能检测、计量检测,规范的预防性维护、保养、维修及必要的工程人员技术培训等。应用质量检测属于质量控制工作内容,检测结果应保存并进行质量控制评价。医疗设备使用一段时间后对设备主要技术指标进行的全面测试;目的是确保医疗设备始终处于最佳性能状态,及时发现医疗设备性能的变化程度。它是医疗设备应用质量保证中非常重要的一个措施设备的定期性能检测。

一、电子医疗仪器的质量控制

多参数监护仪是指可同时对人体的心电、无创血压、血氧饱和度和呼末二氧化碳等多个生理参数进行长时间连续检测和显示的仪器。在临床上,一般监护仪的常用基本监护参数包括心电、无创血压和血氧饱和度三部分,在手术室里使用的监护仪会增加配置呼末二氧化碳监护功能。本章节多参数监护仪质控主要覆盖心电、无创血压、血氧饱和度三大类参数的检测。

监护仪的质控标准有《心电监护仪检定规程》(JJG 760-2003)和《无创自动测量血压计检定规程》(JJG 692-2010)。质控项目如表 4-24 所示。

表 4-24　多参数监护仪质控项目

项目	指标	参数
心电	电压测量误差	最大允许误差为±10%
	心率报警发生时间	自心率越限发生至监护仪报警发生的时间应不大于 12s
无创血压	动态压力测量重复性	不大于 0.7kPa(5mmHg)
血氧饱和度（SpO_2）	血氧饱和度示值重复性	在 70%~84%测量范围内,示值重复性不大于 3%;在 85%~100%测量范围内,示值重复性不大于 2%
	脉率示值误差	在(30~200)次/min 测量范围内,最大允许误差为±(示值的 5%+1)次/min

1. **质控条件**　环境温度在 20±10℃,相对湿度≤85%,供电电源 220±22V,频率 50±1Hz。周围无影响监护仪正常工作的强磁场干扰和震动,应具备良好的接地装置。质控设备所用计量测试设备如表 4-25 所示。

2. **质控方法**

（1）外观:监护仪不应有影响工作性能的机械损伤,所有旋钮、开关、按键等功能正常、操作灵活可靠并有明显的文字和符号说明,显示部分的字符应清晰完整。监护仪应有铭牌标志,标明产品名称、型号、制造厂、出厂编号、出厂日期、电源规格等。多床位监护仪,在示波屏幕上,各床位应能明显区分并有标志,报警时应能明显指示报警的床位。

表 4-25　监护仪质控设备

设备名称	主要技术性能
心电模拟仪 1 方波信号发生器	频率：在 0.5~3Hz 范围内提供至少 1 个测量点，最大允许误差±1%
	电压（峰峰值）：范围 0.5~2.0mV，最大允许误差±2%
2 模拟窦性心律信号发生器	心率：范围 30~300 次/min，最大允许误差±（示值的 1%+1）次/min
	电压（峰峰值）：一般包括 0.5mV、1.0mV、1.5mV 和 2.0mV，最大允许误差±2%
无创血压模拟仪	范围 0~40kPa（0~300mmHg），压力示值最大允许误差：±0.1kPa（±0.75mmHg），血压示值重复性：≤0.3kPa（2mmHg）
血氧饱和度模拟仪	血氧饱和度：范围 35%~100%，重复性≤1%；最大允许误差±1%（75%~100% 范围内）和±2%（35%~74% 范围内）
	脉率：范围 30~300 次/min，最大允许误差±1%
钢直尺	量程：（0~150）mm；分度值：0.5mm
秒表	分辨力：0.01s

（2）心电：电压测量误差、幅频特性一般在监护仪的第 II 导联进行测量。对于具有打印输出的监护仪，可在监护仪显示屏幕上对波形进行测量，也可在打印纸上对输出的波形进行测量。测量误差有步进增益转换式和连续可调增益转换式两种形式测算。

步进增益转换式是将监护仪增益设置为 10mm/mV，使心电模拟仪输出电压为 1.0mV、周期为 0.1s 的正弦波信号到监护仪，测算电压测量误差：

$$\delta_u = \frac{u-u_0}{u_0} \times 100\% \tag{4-1}$$

式中：δ_u 是电压测量误差，%；u 是监护仪测得电压值，mV；u_0 是心电模拟仪输出电压值，mV。按上述方法分别检定监护仪的 5mm/mV、20mm/mV 增益挡（心电模拟仪对应输出电压 u_0 在 5mm/mV 挡时为 2.0mV、在 20mm/mV 挡时为 0.5mV），并计算各挡电压测量误差 δ_u。

连续可调增益转换式用监护仪内部电压校准源（如定标电压或标尺）将增益校准设置为 20mm/mV。心电模拟仪分别输出电压 u_0 为 1.0mV、0.5mV，周期为 0.1s 的正弦波信号到监护仪，监护仪测得的电压值为 u，按式（1）计算电压测量误差 δ_u。

（3）心率报警发生时间：心电模拟仪输出幅值为 1.0mV、心率为 80 次/min 的心率信号。将监护仪的报警上限预置值设定在 120 次/min，下限预置值设定在 60 次/min。用秒表分别测量心电模拟仪输出的心率从 80 次/min 转换到 150 次/min 和从 80 次/min 转换到 30 次/min 时，从转换瞬间开始到报警发生的时间。

（4）无创血压：将监护仪的袖带卷扎在一圆柱体上，圆柱体直径为 70~102mm，其松紧程度以能刚好插入一指为宜。用医用橡胶管和三通把监护仪、袖带及无创血压模拟仪连接起来。

动态压力重复性测量的方法是将无创血压模拟仪的心率参数设置为 80 次/min。根据被测监护仪的收缩压与舒张压测量范围，遵守分布较均匀的原则，设置至少 1 组收缩压与舒张压组合值，由模拟仪输出到被测监护仪进行测量。启动监护仪加压按钮执行动态压力测量，每个测量组进行 5 次测量，按式（4-2）计算收缩压和舒张压测量重复性。

$$S_D = \frac{R_{Pi}}{C} = \frac{R_{Pi}}{2.33} \tag{4-2}$$

式中：S_D 是收缩压/舒张压测量重复性，kPa（mmHg）；R_{pi} 是收缩压/舒张压 5 次测量结果中最大值和最小值之差，称为极差，kPa（mmHg）；C 为极差系数，一般 $C=2.33$。

（5）血氧饱和度：通常情况下，任何一款脉搏血氧传感器探头对应有一条脉搏血氧参数的经验定标曲线，即 R 曲线。因此，在检测监护仪的脉搏血氧探头时，需要首先从血氧饱和度模拟仪中预存的

R 曲线数据库里选择相对应的 R 曲线。

血氧饱和度示值重复性检测是血氧饱和度模拟仪设定脉率为 75 次/min，设定血氧饱和度测量点分别为 70%、90% 和 100%。上述每点至少进行 6 次测量，按式（4-3）计算血氧饱和度示值重复性。

$$\Delta S = \sqrt{\frac{\sum_{i=1}^{n}(S_i - S_0)^2}{n-1}} \tag{4-3}$$

式中：ΔS 是血氧饱和度示值重复性，%；S_i 是第 i 次血氧饱和度测得值，%；S_D 是血氧饱和度模拟仪输出值，%；n 是测量次数。

（6）脉率示值误差：血氧饱和度模拟仪设定血氧饱和度值为 95%，在 30~200 次/min 的测量范围内，测量点较均匀且不少于 3 个，按式（4-4）计算脉率示值误差。

$$\Delta b = b - b_0 \tag{4-4}$$

式中：Δb 是脉率示值误差，次/min；b 是监护仪测得脉率值，次/min；b_0 是血氧饱和度模拟仪输出脉率值，次/min。

二、电磁治疗仪器的质量控制

（一）心脏除颤器

心脏除颤器通过电极将电脉冲施加于患者的皮肤（体外电极）或暴露的心脏（体内电极），用来对心脏进行除颤的医用电气设备。可称它为除颤器或设备。

注：目前，心脏除颤器的主要产品形式有：独立的手动除颤器（无心电监视器）、手动除颤监护仪、不带心电监视器的 AED、带有心电监视器的 AED、手动/半自动除颤监护仪（集成了手动除颤、自动体外除颤功能）等。

心脏除颤器的质控标准有 JJG760-2003《心电监护仪检定规程》、GB 9706.8-2009《医用电气设备第2-4部分：心脏除颤器安全专用要求》和 JJF 1149-2014《心脏除颤器校准规范》。

质控项目主要是释放能量测量范围：0~360J，最大允许误差：设置值得 ±15% 或 ±4J（二者取较大值）。

1. 质控条件　环境温度：20±10℃，相对湿度：30%~80%，供电电源：电压：220(1±10%)V，频率：50(1±2%)Hz，周围无影响校准系统正常工作的机械振动和电磁干扰。质控设备所用的计量测试设备是除颤器分析仪，其内置有 50Ω 阻性放电负载；释放能量测量范围 0~400J，最大允许误差：测量值的 ±5% 或 ±2J（两者取较大值）。

2. 质控方法

（1）外观：目视检查被校除颤器的外观及附件。被校除颤器应满足以下要求：附件齐全，且无影响其电气性能的机械损伤；仪器标识应清晰完整；非一次性使用的除颤电极应表面光洁，不得有影响正常工作的毛刺和过多的腐蚀斑点。

（2）一般功能正常性检查：手动目视检查被校除颤器的开关、各种功能按键（或旋钮）、预置能量控制器和指示，均应满足其技术说明要求，可工作正常。检查被校除颤器在以下情况是否给出明确的声音警示：检测到可电击心律（适用于 AED）；放电准备就绪；启动内部放电时；自动启动除颤放电前 5s（适用于全自动 AED）。

3. 释放能量

（1）手动除颤器释放能量：将除颤器的监护导联电极（若有）连接至除颤器分析仪相应的测试信号输出口，除颤放电时将除颤电极放置于除颤器分析仪放电电极板上。

设置除颤器 6 个能量点，至少包括最小能量点和最大能量点。在设置的 6 个能量点中，至少选择 2 个能量点作 3 次释放能量的校准，其中一点应为最大能量点，放电时机可选择储存能量保持时间（从充电完成时到自动内部放电前）的前、中、后 3 个时间段内。其他能量点可在自动内部放电前随机释放。

将除颤器的能量选择置待检能量点,根据待检能量点选择除颤器分析仪的量程,将除颤器的除颤电极放置于除颤器分析器的放电电极板上。按下充电按钮充电,充电完成后对除颤器分析仪放电,读取释放能量值。释放能量设置误差按公式(4-5)或式(4-6)计算。

$$\delta_E = E_0 - E \tag{4-5}$$

$$\delta_{Er} = \frac{E_0 - E}{E} \times 100\% \tag{4-6}$$

式中:δ_E为释放能量绝对误差,J;δ_{Er}为释放能量相对误差,%;E_0为被校除颤器预置能量值,J;E为释放能量测量值(多次测量时,为偏离预置能量值最大的测量值),J。

(2)AED 释放能量的校准:将 AED 的监护导联电极(若有)连接至除颤器分析仪相应的测试信号输出口,并按技术说明的要求将其专用的粘性除颤电极(一次性使用电极)粘贴至除颤器分析仪的相应放电电极上。

AED 的释放能量点应包括最小能量点、最大能量点和机内缺省设置的能量点。如预置能量序列不能改变,则仅需检其常用能量序列中的能量点。在需检的能量点中,至少选择 2 个能量点做 3 次释放能量的测量,且其中一点应为最大能量点。放电时机可选择储存能量保持时间(从充电完成时到自动内部放电前)的前、中、后 3 个时间段内。其他能量点可在自动内部放电启动时间内随机释放。若被校 AED 为全自动放电控制时,此条不适用。

改变 AED 预置放电序列中的预置能量至需检的能量点,如不能改变预置能量,直接选用现有预置能量序列。设置除颤器分析仪,使之输出室颤心律信号,启动 AED 的心律识别检测器,除颤器自动识别出可电击心律后,进行自动或手动充、放电。读取释放能量值。释放能量误差按公式(4-5)、公式(4-6)计算。部分型号 AED 在校准较小能量点(如 85J 及 85J 以下能量)时,需使用儿童用一次性粘性电极才有能量输出。

(二)高频电刀

高频电刀利用高频电流对生物组织进行切割和凝血。通过手术电极尖端产生的高频电流与生物组织接触时,使生物组织产生局部的热效应,实现对生物组织的分离和凝固,从而达到切割和止血的目的。

高频电刀由主机和手术电极、中性电极、控制开关等部件组成。工作模式分单极模式和双极模式。单极模式通过中性电极、手术电极向机体组织提供高频电能,以切割、凝血、混用等工作方式来切割或凝固组织;双极模式通过双极电极的两个尖端向机体组织提供高频电能,使双极电极两端之间的组织脱水而凝固,达到止血的目的。

高频电刀的质控标准有 GB 9706.1-2007《医用电气设备第 1 部分:通用安全要求》、GB 9706.4-1999《医用电气设备第 2 部分:高频手术设备安全专用要求》、JJF 1217-2009《高频电刀校准规范》。质控项目有:

(1)高频漏电流:中性电极高频漏电流不大于 150mA,手术电极高频漏电流不大于 100mA;

(2)输出功率设定值误差:不超过±20%;

(3)最大输出功率:不大于 400W。

1. 质控条件　环境温度 15~30℃;相对湿度不大于 80%;供电电源电压 220±11V,频率 50±1Hz;周围应无影响正常工作的机械振动及电磁干扰。高频电刀质控设备如表 4-26 所示:

表 4-26　高频电刀质控设备

参数	测量范围	最大允许误差	备注
高频漏电流	0~1000mA	±2.5%	/
输出功率	0~400W	≤50W:±($5.0\% \times F + 1$)W;>50W:±5.0%	F 为当前量程
负载电阻	10~2000Ω	±2.5%	/

2. 质控方法

（1）外观及工作正常性：高频电刀应有仪器名称、型号、出厂编号、生产单位及除颤放电效应的防护标识等，专用电极及其连接电缆应结构完整。高频电刀无影响正常工作和妨碍读数的机械损伤，患者极板报警功能正常且有声、光指示。

（2）中性电极高频漏电流：高频电刀处于开机状态，输出功率设定为最大，测量高频电刀在正常工作状态下及手术电极对地隔离状态下，自中性电极流经 200Ω 无感电阻到地的高频漏电流，连续测量 3 次，取其最大值为中性电极在正常工作状态下及手术电极对地隔离时的高频漏电流，分别为 I_1 和 I_2。

（3）手术电极的高频漏电流：高频电刀处于开机状态，输出功率设定为最大，测量直接从手术电极端流经 200Ω 无感电阻到地的高频漏电流，连续测量 3 次，取其最大值为手术电极的高频漏电流 I_3。

3. 输出功率

（1）单极模式输出功率：依据高频电刀单极模式下的切割、凝血、混用工作状态时额定负载电阻的要求，设定检测仪的电阻值，在高频电刀额定输出功率范围内，均匀选取 3 个点（或常用点），各测量 3 次，取其平均值 $\overline{P_{ij}}$，按以下公式计算单极模式下输出功率设定值误差 δ_{ij}。

$$\delta_{ij} = \frac{P_{ij} - \overline{P_{ij}}}{P_{ij}} \times 100\% \tag{4-7}$$

式中：δ_{ij} 为单极模式下输出功率设定值误差，%；P_{ij} 为高频电刀输出功率设定值，W；$\overline{P_{ij}}$ 为检测仪功率显示平均值，W；i 为高频电刀工作状态，$i=1$、2、3，分别代表切割、凝血、混用；j 为高频电刀输出功率设定点，$j=1$、2、3。

（2）最大输出功率：在单极模式下，高频电刀设置为切割工作状态，将输出功率设定为最大。调节检测仪的无感电阻箱 R_j（在被校仪器额定负载阻值的 $0.5\sim2$ 倍范围内无感电阻的步进值不大于 50Ω），测量 R_j 不同阻值时的功率输出显示值 P_j，取最大值为高频电刀的最大输出功率 P_{jmax}。

三、生命支持设备的质量控制

（一）呼吸机

呼吸机作为一种机械装置，它可以完全脱离呼吸中枢的调节和控制，能机械地产生或辅助人体的呼吸动作，满足机体呼吸功能的需要。

呼吸机类型不同，工作原理也不尽相同，呼吸功能不全或衰竭的病因和机制不同，需要呼吸机的作用也不同。无论何种类型呼吸机，无论呼吸功能不全或衰竭的病因和机制如何，呼吸机工作的目的，均是维持相对正常或完全正常的呼吸动作和呼吸功能。

呼吸机的质控标准有 GB 8982-2009《医用及航空呼吸用氧》、GB 9706.28-2006《医用电气设备第 2 部分：呼吸机安全专用要求治疗呼吸机》、YY 0600.3-2007《医用呼吸机基本安全和主要性能专用要求第 3 部分：急救和转运呼吸机》、YY 0601-2009《医用电气设备呼吸气体监护仪的基本安全和主要性能专用要求》、JJF 1234-2018《呼吸机校准规范》、《中华人民共和国药典》（2015 年版）。呼吸机的质控项目有：

（1）潮气量：对于输送潮气量（V_T）>100mL 或者分钟通气量>3L/min 的呼吸机，最大相对示值误差±15%。对于输送潮气量（V_T）≤100mL 或分钟通气量≤3L/min 的呼吸机，应满足使用说明书的相关要求。

（2）呼吸频率最大允许误差：设定值的±10% 或±1 次/min，两者取大者。

（3）气道峰压（P_{peak}）最大允许误差：±（2%FS+4%×实际读数）。

（4）呼气末正压（PEEP）最大允许误差：±（2%FS+4%×实际读数）。

（5）吸气氧浓度（F_iO_2）体积分数在 21%～100% 范围，最大允许误差±5%（体积分数）。

1. **质控条件** 环境温度23±5℃;相对湿度≤85%;大气压力86~106kPa;周围无明显影响质控系统正常工作的机械振动和电磁干扰。呼吸机的质控设备包括:

(1)呼吸机测试仪:其流量范围0.5~180L/min,最大允许误差±3%;潮气量0~2000mL,最大允许误差±3%或者±10mL;呼吸频率1~80次/min,最大允许误差±3%;压力范围0~10kPa,最大允许误差±0.1kPa;氧浓度21%~100%,允差±2%(体积分数)。气体流量测量兼容性为空气、氧气和空氧混合气体。气体流量测量参考或补偿标准为具有环境温度、环境大气压(ATP);标准温度(0或21℃)、标准大气压(101.325kPa)(STP);体温、环境大气压、饱和湿气(BTPS)等补偿能力。

(2)模拟肺:模拟肺容量0~300mL和0~1000mL;肺顺应性50、100、200和500mL/kPa,可根据需要进行选择;气道阻力0.5、2和5kPa/(L·s⁻¹),可根据需要进行选择。

(3)质控介质:呼吸机质控用医用氧气和医用压缩空气应符合GB 8982-2009《医用及航空呼吸用氧》和《中华人民共和国药典》(2015年版)中规定的要求。

2. **质控方法**

(1)潮气量:正确连接被质控呼吸机、呼吸机测试仪和模拟肺,并按说明书要求对相关设备进行开机预热。

使用清洁或者消毒后的呼吸管路;传染病人使用的呼吸机,质控前应采取必要的去污染措施。根据呼吸机类型不同,分别连接模拟肺和成人或婴幼儿呼吸管路(图4-18),并按表4-27或表4-28中的条件和参数对潮气量进行质控。

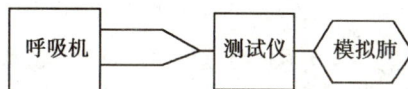

图4-18 呼吸机校准系统连接示意图

成人型呼吸机(adult ventilator):在VCV模式和f=20次/min,I:E=1:2,PEEP=0.2kPa或最小非零值,F_iO_2=40%的条件下,分别对400mL、500mL、600mL、800mL等潮气量测量点进行质控,设定条件见表4-27。每个测量点分别记录3次呼吸机潮气量监测值和测试仪潮气量测量值。如果被质控呼吸机中没有上述通气模式,则选择与之类似的通气模式。

表4-27 成人型呼吸机潮气量质控表

质控条件 可调参数	模拟肺0~1000mL				
	VCV模式,f=20次/min,I:E=1:2,PEEP=0.2kPa,F_iO_2=40%				
设定值(mL)	400	500	600	800	1000
顺应性(mL/kPa)	200	200	200	500	500
气道阻力[kPa/(L·s⁻¹)]	2	2	2	0.5	0.5

婴幼儿型呼吸机(pediatric ventilator):在VCV模式和f=30次/min,I:E=1:1.5,PEEP=0.2kPa或最小非零值,F_iO_2=40%的条件下,分别对50mL、100mL、150mL、200mL和300mL等潮气量测量点进行质控,设定条件见表4-28。每个测量点分别记录3次呼吸机潮气量监测值和测试仪潮气量测量值。

表4-28 婴幼儿型呼吸机潮气量质控表

质控条件 可调参数	模拟肺0~300mL				
	VCV模式,f=30次/min,I:E=1:1.5,PEEP=0.2kPa,F_iO_2=40%				
设定值(mL)	50	100	150	200	300
顺应性(mL/kPa)	50	50	100	100	100
气道阻力[kPa/(L·s⁻¹)]	5	5	2	2	2

通用型呼吸机,按成人型呼吸机和婴幼儿型呼吸机的方法进行质控。潮气量相对示值误差按公式(4-8)计算:

$$\delta = \frac{\overline{V_0 - V_m}}{\overline{V_m}} \times 100\% \tag{4-8}$$

式中:δ 为被质控呼吸机潮气量相对示值误差,%;$\overline{V_0}$ 为被质控呼吸机潮气量 3 次监测值的算术平均值,mL;$\overline{V_m}$ 为测试仪潮气量 3 次测量值的算术平均值,mL。如被质控仪器不具备潮气量监测功能时,公式(4-8)中 $\overline{V_0}$ 指被质控呼吸机潮气量的设定值。

(2)呼吸频率:按照图 4-18 连接好被质控呼吸机、呼吸机测试仪和模拟肺后,在 VCV 模式和 V_T = 400mL,I:E = 1:2,PEEP = 0.2kPa,F_iO_2 = 40%的条件下,分别对 40 次/min、30 次/min、20 次/min、15 次/min 和 10 次/min 等呼吸频率测量点进行质控,每个测量点分别记录 3 次呼吸机呼吸频率监测值和测试仪呼吸频率测量值。呼吸频率相对示值误差按公式(4-9)计算:

$$\delta = \frac{\overline{f_o - f_m}}{\overline{f_m}} \times 100\% \tag{4-9}$$

式中:δ 为被质控呼吸机呼吸频率相对示值误差;$\overline{f_o}$ 为被质控呼吸机呼吸频率 3 次监测值的算术平均值,次/min;$\overline{f_m}$ 为测试仪 3 次测量值的算术平均值,次/min。如被质控仪器不具备呼吸频率监测功能时,公式(4-9)中 $\overline{f_o}$ 指被质控呼吸机呼吸频率的设定值。

(3)气道峰压:按照图 4-18 连接好被质控呼吸机、呼吸机测试仪和模拟肺后,在 PCV 模式和 f = 15 次/min,I:E = 1:2,PEEP = 0,F_iO_2 = 40%的条件下,分别对呼吸机 1.0kPa、1.5kPa、2.0kPa、2.5kPa 和 3.0kPa 等气道峰压测量点进行质控,每个测量点分别记录 3 次呼吸机气道峰压监测值和测试仪气道峰压测量值。气道峰压示值误差按公式(4-10)计算:

$$\delta = \overline{p_0} - \overline{p_m} \tag{4-10}$$

式中:δ 为被质控呼吸机气道峰压示值误差,kPa;$\overline{p_0}$ 为被质控呼吸机气道峰压 3 次监测值的算术平均值,kPa;$\overline{p_m}$ 为测试仪 3 次测量值的算术平均值,kPa。如被质控仪器不具备气道峰压监测功能时,公式(3)中 $\overline{p_0}$ 指被质控呼吸机气道峰压的设定值。

(4)呼气末正压:按照图 4-18 连接好被质控呼吸机、呼吸机测试仪和模拟肺后,在 PCV 或 VCV 模式和 IPL = 2.0kPa 或 V_T = 400mL,f = 15 次/min,I:E = 1:2,F_iO_2 = 40%的条件下,分别对呼吸机 0.2kPa、0.5kPa、1.0kPa、1.5kPa 和 2.0kPa 等呼气末正压测量点进行质控,每个测量点分别记录 3 次呼吸机呼气末正压监测值和测试仪呼气末正压测量值。呼气末正压示值误差计算参照气道峰压示值误差计算。

(5)吸气氧浓度:按照图 4-18 连接好被质控呼吸机、呼吸机测试仪和模拟肺后,在 VCV 模式和 V_T = 400mL,f = 15 次/min,I:E = 1:2,PEEP = 0.2kPa 的条件下,分别对 21%、40%、60%、80% 和 100% 等吸气氧浓度测量点进行质控,每个测量点分别记录 3 次呼吸机吸气氧浓度监测值和测试仪吸气氧浓度测量值。吸气氧浓度示值误差按公式(4-11)计算:

$$\delta = \overline{m_0} - \overline{m_m} \tag{4-11}$$

式中:δ 为被质控呼吸机吸气氧浓度示值误差,%;$\overline{m_0}$ 为被质控呼吸机吸气氧浓度 3 次监测值算术平均值,%;$\overline{m_m}$ 为测试仪 3 次测量值的算术平均值,%。如被质控仪器不具备吸气氧浓度监测功能时,式(4-11)中 $\overline{m_0}$ 指被质控呼吸机吸气氧浓度的设定值。婴幼儿型呼吸机呼吸频率、气道峰压、呼气末正压和吸气氧浓度的质控方法与成人型呼吸机的质控方法相同,校准条件可选用婴幼儿模拟肺、潮气量设为 150mL、吸呼比设为 1:1.5,其他条件可不变。

(二)血液透析装置

血液透析是将血液引出体外,主要通过透析器半透膜的弥散作用,纠正患者血液中溶质失衡的方法。血液透析装置是具有血液动力系统、透析液供给系统、监控系统等组成的一种主要用于血液透析治疗的医用电气设备,是消除血液中代谢产物、异常血浆成分以及蓄积体内的药物或毒物等,纠正体内电解质与维持酸碱平衡的一组体外循环装置。

血液透析的质控标准有 GB 9706.2-2003《医用电气设备第 2-16 部分血液透析、血液透析滤过和血液滤过设备的安全专用要求》、GB 13074-2009《血液净化术语》、GB/T 14710-2009《医用电器环境要求及试验方法》、YY 0054-2010《血液透析设备》、JJF 1353-2012《血液透析装置校准规范》。血液透析的质控项目主要有:

(1)透析液电导率:误差不超过±5%;

(2)透析液温度:误差不超过±0.5℃;

(3)透析液流量:误差不超过标称流量的-5%~10%;

(4)静(动)脉压及报警:误差不超过±1.3kPa,压力监控报警误差不超过±1.3kPa。

1. 质控条件 环境温度 10~30℃;相对湿度≤70%;气压 86~106kPa。血液透析质控设备的质控条件如表 4-29 所列。

表 4-29 测量标准器及其他设备一览表

设备名称	测量范围	技术要求	设备名称	测量范围	技术要求
电导率检测仪	12.5~15.5mS/cm	MPE:±0.1mS/cm	流量检测仪	0~2000mL/min	MPE:±1.5%
温度检测仪	25~100℃	MPE:±0.1℃	注射器	≥20mL	/
压力检测仪	-110~110kPa	MPE:±0.27kPa			

2. 质控方法

(1)外观:目视检查血液透析装置(以下简称装置)的外观及附件,装置应具有下列标识:名称、型号、制造厂名(或公司名)、出厂编号,主机及配件齐全。

(2)工作正常性检查:装置的控制和调节机构应灵活可靠,紧固件应无松动,无漏液;在断电情况下,装置应能自动报警。

(3)透析液电导率示值误差:打开装置,让装置自检,调至正常的工作状态,并在运行 30min 后开始质控。将装置透析液的进口和出口分别连续到电导率检测仪电导率探头上,装置调到透析状态,透析温度调至 37℃,透析液流量调至 500mL/min。待稳定后,记录下装置电导率和电导率检测仪示值。其误差按式(4-12)计算。

$$\delta_k = k_0 - k \qquad (4-12)$$

式中:δ_k 为透析液电导率示值误差,mS/cm;k_0 为血液透析装置电导率示值,mS/cm;k 为电导率检测仪测量值,mS/cm。

(4)透析液温度示值误差:将装置透析液的进口和出口分别连续到温度检测仪温度探头的两端,透析液流量调至 500mL/min。待稳定后,记录下装置温度和温度检测仪示值。其误差按式(4-13)计算。

$$\delta_t = t_0 - t \qquad (4-13)$$

式中:δ_t 为透析液温度示值误差,℃;t_0 为血液透析装置温度示值,℃;t 为温度检测仪示值,℃。

(5)静(动)脉监控示值误差:用一个三通皮管分别连接在装置的静脉孔(动脉孔)、压力监控仪和注射器上。在装置的量程范围内选取高、中、低 3 个测量点,用注射器加正压(或抽负压)。待稳定后,记录下装置和压力检测仪压力示值。静(动)脉压得测量误差按式(4-14)计算。

$$\delta_p = p - p_i \qquad (4-14)$$

式中:δ_p 为静(动)脉压示值误差,kPa;p 为血液透析装置静(动)脉压示值,kPa;p_i 为压力检测仪压力示值,kPa。

(6)静(动)脉压监控报警误差:设置静(动)脉压监控报警值,用注射器做抽负压实验,观察报警时装置静(动)脉压监控示值与报警预置值之差及报警动作状态,应发出声光报警,同时应停止血泵运转,中断任何置换液流动,把超滤降到最小值。

(7)透析液流量监控示值误差:连接流量检测仪至透析液出口处,在装置的量程范围内选取高、中、低3个测量点,每个点测量3次,记录下装置透析液流量和流量检测仪示值,其透析液流量误差按式(4-15)计算。

$$\delta_q = q - q_i \tag{4-15}$$

式中:δ_q为透析液流量示值误差,%;q为血液透析装置透析液流量示值,mL/min;q_i为流量检测仪测量值,mL/min。

(三)婴儿培养箱

婴儿培养箱具有一个由已加热空气来控制婴儿环境的婴儿舱,它采用"对流热调节"的机制为婴儿提供了一个空气净化、温湿度适宜,类似母体子宫的环境。空气温度控制的婴儿培养箱,是指空气温度由空气温度传感器自动控制到接近使用者所设定温度的婴儿培养箱。婴儿培养箱广泛用于低体重儿、病危儿和新生儿恒温培养、体温复苏、抢救、输液、输氧和住院观察等。

婴儿培养箱的质控标准有 GB 9706.1-2007《医用电气设备第 1 部分:通用安全要求》、GB 11243-2008《医用电气设备第 2 部分:婴儿培养箱安全专用要求》、JJF 1101-2003《环境试验设备温度、湿度校准规范》、JJF 1260-2010《婴儿培养箱校准规范》。婴儿培养箱的质控项目有:

(1)温度偏差:不超过±0.8℃。

(2)温度均匀度:不超过±0.8℃。床垫倾斜时温度均匀度不超过±1.0℃。

(3)温度波动度:不超过±0.5℃。

(4)平均培养箱温度与控制温度之差:不超过±1.5℃。

(5)温度超调量:不超过2℃。

1. 质控条件　环境温度 20~26℃,控制温度大于环境温度3℃;相对湿度 30%~85%;气压 86~106kPa。在婴儿培养箱内空置的条件下校准。婴儿培养箱的质控设备如表 4-30 所示。

表 4-30　测量标准器及其他设备一览表

设备名称	主要技术指标
温度测量标准器	测量范围:20~50℃,最大允许误差:±0.2℃ 分辨力不超过 0.01℃,时间常数:小于 15s
电气安全分析仪	符合 GB 9706.1-2007《医用电气设备第 1 部分:通用安全要求》。
钢直尺	量程:0~150mm

2. 质控方法

(1)报警功能检查:婴儿培养箱应具有电源中断报警,当电源中断时报警器应发出相应的声光报警。在婴儿培养箱启动状态下,中断电源,报警器应发出相应的声光报警。

婴儿培养箱应具有风机报警,当风机停转或风道堵塞时,应自动切断加热器电源,同时发出相应的声光报警。将出风口与进风口分别用人为方式(如密织的布)阻塞,培养箱应能发出相应的声光报警。

婴儿培养箱应具有过热切断装置,其动作必须独立于所有恒温器。它必须能使婴儿培养箱显示温度上升到38℃时启动过热切断装置,并发出相应的声光报警,超温报警应是手动复位。对于控制温度可越过37℃并达到39℃的培养箱,应另配备在培养箱温度为40℃时动作的第二过热切断装置。在此情况下,38℃的过热切断作用应能自动地或通过操作者的特别操作而停止。

可使用电加热等设备,对箱内或对超温监控传感器加热,当温度达到报警温度后,培养箱应发出相应的声光报警。对于控制温度可越过37℃并达到39℃的培养箱,38℃及40℃两个超温监控传感器均须检查。

(2)电气安全检查:使用符合 GB 9706.1-2007《医用电气设备第 1 部分:通用安全要求》的电气安

全分析仪进行检查,需符合表 4-31 的要求。

表 4-31 电气安全要求一览表

检查项目		容许值
患者漏电流	直流	10μA
	交流	100μA
机壳漏电流		100μA
接地电阻		带有电源输入插口的设备,在插口中的保护接地连接点与已保护接地的所有可触及金属部件之间的阻抗,不得超过 0.1Ω

（3）婴儿培养箱的空气温度:质控前的准备工作包括婴儿培养箱床位温度、湿度测试点,温度测试点用字母 A,B,C,D,E 表示,湿度测试点为中心点,即 A 点,

将 5 支温度传感器分别置于床垫中心和床垫长宽中心线划分为四块面积的中心点,湿度传感器置于床垫中心,传感器放置在高出床垫表面上方 10cm 的平面上。将婴儿培养箱的温度控制器设定到所要求的控制温度、控制湿度(有此功能时),使婴儿培养箱正常工作。达到稳定温度状态后开始读数,每 2min 记录所有测量点的温度及显示温度,在 30min 内共测试 15 次。

（4）温度偏差:控制温度分别设为 32℃ 和 36℃ 进行测量,在设定温度状态下,计算显示温度平均值与平均培养箱温度之差。其误差按式(4-16)计算。

$$\delta_t = \bar{t}_d - \bar{t}_0 \tag{4-16}$$

式中:δ_t 为温度偏差,℃;$\bar{t}_d$ 为显示温度 15 次平均值,℃;$\bar{t}_0$ 为培养箱温度(A 点温度)15 次测量的平均温度,℃。

（5）温度均匀度:培养箱床垫托盘为水平方向,控制温度分别设为 32℃ 和 36℃ 进行测量。计算 B,C,D 和 E 四点的每一点的平均温度与平均培养箱温度之差。取式(4-17)计算得的最大值作为温度均匀度。

$$\delta_u = \bar{t}_i - \bar{t}_0 \tag{4-17}$$

式中:δ_u 为温度均匀度,℃;$\bar{t}_i$ 为 B、C、D 和 E 点 15 次测量的平均温度,℃;$\bar{t}_0$ 为培养箱温度(A 点温度)15 次测量的平均温度,℃。

（6）温度波动度:控制温度分别设为 32℃ 和 36℃ 进行测量,取式(4-18)计算得的最大值作为温度均匀度。

$$\delta_f = \bar{t}_{0i} - \bar{t}_0 \tag{4-18}$$

式中:δ_f 为温度波动度,℃;$\bar{t}_{0i}$ 为培养箱温度(A 点温度)15 次测量的温度,℃;$\bar{t}_0$ 为培养箱温度(A 点温度)15 次测量的平均温度,℃。

（7）平均培养箱温度与控制温度之差:控制温度设为 36℃ 进行测量,按式(4-19)计算平均培养箱温度与控制温度之差。

$$\delta_{36} = t_{36} - \bar{t}_0 \tag{4-19}$$

式中:δ_{36} 为平均培养箱温度与控制温度之差,℃;t_{36} 为控制温度(36℃);$\bar{t}_0$ 为培养箱温度(A 点温度)15 次测量的平均温度,℃。

（8）温度超调量:控制温度设为 32℃,达到稳定温度状态后,将控制温度调至 36℃。在显示温度接近 36℃ 时,间隔不超过 30s 观察 A 点测量温度,记录测得的培养箱温度最大值。按式(4-20)计算温度超调量。

$$\delta_c = t_c - 36 \tag{4-20}$$

式中:δ_c 为温度超调量,℃;t_c 为调整控制温度后,测得的培养箱温度最大值,℃。

（四）输注泵

注射泵和输液泵一般由动力源、机械传动、电气控制等部件组成。它们可以通过设定某些参数

（如容量、时间和流量）来控制输液的流量和总输液量，同时具有声光报警等功能。

注射泵和输液泵的质控标准有 GB 9706.1-2007《医用电气设备第 1 部分：安全通用要求》、GB 9706.27-2005《医用电气设备第 2-24 部分：输液泵和输液控制器安全专用要求》、GB/T 6682-2008《分析实验室用水规格和试验方法》、JJF 1259-2010《医用注射泵和输液泵校准规范》。

1. **质控条件**　环境温度 15~30℃；相对湿度 ≤80%；大气压力 86~106kPa。周围无明显影响质控系统正常工作的机械振动和电磁干扰。质控介质应符合 GB/T 6682-2008《分析实验室用水规格和试验方法》要求的蒸馏水或去离子水。注射泵和输液泵的质控设备如表 4-32 所示：

表 4-32　注射泵和输液泵质控参数

仪器名称	技术指标			
	主要参数	测量范围	允许误差	分辨力
输液泵（注射泵）检测仪	流量	5~19.9mL/h 20~200mL/h 201~1000mL/h	±2%读数±1 个字 ±2%读数±1 个字 ±2%读数±1 个字	0.01mL/h
	阻塞压力	0~200kPa	±1%	/
注射器（应定期更换）	容量	各种规格若干	±2%	/
输液泵专用输液管	/	/	/	/
微量进样器	容量	各种规格若干	/	/

2. **质控方法**

（1）流量误差：流量的测量点通常以最大设定值的 10% 作为测量起始点，在流量范围内按需要确定流量测量点数，一般不少于 3 点，各点尽可能均匀分布。流量测量采用注射泵、输液泵检测仪进行，每个流量点至少测量 6 次，测量时，必须待流量稳定后方可记录。质控中应使用注射泵或输液泵生产厂指定厂商的注射器、输液管，否则会影响测量结果。流量基本误差按公式（4-21）计算。

$$\delta i = \frac{(Qi - \overline{Qi})}{\overline{Qi}} \times 100\% \tag{4-21}$$

式中：δi 为注射泵（输液泵）第 i 流量点流量的基本误差；Qi 为注射泵（输液泵）第 i 流量点流量设定值；$\overline{Qi}$ 为检测仪第 i 流量点的 n 次测量值的算术平均值。示值重复性按式（4-22）计算。

$$b_i = \frac{1}{\overline{Q}_i} \sqrt{\frac{\sum_{i=1}^{n}(Q_{ij} - \overline{Q}_i)^2}{n - 1}} \times 100\% \tag{4-22}$$

式中：b_i 为注射泵（输液泵）第 i 流量点示值重复性；Q_{ij} 为检测仪第 i 流量点第 j 次的测量值；n 为第 i 点的测量次数。

注射泵和输液泵流量各项允许误差应符合表 4-33 的规定。

表 4-33　注射泵和输液泵计量器具

器具名称	流量范围/（mL/h）	示值允许误差/%	示值重复性/%
注射泵	5~19.9	±6	2
	20~200	±5	
	201~1000	±6	

续表

器具名称	流量范围/(mL/h)	示值允许误差/%	示值重复性/%
输液泵	5~19.9	±8	3
	20~200	±6	
	201~1000	±8	

（2）报警功能：包括开门报警、气泡报警、先于注射结束报警、注射完毕报警、电源线脱落报警等。开门报警是输液泵工作过程中，在不停机状态下，打开门，输液泵应产生相应的声光报警。气泡报警是在视野泵工作过程中，在输液管路中用微量进样器打进大于生产厂规定尺寸的气泡，当气泡经过输液泵时，输液泵应产生相应的声光报警。先于注射结束报警是选用一支注射器，用校准介质进行实验，当注射泵将注射器中液体推至剩余一定量时，注射泵应产生相应的声光报警。注射完毕报警是选用一支注射器，用校准介质进行实验，当注射器中液体注射完毕时，应产生相应的声光报警。在输液泵工作前设置输液量，当输液量达到设置值时，输液泵应停机并报警。电源线脱落报警是将注射泵或输液泵（有内置电源或者备用电源）接通交流电源，仪器使用交流电供电工作状态，此时断开电源线，应能自动切换内置电源或者备用电源并报警。

四、医用影像设备的质量控制

（一）医用 X 线机

医用诊断 X 线设备是当前应用最广泛的医学影像诊断设备之一，在临床诊断中发挥着不可替代的作用，其影像质量直接影响临床诊断效果。X 线便广泛应用于多个领域，特别是在临床诊断上发挥了极其重要的作用，形成了放射诊断学（radiology）。随着科学技术的发展，特别是计算机技术的发展，医学影像设备不断进步，已从单一 X 线常规诊断发展到包括 X 线计算机体层摄影（CT）、磁共振成像（MRI）、超声成像、核医学成像等多种成像技术组成的影像诊断学。但是截至目前，各种 X 线图像仍占临床影像总图数的 70%～80%。可见，X 线成像依旧在影像诊断中具有重要的作用。

医用 X 线设备计量检定规程和校准规范的主要标准有 JJG 744-2004《医用诊断 X 射线辐射源》、GB 9706.1《医用电气设备第 1 部分：安全通用要求》、WS 76-2011《医用常规 X 射线诊断设备影像质量控制检测规范》。

1. 医用 X 线机常用检测与校准装置

（1）X 线多参数测量仪：X 线多参数测量仪主要对诊断 X 线设备的辐射源的参数进行测量，应满足以下参数的测量要求，如管电压（kVp）、管电流（mA）、电流时间积（mAs）、曝光时间、空气比释动能、空气比释动能率等。此外，一般具备包括摄影、透视、脉冲透视、牙科摄影、乳腺摄影等多种不同测M模式，用于不同类型设备的检测。如今市场上现有的 X 线多参数测试仪有很多，但大部分价格较昂贵。

（2）线对测试卡：空间分辨率可以采用线对测试卡进行测量，由于线对测试卡吸收材料的不同，可以分别对不同背景和对比度水平下的空间分辨率进行测量。线对测试卡是由高低不同吸收率的材料制作，高吸收率线对测试卡的栅条应是一定厚度的铅（0.5mm 较为常用）或与之等效的材料，铅条的长宽比不低于 10∶1，铅条宽度误差不超过 10%，低吸收率材料建议使用聚甲基丙烯酸甲酯（polymethylmethacrylate，PMMA）。空间分辨率覆盖 0.6～5lp 的试验组，步长不超过 20%。

（3）低对比度检测体模：在对影像细节的观察中，其结构的分辨需要满足两方面的条件，首先是该细节与周围背景组织间具有空间的差异，这就要求成像设备具有一定的空间分辨率；其次是该细节与周围背景组织具有一定的密度差异，即具有一定的对比度。针对这种要求设计了不同类型的低对比度检测体模，此类体模由深浅不一和直径不一的圆孔形成矩阵，既可以测量成像设备对相同深度（相同对比度）、不同直径（不同空间分辨率）圆孔的分辨能力，也可以测量成像设备不同深度（不同对比度)、相同直径(相同空间分辨率)圆孔的分辨能力。通过对低对比度检测体模影像的评估,可以较全面了解成像设备的影像质量。

2. 质控项目

(1)管电压指示的偏离:管电压决定辐射的曝光剂量率和穿透能力。其数值的微小变化都将影响影像的质量。要保证影像的质量受检 X 线机的管电压输出误差必须在要求范围内。

(2)输出量:是线机辐射特性。每一台线机在给定条件下的输出量不尽相同,测定输出量是为了操作人员正确的设置曝光条件。

(3)输出量重复性:也是线机辐射特性,要保证影像的质量就要求每次摄影中输出量的重复性要达到标准要求精度。

(4)输出量线性:也是线机辐射特性,管电压、管电流、曝光时间决定了辐射的剂量和质量,管电压设定后当不同的管电流和曝光时间组成相同的电流时间积。在相同的位置上应有相同的输出量,这一特性称为输出量的线性,它对于正确设置曝光条件是极为重要的。

(5)有用线束半值层:是评价线机有效辐射能量的参数,有效辐射能量是线机的重要辐射特性,有用线束半值层不合要求,患者将接受过量的有害"软"射线的辐射。

(6)曝光时间指示的偏离:曝光时间是线机的电气特性。当功率给定时,辐射剂量就由曝光时间决定,电流时间积决定了成像的密度和受检者接受的辐射剂量,曝光时间分为空载曝光时间和负载曝光时间。要保证影像的质量同样要求摄影时间要满足标准要求的精度。

(7)自动照射量控制响应:这项检测的目的是检查线机的功能是否达到标准的要求,确保当被照体厚度变化时能保持稳定一致的影像密度。

(8)自动照射量控制重复性:这项检测的目的也是检查线机的功能是否达到标准的要求,确保每次曝光能保持稳定一致的影像密度。

(9)值的偏离:是线机的几何特性。这项检测是确定受检线机的实际焦片距与预设值的偏离,主要是为了使摄影时线管的焦点与影像接收器的距离误差在要求的范围。

(10)有用线束垂直度偏离:有用线束垂直度是线机的几何特性,这项检测是确定受检线机的有用线束垂直度偏离程度。

(11)光野与照射野四边的偏离:光野与照射野四边的偏离是线机的几何特性,这项检测是确定受检线机光野与照射野四边医疗装备的偏离程度。

(12)光野与照射野中心的偏离:光野与照射野中心的偏离是线机的几何特性,这项检测是确定受检线机光野与照射野中心的偏离程度。

(13)照射野与影像接收器的偏离:照射野与影像接收器的偏离是线机的几何特性,这项检测是确定受检线机照射野与影像接收器的偏离程度。

(14)滤线栅与有用线束中心对准:滤线栅与有用线束中心对准是线机的几何特性,这项参数影响到影像的对比度和散射线的过滤程度,所以必须满足标准的要求,这项检测是确定受检线机滤线栅与有用线束中心对准精度。

(15)有效焦点尺寸:是线管的几何特性,是影响影像质量的重要因素之一,有效焦点尺寸决定影像的模糊程度,必须保证它的误差在要求范围。

(二)X 射线计算机诊断系统 CT 机

X 射线计算机断层扫描(CT)由于可以准确地反映实质性器官、组织的内部结构及病变的组成成分,已经广泛应用于临床诊断。CT 图像质量的优劣是评判临床医疗质量的关键。

CT 机的质控标准有 JJG 1026-2007《医用诊断螺旋计算机断层摄影装置(CT)X 射线辐射源检定规程》、JJG 961-2001《医用诊断计算机断层摄影装置(CT)X 射线辐射源检定规程》、GB 17589-2011《X 射线计算机断层摄影装置影像质量保证检测规范》。

CT 机的质控项目如表 4-34 所示:

表 4-34 CT 机的质控项目

检测项目	数据指标
诊断床定位精度	±2mm(定位);±2mm(归位)
定位光精度	±3mm
扫描架倾角精度	±2℃
重建层厚偏差(s)	±15%(s≥8mm); ±30%(2mm>s>8mm); ±50%(s≤2mm);
CT 剂量指数	与厂家数据差±15%内,且<50mGy(头模) 与厂家数据差±15%内,且<30mGy(体模)
CT 值(水)	±6HU
均匀性	±6HU(水模)
噪声	<0.45%
高对比分辨率	>5.0Lp/cm(常规算法) >10.0Lp/cm(高对比度算法)
低对比可探测能力	<3.0
CT 值线性	60HU

1. **质控条件** 电源电压 380±10V,需设置电压稳压器;温度 22~24℃,在工作前 1 小时需要用空调机调好室内温度;湿度 50%~80%,需要用除湿机保证适宜的湿度环境;接地线电阻:机房应设置 2 根地线,一根信号地线(CT 机各分系统设备应 1 点接地,接地点电阻应<0.2Ω),另一根为电源保安地线;室内清洁度灰尘少,需加装有效的空气过滤装置。

CT 机质量控制检测所需要的设备主要有:CT 剂量测试头模、C 机性能检测体模、水平尺、直尺等。其中,CT 机剂量检测,通过连接电脑或掌上电脑测量,主要用来配合 CT 剂量头模和长杆电离室测量加权剂量指数 CTDIw。

CT 机性能检测体模主要用于测量层厚、CT 值线性和对比度标度、空间分辨率、低对比度分辨率和测量场的均匀性和噪声。

2. **质控方法**

(1) CTDIw 的测量:首先将长杆电离室放置到 CT 剂量头模相应位置,调节模体水平,连接长杆电离室和 X 线测试仪,然后设置单层轴位,在 CT 头部扫描标准条件下对模体进行扫描。分别测量头模上中心(C)、3、6、9、12 点方向的 CTDI 值,记录数值,并使用以下两组公式计算 CTDIw。

(2) 床运动精度:首先在扫描床上做出标记,设置病床进入 CT 机架的行走距离 X 为 300mm,然后进床。使用直尺测量实际运动值,利用下面公式计算进床精度 δ1-max。退床时采用相同方法计算退床精度 δ2-max。

(3) 层厚的测量:把 CT 机性能检测模体放置在扫描床上,用水平尺调平,使用定位灯将 CTP401 定位在扫描区域的中间。在采用常规头部扫描条件对体模进行扫描,并记录扫描条件和层厚。然后在扫描后的图像中测量扫描图像周斜线相邻区域 CT 值 L1 及窗宽最小时四条斜线消失时的窗位值 L2,然后测量窗位调至 L 时四条斜线的 X 和 Y 的长度,得到四组数据,再利用公式计算出实际的层厚,然后更改层厚重复以上步骤两至三次,求平均值并计算误差。

$$d = T/\cos\theta \tag{4-23}$$

式中:T 代表标记物的厚度;θ 代表标记物与扫描层面的所成角度。

(4) 水 CT 值、噪声及场均匀性的测量:同(3),先摆放体模,再使用定位灯将 CT 机性能检测模体定位在扫描区域的中间。采用常规头部扫描条件对体模进行扫描,记下扫描条件和层厚。采集图像,测出中心点、3、6、9、12点方向五个点的CT值和标准偏差,然后重复以上步骤求平均值。其中水的CT值为中心点CT值的平均值。CT的噪声设为N,设上述五个点的标准偏差的最大值命名为£,则有N=£×0.1% CT的均匀性为中心点CT值与周边四个点CT值的最大差值。

(5)CT值线性:与测试水的CT值步骤类同,扫描CT机性能检测体模,记录图像中四个不同圆柱体的CT值。其中各个材料的CT标准值为:特氟隆990(类似于骨头);丙烯120;低密度聚乙烯-100;空气-1000;其值应在$(1.9\pm0.1)\times10^{-4}$范围内。体模中的水柱作为第五类,其标准值取为0。CT值线性计算公式为:

$$S_c = \frac{\sum (x_i - \bar{x})^2}{\sum (x_i - \bar{x})(y_i - \bar{y})} \tag{4-24}$$

根据公式,计算对比度标度:式中x_i为各种材质衰减系数,特氟隆为0.374,丙烯为0.219,低密度聚乙烯为0.177,空所衰减系数为0;$\bar{x}$为各种材料衰减系数的平均值;y_i为测量到的CT值;$\bar{y}$为测量到的CT值的平均值。

(6)空间分辨率:同上述方法摆放体模,使用定位灯将CT机性能检测模体定位至扫描区域的中间,然后扫描体模。调节获取图像的窗宽窗位直至能看到清晰的线对图,然后记录清晰看到的线对数。取能够清晰看到线对的两幅图像,记录其线对数最大值作为空间分辨率。

(7)密度分辨率:使用定位灯将CT机性能检测模体定位在扫描区域中间,选择模组中密度差为0.5%的物体作为测量物,然后进行扫描。调节窗宽,其中窗宽=[(测量物CT值-背景CT值)+max(测量物标准偏差),背景标准偏差]×5 窗位为测量物和背景CT值的平均值。将面积可辨识度大于80%的圆中,面积最小的圆的直径值记录下来作为密度分辨率。

(三)磁共振成像仪

磁共振成像(magnetic resonance imaging,MRI)的临床应用已成为疾病诊断及科学研究的重要手段。磁共振成像原理是利用原子核内自旋的质子(人体内最广泛存在的是氢的质子核,我们目前成像的粒子是氢的质子),在外界磁场的作用下,通过接收外界传递的电磁能量(射频)而发生自身的自旋频率的变化,再将这种能量的变化释放出来,产生信号,通过线圈接收,经计算机运算后重建成图像的一种成像技术。

MRI的成像系统包括MR信号的产生和数据采集与数据处理及图像显示两部分。前一部分来自大孔径且具有三维空间编码的MR波谱仪;后一部分除图像重建由Fourier变换代替了反投影外,与X射线CT机非常相似。

磁共振成像设备的质控标准有WS/T 263-2006《医用磁共振成像(MRI)设备影像质量检测与评价规范》。质控项目如表4-35所示:

表4-35 磁共振成像系统质量控制项目

检测项目	数据指标
共振频率	与日常连续值的偏差不超过50ppm
图像的均匀性	对于20cm或更小的视野,整体均匀性≥80%
空间线性形变	<5%
高对比空间分辨率	在重复测量中保持为常量且等于像素大小
层厚	>5mm时误差≤±1mm
层位置/分隔	层位差≤±2mm; 层分隔<±1mm
图像伪影	与相位相关的误差<5%

主要性能指标:

(1)共振频率:共振频率定义为根据拉莫尔方程与静磁场匹配的射频频率:

$$f = \frac{\gamma}{2\pi} B_0 \tag{4-25}$$

γ 是所研究的原子核的旋磁比。例如,对于 1.5T 系统,质子的拉莫尔频率是 42.58MHz/T,共振频率为 63.87MHz。

(2) 信噪比(SNR):为图像信号与噪声的比值。信号定义为感兴趣区中的平均像素值减去像素偏差。噪声定义为像素密度的随机变化。图像有明显伪影时不适合用于确定信噪比。引起信噪比变化的因素有整个系统定标(共振频率、反转角度等)、增益、线圈调谐、RF 屏蔽、线圈负载、图像处理、扫描参数。

(3) 图像的均匀性:是指当被成像物体具有均匀的 MR 特性时,MR 成像系统在扫描整个体积过程中产生一个常量信号响应的能力。导致图像不均匀的因素有静磁场的不均匀性、RF 场不均匀性、涡流、梯度脉冲校准、图像处理。

(4) 空间线性:可以表示成像系统图像中几何变形的程度。几何变形可以视为显示的点偏离,它们原来的位置或图像中点与点之间比例尺的不恰当变化。导致 MR 成像中几何变形的基本因素是主磁场的不均匀性和梯度场的非线性。

(5) 高对比空间分辨率:是测量成像系统在没有严重噪声时对物体最小细节的分辨能力。传统地,分辨率可以由点扩散函数(PSF)、线扩散函数(LSF)或调制传递函数(MTF)来确定。但这些对 MR 系统的常规质量保证测量是不实用的,所以常用的方法是采用目测法对测试物进行观察。影响高对比分辨率的因素主要是 FOV(由梯度场强及扫描时间决定)和扫描矩阵及重建滤过算法。

(6) 层厚:为断层分布曲线的半高全宽值(FWHM)。全部宽度的十分之一(FWTM)是断层分布曲线形状的另一个描述。断层分布曲线的定义为当点源在重建平面中移动时,磁共振成像系统对该点源的响应。影响层厚的因素主要有梯度磁场的不均匀性、RF 场的不均匀性、静磁场的不均匀性、激励和"读出"过程中层选脉冲不一致、TR/TI 比率、RF 脉冲形状。

1. 质控条件　室内温度为 20~22℃,相对湿度为 50%~60%。磁共振成像设备的专用质控测试模体。

2. 质控方法

(1) 模体的扫描:首先进行三平面定位像扫描,如果体模摆放正确,则在正方形两侧的短线条是长短一致,左右水平,对称分布的。如不能对齐则需二次定位像扫描,可以调整扫描角度进行扫描,否则需重新摆位。接下来在符合标准的定位像上对模体进行各个测试层面的横断位扫描。

(2) 信噪比的测量:利用感兴趣区(ROI)中至少 100 像素点或信号产生物质面积的 10% 进行信噪比的测量。感兴趣区应在图像的中心且不应有明显的伪迹。信号为感兴趣区中像素强度的平均值减去背景偏差,噪声是从同一个感兴趣区中得到的信号标准偏差。背景偏差可以通过测量体模背景,即空气中的信号强度值来表示。信噪比计算根据如下:

$$SNR = (S_{中} - S_{外}) / SD_{中} \tag{4-26}$$

式中:$S_{中}$ 和 $SD_{中}$ 为分别感兴趣区域的信号强度和噪声,$S_{外}$ 为感兴趣区域外四个角的小兴趣区(ROI)的信号强度。

(3) 图像均匀度测量:在图像内部均匀选取 9 个 ROI,每个感兴趣(ROI)的面积约为 $200mm^2$,记录每个 ROI 的信号强度 S,由公式计算得到图像均匀度。计算公式为:

$$U_{\Sigma} = \left(1 - \frac{S_{max} - S_{min}}{S_{max} + S_{min}}\right) \times 100\% \tag{4-27}$$

式中:S_{max} 为最大强度,S_{min} 为最小强度。

(4) 空间分辨率:在图像中将窗宽调到最小,调节窗位使图像细节显示最清晰,用视觉确定图像中能分辨清楚的最大线对数,即空间分辨率。

(5) 线性度测量:在图像中分别测量频率编码方向(X)与相位编码方向(Y)的小孔间距,并与真实距离(分别为 80mm,40mm,20mm)比较,根据公式计算:

$$\left|\frac{LR-LM}{LR}\right|\times100\% \tag{4-28}$$

其中:LR 为实际距离,LM 为测量距离,求出几何畸变。线性度以几何顺变的百分比表示。

(6)低对比度分辨率:在图像中同时调节窗宽、窗位使图像细节最清晰,视觉确定能分辨清楚的深度最小和直径最小的圆孔的像即为低对比度分辨率。

(7)层厚测量:在图像 4 个斜置带图像附近各选择一个 ROI,每个 ROI 面积为 200mmZ,记录每个 ROI 的信号强度,记为 S1,S2,S3,S4 然后窗宽调至 1,调节窗位至每个斜面成像刚好消失处,此时的窗位即为斜置带图像的最大值 L1、L2、L3、L4 调节 4 个窗位值分别为(S1+L1)/2、(S2+L2)/2、(S3+L3)/2、(S4+L4)/2,测量每个斜置带图像的宽度并求均值,得到半高宽(full width at half maximum,FWHM),层厚=FWHM×0.250。

五、医用超声诊断仪的质量控制

医用超声诊断仪是利用不同类型组织间的声学特性差异或生理结构在运动变化中的物理效应,经过超声波扫描探查、接收和处理所得信息以图像、图形或数字形式为医疗诊断提供依据的设备,因此在医用超声诊断仪的使用中超声源的各种技术参数尤为重要。

医用超声诊断仪的质控标准主要是 JJG639-1998《医用超声诊断仪超声源》。质控设备包括毫瓦级超声功率计、仿组织超声体模、医用电气安全分析仪等。

质控方法

(1)输出声强:用超声功率计对探头进行≥3 次声功率测量,取测量结果的算术平均值为被测仪器配用探头时的输出声功率 P。被检仪器配用探头时的输出声强的计算公式:

$$I_{SAPA}=P/S \tag{4-29}$$

式中,I_{SAPA} 为仪器输出声强(mW/cm^2);P 为仪器输出声功率(mW);S 为探头的有效辐射面积(cm^2)。

(2)探测深度:选用与被检仪器探头的标称频率相应的超声体模。探头经耦合媒质(水性凝胶型医用超声耦合剂或除气水)放置于超声体模的声窗上,保持声束平面与靶线垂直。再将探头置于纵向线性靶群上方,调节被检仪器的总增益、时间增益补偿、对比度和亮度,显示均匀声像图,无光晕和散焦。对具有动态聚焦功能的机型,令其置远场聚焦状态,读取纵向线性靶群图像中可见的最大深度靶线所在深度,即为被检仪器配用该探头时的探测深度。

(3)侧向(轴向)分辨力:将探头置于某一侧向(轴向)分辨力靶群上方,调节被检仪器的参数,散射光点隐没,并保持所对靶群图像清晰可见,对具有动态聚焦功能的机型,令其在所测深度或其附近聚焦,横向微动探头,并可小幅度俯仰。读取侧向(轴向)分辨力靶群图像中可以分辨的最小靶线间距,即为被检仪器配用该探头时在所测深度处的侧向(轴向)分辨力。

(4)纵向几何位置示值误差:将探头置于纵向线性靶群上方,并横向平移探头使该靶群处于图像中央位置。调节被检仪器的参数,背向散射光点适当减弱,对具有动态聚焦功能的机型,适当调节焦点分布,显示出纵向线性靶群的清晰图像。冻结图像并以每 20mm 为一段,用电子游标依次测量两靶线图像中心间距,按公式计算出测量值与实际值的相对误差,取其中最大者为被检仪器配用该探头时的纵向几何位置示值误差。

(5)横向几何位置示值误差:将探头对准横向线性靶群中部进行扫描,调节被检仪器的参数,背向散射光点适当减弱,对具有动态聚焦功能的机型,将声束聚焦调至该靶群所在深度附近,显示出该靶群的清晰图像。冻结图像后的操作与纵向几何位置示值误差检定的操作相同。

(6)盲区:选用设有盲区靶群的超声体模。将探头置盲区靶群上方,调节被检仪器的参数,将背向散射光点调弱或隐没,保持所对靶群图像清晰可见,对具有动态聚焦功能的机型,令其在近场聚焦。读取盲区靶群图像中可见最小深度靶线所在深度,即为被检仪器配用该探头时的盲区。

(祁建伟)

思考题

1. 什么是质量管理体系？
2. 质量管理体系八项基本原则是什么？
3. ISO13485 医疗器械质量管理体系认证都包括哪些方面？
4. 简述质量工程的定义。
5. 对于医疗器械而言，质量工程有何特别要求？
6. 质量检验的意义是什么？
7. OC 曲线有什么作用？
8. 医疗器械的抽样验收采用哪种方法较合适？
9. 简述控制图的分类。
10. 简述预防性维护内容有哪些？

笔记

医疗器械风险管理

医疗器械直接或者间接用于人体，以达到对疾病的诊断、预防、监护、治疗、缓解等作用。因此，医疗器械在发挥其本质作用的同时，总会伴随着风险的存在。依据《医疗器械监督管理条例》，我国对医疗器械按照风险程度实行分类管理。第一类是风险程度低，实行常规管理可以保证其安全、有效的医疗器械。第二类是具有中度风险，需要严格控制管理以保证其安全、有效的医疗器械。第三类是具有较高风险，需要采取特别措施严格控制管理以保证其安全、有效的医疗器械。其中，第一类医疗器械实行产品备案管理，第二类、第三类医疗器械实行产品注册管理。综合考虑医疗器械的预期目的、结构特征、使用方法等因素，评价医疗器械风险程度。在医疗器械的研发、生产、经营、使用等各个环节，均应对医疗器械的风险变化进行分析、评价，实行医疗器械生命周期的全程风险管理。

第一节　风险管理概念

一、风险管理相关定义

《国家医疗器械不良事件监测年度报告（2016 年度）》显示，2016 年，国家药品不良反应监测中心共收到《可疑医疗器械不良事件报告表》353 240 份（其中含严重伤害可疑不良事件报告 52 331 份，死亡可疑不良事件报告 181 份），且呈逐年上升趋势。

医疗器械不良事件主要是由于产品的设计缺陷、已经注册审核的使用说明书不准确或不充分等原因造成的，它仅是医疗器械风险的一种表现形式。除此之外，医疗器械风险还包括医疗器械质量事故（主要是指其质量不符合注册产品标准等规定造成的事故）、医疗事故（是指医疗机构及其医务人员在医疗活动中，违反医疗卫生管理法律、行政法规、部门规章和诊疗护理规范、常规，过失造成患者人身损害的事故。其中包含了与医疗器械有关的误操作，超范围、超剂量使用等造成的事故）等。由此可见，医疗器械风险发生的数量和伤害情况，要比上述数据更多、更严重。

为了加强医疗器械风险管理，国际、内外都高度重视，先后出台了国际 ISO 14971:2007*Medical Devices—Application of Risk Management to Medical Devices* 标准和国内 YY/T 0316-2016《医疗器械风险管理对医疗器械的应用》标准，这些标准对风险管理的相关术语和概念给出了明确的定义。

有风险就会有伤害，标准中对伤害（harm）的定义是：对人体的损伤或对人体健康的损害，或对财产或环境的损害。由此看出，伤害的对象不仅包括人体及其健康，还应包括财产和环境。而可能导致伤害的潜在根源称作危险（源）（hazard）。

当人员、财产或环境暴露于危险（源）之中时，危险情况（hazardous situation），人员、财产或环境暴露于一个或多个危险中的情形）才会发生，若随后引起或导致了伤害，医疗器械才引起伤害。需要强调的是，即使在没有故障时（即在医疗器械的正常条件下），也能产生危险情况。并且故障并不一定造成危险情况，危险情况也并不一定造成伤害。但通常要对由于医疗器械故障产生的危险情况给予特别的注意。

笔记

　　风险(risk)是伤害发生的概率和该伤害严重程度的结合。从这个概念可以看出,风险具有两个组成部分:伤害发生的概率和伤害的后果,即严重性如何。也就是说,可以用伤害发生的概率和伤害的严重程度来度量风险,伤害发生的概率越大、伤害的严重程度越高,风险越大。但同时要注意,这并不意味着两个因素相乘而得到风险值。描述风险的一种方法是通过二维风险图来表述,X 表示伤害严重度,Y 表示伤害发生概率。图 5-1 所示的风险图,可以直观地在 X 轴上表示伤害严重度和在 Y 轴上表示伤害发生概率。对于每一个危险(源)和危险情况,伤害严重度和概率的估计可在风险图中绘制为一个单独的点。本例中标出了被估计的风险(R1,R2,R3,…)。

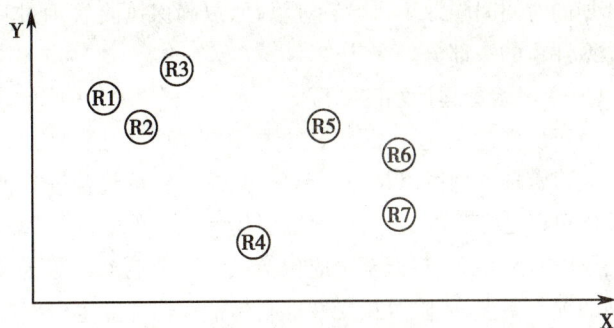

图 5-1　二维风险图

　　风险与伤害、危害(源)、危险情况的关系如图 5-2 所示,P_1 表示危险情况发生概率,P_2 表示危险情况导致伤害的概率。当人员、财产或环境处于危险情况之下,会以一定的概率造成伤害,这就是该危险情况带来的风险,而伤害发生的概率与严重程度决定了风险的高低。

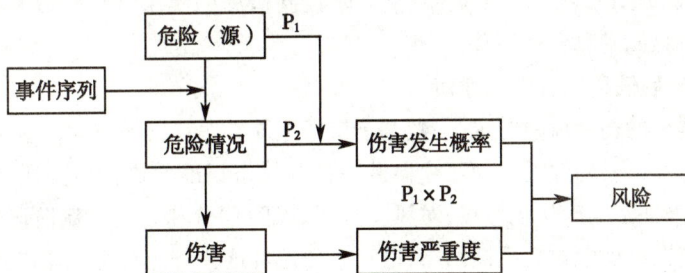

图 5-2　风险与相关概念的关系

　　风险管理(risk management)是用于风险分析、评价、控制和监视工作的管理方针、程序及其实践的系统运用。首先是风险分析(risk analysis),它是系统地运用现有信息确定危险(源)和估计风险的过程,包括确定危险(源)和估计每个危险(源)的风险两个过程。其次是风险评价(risk evaluation),在风险分析的基础上,对估计的风险和给定的风险准则进行比较,以决定风险可接受性的过程。它是对风险分析结果可接受度的评价过程。最后是风险控制(risk control),在风险分析和风险评价的基础上,通过一系列的动作和措施,达到降低风险或把风险维持在规定水平的目的。

　　实施风险控制措施后还存在的风险叫做剩余风险(residual risk)。免除了不可接受的风险的状态叫做安全(safety)。包括了没有风险和可以接受的、没有超过规定水平的风险两种状态。

二、人员素质

　　从事风险管理任务的人员,应具有与赋予与任务相适应的知识和经验。这些知识和经验包括:医疗器械相关知识,如医疗器械的结构、工作原理、生产流程、使用操作等,特定医疗器械(或类似医疗器械)及其使用的知识和经验,风险管理技术以及如何应用风险管理过程。

　　风险管理任务可以由几个不同职能或学科的人员执行,每位成员发挥专业特长。同时,还应考虑完成风险管理工作的人员之间的平衡。有些岗位需要进行特殊的培训,取得相应的资格证明。

三、风险管理职责

　　最高管理者应为风险管理提供充分的资源和配备有资格的人员,这对一个有效的风险管理过程至关重要。同时,最高管理者应建立一个确定风险可接受性准则的方针并形成文件,该方针应确保准则是基于适用的国家或地区法律法规和相关的国际标准,并考虑诸如普遍接受的最新技术水平和已知的利益相关方的关注点等可用的信息。另外需要强调的是,风险管理是一个动态发展的过程,应按照计划的时间间隔评审风险管理活动,以确保风险管理过程的持续有效性。这些评审可作为质量管理体系评审的一部分。

(一)风险管理计划的制订

对于所考虑的选定的医疗器械,制造商应按照风险管理过程,建立一项风险管理计划并形成文件。风险管理计划可以是一个单独的文件,也可整合进其他文件中(如质量管理体系文件)。风险管理计划可以是完整的文件,也可以引用其他文件。风险管理计划的构成和详细程度应与医疗器械相关的风险水平相适应,但至少应包括风险管理活动的范围,相关人员的职责和权限的分配,风险管理活动的评审要求,风险可接受性准则包括在伤害发生概率不能估计时的可接受风险的准则,必要的验证活动,生产和生产后信息的收集和评审活动。

此外,计划还可以包括其他项目,如时间计划、风险分析工具或选择特殊的风险可接受准则的理由说明等。

(二)风险管理文档的建立

医疗器械制造商,应对其生产的特定医疗器械,建立和保存风险管理文档。内容至少应包括对于已识别的每项危险(源)的风险分析、风险评价、风险控制措施的实施、验证,以及剩余风险的可接受性评定,以便日后的追溯。

(三)生产和生产后信息的收集和评审

对于特定医疗器械的初始风险评定,一般基于市场上同类医疗器械或类似应用的经验,新型医疗器械则更多基于市场准入时的假设。而医疗器械一旦获得市场准入进行生产后,收到的一切有关风险的信息,对初始风险评定的确认或修正,对风险分析、风险评价和风险控制阶段的修正或补充具有重要价值。制造商应在组织中建立反馈回路,以收集和评价这些可能与医疗器械安全相关的信息,反馈回路包括下列步骤:

1. 信息的监视和传递　监视信息可来自不同的来源,包括来自制造商内部/有合约的制造、研发活动信息;来自制造商内部/有合约的安装、服务和培训信息;来自医疗器械使用者的信息;通过事故报告获得的来自竞争者的经验信息;临床信息(例如关于制造商自己的医疗器械上市后的临床试验,或其他已出版的关于竞争者的医疗器械和同类医疗器械的临床文献);新的/修正的标准和法律法规信息;对于药械结合产品,也应考虑与药物相关的信息。

对于任何有用的上市后信息,必须与组织内相关的人员/部门进行沟通,与当前风险管理文档进行比较,必要时颁布更改。这些信息,不论是来自制造商、顾客、监管机构或者患者,组织应策划和建立有效的沟通渠道,以确保及时、准确地接收这些信息。

2. 评定　与安全相关的新监视信息应与已建立的风险管理文档相比较,以检验原先假定的正确性,评定包括预期用途是否仍然有效? 是否有超适应证使用不断增加的趋势? 是否发生了在最初的风险管理过程中未预见的误用? 是否出现在危险(源)识别过程中没有被初始识别的新的危险(源)或危险情况? 对特定风险的严重度和概率估计是否仍然有效? 风险可接受性准则是否需要调整? 风险控制措施的有效性是否充分? 风险/受益分析是否准确代表实际的市场体验? 如果数据显示需修正或调整当前的风险管理文档,应基于新数据,对医疗器械的综合剩余风险进行再评审。

3. 措施　当基于新数据的剩余风险被判定为不可接受,并且风险/受益分析显示受益未超过风险的情况下,要求在安装和使用的医疗器械需要被纠正,严重情况下需要召回,或者在今后医疗器械设计或相关过程需要进行修改和实施,以进一步风险控制。

对当前市场上已安装和使用的医疗器械,在制定风险控制并验证有效性之前,可将即时信息提供给使用者,当有必要修改或更换医疗器械时,应迅速实施以及时、有效降低风险。

笔记

4. **安全信息和剩余风险公示**　安全信息应以警告或注意事项的形式,向使用者明确地指示采取或避免什么措施,以免发生危险情况。安全信息可以警告标签的形式附着在医疗器械上,也可以警告声明的形式出现在使用说明书中。剩余风险公示可提供医疗器械使用中涉及的剩余风险的背景,目的是让医疗器械使用者和潜在患者能够做出权衡剩余风险和使用医疗器械的受益后做出知情决策。

（蒋红兵）

第二节　风险管理内容

在医疗器械的整个生命周期内,制造商应建立并形成一整套文件,并以此为依据,保持一个持续的过程,用以识别与医疗器械有关的危险(源)、估计和评价相关的风险、控制这些风险并监视其有效性。此过程应包括风险分析、风险评价、风险控制、综合剩余风险的可接受性评价和生产后信息等几个要素。

风险管理过程如图 5-3 所示。在医疗器械生命周期的不同阶段,风险管理的各个要素可有不同的侧重点。而对于某个特定的医疗器械,其风险管理活动可在若干个步骤中重复执行。

一、风险分析

风险分析是风险管理工作的基础和起始点,风险分析是否恰当和周全,直接影响到整个风险管理的效果。国际上通用的风险分析技术有初步危险(源)分析(PHA)、故障树分析(FTA)、失效模式和效应分析(FMEA)、危险(源)和可运行性研究(HAZOP)、危险(源)分析和关键控制点(HAC-CP)等,这些技术和方法是互补的,并且有可能联合使用几个技术,其基本原则是对事件链一步一步地进行分析。风险分析内容包括识别与安全有关的医疗器械预期用途特征、识别危险(源)和危险情况下的风险估计。

图 5-3　风险管理过程示意图

(一)医疗器械预期用途和与安全有关特征的识别

对于每种医疗器械,制造商应将预期用途和可预见的误用形成文件,提供给使用者。同时,制造商还应识别可能影响医疗器械安全的定性和定量特征,形成文件并规定界限。识别这些特征是识别医疗器械危险(源)的基本步骤,而考虑这些特征的一种方法是对涉及该医疗器械的制造、预期使用者、预期用途、可预见的误用和最终处置提出一系列的问题,从所有涉及的人员(如使用者、维修人员、患者等)的回答中,找到可能存在的危险(源)。用于识别医疗器械与安全有关特征的典型问题及要考虑以下因素:

(1)医疗器械的预期用途方面,考虑因素包括:医疗器械的作用是对疾病的诊断、预防、监护、治疗或缓解;还是对损伤/残疾的补偿;还是解剖的替代/改进;还是妊娠控制;使用的适应证,以及用于生命维持或生命支持;医疗器械失效时采取的干预措施。

(2)医疗器械的材料和组分方面主要考虑:与有关物质的相容性,与组织或体液的相容性,是否利用了动物材料。

(3)植入性医疗器械应考虑:患者群体特征、年龄、体重、身体活动情况,植入的位置,植入物性能

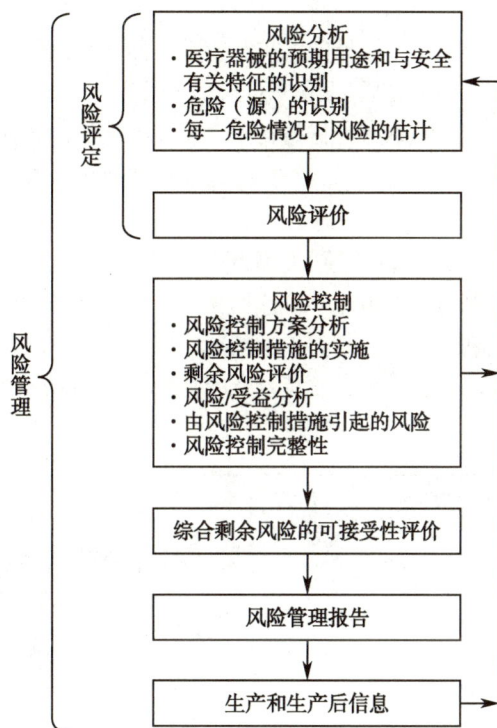

老化的影响,植入物预期的寿命和植入的可逆性。

（4）医疗器械报警系统方面,应考虑错误报警、不报警、报警系统断开、不可靠的远程报警系统的风险和医务人员是否理解报警系统如何工作的风险。

（5）医疗器械受环境影响方面,需考虑操作、运输和储存环境。如光线、温度、湿度、振动、泄漏及电磁干扰等。

（6）使用医疗器械对环境影响方面,应考虑使用医疗器械时产生的噪声、振动、热量、辐射（包括电离、非电离辐射和紫外/可见光/红外辐射）、漏电流、电磁场,废物和体液的排放,以及在医疗器械制造、清洁或消毒/灭菌过程中使用的物质残留物对人体产生的生理效应等。

（7）医疗器械的安装/使用方面,应考虑医疗器械的新颖性,医疗器械安装人员和使用人员的技能培训。

（8）医疗器械的维护和校准方面,应考虑:①维护/校准是否由操作者或专门人员来进行;②是否需要专门的物质/设备来进行适当的维护/校准。

用于识别医疗器械与安全有关特征的问题还有很多,如无菌医疗器械的提供形式和灭菌方法,医疗器械的常规清洁/消毒,医疗器械与其他医疗器械/药品/其他医疗技术的联合作用等等,这里就不再赘述。

（二）危险（源）的识别

制造商在编写与医疗器械有关的已知的或可预见的危险（源）文件时,要考虑到医疗器械在正常使用和故障两种状态下的情况。通常,与医疗器械有关的可能危险（源）见表5-1,这些内容可帮助识别与特定医疗器械有关的危险（源）,这些危险（源）可能会对患者或其他人员产生伤害。

表 5-1   与医疗器械有关的可能危险（源）

能量危险（源）	电磁能
	网电源
	漏电流（外壳漏电流、对地漏电流、患者漏电流）
	电场
	磁场
	辐射能
	电离辐射
	非电离辐射
	热能
	高温
	低温
	机械能
	重力（坠落、悬挂物）
	振动
	贮存的能量
	运动零件（扭转力、剪切力和张力）
	患者的移动和定位
	声能（超声能量、次声能量、声音）
	高压液体注射
生物学和化学危险（源）	生物学的
	细菌
	病毒
	其他介质（例如:蛋白病毒）
	再次或交叉感染

续表

生物学和化学危险(源)	化学的 　气路、组织、环境或财产暴露在外来物质中(如:酸或碱、残留物、污染物、添加剂或加工助剂、清洁剂、消毒剂或试验试剂、降解产物、医用气体、麻醉产品) 生物相容性 　化学成分毒性(如:变态反应/刺激、致热原)
操作危险(源)	功能 　不正确/不适当的输出/功能 　不正确的测量 　错误的数据转换 　功能的丧失/变坏 使用错误 　缺乏注意力 　记忆力不良 　不遵守规则 　缺乏知识 　违反常规
信息危险(源)	标记 　不完整的使用说明书 　不适当的性能特征描述 　不适当的预期使用规范 　限制公示不充分 操作说明书 　不适当的医疗器械附件的使用规范 　不适当的使用前检查规范 　过于复杂的操作说明 警告 　副作用的警告 　一次性使用医疗器械可能重复使用的危险(源)警告服务和维护规范

(三)估计每个危险情况的风险

如前所述,表5-1列出了与医疗器械有关的可能危险(源),制造商应据此研究可产生危险情况和伤害的可预见的事件序列,当事件序列或者其他状况(包括正常使用)导致危险情况时,危险(源)就有可能造成伤害。危险(源)、可预见的事件序列、危险情况和伤害之间的关系如表5-2。

表 5-2　危险(源)、可预见的事件序列、危险情况和伤害之间的关系

危险(源)	可预见的事件序列	危险情况	伤害
电磁能量(网电源)	电极电缆无意地插入了电源线插座	网电源出现在电极上	严重烧伤 心脏颤动 死亡
电磁能(静电释放ESD)	(1)带静电的患者触摸输注泵 (2)静电导致泵及报警失效 (3)胰岛素未输送给患者	不知道胰岛素没有被输送给高血糖患者	轻微的器官损坏 意识减退 昏迷,死亡
生物学的(微生物污染)	(1)提供了不适当的对重复使用麻醉管路去除污染的说明 (2)麻醉过程中使用了受污染的管路	麻醉过程中细菌进入患者的气路中	细菌感染 死亡
化学的(挥发性溶剂)	(1)没有完全清除制造过程中所使用的挥发性溶剂 (2)在体温下溶剂残留物转变成气体	透析期间在血流中形成气泡	气体栓塞 脑损伤 死亡
功能(没有输出)	(1)植入除颤器的电池到达其使用寿命 (2)临床随访时间间隔过长	心律失常时,器械不能发出除颤电击	死亡

笔记

认清危险(源)如何发展成危险情况,对估计可能导致的伤害的发生概率和严重度非常关键。在此阶段,可用估计可能产生的伤害严重度及其发生概率来评定风险,通常有定性分析和半定量分析两种方法,典型的方法是使用 N×M 矩阵来描述与每一危险情况有关的风险的概率和严重度。

图 5-4 是一个 3×3 的定性风险矩阵示例,估计的风险(R1,R2,R3⋯)已列入适当的格子内。

		定性的严重程度		
		可忽略的	中等	严重
定性的概率	高		R3	
	中	R1	R2	
	低			R4

图 5-4　定性风险矩阵

图中,严重度定性分级:

可忽略的:不会引起伤害或轻微伤害;

中等:可恢复的或较小的伤害;

严重:死亡或功能丧失或结构丧失。

概率定性分级:

低:不太可能发生、稀少、罕见;

中:可能发生,但不频繁;

高:很可能发生、经常发生、频繁发生。

图 5-5 是一个 5×5 的半定量风险矩阵示例,估计的风险(R1,R2,R3⋯)已列入适当的格子内。

		定性的严重程度				
		可忽略的	轻度	严重	危重的	灾难性的
半定量概率	经常		R3			
	有时	R1				
	偶然		R2			
	很少					
	非常少			R4		

图 5-5　半定量风险矩阵

图中,定性的严重度分级:

(1)可忽略的:不会引起伤害或仅短暂不适;

(2)轻度:导致不需要专业医疗介入的短暂伤害或损伤;

(3)严重:导致需要专业医疗介入的伤害或损伤;

(4)危重的:导致永久性损伤或危及生命的伤害;

(5)灾难性的:导致死亡。

半定量概率分级:

(1)非常少:$\leq 10^{-6}$;

(2)很少:$\geq 10^{-6}$ 且 $<10^{-5}$;

(3)偶尔:$\geq 10^{-5}$ 且 $<10^{-4}$;

（4）有时：$\geqslant 10^{-4}$ 且 $< 10^{-3}$；

（5）经常：$\geqslant 10^{-3}$。

二、风险评价

对每个已识别的危险情况,制造商应使用风险管理计划中规定的风险可接受性准则对其进行评价,决定是否需要降低风险。风险评价,即是根据伤害发生的概率和伤害的严重度,对每个风险的可接受性进行评价。

图 5-6 是基于图 5-5 的 5×5 的半定量风险评价矩阵示例,根据伤害概率和伤害的严重度,将矩阵划分为不可接受/需要控制的风险(黑色)、需进一步研究/需降低的风险(灰色)、可接受/可忽略的风险(白色)等 3 个区域。根据每个估计的风险(R1,R2,R3⋯)在矩阵中的区域,确定每个风险的类别及需采取的措施。

		定性的严重程度				
		可忽略的	轻度	严重	危重的	灾难性的
半定量概率	经常		R3			
	有时	R1				
	偶然		R2			
	很少					
	非常少			R4		

图 5-6　半定量风险评价矩阵

三、风险控制

经过风险评价,当确定有危险情况需要降低风险时,应开展一系列活动以执行风险控制。风险控制可以降低伤害的严重度,或者减少伤害的发生概率,或两者都减少。

（一）风险控制方案分析

通常,可采取改进设计,取得固有的安全;对医疗器械本身及其制造过程中加强防护措施;提供安全警示信息等三种方法降低医疗器械的风险。

首先,应考虑将医疗器械设计成是固有安全的。如不可行,应采取屏障或警示等防护措施。至少要有书面警示或禁忌证的防护措施。根据事先建立的风险可接受性准则,要尽一切努力把风险降低至事先确定的可接受水平,如果没有可行的方法,应进行风险/受益分析,以便决定医疗器械给予患者的受益是否超过剩余风险。

（二）风险控制措施的实施

经过方案分析确定了一个或多个风险控制措施后,每一项风险控制措施应予以实施,并对其有效性予以验证。既要验证风险控制措施已在最终设计中实施,又要验证实施的措施确实降低了风险。

（三）剩余风险评价

在采取了风险控制措施后,应使用风险管理计划中规定的准则对剩余风险进行评价。如果判断为不可接受的,应采取进一步的风险控制措施,直至风险降低到可接受水平之内。如果判断为可接受的,应向用户提供剩余风险的相关信息,以便用户做出明智的决策。

（四）风险/受益分析

在所有可行的降低风险的措施都已经应用后,如果剩余风险仍然是不可接受的,则需要进行风险/受益分析,以便确定医疗器械是否有可能提供大于伤害的受益。通常,如果所有可行的风险控制措施都不足以满足风险可接受性准则,设计应被放弃。但是,如果使用器械的期望受益超过风险,则较大风险也可以被判断为合理的。对于经证实已被受益超过的风险,制造商应告知用户重大的剩余风险和最终受益,以便用户可以做出明智的决策。

此外,采取了上述风险控制措施后,应对是否引入新的危险(源)或危险情况,以及是否影响了对以前识别的危险情况所估计的风险等方面再次进行评审。同时,应确保所有已识别的危险情况产生的一个或多个风险已经得到考虑,以保证风险控制的完整性。

四、医疗机构的医疗器械风险管理

作为医疗器械的主要用户,医疗机构是医疗器械生命周期风险管理中重要的一环。医疗器械风险管理是医疗安全管理的重要组成部分,主要工作内容包括建立医疗器械风险管理体系;医疗器械使用培训与人员素质管理;医疗器械风险监测与控制;医疗器械不良事件监测与报告。

(一)医疗器械风险管理体系的构建

1. 体系的构建　遵照国家监管部门的要求,医疗机构应建立由院领导负责的医疗器械临床使用安全管理委员会,并由其构建医疗器械使用安全管理体系(也即风险管理体系),可从以下几个方面着手建设:

(1)系统规划全院医疗器械风险管理:设置该项工作的归口部门,通常是医学工程部门或医院质量管理部门,并对全院医疗器械进行全面、整体的风险分析与评估,依据评估结果分类管理;

(2)制定风险管理制度、流程,各项重点事件的应急预案等;

(3)监管日常风险管理工作;

(4)编写年度医疗器械风险管理评估报告并制订下一年度工作计划。

2. 风险评估与分类　全面的医疗机构医疗器械风险分析,由低到高分为三个层次:

(1)单一产品风险;

(2)多产品协同工作形成的系统风险;

(3)人、机、环境的整体风险。

人、机、环境整体风险应考虑以下几个方面的风险:①人员风险:使用人员风险、患者及陪伴人员风险、操作和维修人员风险等;②产品风险:可靠性风险、性能偏差风险、标签/说明书等信息风险等;③环境风险:物理风险、化学风险、生物风险、电磁及辐射能风险等;④管理风险:制度风险、风险分析与评估的风险、信息化管理的风险等。

3. 医疗器械投入使用前的风险管理　医疗器械投入使用前,应做好下列工作:购置前的技术评估和论证;安装验收阶段的风险分析和防范;电气安全性及电磁兼容性检测及风险防范;放射防护评估;制定操作规程;进行使用者和维护者的操作培训。

4. 医疗器械投入使用后的风险管理　医疗器械投入使用后,开展的工作应包含强化使用者的操作培训,特别是新上岗人员的操作培训;基于风险评估的预防性维护(PM);高风险类医疗器械、高风险科室医疗器械的风险控制;高风险植入性材料的使用安全监管;一次性使用卫生材料的使用后环节管理;医疗器械不良事件的监测与再评价。其中,基于风险评估的 PM 是医疗器械风险控制的重要措施。目前,国内较多医疗机构采用由 Vermont 大学开发的风险评估系统来进行医疗器械的风险管理,评估依据包括临床功能、有形风险、问题避免概率、事故历史和监管部门/制造商的要求等五个方面。通过对每一件医疗器械进行风险评估后,确定其预防性维护周期,采取相应的风险控制措施以降低风险。

(二)医疗器械使用培训与人员素质管理

据国内外调查,因使用不当引起的医疗器械故障占 70% 以上。国内某省医疗设备质控中心曾对 41 家三级医院急诊科医生、护士现场考核除颤仪的操作使用,结果有 21.95% 的人员不熟悉除颤仪原理,24.39% 的人员不熟悉操作,17.07% 的人员有操作错误。原因是:厂家仅在该设备验收前做了一次操作培训,医护人员难以全面掌握,而该仪器的使用频率又不够高,加之急诊科人员流动大,新上岗人员缺乏岗前培训。

目前,国家有关的法律法规对医疗器械的使用培训有明确要求。《医疗卫生机构医学装备管理办法》规定医疗卫生机构应当对医学装备使用人员进行应用培训和考核,合格后方可上岗操作。大型医用设备相关医师、操作人员、工程技术人员须接受岗位培训,业务能力考评合格方可上岗操作。《医疗器械临床使用安全管理规范(试行)》规定医疗机构应当对医疗器械临床使用技术人员和从事医疗器械保障的医学工程技术人员建立培训、考核制度。组织开展新产品、新技术应用前规范化培训,开展医疗器械临床使用过程中的质量控制、操作规程等相关培训,建立培训档案,定期检查评价。使用培训是一个持续的过程,一般分为三类培训:

(1)验收前培训:针对新安装使用医疗器械的培训,一般由制造商技术人员承担,培训内容包括操作使用、维护保养等,培训合格后方可上岗操作。对于大型医用设备和特种设备(如高压氧舱、高压灭菌器等),还需要经过专门的培训并通过业务能力考评后方可上岗操作。

(2)新员工培训:针对新上岗人员的培训,大型医疗器械应从制造商处接受系统培训并通过考核,小型医疗器械可以由科室内熟悉该器械的操作使用人员指导。

(3)常规培训:一般由高年资医学工程技术人员承担,培训内容包括医疗器械工作原理、使用操作、日常保养等知识,也可以包括医疗器械管理(如:医疗器械风险管理)制度等内容。

(蒋红兵)

第三节　高风险医疗器械风险监测与控制

一、急救和生命支持类设备、手术设备

急救/生命支持类设备、手术设备是每个医院都必不可少的基础设备,该类设备常用在急诊室、手术室、重症监护室,用于患者的抢救、患者治疗及重症监护等方面,此类设备直接关系患者的生命安全,是医疗器械里最为需要关注的设备,根据风险分级管理原则,该类设备是医院投入最多资源进行风险控制与检测的医疗设备。急救/生命支持类设备有:除颤仪、呼吸机、监护仪、输液泵、麻醉机、电动吸引器、婴儿暖箱、心电图机等设备。该类设备的风险监测与控制由风险分析、风险评估、风险控制三部分组成。

(一)风险分析

急救/生命支持类设备、手术设备的风险分析主要有以下五个方面:

1. 临床功能风险　本项内容包括不接触患者、设备可能直接接触患者但不起作用、设备用于患者疾病诊断或直接监护、设备用于直接为患者提供治疗、设备用于生命支持。

2. 设备有形风险　本项内容包括设备故障不会造成风险、设备故障会导致低风险、设备故障会导致治疗失误、诊断错误或对患者的状态监护失效、设备故障会导致患者或使用者的严重损伤乃至死亡。

3. 问题避免概率风险　本项目内容包括维护或检查不会影响设备的可靠性、常见设备故障类型是不可预计的或者不是非常容易预计的、常见设备故障类型不易预计,但设备历史记录表明性能指标测试中经常检查到的问题、常见设备故障类型可以预计并且可通过预防性维护避免、具体的规则或制造商的要求决定了预防性维护或测试。

4. 事故历史风险　本项目包括没有显著的事故风险、存在显著的事故风险。

5. 生产厂商、管理部门的特殊要求　本项目包括没有要求、有独立于数值评级制度的测试要求。

(二)风险评估

1. 风险评估方法　医疗设备临床使用的风险评估,国际上比较流行的是量化风险值的综合风险评分系统,它是 Vermont 大学的技术服务方案——基于风险的检查评分系统根据风险分析建立风险评估表格。针对每个类别对设备进行详细评分,分值越高,风险越大,检测频率则越高,如表5-3。

表 5-3　风险评估表

	权重	分数
临床功能		
不接触患者	1	
可能直接接触患者但不起作用	2	
用于患者疾病诊断或直接监护	3	
用于直接为患者提供治疗	4	
用于生命支持	5	
有形风险		
设备故障不会造成风险	1	
设备故障会导致低风险	2	
设备故障会导致治疗失误、诊断错误或对患者的状态监护失效	3	
设备故障会导致患者或使用者的严重损伤乃至死亡	4	
问题避免概率风险		
维护或检查不会影响设备的可靠性	1	
常见设备故障类型是不可预计的或者不是非常容易预计的	2	
常见设备故障类型不易预计，但设备历史记录表明性能指标测试中经常检查到的问题	3	
常见设备故障类型可以预计并且可通过预防性维护避免	4	
具体的规则或制造商的要求决定了预防性维护或测试	5	
事故历史风险		
没有显著的人为事故风险	1	
存在显著的人为事故风险	2	
制造商/管理部门的要求		
没有要求	1	
有独立于数值评级制度的测试要求	2	
总分	每个分类选择一个分数，所有分类分值得总和	
检测频率	总分在 13 分每半年测试一次，总分在 9~12 分每年测试一次，总分在 8 分以下可根据使用情况两年测试一次	

2. **急救/生命支持类设备、手术设备风险评估分值及检测频率**　根据 Vermont 大学的技术服务方案——基于风险的检查评分系统，根据风险分析建立风险评估表格，对常见急救/生命支持类设备进行评分，见表 5-4。

表 5-4　常见急救/生命支持类设备评分

设备类型	临床功能风险	有形风险	问题避免概率风险	事故历史风险	制造商/管理部门的要求	总分	检测频率
除颤器	4	4	2	2	1	13	2次/年
输液泵	4	3	2	2	1	12	1次/年
监护仪	3	3	2	1	1	10	1次/年
呼吸机	5	4	4	2	2	17	2次/年
高频电刀	4	4	2	2	1	13	2次/年

（三）风险控制

1. 建立医疗设备准入制度　新进的医疗设备必须由有相关资质的第三方检测公司或是国家质量检测机构进行设备性能检测及计量检测,通过检测合格方可进入医院使用。尽管设备厂家对设备出厂前进行了性能检测,但由于设备在的路途运输存在不可避免的晃动或是存放设备环境的温度、湿度的影响,导致设备未使用就存在性能及安全的隐患,因此通过性能检测能降低设备的使用风险。

2. 建立医疗设备操作培训制度　临床操作人员按操作规程正确操作医疗设备很大程度降低设备的使用风险,根据国外资料分析,因使用环节引起的医疗设备安全风险占 40%～50%,因此必须建立医疗设备操作培训制度。建议设备生产厂家的临床操作培训师对设备操作人员进行设备操作培训,并进行相关的考核,考核通过后才能操作设备。除了厂家培训外医院设备管理部门应根据设备使用情况对操作人员进行后续的培训。

3. 建立医疗设备的预防性维护及维修制度　基于设备风险分析与评估来制订设备维护方案,从预防性维护、设备维修、设备质量安全管理入手完善制度建设。设备厂家对医院的设备工程师进行设备技术维修培训及设备的预防性维护培训,培训完成后对工程师进行考核。工程师根据设备的风险评估建立预防性维护计划,严格按照预防性维护计划对设备进行维护,这有利于提前发现设备的潜在故障,保证设备的正常运作。工程师在设备故障维修后应及时对故障进行分析总结并记录在维修手册。设备故障维修后需要对设备进行质量检测,检测合格后方可使用。

4. 建立设备配送中心及相关制度　配备有急救医疗设备(如监护仪、呼吸机、输液泵等)并能及时对有需要的科室配送所需设备的职能部门,称为急救设备配送中心。其目的是实现急救类设备资源优化配置及高效使用,降低急救类设备采购成本。急救/生命支持类设备是医院的常规急救设备,在抢救治疗过程中是不可缺少的,由于抢救治疗病人的频率难于估算,医院无法大量给科室配备,从而会出现急救类设备不够用,耽误抢救病人的风险,因此在这基础上成立急救/生命支持类设备配送中心尤为重要。设备配送中心的成立能提高设备的利用率,通过合理的调配、有偿使用,很大程度减少急救类设备的配置,并能克服急救设备各科室使用不均的现象。由于配送中心的设备统一管理,方便进行设备的预防性维护保养及平时的日常保养,从而降低设备的使用风险。

调配中心的成立必须建立完善的管理制度。建立 24 小时值班制度、设备的保管制度、设备预防性维护、日常保养及消毒等制度。每年进行 1～2 次的设备配送安全演练,确保在第一时间将设备配送到科室进行病人抢救。

【例5-1】　某三甲医院建立医疗设备配送中心,及其工作流程。

（1）医疗设备配送中心配送流程(图 5-7)

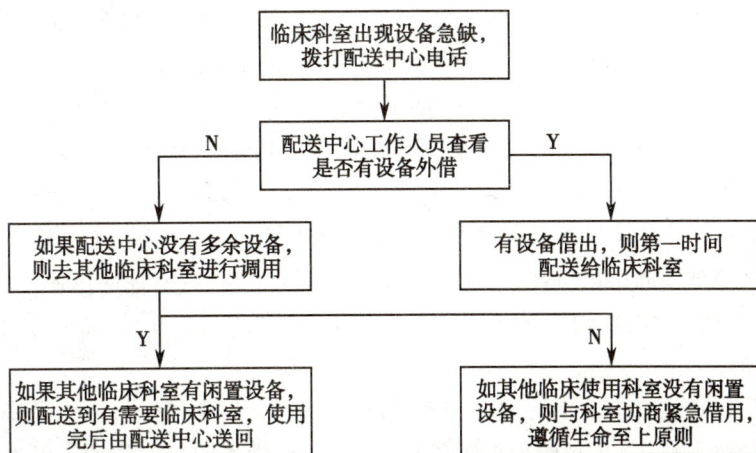

图 5-7　医疗设备配送流程图

（2）急救设备配送中心管理规定

① 急救设备配送中心管理人员要熟悉掌握管理各种仪器的使用操作规程，精心维护保养，提高仪器的完好率，使用率和延长使用寿命。

② 根据要求制定仪器的操作规程和注意事项，并以书面形式固定在仪器上。

③ 新仪器使用前要先熟悉说明书，查对附件，熟悉仪器性能，使用方法，保养及注意事项等。

④ 急救设备配送中心内设备和物品的供、还、发放要严格按急救设备配送中心设备租借管理办法执行，对归还的仪器设备要当面验收，及时清洁消毒，检修保养，使仪器设备处于备用状态。

⑤ 保持库房整洁，保证设备和物品安全有序存放。

⑥ 保养仪器做到防潮，防震，防热，防尘，防腐蚀，并按仪器设备要求定期进行充电，测试和计量。

⑦ 急救设备配送中心的仪器设备和物品的供、还、发放应在办公区完成，无关人员不得进入库房。

（3）急救设备配送中心人员职责

① 树立以病人为中心的服务思想，热爱本职工作，遵守医院各项规章制度，为临床一线服务，做到态度和气，热情服务。

② 对急救设备管理有序，并及时进行清洗，消毒，维护保养，使急救设备始终处于良好状态，确保临床使用。

③ 对使用中发生故障的设备要及时更换，以确保临床使用，更换下来的有故障设备及时进行维修，重大事故要及时报告上级，做好维护记录。

④ 严格执行配送中心设备租借规定，及时准确地完成各项登记、统计和报表。

⑤ 准确掌握所管理设备的使用动态，督促使用科室及时归还借用设备和配件，协调好科室间的仪器设备使用。

⑥ 经常深入临床科室，了解急救设备的需求情况，为管理决策提供准确可靠的信息。

⑦ 熟悉掌握所管辖各种仪器设备的使用操作规程，性能和注意事项等，并负责组织安排急救设备的使用操作规程，保养方面的技术培训及检查监督，管理工作。但严禁代替医护人员对仪器设备进行操作。

二、电离辐射类设备

电离辐射类设备常见的有数字减影血管造影机、直线加速器、PET/CT、SPECT、CT、数字化 X 射线摄影装置、数字胃肠机等射线装置。该类型设备是进行临床医学诊断、治疗和健康查体的重要工具。根据《医疗器械监督管理条例》中高风险类医疗器械的分类及《医疗器械分类目录》概括出医疗机构常用的高风险医疗设备设施主要包括射线类装置（电离辐射类设备）、特种设备类、大型医用设备、急救/生命支持设备等。其中，射线类装置（电离辐射设备）的风险监测与控制除需遵循常规设备监督管理外，依据《放射性同位素与射线装置安全和防护条例》和《医疗机构管理条例》、《放射诊疗管理规定》规定，开展放射诊疗工作的医疗机构，特别是使用包括放射治疗、核医学、介入放射学及 X 射线影像诊断 4 类医疗设备需取得放射诊疗许可证，须满足《放射诊疗管理规定》中关于基本条件、人员、设备、安全防护装置、辐射检测仪器、个人防护用品及警示标志等方面的要求。依据《中华人民共和国放射性污染防治法》《放射性同位素与射线装置安全和防护条例》及《放射性同位素与射线装置安全许可管理办法》的相关规定，生产、销售、使用放射性同位素与射线装置的单位，需取得辐射安全许可证。

（一）风险分析

由于电离辐射设备具有电离辐射性，如果使用管理不当会带来辐射污染危害，因此除了参考急救/生命支持类设备、手术设备的风险分析五个方面外还要对设备的机房防护工程、操作人员的辐射防护及机房周边环境辐射安全进行风险分析。

（二）风险评估

电离辐射设备风险评估除了急救/生命支持类设备、手术设备的风险评估外还需对设备的机房防护风险、操作人员的辐射防护风险进行评估。根据《放射性同位素与射线装置安全和防护条例》《职业病防护法》《放射工作人员职业健康管理办法》等规定，必须每年对电离辐射类设备进行放射卫生职业防护检测，该检测由当地职业病防护院或具有相关资质的第三方公司进行检测，合格后方可使用。

（三）风险控制

1. 电离辐射设备的风险控制　建立医院辐射设备应用安全管理制度，其主要内容有：加强相关法规与国家标准的学习与宣传、建立医院内部放射诊疗管理制度、组织放射专业知识培训、落实放射人员的合法权益、规范放射诊疗设备全过程的质量管理。笔者就所在医院成立医院辐射安全管理委员会，在辐射安全管理委员会下成立辐射事故应急处理领导小组、辐射安全防护监督管理小组、放射工作人员管理小组、放射诊疗设备管理小组、医院辐射安全管理办公室，下面对上述职能机构进行介绍。

2. 医院辐射安全管理委员会　根据《中华人民共和国职业病防治法》《中华人民共和国放射性污染防治法》《放射性同位素与射线专职安全和保护条例》《放射诊疗管理规定》等法规要求，医院成立辐射安全管理委员会及相关管理机构，组成成员主要包括主管院领导、医务部门、总务部门、保卫部门、设备部门和相关放射诊疗设备应用科室主任作为管理委员会的主任委员、副主任委员和常委。由上述部门负责的工作人员组成委员，秘书设立在医学装备管理部门。

3. 医院辐射安全管理委员会职责

（1）制定医院辐射安全管理制度，指导并监督国家辐射安全法律、法规、技术规范和标准在本院的严格执行。

（2）制订放射事件应急预案并组织演练。

（3）负责与行政主管部门、环保、公安、卫生等相关部门的联络、报告应急处理工作。

（4）负责对放射工作人员的资格进行审核，定期公布获得或取消放射工作人员资格名单。

（5）负责放射工作人员的管理，定期组织专家对放射工作人员个人剂量和健康情况进行分析、评估和通报。

（6）定期组织专家对放射工作场所和放射诊疗设备进行安全检查、评估和通报。

（7）建立会议制度，协调和解决有关医院辐射安全管理方面的问题，对提交审查的方案、监测报告和年度报告进行审阅、评估。

（8）向医院提交辐射安全管理委员会年度工作报告，制订下一年的工作计划。

4. 医院辐射安全管理委员会下属机构及职责

（1）辐射事故应急处理领导小组及职责

① 组织制订医院辐射事故应急处理预案。

② 启动和解除医院辐射事故应急处理预案。

③ 负责组织、协调辐射事故应急现场处理工作。

④ 负责与上级主管部门、环保、公安、卫生等相关部门的联络、报告应急处理工作。

⑤ 组织事故调查，总结应急救援经验教训。

⑥ 组织辐射事故应急人员的培训和演练。

（2）辐射安全防护监督管理小组及职责

① 制定科室辐射工作安全责任书。

② 定期检查放射源贮存场所防火、防水、防盗、防丢失、防破坏、防射线泄漏的安全措施落实情况。

③ 定期检查放射性标志、安全和防护设施、联锁装置、报警装置或工作信号的完好情况。

④ 定期核查核技术应用项目使用台账、设备维修台账、监测巡查档案以及放射源购买、使用、分装和暂存库的进库、出库记录内容。

⑤ 检查放射性废物的处理、闲置废弃放射源的贮存、处置情况。

⑥ 检查放射工作人员个人剂量和辐射防护器材的应用情况。

⑦ 协助对丢失、被盗、失控放射源的追缴和处理。

（3）放射工作人员管理小组及职责

① 制定医院放射工作人员健康管理规定。

② 组织对放射工作人员进行安全和防护知识教育培训、考核。

③ 对放射工作人员的资格进行审核，及时公布人员的变化情况。

④ 建立放射工作人员个人剂量档案和职业健康档案，并按照规定的期限妥善保存。

⑤ 协助对超剂量或放射性职业病的原因进行调查。

（4）放射诊疗设备管理小组及职责

① 制定放射工作场所（机房）防护性能监测制度。

② 制定放射诊疗设备性能检测制度。

③ 组织对放射诊疗设备应用性能和防护性能的检测。

④ 检查各使用科室对放射诊疗设备物理参数定期检测记录。

⑤ 对发现的安全隐患及时提出整改措施。

（5）医院辐射安全管理办公室及职责

① 收集整理国家相关法规，并宣传、贯彻和监督实施。

② 组织制定医院核技术应用和放射诊疗相关的规章制度，并监督实施。

③ 负责与上级主管部门的联络、报告事故应急处理工作，协助上级主管部门对医院核技术应用项目和放射诊疗工作的检查和监督，督促落实相关整改措施。

④ 负责医院开展核技术应用所需的各种许可证（辐射安全许可证、放射诊疗许可证）的申办、变更、注销和年审工作。

⑤ 负责医院核技术应用建设项目环境影响和职业病危害控制相关手续的报批。对医院初步选定的放射工作场所（机房）进行辐射防护安全与环境保护初审，确保辐射安全防护措施及设施与主体工程同时设计、同时施工、同时投产使用；协助组织核技术应用项目环境影响评价文件和放射诊疗项目职业危害评价文件的编制，并报主管部门审批；协助组织项目的竣工验收。

⑥ 协助放射性核素申购、贮存、运输、保管和退役等相关手续的办理。

⑦ 协助放射工作人员的管理，定期组织专业及防护知识培训，保护放射工作人员的权益。

⑧ 定期组织对放射诊疗工作场所和设备进行放射防护检测、检查和监测，并提出相应的整改措施，预防辐射事故发生。

⑨ 定期组织检查全院核技术应用项目使用台账、维修台账、监测记录以及核查放射性核素购买、使用、分装和暂存库的进库、出库记录内容。

⑩ 编写辐射安全管理委员会年度工作报告，制订下一年的工作计划。

三、特种设备

特种设备是指国家认定的因设备本身和外在因素的影响容易发生事故，并且一旦发生事故会造成人身伤亡及重大经济损失的危险性较大的设备，对于特种设备的管理法律法规有国家于 2013 年 6 月通过的《中华人民共和国特种设备安全法》，条文数量有 101 条，从生产、经营、使用、检验、监管等多个角度来规范管理。医用特种设备一般包括：医用高压氧舱、高压灭菌器、氧气瓶、中心供氧等。该类设备的风险监测与控制有如下内容：

笔记

（一）建立特种设备的操作规章制度

根据规定,医院特种医疗设备的管理人员和操作人员都必须具有相应资格,并定期接受安全教育和技能培训。制定操作人员上岗制度,对操作人员进行培训并通过相关考核后方允许上岗,对无证操作、违章操作的现象进行严惩;制定特种设备的安全使用要求和操作规范流程,将其张贴在特种设备旁边最显著的地方,提高操作人员的注意。

（二）建立特种设备保障制度

建立特种设备保障制度,定期保养维护、质量检测、定期校验制度,保障设备的安全运转。按照要求,特种医疗设备要在安全检验合格有效期前一个月向特种设备检验机构提出定期检验要求,一旦发现过期不检的特种设备,将处3万元以上30万元以下的罚款。目前国家规定安全阀、锅炉、灭菌器一年一检,压力表半年一检。加强特种设备的常规维护保养工作,保障设备处于完好状态,提高工作效率,保证设备的正常安全运行。每年制订检验和计量检定计划,特种设备每三个月进行一次自行检查,发现异常情况应及时处理,包括观察外部和内部有无异常:除尘、润滑、各个机械配件之间的衔接程度等。根据《特种设备安全法》的规定,在检查日常工作中发现的异常问题时要严格逐一检查,及时维修,对于存在故障的设备坚决不允许使用,直到消除故障才可以继续使用,否则将受到处罚。

（三）建立特种设备的档案管理制度

《特种设备安全法》指出特种设备的档案内容有:特种设备的设计文件、产品质量合格证明、安装及使用维护说明等文件、特种设备的定期检验和定期自行检查的记录,校验证书、使用登记证、合格标志、特种设备的日常使用状况记录、特种设备及其安全附件及有关附属仪器仪表的日常维护保养记录、特种设备运行故障和事故记录。医院要配置相关的档案管理人员,详细记录特种设备的档案内容,并定期整理档案。

（四）建立特种设备安全预案

医院需建立特种设备事故应急专项预案,并定期进行应急演练,可以有效预防、及时控制和消除突发性事故。

（五）建立特种设备报废制度

特种医疗设备的停用和报废要按照《特种设备安全法》第二章第四十八条规定向原登记的负责特种设备安全监督管理部门办理使用登记证书注销手续。因此对特种设备的使用年限长、性能老化存在事故隐患及设备无维修价值时,经过维修技术人员的鉴定后,按照相关国有资产设备管理规定进行报废。

四、大型医用设备

大型医用设备,是指使用技术复杂、资金投入量大、运行成本高、对医疗费用影响大且纳入目录管理的大型医疗器械。国家卫生健康委员会于2018年3月发布《大型医用设备配置许可管理目录(2018年)》,将大型医用设备分为甲、乙两类。大型医用设备除了医用磁共振成像设备、内镜手术器械控制系统(手术机器人)外其他均属于电离辐射设备,因此,大型医用设备的监测与控制主要参考电离辐射类设备。内镜手术器械控制系统(手术机器人)的风险监测与控制参考急救/生命支持类设备、手术设备。医用磁共振成像设备会产生强大的电磁场,需对医用磁共振成像设备机房进行射频防护,不允许检查者携带或植入金属类材料进入机房。此外,大型医用设备因投入资金大、技术尖端维修难度大,需加强财务风险管理。

（一）大型医用设备运行维护风险管理

大型医用设备属于高尖端设备,其结构复杂,功能应用强大,对大型医用设备的操作、维修都有较高的要求。设备操作人员需取得大型医用设备的上岗证,接受厂家的使用操作培训考核后方可上岗操作。大型医用设备必须配有专门的设备维修人员,设备维修人员在接受厂家工程师的技术维修培训后必须熟悉设备原理功能、电路分析,能及时排除设备常见故障,保障大型医用设备的正常运作。

笔记

在厂家工程师维修设备时,医院的设备维修人员必须在场,跟厂家工程师沟通学习该故障的排除方法,以增加自主维修能力。设备厂家在大型医用设备安装一个设备运行状态的远程监控系统,该系统能监控设备的运行状态,一旦设备出故障设备厂家能及时了解故障发生时间及故障内容,节省设备维修时间。

(二)大型医用设备申购前的风险管理

大型医用设备的申购能提高医院的医疗服务质量和水平,增强医院的市场竞争力和经济效益。但如果医院大型医用设备的购置出现盲目性和无计划性,不仅削弱了医院经济效益和市场竞争力,同时也造成医院资源和财务的不必要浪费,所以医院必须在大型医疗设备的申购前对风险进行评估。

1. **申购大型医用设备的必要性评估**　从医院现有的大型医用设备台数及每台设备的功能使用情况(使用率、完好率)、医院辐射区域内同类大型医用设备的数量及使用情况、所申购的大型医用设备是否能提高临床诊断、治疗技术水平,是否为临床急需设备,是否能为教学科研服务。结合上述情况来断定是否购买新的大型医疗设备。

2. **大型医用设备价格和医院财务预算评估**　由于厂家对医院的定位划分,同一品牌型号的大型医用设备的售价对不同医院的价格会存在较大的偏差,采购前必须通过多渠道了解该设备的市场价格,避免偏离市场价格购买,从而节省财务成本。在申购大型医用设备之前对购置该设备所需的资金进行分析评估,确保资金到位。

3. **大型医用设备的配套设施水平评估**　主要是指对所采购的大型医用设备的医院是否能具备安装条件、使用环境能否达到设备的技术要求,例如机房面积、设备供电、设备的防护屏蔽等。

4. **大型医用设备的使用效率分析及经济效益预估**　主要是指对申购的大型医用设备经济效益进行预测,包括使用年限、每月的检查次数、收费标准、年经济收入及运行成本、维修保养费,根据上述数据做出成本效益分析报告。

5. **大型医用设备的技术评估**　主要是指对比所申购大型医用设备的品牌、设备定位、性能及设备价格进行分析和比较。其内容有:设备品牌效应、设备技术先进性、设备稳定性、设备安全性、设备可配套性。

6. **大型医用设备的人员配置及维修评估**　主要是指申购大型医用设备的使用科室人员配置及设备操作使用培训、医院设备维修人员的技术能力与厂家售后服务质量进行评估,通过评估判断设备购置后能否保证设备的正常运转。

【例5-2】　大型医疗设备申购前风险管理案例

结合卫生主管部门对医院申购大型医疗设备的可行性报告的要求,编写医院3.0T的磁共振设备可行性报告,以便读者对大型医疗设备申购前风险管理的了解。

(1)申请配置的必要性和依据。某医院是一所集医疗、教学、科研和预防保健为一体的大型综合性医院。是国家首批"三级甲等医院"、先后被评为"全国百佳医院","全国百姓放心示范医院"。目前医院和科室不但担负着本市的医疗服务,而且邻近县市,珠三角,甚至湖南、广西、江西福建等省的众多患者也纷纷慕名而来,就诊患者逐年递增,广大患者均迫切希望能够减少就医时间,提高就诊效率,而制约这一问题的关键往往是检查时间,尤其是磁共振的检查时间,部分临床科室也经常出现患者因为磁共振检查等待时间过长而影响治疗,延长住院时间。虽然影像中心四台磁共振每天加班至晚上十二点,但仍然无法满足临床和患者日益扩大的检查需要,每天仍有近百位积压患者不能及时检查。增加扫描速度快、性能优越的磁共振扫描仪就成为了目前医院、科室及患者的当务之急,只有增加了性能优越的磁共振扫描仪器,才能缓解科室的压力,加快患者的检查通过效率,缩短平均住院日。预计增加一台3.0T磁共振可使患者的检查时间缩短1~2天,有效缓解临床需求的压力,不但能加快门诊患者的就诊时间,而且可以有效缩短医院平均住院日,增加医院床位的周转,从而大幅提升经济效益。

(2)申请设备的技术发展前景(先进性、可靠性、安全性)。3.0T磁共振以超快速度、极高的图像分辨率、灵活扫描和强大功率著称,树立了全新的磁共振系统成像标准,目前已在临床诊疗中得到日益普及的应用。3.0T 的磁体实现了磁场均匀性,磁体长度和开放度的和谐统一,实现了全身检查所必需的大扫描野(三轴 FOV 实际可达 48cm)和大成像容积。解决了之前磁共振(尤其是超高场磁共振)临床应用中面临的如运动伪影,磁敏感伪影以及金属伪影问题。在于神经成像领域,由于成像速度快及强大的去除伪影的后处理技术,可用于如帕金森病、昏迷病人、小儿及不合作病人等。在心血管领域突破了心脏禁区,可在 15 分钟之内完成心脏的全面评估,包括心脏大血管解剖结构成像、心脏电影、心肌功能分析等全方位的检查研究。在体部领域三度空间快速影像(3D EPI)可以得到细切面,以减少磁化效应伪影所致的信号衰减。应用于乳腺和前列腺,可以发现更小的更早期的病变,联合应用弥散(DWI)、波谱(MRS)及灌注(PWI)技术,能够更准确的判断病变的良恶性。

(3)申请设备对医疗机构临床、科研工作的作用。3.0T 磁共振扫描仪为医疗科研兼顾的仪器,能够应用于临床,全面提高疾病的影像诊断水平外,在设备使用期间预计计划发表 SCI 文章 6 篇、带教学生 195 名。设备的投入使用必将对影像中心及整个医院的医、教、研水平奠定必要的硬件基础,加快影像中心的学科建设。

(4)申请设备预期使用情况分析(使用年限、每周使用情况、收费标准、年经济收入、年维护费用及计划启用时间等)。高端磁共振预计使用年限为 10~12 年,每周使用至少 5 天,收费标准为每部位800 元。可预期的直接经济效益为:正常工作日每日检查 40 个部位,全年按 51 周计算,每年合计约:5×51×40×800≈810 万元,只需不到 4 年就可以收回全部成本。年维护费用约 5 万~60 万元。

(5)人员资质情况(拟配置科室的主要临床和技术人员情况、学科队伍建设及取得大型医用设备岗位证书资格情况等)。科室行政主任,学科带头人长期从事 CT、磁共振诊断工作,拥有丰富的临床工作经验,先后主持国家基金 8 项,发表论文 200 余篇。获得省级及军队科技进步 2 等奖 3 次。科室以形成分子影像、磁共振脑功能成像、放射组学、低剂量 CT 成像等多个亚专科。科室具有多年的大型医疗设备使用经验,并拥有一批能熟悉使用磁共振诊断设备的专业技术人员。现有高级职称 15 名,中级职称 9 名,其余初级职称,均拥有 MRI 的大型医用设备上岗证。

(6)项目投资分析(项目总投资、资金来源和筹措方式等。如为首次配置、价格在 500 万元以上的新设备,必须详细分析成本构成、大小及建议的收费价格)。项目总投资 3000 万,来源为政府设备购置专项款。由于该设备非首次配置,所以无需提供详细分析成本构成、大小及建议收费价格。

(7)社会效益与经济效益分析。高端磁共振的使用将全面提高疾病的影像诊断水平外,也必将对影像中心及整个医院的医、教、研水平奠定必要的硬件基础,加快影像中心的学科建设。临床科室尤其是手术科室的患者可明显缩短等候检查的时间,加快诊疗时间,缩短医院平均住院日,加速了病床的轮转,无形中为医院赢得了经济效益。检查速度的提升意味着患者等候和忍受检查的时间缩短,图像质量的提高和适用范围的扩大,提高了临床诊疗的准确性,最终使患者受益,也为医院赢得口碑,产生良好的社会效益。

(8)申请设备使用对周边环境造成的影响情况(要求附上国家环境保护局的辐射安全许可证复印件)。科室现有多台磁共振,有成熟的使用经验。设备安装于门诊大楼,已预留专门的场地并严格按照磁场防护安全设计,确保磁场安全。

(9)配套设施及维护能力情况。设备安装于门诊大楼,对场地的要求与普通磁共振相当,只需满足国家对放射检查设备的基本要求即可。已为新设备专门留置相应的场地,包括专门的水电条件及排污及磁场防护条件。完全可满足机器安装要求,新楼建成后即可进行设备的安装和投入使用。目前影像中心设备维修工程师有 3 名,其中 2 名高级职称,1 名中级职称,都经过设备厂家的维修考核,且具有大型医疗设备维修上岗证,为设备的正常运转提供保障。

(三)大型医用设备财务风险管理

大型医用设备因价格昂贵(价格高达 500 万元人民币以上)、成本回收周期长等原因,大型医用设备对医院的运营及发展有较大的影响。大型医用设备的财务风险分析主要是大型医用设备效益分析,包括使用年限、每月的检查次数、收费标准、年经济收入及运行成本,其中运行成本包括设备折旧费、人力成本、设备配套成本、维护成本。

五、植入/置入类医用耗材

植入性耗材是指任何借助外科手术,全部或者部分进入人体或自然腔道中,在手术过程结束后长期留在体内,或者留在体内至少30日以上的特殊医用材料。植入/置入类医用耗材可分为:血管介入类(导管、导丝、球囊、支架及辅助材料)、非血管介入类(导管、导丝、球囊、支架、各种内镜涉及的材料)、骨科植入(人工关节,固定板、人工骨、修补材料)、神经外科(颅内植入物、填充物等)、电生理类(标测导管、消融导管等)、起搏器类(永久、临时、起搏导管、心脏复律除颤器、起搏导线等)、体外循环及血净化(人工心肺辅助材料、透析管路、滤器、分离器、附件等)、眼科材料(晶体、眼内填充物等)、口腔材料(印膜、种植、颌面创伤修复、口腔充填、根管治疗、粘接、义齿、正畸、矫治等材料)、其他(人工瓣膜、人工补片、人工血管、高分子材料等)。这类耗材的特点是价格高、风险大,管理制度是否完善对医院的医疗影响很大,管理不到位容易引起医疗纠纷甚至医疗事故。植入/置入类医用耗材直接作用于人体、对安全性有严格要求、临床使用量大、价格相对较高、社会反映强烈。为确保植入性医用耗材的安全、有效、合理使用,维护医患双方的合法权益,我国相关法律,如《医疗器械监督管理条例》《高值医用耗材集中采购工作规范(试行)》等有安全性规定。植入/置入类医用耗材风险控制有以下内容:

(一)植入/置入类医用耗材准入制度

由于植入类耗材品类多、价值高、风险大,为了保障耗材的安全、有效使用,必须制定严格执行准入制度。在采购耗材前需要查看竞标公司的《医疗器械生产企业许可证》或《医疗器械经营企业许可证》《营业执照》、植入性医疗器械《医疗器械产品注册证》及其《医疗器械注册登记表》,索取留存的资质证明属复印件的,资质证明均应加盖供货方单位印章。销售人员委托授权书应为委托企业法定代表人签署(签名),载明授权销售的品种、地域、期限,注明销售人员的身份证号码,并加盖委托企业印章。根据国家的《合同法》有关规定和要求,按照《合同法》的规定与医用耗材生产企业或被授权的经营企业签订购销合同,明确品种、规格、数量、价格、回款时间、履约方式、违约责任等内容并通过医院医疗器械采购管理组讨论、经谈判招标后,确定中标公司、中标产品、中标价格,医院方可购进。临床科室和医务人员严禁自行向医疗器械生产企业或经营企业采购植入性医疗器械。

(二)植入/置入类医用耗材使用管理制度

植入类耗材要建立耗材管理规定,必须有专人保管,植入耗材的出入库的登记本需填写完整的信息。使用植入耗材时必须检测植入性耗材的包装标识、合格证、产品有效期、植入耗材"三联单"填写是否完整、规范,条形码粘贴是否规范,可做到可溯源管理。在病人使用植入材料时必须跟病人说明详细植入耗材的情况并签署《知情同意书》。植入类耗材销毁需要记录销毁耗材的名称、植入患者的位置、销毁时间及地点、销毁程度、销毁科室签字、手术室确认签字。植入类耗材植入人体后发生不良事件应由专门人员记录耗材的名称、批号及植入病人详细情况,并及时上报上级机构。

(温锐)

第四节　医疗器械不良事件监测

20世纪80年代,美国、欧盟、日本、加拿大等国家和地区开始建立和实施医疗器械不良事件报告制度,制定相应规范,加强医疗器械产品上市后安全有效性的监测管理。我国医疗器械不良事件监测工作起步较晚,2002年至2004年,国家食品药品监督管理部门在北京、上海、广州等5家医疗机构和8家生产企业对5个重点监测品种开展医疗器械不良事件监测试点工作,为我国建立医疗器械不良事件监测制度奠定基础。

为了加强医疗器械不良事件监测和再评价工作,2008年,我国颁布了《医疗器械不良事件监测和再评价管理方法(试行)》,以适用于医疗器械生产企业、经营企业、使用单位、医疗器械不良事件监测技术机构、食品药品监督管理部门和其他有关主管部门。2011年,为了进一步加强医疗器械不良事件监测工作,我国颁布了《医疗器械不良事件监测工作指南(试行)》,包括医疗器械生产企业、经营企业、使用单位不良事件监测的工作要求,公众、法人、其他相关组织医疗器械不良事件的报告要求,医疗器械不良事件监测技术机构的工作要求以及有关说明和附件等内容。

一、医疗器械不良事件定义及分级

医疗器械不良事件是指获准上市的质量合格的医疗器械在正常使用情况下发生的,导致或者可能导致人体伤害的各种有害事件。定义包含了四个要素,即获准上市、质量合格、正常使用和人体伤害,四者缺一不可。获准上市、质量合格和正常使用是前提条件,导致或可能导致是状态,人体伤害是后果。

医疗器械不良事件按照事件对人体造成影响的严重程度可分为四级:Ⅰ级警讯事件,是指医疗器械导致死亡或永久性功能丧失等严重伤害的不良事件,不良影响程度严重,是不良事件的最高级别;Ⅱ级不良后果事件,是指医疗器械对机体与功能造成损害的不良事件,造成的损伤经治疗后可恢复,不良影响程度相对较轻;Ⅲ级未造成后果事件,是指医疗器械发生错误事实,但未给机体与功能造成任何损害或有轻微后果而不需要任何处理即可恢复的不良事件,基本上未造成不良影响;Ⅳ级隐患事件,是指由于及时发现医疗器械的缺陷或错误,未形成事实的不良事件,其级别最低。

二、医疗器械不良事件监测与管理

医疗器械不良事件监测是指对可疑医疗器械不良事件的发现、报告、评价和控制的过程。医疗器械在被批准用于临床前的研究只是上市前的评价结果,仅是评判其能否用于人体的一个阶段性的结论,是一个风险可接受的医疗产品,但是在医疗器械漫长的使用周期中,一些发生率较低的长期效应只有在大量人群长期使用后才可能会发生并被发现。医疗器械不良事件监测旨在通过对医疗器械使用过程中出现的可疑的不良事件进行收集、报告、分析和评价,发现和识别上市后医疗器械在临床使用中存在的不合理风险,对存在安全隐患的医疗器械采取有效的控制措施,提高医疗器械产品的安全性,防止不良事件的发生、重复发生和蔓延,以保障公众医疗器械使用安全。随着医疗行业和科学技术的快速发展,医疗器械品种不断涌现,在疾病的预防、诊断、治疗和康复过程中的作用越来越凸显,医疗器械的安全性、有效性问题也接踵而来,近年来各种医疗器械不良事件层出不穷,因此监测对防范医疗器械不良事件的发生是至关重要的。

(一)医疗器械不良事件监测记录

医疗器械生产企业、经营企业和使用单位在生产、经营和使用医疗器械过程中应建立并履行医疗器械不良事件监测管理制度,同时应当配备专(兼)职人员承担本单位的医疗器械不良事件监测工作;还应建立医疗器械不良事件监测记录并保存至医疗器械标明的使用期后2年,且保存期限应当不少于5年。医疗器械不良事件监测记录包括《可疑医疗器械不良事件报告表》《医疗器械不良事件补充报告表》和《医疗器械不良事件年度汇报总报告表》,以及不良事件发现、报告、评价和控制过程中有关的其他文件记录。

第一类医疗器械生产企业应当建立年度医疗器械不良事件监测情况总结备查制度;第二、三类医疗器械生产企业还应当建立保证其产品可追溯性的相应制度。

(二)医疗器械不良事件的调查与评价

省级医疗器械不良事件监测技术机构在收到不良事件报告后,应深入医疗器械生产企业、经营企业和使用单位调查,得到真实可靠的资料;在调查、核实、分析、评价不良事件报告时,需组织专家论证或委托医疗器械检测机构进行检测的,应当及时向省级食品药品监督管理部门和国家药品不良反应监测（ADR）中心报告有关工作进展情况；向上级报告的同时应当提出关联性评价意见，分析事件发生原因。医疗器械不良事件调查和评价的主要内容包括：

（1）不良事件本身，包括患者的原患疾病、治疗过程、抢救过程、预后情况、尸检报告等，器械的基本情况、安装情况、维护保养情况、使用情况和辅助器械的使用情况等。

（2）器械的相关情况，主要包括器械的注册、生产、销售、运输、储藏、使用及既往不良事件情况等。

（三）医疗器械不良事件监测的管理

医疗器械不良事件监测管理部门主要包括国家食品药品监督管理部门、省级食品药品监督管理部门、国家卫健委和地方各级卫生主管部门、国家 ADR 中心和省级医疗器械不良事件监测技术机构，各部门管理职责如下：

国家食品药品监督管理部门：会同国家卫健委制定医疗器械不良事件监测和再评价管理规定，并监督实施；组织检查医疗器械生产、经营企业和使用单位医疗器械不良事件监测和再评价工作的开展情况，并会同国家卫健委组织检查医疗卫生机构的医疗器械不良事件监测工作的开展情况；会同国家卫健委组织、协调对突发、群发的严重伤害或死亡不良事件进行调查和处理；与国家卫健委确定并发布医疗器械不良事件重点监测品种，通报全国医疗器械不良事件监测情况和再评价结果，根据医疗器械不良事件监测和再评价结果，依法采取相应的管理措施。

省级食品药品监督管理部门：组织检查本行政区域内医疗器械生产企业、经营企业和使用单位开展医疗器械不良事件监测和再评价工作的情况，并会同同级卫生主管部门组织检查本行政区域内医疗卫生机构开展医疗器械不良事件监测工作的情况；会同同级卫生主管部门组织调查和处理本行政区域内发生的突发、群发的严重伤害或死亡不良事件，对本行政区域内医疗器械不良事件监测情况和再评价结果进行通报，根据医疗器械不良事件监测和再评价结果，依法采取相应的管理措施。

国家卫健委和地方各级卫生主管部门：组织检查医疗卫生机构对医疗器械不良事件监测工作的开展情况，监督检查与医疗器械相关的医疗技术和行为，并依法对产生严重后果的医疗技术和行为采取相应的管理措施；协调调查医疗卫生机构中发生的医疗器械不良事件，对产生严重后果的医疗器械依法采取相应管理措施。

国家药品不良反应监测中心（ADR）：负责收集全国医疗器械不良事件监测信息，并对不良事件进行评价和反馈工作，负责医疗器械再评价的有关技术工作，负责对省级医疗器械不良事件监测技术机构进行技术指导，承担国家医疗器械不良事件监测数据库和信息网络建设、维护工作。

省级医疗器械不良事件监测技术机构：负责收集本行政区域内医疗器械不良事件监测信息，并负责对不良事件进行评价、反馈和报告工作；负责本行政区域内食品药品监督管理部门批准上市的境内第一类、第二类医疗器械再评价的有关技术工作。

三、医疗器械不良事件报告程序

我国 2002 年 12 月 1 日开始实施医疗器械不良事件监测工作，根据我国食品药品监督管理部门每年发布的全国不良事件监测数据，从 2003 年到 2016 年期间，我国每年上报的医疗器械不良事件数量逐渐增多（图 5-8），涨幅也逐渐增大，可见我国对医疗器械不良事件监测力度逐步加大，监测机制也在不断完善中。医疗器械不良事件以使用单位上报为主要来源，上报事件以非严重不良事件居多。医疗器械不良事件报告（MDR）是发现医疗器械安全性隐患和采取风险管理措施的前提，也是做好医疗器械不良事件监测工作的目的，同时还是防止医疗器械不良事件再次发生、扩散的有力保障。

MDR 需遵守可疑即报、濒临事件和免除报告三个原则，根据《医疗器械不良事件监测和再评价管理方法（试行）》和《医疗器械不良事件监测工作指南（试行）》两个文件，将医疗器械不良事件分为以下四种情况报告：

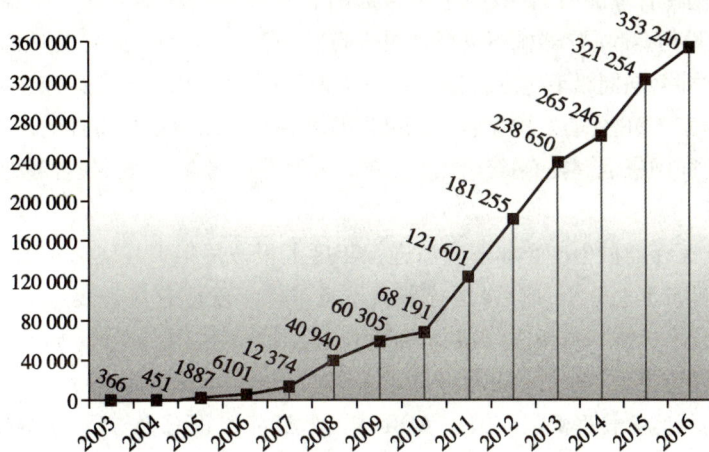

图 5-8　2003—2016 年全国 MDR 数量趋势图

（一）死亡事件报告

医疗器械生产企业、经营企业和使用单位在发现或知悉死亡事件之日起 5 个工作日内,填写《可疑医疗器械不良事件报告表》上报所在地省级医疗器械不良事件监测技术机构;首次报告后 20 个工作日内,生产、经营和使用单位填写《医疗器械不良事件补充报告表》报所在地省级医疗器械不良事件监测技术机构。

省级医疗器械不良事件监测技术机构在收到首次报告后,应立即上报省级食品药品监督管理部门和国家 ADR 中心,同时上报省级卫生主管部门;并于 5 个工作日内在《可疑医疗器械不良事件报告表》上填写初步分析意见,上报省级食品药品监督管理部门和国家 ADR 中心,并抄送省级卫生主管部门;并在收到补充报告和相关补充信息后,于 15 个工作日内在《医疗器械不良事件补充报告表》上填写分析评价意见或形成补充意见,上报省级食品药品监督管理部门和国家 ADR 中心,同时抄送省级卫生主管部门。

国家 ADR 中心在收到首次报告后,应当立即报告国家食品药品监督管理部门,并于 5 个工作日内提出初步分析意见,上报国家食品药品监督管理部门,同时抄送国家卫健委;并在收到补充报告和相应的其他信息后,在 15 个工作日内提出分析评价意见,上报国家食品药品监督管理部门,同时抄送国家卫健委。

（二）严重伤害、可能导致严重伤害和死亡事件报告

严重伤害,是指出现以下三种情况之一者:①危及生命;②导致机体功能的永久性伤害或者机体结构的永久性损伤;③必须采取医疗措施才能避免上述永久性伤害或损伤。

医疗器械生产企业、经营企业和使用单位在发现或知悉严重伤害、可能导致严重伤害和死亡事件之日起 15 个工作日内,填写《可疑医疗器械不良事件报告表》上报所在地省级器械不良事件监测技术机构;并在首次报告后的 20 个工作日内,填写《医疗器械不良事件补充报告表》上报所在地省级医疗器械不良事件监测技术机构。

省级医疗器械不良事件监测技术机构收到首次报告后,于 15 个工作日内在《医疗器械不良事件报告表》上填写初步分析意见,上报国家 ADR 中心;并在收到补充报告和相关补充信息后,于 20 个工作日内在《医疗器械不良事件补充报告表》上填写分析评价意见或形成补充意见,上报送国家 ADR 中心;还应当对收到报告进行汇总并提出分析评价意见,每季度报送省级食品药品监督管理部门和国家 ADR 中心,抄送省级卫生主管部门。国家 ADR 中心对收到的导致或者可能导致严重伤害或死亡事件报告,进行汇总并提出分析评价意见,每季度上报国家食品药品监督管理部门,抄送国家卫健委。

（三）突发、群发事件报告

医疗器械生产企业、经营企业和使用单位发现突发、群发医疗器械不良事件后,应当立即报告所

在地省级食品药品监督管理部门、省级卫生主管部门和省级医疗器械不良事件监测技术机构,并在24小时内填写并报送《可疑医疗器械不良事件报告表》。省级食品药品监督管理部门获知发生群发、突发不良事件后,立即会同同级卫生主管部门组织调查、核实、处理,并报告国家食品药品监督管理部门、国家卫健委和国家 ADR 中心。国家食品药品监督管理部门可以根据事件的严重程度或应急管理工作的相关规定,会同国家卫健委直接组织或协调对事件进行调查、核实、报告和处理。

(四)年度汇报

第二类、第三类医疗器械生产企业还应当进行年度汇报。每年1月底前对上一年度的医疗器械不良事件监测情况进行汇总分析,填写《医疗器械不良事件年度汇总报告表》,上报所在地省级医疗器械不良事件监测技术机构。省级医疗器械不良事件监测技术机构在收到年度汇总报告后,于30个工作日内提出分析评价意见,报送国家 ADR 中心;同时于每年2月底前进行汇总并提出分析评价意见,上报省级食品药品监督管理部门。国家 ADR 中心收到年度汇总报告后,于每年3月底前进行汇总并提出分析评价意见,上报国家食品药品监督管理部门,并同时抄送国家卫健委。

在每年1月底之前,医疗器械经营企业、使用单位和第一类医疗器械生产企业应当对上一年度的医疗器械不良事件监测工作进行总结,并保存备查。

发生医疗器械不良事件后,医疗器械生产企业、经营企业和使用单位认为必要时,可以越级报告,但是应当及时告知被越过的所在地省级食品药品监督管理部门、省级卫生主管部门和省级医疗器械不良事件监测技术机构。医疗器械经营企业和使用单位在向所在地省级医疗器械不良事件监测技术机构报告的同时,应当告知相关生产企业。

个人发现导致或可能导致严重伤害或死亡的医疗器械不良事件后,向所在地省级医疗器械不良事件监测技术机构或县级以上食品药品监督管理部门报告。县级以上食品药品监督管理部门收到个人报告后,及时向所在地省级医疗器械不良事件监测技术机构报告。

既在中国境内也在境外上市销售的医疗器械产品,生产企业应当将其相关产品在境外发生的导致或可能导致严重伤害或死亡的医疗器械不良事件及对其采取的控制措施自发现之日起15个工作日内向国家 ADR 中心和国家食品药品监督管理部门报告。

四、医疗器械不良事件应急处理

当突发医疗器械不良事件时,各级单位和监管部门应立即对突发不良事件启动应急处理。2011年8月29日,国家食品药品监督管理部门颁布了《药品和医疗器械安全突发事件应急预案(试行)》(国食药监办[2011]370号),为各级食品药品监督管理部门、有关政府部门及单位处理医疗器械安全突发事件提供指导,提高快速反应和应急处理能力,切实做到"早发现、早报告、早评价、早控制"。

(一)医疗器械不良事件分级

医疗器械安全突发事件是指突然发生的对社会公众健康造成或可能造成严重损害,需要采取应急处置措施予以应对的医疗器械群体不良事件、重大医疗器械质量事件,以及其他严重影响公众健康的医疗器械安全事件。根据事件的危害程度和影响范围等因素,医疗器械安全突发事件分为四级:Ⅰ级(特别重大)、Ⅱ级(重大)、Ⅲ级(较大)和Ⅳ级(一般)。

1. **Ⅰ级(特别重大)医疗器械安全突发事件** 在相对集中的时间和(或)区域内,批号相对集中的同一医疗器械引起临床表现相似的,且罕见的或非预期的不良事件的人数超过50人(含);或者引起特别严重不良事件(可能对人体造成永久性伤残、对器官功能造成永久性损伤或危及生命)的人数超过10人(含);同一批号医疗器械短期内引起3例(含)以上患者死亡;短期内2个以上省(区、市)因同一医疗器械发生Ⅱ级医疗器械安全突发事件;其他危害特别严重的医疗器械安全突发事件。

2. **Ⅱ级(重大)医疗器械安全突发事件** 在相对集中的时间和(或)区域内,批号相对集中的同一医疗器械引起临床表现相似的,且罕见的或非预期的不良事件的人数超过30人(含),少于50人;或者引起特别严重不良事件(可能对人体造成永久性伤残、对器官功能造成永久性损伤或危及生命），涉及人数超过 5 人（含）；同一批号医疗器械短期内引起 1 至 2 例患者死亡，且在同一区域内同时出现其他类似病例；短期内 1 个省（区、市）内 2 个以上市（地）因同一医疗器械发生Ⅲ级医疗器械安全突发事件；其他危害严重的重大医疗器械安全突发事件。

3. **Ⅲ级（较大）医疗器械安全突发事件**　在相对集中的时间和（或）区域内，批号相对集中的同一医疗器械引起临床表现相似的，且罕见的或非预期的不良事件的人数超过 20 人（含），少于 30 人；或者引起特别严重不良事件（可能对人体造成永久性伤残、对器官功能造成永久性损伤或危及生命），涉及人数超过 3 人（含）；短期内 1 个市（地）内 2 个以上县（市）因同一医疗器械发生Ⅳ级医疗器械安全突发事件；其他危害较大的医疗器械安全突发事件。

4. **Ⅳ级（一般）医疗器械安全突发事件**　在相对集中的时间和（或）区域内，批号相对集中的同一医疗器械引起临床表现相似的，且罕见的或非预期的不良事件的人数超过 10 人（含），少于 20 人；或者引起特别严重不良事件（可能对人体造成永久性伤残、对器官功能造成永久性损伤或危及生命），涉及人数超过 2 人（含）；其他一般医疗器械安全突发事件。

（二）医疗器械安全突发事件报告流程

医疗器械生产企业、经营企业在发现或知悉发生医疗器械安全突发事件后，应当立即报告当地食品药品监督管理部门和医疗器械不良事件监测技术机构；医疗机构在发现或知悉医疗器械安全突发事件后，立即报告当地卫生行政部门和食品药品监督管理部门，并做出相应的应急补救措施，最迟不得超过 2 小时。当情况紧急时可同时越级报告。

事发地食品药品监督管理部门接到报告后，应当在 2 小时内报告上级食品药品监督管理部门，并立即组织医疗器械不良事件监测机构、安全监察、稽查以及市场部门人员赶赴现场对事件情况进行调查核实。情况紧急时可同时向省级食品药品监督管理部门和国家食品药品监督管理部门报告。

省级食品药品监督管理部门在接到报告后，对于Ⅰ级、Ⅱ级医疗器械安全突发事件，应在 2 小时内向国家食品药品监督管理部门报告，并立即组织对事件进行必要的核实和初步研判，核实情况和初步研判结果要及时上报国家食品药品监督管理部门。必要时，将医疗器械安全突发事件情况通报相关省级食品药品监督管理部门。国家食品药品监督管理部门接到Ⅰ级医疗器械安全突发事件报告时，应立即报告国务院总值班室，并抄报国家卫健委。

（三）先期处置

1. **事发地先期处置**　事发地食品药品监督管理部门接到不良事件报告后，应立即协调卫生行政部门对患者开展医疗救治工作、到事发现场进行调查核实、对相关医疗器械进行封存，根据情况可在本行政辖区内对相关医疗器械采取暂停销售、使用等紧急控制措施，并对相关器械进行抽验，对相关生产经营企业进行现场调查。生产企业不在本行政区域的，应立即通知企业所在地省级食品药品监督管理部门对企业进行现场调查。

2. **国家食品药品监督管理部门先期处置**　国家食品药品监督管理部门接到不良事件报告后，办公室立即会同医疗器械注册管理司、医疗器械监管司、稽查局等相关司局与事发地省级食品药品监督管理部门联系，调查核实事件原因和进展情况，及时将有关情况报告局领导，并根据情况开展以下工作：药品评价中心立即对国家医疗器械不良事件数据库资料、WHO 医疗器械不良事件数据库资料进行汇总统计，于 2 小时内上报医疗器械监管司。同时密切跟踪事件发展，检索国内外相关资料，随时汇总、分析相关信息，并将相关综述及时上报医疗器械监管司。

医疗器械监管司组织对事件进行初步分析研判，提出是否向有关地区或全国通报以及是否采取暂停生产、销售、使用的建议，报分管局领导审定。决定暂停生产、销售、使用的，由稽查局牵头负责下发文件，暂停生产、销售和使用相关医疗器械。必要时，由医疗器械监管司会同药品评价中心，组织临床、医疗器械等相关专家前往事发现场，对病人或病例进行现场调查并初步进行关联性评价。

根据事件情况，由医疗器械监管司和稽查局带队，组织医疗器械检查员对涉及生产企业进行检查，并对相关医疗器械进行抽样，中国食品药品检定研究院统筹组织对样品进行检验检测和分析研究。必要时医疗器械监管司组织医疗器械技术审评中心等单位对涉及医疗器械的注册情况、注册申报资料、质量标准等进行回顾与分析。

医疗器械监管司和稽查局应及时将有关情况报局办公室,并由局办公室通报国家卫健委。根据调查情况,医疗器械监管司、稽查局组织专家进行分析评价,对事件性质和原因提出意见报分管局领导。政策法规司根据事件进展和调查处置情况,制订新闻宣传方案,报分管局领导或局长核准后,适时向社会发布相关信息。

(四)应急处理

医疗器械安全突发事件在先期处置基础上还应开展应急处置工作。应急措施分为Ⅰ级应急处理和Ⅱ级、Ⅲ级、Ⅳ级应急处理。

1. Ⅰ级应急处理

(1)领导工作小组应急处理 国家局设立应急领导小组,应急领导小组下设各工作组,由应急领导小组指挥组织各工作组开展相关工作包括:

应急领导小组:定期召开会议,通报工作进展情况,研究部署应急处置工作重大事项,各成员单位、工作组和相关省级食品药品监督管理部门于每日15:00前将每日工作信息报送综合组,重大紧急情况应即时报送。

综合组:及时将有关情况报告国务院及国家卫健委,及时续报有关情况根据患者救治情况报请国家卫健委派出国家级医疗专家,赶赴事发地指导医疗救治工作,每天编发《工作动态》,报送国家局领导、国家卫健委办公厅,分送应急领导小组各成员、工作组各成员单位。

产品控制组:组织对相关医疗器械进行统计、溯源,责成相关省级食品药品监督管理部门监督医疗器械生产企业紧急召回相关医疗器械,每日对召回情况进行统计,根据情况组织对相关医疗器械扩大抽检,由中国食品药品检定研究院统一组织开展检验检测,除按照标准进行检验外,同时开展非标准方法的研究和检验检测。必要时,委托其他有资质的检验机构进行平行检验。

调查组:适时组织专家对事件性质、原因进行研判,作出研判结论和意见,结论和意见及时报告应急领导小组由应急领导小组组长或副组长带队成立,分赴事发地和生产企业所在地,指导、协调事件调查和处置工作。

新闻宣传组:及时与国家卫健委新闻管理部门联系沟通,建立信息发布机制,及时向社会发布事件有关信息,对外公布咨询电话。

(2)省级食品药品监督管理部门应急处理 省级食品药品监督管理部门收到国家食品药品监督管理部门通知或通报后,第一时间通知到本行政区域内的各级食品药品监督管理部门和相关医疗器械生产、经营和使用单位;组织对相关医疗器械进行封存、溯源、流向追踪并汇总统计;对本行政区域内相关医疗器械不良事件进行统计,相关信息及时报告国家食品药品监督管理部门。

事发地省级食品药品监督管理部门协调相关部门,按照国家食品药品监督管理部门的部署和要求落实相关工作:对事件进行现场核实,包括发生的时间、地点,医疗器械的名称和生产批号,不良事件表现,事件涉及的病例数和死亡病例数;协调卫生部门对病人开展医疗救治;依法对本行政区域内的相关医疗器械采取紧急控制措施;组织对相关医疗器械进行检验检测;组织对医疗器械的生产、流通、使用进行现场调查。相关信息及时报告国家食品药品监督管理部门。

生产企业所在地省级食品药品监督管理部门立即组织对相关医疗器械的生产、流通环节开展现场调查;监督企业召回相关医疗器械;按照国家食品药品监督管理部门要求,组织对生产企业的相关医疗器械进行抽样、检验检测。相关信息及时报告国家食品药品监督管理部门。

市(地)、县(市)级食品药品监督管理部门按照国家食品药品监督管理部门的统一部署,在省级食品药品监督管理部门的领导下开展相应工作。

2. Ⅱ级、Ⅲ级、Ⅳ级应急处理

各级食品药品监督管理部门参照Ⅰ级应急处理措施,按分级响应原则,分别制定Ⅱ级、Ⅲ级、Ⅳ级

应急处理措施,及时将事件处理情况报告上一级食品药品监督管理部门。国家食品药品监督管理部门对于Ⅱ级事件进行密切跟踪,对处置工作给予指导和支持,根据情况和需要,在全国范围内对事件涉及医疗器械采取紧急控制措施,将事件情况通报有关省级食品药品监督管理部门和相关部门。省级、地级食品药品监督管理部门分别对Ⅲ级、Ⅳ级事件进行密切跟踪,对处置工作给予指导和支持。

（郑建军）

思考题

1. 风险管理内容主要包括哪些?
2. 人、机、环境整体风险应考虑哪些方面的风险?
3. 量化风险值的综合风险评分系统由哪几部分组成? 内容分别是什么?
4. 医疗器械不良事件的定义是什么? 分成几级?
5. 当发生医疗器械安全突发事件时,如何向上级报告?

伴随着医疗器械技术的不断发展,医疗器械的设计及使用也越来越复杂。在现在患者诊疗实践中,医疗器械在医学领域的使用面也在不断扩宽,应用场所不再仅局限于专业医疗机构,使用人员也由医护人员扩展为患者甚至是患者家属。在用器械、应用环境和不同类型的用户群体构成了医疗器械应用的闭合系统。该系统中器械的安全使用问题受到人们越来越多的关注。通过采用特定的人因工程研究方法,研究用户操作该器械需要的相关教育背景、操作经验及培训,研究用户操作该器械的使用环境,从而有针对性的采取相关措施,尽可能地降低因为人为因素而导致的使用失误的发生概率。在医疗器械开发研究中应用好人因工程,是确保患者进行医疗器械诊疗安全必不可少的措施。

第一节　人因工程概念

一、人因工程定义

(一)人因工程

人因工程是一门将心理学、生理学、解剖学、管理学以及工程学相结合的交叉学科,以人的心理、生理和身体结构等因素为依据,来揭示人-机-环境三者交互时的相互关系,确保人-机-环境系统处于最优化状态,使人在工作、学习和生活更加安全,有效与舒适。人因工程具有以下特点:

(1)强调以人为中心的理念,强调作业时人的安全性,舒适性和高效性;

(2)注重考虑人的能力以及限制,并对这些因素对交互时的影响进行重点分析和研究;

(3)强调客观数据和评价,通过客观数据科学的检验假设的合理性;

(4)全局的考虑人-机-环境的相互关系,以系统的视角考虑人因问题。

(二)医疗器械人因工程

应用人的习惯、能力、局限性和其他医疗器械用户的特点,用于设计医疗器械的机械和软件驱动用户界面、系统、任务和用户文档,以及用户培训,以加强和强化医疗器械安全有效使用。

了解使用者如何与医疗器械交互,研究医疗器械用户界面设计如何影响使用者交互,这些都需要通过医疗器械人因工程来进行深入研究。在医疗器械开发研究过程中,医疗器械人因工程主要考虑器械——使用者系统中三个主要组成成分:(1)器械使用者;(2)器械使用环境;(3)器械用户界面。图6-1描述了三者的交互关系以及可能导致的结果。

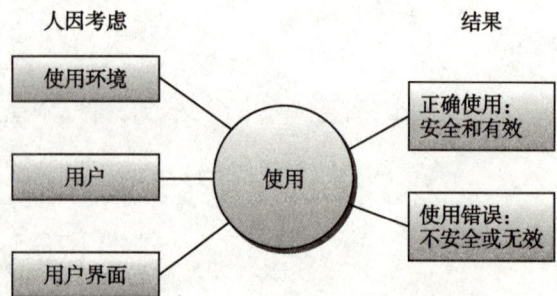

图 6-1　医疗器械人因工程考虑的交互结果

二、人机环境系统

凡是有人参与的工作系统,都可以定义为一个人-机-环境系统。而且,根据各种系统的性能特点及复杂程度,又可将人-机-环境系统分为三种类型:简单(或单人、单机)人-机-环境系统、复杂(或多人、多机)人-机-环境系统和广义(或大规模)人-机-环境系统。因此,人-机-环境系统工程虽然是一门新兴的边缘技术科学,但它的踪迹却已深入到国民经济的各条战线。在各个领域的实际应用中,应根据具体应用对象的各自特点,明确界定人-机-环境系统的具体功能与内涵,以便取得最佳应用效果。

(一)人的特性

人的特性包括人体形态测量、人的生物力学特性、人的生理特性和人的心理特性。

1. 人体形态测量 人体形态测量数据主要分两类:人体构造上的尺寸是指静态尺寸;人体功能上的尺寸是指人在活动过程中的尺寸。包括人在工作姿势下或在某种操作活动状态下的测量尺寸。

2. 人的生物力学特性 主要由人体的肌肉(骨骼肌、心肌、平滑肌)、人体常用力量(握力、推拉力、蹬力、提拉力)和人的感觉特性(接受外部感觉刺激的外感器、接受内部感觉刺激的内感器、在身体外表和内表面之间的感受器)组成。

3. 人的生理特征 包括神经与感觉、视觉特征、听觉特征、肤觉及味觉嗅觉等(表6-1)。

表6-1 刺激及反应

感觉类型	感觉器官	适宜刺激	刺激起源	识别外界的特征	作用
视觉	眼	可见光	外部	色彩、明暗、形状、大小、位置、远近、运动方向等	鉴别
听觉	耳	一定频率范围的声波	外部	声音的强弱和高低,声源的方向和位置等	报警、联络
嗅觉	鼻腔顶部嗅细胞	挥发的和飞散的物质	外部	香气、臭气、辣气等挥发物的性质	报警、鉴别
味觉	舌面上的味道	被唾液溶解的物质	接触表面	甜、酸、苦、咸、辣等	鉴别
皮肤感觉	皮肤及皮下组织	物理和化学物质对皮肤的作用	直接和间接接触	触觉、痛觉、温度觉和压力等	报警
深部感觉	机体神经和关节	物质对机体的作用	外部和内部	撞击、重力和姿势等	调整
平衡感觉	半规管	运动刺激和位置变化	内部和外部	放置运动、直线运动和摆动等	调整

4. 人的心理特征 根据心理学把人的心理现象区分为心理过程、个性心理和社会心理。表现个体差异的心理特征包括气质、性格、能力等,对某事物产生的需要、动机、兴趣以及一个人形成的信念和世界观,同样表现出极大的个性差异。气质主要表现为人的心理活动的动力方面的特点,构成气质类型的特性有:①感受性;②耐受性;③反应的敏捷性;④可塑性;⑤情绪兴奋性;⑥外倾型和内倾型。性格特征表现为态度、意志、情绪和理智。

(二)环境特性

根据作业环境对人体的影响和人体对环境的适应程度,可把人的作业环境分为四个区域:最舒适区、舒适区、不舒适区和不能忍受区。

(1)最舒适区:各项指标最佳,使人在劳动过程中感到满意。

(2)舒适区:在正常情况下这种环境使人能够接受,而且不会感到刺激和疲劳。

(3)不舒适区:作业环境的某种条件偏离了舒适指标的正常值,较长时间处于此种环境会使人疲劳或影响工效,因此,需采取一定的保护措施,以保证正常工作。

笔记

（4）不能忍受区：若无相应的保护措施，在该环境下人将难以生存，为了能在该环境下工作，必须采取现代化技术手段（如密封），使人与有害的外界环境隔离开来。

影响作业有关的物理环境有热环境、光环境、颜色环境。

作业环境的气象条件或热环境，又称微气候，是指作业场所内的空气温度、湿度、流速及各种物体辐射热等因素共同作用形成的微小环境气候。低温、高湿使人体散热增加，导致冻伤；高温、高湿使人体丧失蒸发散热功能，导致热疲劳。

作业场所的光环境，有天然采光和人工照明。利用自然界的天然光源形成作业场所光环境的叫天然采光（简称采光）。利用人工制造的光源构成作业场所光环境的称人工照明（简称照明）。照明方式影响照明质量，且关系到投资及费用支出。选用何种照明方式，与工作性质、工作点分布疏密有关。作业场所的合理采光与照明，对生产中的效率、安全和卫生都有重要意义。

颜色环境鉴于它对人的生理和心理都会产生影响，可以作为一种管理手段，提高工作质量和效率。颜色是光的物理属性，人可以通过颜色视觉从外界环境获取各种信息。颜色具有色调、明度、彩度。颜色的三个特性中，只要其一发生变化，颜色即起变化。

（三）人机环境系统交互

人机环境系统中的"人"是指作为工作主体的人（如操作人员或决策人员）；"机"是指人所控制的一切对象（如工具、机器、计算机、系统和技术）的总称；"环境"是指人、机共处的特定工作条件（如温度、噪声、振动）。系统最优组合的基本目标是"安全、高效、经济"。"安全"是指不出现人体的生理危害或伤害，并避免各种事故的发生；"高效"是指全系统具有最好的工作性能或最高的工作效率；"经济"是在满足系统技术要求的前提下，系统的建立要投资最省。

人机环境系统工程的主要特点：

1. 强调机（包括工具、机器、计算机、系统和技术）的设计要符合人的特点和要求。如果机的设计不符合人的生理、心理特点，单纯通过选拔、训练来使人适应机的特性，不但不能确保系统性能的发挥，而且还会导致事故的发生。因此，人机环境系统工程首先是强调机的设计要符合人的特点，然后再强调通过选拔和训练，让人去适应机的特点，使人、机协调达到最优化。

2. 环境因素是人机环境系统的主动因素和重要环节。环境既影响人的生存和工作能力，又影响机的性能和可靠运转。反之，人和机也影响环境的状态。所以，环境与人、环境与机、环境与系统之间，既存在信息流通、信息加工问题，也存在信息控制问题，这就更加突出了环境在系统中的重要作用。

3. 基于自上而下、由总而细的系统思考方法，遵循系统-还原-再系统-再还原、乃至不断循环上升的思维程序，从系统的总体高度，研究人、机、环境三大要素的相互关系和整体变化规律，不断推动人机环境系统工程研究往纵深发展。

（刘胜林）

第二节　医疗器械人因工程研究内容和方法

一、研究问题

医疗器械人因工程主要用于消除或降低用户界面涉及相关问题，因为这些问题会引发用户在使用时医疗器械的不安全和非有效使用，严重的会导致使用危害。在风险管理中，传统的危害主要包括以下方面：物理危害（如尖锐的边缘和角），机械危害（如一个运动目标的动能），热危害（如高温部件），电气危害（电流，电磁干扰），化学危害（如有毒物质），辐射危害（如电离或非电离），生化危害（如过敏，不相容，传染）。

这些危害大体上与器械或部件故障有关，不依赖于用户与器械的交互。但是，有关使用者与医疗器械交互产生的医疗器械危害同样应当纳入到风险管理中来。图6-2揭示了由使用者与器械交互产生的使用相关危害与医疗器械危害的相互关系。这些危害来源于用户界面设计，会导致用户未能充分和正确的感知、阅读、理解或依据器械反馈的信息做出正确的操作。有些使用相关的危害比器械故障危害更为严重，会对使用者和患者造成严重的潜在危害。

医疗器械使用相关危害主要包括以下一个或多个情形：①器械使用需要的生理、感知或认知能力超过了使用者的能力；②器械使用与使用者的期望和直观感觉不一致；③使用环境影响器械的操作，但这个影响未被使用认知或理解；④在特定环境下使用该器械时，会对使用者的

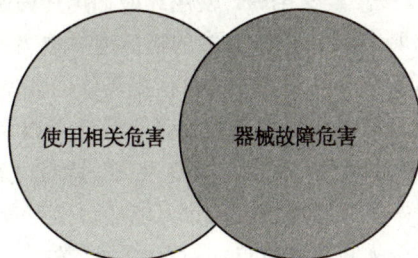

图 6-2 使用危害，器械故障危害和交叉部分（同属于使用危害和器械危害）

生理、感知或认知能力造成损伤；⑤器械的使用方法应当在制造商的考虑范围内，但实际却超过预期；⑥器械的使用方法在预期内但不合适（如不合适的使用习惯），并且应当采取风险管控措施却未采取。

因此，医疗器械人因工程研究的主要内容是将人因工程方法深入到器械设计、开发和风险管理中，有效降低使用相关危害对患者和使用者造成的损伤。执行一个成功的医疗器械人因工程研究需要关注以下三点：①识别预期的使用相关危害和初始非预期的使用相关危害，并确定危害在何种使用环境下发生；②开发和应用措施去消除或降低给使用者或患者造成损伤的使用相关危害；③通过执行人因确认测试证明器械最终用户界面设计支持器械安全有效使用。

二、研究过程

图 6-3 揭示了人因工程在医疗器械开发研究中的研究过程图。

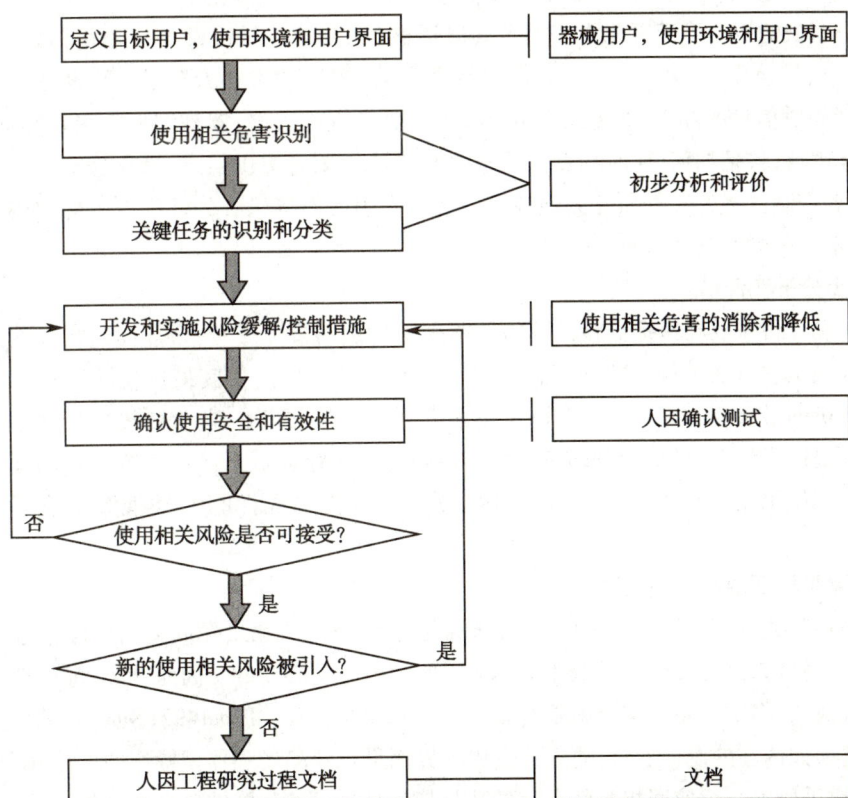

图 6-3 医疗器械人因工程研究过程

（一）定义用户、使用环境和用户界面

1. **用户** 医疗器械的目标用户应当能够使用器械，并且不会造成使用失误，这样可以有效保证患者安全和使用者安全。依据具体的器械和应用情景，医疗器械的使用者可能被限制为专业的医疗人员，如医生、护士、护工、职业理疗师以及家庭护理人员。其他一些用户群体可能包括医学技术人员、放射技术人员或实验室人员。除此之外，器械的用户可能还包括安装调试人员以及清洁维护人员。一些医疗器械的用户可能还包括患者自身和看护人员。此外，操作一个特定的医疗器械还需要考虑个人自身的特点如：身体尺寸、体力，身体的灵活性、协调性和敏感性（如听觉、视觉和触觉），读写和语言技能；使用器械时的身体状况，认知能力（包括记忆），大体健康状况，精神和情绪状况，受教育水平，操作器械所需要的知识、经验知识、学习能力。

评估和了解所有目标用户的特点，可以有效地从人因工程的角度设计和开发符合用户特点的用户界面，使得用户与器械交互时能更高效和安全。在医疗器械开发设计时，这些用户特点应当被考虑，使得不同层次的用户能更加快速的适应器械。

2. **使用环境** 医疗器械的使用环境可能包含许多场合，这些场合将决定最优的用户界面设计。医疗器械可能在临床环境、非临床环境、社区环境或移动车辆环境下被使用。医疗器械使用环境包含以下示例：照明程度或高过低，使得器械的显示和控制非常困难；噪声等级较高，使得使用者难以接收到听觉反馈信号和警报，或难以区分警报；治疗室内具有许多模块相似的器械、部件或附件，使得使用者很难识别和挑选正确的器械；治疗室内放满了器械或人员非常拥挤，操作者难以灵活的操作器械或难以集中注意力操作器械；器械在移动的环境中使用，使用者阅读显示参数或执行操作困难。

在医疗器械开发阶段，需要考虑到器械的使用环境，因此需要利用医疗器械人因工程评价方法改进器械的用户界面设计，使其与使用环境相协调，保证器械在该环境下使用的安全性。

3. **用户界面** 医疗器械用户界面包含了使用者和器械所有交互的点，包含了用户交互器械所有的元素。一个器械的用户界面可能为使用者开启器械（如开箱、开机、校准），使用器械，或执行器械的维护（如清洁、替换电池、替换部件）。用户界面包含：器械的大小及形状（可能是手持和穿戴器械）；为使用者提供信息的部件，如光线指示、显示、听觉和视觉报警；器械图形化用户界面软件系统；用户系统交互逻辑，包括如何、何时和以什么呈现方式给使用者提供信息；操作连接、定位、安装或控制部件；使用者控制器械的硬件如开关、按钮和旋钮；应用或连接患者的部件或附件；标签和包装，包括操作说明、培训材料和其他材料。

（二）初步分析和评价

初步分析和评价主要在医疗器械设计的早期用于识别用户任务、用户界面组成和使用问题。利用医疗器械人因工程方法进行这些分析，可以促进用户界面设计，使其最优化并达到安全使用的要求。执行该分析的最重要的成果是综合识别和分析用户任务，得到一些重要操作的关键任务。医疗器械人因工程提供了许多分析和评价方法，用于识别现有医疗器械产品已知或存在的问题。这些方法可以有效识别使用相关危害和危险情景。初步分析和评价的结果可用于风险管理和开发有效的风险管控措施。

（三）消除和降低使用相关危害

当这些使用相关危害被识别出来以后，需要采取最大努力消除或降低它们在使用过程中发生的可能性。因此，通过人因工程研究采取相关的风险管控措施是必要的。因而，针对每一类型的使用相关危害采取有效的、多重风险管控措施是有效的预防和管控手段。ISO 14971列举了多个优先和有效的风险管控选项如内在的设计安全，通过改进用户界面设计缺陷增强器械操作的可靠性和安全性；信息安全，在用户手册上介绍使用相关危害，培训用户避免使用失误；器械自身提供预防措施，如通过在用户界面提供显示警告或操作联锁装置等。器械用户界面优化修改是有效降低和消除使用相关危害的有力应对措施。如果用户界面修改措施不能够被执行，那么有必要执行替代的预防性保护措施，如增加用户培训和提供指导使用说明,都是有效降低使用危害的人因工程策略。

(四)人因确认测试

人因确认测试是证明医疗器械可被目标用户使用,并且不存在严重的使用失误和问题,符合预期的使用期望并能在特定的使用环境下正常使用。人因确认测试在规模上是复杂的,并且能十分精确和敏感的捕捉有用户界面引起的使用失误,其测试结果可以运用于实际。人因确认测试的设计应当遵循:(1)参与测试的人员可以代表器械的目标用户;(2)在测试期间,所有的关键任务应当被执行;(3)测试的器械的用户界面应当是最终版本;(4)测试的环境应当与实际的使用环境相符合。

人因确认测试的结果应当没有任何可能引发使用相关危害的使用失误和问题。如果存在问题,需要重复先前的医疗器械人因工程研究,将其使用危害降至可接受水平。

(五)医疗器械人因工程过程文档

医疗器械人因工程过程文档是将在医疗器械开发过程中实施的人因工程研究活动记录下来。作为器械产品后期进行人因改进的历史数据资料,同时也可以作为一个附加信息提供在用户使用操作中,帮助使用者深入了解使用相关危害,提供相关预防措施,加强用户的人因管控风险意识。

许多医疗器械制造商发现通过在器械开发过程中运用人因工程可以降低设计成本和提高产品安全性和竞争力。当器械使用安全提高了,器械召回和维护成本将会得到降低,为医疗器械更好地服务于临床诊疗活动提供了必要保障。

三、研究方法

医疗器械人因工程提供了许多用于分析和研究器械人因的方法,它们可用于识别器械已存在的使用问题和使用危害。分析法和经验法都可用于识别使用相关危害和危害情景。这两类方法独立的,但是在使用时需要相互补充综合使用。

(一)医疗器械关键任务识别和分类的人因方法

1. 失效模式效应分析(failure mode effects analysis,FMEA) 组建一个包含相关专业领域的专家应用失效模式效应分析方法识别器械的风险并分类分析其使用安全,这是一种非常成功的人因分析方法。分析小组应当包含器械使用的经验专家,如使用器械的患者、临床专家、设计工程师和人因专家。小组分析可确保潜在使用失误和危害的分析结果源自多个领域,保证观点涵盖了不同角度。FMEA团队可利用头脑风暴法分析出所有可能的使用情景,然后一一列举出可能存在的故障模式,并且考虑有使用失误引发的每个故障模式可能带来的严重后果。

2. 故障树分析(fault tree analysis,FTA) 故障树分析(FTA)不同于失效模式效应分析,它是侧重于推导和分析"故障"(使用相关危害)与器械使用(从上至下分析)的相互关系,不同于FMEA以用户交互为起点,探讨它们如何导致失效模式。FTA分析同样需要组建一个多领域专家团队。

(二)识别关键任务的分析法

分析法包含审核和评价医疗器械用户界面的方法。该方法对器械设计早期非常有帮助。分析法可用于研究使用相关危害情景,这些危害情景很难通过模拟-使用测试来研究。分析法对使用相关危害和危险情景研究内容包括用户对新器械的需求,分析同类相似设备的可用信息,运用分析法对医疗器械进行人因分析时,需要多个方法联合使用,才能取得较佳的应用效果。以下将介绍几种常用于医疗器械人因研究的分析法。

1. 任务分析法 系统地将器械使用流程分为独立的步骤。确定任务后,随后对相关用户界面部件开展分析研究,分析用户在使用过程中可能会引发的使用失误以及它们潜在后果。表6-2列举了一个手持低速血糖仪的任务分析示例。

表6-2　手持低速血糖仪任务分析

编号	任务	编号	任务
1	用户将试纸放入测试仪的测试端口	5	用户读取显示值
2	用户将手指放在切口器械上	6	用户解释显示值
3	用户将血液样本放在测试试纸上	7	用户决定下一步操作
4	用户等待血糖仪返回测试结果		

任务分析法用于帮助了解以下问题：用户在每个任务可能会发生的使用失误；在每个任务上，什么情形将会导致使用失误的发生；每个使用失误可能引发的危害结果；如何减少使用失误发生的频率；如何降低使用失误的后果严重程度。

在执行任务分析时，分析人员需要了解更多以下细节：用户需要正确的执行每个任务（如将血液样本放置在测试端口）；用户执行任务的频率；用户群体的特点将导致用户在执行某些任务时存在困难；使用环境可能会影响测试的结果以及用户执行任务的能力；使用失误对器械后续操作的精度、安全或效力的影响。

2. 启发式评估　人因专家依据用户界面设计准则、规定或指南对医疗器械的用户界面进行评价。该评价的主要目的是从人因专家的视角识别并发现设计中可能存在的缺陷，特别是使用失误可能引发的严重后果。启发式评估包括对接受用户界面设计理念进行严格考虑。因此，在分析特定医疗器械时，需要多个启发式分析方法中选取合适的进行实际应用。

3. 专家评审　依赖于临床专家或人因专家去分析器械使用、识别问题，提出建议。与启发式评估不同的是，专家评审的建议依赖于评审专家各自的专业背景、个人的器械使用经验以及观点。专家评审成功与否有赖于专家自身的知识和对评审器械的技术掌握程度。医疗器械专家评审一般在多个专家间进行，尽最大可能发现器械使用存在的问题。

（三）识别关键任务的经验法

经验法主要是利用用户与器械、器械原型机或模型来获取数据识别潜在的使用相关危害和危险情景。经验法主要包括情景调查、访谈和模拟使用研究。为了获取有效的数据，在这些研究测试中做好挑选目标用户作为测试群体。在研究时，不应改变参与人员的习惯和响应方式。

1. 情景研究　主要是观察代表性使用者与一个最新机型的医疗器械在实际使用环境中，进行使用交互。目的是为了研究用户界面设计如何影响使用的安全性和有效性，并且表明如何设计用户界面才是用户可以接受的。除了观察之外，在此过程中还可以对用户进行提问或进行访谈。用户可能会被问到他们如何使用器械，并以何种方式使用器械。这样可以了接到用户对器械的使用期望以及用户界面可能存在的交互缺陷，有助于设计符合用户预期的器械以便减轻用户的工作负荷及使用失误。

2. 访谈　进行个人和群体访谈（焦点小组）可以收集医疗器械用户有关器械的认知、观点、信念及态度的定性信息。在访谈中，用户可能被询问描述它们的器械使用经验，以及在使用器械时遇到的具体问题，并为器械的设计提供他们的建议。访谈可以关注于他们特别感兴趣的问题，并对具体的问题进行更深入的探讨。访谈涉及面应当覆盖相关所有的话题，但允许受访者对问题进行开放式的回答。

3. 认知走查法　认知过程走查法（cognitive walk-through）是通过分析用户的心理加工过程来评价用户界面的一种方法，最适用于用户界面设计的初期。分析者首先选择典型的界面任务，并为每一任务确定一个或多个正确的操作序列，然后走查用户在完成任务的过程中在什么方面出现问题并提供解释。在一个医疗器械认知走查过程中，测试者被指导按流程使用一个器械。在认知走查过程中，参与者可能会被提问，并鼓励讨论他们的思考过程（有声思维），表述他们遇到的困难或关心的地方。

4. **模拟使用测试**　模拟使用测试提供了一个强有力的方法用于研究用户与器械用户界面交互以及执行实际任务。这种测试方法可以实际使用场景中使用模拟系统(模拟真实使用场景,如器械断电、维护或用于一个模拟的患者)来收集相关数据。不同于认知走查法,模拟使用测试允许测试者更加独立、自然的使用器械。模拟使用测试可以全面探究用户与设备的交互,研究在初步分析中识别的具体的人为因素,如罕见或特别难以操作的任务或使用情景,具有挑战性的使用环境,特殊的使用群体,或培训是否充分。

(付艳)

第三节　医疗器械可用性测试

一、可用性定义

按照 ISO 9241—11 标准,可用性是指产品在特定使用环境下为特定用户用于特定用途时所具有的有效性(effectiveness)、效率(efficiency)和用户主观满意度(satisfaction)。

该定义主要涉及可用性的以下三点:

1. **有效性**　用户完成特定任务和达成特定目标时所具有的正确和完整程度。

2. **效率**　用户完成任务的正确和完成程度与所用资源(如时间)之间的比率。

3. **满意度**　用户在使用产品过程中所感受到的主观满意和接受程度。

可用性主要注重用户体验,即产品在真实生活中的行为和被用户使用的方式,它强调的不是从内部来看一个产品,而是从其外部来看怎样使用以及与之交互。因此,在设计中必须认真考虑用户体验的每个方面。

可用性测试(usability test)需要代表性用户使用器械并执行具有代表性的任务,以此来揭示器械的交互优点和改进机会。可以将这项活动看作是对器械用户界面的压力测试或故障排除调试,目的是了解器械是否满足用户需求,特别是能否满足安全操作的需求。测试可以针对早期的设计概念模型,较为完善的样机,甚至是产品单元。测试会话通常需要两位专家合作完成,每次会话由单个参与者参加。良好的测试实践要求准备一份详细的可用性测试计划和报告,这些都可以加入到器械的设计存档中。可用性测试是判断给定医疗器械是否满足预期用户需求和偏好的一种方法。广义上讲,这是一种判断医疗器械是否容易出现危险性使用失误的测试,而此类失误可能会导致用户或患者伤害或者死亡。

二、可用性测试的步骤

(一)测试目标及计划

1. **测试目标**　测试的目标队要进行的测试有重要的影响。主要差异在于,测试目标是形成性评估还是总结性评估。形成性评估是反复设计过程中的一部分,目的是为了改进产品设计。形成性评估使用的典型方法是有声思维测试。与此相反,总结性评估的目的在于评价产品的整体质量。典型的总结性评估方法是度量性评估。

2. **测试计划**　可用性测试前应当有完整的可用性测试方案,计划包括:测试目标、测试的时间地点、测试时间控制、测试需要的仪器、测试人员以及用户的确定、测试用户样本量的选择、测试任务的确定,此外还需要确定数据的收集方式以及分析统计方法,测试的成本等。

3. **预实验**　正式进行可用性测试实验之前,需要进行预实验。对于一般可用性测试来讲,两次左右的预实验基本以满足前期的实验要求,但对大型测试来说,少数的预实验样本是不够的。

在进行预实验过程中,需要进一步完善测试内容以及在实验计划存在的不足,便于早期修改并在正式测试前完善实验计划。

（二）测试人员及测试对象的选择

1. **测试人员的选择** 在测试过程中，测试人员的作用是负责和引导完成测试。测试人员除了需要具备测试方法方面的知识外，还必须具备进行测试的产品的相关知识。测试人员具备系统方面的知识对了解用户使用产品完成特定实验任务是必不可少的，有助于推断用户在整个对话过程中的意图。

此外，设计人员自身人可以作为评估人员参与到实验中，他们能更为深刻的了解测试过程中出现的可用性问题。

2. **测试用户的选择** 招募测试用户的主要原则，就是依据产品的用户作为主要对象。对于面向大众化的产品，其测试计划只需几个测试用户进行"简易型可用性测试"，不需要特定人群作为测试用户。如果要使用更多用户，就应该从几类不同的用户群中挑选用户，才能将主要的与其用户囊括进来。此外，再挑选用户时要注意以下几点：

一是用户的熟练程度。所有的产品的可用性测试一般需要新手进行测试，当然许多复杂精密的仪器设备也需要熟练的用户才能完成任务操作。一般依据测试的目的，需要在测试前选择不同的测试用户类型。

二是测试用户的数目。一般来讲，可用性测试的目的在于发现可用性问题，可用性测试不是某些人认为的数字游戏。使用相对较少的参与者通常就可以获得足够多准确和有用的数据。一项广泛认可的研究表明，五个测试就可以获得足够多的结果。从早期概念模型到日益完善的解决方案的设计过程中，你通常希望增加样本量。开始可能用 6～7 个人进行最初设计测试，而后形成性可用性测试参与者人数翻倍，最终进行总结性测试（如合格检验）时参与人数是开始时的四倍之多。

（三）设计测试任务

设计测试实验任务原则是选择的任务要尽可能的体现产品的最终使用场景。如在飞机起飞和降落中，诸如机翼定位、起落架打开和收起以及引擎功率设置等任务都可能会带来危险性使用失误；在麻醉过程中，可能会带来潜在危险性使用失误的过程涵盖患者麻醉、苏醒和麻醉药过敏反应处理环节，以及设备设置和维护环节，如安装呼吸管路、气管连接、麻醉剂填充、气体校准和二氧化碳吸附剂更换等；这些都是可用性测试应当选取的典型的测试任务。可用性测试任务应当覆盖产品使用过程中涉及的风险性高的用户任务。

此外，任务设计的时间应当尽可能的短，能够让用户在有限的时间能尽可能完整地完成。

（四）测试准备阶段

测试人员需要确保实验环境已准备好，所有的实验仪器及准备资料已经预先整理完毕。为了消除用户的不安以及紧张情绪，所有的准备工作应当在测试用户到来前准备就绪。

测试开始前，需要向用户对测试的目的进行一个简短的解释，然后介绍实验的过程以及要求，具体的要素有以下几点：

① 可用性测试的目的是对产品进行评价，而不是针对个人能力进行测试。

② 测试的结果用于改进产品。

③ 测试是自愿进行的，用户可以随时终止测试。

④ 让用户放心，对测试的结果会进行严格的保密，不会一个人样本的形式向外展示。

⑤ 在实验开始前需要向用户称情人和他们感到疑惑的问题。

⑥ 测试开始后，实验人员不能回答用户的任何提问。

（五）正式测试

测试期间，实验人员通常不要与用户交流，也不要任何个人观点或关于用户操作的态度表露。即使用户已经陷入相当严重的困境，实验人员也要控制自己不要去提供帮助。但这一原则不适用于用户已明显停滞，并且对当前处境感到不快的时候。实验人员应学会慎重决定何时提供帮助。并且，如果测试的目的是记录用户完成某个任务的时间时,则不能给用户提供任何帮助。

(六)事后交流

在测试之后,要询问用户,并要求用户填写一份主观满意度问卷。并可辅之一切交谈。交谈中,请用户对产品的使用情况进行评论并提出改进意见,常常通过用户给出的相互矛盾的建议,为重新设计提供丰富的构思来源。

(七)绩效度量

绩效度量对于评估是否达到可用性目标以及对竞争性产品进行比较具有重要作用。对于用户绩效水平度量也通常是让一组测试用户完成预先规定的测试任务、收集所用时间和出错次数等方法进行。

依据可用性概念,可以形成以下重要的绩效测量指标(图6-4)。

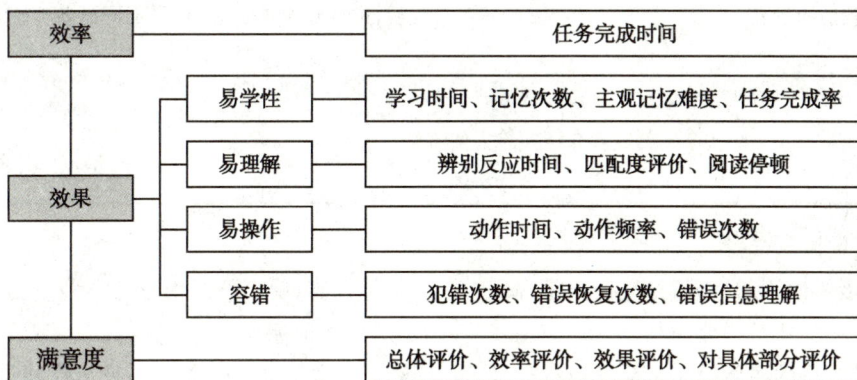

图 6-4　可用性绩效测量指标

三、呼吸机可用性测试案例

(一)测试背景

呼吸机作为急救医学重要使用设备,经常应用于院前和住院期间患者的急救及转运。适用呼吸机的患者通常是脆弱的,一个参数设置或监控错误就很有可能导致其病情恶化。这些使用失误十分常见,并且与患者的高发病率及死亡率相关联。一台最佳的呼吸机应当不仅能提供精确地技术性能,其设计也应该符合可用性要求。本次呼吸机操作界面可用性测试主要通过执行典型的呼吸机界面操作任务,发现界面存在的使用问题,挖掘终端用户对操作界面的看法及建议,从而对呼吸机操作界面提出改进意见。

(二)测试目的

1. 评估不同呼吸机操作界面的可用性设计;
2. 发现呼吸机操作界面存在的可用性问题;
3. 了解终端用户对呼吸机操作界面的改进期望;
4. 对存在的可用性问题,并针对性地提出改进意见。

(三)测试对象

选定在目前医疗机构重症监护室常用的三种不同品牌呼吸机 A、B、C,用于本次可用性测试研究。

(四)测试工具和环境

呼吸机可用性测试用到的实验材料及其工具如表6-3所示。

测试环境:该可用性测试实验在某医院重症呼吸治疗室完成,现场模拟呼吸机真实使用环境,测试呼吸机需要连接好呼吸回路才能开展实验任务。

表6-3　呼吸机可用性测试所用材料及其工具

测试工具	使用目的
摄像机	全程录制实验过程,便于后期的可用性问题研究
录音笔	记录专家、测试者的访谈资料
模拟肺(test lung)	连接呼吸机,确保呼吸机回路完整,实验可以正常开展
实验前测试者调查问卷表	搜集测试者与试验相关的基本信息
NASA-TLX 量表	测试参与者工作负荷量表
The USE Questionnaire	用户操作不同呼吸机的用户体验
任务难度量表	测试利用当前设备完成实验任务的难度
专家评估任务完成质量量表	评估测试者利用当前设备完成任务的质量
设备综合比较访谈量表	3 台设备所有试验任务完成后,进行开放式访谈,获得不同设备界面设计综合比较数据
秒表	记录完成实验任务时间
任务流程	向测试者介绍实验大体流程
知情同意	向测试者告知实验目的

（五）可用性测试者

依据呼吸机使用的终端客户,根据了解到的业务目标人群,确定测试用户的类型。测试用户的选择、数量和具体的年龄构成、职业构成、使用经验,确定用户筛选标准。

当前,呼吸机的主要操作者为呼吸治疗师,因此该研究挑选的测试者为呼吸治疗师,确定测试者类型后,通过发放调查问卷,调查呼吸治疗师呼吸机使用经验及培训状况挑选合适测试者参与本次研究,即具有呼吸机操作经验,但并不熟悉本次测试的 3 台呼吸机。

一般可用性测试8~15 名测试者即可发现绝大部分可用性问题,因而,在实验条件允许范围内,本次测试招募 16 名呼吸治疗师参与本次实验。

（六）测试者需要完成的任务

1. 完成试验任务;
2. 对完成实验任务难易程度进行打分并给出评分理由;
3. 单台设备试验任务完成后,填写工作负荷精神压力量表(NASA-TLX),进行开放式问卷访谈;
4. 所有试验任务完成后,进行问卷调查比较 3 台设备界面设计的优缺点。

（七）专家及工作人员

专家　在本次可用性测试实验中,为较好的评估测试呼吸机的可用性设计,特邀请 2 名人因专家及 1 名临床专家组成专家评估团队,所有专家需事先观察被测试的 3 种型号呼吸机的操作使用流程,且需进行特定的实验流程培训,其中临床专家还需要进行一定的人因/可用性相关理论及其方法培训,以便更好地适应本次可用性测试角色。专家成员在本次可用性测试中需要完成以下任务:

1. 发现并记录测试者完成任务过程中出现的使用失误;
2. 测试者完成特定任务打分;
3. 任务完成后的专家访谈;
4. 将发现的可用性问题依据关键词归类;

工作人员　协助专家做好问卷发放、访谈记录、视频录像等工作。

（八）测试任务

参与测试的呼吸治疗师需完成以下测试任务:

1. **开启呼吸机**　呼吸机连接好电源以及模拟肺,测试者需要开启呼吸机,任务结束标志是呼吸机开始通气。

2. 呼吸模式和呼吸参数识别　测试工作人员会在测试呼吸机上设置特定的呼吸模式和呼吸参数,并且使之运行。测试人员在该测试任务中需要回答以下两个问题:首先,测试者需要识别出当前的通气模式。在该测试中,选定了两个通气模式:VC-IMV 和 PC-CSV,两种通气模式交替出现在测试呼吸机上。其次,测试者需要识别在当前通气模式下的通气设置参数。在 VC-IMV 通气模式下,测试者需要识别以下通气设置参数:吸入氧浓度 FiO_2,潮气量(VT),呼吸频率(RR)和呼气末正道压(PEEP),它们具体的设置值为 FiO_2 0.3,VT 600mL,RR 18 次/min,PEEP 8cm H_2O。在 PC-CSV 通气模式下,测试者需要识别以下通气设置参数:吸入氧浓度 FiO_2,呼吸频率(RR)和呼气末正道压(PEEP)和吸气压力(Pinsp),它们具体的设置值为 FiO_2 0.5,RR 14 次/min,PEEP 5cm H_2O,Pinsp 10cm H_2O。该实验任务结束的标志为测试者回答完上述所有问题。

3. 呼吸机监测值阅读　当呼吸机调节到特定的通气模式时,测试者需要告知测试工作人员当前呼吸机的监测值。在 VC-IMV 通气模式下,测试人员需要告知测试工作人员以下监测值:平台压(Pplat),吸气压力峰值(Ppeak),分钟通气量(MV)和呼出潮气量(VTe)。在 PC-CSV 通气模式下,测试人员需要告知测试工作人员以下监测值:分钟通气量(MV),呼吸频率(RR),呼气末正压(PEEP)和潮气量(VT)。该实验任务完成的标志是测试人员向测试工作人员报告了上述测量值。

4. 呼吸机通气设置参数修改　测试呼吸机在特定的通气模式上运行,测试参与者需要重置一些设置参数值。在 VC-IMV 通气模式下,测试参与者需要修改以下设置值:FiO_2 0.4,VT 400mL,RR 15 次/min,PEEP 6cm H_2O。在 PC-CSV 模式下,设置值需要改成以下大小:FiO_2 0.6,RR 18 次/min,PEEP 8cm H_2O,Pinsp 8cm H_2O。该实验任务完成的标志是参数修改完成并且呼吸机正常通气。

5. 呼吸机通气模式修改　在呼吸机运行在一个特定模式,测试参与者需要将呼吸机通气模式从 VC-IMV 模式修改为 PC-CSV 模式或从 PC-CSV 模式修改为 VC-IMV 模式。该实验任务完成的标志是呼吸机在修改下的模式正常通气。

6. 警报参数识别和重置　在呼吸机运行在特定模式下,测试参与者需要告知测试工作人员当前报警参数的设置值:分钟通气量(MV),呼吸频率(RR)和气道压(Paw)。识别完毕后,测试参与者需要重置这些参数值。该实验任务完成的标志是这些参数值修改完成,并被激活。

7. 处理警报　在呼吸机运行在特定模式下,测试工作人员修改警报设置参数的某个数值触发警报。测试参与者需要关闭这个警报,报告警报内容,并将警报参数调节至正常值,解除警报。在该次可用性测试中,设置的警报分别为:低压报警,潮气量过高以及窒息报警,它们交替出现。该实验任务完成的标志是警报被解除。

(九)测试流程

随机分配实验人员第一台呼吸机,实验人员对呼吸机自行了解一段时间后,准备好实验设备(如实验人员佩戴好眼动仪并校准、准备好计时设备等)后,开始第一个任务,当任务完成示意计时人员,随后填写自评量表打分并给出打分依据,实验人员完成每个任务时,观察的专家需要记录实验人员在操作过程中人机界面存在的可用性问题,并做好记录,并对任务完成质量打分,并进行下一个任务;当该台设备所有任务完成后,专家对实验人员进行一个开放式问卷调查,收集实验人员对于该设备的定性评价,然后进行下一台设备的评价。当3台设备任务完成后,进行一个最终问卷调查,调查实验人员对于3台设备的不同看法。测试流程图如图6-5。

(十)方法学

1. 主观评价　①呼吸机界面可用性评价;②使用当前呼吸机完成特定实验任务难易程度评价(每个子任务都要进行评价);③单台呼吸机任务完成后开放性调查问卷及工作负荷评价;④任务完成后3台呼吸机界面综合评价。

2. 客观评价　①任务完成时间;②任务失败率。

3. 数据收集与分析　统计任务完成时间、任务失败率、评分、访谈资料录音转录;依据实验人员的评论及回答将发现的可用性问题按主题归类讨论。

```
┌─────────────────────────┐
│      随机分配第一台呼吸机      │
└─────────────────────────┘
            │
            ▼
┌─────────────────────────┐
│         熟悉呼吸机          │◄─────────────┐
└─────────────────────────┘              │
            │                            │
            ▼                            │
┌─────────────────────────┐              │
│  执行第一个任务，任务完成后      │              │
│  评定任务的难易程度，并说明      │              │
│       评分的依据          │              │
└─────────────────────────┘              │
            │                            │
            ▼                            │
┌─────────────────────────┐              │
│  执行第二个任务，任务完成后      │              │
│  评定任务的难易程度，并说明      │              │
│       评分的依据          │              │
└─────────────────────────┘              │
            │                            │
            ▼                            │
┌─────────────────────────┐              │
│  执行第三个任务，任务完成后      │              │
│  评定任务的难易程度，并说明      │              │
│       评分的依据          │              │
└─────────────────────────┘              │
            │                            │
            ▼                   ┌──────────────┐
┌─────────────────────────┐     │  在第二台呼吸机   │
│  执行第四个任务，任务完成后      │     │  上重复该过程    │
│  评定任务的难易程度，并说明      │     └──────────────┘
│       评分的依据          │              ▲
└─────────────────────────┘              │
            │                            │
            ▼                            │
┌─────────────────────────┐              │
│  执行第五个任务，任务完成后      │              │
│  评定任务的难易程度，并说明      │              │
│       评分的依据          │              │
└─────────────────────────┘              │
            │                            │
            ▼                            │
┌─────────────────────────┐              │
│  执行第六个任务，任务完成后      │              │
│  评定任务的难易程度，并说明      │              │
│       评分的依据          │              │
└─────────────────────────┘              │
            │                            │
            ▼                            │
┌─────────────────────────┐              │
│  执行第七个任务，任务完成后      │              │
│  评定任务的难易程度，并说明      │              │
│       评分的依据          │              │
└─────────────────────────┘              │
            │                            │
            ▼                            │
┌─────────────────────────────────┐      │
│  该台呼吸机所有任务完成后，开放式问卷调查（实验人  │      │
│  员对该台设备喜欢或不喜欢的地方），心理工作负荷   │──────┘
│  评分（回答评分依据），研究人员对实验人员完成任务  │
│  质量评分（回答评分依据）             │
└─────────────────────────────────┘
            │
            ▼
┌─────────────────────────┐
│  实验人员所有任务完成后，比      │
│  较所有实验设备优缺点        │
└─────────────────────────┘
```

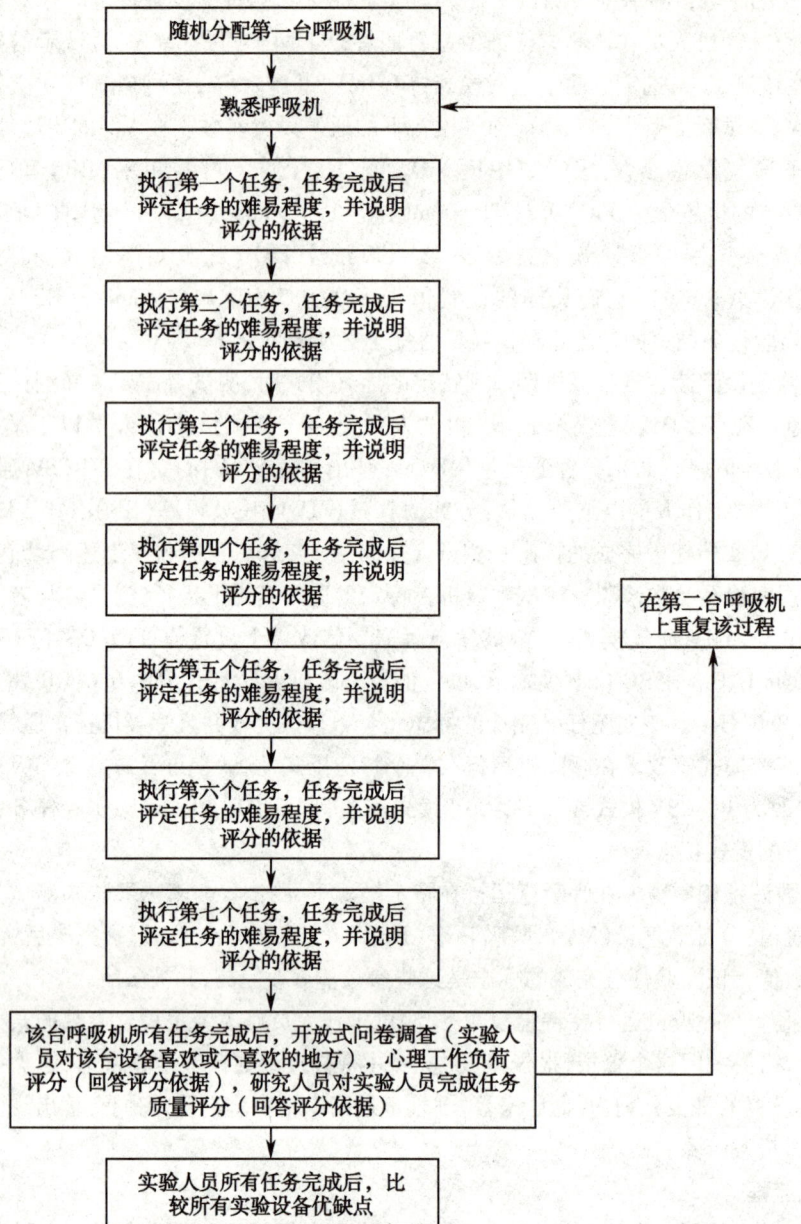

图 6-5　呼吸机可用性测试流程图

（十一）测试结果和分析

1. **任务完成时间**　由表 6-4 可知,三种品牌的呼吸机在任务 2 呼吸模式及其参数识别、任务 3 监测参数识别、任务 5 通气模式修改、任务 6 报警参数识别及修改具有显著性统计学差异。其中,品牌 C 在任务 1 完成时间要小于 A 和 B,品牌 C 完成呼吸模式及其参数识别、监测参数识别和报警参数识别及修改时间少于 A 和 B,品牌 A 完成通气模式修改小于 B 和 C。

2. **任务错误数**　由表 6-5 可知,品牌 C 呼吸机任务错误数最多,其中任务 3 监测参数识别错误数最高,其次为任务 2 呼吸模式及其参数识别。

表6-4　任务完成时间

任务	C	A	B	P
	均值±Sd	均值±Sd	均值±Sd	
任务1：开启呼吸机	28.6±3.5	36.6±3.8	52.3±17.2	0.001*
任务2：呼吸模式及其参数识别	28.1±7.5	29.0±10.0	20.3±1.9	0.030*
任务3：监测参数识别	24.2±0.4	28.9±5.6	23.2±1.0	0.004*
任务4：设置参数修改	28.5±7.1	30.4±8.0	25.6±4.3	0.174
任务5：通气模式修改	36.3±8.3	27.1±8.3	34.1±7.5	0.026*
任务6：报警参数识别及修改	39.2±8.1	46.1±19.2	31.7±6.5	0.039*
任务7：警报处理	30.4±7.9	32.8±17.0	35.9±12.5	0.262

*具有统计学显著性差异

表6-5　任务错误数

任务	呼吸机品牌			合计
	C	A	B	
任务1：开启呼吸机	0	0	1	1
任务2：呼吸模式及其参数识别	4	4	6	14
任务3：监测参数识别	10	10	9	29
任务4：设置参数修改	4	3	2	9
任务5：通气模式修改	6	2	4	12
任务6：报警参数识别及修改	4	4	1	9
任务7：警报处理	0	0	0	0
合计	28	23	23	74

3. 用户自评任务难易程度　由表6-6可知,用户自评在任务1,2,3以及5,6表现出统计学差异,品牌A的结果在任务1开启呼吸机、任务2呼吸模式及其参数识别以及任务5通气模式修改优于品牌B和C;品牌B的结果在任务3监测参数识别以及任务6报警参数识别及修改优于品牌A和C。

表6-6　用户自评任务难易程度

任务	C	A	B	P
	均值±Sd	均值±Sd	均值±Sd	
任务1：开启呼吸机	4.6±0.5	4.8±0.4	3.7±1.2	0.001*
任务2：呼吸模式及其参数识别	3.8±0.8	4.8±0.4	4.6±0.5	0.001*
任务3：监测参数识别	4.6±0.5	3.6±0.6	4.6±0.5	0.001*
任务4：设置参数修改	4.3±0.4	4.4±0.5	4.4±0.5	0.529
任务5：通气模式修改	4.1±0.5	4.9±0.3	4.1±0.7	<0.01
任务6：报警参数识别及修改	3.9±0.6	3.9±0.7	4.8±0.4	<0.01
任务7：警报处理	4.8±0.6	4.3±1.0	4.4±0.8	0.241

用户测评任务难易程度使用李克特量表:1(很困难),5(很简单)

*统计学显著性差异结果

4. 专家评测测试者完成质量　由表 6-7 可知,专家结果在任务 1 开启呼吸机、任务 2 呼吸模式及其参数识别、任务 3 监测参数识别、任务 4 设置参数修改以及任务 6 报警参数识别及修改表现出统计学差异。品牌 A 在任务 1 开启呼吸机完成质量优于品牌 B 和 C,品牌 B 在任务 2 呼吸模式及其参数识别、任务 3 监测参数识别、任务 4 设置参数修改以及任务 6 报警参数识别及修改优于品牌 A 和 C。

表 6-7　完成质量专家测评

任务	C	A	B	P
	均值±Sd	均值±Sd	均值±Sd	
任务 1:开启呼吸机	3.1±0.5	3.9±0.3	3.1±0.5	0.001 *
任务 2:呼吸模式及其参数识别	2.3±0.6	3.1±0.5	3.5±0.5	<0.01
任务 3:监测参数识别	3.1±0.5	2.6±0.6	3.6±0.5	0.002 *
任务 4:设置参数修改	2.8±0.7	3.6±0.5	3.8±0.4	0.001 *
任务 5:通气模式修改	3.1±0.7	3.6±0.5	3.4±0.6	0.114
任务 6:报警参数识别及修改	2.8±0.8	3.4±0.6	3.7±0.5	0.003 *
任务 7:警报处理	3.2±0.8	3.3±0.6	3.3±0.4	0.867

测量适用李克特量表,其中 0 代表糟糕,4 代表优秀
* 统计学显著性差异结果

5. 测试者疲劳负荷测量　由表 6-8 可知,在测试者疲劳负荷的测量上,NASA 量表在条目疲劳负荷、精神负荷以及绩效存在显著性差异。其中,品牌 B 呼吸机在该三个条目上结果优于 A 和 C。

表 6-8　疲劳负荷测量

条目	呼吸机品牌			P
	C	A	B	
疲劳负荷	39.0±12.4	30.2±10.1	28.5±8.9	0.003 *
精神负荷	13.8±6.1	7.7±2.7	5.9±2.8	<0.01
体力负荷	0.9±0.9	1.6±1.7	1.2±1.8	0.423
时间需求	9.2±4.8	6.0±3.4	7.6±3.5	0.091
绩效	6.2±2.8	6.0±4.1	2.9±1.7	0.012 *
努力程度	4.8±3.5	6.6±5.8	7.4±3.3	0.099
受挫程度	4.1±3.6	2.4±1.8	3.4±2.9	0.247

* 统计学显著性差异结果,量表测量结果得分越低越好

6. 可用性问题反馈频率　由表 6-9 可知,测试者反馈的呼吸机可用性问题主要集中于表中几个维度,其中呼吸机用户界面使用的语言是用户反馈最为频繁的问题。

7. 用户体验测评　由表 6-10 可知,品牌 B 的用户体验结果优于 A 和 C,说明品牌 B 呼吸机具有良好的可用性设计。

可用性测试结论:结合上述可用测试的主客观绩效测量结果,综合得出品牌 B 呼吸机的可用性优于品牌 A 和 C,但从用户反馈的可用性问题维度来看,三种品牌呼吸机的可用性设计还存在着较大的改进空间。

表 6-9　可用性问题反馈

可用性问题	反馈频率(频次/测试者数目)		
	C	A	B
语言	93.75%	68.75%	68.75%
屏幕触屏按钮和非触屏按钮区分	93.75%	68.75%	68.75%
测量参数布局	50.00%	87.50%	62.50%
警报	50.00%	50.00%	43.75%
电源按钮	50.00%	43.75%	50.00%
屏幕固定功能按钮	50.00%	50.00%	18.75%
屏幕大小	18.75%	68.75%	43.75%
呼吸机高度	18.75%	68.75%	25.00%
设置参数布局	33.30%	0	25.00%
参数调节方式	33.30%	0	25.00%
呼吸机大小	0	68.75%	18.75%
屏幕背景色	33.30%	0	0
待机按钮	0	0	18.75%
按钮外形	0	0	18.75%
视觉落差	0	0	18.75%

表 6-10　用户体验测评

用户体验	呼吸机品牌			P
	C	A	B	
问卷得分	5.328	4.894	5.684	0.005 *
有用性	5.360	4.885	5.878	0.002 *
易用性	5.221	4.976	5.688	0.061
易学性	5.188	4.828	5.563	0.067
满意度	5.536	4.812	5.527	0.032 *

1-糟糕,5-良好;

＊统计学显著性差异结果

（刘胜林）

第四节　医疗器械人因可靠性

　　人因可靠性分析方法诞生于复杂大型武器装备领域,多用于大型装备、航空高铁等交通管理,大型港口及远洋运输等领域。随着科学技术的进步,医疗器械可靠性不断提高及运行环境极大改善,直接由医疗器械硬件失常导致事故的原因所占比例已大幅下降,而人相对成为临床工程过程中更为不可靠的因素,人因失误(human error),以下简称人误,诱发的故障或事件却呈上升趋势,成为导致医疗意外事故发生的最主要原因。医疗器械不良事件全球协调小组（Global Harmonization Task Force, GHTF)研究指出:在医疗器械相关责任事故中,约有 60%～70% 是由于操作人员使用不当或应急处置不当造成的。因此,探究与医疗器械有关的人因失误的影响因素、类型及危害发生概率等人因可靠性分析(human reliability analysis,HRA)研究来降低医疗器械应用风险、保障患者医疗安全,是医疗机构特别是临床医学工程部门亟待解决的重点问题。

一、医疗器械人因可靠性定义、分析模型及关键要素

医疗器械人因可靠性分析是以预防和减少人因失误为研究目标,以人因工程、系统分析、认知行为科学、概率统计等有关学科理论知识为基础,以探究人-医疗器械-环境系统中在最小时间限度范围内(若有时间要求)为完成或维护某个特定医疗任务时人的可靠性进行分析和评价为研究内容的一门新兴学科。目前,医疗器械的人因可靠性分析研究还处于初创、发展阶段,多是将在大型装备等其他领域成熟使用的一些人因可靠性分析模型及方法借鉴、转化应用到医疗器械人因可靠性领域来开展工作。

(一)医疗器械人因可靠性模型

人因失误分析模型是研究人因可靠性的理论基础,当前主流的人因失误分析模型可大致归纳为:个体失误模型、班组失误模型、组织错误模型及复杂社会-技术系统模型四类,其各有优缺点。实际使用中,可根据被研究医疗器械的复杂程度、参与人员的多寡,人因失误所致严重程度与后果等因素综合考虑来选择与被研究医疗器械及现实条件及情况最匹配的一种人因可靠性模型。

1. **个体失误模型**　基于相关理论假设和相关领域专家过往经验,针对单个人的自身条件所限在人-医疗器械-环境系统中为完成某个特定医疗任务时的心智分析过程而搭建的人因失误模型。Rasmussen技能-规则-知识级决策阶梯模型,Reason的通用失误模拟系统,Hollnagel的简单认知模型,Rouse的操作员行为模型均属于这类模型,不足之处在于很难体现医务人员在临床应急处置中的复杂认知过程,特别是在很多需要班组多个成员协同诊断与决策时的表现则很难尽如人意。

2. **班组失误模型**　医疗器械有关很多高风险临床工程工作需要医疗班组多个成员的协同诊断后才有可能共同完成。在评价这类医疗系统的人因可靠性必须以班组整体成员的绩效为前提出发来探究其认知机制和操作可靠性更为恰当。Sasou等研究者通过定性研究非正常状态下班组作业人员失误与检查人员、管理人员决策能力之间的关系以及班组失误与行为因子之间的关联关系建立班组操作行为仿真系统模拟班组决策过程,Rouse等通过研究班组绩效与班组交流、协作之间的关系构建了1个具体心理班组失误模型,Shu Yufei等开发了1个包含任务模型、时间模型、班组模型和人-机界面模型4个子模型的班组行为模型来模拟确定班组认知处理的情境。上述以班组整体成员在人-医疗器械-环境系统中为完成或维护某个特定医疗任务时的绩效为前提来探究人的认知机制及行为可靠性而搭建的模型即属于班组失误模型。其缺点在于:考虑班组绩效影响的因素过于单一(如仅考虑班组交流对绩效的影响),对班组认知的操作处置行为解释是静态的居多,未考虑班组人因可靠性的动态时变性特点。

3. **组织错误模型**　复杂医疗器械系统的人误主要由工作环境和组织因素引起,其对此类系统的人因可靠性不仅要关注已有硬件失效和单个的人误还要考虑其转移传导后引起的组织管理领域内的潜在失效,此类人因可靠性模型称为组织错误模型。被广泛应用的组织事故因果(瑞士饼)模型是其典型代表,其可将组织事故间各事件之间的相互关系很好地模拟出来,利于识别组织事故之间的根本原因而被许多特定领域引入而发展了新的事故分析模型,如用于航空交通管制领域的人因可靠性分析系统(HFACS)。其缺点在于未对分模块中多因素间的因果关系进行阐述,未对系统中减少人误的方法和降低系统非正常失能的方法进行有效整合,从而很难真正阐述清楚系统非正常失能时减少人误的屏障在哪里及最终被突破的关键要素。

4. **复杂社会-技术系统模型**　重大医疗事故通常不是由复杂医疗系统中某一单一组织操作行为的突然微小失效就可引起的。而是在一种竞争的环境中,面临成本-效益平衡压力的情况下,多个组织操作行为的先后微小失效经整个系统迁移耦合到安全边界并最终突破边界而酿成事故的,此类事故因果是一涉及整个社会-系统的复杂过程,应包括最高层医务政策立法者、政府医务主管部门公务

员、医疗器械使用班组人员等等相关人员及其人因失误行为。与之对应建成的社会-技术系统模型应该由政府、安全委员会或研究学会、医院、管理部门、医务员工等组织成员并在模拟不同组织之间关系的同时也能反映同一组织之间不同参与人员之间的人因失误传导关系。Leveson 等从系统及控制理论的角度建立了与上述因多个班组成员微小人因失误但最终经系统耦合而突破安全边界并最终产生重大医疗事故的过程基本对应的社会-技术系统模型，其有系统开发和系统运行两个部分，每一部分由若干层级构成，层级之间用任务、指令、工具等来描述层级之间的相互作用，缺点在于层间人因失误的因果对应关系模拟的不太准确；Mohaghegh 等通过整合组织因素到概率安全评价中，构建发展了一个面向组织安全的社会-技术风险评价模型，自上而下可分为系统风险模型与组织根原因，模型中描述了各种可能的风险或危害场景，并将它们分解成包括人、软件、硬件以及环境因素等多种具体的风险贡献因素，其缺点在于缺乏人因失误与组织情境环境间的因果对应关系等方面的研究。

（二）人因可靠性分析关键要素

人因可靠性分析过程大致包含：界定参加组织成员有待解决的任务范围、对任务进行分析确定任务如何被解决、识别何种任务将有可能出错（失误辨识）、表征各任务间的逻辑关系并识别出错的可能性（表征和量化）、确定人误对系统的影响（描述以及影响评价）、分析如何减少这种影响（失误减少）等几个必备环节。

1. 任务分析　人因专家首先必须明确所研究复杂医疗器械系统若能成功完成某一医疗任务，系统内各组织成员对应执行的正确规范行为是什么，才能对比界定出那些操作行为可能存在人因失误可能。一般通过定义任务、选择任务分析工具、任务描述和分解来确定任务的层次结构等步骤来具体细化某一医疗器械复杂系统内各组织成员的标准行为准则。按其任务分析的依据可分为：层次任务分析、认知任务分析、目标-方法任务分析以及目标、使用人员、方法和选择规则任务分析等方法，其中层次任务分析是最常用的任务分析方法。早期这种方法主要偏向于对可观察的组织成员的具体行为进行分解，随着认知心理学的发展，越来越多的研究者认为除了要描述观察到的行为，还要分析人组织成员在特定环境及氛围下表现出的认知行为背后可能要引起人因失误的的心理因素参变量。

2. 人因失误辨识　在任务分析阶段确定为完成某个医疗服务任务，各组织成员应执行的正确操作行为规范后，需通过研究特定医疗器械在对应特定情境下组织成员的操作行为与正确规范的异同并分析可能产生的人因失误原因、心理、生理失误机制、可能的人因失误模式等来辨识其中的人因失误。通过这个阶段的分析确保正确理解潜在的人因失误产生的原因，为采取减少人因失误的措施提供有效的客观数据。它是人因可靠性分析方法的主要定性阶段。常用的人因失误辨识方法主要有：认知失误预测技术、紧急情况下的人因失误预测框架法等，多是通过评价情境环境因素来预测可能的人因失误，其基本步骤一般可先后分为：场景描述和任务分析、情境环境因素评价、认知功能识别、认知失误类型预测。

3. 人因失误表征　是指将前面两个阶段所辨识出的人因失误或人机相互作用采用一组客观数据及对应恰当的逻辑方式表述出来。表征的过程应反复考虑并验证表征数据赋值及其逻辑方式表述的合理性，否则需要换用其他更合理的表征方法重复上述过程直至符合要求。目前常用的人因失误表征方法主要有：故障树分析、人的可靠性事件树、操作员动作树、混淆矩阵等，其缺点是这些表征多为静态离散化的，难以整合失误恢复及复杂的动态人机交互过程。因此如何表征人因失误的动态连续特征是当前人因失误表征方法亟待解决的难点。

4. 人因失误概率的测算　人因失误数据量化分析的核心是人误概率（HEP）的预测计算，获取人因数据后，采用与系统任务相对应的表征方法对人因失误进行量化，其理论定义可表示如下：

$$HEP = \frac{人误实际发生的次数}{人误可能发生的次数} \tag{6-1}$$

实际应用中，因为在复杂性医疗任务中很难评估失误可能发生的具体次数；不愿意公布医疗绩效不良的人因失误数据（易误解而引发无谓的医疗纠纷）；对数据收集的有用性认识不足以及涉及医患隐私安全保密性等诸多因素存在,医疗器械人因数据的收集存在困难,人因失误数据的缺乏是人因失误概率测算的难点之一。如何从某个系统完成任务所涉及的真正的操作经验、模拟机数据、专家判断、实验数据及综合数据(来源于前述各种人因可靠性量化技术得到的数据)得到最佳的人因失误数据乃至建立可靠的人因可靠性分析数据库是当前人因可靠性研究的难点和热点问题。完备的人因可靠性分析数据库既包含用于量化的人误概率数据,同时还包含随情境环境的变更需及时更新的可用于定性分析的人因失误数据。

5. 人因失误影响评价和失误减少分析　这个环节需要通过前面的数据分析与测算找出对初因事件、系统不可用度、共因失效、事件树定量化等系统响应影响最大的班组人员的操作行为,对于风险贡献大的人因失误操作行为,则需要针对性的采用何种策略使其人因失误概率下降而仅在可接受的风险范围内波动。当前主流的人因可靠性分析技术多通过构建 HRA 事件树或故障树来描绘失误模式及他们间的关系,通过研究分析获得任务失效概率并给出人因失误影响评价及对应失误减少办法与措施指导建议。

二、人因可靠性分析方法

早在1950年,人因理论创始人 A. Chapanis 就开展了一项利用人因工程学初步理论对医院中用药错误的研究,并最终得出:改善文字交流,提高工作环境,改善流程等方法可减少用药错误的概率。但人因可靠性理论及方法,起源并更多应用于复杂大型武器装备系统等对人因可靠性要求较高的很多领域,根据发展的历史沿革和大致时间进程可分为三代。当前医疗领域的很多人因可靠性研究多是借鉴前述相关领域成熟应用并被实际证实能有效降低人因失误概率的理论及方法。

(一)第一代人因可靠性分析方法

第一代人因可靠性分析早期多采用类似于设备硬件可靠性评估的方法来评估人因可靠性,其中典型代表为 Askren 等学者使用"失误的平均时间、平均失误的间隔时间、失误第一次纠正时间以及失误纠正的平均时间"等类似设备硬件类可靠性参数来评估大型设备操作人员的人因可靠性。这种以设备硬件可靠性评估方法来测量评估人的可靠性因很难体现人因失误的随机性和不同性格操作者在特定情境下心理和生理变化的复杂性导致测评结果很难尽如人意。针对这一缺点,第一代中后期 HRA 方法开始探索多种引入考虑人因的绩效模型和方法来完善原有 HRA 方法,其中最具代表性的是人误率预测技术(THERP),也称 THERP 手册。其基本指导思想是将特定情境下参与人的操作行为预先分解为一系列由系统功能或规程所规定的子任务及其规范步骤,并分别对子任务给出人因专家判断或有历史统计数据分所得到的人误概率值,然后再使用考虑人因绩效的行为形成因子对前述人误概率值的修正,分析最后得出计算折行整个任务失效的概率。THERP 为人的可靠性分析及通用的可靠性数据库提供了程序性指导而被广泛应用于包括核电、医疗等多个领域。其缺点是整个过程相对复杂需花费大量的时间及精力。后期针对这个缺点,在一些不是特别复杂的人因可靠性分析应用领域多通过利用该领域人因专家对上述过程中的子任务及其行为形成因子进行筛选得到一个保守结果但节省大量时间的方法,即简化版—事故序列评审程序(ASEP)方法来开展工作。但有些复杂系统之中人因行为关联紧密而难以分解更无法评估出有效的行为形成因子,则上述方法很难实现。对这类复杂系统采用综合性全盘考虑的 HRA 流派分析方法则更可行,其典型代表有成功似然指数法(SLIM)和成功似然指数法-多属性效用分解(SLIM-MAUD)以及人误评价和减少技术(HEART)、人的认知可靠性模型(HCR)、人的认知可靠性-操纵员可靠性实验(HCR/ORE)。其中 SLIM、SLIM-MAUD、HEART 使用的是一个面向行为形成因子(PSF)的量化框架,对于一个给定任务名义上的人误概率,人因专家根据同类事件的历史统计数据与个人经验结合现有情境,对于给定任务的行为形成因子进行识别并划分等级后给出不同权重,最终名义上的人误概率可通过合适的数学模型进行分析计算校准后最终得出;其中 HCR、HCR/ORE 方法是基于时间可靠性相关(TRC)作为一个主要的失误模型,多用来处理事故后操作员的人因可靠性的评估。

综上所述,第一代 HRA 方法多是基于假设人如同机械或电子元件类似天然存在缺陷性和失效率,将人的任务分解为一系列具体的子任务,然后针对具体的子任务通过专家判断或历史同类事件的统计数据给出基本的人误概率,在不确定性范围内考虑环境因素(即行为形成因子)的影响对人误概率进行修订,最后计算完成整个任务的失效概率。其因能提供人误概率的估计值并给出针对性的防范措施而被广泛应用于各领域,但其从原理上就未将组织管理因素和安全文化对人因可靠性的影响、组织因果关系的说明等考虑概括进去,存在缺陷,主要表现在以下三点:

1. 借鉴硬件可靠性分析的理论与方法来机械分析人因可靠性,缺少行为影响因子与人因失误的因果关系的理论依据,采用类似"黑箱"的方法对人的认知/决策过程展开分析,缺少对认知失误细节的说明,以致在识别失误的原因和减少失误的策略方面(人误分析的最终目标)存在缺陷。

2. 人因失误子任务分类和行为因子的对应分类很难恰当,评估实操过程中恰当性权衡是难点,多着重于对可观察到的人的行为的分析,而未充分考虑组织因素对人绩效和安全的影响。

3. 对人因失误的相关性以及人因失误之间的内在关联及动态特性考虑不充分。

(二)第二代人因可靠性分析方法

在第一代人因可靠性分析方法的实践与研究过程中,研究发现在事故进程中人的应急处置是否得当,与系统的交互调控是正还是负反馈对于事故的严重程度是趋于缓解还是恶化起着至关重要的作用。在此基础上发展起来的强调情境环境对人认知可靠性的重要作用,以认知心理学为理论依据建立起来的基于人的认知人因可靠性模型为核心的第二代人因可靠性研究。较为典型的是 Hollnagel 提出的认知可靠性和失误分析(CREAM)方法。其参考的认知模型是包括观察、解释、计划和执行等简单步骤的人的认知心理模型,基本程序流程如下:

1. 将整个任务分解成若干层次任务事件,并分析其重要性及其时间先后发生顺序,构建事件序列。

2. 分析情境环境,确定对应认知行为类型及操作者相应认知功能。

3. 确定认知功能失效模式(对应基本的失误概率)。

4. 考虑情境环境对认知功能的影响,修正基本的失误概率。

第二代人因可靠性分析方法多是基于人的决策和行为模型建立起来的,强调环境或情境条件对人因失误的影响因素是比任务本身的特征更重要的因素,特别适合用于识别执行型人因失误(EOC)事件。相比于第一代的 HRA 方法上有改进,但仍然有很多局限性,具体体现在以下几个方面:

1. 对行为因子的评估虽考虑了情境环境的影响,但对组织管理因素对其影响的考虑不足,更多依靠少量类似历史统计数据结果及专家个人经验给以评估,缺乏实验验证。

2. 模型缺少组织管理因素对人误行为的影响以及两者之间因果关系的认识。

3. 考虑了情境环境对人的认知行为的影响,以及相应人因操作行为对整个任务绩效的影响,但未能阐述清楚人的行为与环境的动态交互特性。

(三)第三代人因可靠性分析方法

随计算机、认知及管理科学的发展,在第一代及第二代 HRA 方法逐渐发展和完善的过程中,出现了基于计算机动态仿真的 HRA 方法,其最大特征就是利用虚拟场景、虚拟环境以及虚拟人构建一个动态建模系统来模拟实际环境中人的绩效,说明了复杂人-机系统间动态交互的特性。较为典型的有:认知环境仿真(CES)方法,认知仿真模型(COSIMO),班组仿真(CREWSIM),信息、决策和行为响应模型(IDA),班组情境下的信息、决策和行为响应模型(IDAC),人机一体化设计和分析系统(MIDAS)等。其主要通过尝试建立一种基于模拟真实事件场景的动态 HRA 方法来试图克服前二代 HRA 方法的局限性,目前已经取得了一定的进展。但如何利用过往历史类似事件统计数据及专家的经验并通过计算机编程能真正实现对真实场景描述的动态性、人类认知的模糊性、人因失误事件分解的粒度(层次)问题、连续事件的相关性等问题都是挑战,对 HRA 方法的探索与完善还在路上。

三、医疗器械人因可靠性案例

如前所述,人因可靠性方法众多,各有优缺点。为帮助更好理解医疗器械领域人因可靠性分析方法,本节将通过一种基于故障树与事件树嵌套人因风险评价模型及对应规范化的 HRA 技术程序来分析血液透析机空气栓塞人因事故来示例其应用。

（一）研究对象

血液透析是急慢性肾衰竭患者常用治疗方式。所涉医疗器械包括血液透析机、水处理及透析器、连接导管等部件共同组成血液透析系统。主要机制在于通过血液透析机的泵体系统将体内血液引流至一个主要由无数根空心纤维管为核心部件构成的透析器中,患者血液与含机体浓度相似的电解质溶液经由透析机通过弥散、超滤、吸附、对流原理进行物质交换,达到清除患者体内的代谢废物及多余水分,维持电解质和酸碱平衡,并将经过净化的血液回输至患者身体的整个过程。若是在输液或输血的过程中因人因缘故造成空气进入机体内静脉或心脏引起血液循环障碍乃至引发严重的心功能障碍等血液透析并发症。当特定情况突然发生时需有关班组成员及时有效处置并做有关补救措施,以降低或减小人因失误带来的可能影响,以免出现患者死亡等严重事故发生。

（二）任务分解

根据患者血液透析空气栓塞应急标准预案,可将空气栓塞响应性任务分解为以下操作步骤:

1. 输液前要尽量排尽空气,输液过程中要密切观察,及时更换液体,防止进入空气。

2. 当发生空气进入患者静脉时,立即就近夹住静脉管路。

3. 让患者立即取左侧卧位,立即组织抢救,同时立即通知当班医生。

4. 立即给患者行高压氧治疗,若有脑性抽搐着,按医嘱给患者注射地西泮或激素药物以减少脑水肿发生概率。

5. 病情稳定后,记录空气进入原因、空气量及抢救过程。

（三）构建故障树与事件树嵌套模型

1. **事件树模型**　人因可靠性研究多采用事件树模型来推演事故发展的演变,大量的实证研究都证明了它的有效性。它以事故的诱发事件为初始事件,在充分彻底熟悉系统的基础上,找到从初始事件到最终事件序列这一过程中的所有关键节点,并构建模型。本示例中空气由血液透析机进入患者血液循环系统的最终后果与空气进入患者体内时的速度、气体量、血液循环内滞留时间等关联紧密,而临床工程师、医、护人员响应的及时性和操作失误率对这些指标有重大影响。根据任务分解操作步骤可知:临床工程师、医生,护理人员自身认知水平高低对初因事件发生的时间、地点的及时发现,事故发生原因的正确推断,能否快速有效切断空气源,能否采取有效措施阻止空气栓塞部位向右心转移,能否将血液循环中的空气及时排出体外等是降低事故后果严重程度的关键节点。根据以上分析,建立如图 6-6 所示的血液透析中空气进入人体事件树,其中 F_0 为初因事件,$F_1 \sim F_4$ 依次为 4 个后续关键事件节点,$C_1 \sim C_6$ 分别代表病人可能出现的安全、未死亡但出现并发症、未死亡但心肺功能受影响、未死亡但出现严重并发症、空气栓塞死亡、空气栓塞死亡 6 个后果事件。

2. **故障树与事件树嵌套的空气栓塞人因风险模型**　单纯的事件树人因可靠性分析仅说明了空气栓塞事故与上述 4 个关键事件有关,但无法反映前后关联事件受操作人因的认知水平所限而导致的应急处置的差异带来的故障发展变化。而故障树分析通过围绕某个事故层层深入来探究事故与发生因素之间逻辑关系及单元故障对整体系统影响的方法,是评价血液透析机空气栓塞人因可靠性的一种简单有效的方法。如前所述血液透析系统因人因导致出现空气栓塞不良事件的发生均是在事件发生过程中多因耦合共同作用产生的最终结果,本例构建故障树均以人为失效作为边界,在图 6-6 的基础上以事件树的 5 个节点 F0、F1、F2、F3、F4 为顶事件,将操作人员未能及时对应处理有关故障而导致后续可能后果事件的有关操作而构成的 5 个故障树分别称为 TF0、TF1、TF2、TF3、TF4,从左到右依次嵌入,其示意图如图 6-7 所示:

| F0：初因事件 | F1：没有切断空气源 | F2：气体向右心转移 | F3：循环内气体未有效及时排出体外 | F4：并发症升级 | 序号 |

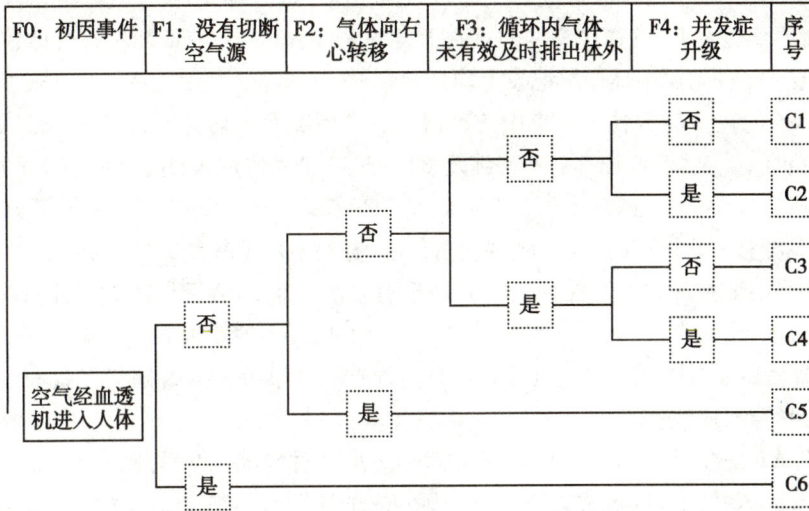

图 6-6 事故树模型示意图

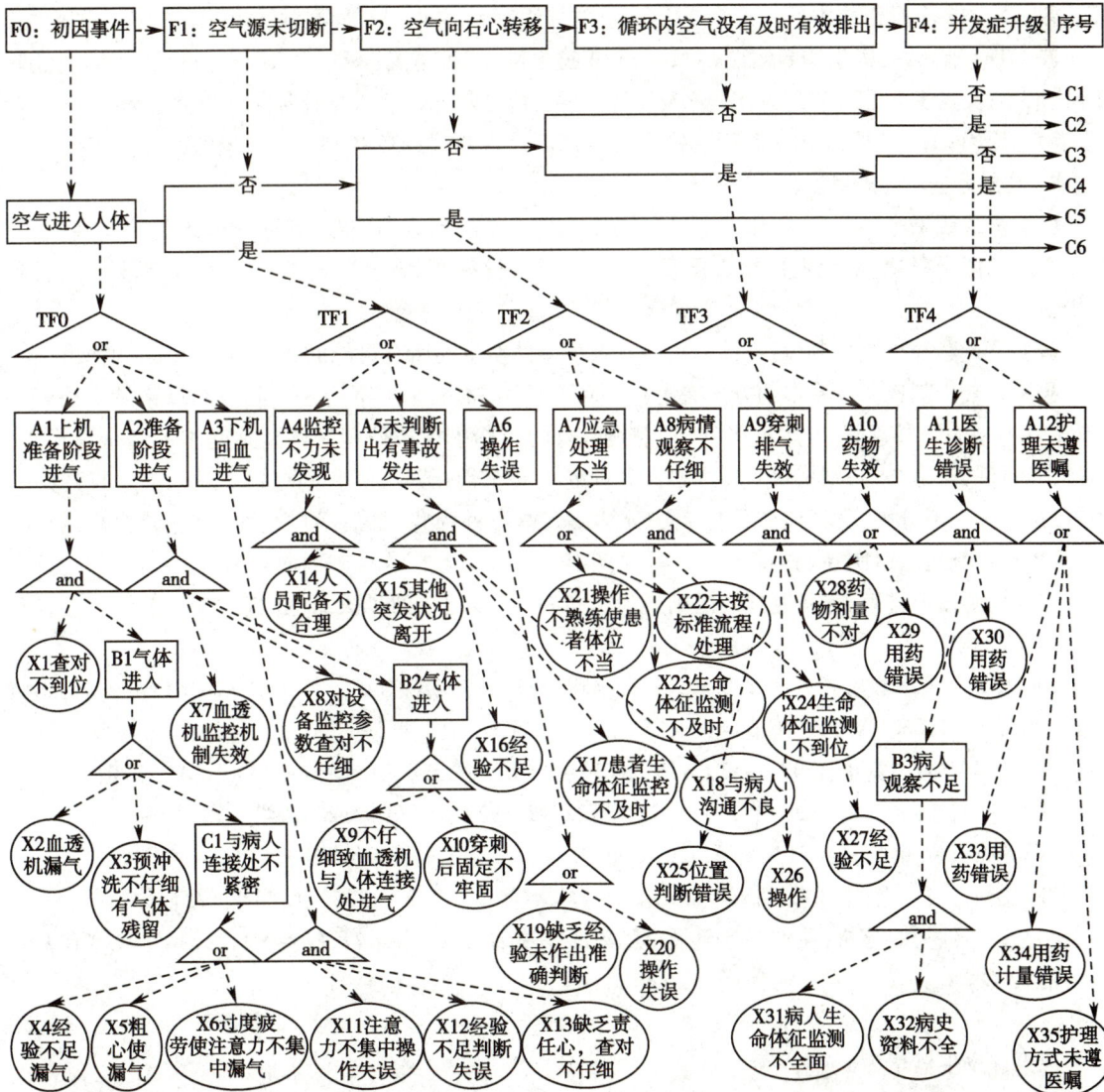

图 6-7 基于故障树与事故树嵌套模型的血透机空气栓塞人因风险模型示意图

（1）TF0 有 A1：上机准备阶段进气，A2：上机阶段进气，A3：下机回血进气三种情况。其中 A1 的原因有：x1 查对不到位及 B1 气体进入两种；而 x2 设备漏气、x3 不仔细预冲洗有气体残留及设备、C1 病人连接处不紧密三种情况中任一情况发生均会导致 B1 气体进入情况发生；而 x4 经验不足致漏气、x5 粗心致漏气、x6 过度疲劳致精力不集中三种情况任一情况发生均会导致 C1 情况出现；A2 的原因有：x7 设备监控机制失效，x8 监控查对不仔细及 B2 上机阶段气体进入；B2 气体进入的原因有可分为 x9 不仔细使透析器，x10 人体连接处进气、穿刺后固定不牢固二种情况；A3 的原因有：x11 注意力不集中操作失误、x12 经验不足，判断错误、x13 缺乏责任心，查对不仔细三种情况所致。

（2）TF1 有 A4：监控不力未发现，A5：未判断出有事故发生，A6：操作失效三种情况。A4 的原因有：x14 人员配备不合理，x15 有其他突发状况离开两个原因；A5 的原因有：x16 经验不足，x17 没有及时监控患者的生命体征，x18 与患者沟通不良三种情况；A6 的原因有：x19 缺乏经验未作出准确判断，x20 操作失误二种情况所致；

（3）TF2 有 A7：应急处理不当，A8：病情观察不仔细，两种情况。A7 的原因有：x21 操作不熟练使患者体位不当，x22 未按照标准流程处理两个原因；A8 的原因有：x23 生命体征测量不及时、x24 生命体征监控不到位二种情况；

（4）TF3 有 A9：穿刺排气失效，A10：药物使用失效，二种情况：A9 的原因有：x25 位置判断错误、x26 经验不足、x27 操作技术不佳三个原因；A10 的原因有：x28 药物剂量不对、x29 用药错误二种情况；

（5）TF4 有 A11：医生诊断错误，A12：护理未遵医嘱，二种情况：A11 的原因有：x30 医生诊断经验不足、B3 病人观察不足两个原因；B3 病人观察不足又包含 x31 病人生命体征监测不全面、x32 资料不足两个原因；A12 的原因有：x33 用药错误、x34 用药计量错误、x35 护理方式未遵医嘱三种情况。

3. 结果分析

（1）事故后果序列分析：如用 $C_1 \sim C_6$ 分别代表病人可能出现的安全、未死亡但出现并发症、未死亡但心肺功能受影响、未死亡但出现严重并发症、空气栓塞死亡、空气栓塞死亡 6 个事故序列后果分析。

（2）下行法最小割集分析：定性的找出导致顶事件发生的所有可能的故障模式，就是如何求出故障树的所有最小割集。最基本的方法有上行法和下行法，本文采取下行法。其基本思路是从顶事件（是事件树中的结果事件）开始逐级处理，直到所有的结构事件被处理完毕到达基本关键事件为止；紧接顶事件的若是与门，则把每个输入事件分别列入同一行；若是或门，则把每个输入事件排列同一列；依次从上到下分解，直到任务再也无法分解的基本事件为止，最后经过全面比较，剔除非最小割集，求得最小割集。以图 6-7 故障树 TF0 为例，步骤 1 到 2 有或门连接则列向排列；在步骤 2 的位置若是遇到与门则横向排列，若是遇到或门则换为竖向串列；步骤 2 到步骤 3 也同理处理，重复下去直到最后一步，得出：

TF0 有 8 个最小割集：C01 = {x11,x12,x13}、C02 = {x7,x8,x9}、C 03 = {x7,x8,x10}、C04 = {x1,x6}、C 05 = {x2,x6}、C 06 = {x3,x6}、C 07 = {x4,x6}、C 08 = {x5,x6}；同理可知：

TF1 有 4 个最小割集：C 11 = {x14,x15}、C 12 = {x16,x17,x18}、C 13 = {x19}、C 14 = {x20}；

TF2 有 3 个最小割集：C21 = {x21}、C 22 = {x22,x23,x24}、C 23 = {x23,x24}；

TF3 有 3 个最小割集：C31 = {x25,x26,x27}、C 32 = {x28}、C 33 = {x29}；

TF4 有 4 个最小割集：C41 = {x30,x31,x32}、C42 = {x33}、C43 = {x34}、C 44 = {x35}；

（3）顶事件失效分析：顶事件等于最小割集的并集，若令故障树 $TF_n(n = 0,1,2,3,4,\cdots,k)$ 有 k 个最小割集：C_{n1}、$C_{n2}\cdots C_{nr}\cdots C_{nk}$，则有：

$$X_i \in C_{nr} \tag{6-2}$$

顶事件发生概率为：

$$P(F_n) = P\left\{\bigcup_{r=1}^{k} C_{nr}\right\} \tag{6-3}$$

化简最后得顶事件发生的概率为：

$$P(F_n)=\sum_{r=1}^{k}\prod_{x_i\in C_{nr}}q_i-\sum_{1\leqslant r\leqslant s\leqslant k}\prod_{x_i\in C_{nr}\cup C_{ns}}q_i+\cdots+(-1)^{k-1}\prod_{\substack{r=1\\xn_i\in C_{n1}\cup C_{n2}\cup C_{n3}\cdots\cup C_{nk}}}^{k}q_i \qquad (6\text{-}4)$$

式中：n 为顶事件的序号；r、s、k 为最小割集合的序号，$r<s<k$；i 为基本事件的序号；$1\leqslant r\leqslant s\leqslant k$；$k$ 个最小割集中第 r、s 两个割集的组合顺序；$x_i\in C_{nr}$：在第 k 个故障树中属于第 r 个最小割集的第 i 个基本事件。

将本例中上面求得的最小割集分别代入上述公式可求得本例每一个顶事件所发生的概率公式；然后再根据被调查的三甲医院透析科具体的有效调查统计数据，结合文献资料、专家建议就可求得该医院透析科血透机发生空气栓塞每一个基本事件的概率大小数据。

（4）事件树与故障树嵌套模型的概率及风险定性分析：在得到血液透析机空气栓塞大事件树的初因事件及后续重要事件的失效概率后，因血液透析机空气栓塞事件的各失效事件之间相互独立，事故连锁中所有事件之间具有"逻辑与"的关系，则在空气进入人体血液循环系统后，各事故序列导致的不同后果的发生概率等于导致该后果的发展途径中各后续事件的概率之积。即：

$$P(C_n)=P(S_n/F_0)=\prod_{m=1}^{t}P_{nm} \qquad (6\text{-}5)$$

其中：n 为事故后果的序列号，S_n 表示第 n 个后果序列的路径集合，P_{nm} 表示第 n 个事故序列中第 m 个环节的概率，t 为事故序列所含节点数。

将上述步骤（3）最后得到的被研究医院的每一个基本事件概率大小数据代入公式（6-5）中就可以计算出被研究医院血透机空气栓塞每一个项事件的概率数据。按概率出现的大小及事故严重程度采取针对性的改进措施并跟进管理则可有效管控血透机因人因事故出现空气进入血液循环系统并最终出现严重空气栓塞事故的可能性，并最终增加抢救阶段成功的概率。

（黄磊）

第五节　基于人因的手部康复训练机器人设计

目前，国内外许多研究机构都将虚拟现实技术、力反馈技术、机器人技术等技术应用到中风偏瘫患者的上下肢运动康复治疗中。同时该领域也正在开展多种探索性的研究，其中一个重要发展方向就是将网络技术应用于康复治疗中，远程康复也成为了国内外科研人员的研究热点。早期的康复训练设备主要针对上下肢，由于手指结构精细复杂，手指与手指之间联系紧密，因此针对手指康复训练的设备设计要求也非常高。直到近几年，针对手指的康复训练设备才逐渐开始出现并发展。

本节介绍针对脑卒中手部偏瘫患者设计一套辅助康复训练产品，帮助患者完成被动训练、助力训练及抗阻训练模式。缓解目前一对一的人工康复训练模式带来的效率低下问题，使康复训练更加参数化，设定康复训练期间的各项参数以缩小在人工康复训练模式下因为治疗师水平不同造成的康复效果差异，并且在训练期间获得患者的相关数据反馈更科学的制订下一阶段的康复训练方案，同时降低部分患者来回医院进行康复训练的时间成本，实现远程康复训练。

一、用户调研设计

主要涉及医院康复训练的流程和医生对于康复训练辅助设备的看法建议，以及患者的治疗情况两大方面。通过访谈使设计人员对康复训练有一个更加系统深入的认识，同时获得医生对该类产品的专业性建议，使下一阶段产品的功能规划更具有医疗意义，医生和患者的访谈提纲分别见表6-11、表6-12。

表 6-11　医生访谈提纲

流程	因素	问题
目的	人群	康复训练主要针对的是哪类人群？
	目标效果	康复训练的费用大概是多少？
	方式	一般有哪些病因的病患可以进行康复训练？
	实际效果	什么程度可以进行康复训练？
		进行康复训练的病患是住院的状态吗？
		这类患者有没有什么行动上的特性？/行动上不便的地方？在康复训练中需要注意的事项？
		通过一个训练流程可以达到什么样的效果？
		通过康复训练影响了病患的哪些方面从而达到康复效果的？
		通过康复训练达到康复效果的概率大吗？
		康复训练完成之后患者需要注意哪些问题？
		病患在家可以独立做哪些动作有利于康复？
计划	训练计划制订	依据什么因素来给每个病患制订训练计划的？
	计划种类	训练计划有什么分类吗？每个病患的训练计划是一样的吗？或者是分套的？
	训练周期	一个训练计划需要多久？
	问题	在制订训练计划的时候存在哪些问题？
实施	动作	有哪些训练动作？这些动作有什么不同的功效？
	动作组合	依据什么制定的一次训练中含有哪些动作难度？训练部位？
	单人/医生辅助	每次训练是病患可以单独操作的还是需要医生辅助做动作的？医生的职责有哪些？
	速率	进行康复训练的时候一个训练动作的速度是怎么考虑确定的？
	活动范围	活动的范围有标准吗？是如何进行确定的？
	工具	训练期间是否需要借助某些特定的工具？
	患者状态	患者在进行康复训练时是处于什么样的姿势？/患者的活动有哪些不便？
	康复训练辅助设备	独立进行康复训练您觉得存在什么问题？ 您对这类产品有什么建议？ 在佩戴方式/训练执行上针对病患的特性有什么要注意的地方？ 相比于一对一的康复训练您觉得这种方式有什么优势/劣势？
评价	频率	多久会评价一次该患者的恢复情况
	形式	如何评价判断一个病患的康复状况？
	指标	通过哪些指标来反映患者的恢复程度？
	措施	如何依据指标来进行调整？主要有哪些调整措施？
	问题	在评价训练效果时存在哪些问题？
	完成后	康复训练完成之后是否有患者会出现其他问题？比如复发之类的病症？
		康复训练完成之后患者需要注意哪些问题？
		病患在家可以独立做哪些动作有利于康复？

笔记

表 6-12　患者访谈提纲

一级因素	二级因素	问题
基本资料	年龄	
	性别	
	病因	
	治疗阶段	
康复训练治疗	问题	在之前的康复训练中有什么觉得不方便的地方或者存在什么问题？
	影响因素	在康复训练中您觉得最艰难的部分是什么？
	情绪	您觉得医生在康复训练治疗中能起到什么作用？
		您觉得康复效果跟什么因素有关？
		在康复训练中您的情绪状态是怎么样的？
		您觉得您的情绪或心理状态有什么变化吗？其中促进积极或者加剧消极情绪的因素有哪些？
		如何能够增加您在康复训练中的积极情绪
		通过哪些反馈您能感受到自己的康复有效果？
设计方案	看法	您对这类的产品有什么看法？
	顾虑	您对这类产品有什么担忧？
	期待程度	您觉得这款产品针对解决的问题是您在康复训练中遇到的需要解决的问题吗？

二、调研结果

（一）患者状态

手指的屈伸依靠屈肌和伸肌的力量实现，由于屈肌力量比伸肌力量大，脑卒中偏瘫患者的手功能障碍在临床上主要表现为屈曲挛缩，由于占优势的是手部的屈肌张力，掌指、指间关节伸展困难，失去握持、侧捏、对掌及对指等精细的运动功能。

患者在康复训练期间会经历以下负面情绪：不愿意面对现实-看不到训练效果而感到灰心-想要快速好转以亢进的情绪过度训练。在访谈中医生表示面对患者的负面情绪，一般采取不给患者许诺治疗效果、给患者传达科学的医疗知识帮助患者在恢复病理的同时心理也得到平衡。

患者进行康复训练对医生有一定的依赖，希望能够固定一个了解自己病症的医生给自己指导康复训练，这也是医患关系长期配合会达到一定的互相信任关系。在家自己做康复训练或者由家属帮助患者做和治疗师一样的康复训练，患者会觉得不放心，怕产生二次损伤，即使在家做了康复训练也觉得在效果上有差异，自己和家属在进行康复训练的时候对医疗理论知识方面的专业性不够，无法及时做调整。

在使用仪器进行训练的时候治疗师在其中起到的作用不大，可以完全让患者独立进行，但是患者反映使用仪器进行训练会觉得枯燥、危险。

（二）康复训练操作

大拇指占手功能的 50%，是手部康复训练的重点训练对象，四指的功能位主要为屈伸运动。

训练按照肌力训练-肌耐力训练-本体感知功能训练的顺序不断推进。由于脑卒中手部偏瘫患者没有手骨或肌肉的损伤，损伤的是神经的一部分，所以一开始的康复训练即可做全关节的运动，在手指活动范围上尽量向正常功能位训练。由于神经损伤是不可修复的，所以脑卒中患者的康复训练最终并不能恢复到原来的正常控制状态，而是用代偿的方式弥补机体缺失的功能，让患者能够恢复到可以正常操作的状态。

发展肌力和耐力在方法上并不相同。迅速发展肌力高强度、少重复的训练方式;而发展耐力则需小强度,多重复的训练方式。

训练方式以被动训练-助力训练-主动训练-抗阻训练方式推进,在肌力达到三级以上时可以做主动运动,三级及以下还需要依靠外力做助力运动训练肌力,一般三个月之后使用仪器让患者做抗阻运动。由于脑卒中患者是神经损伤,康复训练的主要目的在于锻炼患者大脑控制手部锻炼,在此目的下有大脑参与控制的后三个阶段其主要的作用,被动训练是在患者肌力为零,即完全瘫痪探测不到肌肉的收缩的状态,通过外力驱动肢体运动的方式以防止肌肉挛缩。在使用被动训练和助力训练方式要注意以渐近的形式驱动/辅助手指运动,防止肌肉发生震颤。

训练部位按照由近心端到远心端的肌肉和关节进行训练,同时训练从使用单肌肉到使用复合肌肉完成操作进行,如在进行掌指捏合训练时,开始单肌肉操作训练需要固定一个手指,让另一个手指主动做捏合动作,这样两个手指做主动动作时使用和训练的肌肉是不同的。此外训练的动作从大动作到小动作推进,训练每个肌肉都有很多的动作可以实现,治疗师实际引导患者进行训练时是根据患者的喜好,让患者选择想要把哪个动作放在训练中,训练并不是单一模式的,会比较个性化按照患者自身的情况和喜好来制定训练。

患者进行关节活动时活动度未达到正常功能位要求,则进行被动训练。在患者在被动训练状态下可以达到全关节的正常功能位活动度,则可以出院进行自主训练。

进行康复训练之前有一定的"热身运动",会先热敷,让肌肉能够在后续的训练中活动开。

单次训练时间最长不能超过45min,否则会引起肌肉过劳。

三、需求分析

通过以上的背景调查以及用户调研,归纳出以下问题点(表6-13):

表6-13 问题总结

编号	问题	编号	问题
1	康复训练效果与康复治疗师经验水平有关	4	患者由于距离医院远需要来回奔波或者采取住院方式
2	患者需要承担每天800元左右的高额康复训练费用	5	患者主动性差,训练吸引力低,影响训练效果
3	一对一的康复训练人力成本高、效率低下		

(一)影响因素分析

1. 康复医疗现状 不同患者的病情、生理指标、生活方式、精神状态等因素不同将导致康复训练的效果有很大的差异(表6-14),康复训练治疗师需要根据不同患者的特质和康复进程来为下一步的康复训练做判断,其中评估并分析患者康复情况的过程涉及的因素很多,无法简单的建立一个有效的模型,所以目前用于康复训练治疗的仪器无法完全脱离治疗师独立使用,但它们可以在测量体能指标和设定训练参数上起到治疗师无法实现的作用。大多以辅助治疗师的角色给治疗师提供一些可参数化的服务功能,如测量患者的最大肌力、做功能力,设定抗阻阻值进行抗阻训练等。

表6-14 训练方式对比

方式	劣势	优势
治疗师一对一治疗	1. 训练没有量化的指标流程,康复训练效果与康复治疗师经验水平有很大的关系 2. 影响工作效率,而且一对一的治疗费用很高 3. 需要患者采取住院或者来回奔波的方式在医院参加康复训练	1. 患者对治疗师之间培养了一定的信任关系,有助于患者配合治疗 2. 每位患者自身情况对康复训练的制定和效果都有很大的差异,训练执行的综合考虑因素较多,治疗师可以根据情况做沟通及时调整

笔记

续表

方式	劣势	优势
康复训练仪器辅助治疗	1. 患者容易有枯燥、不安的情绪 2. 患者对医生的依赖程度较大,对医生的建议和判断信任度较高 3. 刚开始进行康复训练,患者没有一定的康复医疗相关知识,无法在康复训练中及时做判断	1. 替代人力做机器式的重复性操作,提高效率 2. 可以设定一些参数化的指标让患者做抗阻训练 3. 可以记录、测量患者的体征指标,帮助医生更有参照地制订下一步治疗方案 4. 可以模拟实际操作环境,让患者用作业训练有针对性的恢复日常生活的手功能

2. 患者心理状态 首先在医疗领域患者最重视的是整个治疗过程的安全性,而且患者在患病期间会出现消极和低落的情绪,对于治疗过程中出现的不适感的敏感度高,轻微的不适都会将患者的忧虑感放大。让患者自己操作仪器设备一方面由于对安全性的重视,患者的试错操作会降低,害怕出错会导致出现不安全因素,即使患者有一定的康复训练经验,由于不放心和怕出错无法完全脱离医生自己判断操作仪器,所以仪器的使用方式还需要由医生下达;另一方面患者情绪低落而且生理上也未康复,操作仪器的准确度会下降,如果操作的层级流程过多、操作涉及的理解上专业性过强,则会加深患者的消极负面情绪。

3. 医患关系 在治疗过程中患者和医生之间建立了信任和依赖,患者大多想由同一个医生负责自己的全流程康复训练,因为长期的治疗使医生对患者的病情和习惯偏好等都有了解,这样的长期磨合使患者对于医生的判断和建议有较高的接受度,有利于康复训练的推进。同时医生也起到一定的心理开导作用,从情绪上股东患者保持积极的状态配合康复训练。

(二)用户模型分析

手部康复训练机器人的脑卒中手部偏瘫患者用户具有以下特点:

患者群体呈年轻化趋势,他们大多存在不健康的饮食、肥胖、缺乏运动、酗酒吸烟等生活习惯;由于是神经性损伤,手部的感知和控制能力所及受到损伤,语言能力也可能受到损伤;多数患者在康复训练期间会经历以下负面情绪:不愿意面对现实-看不到训练效果而感到灰心-想要快速好转以亢进的情绪过度训练;对医生依赖性大,在家自己做康复训练或者由家属帮助患者做和治疗师一样的康复训练,患者会觉得不放心,怕产生二次损伤;由于长期接受康复训练治疗,对康复医疗知识有基本的认识。

(三)任务流程分析

通过前期调研整理目前的中后期阶段康复训练日常流程大致如下:

1. 治疗师对患者进行"热身运动" 通过助力方式让患者做一定时间的等长训练,由近心端肌肉到远心端肌肉开始训练,让肌肉得到屈伸,有利于后续的训练开展。训练过程中注意开始的速度不能过快。

2. 测量最大肌力 通过肌力测量仪器,让患者在不同的抗阻下做动作,得到最大肌力值。

3. 进行渐近式抗阻训练 根据最大肌力值依次设定抗阻为最大抗阻的二分之一、最大抗阻的四分之三、最大抗阻,每次训练 3 组,每组 10 次运动,每组训练间隙为 1min。之后用同样的形式依次以最大抗阻、最大抗阻的四分之三、最大抗阻的二分之一进行训练,并做不同的动作训练不同肌肉。

4. 记录患者训练信息 仪器记录患者的肌力、做功等指标,供医生分析。并且医生会和患者进行沟通,获得患者的主观评价和感受。

5. 制定调整训练内容

(四)使用环境分析

对康复训练仪器设备的两种使用环境——医院和家用进行对比分析,分析结果见表 6-15:

表 6-15　康复训练仪器设备使用环境对比

环境	劣势	优势
医院	1. 需要患者采取住院或者来回奔波的方式在医院参加康复训练,增加了时间成本和经济负担 2. 医院需要提供充足的空间容纳每位患者到医院进行仪器训练,对于医院的空间要求高	医生可以及时观察指导患者训练,解决患者疑问
家用	1. 由于身边没有医生,缺乏安全感 2. 缺乏训练的指导	1. 减轻医院和医生的负担 2. 提高医生接诊的效率 3. 让患者能更加便捷地接受仪器辅助康复训练

四、产品功能规划

(一)产品定位

目标用户:手部脑卒中偏瘫患者。

使用阶段:康复训练的中后期阶段:①患者对康复医疗有一定的基本认识,具有基本的理论常识,在自主训练中可以有自主的判断;②患者的体征趋于稳定,自主使用仪器进行康复训练期间减少了安全隐患;③康复训练中后期以抗阻训练为主,在此阶段仪器设备可以更好的设定抗阻进行参数化的抗阻训练。

使用场景:家用。

目标功能:辅助患者进行中后期康复训练、记录体能指标、为医生患者提供沟通交流平台。

(二)功能规划

功能一:参数化康复训练指标。

通过康复训练中的各项指标如患肢训练动作类型(对指运动、抓握运动等)、训练类型(等张训练、登场训练)、驱动类型(被动训练、助力训练、主动训练、抗阻训练)、训练时长将康复训练参数化定义,科学记录并执行患者的康复训练内容。

功能二:反馈患肢功能信息。

通过测量患肢在每次康复训练时的作用力和执行速度来量化反映患肢的康复效果(肌力和肌耐力),使患者能够更直接地看到康复进程,调动患者参与康复训练的主动性,同时也给医生做下一步康复训练方案提供信息。

功能三:APP 端自主操作。

通过 APP 来控制设备的运作,APP 分为患者用户端和医生用户端,通过两个端口的区分让医生通过 APP 给患者制定计划、观察患者的训练情况和生理指标并和患者进行交流,简化康复训练中医患面对面的沟通和训练模式。

(三)使用情景

前期的康复训练以被动训练和助力训练为主,在该阶段医生辅助患者进行康复训练,对患者的病情和行为习惯、心理状态等有一定的认识,患者在此阶段掌握了一定的康复训练的基本理论知识和训练常识,同时医生和患者之间建立了一定的信任关系。

康复训练中后期以助力训练、主动训练、抗阻训练为主,由于中后期的复查频率降低,由原来的几日一次变为一周一次、二周一次、半月一次……,所以在复查之间的时间患者的康复训练可以通过该设备进行同时保持和医生的沟通。

在该阶段介入康复训练辅助仪器设备,首次使用由医生为患者讲解和演示仪器的使用,之后患者可以将仪器设备带回家进行日常的康复训练,医生通过手持端应用给患者制定每日的训练内容、与患者进行沟通同时获得患者的体能指标记录用于日常评估和下一步训练内容的制定。患者通过手持端应用可以在家执行每日医生制定的训练、观察到自己的体能指标变化并和医生进行线上的沟通。

笔记

（四）使用方式

手部训练康复训练机器人设备的使用包括两部分,一部分为硬件设备,用于执行辅助康复训练功能和测体能指标,一部分为手持端应用,用于控制设备执行、记录并反映体能指标、给医患沟通提供平台(图6-8)。

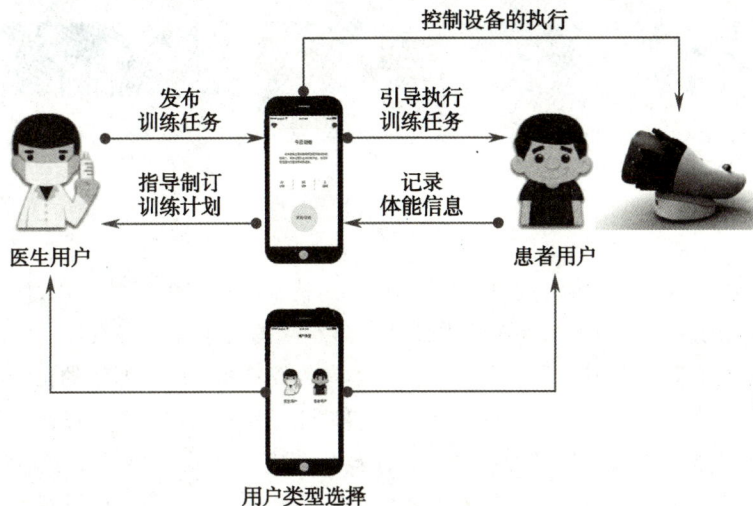

图 6-8 使用方式图示

（刘胜林　付艳　黄磊）

思考题

1. 医疗器械可用性测试和风险管理之间有什么关系?
2. 如何通过人因工程的方法来测试生命支持设备的警报?

医学计量在临床工程中起到在役医疗器械质量控制技术支持和保障的作用,保证在役医疗器械在使用过程中的量值统一和一致,确保医疗器械使用过程中的安全性和有效性。医学计量以传统的计量科学为基础,结合医学领域广泛使用的物理、化学参数及其相关医学器械的检测而建立起来的一种专门用于医学领域的质量保障体系,包括医学测量基准、标准和检定装置,管理法规、制度、规程、规范等。医学计量是实施医疗设备质量控制的基础,医学计量给医疗设备质量控制提供测量标准、测量方法、量值溯源以及法律法规等核心支持,在用医疗设备的质量控制依靠医学计量才能有效实现。医学计量可以保障临床工程领域测量结果的准确可靠和量值统一,促进诊疗技术水平的提高。

第一节　概　　述

计量一词是由"度量衡"概念逐步衍生而来。在中国古代,"权衡"一词是指用权(砝码、秤砣)来称量,"衡器"本意是指天平,后引申为所有确定重量的量器。在古希腊文中测量 measure 加上后缀 logos 构成 metrology 一词,比喻计量为"宇宙万物之规律,绝对之准绳,以及人类一切的依归"之意。计量学(metrology)在国际术语中已有明确概念,即计量是关于测量的科学,涉及测量理论和实用的各个方面。

中国的医学计量是始于 1986 年《中华人民共和国计量法》颁布实施以来发展起来的。自从《计量法》实施以来,医院普遍在临床工程部(或医学工程部)内设立了计量室,由专人负责医疗仪器的计量检定工作,但只限于强制检定的几种医疗仪器。执行医学计量检定工作的机构是国家计量行政部门认可的计量技术机构。目前我国已形成了以《计量法》为基本法,并与之匹配的计量行政法规、规章以及地方性计量法规、规章构成医学计量法律法规体系。

我国医学计量包括强制检定和非强制检定两类。强制检定的项目主要是依据 1987 年国家计量局发布的《中华人民共和国强制检定的工作计量器具明细目录》。在这个目录中与医学计量有关的强制检定项目包括了体温计、血压计、眼压计、心脑电图仪、活度计、照射量计(含医用辐射源)、激光能量功率计(含医用激光源)、超声功率计(含医用超声源)、听力计、火焰光度计、分光光度计、比色计、血球计数器、屈光度计等,1999 年又增加了验光仪。除了强制检定项目外,我国目前还开展一些非强制检定项目,包括电子医疗仪器(如除颤器、监护仪),生命支持设备(如呼吸机、麻醉机),医用光学仪器(如准分子激光治疗机、激光刀),实验室仪器(如酶标分析仪、生化分析仪)等。目前,我国已有体温计、血压计、眼压计、心脑电图机、外照射治疗辐射源、X 射线辐射源、激光源、超声源、分光光度计、血细胞分析仪、眼光仪、瞳距仪、验光镜片箱等强制检定项目计量检定规程,以及心电监护仪、脑电地形图仪、生化分析仪、酶标分析仪、pH 计、毛细管电泳仪、γ 放射免疫计数器等非强制检定项目计量检定规程。

我国的计量监督管理实行按行政区划统一领导、分级负责的体制。国家质量监督检验检疫总局负责全国质量、计量、标准化等工作,并行使行政执法职能。县级以上地方人民政府计量行政部门负责对本区域计量工作实施、监督、管理。计量检定机构负责研究建立计量基准、社会公用计量标准,量值传递、强制检定和法律规定的其他检定、测试任务。我国计量专业技术委员会负责计量法规的起草工作。目前全国共有 28 个计量专业技术委员会,其中与医疗直接相关的有电离辐射计量技术委员会(MTC15)、生物计量技术委员会(MTC20)、临床医学计量技术委员会(MTC21)、医学计量技术委员会(MTC23)。起草的计量技术法规包括国家计量检定系统表、计量检定规程和计量技术规范。至今,国家计量检定系统表 95 个,国家计量检定规程 906 个,国家计量技术规范 577 个。它们是正确进行量值传递、量值溯源,确保计量基准、计量标准所测出的量值准确可靠,是实施计量法制管理的重要条件和手段。

一、测量与计量

量是指"现象、物体或物质可定性区别和定量确定的一种属性",表示与标准量的倍数关系。测量就是以同性质的被测量与标准量的比较,并确定被测量对标准量的倍数,这个标准量是国际或国家所公认的,性能稳定的。测量的倍数为:

$$K = \frac{x}{V} \tag{7-1}$$

其中:x 为被测量,V 为标准量,如质量的标准量是砝码;血压量的标准量是血压计刻表;心电图量的标准量是记录纸标尺等等。K 应当是稳定的,但随时间的延长,K 可能发生了变化。因此,K 需要定期计量检定。

测量过程是对比→示差→平衡→读数的过程。以物质质量测量为例,首先将被测物质放在天平,与砝码对比,不断地加码或减码,使被测物质与砝码平衡。达到平衡时,读取砝码数值,即获得被测物质的质量。测量结果的显示方式有:数字显示、图形显示、曲线显示、图表显示、指针显示等。因此,测量的定义是"通过实验获得并可合理赋予某量一个或多个量值的过程"。

按照计量技术规范 JJF 1001-1998《通用计量术语及定义》,计量是指实现单位统一、量值准确可靠的活动,确保测量结果的准确和一致。测量是一个通过测量实验获得测量结果量值的过程。测量是计量的基础,有了测量就需要统一量值,才出现计量。计量属于测量,源于测量,而又严于一般测量,它涉及整个测量领域。计量是通过国家法律、法规、规章等手段确保测量的统一。因此,计量具有准确性、一致性、溯源性、法制性四大特点,并形成法制计量、科学计量、工程计量三大工作领域,分别代表以政府为主导的计量社会事业、计量基础和计量应用三个方面。

计量科学的基本问题有:①测量方法:量包括物理量、化学量、生物量,这些量有些是直接测量的,有些是间接测量的,有些是无法测量的,尤其是医学受伦理限制,人体的活体参数无法测量,比如中医经络。不同测量方法的测量结果是不一样的,因此,计量学要研究稳定、可靠、一致的测量方法,以满足测量和计量的需要。②标准物:测量是与标准量作对比,标准量的稳定性直接影响被测量的准确和一致性,计量学需要获得在各种环境条件下高稳定性标准物。③计量器具:被测量与标准量放在一个计量器具上比较才是有意义的,计量器具的精确性和稳定性对于计量结果的一致性至关重要,计量器具是随着技术的发展不断提高。因此,新型计量器具促进了计量科学的不断进步。

二、计量的特点与分类

计量不同于测量,它具有准确性、一致性、溯源性、法制性等特点。计量对被测量的结果要求是能准确反映真实值,保持计量结果的准确性。计量应在统一计量单位条件下,任何时间、任何地点、任何方式、任何计量器具、任何人,只要符合计量条件,在规定的测量范围内,其测量结果都是一致的。在计量过程中,任何一个测量结果或标准值,都能通过一条量值传递比较链,追溯到计量基准,这条量值传递比较链可以通过校准向测量源头追溯,源头就是国际基准或国家基准等计量基准,比较链分派出一级计量站,二级计量站等。计量涉及商品交易、人体安全、环境保护等国计民生,因此,计量须在法制保障下得到执行,计量的法制性就是有相应的法律、法规和行政管理,在政府主导下进行。

计量按工作性质可分为科学计量、工程计量和法制计量三类,分别代表计量的基础、应用和政府起主导作用的社会事业三个方面。

计量按专业和被测量分有:长度、温度、力学、电磁学、光学、声学、化学、无线电、时间频率、电离辐射十大类。

(1)几何量计量:就是对物体的几何尺寸、位置和角度的测量,主要包括平直度、粗糙度、圆度、锥度、渐开线、螺旋线等几何量的测量。常用器具有游标卡尺、千分尺、量块、测长仪、轮廓仪、测量显微镜等。

(2)温度计量:就是选用各种物质的热效应来测量物质的冷热程度,可分为超低温、低温、中温、高温、超高温。常用器具有热电偶、热电阻、玻璃体温计、光学高温计、红外测温仪等。在常规环境下,玻璃很稳定,玻璃的刻度作为标准物既方便又实用,被医学广泛采用。红外测温仪具有非侵入性优点,比较适合不配合人群,如儿童使用。热电偶和热电阻作为传感器经常被监护仪所采用,常与电桥联合应用。

(3)力学计量:就是对质量、压力、真空、硬度、容量、密度、力矩、转速、流量、振动和策略加速度等力学量的测量。常用器具有天平、砝码、体重秤、婴儿秤、硬度计、压力表、流量计、测力计、电子血压计、水银血压计等。

(4)电磁计量:就是根据电磁原理的各种电磁量测量,包括电学计量和磁学计量两类。如电学计量有电流、电压、电感、电容,磁学计量有磁场、磁通、材料磁特性等。常用器具有电压表、电流表、功率表、电位差计、万用表、电表、心电图机、脑电图机等。

(5)时间频率计量:就是时间和频率的计量,是描述周期现象的两个不同侧面。常用器具有频率计、计时器、原子钟、晶体振荡器、钟表、电子钟、电子表等。

(6)无线电计量:就是根据无线电技术所用全部频率范围内一切电气特征的测量。常用器具有标准电感、标准电容、有效值差分电压表、电压表检定仪等。

(7)声学计量:就是根据机械波动理论的各种声学量测量,包括声压、声强和声功率。常用器具有声级计、声强仪、听力计、超声诊断仪、超声治疗机等。诊断类超声设备一般不产生生物效应,而治疗类超声设备在人体内会产生生物效应。因此,不同目的的超声仪器,应能准确测量超声的输出功率。

(8)光学计量:就是根据光学原理的各种光学量测量,包括光度计量和色度计量、辐射度计量、激光计量、光学材料计量、光学元件计量等。常用器具有照度计、流明测试仪、光电检测仪、医用激光源、验光镜片箱等。

(9)电离辐射计量:是关于电离粒子的计量。常用器具有热释光剂量计、个人剂量计、医用 X 线机、CT 机、医用直线加速器等。X 线机检定项目包括辐射输出的空气比释动能率、辐射输出的质、辐射输出的重复性等;CT 机检定项目包括剂量指数、均匀性、空间分辨力等;医用直线加速器检定项目包括辐射输出的质、辐射野均整度、剂量示值重复性、剂量示值线性、剂量示值误差等指标。

(10)化学计量:又称物理化学计量,是对各种物质成分和物理特性、基本物理常数的测量。常用器具色谱仪、质谱仪、气体分析仪、电解质分析仪、血细胞分析仪、生化分析仪,以及标准物质等。

很多医疗仪器是多参数的,如多参数监护仪,其监测的生理参数包括心电、心率、血压、呼吸、脉搏、血气等。监护仪中的电量参数核心部件是生物电放大器,其性能检定与心电图机相同,非电量参数应根据测量原理分类,如血压监护归为力学专业。除颤器包括心电监测和除颤能量计量两部分,心电监测部件与心电放大器一样,则其计量检定方式一样,除颤能量、充电时间、同步模式、除颤后心电监护的恢复、抗干扰能力等是除颤器计量的重要检定项目。

三、计量学与医学计量内涵

计量学属于工业基础学科,它涉及国民经济的各个领域。计量学的内涵包括:

(1)计量(测量)单位和单位制;

(2)计量与测量器具的特性和测量方法,包括实现或复现计量单位的计量基准、标准和工作计量器具;

(3)量值传递和量值溯源,包括检定、校准、测试、检验与检测;物理常量、材料与物质特性的测定;

(4)测量不确定度、数据处理、误差理论及其应用;

(5)计量和测量人员的测量能力、检定能力、核准能力;

(6)计量法制和计量管理。

医学计量是以计量科学为基础,对人体中的物理和化学参数量实施计量,并且建立和健全各级医学计量技术机构、管理机构、计量基准、标准和检定装置的法规、制度、规程、规范和实验室认可等医疗器械检测质量保障体系。技术上,它属于计量学的一个重要分支;实践上,它是临床工程确保在用医疗器械安全有效的支持系统。医学计量涉及计量学十大分类中的每一个分类,有生物力学类、医用热学类、医用电磁学类、医用声学类、医用超声类、医用光学类、医用激光类、医用放射学、生物化学类九大类。

四、国际计量组织

计量的统一性是依靠国际计量组织的互认实现。因此,国际计量组织的权威性得到国际社会的普遍认可。国际计量组织主要是米制公约组织、国际法制计量组织及国际计量测试联合会等三大组织。

1. 米制公约组织——国际计量局(BIPM)　米制公约组织也称国际计量局(BIPM),是在 1791 年法国国民代表大会通过的决议基础上,于 1875 年 5 月 20 日,由 17 个国家代表在巴称签订的"米制公约"。该公约包括国际计量大会(CGPM),国际计量委员会和国际计量局。CGPM 讨论各国计量事务,是最高国际计量组织。国际计量委员会是 CGPM 的常务机构,建立各国计量协作和协调,执行CGPM 决定,监督国际计量基准的保存,指导和监督国际计量局工作。国际计量局(BIPM)是 CGPM和国际计量委员会的执行机构,其任务是保证计量的统一性,负责建立主要计量单位的基准、保存国际原器、组织国家基准与国际基准的比对、协调有关基本物理常数的计量工作、协调有关的计量技术。中国是 1977 年 5 月 20 日加入该组织。

2. 国际法制计量组织(OIML)　国际法制计量组织(OIML)是 1955 年 10 月 24 日由美国、联邦德国等 24 个西方国家签订的《国际法制计量组织公约》。国际法制计量组织(OIML)为政府间国际组织,主要任务是促进各国法制计量的合作,讨论和研究计量立法和法规,以国际公认计量消除国际贸易交往中的技术壁垒。中国于 1985 年 4 月 20 日加入国际法制计量组织。

3. 国际计量测试联合会(IMEKO)　国际计量技术联合会(IMEKO)是 1958 年由前苏联、匈牙利、波兰、民主德国等 12 个社会主义国家在布达佩斯建立的一个非政府间国际计量组织,其宗旨是加强发展计量技术和仪器制造与应用的科技情报交流,加强本领域内科技人员的合作。我国于 1961 年正式参加该组织。

五、计量检定与校准

计量检定是评定计量器具性能,确定其是否合格,查明和确认计量器具是否符合法定要求,包括检查、加标记和(或)出具检定证书等活动。计量检定由国家法定计量部门或法定授权组织对计量器具性能进行检定,并确定或证实技术性能合格性的计量检定机构进行,计量检定是一项法制性工作,它确保计量器具准确一致,量值传递和量值溯源。医疗器械作为与人体健康和安全相关的仪器设备,其相关物理和化学量的计量检定必须按照《计量法》进行。

计量检定是由计量检定人员利用测量标准,按照法定计量检定规程,对出厂前、使用中和修理后的计量器具进行检验的活动,以确定计量器具的准确度、稳定度、灵敏度等是否符合规定、是否可供使用。计量检定必须出具证书或加盖印记及封印等,以判断其是否合格。

计量检定按管理性质分为:强制检定、非强制检定。按管理环节分为:出厂检定、进口检定、验收检定、周期检定、修后检定、仲裁检定等。按检定次序分为:首次检定、随后检定。按检定数量又可分为:全量检定、抽样检定。

强制检定是由政府计量行政部门所属的法定计量检定机构或授权的计量检定机构对以下五个方面的计量器具实行定点定期的检定:

(1)社会公用计量标准器具;

(2)部门和企事业单位使用的最高计量标准器具;

(3)用于贸易结算、安全防护、医疗卫生、环境监测等四个方面,并列入《中华人民共和国强制检定的工作计量器具明细目录》的工作计量器具,共计 55 项 111 种;

(4)用于行政执法监督用的工作计量器具;

(5)国家明文公布的工作计量器具。

强制检定的医疗仪器有体温计、血压计、眼压计、心脑电图仪、活度计、照射量计(含医用辐射源)、激光能量功率计(含医用激光源)、超声功率计(含医用超声源)、听力计、火焰光度计、分光光度计、比色计、血球计数器、屈光度计、验光仪、验光镜片组等。

非强制检定指由计量器具使用单位自己或委托具有社会公用计量标准或授权的计量检定机构依法进行的检定。非强制检定没有具体要求,但我国很多医疗机构为确保医疗质量,还是定期作计量检定,这些医疗仪器主要有电子医疗仪器(如除颤器、监护仪),生命支持设备(如呼吸机、麻醉机),医用光学仪器(如准分子激光治疗机、激光刀),实验室仪器(如酶标分析仪、生化分析仪)等。

我国有很多三级医疗机构临床工程部设置了计量室,但是具有自己做计量检定的医疗机构还很少。无论是医疗卫生需求,还是临床工程学科自身发展,在临床工程中建立医学计量体系是必要的。

计量检定规程属于计量技术法规,是对计量器具实施监督管理的重要法定技术依据。计量检定规程内容包括适用范围、计量器具的计量特性、检定项目、检定条件、检定方法、检定周期、检定结果的处理和附录等计量要求、技术要求和管理要求。计量检定规程的主要作用在于统一检定方法,确保计量器具量值的准确一致,它不仅具有法制性,而且具有科学性。

校准是在规定条件下,为确定计量器具或参考物质指示值与标准复现值之间关系的操作,以及确定其他计量特性。校准结果既可赋予被测量示值,又可确定示值的修正值,可出具校准证书或校准报告。校准与计量检定的区别:

(1)计量检定是对计量器具的计量特性进行评定,而校准是确定其量值;

(2)计量检定对计量器具做出合格与否的结论,而校准不判断计量器具的合格性;

(3)计量检定发检定证书、加盖检定印记或不合格通知书,作为计量器具的法定依据,而校准只发校准证书或校准报告,无法律效力。

一般认为,计量器具示值的检定或校准是在规范性技术文件,如标准、计量检定规程下进行,通称为测量或计量。还有一些是对不属于计量器具、零部件、元器件参数或特性的确定,具有试验性质,就称为测试。测试是具有试验性质的测量。为确保测量仪器处于满足预期使用要求状态所需的操作,称为计量确认。计量确认包括检定、校准、修理后再校准、封印、标签等等。只有测量仪器已被证实适合于量值、分辨率、最大允许误差等预期使用并形成文件,计量确认才算完成。

六、医学计量在临床工程质量控制中的作用

任何一台医疗器械都有性能指标。随着使用时间的延伸,元器件的磨损和老化使医疗器械的性

能指标会偏离产品说明书的数值。医疗器械性能指标的数值是通过计量测试获得,将测试结果与标准进行比对,如果比对结果超过允许限值,则需要对该医疗器械实施校正和质量控制,使其性能指标恢复到原来的数值。图 7-1 显示了预防性维护的这种反馈模式。

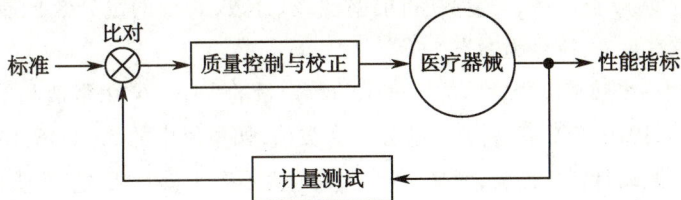

图 7-1　计量测试在临床工程中的作用

计量检定规程以及相应的计量检定仪是计量测试的主要工具。临床工程是用模拟器或分析仪对医疗仪器进行性能测试,用体模对成像诊断仪器的成像质量进行性能检测,用电气安全分析仪对医疗仪器进行安全测试。计量技术机构是用专用检定装置对医疗器械进行性能测试,用三源(辐射源、超声源和激光源)对外源能量进行计量检定。标准是 PM 性能检测和安全检测的评判依据,医院可以自己制订标准,但应以国家标准、行业标准为优先使用,如安全标准应以医用电气设备安全的通用标准和专用标准等国家标准为准。

医疗器械是医疗技术实施的工具,使用安全、有效的医疗器械不仅可以提高医疗质量,而且可以防止医疗事故或不良事件的发生。因此,依靠医疗器械实施的各种医疗技术管理规范应当对医疗器械提出技术要求,以保证医疗技术是在安全有效的医疗器械下完成。

(包家立)

第二节　计量单位

一、量的基本概念

量具有物体或物质可定性区别和定量确定的属性。量所表达的对象是现象、物体或物质,是不依赖于人的主观意识的客观存在。它是计量学研究对象,对一切自然的现象、物体或物质,只有用相应的量来表述时,才能发现其固有的运动规律。

定性区别是指在特性上的差别,如几何量、电学量、热学量、力学量等,某一类量不同于另一类量,它们之间不能够相互比较。特性相同的量值组合在一起称为同类量,如功、热、能可用一个单位焦耳(J)表示;厚度、波长、周长可用长度单位米(m)表示。

定量确定是指确定具体的量,又称为特定量,如确定初生儿的体重为 3.7kg;某根导线的电阻值为 100.001Ω 等。特定量之间可以相互比较,如人体的体重大小,导线电阻的大小,故又称为同种量。

温度和时间是两个常用的物理量,它们除了具备量的一般属性外,还有其特殊性,如温度可表示一种状态,室温 25℃;时间还可表示一种过程,历时 11h 10min。

1. 量制　量制是彼此间存在确定关系的一组量。在量制中,约定地认为在函数关系上彼此独立的量称为基本量,如在国际单位制中选择长度、质量、时间、热力学温度、电流、物质的量和发光强度等 7 个量为基本量;有基本量函数所定义的量,称为导出量,如在国际单位制中速度导出量,定义为长度(基本量)除以时间(基本量)而得出的量。

2. 量纲　量纲是以给定量制中基本量的幂的乘积表示某量的表达式。如国际单位制中的 7 个基本量(长度、质量、时间、热力学温度、电流、物质的量和发光强度)的量纲分别用 L, M, T, I, Θ, N, J(正体书写)等表示,则某量 A 的量纲表达式为

$$\dim A = L^{\alpha} M^{\beta} T^{\gamma} I^{\delta} \Theta^{\varepsilon} N^{\xi} J^{\eta}$$

式中:dim——量纲(dimension of quantity)的英文字母中的头 3 个正体字母表示。如,力的量纲表

示为 $\dim F = LMT^{-2}$，$(F = ma^2, m - M, a^2 - L/T^2, F$ 为力的量的符号，斜体表示)。电阻的量纲表示为 $\dim R = L^2 MT^{-3} I^{-2}$，($R$ 为电阻量的符号，斜体表示)。

在量纲中应特别注意量纲为 1 的量(又称无量纲量)，即在量纲表达式中，基本量量纲的全部指数均为零的量。如线应变、摩擦因数、马赫数、折射率、摩尔分数(物质的量分数)、质量分数等比值。量纲为 1 的其一贯单位都是一，符号为"1"。

3. **量值** 一般由一个数乘以测量单位所表示的特定量的大小。它由数值和单位两部分的组合来表示。如：5.34m，15kg，10s，-40℃ 等；其数字部分称为数值，如量值中的 5.34，15，10，-40 等。没有计量单位的纯数不能表示量，就计量学而言，就毫无意义，数值大不等于量大；反之，数值小不等于量小。表示量值时要采用法定计量单位，所选用的单位大小要适中，数值的位数不宜过多，一般在 0.1~1000 之间。

二、单位的基本概念

(一) 单位

为定量表示同种量的大小而约定地定义和采用的特定量。名称是对单位的称谓，可用全程或简称。如电流单位"安培"，简称为"安"。符号是表示计量单位的约定记号。如 m 是米的符号，kg 是千克的符号。特别说明：

(1) 计量单位具有约定地赋予的名称和符号。如米：m；千克(公斤)：kg。

(2) 特定量具有名称、符号和定义，其数值为 1。如 1m，1kg，1s，1℃，1mol。

(3) 同量纲量(不一定是同种量)的单位可有相同的名称和符号。

(二) 一贯单位

可由比例因数 1 的基本单位幂的乘积表示的导出计量单位，称为一贯单位。如，国际单位制中，$1N = 1kg \cdot m \cdot s^{-2}$，N(牛顿)就是力的一贯单位。在国际单位制中，具有专门名称的 SI 导出单位都是一贯单位，但其倍数和分数单位则不是一贯单位。一贯单位是对给定单位制而言。一个单位对于某单位制是一贯的，对于另一单位制就可能不是一贯的。如，在厘米、克、秒单位制(CGS 制)中密度单位 g/cm^3 为一贯单位，而在国际单位制(SI)中密度单位 g/cm^3 就不是一贯单位。

1. **单位制** 单位制为给定量制按给定规则确定的一组基本单位和导出单位。如国际单位制，CGS 单位制。

2. **基本单位** 给定量制中基本量的计量单位，称为基本单位(表 7-1)。对给定的一贯单位制中，每个基本量只有一个 SI 基本单位。如米(m)就是 SI 单位，而厘米(cm)就不是 SI 基本单位。

表 7-1 SI 基本单位

基本量的名称	单位名称	单位符号	定义
长度	米	m	光在真空中 1/299 792 458s 时间间隔内所经路径的长度
质量	千克(公斤)	kg	等于国际千克原器的质量
时间	秒	s	铯-133 原子基态的两个超精细能级之间跃迁所对应的辐射的 9 192 631 770 个周期的持续时间
电流	安(培)	A	在真空中，截面积可忽略的两根相距 1m 的无限长平行圆直导线内通以等量恒定电流时，若导线间相互作用力在每米长度上为 $2×10^{-7}N$，则每根导线中的电流为 1A
热力学温度	开(尔文)	K	水三相点热力学温度的 1/273.16
物质的量	摩(尔)	mol	摩尔是一个系统的物质的量，该系统中所包含的基本单元(原子、分子、离子、电子及其他粒子，或是这些粒子的特定组合)数与 0.012kg 碳 12 的原子数目相等

笔记

续表

基本量的名称	单位名称	单位符号	定义
发光强度	坎(德拉)	cd	一光源在给定方向上的发光强度,该光源发出频率为 540×10^{12} Hz 的单色辐射,且在此方向上的辐射强度为 $1/683$ W/sr

3. 导出单位　导出单位(表 7-2)是给定量制中导出量的计量单位。

表 7-2　国际单位制中具有专门名称的导出单位

量的名称	单位名称	单位符号	SI 单位表示
[平面]角	弧度	rad	$1rad=1m/m=1$
立体角	球面度	sr	$1sr=1m^2/m^2=1$
频率	赫[兹]	Hz	$1Hz=1s^{-1}$
力	牛[顿]	N	$1N=1kg\cdot m/s^2$
压力,压强,应力	帕[斯卡]	Pa	$1Pa=1N/m^2$
能[量],功,热量	焦[耳]	J	$1J=1N\cdot m$
功率,辐[射能]通量	瓦[特]	W	$1W=1J/s$
电荷[量]	库[仑]	C	$1C=1A\cdot s$
电压,电动势,电位	伏[特]	V	$1V=1W/A$
电容	法[拉]	F	$1F=1C/V$
电阻	欧[姆]	Ω	$1\Omega=1V/A$
电导	西[门子]	S	$1S=1\Omega^{-1}$
磁通[量]	韦[伯]	Wb	$1Wb=1V\cdot s$
磁通[量]密度,磁感应强度	特[斯拉]	T	$1T=1Wb/m^2$
电感	亨[利]	H	$1H=1Wb/A$
摄氏温度	摄氏度	℃	$1℃=1K$
光通量	流明	lm	$1lm=1cd\cdot sr$
[光]照度	勒[克斯]	lx	$1lx=1lm/m^2$
[放射性]活度	贝可[勒尔]	Bq	$1Bq=1s^{-1}$
剂量当量	希[沃特]	Sv	$1Sv=1J/kg$
吸收剂量,比释功能	戈[瑞]	Gy	$1Gy=1J/kg$

4. 倍数单位与分数单位　倍数单位是按约定的比率,由给定单位构成的更大的计量单位。如千米(公里)是米的十进制倍数单位之一;小时是秒的非十进制倍数单位之一。

分数单位是按约定的比率,由给定单位构成的更小的计量单位。如毫米是米的十进制分数单位之一。

三、国际单位制

国际单位制是由国际计量大会(CCPM)采纳和推荐的一种一贯单位制。它的国际通用符号为"SI",是法文的国际单位制的缩写。国际单位制是当今世界上比较科学和完善的计量单位制,并将随着科技、经济和社会的发展而进一步发展和完善。国际单位制(SI)由 SI 单位和 SI 单位的倍数单位组成,SI 单位又分为 SI 基本单位和 SI 导出单位。

（一）SI 基本单位

国际单位制选择了彼此独立的七个量作为基本量,即长度、质量、时间、电流、热力学温度、物质的量和发光强度。对每一个量分别定义了一个单位,称为基本单位,见表 7-1。

在国际单位制里,除了"千克",其余 6 个单位"米""秒""安培""摩尔"等都不是以物体来定义的,质量是唯一一个以物体来定义的国际单位。用物体来定义重量单位的一个缺点就是物体的重量会随着时间的流逝而改变。

"千克"最初的定义和长度单位有关;1791 年规定 $1dm^3$ 的纯水在 4℃时的质量,并用铂铱合金制成原器,保存在巴黎,后称国际千克原器。1901 年第 3 届国际计量大会规定:千克是质量(而非重量)的单位,等于国际千克原器的质量。千克用符号 kg 表示。2008 年 04 月,位于不伦瑞克的德国国家计量研究院的研究人员表示,他们将采用直径 10cm(4 英寸)的纯硅体去界定比现在的千克质量定义更为标准的度量方法。直到 2013 年为止,一个质量与千克最接近的铂铱圆柱体,作为国际统一重量单位一直存放在法国巴黎郊外戒备森严的金库内,但是由于消耗与磨损,它的质量正慢慢地减少,基本单位的准确性受到影响,误差越来越大。新的纯硅体确实十分特殊,耗资 200 万欧元(约合 320 万美元)打造。纯硅体汇合俄罗斯、澳大利亚和德国科学精英之力,用时五年制造,质量无限接近于 1kg,是完美的球体,纯度极高,99.99%的材料是一种称为硅 28 的硅同位素。德国不伦瑞克的科学家将从现在开始对纯硅体实施数千次实验,以测算制成它的硅原子数量。

同样,长度单位"米"的定义随着科技的发展也越来越完善。1789 年法国大革命胜利后,国民公会令法国科学院组织一个委员会来制定度量衡制度。委员会建议以通过巴黎的子午线上从地球赤道到北极点的距离的一千万分之一(即地球子午线的四千万分之一)作为标准单位。他们将这个单位称之"meter",中文译成"米"。1889 年,在第一次国际计量大会(CGPM)上,规定在周围空气温度为 0℃时,铂铱合金(90%的铂和 10%的铱)的米原器两端中间刻线之间的距离为 1m。20 世纪 70 年代,光速的测定已非常精确。1983 年国际度量衡大会(CGPM)重新制定米的定义,"光在真空中行进 1/299 792 458s 的距离"为一标准米。

关于时间单位"秒"的定义,历史更为悠久。古希腊天文学家定义太阳日的 1/24 为时。以六十进制细分时,使得秒是一太阳日的 1/86 400。摆钟的出现,使得"秒"成为可测量的时间单位。秒摆的摆长在 1660 年被伦敦皇家学会提出作为长度的单位,在地球表面,摆长约 1m 的单摆,1 次摆动或是半周期(没有反复的一次摆动)的时间大约是 1s。英国国家实验室的科学家使用 1 个原子钟来测量时间,他们确定了月球相对于地球的轨道运动,也推断出太阳表面可能有相对于地球的运动。结果,在 1967 年的第 13 届国际度量衡会议上决定以原子时定义的秒作为时间的国际标准单位:铯 133 原子基态的两个超精细能级间跃迁对应辐射的 9 192 631 770 个周期的持续时间。

（二）SI 导出单位

SI 导出单位是用 SI 基本单位以代数形式表示的单位。SI 导出单位由两个部分组成:一部分是包括 SI 辅助单位在内的具有专门名称 SI 导出单位(表 7-2);另一部分是组合形式的 SI 导出单位。

包括 SI 辅助单位在内的具有专门名称 SI 导出单位组合形式的 SI 导出单位用 SI 基本单位和具有专门名称的 SI 导出单位或(和)SI 辅助单位以代数形式表示的单位,称为组合形式的 SI 导出单位。即由表 7-1、表 7-2 中单位通过代数形式表示的单位(不加词头构成的单位)。在单位符号中的乘和除采用数学符号"·""/",如:

焦耳每千克→J/kg

每开尔文→K^{-1}

千克二次方米→$kg \cdot m^2$

（三）SI 单位的倍数单位

SI 单位的倍数是由 SI 词头与 SI 单位(包括 SI 基本单位、SI 导出单位)构成。在国际单位制中,用以表示倍数单位的词头,称为 SI 词头,如兆(M)、千(k)、百(h)、十(da)、分(d)、厘(c)、毫(m)、微

（μ）、纳诺（n）、皮可（p）等。

四、法定计量单位

我国实行法定计量单位制度,法定计量单位是由国家法律承认,具有法定地位的计量单位。现行的法定计量单位是 1984 年 2 月 27 日由国务院发布的《关于在我国统一实行法定计量单位的命令》中规定的。根据我国的实际情况,适当地选用了一些可与国际单位制单位并用的非国际单位制构成的。可以说,国际单位制中所有单位都是我国的法定计量单位,它是我国法定计量单位的主体。国际单位制如有变化,我国法定计量单位也将随之变化。我国法定计量单位内容包括以下:

（1）国际单位制的基本单位,见表 7-1。

（2）国际单位制中包括辅助单位在内的具有专门名称的导出单位,见表 7-2。

（3）我国选定的可与国际单位制单位并用的非国际单位制单位,如时间单位分、小时,平面角单位秒、分、度,体积单位升。

（4）由以上单位构成的组合形式的单位;

（5）由 SI 倍数词头和以上单位构成的倍数单位（十进倍数和分数单位）。

关于我国法定计量单位使用的几点注意事项:

（1）周、月、年（年的符号为 a,拉丁字母 annum,不写 y 或 w）,为一般常用时间单位,可以使用。

（2）"r"作"转"的符号。

（3）公里为千米的俗称,符号为 km,可以使用。

（4）1990 年,我国发布了土地面积的 3 种计量单位:平方公里（km^2,100 万平方米）、公顷（hm^2,1 万平方米）、平方米（m^2）。

（5）[平面]角单位度、分、秒的符号不放在数字后时应采用括号的形式,如（°）（′）（″）。

（6）时间 30 分 16 秒应写成 30min16s,不得写成 30′16″。

（7）单位除升、电子伏、分贝、（L,eV,dB）外,其余均为正体小写。升（L）主要为了避免升的符号 l 和数字 1 之间发生混淆,第 16 届 CGPM 通过了另一符号"L";电子伏的符号"eV"中 e 表示"电子","V"表示伏特（人名）,故大写;分贝的符号"dB"为十分之一贝[尔]（人名）,故 B 为大写。

（8）考虑到我国国情并借鉴国际上其他主要国家血压计量单位的使用情况,为更有利于医疗诊断工作和国际间的交流合作,1998 年由原国家质量技术监督局和原卫生部共同发布通知:在临床病历、体检报告、诊断证明、医疗记录等非出版物及国际交流、国外学术期刊等,可任意选用 mmHg 或 kPa;在出版物及血压计（表）使用说明中可使用 kPa 或 mmHg,如果使用 mmHg 应明确 mmHg 或 kPa 的换算关系。但在血压计（表）等器具的铭牌按有关规定采用"双标尺",即 kPa 与 mmHg 同时存在。

（姚绍卫）

第三节　量值传递与量值溯源

一、量值传递与溯源的基本概念

（一）量值传递

量值传递是指将国家计量基准所复现的计量单位量值,通过检定（或其他传递方式）传递给下一等级的计量标准,并依次传递给工作计量器具,以保证被计量的量值准确一致。同一量值,用不同的计量器具进行测量,若测量结果在要求的准确度范围内达到统一,称为量值准确一致。

任何计量器具,由于种种原因,都具有不同的误差。计量器具的误差只有在允许范围内才能使用,否则将带来错误的计量结果。要对各种形式的、分布于不同地区、不同环境下的某一量值进行测量,都要在允许的误差范围内,如果没有国家计量基准、计量标准并进行量值传递是不可能的实现的,量值传递的必要性是显而易见的。

（二）量值溯源

量值溯源是指通过一条具有规定不确定度的不间断的比较链,使测量结果或测量标准的值能够与规定的参考标准,通常是与国家测量标准或国际测量标准联系起来的特性。溯源性强调的是用测量器具测得的量值或测量标准的值,在误差允许的范围内,通过不间断的比较链与参考标准、国家基准或国际基准相联系的能力。

（三）量值传递与溯源的比较

量值传递是指通过对计量器具的检定、校准或其他方式,将国家计量基准所复现的计量单位量值由各级计量标准逐级传递到工作器具的活动。其目的是保证被测对象的量值准确一致,而量值准确一致的前提条件是要求量值的"溯源性"。为使计量结果在允许误差范围内准确一致,所有同一物理量的量值都必须来源于相同的计量基准(或计量标准)。以国家计量基准(或国际计量基准)为"源点",既可以自上而下,按国家有关规定强制逐级的进行传递,称"量值传递"(图 7-2),也可自下而上根据实际需要自愿地寻求溯源,称"量值溯源"(量值传递的逆过程)。因此,任何一个计量结果,无论是通过量值传递或者量值溯源,都能通过连续的比较链与国家计量基准(或国际计量基准)联系起来,从而使

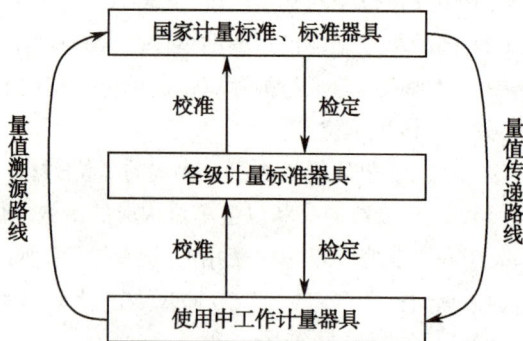

图 7-2　量值传递与量值溯源示意图

计量的"准确"与"一致"得到基本保证。"量值传递"及其逆过程"量值溯源"是实现量值统一、提供计量保证的主要途径与手段。

二、量值传递与溯源的实施

量值传递和溯源方式有如下几种:采用实物标准逐级传递;发放标准物质;发布标准数据;发播标准信号、量值比对以及计量保证方案。目前我国的基本情况是:采用实物标准逐级进行量值传递是基本的、主要的;发放标准物质目前主要用于化学计量、医学检验领域,发播标准信号目前主要用于时间频率、无线电计量领域;量值比对主要是两个或多个实验室按照规定的条件对相同或相似的物品或材料在实验室之间所进行的组分、性能和评价的测试相互比较,目前已经在医学检验实验室广泛使用。计量保证方案,是一种新型的量值传递方式,目前虽然采用的不多,却是发展方向。

（一）用实物计量标准进行检定或校准

目前我国主要是用实物计量标准进行检定或校准,是一种传统量值溯源或传递的基本方式,即送检单位将需要检定或校准的计量器具送到建有高一等级实物计量标准的计量技术机构去检定或校准,或者由负责检定或校准的单位,派员将可搬运的实物计量标准带到被检单位进行现场或巡回的检定或校准。对于多数易于搬运的计量器具来说,这种按照检定系统实物计量标准进行检定或校准的方式,由于规定具体,易于操作,简单易行,尽管还存在某些弊端,但仍然是我国目前最主要的应用最广泛的量值溯源方式。

（二）发放标准物质

标准物质是一种或多种足够好地确立了的特性、用以校准计量器具、评价计量方法或给材料赋值的物质或材料。标准物质必须由国家计量部门或由它授权的单位进行制造,并附有合格证书的才有效。这种有效的标准物质称为"有证标准物质"(certified reference material,CRM)。

使用 CRM 进行传递,具有很多优点,例如可免去送检仪器,可以快速评定并可在现场使用等。这种方式目前主要用于化学计量的领域。

笔记

（三）发播标准信号

通过发播标准信号进行量值传递是最简便、迅捷和标准的方式,但目前只限于时间频率计量。我国通过无线电台,早就发播了标准时间频率信号。以后随着国家通讯广播事业的发展,中国计量科学研究院将小型铯束原子频标放在中央电视台发播中心,由中央电视台利用彩色电视副载波定时发播标准频率信号,并于1985年开始试播标准时间信号。这样,用户可直接接收并可在现场直接校正时间频率计量器具。随着卫星技术的发展,出现了利用卫星发播标准时间频率的方式。这种传递方式具有美好的前景,因为时间频率计量的准确度比其他基本量高几个数量级,因此计量科学家在研究使其他基本量与频率量之间建立确定的联系,这样便可以像发播时间频率信号那样来传递其他基本量了。

（四）量值比对

从狭义上说,所谓比对是指在规定条件下,对相同准确度等级的同类计量基准、计量标准或工作计量器具的量值进行的相互比较。从广义上说,相互比对是指由两个或多个实验室,按照规定的条件,对相同或相似的物品或材料在实验室之间所进行的组分、性能和评价的测试相互比较。因此,广义的对比实际上已经突破了仅限于相同准确度等级的计量器具之间相互比较的限定。比对不仅可在缺少更高准确度计量基准时,通过比对来统一量值,是使测量结果趋于一致的重要手段,而且也可以通过比对评定每一个实验室的测量器具的得值相对于比对参考值(或认可值、或定义值)之间的一致程度。

在计量领域,国际之间的量值比对获得了广泛应用。其意义在于:它为国际量值的统一和实现国际互认协议的签订提供坚实的科学和技术基础。国际贸易迅速发展,贸易全球化的趋势不断增强,都需要确保本国与其他国家计量标准之间的一致程度或等效度。对校准或检测有效性的要求也就意味着对国家计量标准等效度的要求。因此,通过国际间国家计量标准之间的比对,确定并互相承认国家计量标准的等效度,进而承认各签署国家标准证书的有效性,从而逐步实现全球国家计量标准等效的理想,以促进世界各国之间经济的合作。其次,对于某些至今尚未建立起相应的国家计量标准或国际计量标准,通过国际比对则是实现有关物理量值统一的重要途径。因为至今许多物理量的导出单位,国际上还没有建立起公认的国际计量标准。为了谋求国际上计量结果的统一,经常在其间进行国际比对,是国际上使测量结果一致的重要手段。

三、计量检定系统表

"国家计量检定系统表"具有法制地位,其内容包括:

1. 测量设备或基准、标准的名称;
2. 测量范围;
3. 准确度等级、测量不确定度或最大允许误差;
4. 比较方法或手段。

制定国家溯源等级图主要目的是确定我国某类计量器具的量值传递体系,指导计量检定,既确保被检计量器具的准确度,又考虑到量值传递的经济性、合理性。它可作为建立计量测量标准,制定检定规程的依据。

建立测量标准的单位可以参考国家溯源等级图编制本单位的检定系统表(溯源等级图),在编制时,除按国家溯源等级图内容外,还得增加检测机构或部门。建标单位应具有所建计量标准溯源到上一级和量传到下一级计量器具的量值传递(检定系统)框图(图7-3)。有国家公布的量传图,建标单位从图中圈画出即可,没有颁布国家计量检定系统的项目,建标单位应具有本单位或技术委员会审核批准的该项计量标准溯源到国家计量基准(或上一级计量标准)和传递到下一级计量器具的框图。

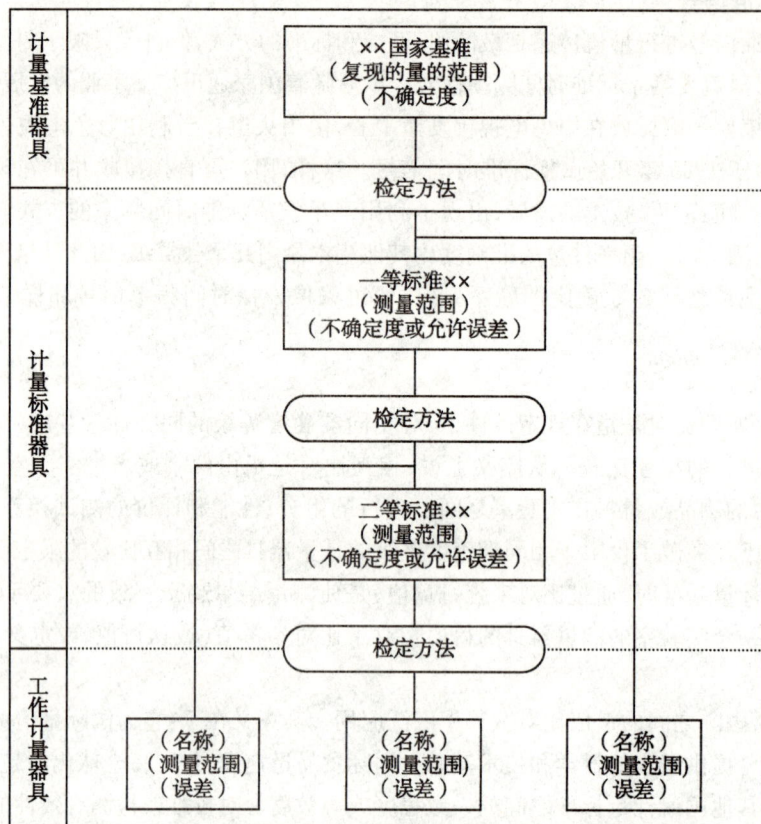

图 7-3 国家计量检定系统表

（姚绍卫）

第四节 测量不确定度

一、误差的定义及表达

在进行测量时，常借助各式各样的仪器设备、按一定方法在一定的工作环境条件下通过检测人员的操作，得出测量的数值。由于在操作过程中不可避免存在对测量结果有影响的因素，例如，计量器具本身的准确度，测量对象不稳定，测量方法的不完善，测量环境不理想，测量人员本身素质和经验等，使得在对各类量值进行测量时，所得结果与被测对象的真实量值（即真值）不一致，存在一定的差值，这个差值就是我们所讲的测量误差。

科学研究的实践证明，测量误差是客观存在的，但又是可以控制的。有测量必然存在误差，测量误差自始至终存在于一切科学实验和测量过程之中，这是人们普遍认可的误差公理。我们可以通过对测量误差理论的研究，提高认识的能力，科学合理地设计、选择计量检测设备和测量方法，提高检测人员的素质，改善测量的环境条件，以控制误差、减少误差。随着科学技术的发展，检测手段、检测方法的改进，人们认识能力的提高，测量误差可以被控制得愈来愈小，但不能使其等于零。

在测量领域，某给定特定量的误差，根据其表示方法不同，常分为绝对误差、相对误差和引用误差等。

（一）绝对误差

绝对误差等于所获得的结果减去被测量的真值。即

$$\Delta = x - x_0 \tag{7-2}$$

式中：Δ 为绝对误差；x 为测量结果；x_0 为真值。测量结果取决于赋予的被测量的值，可为测得值、测量

结果、实验值、示值、标准值、计算近似值以及猜测的值等。

真值(x_0)表示与给定的特定量定义一致的值。对于测量而言，人们把一个量本身所具有的真实大小认为是被测量的真值。当对某一量的测量不完善时，通常就不能获得真值。因为只有"当某量被完善地确定并能排除所有测量上的缺陷时，通过测量所得到的量值"才是量的真值。一般说来，真值不可能确切获知，它是一个理想的概念。然而，在某些情况下，人们约定俗成，把某些相对意义上来说接近于真值的值，用于替代真值，因此是可知的。从实用的角度，真值获知的形式归纳如下：

（1）理论真值：理论真值往往在定义和公式表达中给出。如平面三角形内角和为180°，四边形内角和是360°等。

（2）约定真值：对于给定目的具有适当不确定度的、赋予特定量的值，有时该值是约定采用的。约定真值有时称为指定值、最佳估计值、约定值或参考值。在实际测量中，通常利用被测量的实际值、已修正过的算术平均值、计量标准器所复现的量值以及计量学约定值作为约定真值。如：

① 被测量的实际值：某砝码名义上标注为1.0g，测量时实际值为1.002g。可把1.002g当作约定真值。

② 已修正过的算术平均值：对某量重复测得5次，用5次测量值的平均值作为约定真值。

③ 计量学约定真值：国际计量大会决议通过基本量的单位（例如，长度单位米是光在真空中在$1/299\ 792\ 458$s的时间间隔内行程的长度）作为约定真值。

【例7-1】 标称值为10g的二等标准砝码，经检定其实际值为10.003g，该砝码的标称值的绝对误差为多少？

解：$\Delta = x - x_0 = 10 - 10.003 = -0.003\text{g} = -3\text{mg}$

（二）相对误差

相对误差(Δ_r)表示绝对误差与被测量的[约定]真值之比：

$$\Delta = \frac{\Delta}{x_0} \approx \frac{\Delta}{x} \tag{7-3}$$

式中，x_0或x不为零，且Δ与x_0（或x）的单位相同，故相对误差Δ_r呈无量纲形式。相对误差一般用百分数（%）表示，也表示为数量级$A\times10^{-n}$的形式。

【例7-2】 有一标称范围为0~300V的电压表，在示值为100V处，其实际值为100.50V，则该电压表示值100V处的相对误差是多少？

解：$\Delta_r = \dfrac{100.00 - 100.50}{100.50} \approx -0.5\%$

相对误差与绝对误差相比，有如下特点：

（1）相对误差表示的是给出值所含有的误差率；绝对误差表示的是给出值减去真值所得的量值。

（2）相对误差只有大小和正负号，而无计量单位（无量纲量）；而绝对误差不仅有大小、正负号，还有计量单位。

（三）引用误差

表示计量器具的绝对误差Δ与其特定值(x_N)之比，即$r = \Delta / x_N$。引用误差一般用百分数（%）表示，特定值称为引用值，它可以是计量器具的量程或标称范围的最高值（或上限值）；

【例7-3】 某台标称范围为0~150V的电压表，当其示值为100.0V时，测得电压的实际值为99.4V，则该电压表在示值为100.0V处的引用误差是多少？

解：$r = \dfrac{\Delta}{x_N} = \dfrac{100.0 - 99.4}{150} = 0.4\%$

测量仪表的最大引用误差不得超过仪器技术规范、使用说明书所允许的误差极限值（称为最大允许误差，如1.5%），否则该仪表就不合格。仪表的准确度级别，就是根据它允许的最大引用误差来划分的，如1.5级表，表示该仪表允许的最大引用误差为1.5%。

使用以引用误差确定准确度级别的仪表时，从提高测量准确度考虑，应尽可能使用仪器测量范围的上限值（俗称满刻度值），同时在选择这类仪表进行测量时，不能单纯追求仪表的准确度，应根据仪表的级别、标准范围（或量程）以及被测量值的大小，合理选用。

二、误差的来源及分类

任何检定、测试都是在某一环境条件下，由测量人员使用符合要求的计量器具和测量方法来完成的。误差的来源主要有器具误差、环境误差、人员误差、方法误差四个方面。器具误差是计量器具本身所具有的误差，主要是由于计量器具本身的结构、工艺水平、调整以及磨损、老化或故障等原因所引起。环境误差是由于实际环境条件与规定环境条件不一致所引起的误差。人员误差是测量人员主观因素和操作技术所引起的误差。方法误差是测量方法不完善所引起的误差。根据测量误差的不同特性，可以将测量误差划分为系统误差、随机误差等。

（一）系统误差

在重复性条件下，对同一被测量进行无限多次测量所得结果的平均值与被测量的真值之差。"无限多次测量"一般做不到，是理想化的定义；真值不能真正获得，常采用约定真值来代替。

计量检定中，标准器本身的误差，将以固定不变的形式，传递给被检设备，所以标准器的误差此时为系统误差。由于系统误差及其原因不能完全获知，因此通过修正值对系统误差只能做有限程度的补偿，但不可能为零。系统误差根据其变化与否可分为恒定系统误差与变值系统误差；按对系统误差掌握的程度不同，可分为已定系统误差和未定系统误差。

（二）随机误差

随机误差是指测量结果与同一待测量的大量重复测量的平均结果之差。随机误差也称为偶然误差和不定误差，是由于在测定过程中一系列有关因素微小的随机波动而形成的具有相互抵偿性的误差。

其产生的原因是分析过程中种种不稳定随机因素的影响，如室温、相对湿度和气压等环境条件的不稳定，分析人员操作的微小差异以及仪器的不稳定等。随机误差的大小和正负都不固定，但多次测量就会发现，绝对值相同的正负随机误差出现的概率大致相等，因此它们之间常能互相抵消，所以可以通过增加平行测定的次数取平均值的办法减小随机误差。

三、数据修约

由于测量结果含有测量误差，测量结果的位数，应保留适宜，不能太多，也不能太少，太多易使人认为测量准确度很高，太少则会损失测量准确度。测量结果的数据处理和结果表达是测量过程的最后环节，因此，有效位数的确定和数据修约对测量数据的正确处理和测量结果的准确表达有很重要的意义，从事检测工作人员都应掌握其方法。

（一）正确数

不带测量误差的数均为正确数。如教室里有 45 人中的"45"；平面三角形内角和为 180° 中的"180"；$C = 2\pi R$ 的"2"；1h = 3600s 中的"3600"等均为正确数。从中可以看出，正确数为确实存在的。可将理论定义中、假设中的数作为正确数对待。

（二）近似数

解决但不等于某一数的数，称为该数的近似数。如圆周率 $\pi = 3.14159265358\cdots$ 的近似数为 3.14；又如自然对数之底 $e = 2.71828182845\cdots$ 的近似数为 2.72。在自然科学中，一些数的位数很长，甚至是无限长的无理数，但运算时只能取有限位，所以实际工作中我们经常遇到近似数。

（三）有效数字

若测量结果经修约后的数值，其修约误差绝对值 ≤ 0.5（末位），则该数值称为有效数字，即从左起第一个非零的数字到最末一位数字止的所有数字都是有效数字。

（四）有效位数

从左边第一个非零数字算起所有有效数字的个数,即为有效数字的位数,简称有效位数。如0.0025 有 2 位有效数字;1.001000 有 7 位有效数字;2.8×10^7 有 2 位有效数字,对以 $a \times 10^n$ 形式表示的数值,其有效数字的位数由 a 中有效位数来决定。

从以上看出,"0"这个数字在有效数字中起很大作用,处于第一个非零的有效数字之后所有的"0"都是有效数字。

$$0.001\ 002\ 000 —— 7位有效数字$$
$$（不是有效数字）（有效数字）$$

因此,在有效数字位数中"0"不能随意取舍,否则会改变有效数字的位数,影响其数据准确度。如:精密压力表分度值为 0.001Mpa,可估读到 0.0001Mpa,因此 0.1005Mpa 只能估读为 0.1005Mpa,不能估读为 0.100500Mpa。

（五）修约间隔

数值修约首先要确定修约保留的位数。修约保留数由修约间隔决定。修约间隔一经确定,修约值即为其数值的整数倍。如制定修约间隔为 0.01,修约值即应在 0.01 的整数倍中选取,相当于修约到小数点后第二位("0"数字起定位作用);指定修约间隔为 100,修约值即就在 100 的整数倍中选取,相当于将数值修约到"百"数位。对数据进行修约时,要特别注意修约间隔表达形式。如:

（1）修约到小数点后第几位;

（2）保留小数点后第几位;

（3）保留几位有效数字;

（4）保留小数点后几位数字。

（六）修约注意事项

（1）不得连续进行修约:拟修约的数字应在确定修约位数后一次修约获得结果,不得多次连续修约。例如:

（a）修约 15.4546,修约间隔为 1 时,结果为 15。不正确做法是:

$$15.4546 \rightarrow 15.455 \rightarrow 15.46 \rightarrow 15.5 \rightarrow 16。$$

（b）将 213.499 修约成三位有效数字时,结果应为 213。不正确做法是:

$$213.499 \rightarrow 213.5 \rightarrow 214。$$

（2）负数修约,先将它的绝对值按规定方法进行修约,然后在修约值前面加上负号。即负号不影响修约。

（3）有的时候要求提供数据部门按指定修约位数多提供一位或几位,最后由其他部门判定,并作出最后修约。在这种情况下,如果提供数据中右边的非零数字为 5 时,在数值 5 后面要分别注以(+)、(−)符号或不注符号。注(+)者表示实际值比它大;注(−)时,表示实际值比它小;若不注时,表示未舍或未入。以防止连续修约。

四、近似运算

在电子计算技术广泛应用的今天,我们做近似运算时,不一定严格按近似运算规则来进行,运算过程中数字可多取几位或全保留进行全数运算。但最终计算结果的有效位数应严格取舍(即保留正确的有效位数)。

何为近似运算呢? 近似运算又称数字运算,如对测量结果作加、减、乘、除、开方、乘方、三角函数运算等。数字运算时须注意有效数字。以下介绍近似运算的加、减、乘、除运算规则。

（一）近似数的加减运算规则

近似数的加减,以小数点后位数最少的为准,其余各数均修约成比该数多保留一位,计算结果的小数位数与小数位数最少的那个近似数相同。如：

$$28.1+14.54+3.0007 \approx 28.1+14.54+3.00 = 45.64 \approx 45.6$$

注：中间过程可不必列出，但最终结果为小数点后保留一位。

（二）近似数的乘除运算规则

近似数的乘除，以有效数字最少的为准，其余各数修约成比该数多一个有效数字；计算结果有效数字位数，与有效数字位数最少的那个数相同，而与小数点位置无关。如：

$$2.3847 \times 0.76 \div 41\ 678 \approx 2.38 \times 0.76 \div 4.17 \times 10^4$$
$$= 4.33764988 \times 10^{-5} \approx 4.3 \times 10^{-5}$$

五、测量不确定度

表征合理地赋予被测量之值的分散性、与测量结果相联系的参数，称为测量不确定度。字典中不确定度（uncertainty）的定义为"变化、不可靠、不确知、不确定"。因此，广义上说，测量不确定度意味着对测量结果可信性、有效性的怀疑程度或不肯定程度。实际上，由于测量不完善和人们认识的不足，所得的被测量值具有分散性，即每次测得的结果不是同一值，而是以一定的概率分散在某个区域内的多个值。虽然客观存在的系统误差是一个相对确定的值，但由于我们无法完全认知或掌握它，而只能认为它是以某种概率分布于某区域内的，且这种概率分布本身也具有分散性。测量不确定度正是一个说明被测量之值分散性的参数，测量结果的不确定度反映了人们在对被测量值准确认识方面的不足。即使经过对已确定的系统误差的修正后，测量结果仍只是被测量值的一个估计值，这是因为，不仅测量中存在的随机效应将产生不确定度，而且，不完全的系统效应修正也同样存在不确定度。

测量不确定度评定的步骤如图 7-4 所示。明确被测量，必要时给出被测量的定义及测量过程的简单描述；分析不确定度的来源并写出测量模型；评定测量模型中的各输入量的标准不确定度 $u(x_i)$，计算灵敏系数 c_i，从而给出与各输入量相对应的输出量 y 的不确定度分量 $u_i(y_i) = |c_i|u(x_i)$；计算合成标准不确定度 $u_c(y)$，计算时应考虑各输入量之间是否存在值得考虑的相关性，对于非线性测量模型则应考虑是否存在值得考虑的高阶项；列出不确定度分量的汇总表，表中应给出每一个不确定度分量的详细信息；对被测量的概率分布进行估计，并根据概率分布和所要求的包含概率 p 确定包含因子 k_p；在无法确定被测量 y 的概率分布时，或该测量领域有规定时，也可以直接取包含因子 $k=2$；由合成标准不确定度 $u_c(y)$ 和包含因子 k 或 k_p 的乘积，分别得到扩展不确定度 U 或 U_p；给出测量不确定度的最后陈述，其中应给出关于扩展不确定度的足够信息。利用这些信息，至少应该使用户能根据所给的扩展不确定度进而评定其测量结果的合成标准不确定度。

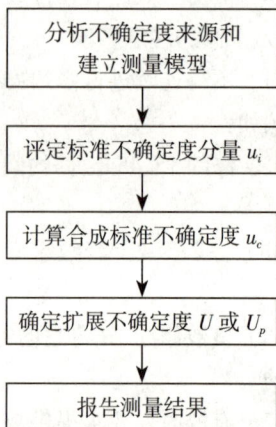

图 7-4　测量不确定度评定流程图

测量不确定度评定完毕后，完整的测量结果应包含：

1. 被测量的最佳估计值，通常是多次测量的算术平均值或由函数式计算得到的输出量的估计值；

2. 测量不确定度，说明该被测量值的分散性或所在的具有一定概率的包含区间的半宽度。

例如：测量结果表示为 $Y=y \pm U(k=2)$。其中 Y 是被测量，y 是被测量的最佳估计值，U 是测量的扩展不确定度，k 是包含因子，$k=2$ 说明被测量的值在 $y \pm U$ 区间内的概率为 95% 左右，U 是包含区间的半宽度。

在报告测量结果的测量不确定度时，应对测量不确定度有充分详细的说明，以便人们可以正确利用该测量结果。不确定度的优点是具有可传播性，就是如果第二次测量中使用了第一次测量的测量结果,那么,第一次测量的不确定度可以作为第二次测量的一个不确定度分量。因此给出不确定度时,要求具有充分的信息,以便下一次测量能够评定出其标准不确定度分量。

(姚绍卫)

第五节　医学计量器具特性

一、计量器具

计量器具是计量学研究的一个基本内容,是测量的物质基础。国际上,计量器具定义为"单独地或连同辅助设备一起用以进行测量的器具"。计量器具是指能用以直接或间接测出被测对象量值的装置、仪器仪表、量具和用于统一量值的标准物质。为了达到计量的目的,计量器具必须符合规范要求的计量学特性,能以规定的准确度复现、保存、传递计量单位量值。

计量器具的特点有:①用于计量;②以确定被测对象量值为目的;③本身可以单独或连接辅助设备一起使用。如体温计、血压计可以单独使用,热电阻、热电偶要与放大器连接才能使用。认定是否是计量器具主要看其使用目的,使用目的是用于计量的则为计量器具。例如,呼吸机的使用目的是辅助通气,因此,呼吸机不是计量仪器。但是,呼吸机上的压力传感器和流量传感器是用于监测通气压力和流量。因此,这两个传感器属于计量器具。

计量器具按结构分类有量具、计量仪器仪表、计量装置。量具是指用固定形式复现量值的计量器具,如量块、砝码、标准电池等。仪器仪表是指被测量可以转换成可直接观测等效信息的计量器具,如心电图机将心电电位转换为记录纸上刻度等效的位移。计量装置是指被测量值所必须的计量器具和辅助设备的总体组合,如环境电磁场测量仪必须要将电磁场探头与测量器结合使用。

计量器具按用途分类有基准计量器具、标准计量器具和工作计量器具。基准计量器具是指在特定领域内具有最高计量特性的计量器具,其主要特征:①器具的工作原理符合或接近计量单位所定义的基本原理;②器具具有良好的复现性和最高计量精度;③器具性能稳定,特性长期不变;④器具具有将计量单位及其倍率以一定手段和方法传递下去。基准计量器具包括国际基准和国家基准,国际基准是经国际协议公认,在国际上作为其他定值依据的基准。国家基准是经国家确认,在国内作为其他定值依据的基准。标准计量器具是为了保存和复现量的单位,一个或多个量值用作参考的器具。基准计量器具要高于标准计量器具,标准计量器具必须直接或间接地接受国家基准的量值传递而不能自行定度。工作计量器具是日常工作中所用的计量器具,可获得测量结果。

二、医学计量器具

在医疗器械中,有很大一部分属于计量器具,即医学计量器具。为了便于管理,计量部门按照传统的类别,根据不同计量器具的结构原理,通常将它们分成九类,如表7-3所示。

表7-3　医学计量器具分类

医用计量类型	典型计量器具
医用力学计量	天平、砝码、压力计、压力表、体重秤、婴儿秤
医用温度计量	热电偶、热电阻、体温计和红外测温仪
医用电生理计量	心电图机、动态心电图仪、脑电图机、肌电图机、监护仪、除颤器
医用超声计量	超声诊断仪和超声治疗机
医用声学计量	听力计、耳声阻抗/导纳仪、听诊器、声强仪
医用光学计量	分光光度计、验光机、旋光仪
医用激光计量	医用治疗激光器和诊断激光器

续表

医用计量类型	典型计量器具
医用放射计量	X线机（包括牙科X线机）、CT机、DSA、钼靶机、SPECT、PET/CT、活度测量装置、γ计数器、剂量当量仪、中子雷姆计、照射量计、直线加速器、X刀、γ刀等
医用生化计量	生化分析仪、酶标分析仪、pH计、尿液分析仪、电解质分析仪、测氧仪、毛细管电泳仪、γ放射免疫计数器、血细胞计数板等

三、医学计量器具特性

医学计量器具特性包括静态特性和动态特性。常规的计量器具需要检定或校准静态特性。在特殊医学测量仪器中测试,动态特性是对医疗分析很重要,如脑电图分析、Dopple频谱分析等,需要有动态特性量值。

（一）静态特性

（1）标称范围（nominal range）:测量仪器的操纵器件调到特定位置时可得到的示值范围。通常用上限 x_F 和下限 x_0 表明,例如 $100 \sim 200℃$。

（2）量程（span）:测量范围两极限之差的模 $|x_F - x_0|$。

（3）测量范围（measurement range）:是指测量仪器的误差处在规定极限内被测量的值,即被测量最小输入值 x_0 与最大输入值 x_F 之间的范围。医学计量仪器的测量范围包括幅值范围和频率范围,如普通心电图机的频率范围在 $0.3 \sim 100Hz$ 之间,$100Hz$ 以上就不在普通心电图机的范围之内。

（4）灵敏度（sensitivity）:是指计量器具在稳定状态下,输出量 y 的变化与输入量 x 的变化比值:

$$K = \frac{\Delta y}{\Delta x} \tag{7-4}$$

灵敏度反映了仪器对输入量变化的反应能力,灵敏度愈高,反应能力愈强。医学计量仪器的输入量一般是生理或生化参数,输出量是可以观察的等效量,如记录纸标尺、器皿刻度等。灵敏度太高会引起输出饱和,应根据输入信号大小进行选择。心电图机的灵敏度分为 1/2、1、2 三挡,分别表示 5、10、20mm/mV,其中 1 挡是标准灵敏度,当输入信号高,可调整 1/2 挡;信号低,调整 2 挡。

（5）鉴别力（discrimination）:是指引起输出量可察觉到变化的输入量最小变化。

（6）分辨力（resolution）:显示测量仪器能有效辨别的最小示值差。对于模拟式仪表来说,分辨力是最小分度的 1/2,对于数字式仪表,分辨力是最后位数字的 1/2。

（7）死区（dead band）:不致引起测量仪器呼应发生变化的激励双向变动的最大区间。

（8）精度（accuracy）:是指在线性范围内,允许最大绝对误差 Δ_A 与仪器满量程 y_F 输出之比:

$$\delta_A = \frac{\Delta_A}{y_F} \times 100\% \tag{7-5}$$

（9）非线性度（non-linearity）:是指仪器输入与最小二乘拟合线（least-squares filted line, LSFL）之间的最大偏差 Δ_L 与仪器满刻度量程 y_F 输出之比（图7-5）:

$$\delta_L = \frac{\Delta_L}{y_F} \times 100\% \tag{7-6}$$

非线性度与精度区别:非线性度 δ_L 以 LSFL 为基准,精度 δ_A 以测量最大绝对误差为基准。

（10）重复性（repeatability）:在相同测量条件下,对同一被测量进行连续多次测量所得结果之间的一致性。即在相同测量条件下,输入量 x 按同一方向作全量程多

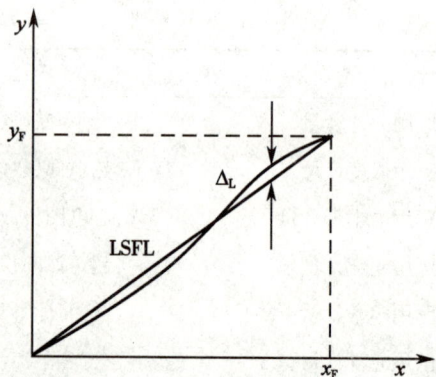

图 7-5 线性度

次变动所得特性曲线的不一致程度(图 7-6)。

$$\delta_s = \frac{(2-3)\sigma}{y_F} \times 100\% \tag{7-7}$$

其中:σ 为行程标准差。

(11) 复现性(reproducibility):在相同测量条件下,对同一被测量进行连续多次测量所得结果之间的一致性。

(12) 滞环(hysteresis):是指输入量 x 从 0 到满量程 y_F,再从满量程回到 0,输出特性的不一致性 Δ'_m(图 7-7)。

$$\delta_t = \frac{\Delta'_m}{y_F} \times 100\% \tag{7-8}$$

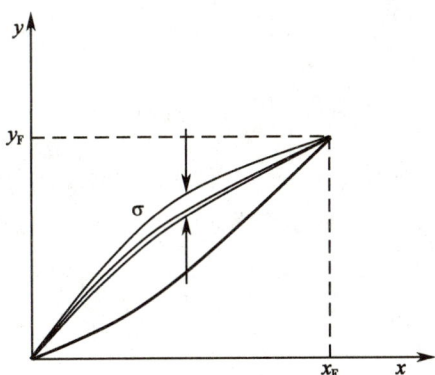

图 7-6　重复性

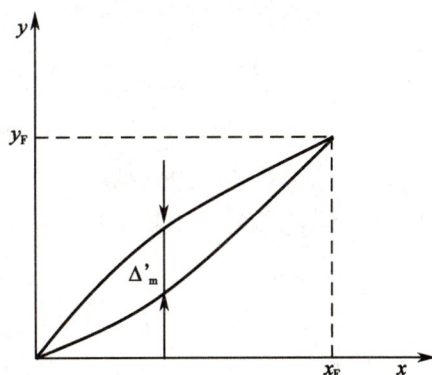

图 7-7　滞环

(13) 频率响应(frequency response):是指幅频下降 3dB 处的频率。

(14) 信噪比(signal noise ratio):是指信号功率 P_s 与噪声功率 P_N 的比值:

$$S/N = \frac{P_s}{P_N} \tag{7-9}$$

信噪比是医学测量仪器的重要特性,这是由于医学生理信号往往受到干扰信号影响,出现高噪声背景。信噪比用于评价医学测量仪器抗干扰的能力。

(15) 共模抑制比(common mode rejection ratio,CMRR):是指放大器差模增益 G_d 与共模增益 G_C 之比:

$$CMRR = \frac{G_d}{G_C} \tag{7-10}$$

差动电路的 CMRR 主要取决于电路对称性。CMRR 也是医学测量仪器的评价抗干扰能力的重要指标。

(16) 输入阻抗(input impedance):是指仪器接上传感器后,输入端电压 V_i 与电流 I_i 之比为 Z_i:

$$Z_i = \frac{V_i}{I_i} \tag{7-11}$$

仪器输入阻抗与负载匹配对测量灵敏度和精度都有影响。一般地,负载输出与仪器输入连接,如图 7-8 所示,其中 Z_0 是负载输出阻抗,E 是负载信号。

这样,实际输入在测量仪器的输入电压 V_i 为:

$$V_i = \frac{Z_i}{Z_i + Z_0} E \tag{7-12}$$

当仪器输入阻抗远高于负载输出阻抗 $Z_i \gg Z_0$,输入电压 V_i

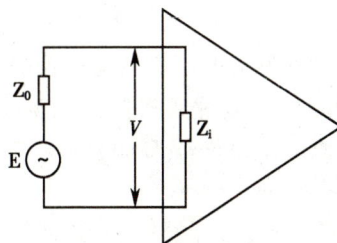

图 7-8　仪器输入电路

才与负载信号相等 $V_i = E$，信号不失真。一般地，医学生理信号是一种小功率信号，不能提供更多能量用于测量。因此，生物电放大器要求具有高输入阻抗，一般要求 $Z_i = 5 \sim 10M$。

（17）稳定性（stability）：是指测量仪器保持其计量特性随时间恒定的能力。

（18）隔离（isolation）：是指病人与地之间的电流不能大于限定值。隔离是医学测量仪器特有的特性。医学测量仪器的被测对象是人，安全有效是临床工程首先考虑，隔离是在仪器设计上的一项保障措施。因此，隔离指标反映了仪器的安全能力。

（二）动态特性

很多医学生理参数是时变的，如心电图、脑电图、诱发电位、血压、血糖等等，这些时变参数的测量仪器需要有良好的动态特性，才能满足动态测量。医学测量仪器的动态特性以仪器阶型分类，相应的动态参数显示动态特性。

（1）零阶仪器：仪器的输入量 x 与输出量 y 为比例关系：

$$y(t) = Kx(t) \tag{7-13}$$

或者其传递函数为：

$$G(s) = K \tag{7-14}$$

其中：K 为静态灵敏度。零阶仪器的输入-输出特性为等比例直线，直线斜率与仪器的灵敏度一致。当输入有阶跃信号激励，则输出也是阶跃响应，如图 7-9 所示。零阶仪器包括有创血压传感器等。

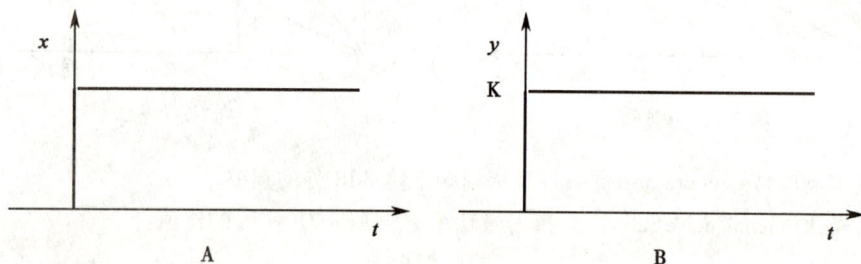

图 7-9　零阶仪器阶跃响应

（2）一阶仪器：仪器的输入量 x 与输出量 y 为一阶微分方程关系：

$$T\frac{dy}{dt} + y = Kx \tag{7-15}$$

或者其传递函数为：

$$G(s) = \frac{K}{Ts+1} \tag{7-16}$$

其中：K 为静态灵敏度，T 为时间常数。一阶仪器输入有阶跃信号激励，则输出也是指数响应，如图 7-10 所示。输出的阶跃响应可以用解式（7-15）方程或式（7-16）拉氏反变换得：

$$y(t) = K\left(1 - e^{-\frac{t}{T}}\right) \tag{7-17}$$

时间常数 T 表征了一阶仪器的动态特性。从式（7-17）可见，时间常数 T 小，输出的动态响应快。反之，也然。一阶仪器包括体温计等。体温计的一阶动态特性，表明了体温计在插入体内时，温度计感受了阶跃温度，其温度感受器内的水银膨胀有一段时间响应，这段响应时间由时间常数 T 决定。在达到足够时间，水银膨胀停止，温度指示稳定。这就是体温计测温需要等待足够时间后才能读数。

（3）二阶仪器：仪器的输入量 x 与输出量 y 为二阶微分方程关系：

$$\frac{d^2y}{dt^2} + 2\xi\omega_n\frac{dy}{dt} + \omega_n^2 y = Kx \tag{7-18}$$

或者其传递函数为：

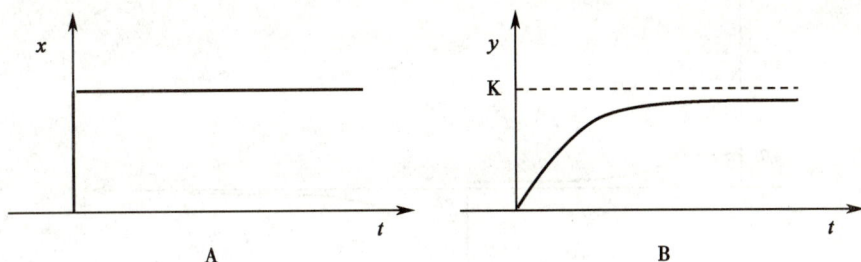

图 7-10　一阶仪器阶跃响应

$$G(s) = \frac{K}{s^2 + 2\xi\omega_n S + \omega_n^2} \tag{7-19}$$

其中：K 为静态灵敏度，ω_n 为无阻尼自然振荡频率，ξ 为阻尼系数。二阶仪器输入有阶跃信号激励，则输出有三种情况，$\xi>1$，响应为过阻尼；$\xi=1$，响应为临界阻尼；$\xi<1$，响应为欠阻尼，如图 7-11 所示。输出的阶跃响应可以用解式(7-18)方程或式(7-19)拉氏反变换得：

$$当 \xi>1, \quad y(t) = K\left(1 + \frac{T_1}{T_2 - T_1}e^{-\frac{t}{T_1}} + \frac{T_2}{T_1 - T_2}e^{-\frac{t}{T_2}}\right) \tag{7-20}$$

其中：$2\xi\omega_n = \dfrac{1}{T_1} + \dfrac{1}{T_2}$，$\omega_n^2 = \dfrac{1}{T_1} \cdot \dfrac{1}{T_2}$。其阶跃响应如图 7-8 中的 a 线。

$$当 \qquad \xi=1, \quad y(t) = K\left[1 - (1 + \omega_n t)e^{-\omega_n t}\right] \tag{7-21}$$

其阶跃响应如图 7-11 中的 b 线。

$$当 \qquad 0<\xi<1, \quad y(t) = K\left[1 - \frac{e^{-\xi\omega_n t}}{\sqrt{1-\xi^2}}\sin(\omega_d t + \beta)\right] \tag{7-22}$$

其中：$\omega_d = \omega_n\sqrt{1-\xi^2}$，$\beta = \mathrm{tg}^{-1}\dfrac{\sqrt{1-\xi^2}}{\xi}$。其阶跃响应如图 7-11 中的 c 线。

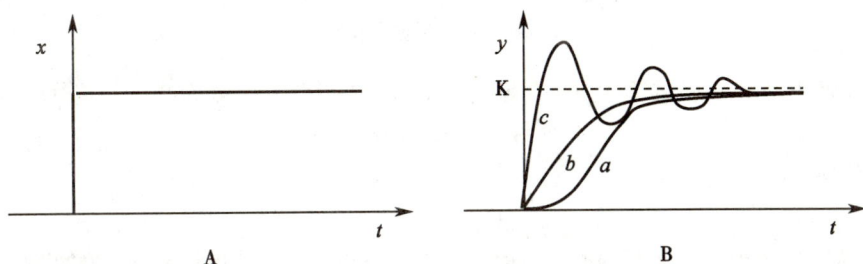

图 7-11　二阶仪器阶跃响应

阻尼系数 ξ 和无阻尼自然振荡频率 ω_n 表征了二阶仪器的动态特性。阻尼系数 ξ 大，输出振幅下降。ξ 小，输出有振荡。无阻尼自然振荡频率 ω_n 大，输出振荡加剧，超调量 $e^{-\xi\omega_n t}/\sqrt{1-\xi^2}$ 大。

心电图机、脑电图机、肌电图机等一类生物电放大器的动态特性是用时间常数和频率响应两个指标描述。一般生物电放大器具有带通滤波器特性，如心电图机频率范围在 $0.3 \sim 100\mathrm{Hz}$，低频截止频率由"时间常数"确定，高频截止频率由"频率响应"确定。在放大器结构上，"时间常数"是由前置放大器与主放大器之间电容和主放大器输入阻抗决定，目的是用于遏制极化电压的放大。电容和输入阻抗构成了一阶电路，其特性用"时间常数"测试。以心电图机为例，"时间常数"的测试方法是心电图机阻尼在标准状态[增益为 1(10mm/mV)，纸速为 25(25mm/s)]下，长按 1mV 定标键，输入阶跃信号，观察记录波形，直到恢复到 0；再释放 1mV 定标键，输入反向阶跃信号，观察记录波形，直到恢复到 0，如图 7-12 所示。从记录的波形中找到记录纸 3.7mm 所对应的时间 T_1 和 T_2，取其中小值为心电图机的时间常数。

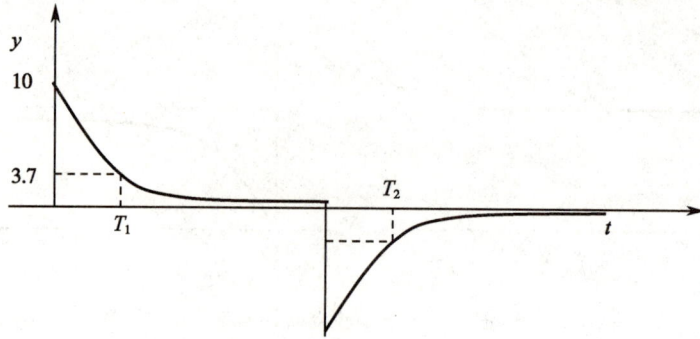

图 7-12 时间常数测试

这种时间常数测试是假设仪器可以用一阶仪器近似,当输出响应 $y(t)$ 历经一个时间常数 $t=T$,灵敏度 $K=10mm/mV$,则输出响应 $y(t)=10e^{-1}=3.7mm$。因此,心电图机 1mV 定标输入的记录 3.7mm,所对应的时间为心电图机时间常数。

生物电放大器是由多储能元件组成,这些储能元件使仪器具有多阶特性。多阶特性分析复杂,可以简化为二阶分析。二阶特性用"阻尼"测试。以心电图机为例,测试和校正方法是在标准状态下,不断按 1mV 定标键,输入方波脉冲。记录纸上可以记录出如图 7-13 三种输出响应:(a)波形前沿不超出标准幅度 0.5mm,属正常;(b)波形前沿不足标准幅度,呈圆弧状,属过阻尼;(c)波形前沿超出标准幅度 1mm 以上,属欠阻尼。

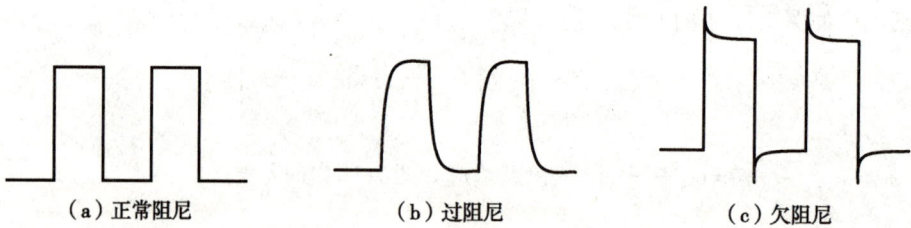

(a)正常阻尼   (b)过阻尼   (c)欠阻尼

图 7-13 阻尼测试

(4)时间延滞仪器:仪器的输入量 x 与输出量 y 为一阶微分方程关系:

$$y(t)=Kx(t-\tau) \tag{7-23}$$

或者其传递函数为:

$$G(s)=Ke^{-\tau s} \tag{7-24}$$

其中:K 为静态灵敏度,τ 为延滞时间。时间延滞仪器输入有阶跃信号激励,则输出响应有一时间延滞,如图 7-14 所示。

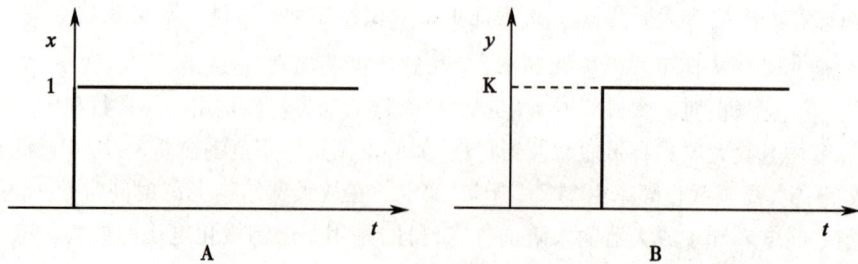

A   B

图 7-14 时间延滞仪器阶跃响应

延滞时间 τ 表征了时间延滞仪器的动态特性。心率是完成一次心动周期后才能计算的生理参数,其指示值是指上一个心动周期的心率。因此,心电监护仪是一种时间延滞仪器。

(包家立)

第六节　医学计量检定

一、血压计计量检定

血压是指血管内流动的血液对单位面积血管壁的侧压力,一般采用 kPa 和 mmHg 双刻度标尺,1mmHg＝0.133kPa。血压作为人体最为重要的生命参数,对其精确测量在临床医学特别是危重病人及全麻病人的监护具有重要意义。准确的血压计能提高人们对测量血压的依从性,可对高血压患者的评估、治疗结果和新药疗效的评价提供一系列很有价值的信息。因此,确保血压计测量的准确性具有一定的临床意义。

目前,用来测量血压的仪器,通常包括电子血压计、气压表式血压计和水银(台式)血压计。其中水银(台式)血压计(以下简称血压计)是广泛应用于医学临床诊断的血压测量仪器,具有较高的稳定性和准确性。台式血压计是我国的强制性检定计量仪器,需要定期进行检定。

(一)血压计测量原理

台式血压计采用的是听诊法的原理,这是医学上唯一承认的血压测量原理。听诊法又名柯氏音法,也就是用柯氏音测量血压的方法,这是国际医学唯一认可的一种血压计量和测量方法的合称。

血压计是根据流体静力平衡原理,由连通器把贮汞瓶与示值管连通,当贮汞瓶内水银表面受压后,迫使示值管内水银升高而指示出压力值。血压计主要由五部分组成:袖带、橡皮球、橡皮管、阀门、水银柱刻度计。袖带是内部放有可充气的橡皮囊袋,测量时绑在上臂处。橡皮球呈椭圆状,用手挤压橡皮球可以给袖带充气。橡皮管有两根,一根连接橡皮球和袖带,另一根连接袖带和水银柱刻度计,是气体的通道。阀门内部有空气过滤器,关闭阀门,给袖带充气,水银柱会上升;拧开阀门时,水银柱会迅速下降。

水银柱刻度计外形像温度计,中间为玻璃管,玻璃管两侧为刻度值,刻度值的范围在 0～300mmHg之间。刻度计的底端有水银柱的开关,顶端有一个通气小孔。

(二)血压计的检定方法

血压计的检定依据为 JJG 270-2008《血压计和血压表》。血压计应在检定环境条件下放置 2h 以上方可进行检定,然后进行外观检定,确保符合通用技术要求。

零位误差检查:在无臂带的条件下,使血压计与大气相通,目测。

灵敏度检查:在无臂带的条件下,用压力发生器造压,使血压计示值升到 38kPa(285mmHg)处,然后旋松气阀旋钮快速放气,使压力值降至 32～26kPa(240～196mmHg)范围内任一位置,快速关闭气阀旋钮,目测汞柱波动值。

气密性检查:橡皮球上的气阀旋钮和回气阀的检查用手感目测方法进行。在臂带圈扎的条件下,用压力发生器造压,使血压计升压至 38kPa(285mmHg),切断压力源停留 2min,从第 3min 开始计算压力下降值。

示值误差的检定:用医用胶管和三通把被检血压计与压力标准器、压力发生器相连通,如图 7-15所示。先进行第一次降压检定,用压力发生器平稳加压,使血压计和标准器的压力值升高到最高检定点,然后以最高检定点为第一检定点,依次逐点进行降压检定。在每个检定点先对准标准器的示值,然后再从血压计上读取相应的压力值,读数应按分度值的 1/5 估读。然后按照完全相同的步骤进行第二次降压检定,最后按公式计算血压计示值误差。血压计的检定点不得少于 5 个(不含零点),共进行两侧降压检定,血压计允许以 38kPa(285mmHg)为起始点,每隔约 8kPa(60mmHg)作为一个检定点进行降压检定。

零位误差复检:血压计两侧降压检定后,使其通大气,然后对其零位误差进行复检。

(三)血压计检定中注意事项

(1)水银泄漏:在血压计使用完毕之后应将其开关及时关闭,在关闭时应进行一定程度的倾斜再

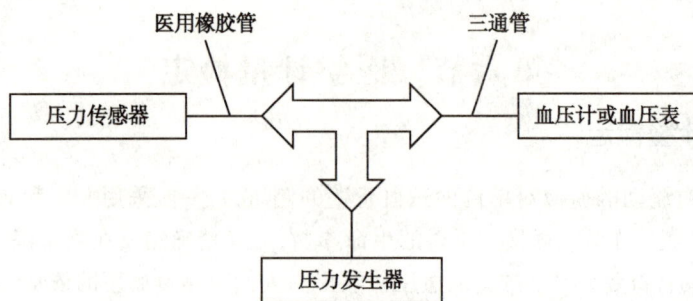

图 7-15　检定设备连接示意图

关闭。如果在血压计装置玻璃管的最下端部位出现了水银泄漏状况,这就说明其下端的密封橡胶垫已经发生老化现象,应当重新更换其橡胶垫。假如血压计装置自身玻璃管的上部压板弹簧弹力相对较弱,并且玻璃管比较松,就需要将内部的弹簧进行及时更换,使该弹簧的弹力能够有效加大。假如血压计装置底端位置的水银柱出现了断节现象,就表明内部水银的含量已经明显不足,该玻璃管之中就会有空气进入,需要立即采取有效地降压措施,否则内部水银就将会从血压计装置的顶部位置冒出来。

（2）血压计漏气:在加压后,分别对血压计贮汞瓶到橡胶球与壁带气内部的橡胶管折叠并且压紧,然后再依据水银的下降现象来找出具体的漏气位置。血压计装置中螺丝扣旋紧式在其打开之后就能够清楚地看到橡胶管,也可以在排气阀门中拿出一段橡胶管,再不断搓动就会看到其两侧分别出现了裂缝问题,将内部裂缝中的杂物进行及时清理,就能够有效地使血压计装置漏气故障得到彻底解决。

（3）玻璃管不垂直:将血压计装置内部的玻璃管首先向前面进行倾倒,再将外壳中的弹簧片螺丝进一步松开,将其弹簧片向前面逐渐挪动,再将血压计装置弹簧片之上的螺丝拧紧。并且还可以将玻璃管向其后方进行倾斜,将血压计中弹簧片上的螺丝松开,将弹簧向着后面进行挪动,再将把螺丝有效拧紧,假如其外壳的材质是铝合金材质,那么就不可把螺丝拧得太过紧密。

二、心电图机计量检定

心脏搏动前后心肌会发生激动。在激动过程中,会产生微弱的生物电流。心脏的每一个心动周期均伴随着生物电变化,这种生物电的变化可以传到身体表面的各个部位。由于身体各部分组织不同,距离心脏的远近也不同,心电信号在身体的不同部位表现出的电位也不同。对正常心脏来说,这种生物电变化的方向、频率、强度是有规律的。若通过电极将体表不同部位的电信号检测出来,再用放大器加以放大,并用记录器描记下来,就可以得到心电图（electrocardiogram,ECG）波形（图 7-16）。医生根据所记录的心电图波形的形体、波幅大小以及各波形之间的相对应时间关系,再与正常心电图

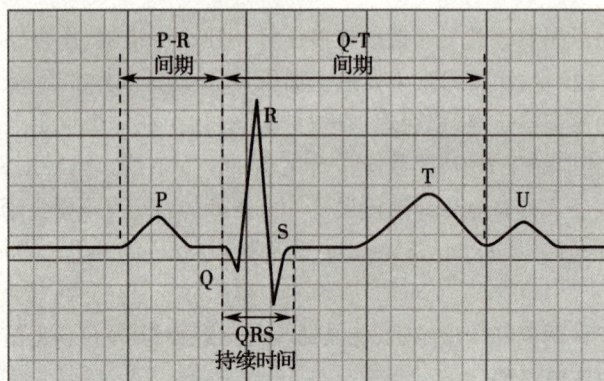

图 7-16　心电图波形

相比较,就能诊断出心脏疾病,诸如心电节律不齐、心肌梗死、期前收缩、高血压、心脏异位搏动等。

心电图机是从人体体表获取心肌激动电信号波形的诊断仪器,它是一种生物电位的放大器,其基本作用是把微弱的心电信号进行电压放大和功率放大,并进行处理、记录和显示,其真实准确反映心脏电活动的能力对医生能否对患者进行准确诊断具有非常重要的影响。由于心电图机具有诊断技术成熟、可靠、操作简便、价格适中、对病人无损伤等优点,已成为各级医院中最普及的医用电子诊断仪器之一。

(一)检定方法

心电图机因使用时间过长或频率过高,会发生机电老化现象,从而影响其准确性和安全性,直接危及患者的生命安全和身体健康。因此,必须定期(一般是一年)对心电图机的性能和准确度进行检测,此外在首次使用前和修理后也应进行检定,以保证其处于稳定可靠的工作状态。现在所用的大部分都是数字心电图机,故本节以数字心电图机的检定方法为主要说明内容,依据 JJG 1041-2008《数字心电图机》检定规程选择符合要求的检定设备,在检定环境下,采用其规定的方法开展后续检定。由于心电图机的工作原理、记录方式的差异,数字心电图机与模拟心电图机检定规程的检定项目有所区别,共同的项目有外观和工作正常性检查、内定标电压、耐极化电压、内部噪声电平、幅频特性、共模抑制比等,此外,数字心电图机还单独增加了输入电压范围、加权系数误差、时间常数、波形识别能力与幅度-时间参数测量、心率(HR)测量误差等检定项目。检定前应先将标准装置与被检心电图机按要求进行预热并正确连接。

(1)内定标电压误差:按规程规定调节检定仪输出的方波信号,设置被检心电图机灵敏度和记录速度置。先后测量被检心电图机上记录的内定标电压信号幅度和标准器信号的方波幅度,计算误差,应在±5%范围内。

(2)输入电压范围:检定规程要求各导联的输入电压范围不小于 0.03~5mV,且所记录的波形没有失真,当仿真信号的幅度值为 5.0mV 时,被测导联记录波形的幅度值为(5.00±0.35)mV。

调节数字心电图机检定仪输出频率为 0.75Hz、幅度为 5.0mV 和 0.5mV 的 ECG 仿真信号。被检心电图机灵敏度分别置 5mm/mV 及灵敏度最大值,记录速度置 25mm/s,在 Ⅰ、Ⅱ 和 aVR 导联分别记录 3~5 个周期的仿真信号波形,测量信号的波峰-波谷幅值,并观察波形是否有明显畸变。改变被检心电图机和模拟阻抗电路的连接方式,按前述方法比较所描记的波形。

(3)耐极化电压:耐极化电压的检定就是用于考察数字心电图机隔直流电压的能力。被检心电图机灵敏度置 10mm/mV,输入±300mV 直流偏置电压后,各导联记录和显示的基线没有偏移,则该数字心电图机的此项指标检定合格。

(4)加权系数误差:调节信号发生器输出频率为 10Hz、幅度为 3mV 的正弦波信号,被检心电图机灵敏度置 10mm/mV,记录速度为 25mm/s。

信号发生器所产生的正弦波信号,通过专用模拟阻抗电路接入被检心电设备输入端,在输出部分测量导联上所记录的正弦波信号幅度 h_i(不计过冲和描记线宽度);微调信号发生器输出信号幅值,使 $h_0=30mm$。测量 aVR、aVL、aVF、V_1~V_6 导联上所记录正弦波信号的幅度 $h_i(i=1,2,\cdots,9)$,其理论值 H_1 为 30mm,H_2 和 H_3 为 15mm,$H_i(i=4,5,\cdots,9)$ 为 10mm。

用幅度测量值 h_i 和 H_i 计算出加权系数误差 δW_i,计算公式:

$$\delta W_i = \frac{h_i - H_i}{H_i} \times 100\% 。 \tag{7-25}$$

(5)内部噪声电平:数字心电图机内部噪声电平须不大于 20μV(峰-峰值)。关闭被检心电图机所有滤波器,关闭信号发生器输出,其他控制端不变;被检心电图机灵敏度 S_{nom} 置 20mm/mV,记录速度置 25mm/s。各导联记录 5s 的信号,测量各导联波形幅度值,径向高度最大者为 H_{mn}(mm),换算成电压即为内部噪声电平测量结果。

(6)波形识别能力与幅度-时间参数测量:这个指标考察数字心电图机所记录的信号与输入的心

电测试信号在幅度-时间参数上的一致性,对于临床诊断有着重要意义。心电信号幅度-时间参数指测试心电信号各波形元素的幅度和时间间隔标称值。通过比较 ECG 测试信号的幅度-时间参数的测量值与标准值之差来确定每个通道的测量误差,误差值必须在检定规程要求之内。

（7）心率测量误差:检测时调节信号发生器输出幅度值 0.5mV、频率为 1Hz 的心率（HR）测试信号,被检心电图机灵敏度置 10mm/mV,记录速度置 25mm/s。在 60~300 次/min、1~5Hz 范围内按需选取心率测试信号的幅度和心率,在被检心电图机上读取心率测量结果,其最大允许误差为±（显示值的 5%+1 个字）。

（8）时间常数:调节信号发生器输出电压幅度值为 2mV、频率为 0.1Hz 的方波信号,被检心电图机电极通过模拟阻抗电路对应接入信号发生器输出端,测量记录信号幅度衰减到初始值 37% 所经历的时间。

（二）检定注意事项

（1）应保证导联线和接线柱良好接触和可靠接地,以免引入干扰。

（2）按照规程要求检定输入电压范围、波形识别能力与幅度-时间参数测量以及幅频特性时,在通过进入参数设定界面,将交流滤波器、肌电滤波器、漂移滤波器都关闭,因为滤波器会对波形幅度产生影响,从而导致心电波形幅度减小。

（3）测量内部噪声电平时注意将峰值大于 1.5mm 以及持续时间小于 1s 的噪声排除在外,不列入计算。

三、医用超声诊断仪计量检定

医用超声诊断仪是利用人体不同类型组织之间、病理组织与正常组织之间的声学特性差异,或生理结构在运动变化中的物理效应,经超声波扫描探查、接收、处理所得信息,并以图像、图形或数字形式为医学诊断提供依据的技术设备。作为实时脉冲回波式图像仪器,按显示方式的不同有 A 型、B 型和 M 型之分。其中,以提供亮度调制二维断层图像的 B 超仪器应用最为普遍,广泛应用于各级医院和体检中心。随着计算机、微电子技术和其他技术的发展及其在医用超声设备上的应用,B 型超声成像技术得到快速发展,可以清晰地显示各脏器及周围器官的各种断面像,由于图像富于实体感,接近于解剖的真实结构,所以应用超声可以早期明确诊断。随着脉冲多普勒技术和多功能彩色血流成像技术产品的问世,超声成像诊断逐渐成为医学临床四大影像诊断的首选技术,在临床上具有极其重要的地位和广阔的发展前景。

超声检查因其在临床上应用简便、获得人体内脏器官图像清晰并富于实体感等诸多优势而日渐受到市场青睐,在常规临床诊断特别是在计划生育、生殖健康方面应用普及。为了建立健全医学计量监督管理体系,保障医用超声仪提供的量值准确、可靠,避免医疗纠纷,认真做好医用超声诊断仪的计量检定工作显得尤为重要。

（一）检定方法

B 型医用超声诊断仪超的检定主要包含安全性指标和影像性能等两个方面内容。检定依据的是 JJG 639-1998《医用超声诊断仪超声源》检定规程。规程将 B 超分为 A、B、C、D 四挡,不同的分挡技术要求也不一样。

外观及一般工作性能检查:在不通电的情况下,检查被检仪器及配用的探头外部有无影响使用的机械损伤。被检仪器前后面板上文字和标志应清楚,开关和键钮应灵活可靠,紧固部位不应松动。通电后,被检仪器应有超声输出和正常显示,各开关和键钮应起作用。若超声探头有裂纹和破损,检测时切勿直接浸入水中。

（1）患者漏电流的检定:将漏电流检测仪的一支表笔接于被检仪器的外壳或接地端,另一支表笔接于导电板上;同时将被测仪器的探头辐射面置于导电板有导电膏的位置,接通被检仪器电源,读取漏电流测量仪示值;改变电源极性,重新读取示值。以 2 次示值中的较大者作为被检仪器的患者漏电流。

（2）输出声强的检定：输出声强一般应不大于 10mW/cm^2，对超过 10mW/cm^2 的仪器，应公布其输出声强值，并在明显位置警示"严禁用于胎儿"。输出声强通过测量输出声功率来进行检定。检定前应按照使用说明书将被检仪器预热 30min，预热完成后按照规范调整好超声功率计，并沿水槽壁或经漏斗注入除气蒸馏水。将被检仪器置于临床所用声功率输出状态，对同一探头进行不少于 3 次声功率测量，取其测量结果的算术平均值作为被检仪器配用指定探头时的输出声功率。最后计算得出输出声强。

（3）盲区的检定：开启被检仪器，将探头经耦合介质置于体模声窗表面，并保持声束扫描平面与靶线垂直，对准其中的盲区靶群，调节被检仪器的总增益、时间补偿增益、对比度和亮度，保持靶线图像清晰可见，读取盲区靶群图像中可见的最小深度靶线所在深度，即为被检仪器配用该探头时的盲区（mm）。检测时，如果探头不能对靶群中所有靶同时成像，也可平移探头分段或逐一显示。

（4）探测深度的检定：开启被检仪器，将探头经耦合介质置于超声体模声窗表面，对准其中的纵向靶群，调节被检仪器的总增益、时间补偿增益（或近场、远场增益）、对比度、亮度适中，在屏幕上显示最大深度范围的声像画面，读取纵向靶群图像中可见最大深度靶线所在的深度，即为被检仪器配用该探头时的探测深度（mm）。

（5）纵/横向几何位置示值误差的检定：开启被检仪器，将探头经耦合介质置于超声体模声窗表面，对准其中的纵/横向靶群，调节被检仪器的总增益、时间补偿增益（或近场、远场增益）、对比度、亮度适中，对具有动态聚焦功能的机型，适当调节焦点分布，在屏幕上清晰显示出纵/横向线性靶群图像。此时将图像冻结，利用仪器的测距功能或屏幕标尺，在全屏幕按照纵向每 20mm 测量一次距离，计算出测量值与实际值的相对误差，取其中最大者作为被检仪器配用该探头时的纵/横向几何位置示值误差。

（6）横/纵向分辨力的检定：开启被检仪器，将探头经耦合介质置于超声体模声窗表面，并保持声束扫描平面与靶线垂直。将探头置于某一横/纵向分辨力靶群上方，调节被检仪器的总增益、时间补偿增益、对比度和亮度适中，保持所对靶群图像清晰可见，对具有动态聚焦功能的仪器，应使其在所测深度或附近聚焦，横向微动探头，并可以小幅度仰卧。读取横/纵向分辨力靶群图像中可以分辨的最小靶线间距，即为被检仪器配用该探头时在所测深度的横/纵向分辨力（mm）。

（7）囊性病灶直径误差的检定：开启被检仪器，将探头经耦合介质置于超声体模声窗表面，并保持声束扫描平面与靶线垂直。将探头对准体模中部扫描，调节被检仪器的总增益、时间补偿增益、对比度和亮度适中，屏幕上清晰显示出所对区域的均匀声像图，且无光晕和散焦。将探头移动到指定囊性病灶的上方进行扫描，对具有动态聚焦功能的仪器，让其在该囊所在深度附近聚焦。此时将图像冻结，利用仪器的测距功能或屏幕标尺测量该囊的纵向和横向直径，并与实际值比较，计算出测量值和实际值的相对误差，即为被检仪器配用该探头时测量到的囊性病灶直径误差。

确定被检仪器所属档次，并依据相应档次仪器的性能要求，判定检定结果是否合格。合格者发给检定证书，不合格者发给检定结果通知书。仅影像性能项目有不合格项目者，发给降至某档次使用的检定证书，低于 D 挡者发给检定结果通知书。检定周期为 1 年。

（二）检定注意事项

超声输出声强的检定要考虑到毫瓦级超声功率计对精度、灵敏度的要求较高，避免因人员走动而引起震动或空调运行而导致气流流动而产生的干扰。纵向、横向分辨力检定过程中，需要采取高对比亮度，尽可能隐没背景图像，保证屏幕上的靶线清晰可见。同时，将靶群上探头与声窗进行耦合，并在最浅位置处和对应靶群聚焦，按顺序记录分辨出来的最小的靶线之间的距离。

对医用超声诊断仪进行计量检定是为了保证仪器的各项物理参数指标在正常范围内，从而保障仪器所出的检测结果无误，保障患者的安全。但计量检定的过程及结果表明，计量检定主要是针对仪器的物理参数检测，而仪器的应用质量除了与参数有关外，还与仪器使用环境、附属配件耗材以及使用者的操作方法等诸多因素有关,因此计量检定合格的仪器并不代表使用合格有效。超声诊断仪一年的维护保养费用高达数十万元,其中包括软件、控制板、信息采集板、驱动器及仪器保养等各方面的费用,导致高额仪器维护保养的原因有仪器使用年限长,使用频率高同时也还有仪器使用环境好坏及使用者操作方法是否得当等原因相关。因此,为加强对超声诊断仪的质量控制,除需要加强定期对现有仪器进行计量检定外,还需要对使用者加强技术培训,保证使用者正确使用超声诊断仪;加强仪器运营环境的信息监控,避免因为温度、湿度及电压等不符合要求等原因导致仪器工作异常;加强仪器定期保养工作,尽量保证仪器处于良好的工作状态。

四、酶标仪计量检定

酶标仪通过吸光度测定,对被检标本进行定性或定量检测。但影响其测量结果的因素较多,包括加样、保温、洗涤、显示、终止和比色等,要保证测量结果的准确必须进行全过程的质量控制,定期进行校准或性能评价。目前依据 JJG 861-2007《酶标分析仪》检定规程实施,该检定规程适用于酶标仪的首次检定、后续检定和使用中检验。酶标仪型式评价和样机试验中有关计量性能试验可参照执行。

酶标板是一种用来盛装待测标本的透明塑料板。板上有多排小孔,有 40 孔板、55 孔板、96 孔板等多种规格,每个小孔可以盛放几百微升的溶液。酶标仪既可以使用和分光光度计相同的单色器,也可以使用干涉滤光片来获得单色光。光源灯发出的光,经过聚光透镜、光栏后,到达反射镜,经反射镜作 90°反射后,垂直通过比色溶液,然后再经过滤光片到达光电管。由酶标仪的结构组成和光路图可以看出,其工作原理与普通光电比色计基本相同。

在单通道酶标仪的基础上,随着医疗诊断技术的快速发展,又发展出多通道、全自动酶标仪。它设有多束单色光和多个光电检测器,例如 8 通道酶标仪,设有 8 条光束(8 个光源)、8 个检测器和 8 个放大器,在机械驱动装置的配合下,8 个一排的样品整排同时进行检测,检测速度也成倍提高。

(一) 检定方法

(1) 外观与初步检查:仪器应有下列标志:名称、型号、编号、制造厂名、出厂日期。仪器应平稳置于水平无振动的工作台上。各条件旋钮、按键和开关均能正常工作。电缆线的接插件应接触良好。样品室应密封良好,无漏光现象。指示器应正常工作,数字显示清晰、完整。运动部分应平稳,不应有卡滞、突跳及显著的空回。检定前仪器需预热 20min。

(2) 示值稳定性检定:选用 492nm 或仪器特有的专一波长,将放有吸光度标称值为 1.0 的酶标仪标准测试板(简称测试板)置于仪器中,以空气为参比,记录仪器的初始值,5min 和 10min 后各记录一次。求出最大值,按下式计算示值稳定性:

$$r = A_{最大} - A_{初始} \qquad (7\text{-}26)$$

式中:$A_{初始}$ 和 $A_{最大}$——仪器吸光度初始值和最大值。

(3) 波长示值误差和重复性检定

① 对波长连续可调式仪器,用干涉滤光片分别平放在测试板上,将波长扫描范围调至比滤光片标准值低 20mn 和高 20nm 波段内,以 1nm 的改变幅度自短波向长波逐点测量,求出相应的峰值波长,重复 3 次。按下式计算。

波长示值误差: $$\Delta\lambda = \frac{1}{3}\sum_{i=1}^{3}\lambda_i - \lambda_s \qquad (7\text{-}27)$$

式中:λ_i 为第 i 次波峰测量值;λ_s 为波长标准值。

波长重复性: $$\delta_\lambda = \lambda_{\max} - \lambda_{\min} \qquad (7\text{-}28)$$

式中:$\lambda_{\max}$ 为测得波长示值的最大值;$\lambda_{\min}$ 为测得波长示值的最小值。

② 对单波长/双波长式仪器,对仪器所附的干涉滤光片,如情况许可,可用紫外可见分光光度计测定其在各标称波长 λ 下的透射比,绘制波长-透射比特性曲线,其最大透射比对应的波长,即为峰值波长 λ_m。波长示值误差为:

$$\Delta\lambda = \lambda_m - \lambda \tag{7-29}$$

式中：λ 为滤光片波峰波长标称值；λ_m 为峰值透射比 T_m 对应的波长。吸光度示值误差：依次选用 405、450、492、620nm 波长或仪器特有的专一波长，将放有吸光度标称值为 0.2、0.5、1.0、1.5 的滤光片测试板放入仪器，以空气为参比，记录并计算平均值。吸光度示值误差：

$$\Delta A = \frac{1}{3}\sum_{i=1}^{3} A_i - A_s \tag{7-30}$$

式中：A_i 为第 i 次测量的吸光度值；A_s 为吸光度标准值。吸光度重复性：方法同条款 3，波长置 450nm，吸光度标称值为 0.5 或 1.0 的滤光片，重复测量 6 次，计算吸光度重复性：

$$RSD = \sqrt{\frac{\sum_{i=1}^{6}(x_i - \bar{x})^2}{n-1}} \times \frac{1}{\bar{x}} \times 100\% \tag{7-31}$$

式中：x_i 为第 i 次测量的结果；$\bar{x}$ 为 n 次测量结果的吸光度平均值；n 为测量次数。

（4）灵敏度：选用 450nm 波长或仪器特有的专一波长，用 A 级加样器，在未包被抗原或抗体的微孔酶标板的某一孔中加入 350μL 浓度值为 5mg/L 的酶标分析仪用灵敏度溶液标准物质，测量得到的吸光度值即为仪器的灵敏度。

（5）通道差异的检定：对于 Ⅰ、Ⅱ 类仪器，选用 450nm 波长或仪器持有的专一波长，将吸光度标称值为 1.0 的光谱中性滤光片平放在微孔酶标板的空板架上，先后置于多个通道的相应位置（例如：对于 8 通道仪器可从 A1~H1 或 A2~H2 作为起始位置），以空气为参比，测量并记录每一通道的至少 6 次吸光度值（例如 A 通道可测量 A1~A6 或 A2~A7），多个通道的差异结果报告用全部测量数据的极差值表示，按公式计算通道差异 δ_A：

$$\delta_A = A_{max} - A_{min} \tag{7-32}$$

式中：A_{max} 为多个通道测量结果的吸光度最大值；A_{min} 为多个通道测量结果的吸光度最小值；δ_A 为通道差异。

（6）绝缘电阻：用 500V 兆欧表，测量仪器电源进线端与机壳（或接地端子）间的绝缘电阻。

（二）检定注意事项

依据 JJG 861-2007《酶标分析仪》检定规程对酶免分析仪校准的过程中需要对吸光度和波长示值误差进行不确定度评定，出具校准报告。实际工作中有业内同仁发现酶标仪吸光度示值误差检定合格率不合常理的低，JJG 861-2007《酶标分析仪》检定规程中吸光度示值误差限不合理。主要表现：主要是标称吸光度为 1.0 和 1.5 时，吸光度实际测量值异常偏低。

五、医用激光源计量检定

激光（laser）是因受激而辐射出的一种光能，它是将具有特定性能的物质放在光振荡器里，在外加能源的激发下，发出一束高强度的光。激光医学是运用激光技术去研究、诊断和评估疾病的一门新兴的边缘医学学科。激光具有方向性好、亮度高、相干性高、单色性好的特性。激光技术不仅为研究生命现象和疾病的发生发展开辟了新的途径，而且还为临床诊治疾病提供了崭新的手段。激光在临床医学上的应用范围很广，几乎涉及所有临床和医技科室，近年来激光在疗养医学中的应用亦逐渐增多。爱因斯坦于 1916 年提出激光的物理基础是"受激发射"这一理论，但直到 1960 年，才由梅曼制成了世界上第一台激光器——红宝石激光器。在该激光器问世的第二年，就开始用于视网膜凝固治疗。以后随着激光技术的发展和各种新型激光器的出现，激光医学应用范围迅速拓宽。激光医学是一门新兴的边缘学科，虽然只有 50 年左右的历史，但已经在基础医学研究、医学诊断与临床治疗等各方面取得了很大的发展。目前激光医学已发展成为一门体系完整、相对独立的学科，在医学中发挥着越来越重要的作用。

（一）检定方法

目前依据 JJG 581-2016《医用激光源》检定规程实施，该检定规程适用于医用激光源（不包含准分子激光治疗机）的首次检定、后续检定和使用中检验。

（1）指示光功率测量：适当调节导光系统与激光功率计的相对位置，使指示光垂直入射到激光功率计探测器接受面中央。用挡板遮断光束，待激光功率计回零后移开挡板进行测量。任意改变导光系统的空间位置，重复测量 5 次以上。取最大测量值为指示光功率。

（2）重复性：包括功率重复性和能量重复性。

① 功率重复性的检定方法是：固定医用连续激光源于某一工作条件，令其终端输出激光垂直入射到激光功率计探测器接收面中央并保持固定，用挡板挡住激光待激光功率计回零，任意改变导光系统的空间位置，移开挡板待激光功率计读数稳定后记录其示值。在 10min 持续工作时间或医用连续激光源允许的持续工作时间内，等时间间隔重复测量 n 次（$n \geqslant 5$）。按公式即可计算医用连续激光源终端输出激光功率重复性。

② 能量重复性的检定方法是：固定医用脉冲激光源于某一工作条件，令其终端输出激光垂直入射到激光能量计探测器接收面中央并保持固定，任意改变导光系统的空间位置，触动触发开关后记录激光能量计示值。在 10min 工作时间内等时间间隔重复测量 n 次（$n \geqslant 5$），或按厂家规定的脉冲输出频率，顺序测量 n 个（$n \geqslant 5$）激光脉冲。按公式即可计算医用脉冲激光源终端输出激光能量重复性。

（3）复现性：包括功率复现性和能量复现性。

① 功率复现性的检定方法是：固定医用连续激光源于某一工作条件，令其终端输出激光垂直入射到激光功率计探测器接收面中央并保持固定。关闭—重启医用连续激光源并恢复到原工作条件，任意改变导光系统的空间位置，确认激光功率计回零后开启激光，待读数稳定后记录激光功率计示值；或者，用挡板挡住激光待测量仪器回零，任意改变医用连续激光源的工作条件后恢复至原工作条件，任意改变导光系统的空间位置，移开挡板进行测量，待读数稳定后记录激光功率计示值。选择上述任一种方法重复测量 m 次。按公式即可计算医用连续激光源终端输出激光功率复现性。

② 能量复现性的检定方法是：固定医用脉冲激光源于某一工作条件，令其终端输出激光垂直入射到激光能量计探测器接收面中央并保持固定。关闭—重启医用脉冲激光源并恢复到原工作条件，任意改变导光系统的空间位置，触动触发开关后记录激光能量计示值；或者，任意改变医用脉冲激光源的工作条件后恢复至原工作条件，任意改变导光系统的空间位置，触动触发开关后记录激光能量计示值。选择上述任一种方法重复测量 m 次（$m \geqslant 5$）。按公式即可计算医用脉冲激光源终端输出能量复现性。

（4）示值误差：包括功率示值误差和能量示值误差。

① 功率示值误差是在医用连续激光源常用工作条件下，选择至少高、中、低三个输出功率点测量。如果医用连续激光源的输出功率范围较大，则应适当增加测量点的数量。如果医用连续激光源输出功率的设定值不能连续调节，则应对每一个设定值都进行测量。测量时同时记录医用连续激光功率指示器示值和激光功率计测量值。取所有激光功率测量点中示值误差绝对值最大者作为最终结果。对于工作满 1 年且激光功率示值误差超过 ±20% 的医用连续激光源应进行示值修正。修正方法是：分别计算各测量点的修正系数，取其算术平均值作为医用连续激光源示值修正系数。

② 能量示值误差是在医用脉冲激光源常用工作条件下，选择至少高、中、低三个输出能量点测量。如果医用脉冲激光源的输出能量范围较大，则应适当增加测量点的数量。如果医用脉冲激光源输出能量的设定值不能连续调节，则应对每一设定值进行测量。测量时同时记录医用脉冲激光源激光能量指示器示值和激光能量计测量值。取所有激光能量测量点中示值误差绝对值最大者作为最终结果。按公式计算医用脉冲激光源终端输出的激光能量示值误差。对于工作满 1 年且激光功率示值误差超过 ±20% 的医用脉冲激光源应进行示值修正，修正方法是：分别计算各测量点的修正系数，取其算术平均值作为医用脉冲激光源示值修正系数。

（二）检定注意事项

（1）对于多波长医用激光源，应对每一个波长分别予以检定。

（2）如果医用激光源本身为连续输出，但又可通过外部控制开关获得"脉冲"输出，则可只按连续激光源进行检定。

（3）对医用激光源进行激光功率或能量测量之前，应按仪器说明书的要求进行开机预热。

（4）对于激光功率重复性测量，如果医用激光源的设计不允许长时间继续照射，或在允许时间内无法完成测量次数，则可以不执行该检定项目。

（5）检定过冲中一旦发现不合格项，即可终止检定工作，不再执行后续检定项目。

（6）对聚焦输出的医用激光源进行功率或能量测量时，激光功率或能量探测器的光接收面要避开激光束焦点及其附近位置，避免损坏探测器。

（7）检定人员特别要注意人身安全，避免激光照射到人体（特别是眼睛）造成意外损伤，必要时需佩戴与医用激光源输出波长相匹配的激光防护镜。

六、医用螺旋 CT 机计量检定

CT 机是根据人体不同组织和病变对 X 射线的吸收系数不同，利用高灵敏光子探测技术，计算机软件数据处理技术，由探测器接受扫描层面 X 射线并转化为电流，根据 X 射线的衰减值经模数及数模转换器由计算机系统处理成不同灰度的像素矩阵，在计算机屏幕上得到相关部位组织的立体图像，从图像中判别病变情况，从而达到诊断的目的，这就是 CT 机的基本工作原理。相比普通 X 射线成像技术，CT 的断层扫描立体影像技术能够发现更微小病灶和更准确定位。

（一）检定方法

目前依据 JJG 1026-2007《医用诊断螺旋计算机断层摄影装置（CT）X 射线辐射源》检定规程实施，该检定规程适用于医用螺旋 CT 机的首次检定、后续检定和使用中检验。

1. **CT 剂量指数 100(CTDI100)**　先将 CT 头部剂量体模（直径 160mm）或腹部剂量体模（直径 320mm）放在床上，然后将笔形电离室插入体模中心孔，其他孔中插入有机玻璃棒，如图 7-17 所示。对准体模使其中心轴与 CT 机旋转轴一致，并使断层扫描通过体模对称轴中心（利用激光定位线）。以 10mm 或者最大层厚进行标准的头部或腹部条件扫描，剂量仪读数即是模体中心位置上的 $CTDI_{100}$，记为 $CTDI_{100(中心)}$。

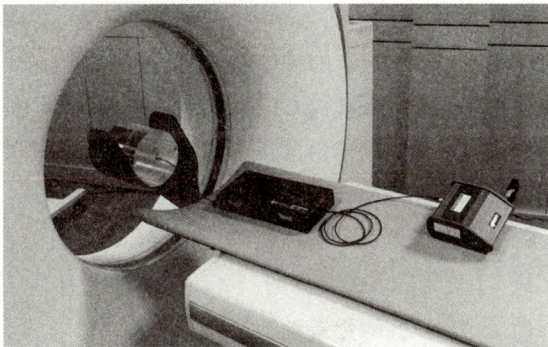

图 7-17　CT 剂量指数测量

继续将笔形电离室依次放进靠近模体表面的孔中（孔中心距表面 1cm）。分别在时钟 12 点、3 点、6 点和 9 点位置，用标准头部或腹部扫描条件，以 10mm 或者最大层厚扫描，如该扫描仪扫描角度小于 360° 或不是 360° 的整倍数，则至少有一个位置能测量到最大剂量，将剂量仪的四个读数取平均值即是模体四周上的 $CTDI_{100}$，记为 $CTDI_{100(周边)}$。根据公式计算加权 CT 剂量指数。

2. **均匀性、噪声水平以及图像之间的一致性**　均匀性的评估应通过计算中心感兴趣区域的 CT 值和每一个边缘感兴趣区域的 CT 值的差值进行。在常规检测中，对于螺旋 CT 的均匀性要求不超过 ±5HU。

噪声水平测量时，记录模体图像中心感兴趣区域的标准偏差，感兴趣区域的直径应约为模体图像直径的 40%。标准偏差与 1000HU 的比值即为噪声水平。一般要求噪声水平应不大于 0.35%。

图像之间的一致性测量，在均匀性测量时使用螺旋扫描，取能得到最大层数和最小螺距的一次扫描的第一幅图像、中间一副图像和最后一幅图像，在中心位置测量 CT 值，用极差表示图像之间的一致性。图像之间不同层面同一中心位置 CT 值的偏差应不超过 6HU。

3. **CT值** 用于检测 CT 值的材料有水、空气和密度不同的有机材料,如有机玻璃、聚苯乙烯、聚乙烯、聚碳酸酯、尼龙等不同原子序数的物质。

检测一般用标准头部扫描条件扫描,层厚选择 10mm 或者最大层厚。然后用面积约为 1cm² 的圆形感兴趣区域放在模体中各材料 CT 图像中心测量其 CT 值。将测得的各种材料 CT 值与标称值比较。空气的 CT 值:(-1000±30)HU;水的 CT 值:(0±4)HU。

4. **层厚** 不移动床面和机架,以每种层厚扫描模体,用低噪声或标准头部重建函数获取图像。

将窗宽设置为最小值,调节窗位直到背景刚刚消失,记下此时的窗位为背景材料的 CT 值。调节窗位至钨丝或铝片的影像缩小至刚刚消失,此时为灵敏度分布的最高点(最大 CT 值)。记下此点的 CT 值,然后将窗位放到最大 CT 值加背景 CT 值的二分之一处。测出相应介质的 CT 值。

将窗宽调至最小,窗位为测量物与背景值之和一半,测量各个位置宽度,其平均值在乘上具体模体对应的放大因子为实际层厚。

5. **空间分辨力** 检测分辨力时,模体的安放需要很精确。将 CT 性能模体放在检查床上,用定位光使模体对称中心与旋转轴一致,扫描平面在模块中心并与旋转轴垂直。确定床和机架都不倾斜。如果第一次扫描对准了,此后的测试中不再重调。

理论上,用尽量小层厚,可以获得最好的空间分辨率,但是实际测量中用 10mm 层厚也可得到好的分辨率。标准的头部和体部扫描各存储一套原始数据。

测定空气孔模块时,逐渐降低窗位,减小窗宽,使各行的五个孔逐渐分开。测定条形模块时,设置窄的窗宽,窗位设在分辨力模块两种材料像素 CT 值的中点。对于每一幅影像确定可见极限分辨力。

6. **低对比度分辨力** 将 CT 性能模体放在床面上,用定位片的方法,使模体中心轴与旋转中心轴一致。使用体积效应发时,使扫描平面与低对比度分辨力层薄片所在的平面一致。

用层厚 10mm 或者最大层厚的标准头部扫描条件下扫描,储存原始数据。用窄的窗宽检查图像看是否存在可见的伪影(条纹或环)。如果有必要,在空气校正扫描后重新检测。

将窗宽设置为最高对比度孔及其周围材料的 CT 值之差加上感兴趣区 ROI 中的 5 倍标准偏差。将窗位设置为孔外和孔内 CT 值之间的中值。为了准确观察每一组上可分辨的最小孔径,对于不同的组可能需要设置不同的窗位。由于低对比分辨率由观察者进行的测试。

(二)检定注意事项

(1)层厚偏差:层厚检测方法多为扫描倾斜设置的金属片、丝或沿螺旋线布放的小钢珠,测其显示图像 CT 值轮廓线的半高宽(FWHM)。检测时,应将测试模体与机架旋转轴对中,并在定位片中将扫描断层位置定在钨丝影像的交点。应保证机架和床都不倾斜。

(2)均匀性的偏差:均匀性测量时,记录模体图像上依次排列的四个感兴趣区域(时钟 12 点、3 点、6 点和 9 点位置)的 CT 值,这四个感兴趣区域的外边缘与模体内壁的推荐距离是 1cm。感兴区域的选择面积不宜过小,一般选择直径应约为模体图像直径的 10%。

(3)空间分辨力线对分离模糊:空间分辨力检测时,适当时候需放大影像以观察测试物体,使用不改变真实数据像素尺寸的非重建放大。存储验收检测影像,在今后的质量保证检测中加以比较。

七、医用电子直线加速器计量检定

医用电子直线加速器按产生 X 射线的种类来分单光子、双光子和多光子电子直线加速器。单光子一般只产生低能 6MV 能量 X 射线,双光子则能够产生低能和高能 X 射线,一般为 6MV 和 15MV 两种能量,同时还可以产生多种不同能量的电子线。产生光子的种类越多,意味着设备越复杂。

医用电子直线加速器按使用功率源不同可分为速调管加速器和磁控管加速器。速调管加速器使用速调管作为微波功率源,需要使用射频激励器,射频稳定性好,速调管寿命较长。磁控管加速器使用磁控管为微波功率源,不需要使用射频激励器,射频稳定性差,磁控管寿命较短。

笔记

（一）检定方法

根据 JJG 589-2008《医用电子加速器辐射源》检定规程,其检定项目有:辐射质、射线野的均值度、辐射野与光野的重合、辐射野对称性(相对剂量测量部分);剂量示值的重复性、线性、误差(绝对剂量测量部分)。辐射质、射线野的均值度、辐射野与光野的重合、辐射野对称性的测量(相对剂量测量部分)需要使用三维扫描水箱和射线束分析仪来测量。

测量条件:SSD＝100cm,辐射光野 10cm×10cm,其中测量电子束时选用 10cm×10cm 的限光筒,利用条形水平仪调节水箱支撑脚,使水箱 X-Y 平面水平;同时调整水箱位置,使加速器的定位激光与水箱指示重合。分别连接主扫描探头和参考探头至射线束分析仪。出束时,主探头将沿着枪靶(X 方向)和左右(Y 方向)移动,主探头移动时参考探头不能阻碍主探头接受射线。分别对 X 射束和电子束的每档能量进行扫描并保存原始数据,利用分析软件对数据进行分析计算。

（1）X 射线:包括辐射质、辐射野的均整度、辐射野与光野的重合、辐射野的对称性等。

辐射质:由剂量比 D_{20}/D_{10} 或者组织模体比 TPR2010 确定,检定结果与实际使用数值偏差不超过 ±3%。

辐射野的均整度:辐射野内最大吸收剂量点与均整区内最小吸收剂量点处的吸收剂量的比值不应大于 1.06。

辐射野与光野的重合:垂直于射线束平面上 10cm×10cm 的辐射野和相应光野在主轴上的偏差应不超过±2mm。

辐射野的对称性:在射线束轴上水深 10cm 处垂直于射线束轴的平面上,在均整区内对称于射线束轴的任意两点吸收剂量的比值(大值比小值)不应大于 1.03。

（2）电子束:包括辐射质、辐射野的均整度、辐射野的对称性等。

辐射质:由水模表面的平均能量 E_0 确定,在 SSD 为 100cm 和宽束条件下,由实际测出的吸收剂量或电离量的半值深度值(分别 RD 50 和 RJ 50)确定,检定结果与生产厂家给出的辐射质数值的偏差不超过±3%。

辐射野的均整度:在电子束轴上最大吸收剂量深度处垂直于电子束轴的平面上,两个主轴上 90% 等剂量线与几何野投影边的距离不得大于 10mm;在两个对角线上 90% 等剂量曲线与几何野投影边的距离不得大于 20mm。

辐射野的对称性:在电子束轴上最大吸收剂量深度处垂直于电子束轴的平面上,90% 等剂量线内 1cm 的区域内移对称于电子束轴的任意两点吸收剂量的比值不应大于 1.05。

剂量示值重复性、线性和误差的测量(绝对剂量测量部分)需要使用治疗水平电离室剂量计进行测量,本文选用 PTW-UNIDOS 剂量计,电离室选用 PTW 0.6cm³ 30013 防水型 Farmer 电离室。

测量条件:SSD＝100cm,辐射光野 10cm×10cm,其中测量电子束时选用 10cm×10cm 的限光筒,电离室有效测量点放在射束轴的校准深度上,圆柱形电离室的轴与射线束轴相互垂直(平板型电离室,其入射面与辐射束轴垂直)。

加速器用同样的条件分 10 次照射电离室,计算相对标准偏差为剂量示值的重复性;剂量监测系统预置值分别设置 100MU、200MU、300MU、400MU,测量每个预置值对应的实际值,再用最小二乘法计算剂量值,计算该值与实际值的最大偏差为剂量示值的线性。

剂量监测系统预置值为 100MU(1Gy)时,电离室在校准深度处测量的水吸收剂量 D_w 按照以下公式计算。$D_w = M_u \cdot N_D \cdot (S_{w,air})_u \cdot P_u \cdot P_{cel}$,其中 M_u 标准剂量计的读数;N_D 电离室的吸收剂量校准因子;$S_{w,air}$ 校准深度水对空气的平均阻止本领比;P_u 扰动修正因子;P_{cel} 中心电极影响。

以上计算结果 X 射束和电子束分别要达到以下要求。

剂量示值的重复性:在规定的吸收剂量率测量条件下,剂量监测系统的指示值线性最大偏差应不超过±0.7%。

剂量示值的线性:在规定的吸收剂量率测量条件下,剂量监测系统的指示值最大偏差应不超过

±2%。

剂量示值的误差:剂量监测系统的指示值与相应的吸收剂量测量结果的相对偏差应不超过±3%。

（二）检定注意事项

（1）治疗水平电离室剂量计校准因子的使用:要求该电离室剂量计的溯源证书在有效日期内,要求剂量计要在干燥无震动的环境中使用;测量之前要充分预热,至少要预热30min;测量过程中首先验证初始漏电和充电后漏电都符合要求。由于电离室一般是空腔型,必须要对空气密度进行修正。

（2）参考电离室的使用:使用参考电离室主要是为了防止射束的剂量率不稳定对扫描数据的影响,由于医用电子直线加速器使用过程中,随着使用时间的日积月累和使用环境的干扰,在加速器照射过程中,剂量率会上下波动,而不是恒定的值,主电离室在扫描过程中,每一个驻留点采集时间一般都很短（在0.1s以内）,所以必须使用参考电离室对该现象进行修正,否则百分深度剂量曲线和Profiles曲线会出现漂移导致较大的测量误差。

（3）吸收剂量的测量:目前医用电子直线加速器检定规程是依据IAEA第277号技术报告编写,主要是围绕照射量的校准因子N_X开展。而公式更为简明扼要的IAEA第398号技术报告是基于水吸收剂量的校准因子$N_{D,w}$开展。目前中国计量科学研究院出具的溯源证书中,分为对照射量的校准因子N_X开展检定,对水吸收剂量校准因子$N_{D,w}$开展校准,对加速器能量的辐射质转换因子K_{Q,Q_0}开展校准;上海市计量测试技术研究院出具的溯源证书中,分为对空气比释动能率N_K开展检定,对水吸收剂量校准因子$N_{D,w}$开展校准。其他地区的电离辐射实验室基本都是对照射量的校准因子N_X开展检定。在使用过程中一定要清楚电离室剂量计的溯源证书类型,要分别对应不同的公式进行计算,否则会出现严重的计算误差,严重的会对患者照射错误的剂量。

（姚绍卫）

思考题

1. 试分析荧光法检测活性氧自由基（ROS）,是测量还是计量？为什么？
2. FISH检测设置内参,是测量还是计量？内参的目的是什么？如何保证质量？
3. 试述计量学与医学计量的内涵及其相互关系。
4. 试述医学计量在临床工程中的地位与作用。
5. 有两台有创血压监护仪,其性能指标如下:

	A监护仪	B监护仪		A监护仪	B监护仪
测量范围	0~300mmHg	0~40kPa	测量范围	0~300mmHg	0~40kPa
精度	2%	±1kPa	精度	2%	±1kPa
灵敏度	0.2mm/mmHg	1mm/kPa	灵敏度	0.2mm/mmHg	1mm/kPa
患者漏电流	<10μA	<10μA	患者漏电流	<10μA	<10μA
记录器纸速	25mm/s	25mm/s	记录器纸速	25mm/s	25mm/s

试问:（1）你将选哪一台监护仪最佳？为什么？

（2）如果测压导管中有气泡会产生什么后果,为什么？你将如何处理？

（3）用你选择的监护仪测量约4kPa左右的生理压力,你将如何提高测量精度？

6. 下列是Gould P23XL生理压力传感器性能表。

压力范围	−6.7~40kPa		压力范围	−6.7~40kPa
最大过载压力	1300kPa		最大过载压力	1300kPa
灵敏度	66.7μV/V/kPa		灵敏度	66.7μV/V/kPa
精度	±1%		精度	±1%
桥阻	350Ω		桥阻	350Ω
非线性	±0.2kPa		非线性	±0.2kPa
滞环	±0.01kPa		滞环	±0.01kPa
零点温漂	±0.04kPa/C		零点温漂	±0.04kpa/C
患者漏电流	5μA		患者漏电流	5μA
激励电压	7.5V DC or AC		激励电压	7.5V DC or AC
最大激励电压	10V DC or AC		最大激励电压	10V DC or AC

试解释灵敏度、精度、非线性、滞环四项是如何测算出来的。

医疗器械临床验证 第八章

长期以来,医疗器械的安全性和有效性受到大家的广泛关注,而科学合理的提高医疗器械的安全质量涉及学科极其复杂。医疗器械理论转化为能够实际应用的临床医疗器械产品需要一个长期的过程,在此过程中需要对使用该项理论的产品进行科学、合理、有效的测评,通过对其安全性、有效性、实用性、适用性充分评估后,最终的医疗器械产品才能呈现在我们面前。本章立足于实际情况,梳理了医疗器械临床验证的关键环节和重要方法,吸取了以往过程中的优秀经验做好,从临床验证、临床效果、循证医学、比较效果研究四大要点进行介绍,对提高医疗器械的安全性、可靠性,降低发生医疗事故的风险,具有重要意义。

第一节 临床试验

医疗器械临床试验是指在具备相应条件的临床试验机构中,对拟申请注册的医疗器械在正常使用条件下的安全性和有效性进行确认或者验证的过程。临床试验是以受试人群(抽样)为观察对象,观察试验器械在正常使用条件下作用于人体的效应,以推论试验器械在预期适用人群(总体)中的效应。临床试验的目的是为临床评价提供临床数据,综合考虑产品的非临床研究(如文献研究、性能研究、模拟临床使用的功能实验、模型实验、动物实验、体外诊断设备的比较研究试验等)数据,以评价产品的临床受益是否大于风险,产品的风险在现有技术水平上是否已得到合理控制,同时为临床医生和患者对器械使用的临床环境和方法提供重要信息。

一、临床试验概述

(一)临床试验主要参与者与职责

1. **受试者** 受试者指被招募接受医疗器械临床试验的个人。在受试者参与临床试验前,研究者应当充分向受试者或者无民事行为能力人、限制民事行为能力人的监护人说明临床试验的详细情况,包括已知的、可以预见的风险和可能发生的不良事件等。经充分和详细解释后由受试者或者其监护人在知情同意书上签署姓名和日期,研究者也需在知情同意书上签署姓名和日期。

应当尽量避免选取未成年人、孕妇、老年人、智力障碍人员、处于生命危急情况的患者等作为受试者;确需选取时,应当遵守伦理委员会提出的有关附加要求,在临床试验中针对其健康状况进行专门设计,并应当有益于其健康。

2. **申办者** 申办者指临床试验的发起、管理和提供财务支持的机构或者组织。申办者负责发起、申请、组织、监查临床试验,并对临床试验的真实性、可靠性负责。申办者通常为医疗器械生产企业。申办者为境外机构的,应当按规定在我国境内指定代理人。申办者负责组织制定和修改研究者手册、临床试验方案、知情同意书、病例报告表、有关标准操作规程以及其他相关文件,并负责组织开展临床试验所必需的培训。

申办者对试验用医疗器械在临床试验中的安全性负责。申办者应当保证实施临床试验的所有研究者严格遵循临床试验方案,申办者应当对临床试验承担监查责任,并选择符合要求的监查员履行监查职责。

3. **临床试验机构与研究者**　医疗器械临床试验机构指经国家市场监督管理总局国家药品监督管理局会同国家卫生健康委员会认定的承担医疗器械临床试验的医疗机构。医疗器械临床试验应当在两个或者两个以上医疗器械临床试验机构中进行。临床试验机构和研究者应当确保临床试验所形成数据、文件和记录的真实、准确、清晰、安全。

研究者指在临床试验机构中负责实施临床试验的人。如果在临床试验机构中是由一组人员实施试验的,则研究者是指该组的负责人,也称主要研究者。

研究者应当按照临床试验方案的设计要求,验证或者确认试验用医疗器械的安全性和有效性,并完成临床试验报告。多中心临床试验的临床试验报告应当包含各分中心的临床试验小结。

研究者应当严格遵循临床试验方案,未经申办者和伦理委员会的同意,或者未按照规定经国家市场监督管理总局国家药品监督管理局批准,不得偏离方案或者实质性改变方案。

4. **伦理委员会**　医疗器械临床试验应当遵循《世界医学大会赫尔辛基宣言》确定的伦理准则。伦理审查与知情同意是保障受试者权益的主要措施。参与临床试验的各方应当按照试验中各自的职责承担相应的伦理责任。

伦理委员会指临床试验机构设置的对医疗器械临床试验项目的科学性和伦理性进行审查的独立机构。医疗器械临床试验机构伦理委员会应当至少由 5 名委员组成,包括医学专业人员、非医学专业人员,其中应当有不同性别的委员。非医学专业委员中至少有一名为法律工作者,一名为该临床试验机构以外的人员。伦理委员会委员应当具有评估和评价该项临床试验的科学、医学和伦理学等方面的资格或者经验。所有委员应当熟悉医疗器械临床试验的伦理准则和相关规定,并遵守伦理委员会的章程。

临床试验过程中,如修订临床试验方案以及知情同意书等文件、请求偏离、恢复已暂停临床试验,应当在获得伦理委员会的书面批准后方可继续实施。

(二)医疗器械临床试验监管

医疗器械临床试验作为产品上市前和上市后的重要环节,一直被国内外的监管机构所重视。为了规范临床试验,多个国际组织和国家发布了相应的规范与标准来对此进行管理,如国际标准化组织专门制定了医疗器械临床试验标准(ISO14155.1 和 2),美国食品药品监督管理局(Food and Drug Administration,FDA)和欧共体也专门发布了临床试验相关标准和指南。在这些标准或指南中,不仅对医疗器械临床试验方案及数据处理的统计学分析进行了原则要求,同时也对临床试验有详尽要求。国家市场监督管理总局国家药品监督管理局与国家卫生健康委员会也在 2016 年 6 月 1 日联合颁布的《医疗器械临床试验质量管理规范》,明确了临床试验中的法规要求。

医疗器械根据临床使用情况的不同,具有不同的临床分险,因此需要对医疗器械风险实施分类监管,这也是目前世界各国在医疗器械监管方面采用的基本准则。分类是以风险为基础的,也就是说,医疗器械给患者和(或)用户带来的风险是决定其所属类别的主要因素。

美国是世界上第一个确定按医疗器械风险实施分类监管的国家,美国 FDA 根据确保医疗器械安全性和有效性所需的控制水平将所有医疗器械划分为三个监管等级。不同监管等级的医疗器械上市途径存在差异,分为豁免上市前通告、上市前通告 510(k)和上市前批准(premarket approval,PMA)三种。目前大部分第一类医疗器械豁免上市前通告,少部分第一类和第三类医疗器械、大部分第二类医疗器械实施上市前通告程序,即 510(k),大部分第三类医疗器械实施上市前审批程序,即 PMA。

欧共体目前在医疗器械领域有以下三个指令:有源植入医疗器械指令(Council Directive 90/385/EEC),简称 AIMD,于 1993 年 1 月 1 日生效,1995 年 1 月 1 日强制实施;医疗器械指令(EC-Directive 93/42/EEC),简称 MDD,针对的是所有医疗器械及附件,包括有源器械、无源植入器械、外科器械、无菌器械等,于1995年1月1日生效,1998年6月14日强制实施;体外诊断器械指令(EC-Directive 98/79/EC),简称IVDD,适用于生化分析仪、血液分析仪和血细胞计数器等体外诊断医疗器械及附件,于1998年12月7日生效,2003年12月7日强制实施。

(三)临床试验的不良事件

不良事件是指在临床试验过程中出现的不利的医学事件,无论是否与试验用医疗器械相关。严重不良事件是指临床试验过程中发生的导致死亡或者健康状况严重恶化,包括致命的疾病或者伤害、身体结构或者身体功能的永久性缺陷、需住院治疗或者延长住院时间、需要进行医疗或者手术介入以避免对身体结构或者身体功能造成永久性缺陷;导致胎儿窘迫、胎儿死亡或者先天性异常、先天缺损等事件。临床试验中发生不良事件后,应明确是由产品所造成的还是由疾病本身造成的。

(四)临床评价

医疗器械法规全球协调工作组(The Global Harmonization Task Force,GHTF)定义临床评价为,当用于制造商预期目的时,对有关医疗器械的临床数据进行评定和分析,以验证该器械的临床安全及其性能。

临床评价是一个总体性的概念描述,所指向的范围要超过临床试验,临床评价的输入来自于诸多与临床有关的数据,包括与所评价器械相关的科学文献、临床经验、临床研究。

不同的国家对于临床评价也有不同的法规要求。美国医疗器械上市前法规和指导原则中主要涉及临床调查、临床研究和临床数据等概念,并没有明确的临床评价概念,美国FDA所指的评价是对拟上市医疗器械安全有效性的总体评价。

在我国,根据药监局的《医疗器械临床评价技术指导原则》中的描述,医疗器械临床评价是指注册申请人通过临床文献资料、临床经验数据、临床试验等信息对产品是否满足使用要求或者适用范围进行确认的过程。因此,对于医疗器械在国内的首次注册,与美国FDA的PMA申请对应,一共三条路径,包括同品种比对提交临床评价资料、豁免提交临床评价资料、或者通过临床试验方式提交临床评价资料。

二、临床试验方案设计

医疗器械临床试验应当遵循依法原则、伦理原则和科学原则。开展医疗器械临床试验,申办者应当按照试验用医疗器械的类别、风险、预期用途等组织制定科学、合理的临床试验方案。

临床试验应从试验的目的与选题、试验对象的选择、对照组的设置、试验对象的随机分配、效应评价指标的选择与评价、资料分析、伦理道德等方面来进行设计。

(一)临床试验方案的总体设计

医疗器械临床试验有多种试验设计方法,但由于医疗器械本身的产品特点,最常用的试验设计方法主要为目标值法的单组设计、非劣效设计和优效性设计。临床试验的设计应结合产品特性,甚至相同产品的试验根据产品的特性和目的,也存在着不同。例如,在CT低剂量软件的临床试验中,图像质量和剂量具有相关性,因此既可以把方案设计为验证在达到同样影像质量下,试验组较对照组降低多少剂量,这样则为优效性试验设计;也可以验证在一定的剂量情况下,图像质量是否满足医生的诊断需求,这样则为目标值法的单组设计。

1. **目标值法的单组设计** 一般用于临床应用比较成熟的医疗器械,如果该产品经过前期大量的临床验证,具有临床认可的、国内外公认的评价标准,明确对这些产品应该达到的诊断满意度或临床治疗效果,那么以这些评价标准作为试验产品的目标值,设计产品的临床试验方案并进行样本量的估算,进行符合该目标值的单组试验。在国家市场监督管理总局国家药品监督管理局发布的X线设备和磁共振设备的指导原则中,即明确说明了适用该指南产品的目标值所计算的样本量。

2. **非劣效设计** 非劣效设计是指在试验设计中,比较对照组和试验组的诊断和治疗效果,以试验组的临床效果不低于对照组的一种设计方法,是目前医疗器械最常用的试验设计方法。临床试验的对照组一般选用已经上市的同类产品,即通过证明试验组产品不劣于已经上市的产品而达到产品符合临床需求的结果。在非劣效设计的多中心临床试验中,由于同一种医疗器械可能存在对个厂家,同一厂家也存在多种型号,因此要求每个试验中心的对照组采用相同厂家和型号的产品,保证对照组的一致性。

3. 优效性设计 优效性设计指在临床试验中,证明试验组的产品的临床效果优于对照组的产品,这种方法常用于某一类产品发生了显著的性能或效果提升的临床试验中。例如,在乳腺 X 射线断层扫描设备的临床试验中,由于产品在乳腺 X 线成像方式和原理上发生了明显的变化,所以在临床试验方案设计中,要进行优效性设计,证明乳腺 X 射线断层扫描设备的临床效果由于乳腺 X 线摄影设备。

(二)医疗器械临床试验设计的主要影响因素

1. 试验对象 医疗器械临床试验的试验对象的选择要与产品的适用范围、适应证密切相关,可以通过对试验对象的临床试验,完成产品安全性与有效性的验证。临床试验试验对象的选择要具有代表性,可以以样本来代表总体,要保证受试对象彼此间具有齐同性,以有利于临床观察与结果分析。

临床试验中,要根据产品的特点及临床作用,依据临床流行病学的研究情况,有针对性地选择临床试验的试验对象。首先,受试对象必须能对处理因素有反应;其次,受试对象应该有利于检验设备的临床实际价值;第三,受试对象必须愿意配合试验;第四,各种处理因素不能对受试对象造成损伤;第五,避免因受试对象的选择而影响试验。例如,在以 DR 为代表的 X 射线类影像学设备中,试验对象的选择比较宽泛,但由于存在辐射损伤,要避免选择孕妇和儿童,试验中也要对 X 射线敏感器官进行辐射防护。如果产品应用于具有明显流行病学特征的适应证,如骨密度仪,需根据骨质疏松发病的流行病学调查来进行试验设计中的试验对象选择,试验对象的选择应该在 20 岁以上即可,女性则重点观察绝经期后的妇女。

2. 产品 医疗器械的产品组成、工作原理和作用机制可能对产品的安全性与有效性评价产生影响,与临床试验设计具有很大的相关性。产品具有多种配置时,应评估各种不同配置对安全性和有效性的影响,如果产品某项配置中存在着明显的影响,需要根据这项配置单独进行临床试验的设计。

3. 临床应用与人员 临床试验方案设计要考虑临床实际应用的现状,临床试验方案的设计需要根据当前的医疗流程、临床实际水平、医生的技能掌握情况来综合设计,同时临床试验对研究者的要求也可以反映到对产品的预期用途和用户手册的描述中。

对于一些创新性的产品,使用方法可能存在着一定的特点,需要研究者重新对技术进行了解和掌握。这样临床试验设计时,要充分考虑研究者对产品的应用熟练程度,根据产品的学习曲线,制定研究者的培训方法并留出充足的时间供研究者熟悉掌握产品,在统计分析中,也要考虑产品学习和掌握过程中对试验结果所带来的影响。

(三)随机化与盲法

临床试验中,偏倚是不可避免的,因此要在临床试验中尽可能的采取各种方法降低因偏倚造成的临床试验结果的不准确性,其中最常用的就是盲法与随机化。

1. 盲法 临床试验设计多方面的参与者,主要包括受试者、研究者、试验数据的分析评估者。为了根据产品特点顺利完成临床试验并排除这些试验参与者的个人喜好、避免偏倚,在试验中可以采用单盲、双盲、三盲、非盲的各种方法来降低其对临床试验结果的影响。

单盲指临床试验中,不向受试者提供可能引起试验结果发生偏差的信息,而研究者却完全掌握关于试验的所有信息。医疗器械临床试验中,由于产品的评估很重要的一个方面是对产品可用性的评估,因此研究者不可避免地了解到所使用的产品,这样单盲法成为医疗器械临床试验常用方法之一。例如对于一些外科手术器械,患者并不知道自己使用的哪种手术器械,但是医生在操作中,完全了解产品的使用情况。

双盲指临床试验中,既不向研究者,也不向受试者提供可能引起试验结果发生偏差的信息。三盲法是双盲法的扩展,即受试者、研究者和试验数据分析评估者均不知道受试者的分组和处理情况。在医疗器械临床试验中,由于产品评价的特殊性,采用这种方法的非常少。

实际的临床试验中,最常采用的试验设计方法是第三方盲态评价,如一些大型影像设备的临床试验。在这种类型的临床试验中,由第三方评价人员背靠背,盲态下进行试验结果的评估,以降低试验结果的偏倚。

2. 随机化　随机化是降低临床试验偏倚的另一种有效方法,是平行对照临床试验需要遵循的基本原则,指临床试验中每位受试者均有同等机会(如试验组与对照组病例数为1∶1的临床试验设计)或其他约定的概率(如试验组与对照组病例数为 n∶1的临床试验设计)被分配到试验组或对照组,不受研究者和(或)受试者主观意愿的影响。

临床试验可采用简单随机、分层随机、区组随机或最小化随机等方法。简单随机可以用试验现成的,与试验无关的一些数据,如病历号、身份证号等进行分组。但是当样本量很小且分组很多时,无法保证基线各组内预后因素的均衡。这时候,采用分层随机,即按照研究对象呈现的某些临床特点、如性别、年龄、病史等,以及具备的预后因素,分为不同的组(统计上称之为"层")。区组随机是根据一定的规则将受试者分成若干同质组,再对每个组进行试验。

(四)临床试验的对照

临床试验的一个最重要原则是对照原则,有或无、高或低,只有通过比较才可以辨别,在临床试验中作为比较基准的病例就是对照。对照必须是除了处理因素与试验对象不同外,其他一切方面均和试验对象完全一样的病例。只有这样,对照和试验之间才有可比性,两者之间所体现的差异性才能归为处理因素的作用。医疗器械临床试验中的对照一般包括历史对照、安慰剂对照、标准诊断或治疗对照、交叉对照、空白对照、自身对照、相互对照等:

1. 历史对照　将一种新的处理因素应用于一组患者,比较研究结果与以前应用另一种处理因素患者的结果。由于不同医院、不同患者、不同科室在不同的历史时期的整体医疗水平有很大的差异,因此这种对照的设立方法有可能产生很大的偏差。但它可以粗略的了解某种处理因素的处理效应,起到初筛和定向的作用。

2. 安慰剂对照　一般用于药物的临床试验,医疗器械很少会应用此方法。

3. 标准诊断或治疗对照　是目前应用最广泛,也是医疗器械进行临床试验最常用的方法。它对试验组的试验对象使用需要试验的新型诊断或治疗产品,而在对照组使用目前符合临床应用的已经上市产品。通过对两组产品对临床实际应用效果的评估,来评价两种产品在临床使用上的价值。除了与已经上市的产品进行比较外,还可以与当前公认的"金标准"或临床最终的医疗结果来进行对照研究。根据对照的不同,可以采用非劣效、优效、等效、相关性研究等研究方法。

4. 交叉对照　首先将试验对象随机分为试验组与对照组,在试验结束后一定时间内再重复做一次,但将试验组与对照组互换。如果时间因素对患者的病情变化没有影响,或者两次试验的时间间隔不足以影响诊断结果,也可以在所有患者经过一种处理因素后,再接受另一种处理因素。

5. 空白对照　这种设计方法的对照组不加任何处理因素,但在实际工作中,一方面由于伦理的问题,一方面由于医疗器械临床试验很难做到盲法,所以应用的非常少。

6. 自身对照　对照和试验在同一受试者进行,这种方法多用于治疗产品,尤其在创新产品领域。由于新产品在进行临床试验中,很难找到对照产品,这样可以将产品施加受试者的治疗前和治疗后的结果进行对比,以此来判定产品是否有效。

7. 相互对照　不进行对照组的设计,一般用于几种诊断或治疗方法的比较,例如超声聚焦、微波、射频等不同方法对肿瘤治疗的比较研究中,可以采用相互对照。

三、临床试验评价指标

评价指标反映产品作用于受试对象而产生的各种效应,根据试验目的和器械的预期效应设定。

临床试验的评价指标与临床试验的目的密切相关，即使同一种产品，在不同阶段的验证目的不同，所选取的评价指标也必然存在差异。

（一）临床试验目的

临床试验目的决定了评价指标的选择、临床试验设计类型和比较类型。临床试验方案的验证目的是验证产品的安全性与有效性，因此应以产品特点、适用范围和作用机制为基础，结合产品的临床应用情况、研究者技术水平、产品非临床研究情况、同类产品上市情况和科研文献等因素，确定产品目前的安全性与有效性情况，来综合设定。

如果试验器械的应用对受试者的影响较小，同类产品的安全性已经通过既往的临床研究得到验证，或者非临床研究的资料可以基本确认该产品的安全性，那么主要的试验目的就是验证产品的有效性。这种情况常发生在与人体非接触的诊断产品，如体外诊断试剂和 CT、MRI 等影像产品。

如果试验器械的临床应用已经非常成熟，产品作用机制清晰明确，产品本身的技术手段也非常成熟，临床试验前的动物试验和其他资料的结果可以基本确认该产品是有效的，那么试验主要目的就是验证产品的安全性，同时对产品的有效性进一步验证。

如果产品为创新性的医疗器械，那么就需要同时验证产品的安全性与有效性。例如对于可降解支架，既要产品本身对血管狭窄的治疗效果，也要验证材料降解过程中对人体所造成的影响。

对于已上市产品增加配置或者适用范围发生变化或者使用场景发生变化时，试验目的要针对新发生的变化而设计，可能是安全性，也可能是有效性。例如，超声聚焦肿瘤治疗系统由已批准的子宫肌瘤增加乳腺肿瘤或其他肿瘤的应用，应根据增加的适用范围进行以有效性为目的的临床试验设计。产品配置发生变化，也会引起功能上的变化，如影像后处理工作站增加了新的功能，需要对新增加的功能进行临床试验。产品如果增加新的应用场景，如增加防水功能或者增加磁场环境下的使用，试验方案也应针对这些变化进行设计。

当医疗器械与人体相作用时，不同的人种、年龄、性别都可能影响到产品的安全性与有效性，因此当使用人群发生变化时，试验目的应针对变化内容进行试验设计。这种情况最常发生由成人扩充到儿童或者一些境外进口产品中。如产品发生重大设计变更时，如产品的研发平台、软件操作系统、核心部件发生变化，需要重新真的这些变化进行临床试验设计。

（二）临床试验评价指标

评价指标反映器械作用于受试对象而产生的各种效应，根据试验目的和器械的预期效应设定。评价指标包括主要指标与次要指标，应以产品特点和试验目的为基础，结合临床应用的实际情况来设定。评价指标可以是定量指标，也可以是定性指标或等级指标。定量指标是可以准确数量定义、精确衡量并能设定绩效目标的考核指标，是医疗器械产品临床试验最常用的评价方法。例如对于一些可测量的指标，如血压值、血糖值等。定性指标是指无法直接通过数据计算分析评价内容，需对评价对象进行客观描述和分析来反映评价结果的指标，如患者的状态描述和一些不良事件的描述。等级指标通过对临床试验效果或完成情况进行分级，并对各级别用数据或事实进行具体和清晰的界定，据此对产品的实际安全性与有效性进行评价的方法。临床试验中，常用李科特量表的等级描述，即对一组评估指标中的每一指标有"非常满意""满意""一般""不满意""非常不满意"五种回答，分别记为 5、4、3、2、1，进而来进行产品安全有效性的评估。

主要评价指标是与试验目的有本质联系的、能确切反映器械作用效应的指标。根据产品特点和临床试验目的的不同，可以设计一个或多个主要评价指标。主要评价指标应具有客观性强，最好是可量化、重复性高的指标。次要评价指标是与试验目的相关的辅助性指标。在方案中需说明其在解释结果时的作用及相对重要性。由于医疗器械的使用情况与操作者密切，所以最常用的次要评价指标就是产品的易用性。

（冯庆宇）

第二节 临 床 效 果

随着医疗卫生体制改革的不断深化和临床工程技术的广泛应用,我国医疗器械产业不断改革,大量高精尖医疗设备应用于临床实践,医疗器械的临床效果验证成为卫生健康事业从业者关注的焦点。医疗器械的临床效果不仅关系着患者的生命安全与治疗结果,而且影响临床工程技术应用产业的发展。临床效果作为医疗器械临床验证的成果的检验标准,证明器械的安全性、有效性和经济性,为医疗器械实际应用提供了科学的指导意见。

一、临床效果的定义与范畴

临床效果是指直接或间接面对疾病、病人进行诊治,所产生的系统性或单一性的结果,属于临床医学研究的范畴。临床医学是研究疾病的病因、诊断、治疗和预后,提高临床治疗水平,促进人体健康的科学。临床"即"亲临病床"之意,它根据病人的临床表现,从整体出发结合研究疾病的病因、发病机制和病理过程,进而确定诊断,通过预防和治疗以最大程度上减弱疾病、减轻病人痛苦、恢复病人健康、保护劳动力。而基础医学是研究人类疾病的基础理论和医学研究的基本技术的统称。临床医学需要在基础医学所取得的知识基础上诊治病人,二者的关系与基础科学和应用科学的关系有类似之处。

医疗器械临床效果产生的主要流程如下,医疗器械通过直接或间接作用于疾病、病人,根据其生化指标和临床症状的变化,结合文献资料和临床实践的过程,形成临床数据,通过对临床数据进行分析评价,最终得到临床效果的反馈。在医疗器械临床试验形成最终临床效果的过程中,应当充分考虑满足研究目的最低时间要求、最小样本容量、合理的样本范围,最终形成的临床效果才具有代表意义。

医疗器械临床效果评价应遵循分类评价的原则,不同类型的医疗器械应该有不同的临床效果评价方法。目前我国医疗器械管理原则是实行分类管理,按照《医疗器械监督管理条例》规定的标准对医疗器械实行的临床效果安全性、有效性进行评价。第一类的医疗器械通过常规的管理就可以保证安全性和有效性,可以不用对临床效果评价进行临床试验。而第二类、第三类医疗器械则要求必须进行临床试验对包括安全性、有效性在内的临床效果进行评价。以无邻苯一次性输液器的临床效果评价为例,根据相关规定输液器分类为第三类医疗器械,其临床效果必须通过进行临床试验来确定,包括安全性和有效性的评价。通过研究文献资料和以往的临床经验发现邻苯二甲酸酯类材料生产的注射器具有一定的肝脏毒性,因此在生产注射器时应该使用符合国家、行业安全标准的无邻苯材料。按照要求设计临床试验的方案要求,选择符合纳入标准的男女若干人,采用随机分组法将受试人员分为对照组和验证组。通过静脉输血的方法观察试验过程中注射器的牢固度、液体流通性、局部的炎症反应及其他不良反应。最终通过对受试人员的数据统计分析,验证无邻苯一次性输液器的安全性和有效性符合临床使用要求。

临床效果是医疗器械临床试验中,医疗器械安全性和有效性的体现方式。通过临床效果的反馈,指导医疗器械进一步的改良,推动临床试验过程中的操作规范,对加快医疗器械临床试验研究与管理,缩短临床试验周期,降低研发成本,提高医疗器械质量和性能都有着重要的意义。

二、临床实际效果与替代终点

(一)临床实际效果

医疗器械临床试验中,通过在试验过程中不断的实施干预措施后,最终呈现出来的真实的结果为临床实际效果。临床实际效果包括但不限于生理指标的变化、临床症状的变化等,能真实地反映出完成临床试验后的真实变化情况。在进行医疗器械临床试验的过程中,临床实际效果往往受到实施的干预措施、使用者的经验、受试对象的个体差异等多方面因素的影响,所以临床实际效果与预期达到的效果存在差异。

(二)替代终点

替代终点是与临床终点相关的潜在生物标志物,替代真正的终点并反映出其变化。而临床终点指病人临床症状、生理指标、生存质量的变化的体现。在实际的情况中,临床终点的指标往往不易被观察,而替代终点让上述指标转化成容易被捕获的信息,可以通过测定替代终点预测临床终点的发生。在1981年,美国首先注意到男性同性恋极大的可能会感染艾滋病,在研究艾滋病的过程中,科学家发现这种疾病的发展和死亡与免疫细胞的数量具有相关性,特别是与CD4-T淋巴细胞的数量相关。自然而然的人们把CD4-T淋巴细胞的数量作为艾滋病治疗措施是否有效的标杆。

替代终点的出现使人们能够更加容易的观察到临床效果。但是,我们也认识到,一方面临床终点拥有众多潜在相关的替代终点,另一方面很少有能完全反映临床实际效果的替代终点。要确定一个生物标志物可否作为替代终点,需考虑该标志物具备能够可靠的预测临床效果,并且与真实的临床终点相关联以及真实反映临床终点情况的特征。例如,在心血管疾病的研究中发现,高脂血症、高胆固醇血症、高血压等系列因素都与心血管疾病的发病率存在相关性,但这些替代终点均不能完全反映心血管疾病临床终点的全部特征,部分心血管疾病的患者可能只有高血压的特征,另一部分心血管疾病的患者可能同时具备高血压和高胆固醇血症的特征,所以单独的高血压或者高胆固醇血症不能完全反映心血管疾病临床终点的全部特征,不能作为替代终点。这也提醒我们在选择替代终点的时候,需要综合多方面因素,避免出现以偏概全的情况。

传统的临床终点,其指标可以是疾病的某一种症状、实验室指标或者是医疗器械的效果等,往往通过观察疾病的好转或加重来体现。对慢性疾病或者死亡进程突然的疾病而言,使用干预措施是为了延长寿命或改善生存质量,常常采用发病率或死亡率这类指标。慢性疾病的发展进程缓慢,从发病到真正的临床终点需要较长的时间,进行临床试验就需要花费大量的时间、人力和物力。对死亡率高疾病,如果使用真正的临床终点,则可能延误病人病情的救治。替代终点在疾病发展的进程中位于真正的临床终点之前,并且具有容易测量和观察的特性,近年来,很多临床试验研究都使用替代终点来代替临床终点,缩短了临床试验的整体周期,极大地节约了研究的成本。比如在心血管疾病的诊治,其疾病的进程缓慢,发病突然并且死亡率高,如果按照传统的临床终点方式来诊治心血管疾病,往往延误病人疾病的最佳治疗时期,增加死亡或者瘫痪的概率。随着对心血管疾病研究的深入,发现了诸如血压、低密度脂蛋白胆固醇、高密度脂蛋白胆固醇等与该疾病发展相关的生物标志物,并且这些生物标志物能够很好地预测疾病的进程以及采取干预措施之后的反应。

替代终点在疾病的整个周期中的位置,处于疾病发展到临床终点之间,并且与临床终点具有紧密的关联。选择合适的潜在替代终点能可靠的预测出干预措施对整个临床试验的影响,并且与真正的临床终点相关性良好。同样的,替代终点也存在局限性,临床试验实际操作中,替代终点不能完全的反映真实临床终点的情况。反映最终临床效果的正式终点往往存在很多潜在的替代终点,难以选择合适的替代终点代替临床终点。在医疗器械临床试验中,选择合适的替代终点,能达到节约周期、提高效率的作用。尤其是在医疗器械临床试验观测医疗器械的临床效果,与观察临床终点相比,选择合适的替代终点能缩短临床试验的周期,减少研究经费投入,提高临床试验的效率,加快临床工程技术转化到临床医学中的应用。

三、临床路径

医疗器械临床试验是一个复杂的过程,受到多方面因素的影响。医疗器械使用者的经验不同,使用器械开展医疗治疗的水平参差不齐,可能导致的最终治疗效果不同。受到自身医疗水平和经验的影响,在医疗器械临床试验选择对象的范围、适用的条件都可能产生误差,选择的范围针对性强,不可避免的导致了结果的偏倚。各人对医疗器械临床应用的定位理解不同,导致对产品适用的情况南辕北辙。通过临床路径实现的医疗器械临床试验,规范了医疗行为和提高医疗质量,促进合理的检查、用药,避免和减少医疗器械临床试验过程中差错的发生,取得的结果能更加真实地反映临床实际效果。

(一)临床路径

临床路径的概念起源于美国石化工业。作为标准化生产过程的管理方法,它出现在其项目管理中。Shoemaker 在 20 世纪 70 年代最先提出将"路径"作为医疗质量标准化的管理工具,应用于临床医疗工作中。在临床医学应用中,临床路径是基于循证医学,通过制定标准化的操作规范、诊断手段、治疗方式和处置流程,达到节约成本、提高工作效率的目的,同时使得疾病达到预期的治疗效果。临床路径管理综合了临床、护理、心理、医院管理等多方面的因素,对疾病按照病种进行科学、标准的定义、分类,标准化的治疗模式,治疗过程中的操作进行规范、统一,诊疗行为有明确的时间点和目标。通过实施临床路径管理,医疗卫生资源达到了有效的利用,医疗质量的过程均质化,医疗活动的结果标准化,医疗成本得到了降到,工作效率和医疗服务质量得到了提升。

(二)临床路径实施的情况

临床路径作为一种标准化的诊疗质量管理工具,由于医疗费用支付方式的变化而被广泛接受。追溯到 20 世纪 80 年代,当时美国医疗费用急速增长,遏制不合理的医疗费用增加,加强医疗卫生资源的合理利用,采取了以诊断相关分类为基础的定额预付款制,临床路径作为新型服务模式应运而生。自从临床路径的概念提出以来,美国、澳大利亚、英国等众多国家积极推广。在美国最早一批实施临床路径管理的其中一家医院,在推行临床路径管理的两年时间里,建立了针对 40 个关于临床程序的路径,通过严格执行以上路径,医院的平均住院日和费用均缩短了 10%～20%,不同科室人员也因此了解到了相互的工作,病历的写作水平得到了提高。在 1993 年美国医院卫生网络调查显示,调查对象中,其中 97% 的护理人员是支持临床路径的,支持临床路径的原因调查中 94% 是为了提高医疗质量,而 85% 希望缩短平均住院日。

随着临床路径不断发展,我国也印发了一系列关于深化医改工作的文件,在文件中明确指出要大力推动临床路径管理,以此提高诊疗行为的质量和透明度。目前我国把推行临床路径纳入医疗卫生重点工作中,在全国公立医院推广临床路径的实践活动,要求临床路径管理覆盖到所有的三级公立医院。临床路径作为提高医疗服务质量、降低医疗成本的重要管理方法,已基本在我国公立医院普及,但是各医院在推进临床路径的深度和广度上具有差异,仍然需要进一步增强对临床路径工作的推动。

(三)临床路径的制定

推动临床路径的实施即可以提升医疗服务水平和患者满意度,同时也降低医疗服务成本。目前我国大部分临床路径的制定是来自专业的医疗服务工作从业人员,较少存在病患的参与过程。临床路径制定需要遵守两个基本条件,一是符合医院的实际情况,二是遵循疾病治疗的客观规律,这样才能保证临床路径的成功实施,主要制定的过程如下:

1. **选择的范围** 临床路径虽然具备众多优点,但是不是所有的疾病都适用,选择的范围应首先以发病率高、医疗费用高和临床变异少的病种为主,对于病种变异度大、情况复杂的,不适合制定临床路径。随着临床路径实践过程中经验的积累,临床路径的制定可以根据实际情况逐步增加。

2. **多科室人员介入** 临床路径的实施是一个多科室人员介入,配合完成的过程,多方介入制订的过程,确保了各科室的人员清楚明白整个治疗过程,对临床路径实施过程中的自身的职责更为清楚,同时也了解不同科室之间存在的难点,便于各科室人员更好的协调合作,确保临床路径的实施顺畅。

3. **遵守循证医学证据** 临床路径的制定必须以循证医学的证据为基础,由相关的专家结合医院自身的实际情况和疾病的客观规律,以保证患者获得优质的医疗质量,快速恢复为方针而制订。各医院可参考《临床诊疗指南》和《临床技术操作规范》,结合医院自身的实际情况,各科室参与人员和专家共同讨论制定。由此拟定而来的临床路径,医务人员方能以符合医院的实际情况开展诊疗活动,确保医疗质量,减少医疗成本和人员的投入,提高工作效率。临床路径也不是一成不变的,医院也要随着医学水平的提升,实践经验的积累,不断的优化临床路径。

（四）临床路径的实施

临床路径成功的关键在于实施过程管理,做到诊疗行为严格按照制定的规范操作。医务人员自身水平不同导致医疗质量的差别,可以通过严格执行临床路径进行弥补。严格按照临床路径的要求,遵守制定纳入标准和排除标准,执行具体要求做到准时、准确,不得随意调整诊疗活动,以确保患者能够接受到同等质量的医疗服务。

（五）临床路径的意义

我们人口基数大,医疗卫生资源相对贫乏,随着人民群众对医疗需求的日益增加,医疗费用的快速上涨已成为我国面临的重要问题之一。临床路径作为标准化、规范化的医疗服务模式,以降低医疗费用、减少住院时间、缩短临床试验周期等优势成为医院管理模式发展的必然趋势。

四、临床效果的验证方法

对人体的各种疾病进行检查、治疗,往往需要通过医疗器械,直接或者间接的作用于人体,从而使人体获得对疾病的诊断或治疗。但是,在进行对人体直接或是间接的作用,产生相应的临床效果的同时,也可能产生应用的风险。因此在进行医疗器械临床试验时,通过衡量其临床效果指标的方式,作出科学严谨的评价,确保医疗器械在整个试验周期对人体的风险降到最低。医疗器械的临床验证方法主要分为直接临床验证和间接临床验证。

对于首次开发的全新产品,需要对其的临床效果进行评价,制定临床方案,开展临床验证,获得满足标准的安全性和功能性的结论。如果首次开发的产品其核心技术已经得到验证,则可以采用等同性说明;对在同类新产品基础上再次升级调整的产品,其中采取的关键技术,已经被证实是安全有效的,则可引用同类产品之前的临床验证,仅做等同性说明即可,无需再次开展基于标准要求的临床验证;对持续性改进产品的,必须对改进的地方进行全方位的论述,同时做等同性分析报告对变化的部分说明,特别是产品有安全性、有效性方面改进,同时还需通过方案设计、实验验证上述改变,最后按照结论判断是否有必要再次进行基于标准设计方案的临床验证。

（一）直接临床验证

医疗器械如果是全新研发,同时市面上没有使用同类技术的产品,这时应对使用这种技术的医疗器械直接进行的临床验证,称为直接临床验证。这种验证需要制定基于标准设计的验证方案,直接对医疗器械的临床实际效果的,开展安全性和有效性验证。

（二）间接临床验证

间接临床论证是针对医疗器械采用不是全新开发的检测技术和治疗技术的产品,这些产品进行了某些不影响原来临床性能的调整,并且其技术在以前的验证中被证明是安全有效或是可以根据已公布作为标准的临床数据库进行了评价,此类产品则可以直接引用之前的临床验证结果,仅需要做等同性说明即可。在医疗器械的临床验证中,无创血压计的测量性能和心电图的诊断性能评价都是通过间接临床验证的典型案例。无创血压计型号众多,目前采用的核心技术都是振荡法进行间接测量,需要上市的新型号无创血压计采用上述技术时,可以直接引用按照相关要求完成并且成功上市的无创血压计的临床评价结果,不需要重新设计方案进行临床评价。而在对心电图机进行诊断性能评价时,有公开发布的临床心电数据库,并且推荐该临床心电数据库作为诊断性能评价的标准,符合此类情况的医疗器械则也可以直接引用基于临床数据库的临床验证评价结果。

（张恩科）

第三节 循 证 医 学

一、循证医学概念

（一）循证医学的发展

1992 年，由英国国家卫生服务部支持成立了"英国 Cochrane 中心"，这是世界上第一个循证医学时间机构。Cochrane 取自纪念循证医学思想的先驱，A. Cochrane 教授。在此契机下，次年，由 Ian. Chalmers 教授等人在英国成立了一个国际性、非盈利的循证医学学术联盟团体——Cochrane 协作网，旨在制作、保存、传播和更新医学各领域的系统评价，为医学实践提供最佳证据。

1995 年，由英国医学杂志出版集团和美国内科医师学会（ACP Journal Club）联合主办的 *Evidence-based Medicine* 杂志创刊；同年，D. L. Sackett 教授受聘于英国牛津大学后，组建了英国循证医学中心。1997 年出版了由他主编的第一本《循证医学》专著，并于 2000 年再版。此书的出版是循证医学发展史上一重要里程碑。1999 年 BMJ 推出 *Clinical Evidence*，使得越来越多的循证医学信息资源供临床医生选择参考。2011 年，世界卫生组织宣布 Cochrane 协作网的作为非政府组织与其建立长久合作伙伴关系，为世卫组织卫生决策提供证据和决策建议，并取得世界卫生大会的常驻席位。

中国循证医学中心（中国 Cochrane 中心），自 1996 年 7 月正式在四川大学华西医院（原华西医科大学附属第一医院）开始筹建，1997 年 7 月获原卫生部认可，1999 年 3 月 31 日，经国际 Cochrane 协作网指导委员会正式批准注册成为国际 Cochrane 协作网的第十四个中心。目前 Cochrane 协作网已在全世界建立了包括中国在内的 14 个 Cochrane 中心，同时全球有超过 100 个国家的上万名志愿者活跃于这个产生证据、保存证据和传播证据的医疗卫生保健证据的国际组织。

（二）循证医学的定义

循证医学（evidence-based medicine，EBM）是利用科学方法获取证据，来确认医疗成效的一种尝试。时至今日，循证医学尝试对各种医疗方式（包括放弃治疗）的相关风险和疗效进行评估。根据循证医学中心的说法，"为着对病人个体的医护目的，将目前所能获得的最佳证据加以尽责的、明白的和明智的应用，即为循证医学"。

循证医学认识到，医护手段的各方面受到许多因素的影响，其中如生活品质和生命价值的判断等，不能被单纯科学方法所完全涵盖。然而循证医学试图理清那些概念上可以被科学手段涵盖的医疗方法，并且试图采用科学的方法确保此种医疗方式能带来最佳预后（治疗效果），即便对于何种预后是人们最想要的可能还存有争议。

（三）循证医学的应用

循证医学能够促进临床实践，提高医疗水平，完善医疗器械评价。21 世纪的科学技术突飞猛进，特别是信息技术、生命科学技术的创新如雨后春笋。众多新的药物、新的治疗方法、新的诊疗技术不断问世，推动着医学及人类健康水平的提高。临床医师、护理人员、技术人员、管理决策人员如何选择这些新的技术、新的方法，来最优化为患者服务，面临的不仅仅是机遇，也是重大的挑战。众多技术、方法、药物的确能够使患者受益，但还有一部分少数不仅无效，甚至可能带来严重的不良反应、并发症，甚至会使得患者延误诊断和治疗；同时还有一批技术或药物等措施，曾被广泛应用，并且普遍接受，但随着严格的循证医学研究证明是无效甚至弊大于利。因此，为了能辨别各类诊疗措施的利弊真伪，全面提高临床医师、护师、技师、管理人员等的技术水平，循证医学应运而生。

二、循证医学理念

（一）循证医学的主要工作

循证医学具体工作包括制作证据和利用证据。如制作系统评价何进行循证医学的实践。因此，循证医学的实践类别可以分为最佳证据的提供者和最佳证据的使用者两种类型，证据的提供者可能由临床医学、临床流行病学、统计学、卫生经济学、社会学、信息学等学科专家共同组成的团队;而证据的使用者可以分为临床医生、医疗管理者、政策制定者和决策者。同时,两种角色可以相互转化。

循证资源数据库收录有大量临床工程技术评价方面的二次研究证据,包括设备评价,耗材评价,软件评价等。相较于单一原始研究而言,所有相关原始研究整合分析后形成的循证二次研究证据等级更高,对准入决策的参考性更加可靠。研究者可通过检索目的 Meta 分析或循证系统评价直接获得评价信息;或在以往循证医学研究的基础上,通过加入最新的研究数据,快速形成需要的评估信息。此外,在刚接触临床工程技术评估问题时,研究者可从专家撰写的概述性循证医学资源入手,先了解解决问题的基本要素,然后再通过系统评价获取进一步信息,如需要更加详细的信息,可检索阅读系统评价纳入的高质量原始论文。

(二)循证证据资源的“6S”金字塔模型

针对临床问题而言,“6S”金字塔模型提供一套快速便捷获得高相关性和高时效性的循证证据用于解决当前临床问题的数据库选择方法。“6S”金字塔模型是按证据查找、评价和利用的便捷性、相关性和有效性排列的,层级越往上,对解决临床问题的时效性和可行性越强,但当前能查询到的内容相应越少。如图 8-1 所示,对循证临床实践首选的检索资源为计算机辅助决策系统(system),如 Zynex Health 系列,包含 ZynxCare、ZynxEvidence、ZynxOrder、ZynxAnalytics、ZynxAmbulatory 等。如检索计算机辅助决策系统没有获得满意的结果,可以选择循证证据整合库(summaries),如 UpToDate、DynaMed、ACP Smart Medcine 和 Essential Evidence Plus 等。其次可选择系统评价精要数据库(synopses of syntheses),如 Cochrane Library-DARE、NHS-CRD、Health Evidence 等。再考虑系统评价数据库(syntheses),如 Cochrane Library-CDSR、EPC Evidence Reports 等,原始研究的精要数据库(synopses of studies),如 ACP Journal Club 等。如均无满意的结果,则考虑检索原始研究数据库(studies),如 MEDLINE、EMBASE、CINAHL 等。原始研究数据库检索的相应结果需要进行二次研究处理,如系统评价或 meta 分析,以获得更佳的证据强度用于决策参考。

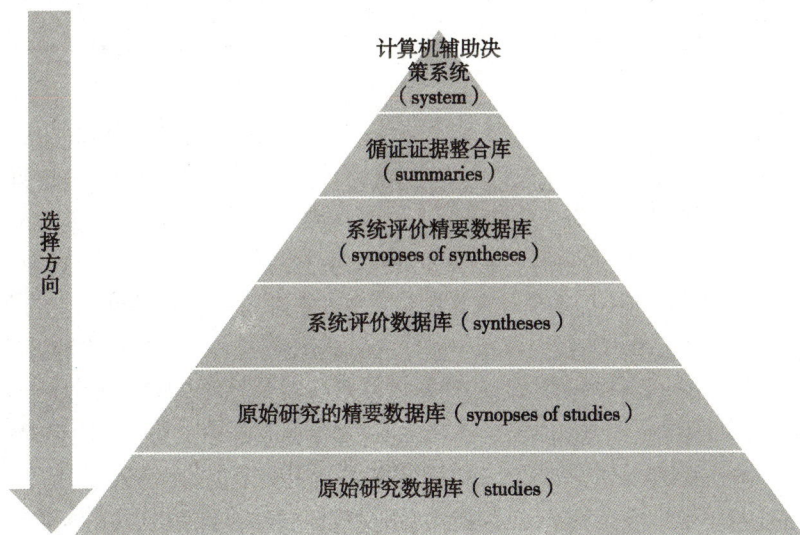

图 8-1 循证证据资源的“6S”金字塔模型

“6S”金字塔模型是为临床实践设计的循证证据资源分类模型,目前虽然尚无专门针对临床工程技术评价证据检索设计的证据分类模型,但是评价者可以参考“6S”金字塔模型的原则进行临床工程技术评价证据的循证检索。需要注意的是计算机辅助决策系统(system)主要被设计来自动匹配患者的临床特征与当前可获得的循证证据,因此该系统不能用于临床工程技术评价。评价者可以通过下面的 5 个层次依次检索设备、耗材或软件的安全性、有效性等评价的文献。此外,还可通过检索政府/

相关部门、学术团体/相关机构网站,会议文献,在研及未发表的临床试验,以及手工检索杂志获得相应的信息。下文将简要介绍一些常用的数据库。

(三)循证医学的证据资源及分类

不同的文献类型决定了文献的用途,也反映了文献的证据等级。涉及临床工程应用技术临床安全性及有效性的文献主要包含原始研究和二次研究两类文献。原始研究证据是指研究者通过统计软件对试验研究结果所得的原始数据进行一系列处理后所归纳总结出的结论,其中该类试验主要是单独针对患者的诊断、病因、预防、治疗及预后等因素而直接展开的,按是否对受试者施加干预措施可分为试验性研究证据和观察性研究证据两类,其中试验性研究证据可分为随机对照试验和非随机对照试验两类;观察性研究主要包含队列研究、病例-对照研究、横断面研究、描述性研究和个案报导五类。二次研究是指收集并整理与某个问题有关的所有原始研究证据,在对数据资料进行更为严格的再加工和评价、分析而归纳出的更高层次的综合结论或证据,主要包含卫生经济学分析、临床决策分析、系统评价、临床实践指南、卫生技术评估、临床证据手册等。一般而言,针对某一特定问题的二次研究的证据等级高于原始研究。而在原始研究证据中,试验性研究证据高于观察性研究证据,而试验性研究中,随机对照试验的证据等级高于非随机对照试验。对临床工程应用技术的循证评价,既包含对二次研究证据的评价,也包含对原始研究证据的评价。而评价首先需要准确识别文献类型。二次研究证据很容易与原始研究证据向区别,但是不同的原始研究证据类型的识别有时并不那么容易,下文将简要阐述几种主要的原始研究类型。

1. 随机对照试验 是指按照随机分配原则将筛选合格的受试对象分为对照组和试验组,确保两组实验对象在相同的环境或条件下接受相应的试验处理,并按照规定观察并记录与试验有关的指标或参数,最后对试验结果进行处理和分析,以对试验设计进行科学而合理的评价。除此之外,我们通常所说的随机对照试验的形式还包括以下几类:

半随机对照试验与随机对照试验相比,半随机对照试验的差异仅仅体现在分配方式上,后者是按照受试对象或者患者的入院时间、入院号、生日等进行半随机分配,其他同前者一致。

非等量随机对照研究与随机对照试验不同的是,非等量随机对照试验并不要求对照组和试验组都拥有相同的样本量,即后者可按照 3∶2 或 2∶1 比例进行随机分配,其主要是在缺乏经费和患者的情况使用。

目前,针对临床治疗性实验,随机对照试验是临床研究者普遍采用的研究设计方案,也是该类试验所参考的金标准,其在预防性和治疗性临床研究中应用非常广泛,是用来对某种预防或治疗手段的效果进行评价的有力手段,评价方式主要是观察其预防或治疗效果是否优于传统的安慰剂或其他治疗手段。

2. 交叉试验 是指将两种不同的处理措施分别作用于两组受试者后再交换上述两种处理措施,然后对试验结果进行分析和比较的方法。该种试验方法主要是用于一些慢性疾病,尤其是伴有频发某种体征或症状的慢性病,在观察和研究预防性治疗措施效果等方面也常有使用。

3. 非随机同期对照试验 与随机对照试验相比,非随机同期对照试验的唯一差异是后者在分组时并未采用随机分配原则,而其他步骤如结果分析和模式设计都与前者一致。

4. 队列研究 是一种应用较为广泛的前瞻性群体研究策略,该研究中的受试者不能控制暴露因素,自然形成不同的分组,且包含同期对照,在预防、治疗、预后、病因研究领域应用较为普遍。但队列研究很少应用在临床工程应用技术疗效评价中,这是因为前者通常需要应用到某些特定的干预方案。

5. 前后对照研究 是一种普遍应用于慢性疾病治疗疗效评价的前瞻性研究,用以评价两组不同干预或治疗手段的临床效果,具体而言是一组受试者在前后不同阶段将接受两种不同的干预措施,而不是重复应用同一措施。

6. 病例对照研究 属于对照试验方法,其在调查研究中应用较为广泛,具体而言,其主要是应用在具有和不具有某项特征的病例或应用和不应用某种治疗手段的对照组和试验组中,调查最近或过去是否暴露于在可能与某种情况有关联的某种因素中;或调查是否有与某疾病的某项特征有关联的某种因素,在对两组研究者与该因素及其暴露情况做进一步的对比分析以判断该因素是否与疾病有关联以及关联程度和性质,研究将为该病的系列临床研究提供重要的参考依据,但无法论证疾病与该因素的因果联系。

7. **横断面调查设计** 又名现况研究,是指在特定时间点或短期内针对特定人群疾病的健康状况及其影响因素做的调查研究,并收集和整理相关的调查资料和数据,通过对调查结果的分析来获取与疾病的发生、发展、分布及与被研究者健康状况有关的影响因素等信息,及时发现发病人群,对调查人群的整体健康水平和患病情况作出最为合理和科学的判断,评估致病因素的危害性,预测健康水平和疾病的变化趋势,评价疾病的干预和防治效果,指导卫生资源的利用和卫生防御对策的制定。

8. **叙述性研究** 研究者通过描述追踪随访或既成事实得到的临床资料并进行统计分析所得的评述、评论、病例分析、个案报告、专家意见等。

(四)证据资源的入选标准

针对某一临床问题,要快捷、高效检索到相关信息,正确选择信息资源或数据库十分重要。Mckibbon主要列出了4条标准。

1. **循证医学方法的严谨性** 循证医学信息资源需要针对临床问题提供具有代表性的高质量证据。在总结证据资源时,应精心构建器械临床问题、系统全面检索相关证据、严格评价单个研究的真实性、恰当总结和合成结果。循证医学信息资源在提出推荐意见时要充分应用已有的系统评价或者自己制作的系统评价,针对参与人群或患者重要结局指标(patient-important outcomes),为不同干预措施的疗效和安全性提供最佳预测和评估。采取恰当的分级系统对推荐意见进行分级。

2. **内容的全面性和特异性** 理想的循证医学信息资源应该为临床医疗器械实践中可能遇到的所有问题提供相关证据。但针对某一专业领域的信息资源可能会更有效的帮助查询需要的证据,如要紧跟某些临床专业(特别是医疗器械)的最新进展,可查询某些专门卫生技术评估循证医学数据库的摘要。

3. **易用性** 某些信息资源查询起来方便快捷,如美国的 Centers for Disease Control(http://www.cdc.gov)、加拿大 Health Canada(http://www.hc-sc.gc.ca)、英国的 Department of Health(http://www.doh.gov.uk)等。其优秀的检索系统确保读者和研究者能够很容易查询到某些医疗器械领域的任何信息。

4. **可及性** 最可靠和最有效的信息资源往往需要付费且价格比较昂贵。临床医生通常利用所在医院或者医学院校图书馆免费检索网上资源,个人大多不会订阅昂贵的学术期刊或者数据库。目前大多可及信息资源是免费的,如中低收入发展中国家的临床医生可以通过学术机构的网络进入世界卫生组织的健康网络研究启动项目(Health InterNetwork Access to Research Initiative,HINARI)获取免费信息资源,对于全球免费开放的资源有:Pubmed,Canadian Medical Association Journal(http://www.cmaj.ca)和大多数 BioMed Central 的杂志,其余一些杂志可在文献发表6~12个月后全部免费检索,甚至可免费检索出最新的文献,如 BMJ、JAMA、Mayo Clinic Proceedings 等。

三、循证医学分析方法

(一)确定医疗器械临床问题类型并构建问题

常见的临床问题主要涉及疾病的病因、诊断、预防、治疗、预后及不良反应等。在进行临床器械临床验证时,应首先明确被检索的问题或主题。可参考循证医学的 PICO 原则精心构建并进行问题分解,包括被使用对象(population),待评价的器械、设备、耗材、软件等干预措施(intervention),与其他干预措施比较(comparison intervention)和关心的结果,即有效性、安全性等结局指标(outcome)。明确医疗器械临床问题类型及需要了解的医疗器械信息,按照 PICO 原则构建临床问题,有助于正确的选择数据库资源、合理制定检索词和检索策略。

（二）制定纳入和排除标准，确定范围并精炼问题

明确被检索的问题或主题后，应针对所研究的主题，着手制定纳入和排除标准。制定纳入和排除标准时，可以从以下几个方面考虑：

1. **研究设计** 如随机对照研究、队列研究、meta 分析等。
2. **研究人群** 定义年龄、性别、特定病种、某一病程等。
3. **干预措施** 如准确定义使用某种医疗器械或耗材等。
4. **对照** 如与其他干预措施的比较，传统治疗方式或金标准的比较。
5. **结局指标** 准确定义结局指标，如具体什么是安全？具体什么指有效？
6. **语种限定** 如仅为中文或英文。
7. **文献所涉及的时间限制** 如某一段时间的文献。

在制定纳入和排除标准前，应针对分解后的研究问题进行初步检索，对所研究的问题有大概的了解，为制定纳入和排除标准提供参考。在制定纳入和排除标准时，应不断重复"确定范围"的检索来进行调整，根据初步检索出的文献量，在不改变查询目标的基础上，对过于宽泛的标准可以适当缩小，对过于严格的标准可以适当放宽。

（三）选择合适的数据库，并注意纳入未发表的信息

根据查询目标选择数据库进行检索，同时应注意收集灰色文献。一般而言，循证检索方式可以分为以下两类：为使用当前最佳证据而进行的检索，如快速检索证据用于临床工程应用技术准入决策作参考；为提供证据而进行相关研究的检索，如为制作系统评价而进行的检索。

对于使用当前最佳证据而进行的检索，一般可以采用如下优先顺序选择检索数据库：首选 Cochrane Library（CDSR），如不满意选择 DARE，ACP Journal Club，EBM 指南等，仍不满意则选择 MDELINE，EMBASE，CBMdisc 等，最后选择指南、专业杂志、会议录数据库等。

（四）根据不同数据库选择检索词，并明确检索词间的逻辑关系，通过预检索优化并确定检索策略

编制检索策略是在正确分析信息需求的基础上，确定检索途径，选择确切的检索词，明确各检索词之间的逻辑关系与查找步骤，编制出检索提问式。一个好的检索策略，应该保持信息需求、信息提问和检索效果的一致性。最好列出一组与待评价的临床工程应用技术有关的词，这些词应包括自由词和主题词。在列自由词及主题词时，应注意全面列举同义词和缩写词，同时注意关注词型变化与拼写差异。

在检索过程中，不同的数据库有不同的检索特点，检索者应确定针对某一数据库的检索词和各词之间的逻辑关系，制定出检索表达式。实际检索时，检索者随时可能被引向新的检索词或新的检索途径。因此，及时调整检索策略也是决定检索成败的关键环节。一般根据检索出的证据能否回答待评估的临床工程应用技术准入评估问题进行判断和评价，通过不断修正优化检索策略来提高查全率和查准率。

1. 检出不相关文献太多，缩小检索范围，提高查准率的方法包含选用更专指的检索词，狭窄问题范围，选用主题词代替自由词，选用主题词表中更专指的下位词或增加副主题词，同 AND 增加相关概念，或用 NOT 排除无关概念，用字段限定来缩小检索范围，常用字段有主要主题词、篇名、年份、出版物类型等。

2. 检出文献太少，不能全面评价待评估的临床工程技术，应扩大检索范围，提高查全率的方法包括减少 AND 连接的概念，拓宽问题范围，同时选用主题词和自由词或选用所有副主题词，换用主题词表中的上位概念词或对该主题词扩展检索，采用 OR 增加同义词或相关词，选用截词符扩大同类词，用位置算符 ANJn 检出同一句子中不同词序的词。

（五）判断检索结果

获得检索结果后，应判断所获信息能否回答提出的临床问题（医疗器械问题）。如果不能获得满

意的答案,应分析原因,是否数据库选择不当,是否检索词或检索策略制定不合理,还是确实该临床问题尚无相关研究证据,如果是从未经评价的数据库中检索的信息,尚需对检出的文献进行严格质量评价以确定其结果的真实性、临床重要性和适用性等。

(六)研究类型选择和数据提取收集

临床工程应用技术评估的关键和核心是最大程度全面收集与所需评估题目有关的所有文献、数据及其他信息。除部分新技术缺乏足够的研究文献外,其他技术大多都可以通过不同的渠道获取与之有关的资料,但相应的资料可能存在质量参差不齐和资料过于分散等问题。所以在文献检索前应当积极向相关专家寻求帮助,确立检索资源库和关键词,准确获取与研究有关的文献信息。就目前来看,检索数据库与之相关的已发表文献及其参考文献、健康时事通讯、杂志、报纸、新闻稿、特殊报告、研究人员的咨询意见等。另外,类似于会议论文集、政策研究报告、专业协会报告和指南、专著等灰色文献也能提供重要的参考信息,只是在采用这部分信息前必须对其质量进行严格审核,因为上述信息通常都没有经过同行专家的评审程序。总之,多渠道检索是减少发表偏倚的重要保证。

(七)研究及证据的质量和推荐强度分级和推荐意见

评估者在对临床工程评估过程中必须严格地系统评价所收集的资料,并准确评价不同证据的等级,对不同等级的证据在评价时赋予不同的权重,保证评估效果的科学性。在研究合成结果方面所涉及的方法主要包括:GRADE 评价,决策分析等。结论和推荐意见都是评估后产生的,前者是对评估结果或发现的归纳或总结,而后者是基于评估结论而提出的有针对性的忠告、意见或建议,两者都与证据的强度和质量息息相关,都不受研究者的主观臆断影响,都是以实际证据为依据。

四、应用实例

【例8-1】 安全留置针。

1. **比较技术对象** 新型安全留置针和传统留置针。

2. **评估类型** 快速评估(rapid review)。

3. **比较指标** 针刺伤发病率,针刺伤发生感染率,成本。

4. **结论及决策建议** 新型安全留置针费用昂贵,但针刺伤发生率和发生感染率均较低。

5. **原卫生部最终决策** 尽管新型安全留置针成本高昂,但其针刺伤发生率及其发生感染率均较低,出于患者及医务人群安全考虑,此项技术是值得推广使用的。

【例8-2】 肝炎诊断新型基因芯片的评估。

1. **比较技术对象** 新型基因芯片与 ELISA、RT-QPCR、其他基因芯片。

2. **评估类型** 快速评估。

3. **比较指标** 敏感性、特异性、准确性、目标 DNA 序列,操作复杂性、成本、操作时间。

4. **样本容量** 66 个样本(乙肝和丙肝患者)。

5. **结论及决策建议** 尽管没有涉及安全性和有效性,关于其诊断的特异性的证据依然是不足的,同时此项检测费用昂贵。

6. **原卫生部最终决策** 拒绝此项新型芯片技术的投入临床使用。

【例8-3】 倒刺缝线临床应用评估。

1. **如何确定题目并分解问题** 按照 PICO 原则,首先 P(被干预者)指的是接受手术且需要行缝合或结扎的患者;I(干预措施)使用倒刺线缝合或结扎,包含单向倒刺线或双向倒刺线;C(对照)指的是接受手术且使用不带倒刺的其他缝线的患者;O(结局指标)指临床应用效果,具体包括手术时间,缝合时间,失血量及术后并发症。其中手术时间被定义为从手术开始到结束的时间;缝合时间被定义为手术切口闭合或吻合时间;失血量具体指的是术中失血量,可用血红蛋白的降低量作为间接指标,一般从麻醉记录或手术记录中获得。

2. **如何制定纳入和排除标准,确定范围并精炼问题。** 纳入标准包括:

（1）研究设计为以人类为研究对象的随机对照试验和队列研究；

（2）研究对象为接受手术治疗的患者；

（3）干预措施为倒刺线与不带倒刺的其他缝线之间的比较；

（4）评价的结局指标需要包含手术时间、缝合时间、失血量及术后并发症中的一种；

（5）语种限定为英文文献；

（6）纳入截至 2015 年 2 月的所有符合标准的研究。

排除标准：

（1）倒刺线与其他不使用缝线的缝合方式的比较，如网膜或订钉作为缝合材料的研究；

（2）没有设置对照的描述性研究。

3. 选择有关的数据库、网站、杂志、文集等，并注意纳入未发表的信息。参考研究目的及纳入排除标准选择检索资源。可选择 MEDLINE/Pubmed 和 EMBASE 检索相关原始研究，选择 The Cochrane Library databases 检索相关二次研究，检索 ClinicalTrials. gov 纳入注册已完成或正在完成的临床试验。

4. 根据不同数据库选择检索词，并明确检索词间的逻辑关系，通过预检索优化并确定检索策略。根据定义以及预检索选择以下检索词"barbed""knotless""suturing"和"suture"。通过筛选，最终得到 17 篇的文献。

5. 判断检索结果、研究类型选择和数据提取收集、合并。如能合并，进行 Meta 分析的系统评价，如不能合并数据，则形成描述性的系统评价，并得出结论。要明确研究类型，如随机对照试验或队列研究。提取数据指标：手术时间、缝合时间、失血量及术后并发症等。得出结论，结论阐明不同手术意义不同，虽然总体来说，倒刺线的缝合时间、手术时间更少，并发症更多，但是具体应用还需根据不同手术的时间与成本进行相应的成本效益分析来决定。不同倒刺线意义不同，单针的倒刺线的合并结果与传统缝线相比能显著降低缝合和手术时间但会导致更多的并发症；然而双针倒刺线与传统缝线相比无明显差异。单针倒刺线并发症多可能原因：单针倒刺线需要更长的学习曲线、对术者的技术要求更高，因此整体来看，导致的手术并发症更多。

6. 研究及证据的质量和推荐强度分级和推荐意见。形成推荐意见需要综合考虑证据质量，利弊结果的平衡，价值观与偏好以及资源使用的问题。一般而言，证据质量越高，越适合于强推荐，证据质量越低，越适合于弱推荐；利弊间的差别越大，越适合强推荐，差别越小，越适合弱推荐；价值观和意愿差异越小，或不确定性越小，越适合强推荐，价值观和意愿差异越大，或不确定性越大，越适合弱推荐。

在此基础上，需要专家委员会开会讨论，和具体的替代措施相比较，规定推荐或反对某一干预措施至少需要 50% 的参与者认可，少于 20% 则选择替代措施；一个推荐意见被列为强推荐而非弱推荐，需要得到至少 70% 的参与者认可。对于倒刺线的评估而言，推荐方向为推荐，推荐强度受到地域、时间、医疗中心的等级、手术方式、疾病类型以及病人经济条件等因素的影响，需要根据不同情况做出不同强度的推荐。

（黄进）

第四节 比较效果研究

当临床医师就患者的病情讨论最佳治疗方案时，很难获得一致认可的结论，因为缺乏支撑我们决策的科学理论依据。尽管有一些关于某种治疗方法与安慰剂效果的对比研究，但直接与其他可选方案进行比较或是研究这些方案对于特定患者影响（如相同年龄、性别、种族并患有相同疾病的患者）较为少见。为填补临床工作在这方面的空缺，美国从整体角度考查医疗卫生保健服务，最先提出了比较效果研究（comparative effectiveness research，CER）这一概念，旨在为患者及医务人员提供优选方案的基本理论支持。比较效果研究在中国的起步较晚，同时由于其现有的激励措施不足并且我国各地相关的配套基础设施存在差距，因此需要更好地进行协调并将临床证据进行相应转化，从而服务于临床实践并指导医疗卫生政策决策。

一、比较效果研究的背景

尽管美国卫生保健系统在改善健康状况方面不断取得进展,但很多人认为提供给患者的卫生服务质量及效果仍有巨大提升空间。此外,当我们开始关注医疗的整体支出和效果时,人们对于卫生保健系统的要求更为全面。

早在 20 世纪 70 年代,英国临床病学家 Cochrane 首次提出系统综述(systematic review,SR)的概念,是指建立在临床流行病学和循证医学基础上的一种研究方法。他在《效果与疗效:卫生服务的随想》(*Effectiveness and Efficiency:Random Reflections on Heath Services*)一书中倡导利用随机对照试验来提高卫生保健的效果和疗效。这一倡导促进了 SR 数据库——科伦克图书馆(Cochrane Library)的发展,以及英国牛津的科伦克中心(Cochrane Centre)和国际科伦克协作组织(Cochrane Collaboration)的建立。

20 世纪 90 年代,美国国家卫生理事会(National Health Council)的 Mark Boutin 教授提出了比较效果(comparative effectiveness)这一概念。在经济危机的背景下,美国为促进医疗卫生改革、减少医疗费用、转变临床研究重点和调整指导方向,兴起并发展了 CER。CER 以促进医疗保健服务品质、提升其最终结果为终极目标,为普通公众、患者、临床医生、护理人员以及医疗卫生政策制定者的决策分析提供了大量科学证据。

我国比较效果研究起步较美国晚 4~5 年,但其在我国的兴起和发展为我国开展临床真实世界研究(real-world study,RWS)提供了方法学借鉴和指导。我国医学研究人员应该积极探索和实践 CER 的发展道路,充分利用 CER 的特点和优势来服务我国医疗卫生事业,从而能更好地服务于广大人民群众。目前,比较效果研究还处于基础研究阶段,尚无统一的定义。因此,我们将主要聚焦于定义和方法学讨论,从 CER 的定义、内容和特性、研究方法、实例这四个方面来进行详细阐述。

二、比较效果研究的定义

CER 的研究范围广泛,它取决于需要"比较"(compared)的内容、个人对于"效果"的定义,以及"研究"(research)方法的构成。尽管早在 1 个世纪以前就已经开展了关于卫生保健的策略及干预措施效果的比较研究,但"比较效果研究"这一概念直到近些年才有了更清晰的定义。不同权威组织对于 CER 的定义有所差异,下文我们将盘点这些组织对于 CER 的定义,从这些定义特征出发,简要介绍其研究范围,为这一快速发展的领域奠定理论基础。

1. **美国国会预算局(CBO)对 CER 的定义** 对患有特定疾病的患者,严格评估不同可选治疗方案产生的影响。这一类研究可能会比较同种治疗方案(如,竞争药物之间的比较),也可能会比较完全不同的治疗方案(如,手术治疗与药物治疗的比较)。分析的侧重点可能也有所差异:有些可能侧重于比较各可选方案相对的临床效益与风险,有些可能侧重于权衡这些方案的效益与成本。例如,某些情况下,一种治疗方法对大多数病人的临床效果好或者相对经济,但通常关键问题是明确哪一特定类型的病人能从中获得最大的收益。与之相关的内容包括:成本效益分析、技术评价和循证医学。

2. **美国医学研究院(IOM)循证医学圆桌会对 CER 的定义** 一个可选的诊断(治疗)方法与另一个或另一些诊断(治疗)方法之间的比较。从某种意义上说,某干预措施的初级比较效果研究包括:与其他方法相比,直接得出该干预方法的优点、结果等临床信息;次级比较效果研究包括:综合初级研究并得出结论。研究的方法包括:直接比较不同诊断(治疗)干预措施的多种研究结果并进行汇总分析,或基于同一对照剂(通常为安慰剂)来间接推断每种干预措施的相对(临床)效果而不进行直接比较。

3. **美国医师学会(ACP)对 CER 的定义** 评价用于治疗同一疾病的两种及两种以上医疗服务(包括药物、设备、治疗方法或治疗过程等)的相对(临床)有效性、安全性以及成本。尽管,比较效果广义上是评估不同临床干预措施相对的临床和成本差异,但值得注意的是,美国出于自身相关利益的特点,其进行的大多数比较效果研究只注重于相对临床差异的评估,而不考虑成本因素。

4. 美国医学研究院（IOM）委员会关于明确高效临床服务证据的审查报告中对 CER 的定义　比较不同可选方案对于患有同种疾病患者的影响。不同可选方案可以是同种治疗方法（如,不同竞争药物）,可以是完全不同的治疗方案（如,手术治疗与放射治疗）,甚至也可以是某种特定的干预措施与空白对照（有时我们又称之为观察等待）。在该审查报告中"效果"、"临床效果"（clinical effectiveness）,以及"比较效果"（comparative effectiveness）这三个专业术语之间可相互替换。

5. 美国医疗保险支付咨询委员会（MPAC）对 CER 的定义　评估药物、医疗设备、诊疗技术等医疗服务的相对价值。这里说的价值是指与其他可替代方案相比,某研究方案的临床效果。无论对于公共还是私立医疗部门,比较效果研究获得的信息都具有提升医疗价值及质量的潜能。

6. 美国卫生保健研究和质量管理处（AHRQ）对 CER 的定义　比较疾病治疗过程中一种方法与其他方法的结果差异,属于保健研究的一种。通常比较两种及两种以上不同治疗方法,如用不同药物来治疗同种疾病;也可以比较不同手术或其他的医疗程序及检验方法,最后通常用系统综述来总结其结果。

上述定义均强调了 CER 在卫生保健决策中提供科学信息证据具有重要作用,并且都评估了两种或两种以上可选方案,而每一种方案都可能成为最佳方案。其目的是了解在实际临床工作中,对特定的一类患者而言哪种治疗方案最佳。因此我们可以将 CER 定义为:通过采集证据并进行综合分析来比较某一疾病在预防、诊断、治疗和监测等方面的各可选方案的利弊,来帮助患者、医务人员和医疗卫生政策制定者做决策,从而在个体层面及群体层面提高医疗卫生保健水平。

定义比较效果研究所存在的争议为:在比较效果时是否要考虑成本或成本效益。将经济因素考虑其中是因为同时考虑成本与收益可以最大限度地发挥整体战略价值。但另一种观点认为,一般来说,使用成本效益分析将不可避免地减少一些昂贵方案的使用,并导致患者拒绝使用昂贵但实际上必要的方案。虽然比较效果研究可以确定在同等或更低支出条件下获得最佳结果的方案,但成本效益分析和比较效果研究也可以得出这样的结论:相比成本较低的方法,一些成本较高方法的效果更佳,称之为成本有效。例如,相对于乳腺 X 线摄像,磁共振成像（MRI）的成本虽然较高,但在筛查 BRCA1/2 突变的乳腺癌患者更有效。类似地,与早期 HER2/neu 阳性乳腺癌常规化疗（不使用曲妥珠单抗）相比,常规化疗联合曲妥珠单抗治疗也是成本有效。当比较效果研究审查成本差异和患者治疗结果时,其目的是确定并提供更具性价比的临床方法,但它不一定促进或支持低成本的方案。

三、比较效果研究的内容和特性

（一）比较效果研究的内容

CER 的核心问题在于:在怎样的情况下,对于什么样的患者,何种治疗方案最优？这就涉及了三个方面的问题——研究的主题、研究的人群和研究的干预措施。研究范围的主题很广,并不局限于某一种疾病的研究,也可以是那些常常合并发生的疾病（例如肥胖与关节炎）、同一系统的多种疾病或者是某一疾病与之相关的干预措施。并且也可以联合两个或两个以上的主题进行研究。对于研究人群的选择,要考虑个体和群体的人口特征,如少数群体（种族、民族等）、不同年龄组（从婴儿到老年人）等。另外,那些似乎对于卫生保健影响不大的因素也不可忽视,如地理位置、社会经济地位、教育程度和文化差异等。研究的干预措施应该涵盖卫生保健的整个过程,包括疾病的预防和筛查、诊断、治疗以及姑息治疗和临终关怀。

根据美国国会的授权,为比较效果研究的开展所成立的美国医学研究院（IOM）委员会制定了 CER 的国家优先研究疾病。优先进行比较效果研究的重点疾病应具有以下特征:①该疾病有较高的发病率和病死率;②该疾病的治疗成本较高;③该疾病具有多种治疗方案,且不谈方法之间存在成本差异以及信息差距;④该疾病的公众关注度高且存在一定争议;⑤对一部分群体有影响;⑥研究得到的结论可以用于临床决策。IOM 委员会的工作范围主要包括以下三个任务:第一,为了制定一份不少于 50 项 CER 优先推荐主题的项目,从广大的利益相关者(包括公众、患者、家属以及提供卫生保健的医务人员)获得国家数据。第二,明确这些优先推荐项目可以纳入优先研究的平衡组合中,该平衡组合涵盖了所有的年龄群体;临床研究中缺乏代表性的群体;从预防到诊断、监测、连续治疗以及临终关怀的整个医疗过程;从有创到微创、无创的所有医疗保健服务;以及确保迅速有效地将理论转化为实践的方法。第三,推荐优先项目是为了确保国家 CER 的基础设施和团队的长期、可持续发展。在美国 CER 优先研究内容中居于首位的是卫生保健,其次是心血管和周围血管疾病、精神疾病等。此外神经疾病、肿瘤、血液病、感染性疾病、营养性疾病、遗传学、呼吸系统疾病、创伤急诊医学与危重症医学也被列入其中。

上述内容为我国制定比较效果研究的优先研究疾病提供了参考和线索,但在我国发展比较效果研究时不能生搬硬套,应该根据我国的国情、卫生保健水平、疾病谱等制定具有中国特色的比较效果研究,从而能真正使我国人民群众受益。

(二)比较效果研究的特性

1. CER 旨在从个体的角度为临床决策或从群体角度为卫生政策决策直接提供科学的理论依据。CER 潜在研究目标的范围使之具有广阔的前景。临床决策涉及的是个体卫生保健问题,包括:预防、筛查、诊断、治疗、监测或康复治疗。而政策决策是指群体健康及卫生保健问题,是通过知识整合、策略转移、公共健康计划制定,以及施行涉及医疗服务行为的组织、输送或支付的举措来解决。由于 CER 与重大的医疗决策相关,所有的利益相关者(包括患者在内的公众)和决策者应合理地参与到 CER 过程中,包括优先级设置、研究设计和结果实施、调控。

2. CER 比较至少两种可选干预措施,每一种干预措施都可能成为"最优方案"(best practice)。CER 重点研究某干预措施与其他可选方案的比较。比较的临床方案可能为两种相似的方案,如不同药物;也可能为不同方案,如药物治疗和手术治疗。干预措施则按照惯例执行,包括协同干预和治疗偏好。

对于许多临床决策,"最优常规干预方案"(optimal usual care,OUC)反映现有标准,因此被看作是潜在的适宜参照。但该最优常规干预方案也包括"观察等待"(watchful waiting or watch and wait)。"观察等待"是指在短期内患者病情一般不发生骤变的前提下,不予以特殊干预措施,以观察患者症状体征及定期监测病情变化为主。当观察等待在某种临床情况下为合理的治疗方案时,CER 研究也可纳入"观察等待"这一可选方案。对于政策决策,对比方案可能是维持现状,即"观察等待"。

3. CER 从群体水平和分组水平描述研究结果。传统的临床研究结果主要用于衡量某干预措施的"平均效应"(average effect),通常是对研究中指定人群的干预措施进行评估。但是临床医师即使从现有已证实的"成熟"方案中为某一患者选择优选方案时,也必须考虑该患者与研究人群是否具有一定的相似性,或该研究结果是否因科学或技术的进步而过时。

由于 CER 侧重于通过分组人群的结果和临床评分方法来明确可能从该干预措施受益的患者,因此它能帮助患者及决策者做出个体化的选择,这种个体化的干预措施效应高于其对具有共同临床特征患者的平均效应。CER 通过分析分组人群的人口统计学、种族、心理及基因特征等可能在临床决策中起重要作用的因素,侧重反映了个体化医疗及预防医学的发展前景,而这也取决于基因组学、系统生物学以及其他生物医学的发展。

4. CER 对于收益和危害的评估对患者十分重要。用"效果"一词来表示在某种程度上,实际临床环境"真实世界"中使用特定的干预措施、程序、方法或服务能达到的预期结果。而"疗效"(efficacy)是指在某种程度上,在控制条件下某干预措施产生的有益结果。这表明,CER 与许多偏重"疗效"的临床研究具有显著的差异性,这也正是 CER 的特性:因为 CER 更看重其结果的外部可证性,或者说更看重其获得真实世界决策依据结果的能力。意外伤害或危险后果也是其关注的结果,因为这会影响到干预措施的净收益(某一干预措施的净收益是指其危害与收益的平衡)。由于患者疗效或不良反应的评分可能因每个医生的临床评估不同而存在差异,对 CER 研究来说,在评估中收集基于患者原始结果的报告显得尤为重要。

此外,从比较干预措施的临床全过程来看,医疗卫生资源配置可能与净收益密切相关。成本效益分析是 CER 的一种有力工具,可全面评估不同成本干预措施与其所有治疗结果之间的关系。临床效果比较有力的证据是资源分配决策依据中的重要部分。因为我们发现,在不同情况下比较同一干预措施的临床效果及成本所获得的结果有所不同,因此既定的成本效益结果通常不具有普遍性。

5. CER 采用的是适用于利益决策的方法和数据来源。CER 包括至少三大类的研究方法。当证据缺乏时,CER 可通过非实验研究(观察性试验)或实验研究(随机、整群随机、非随机对照试验)来获得证据。由于大量前期研究的主题都与决策相关,我们可以通过系统综述、荟萃分析、技术评估和决策分析来综合现有的这些研究。因此,CER 的数据来源可能包括已发表的研究、现有临床数据(官方声明、医疗图表、电子健康记录)、临床档案室以及临床研究人员回顾性或前瞻性研究收集的信息。为确保这些数据的广泛来源及数据源的应用,需要投入新的 CER 基础设施,来强力支撑新的国家 CER 发展计划,包括方法、团队和数据网络。例如,需要通过分布式协议来同步分析数据多站点数据网络(分布式网络分析)。对于 CER 研究方法的选择以及数据的来源,我们还需考虑前期发表数据的质量及相关性、数据来源的有效性和混淆的可能性,以及原始数据收集所花费的时间和资源。

6. CER 的实施条件与干预措施在临床上的实施条件相似。与效果的定义一样,CER 研究的实施条件也具有明确的定义。在临床真实工作中研究干预措施,对 CER 实验性和观察研究均有意义。对于实验研究,研究人员实施干预措施的条件应尽可能与临床实际工作的情况保持一致,这也是临床实际工作的观察研究的一大优点。

开展 CER 并不是要求所有涉及的研究必须具备上述特征。例如,某一干预措施的早期研究可以与安慰剂、标准干预或者不采取任何干预措施进行比较。事实上,对于新干预措施的早期研究,明确在一定条件下该干预措施的安全性和有效性十分关键。再如,经典的缺血性视神经病变减压试验(ischemic optical neuropathy decompression trail)曾经是眼科医生使用创新外科技术开创的里程碑式的检查方法;但后来发现,与不治疗相比,它并没有任何有益效果也不存在潜在的危害。因此,一旦某种干预措施被证明比安慰剂有效,进一步研究所要解决的关键问题则是"对某种患者,何种方案最佳?"。

四、比较效果研究的研究方法

比较效果研究主要通过两种方式来获得我们最终需要的证据:第一,通过实验或非实验研究获得原始数据,使用统计学方法等对其进行系统的分析以得出结论;第二,通过搜集、汇总与比较效果研究内容类似的现有研究等资料,应用系统综述、荟萃分析等方法直接对这些资料进行合并或整合,以总结出最终结论。无论是采集原始数据并进行分析还是对现有数据进行系统分析,都旨在获取现有的治疗方法在疗效、风险与成本等方面的可靠研究证据,并且这些研究证据的来源非常广泛,既可以自临床研究也可以来自基础实验研究。下文将介绍 CER 的常用研究方法。

1. **实验研究（experimental study）**　实验研究指研究者积极干预并测试假设的过程,其中包括一系列研究方法。对照试验(controlled trial)是实验研究的一种方法,其中一个实验组接受研究者感兴趣的干预,而另外一个或多个同型组接受其余阳性干预、安慰剂、无干预或标准干预方案,并比较结果。在随机对照试验(random controlled trail,RCT)中,将研究对象随机分配到实验组或对照组。由于研究的患者属于前瞻性地注册,RCT 可能需要多年才能招收足够数量的受试者并观察到感兴趣干预的结果。整群随机试验(cluster randomized trial)是一种将受试者分配到有共同特征(例如负责医师为同一医师、使用的相同健康计划)定义的组(整群)中进行干预或控制的 RCT。直接试验(head-to-head trail)对多个主动干预进行比较,也属于 CER 实验研究的一种方法。

2. **观察（非实验）研究（observational or nonexperimental study）**　观察研究指研究人员不对研究对象进行干预,只是观察事件过程的一类研究。观察研究可以是前瞻性或回顾性。在前瞻性观察研究(prospective observational study)中,注册管理机构可能需要多年来积累所需数量的患者和结果。在队列研究(cohort study)中,随着时间的推移,监测具有某些特征的群体并观察相关结果。在回顾性病例对照研究(case-control study)中,检查有无事件或病情的群体,以查看过去的暴露或事件是否在一个群体中比另一个群体更为普遍。横断面研究(cross-sectional study)确定在特定时间或时间段内疾病状态或暴露特征。病例系列(case series)描述了一组具有共同特征的患者,例如使用同一种新手术方式或同一个新设备的患者。回顾性观察研究可以在几个月内从现有数据库中设计和分析,但提供的临床数据比较有限。

3. **综合研究（research synthesis）** 研究人员对多项研究类似问题的研究信息进行综合、总结的一类研究。

4. **效果比较的系统综述（comparative effectiveness systematic review）** 总结调查人员收集、评估过的现有科学证据,并根据一套层次分明、结构清晰的方法进行整合一致;为决策者比较不同临床方案的有效性和安全性来提供准确、独立、科学严谨的信息;目前这已成为临床实践和卫生政策决策的基础,也是卫生保险等方面信息的基础。

5. **荟萃分析（Meta analysis）** 使用统计学方法将类似研究的结果定量地合并,目的是通过研究样本推断并应用于感兴趣的人群。

6. **技术评估（technology assessment）** 使用单一研究或系统综述来评估医疗技术的有效性。

和所有的研究一样,CER 也具有一定的局限性,主要体现在受到研究方法本身的限制。在某些情况下,偏倚或混杂因素可能会限制回顾性研究获得数据的可靠性。类似的,前瞻性研究以及随机临床试验可能需要花费很长时间或者成本太高,使得研究不可行。因此,在进行比较效果研究时必须将具体方法与所研究的问题、可用的群体和(或)数据库相匹配。

另外,数据的利用问题也一直存在争议,若未能利用好这些研究结果,可能会低估其潜在的影响。因此,为了使 CER 能够影响卫生保健服务的提供或结果,必须将研究结果纳入医疗保健提供系统,并给患者和提供者使用。

五、研究实例

【例8-4】 植入式医疗器械。

医疗器械在疾病诊断、治疗和预防等方面发挥着至关重要的作用,是医疗保健系统中不可或缺的一部分。根据医疗器械安全性和有效性的控制水平,FDA 将医疗设备分为三类,其中Ⅲ类器械风险最高,包括大多数植入器械,如起搏器、支架、髋关节植入物等。但包括植入式医疗器械在内的许多设备通过监管途径进入市场后却不能保证其安全性和有效性。通过从数据来源、暴露、结果、时间和偏差等方面考虑因素进行比较效果研究,我们可以评估一些植入式医疗器械的安全性和有效性。

药物洗脱支架:经皮冠状动脉介入治疗中,药物洗脱支架已大量取代裸金属支架,但并不清楚其安全性和有效性是否更佳。CER 评估了药物洗脱支架和裸金属支架的长期有效性,结果表明使用药物洗脱支架的患者在心肌梗死和血运重建率相同的情况下,其远期死亡率较低并且不会增加术后出血再入院的风险。

心脏起搏器:随着具有自主知识产权的国产心脏起搏器的问世,具有价格低、体积小更适合国人、使用寿命长等特点的国产心脏起搏器在临床上应用广泛,但与进口心脏起搏器相比,其安全性和有效性是否存在问题? 有 CER 研究表明,国产心脏起搏器安全并且临床疗效与进口心脏起搏器之间无显著差异。这不仅使更多的患者能有机会用上安全可靠又有效的心脏起搏器,还能推动我国自主研发医疗器械的发展。

【例8-5】 激光器。

随着光医学的兴起以及各式激光器的问世,激光治疗已经逐渐应用于临床各个专科治疗各种疾病。与这些疾病的传统治疗方法相比,其是否更安全有效而值得推广与临床?

钬激光器:经尿道前列腺切除术是良性前列腺增生的治疗金标准,但激光新技术的发展使钬激光前列腺剜除术成为可替代治疗方案。相关 CER 证实了钬激光前列腺剜除术是更为有效的良性前列腺增生治疗策略,在疗效上其与金标准治疗方案之间无显著差异,但术中失血量更少、术后并发症更少。

下肢静脉曲张的传统手术治疗疗效好但创口大愈合慢且影响美观,CER 研究表明腔内激光疗法在保证疗效的前提下,具有创伤小、出血少、恢复速度快且无明显术后瘢痕的优势。

【例8-6】　影像设备。

影像设备在疾病的筛查、诊断和治疗等方面都有着不容小觑的作用,影像技术的飞速发展给我们带来了各种诊断、治疗的新方法,任何新技术的出现都伴随着这样一个问题:是否有科学可靠的证据来证明这些"新技术"可以部分或完全替代"旧技术"? 或是在什么样的情况下选择新(旧)技术最经济又最有效? CER 则可以为这些选择提供理论支持并指导医学成像的使用和改进。

例如在乳腺癌的筛查中,常用的影像学检查包括:传统或数字乳腺 X 线摄影、超声、磁共振和光学乳腺成像术。从经济的角度考虑,是否有必要同时进行这四种检查? 在临床上应该如何进行选择呢? 根据相关 CER 研究结果表明,光学乳腺成像术的敏感度最高,其次是磁共振;数字乳腺 X 线摄影的特异性最高,其次是超声。灵敏度高则假阴性少,不易漏诊,特异性高则假阳性少,不易误诊。在临床应用中,利用这些证据再结合患者是否为高风险人群、是否具有某项检查的禁忌证以及患者的经济情况等进行选择,可以为患者制定经济又有效的最佳个体化筛查方案。

这些例子说明了应用于单一临床背景的 CER 方法的广度和多样性。显然,我们很难获得与特定临床情况相关的明确答案,这些研究提醒我们,CER 可以提供具体问题的答案来帮助临床决策,但是临床的不确定性可能会一直存在而且研究并不能涵盖所有个体患者的特点。对于临床决策者或是政策决策者而言,其挑战则是如何利用 CER 来获得特定患者或人群卫生保健的最佳结果以及如何提高获得这一结果的可能性。

（熊力）

思考题

1. 请简述盲法在临床试验中的应用并举例说明。
2. 讨论临床终点和替代终点的相同点和不同点。
3. 谈谈对临床路径的认识与理解。
4. 循证医学的概念及核心思想是什么?
5. 循证医学实践的具体步骤是什么?
6. 比较效果研究的特性有哪些? 具体内涵是什么?

笔记

第九章　医疗器械卫生技术评估

卫生技术评估(health technology assessment, HTA)包括了药品、医疗器械、医疗流程、疫苗等方面的安全性、有效性、经济性、社会性评估。近年来,随着医疗器械的快速发展,医疗机构大量引进先进医疗器械,出现了医疗器械过渡应用、医疗器械成本过高、卫生资源浪费严重等一系列问题。在有限的卫生资源条件下,对先进医疗器械的可用性、可适用性、可接受性、可及性、可支付性(5A),以及引进前和引进后的评估是十分必要的。医疗器械卫生技术评估包含针对于医疗机构的提高医疗器械效率的 HTA 和针对卫生行政机构卫生资源配置的 HTA。医疗器械安全性和有效性是基于医疗器械的工作原理、特性特点、技术先进性进行评估,经济性和社会性是基于经济学和社会学理论进行评估。

第一节　概　　述

医疗器械的卫生技术评估是在日益增长的医疗器械,如何合理、有效地应用,科学决策医疗器械的获取,平衡卫生资源配置的情况下提出。2007 年,第 60 次世界卫生大会上指出医疗器械存在的三个问题:

1. 医疗器械对广谱卫生问题的可用性与基于疾病负担的医疗器械选择的获得之间的矛盾。需要在医疗器械市场与卫生需求之间达成平衡,卫生部门和个人都要避免不必要的开支和稀缺资源的浪费。

2. 医疗器械支出的增加提高了医疗成本,许多国家已经达到危机程度。遏制这种成本增长的努力基本上都是不成功的,因为医疗器械持续超过本国的 GDP 增长。

3. 卫生资源往往浪费在不是优先需要的医疗器械上,医疗器械往往过于复杂以及与现有基础设施和服务不匹配,维持成本太高。卫生资源通过医疗器械不合理或不正确使用、人员短缺、培训不足、缺乏消耗品、库存和维修计划而浪费加剧。

针对这三个问题,本次大会上作出 WHA60.29 决议对成员国提出了五点要求,其中要求二要求生物医学工程与卫生技术评估合作,制订合适本国国家战略和计划,建立医疗器械卫生技术的评估、规划、采购和管理系统;要求三要求制订良好的生产和监管的国家或区域规范,确保医疗器械的质量、安全和效益。

世界卫生组织(WHO)把医疗器械作为卫生技术,也作为一种卫生资源,其管理作为公共卫生政策的一个组成部分。医疗器械卫生技术评估既有通常的卫生技术评估基本共性,又有医疗器械的特殊个性,是卫生技术评估的一个方面,也是临床工程的一个组成部分。

一、卫生技术评估定义

卫生技术是指用于医疗保健的药品、疫苗、医疗器械、医疗流程,以及相关的组织管理系统、支持保障系统、医学信息系统等特定的知识体系。卫生技术与任何技术一样,都有双刃性,在给予人类利益的同时,也给人类带来危险和危害。这种危险和危害包括技术性的,也包括社会性、伦理性、经济性、法律,甚至于政治性的。例如,B超的发明给医学进步带来了无限的利益,但这种技术被用于性别鉴定将给社会和伦理带来不可估量的后果。再如,CT发明给医师长了千里眼,但是对于像肺尘埃沉着病这种用X线就可以确诊的疾病,采用CT显然是不符合经济性原则。一般地,卫生技术的负面影响表现在质量、效益和社会影响三个方面:

(一)质量

卫生技术的质量包括设计质量、生产质量、应用质量等。一些卫生技术在设计原理上就存在不完备性,例如,血液透析从设计原理上是间歇治疗,其透析疗效不能像肾脏持续地排毒,总是有代谢物潴留。这样的原理设计就决定了血液透析不可能完全替代肾脏,这就是原理质量。原理质量只能在权衡利弊或进行卫生技术评估后有条件地采用。一些卫生技术是按照标准来组织生产的,其质量是可以检查和检验的,不符合标准的产品或技术会对人体造成伤害。因此,生产质量应该是在生产过程中加以控制。还有一类质量是在应用过程中发生,不当的应用可能会造成人体危险。例如,有一些医护人员由于不认识超声耦合剂的工作原理,将它当成导电膏用在除颤电极上,其后果是人体接受的能量与仪器指示值的偏差,造成患者得不到应有的救治或伤害。

(二)效益

卫生技术的效益包括经济效益和社会效益。由于卫生服务系统是社会福利与保障系统的一部分,因此,卫生服务系统具有公益性。另一方面,卫生服务系统又是市场的一部分,因此,它又具有市场性。卫生服务系统在公益性与市场性之间应取得平衡,才能既保证了公益性,又能够在市场上运行。在缺乏市场竞争和利益驱动之下,卫生技术往往会盲目地拔高和滥用,大大增加了社会负担。一些国家卫生总负担已经远远超出了本国GDP增长。例如,美法等发达国家五六十年代的卫生总费用占GDP的3%~5%,而90年代初已经占到了10%~14%。美国每年卫生保健费用增长的50%是用在了卫生技术的引进和使用。现在,人们盲目、不加限制地追求新卫生技术,推高了医疗费用,侵占了其他卫生资源,使我们的卫生体系出现失衡,甚至于福利体系失衡,制约了社会经济发展。因此,对卫生技术给予客观评价显得非常必要。

(三)社会影响

卫生技术的发展对社会伦理、法律、宗教、道德、政治也会带来影响。器官移植、辅助生育对人类伦理产生影响是深刻的,性别鉴定对人口平衡所带来的破坏性也是不可低估。即使采用伽马刀戒毒也会产生社会和伦理问题。

卫生技术都会经历研发、生产、传播、利用、淘汰的一个生命周期。不同的卫生技术其生命周期是不相同的,例如,X线技术已经有百年历史,至今还在应用。但是,心向量图已经基本淘汰不用。新的卫生技术总是要替代旧的卫生技术,每次替代都会在性能、功能、安全、操作难易度等各方面有所提高。近年来,随着相关科学技术的发展,卫生技术的生命周期也愈来愈短,新的卫生技术不断出现,旧的卫生技术不断淘汰。由于新卫生技术存在使用次数少,设计缺陷没有充分暴露等不确定性,因此,对于新卫生技术的评估显得非常重要,要把风险和危险限制在不对人体产生伤害前。

卫生技术评估是一个多学科合作的评价方法,其定义很多,传统定义是指对一种卫生技术的技术特性、安全性、有效性、经济性和社会性等各个方面进行的一种全面系统地评价。现在的定义是对卫生技术应用的长期效应和短期效应,以及没有预料的间接或直接社会影响的评价,为决策者提供完整信息和科学依据,对卫生技术生命周期中的各个环节实行政策干预,以达到卫生资源合理配置,提高卫生资源利用质量和效率的目的。世界卫生组织认为卫生技术评估已成为支持全球卫生系统核心功能有效的重要工具。

卫生技术评估是对卫生技术属性、效应、影响力的系统性评估,其主要目的是在卫生保健领域提供与技术有关的决策,从而提高具有良好成本效益的新卫生技术的采用,防止对卫生保健有疑问的技术的采用。

二、卫生技术评估内容

卫生技术评估主要集中在安全性、有效性、经济性、社会性四个方面的评估：

（一）安全性评估

在卫生技术评估中，安全性评估是首要的。如果一项卫生技术不能通过安全性评估，则之后的评估是无意义的，评估也就终止。安全性包括患者安全、操作者安全、环境安全，评估时这几个方面都应考虑到。对于有源医疗器械，漏电是一个非常隐蔽的隐患，安全性评估的重点应在于电气安全。对于无源医疗器械，尤其是植入式医疗器械，生物相容性是一个潜伏期长的隐患，是安全性评估的重点。

（二）有效性评估

一项卫生技术应用的结果是要产生该技术实际获得的功效。对于无效的卫生技术，不但延误患者的医疗救治，还造成一系列经济的、道德的、法律的效应。在当今各种技术、舆论、传播混杂的社会中，有些技术本身具有缺陷，有些技术是人为故意制造的伪技术，卫生技术评估就是要从纷繁缭绕的技术中甄别、筛选出对医疗保健正真有效的技术。有效性包括功效和效果，功效是指在理想条件下，卫生技术对健康带来的实际收益。效果是指在通常情况下，带来的收益。

（三）经济性评估

卫生技术是有其固有成本，包括了在整个生命周期中的所有成本。卫生技术的经济性就是这些成本与其所获得的效果和效益的比较。经济性评估包括成本效益分析、成本效用分析、成本效率分析、成本最小化分析、预算影响分析和其他形式的经济评估。作为成本效用分析的质量调整生命年（QALYs）和失能调整生命年（DALYs）通常被视为卫生技术评估的标志。但在许多情况下，预算影响对于决策者来说更重要和有用。

（四）社会适应性评估

卫生技术的适用对象是人，而人是具有强烈的社会性。一项卫生技术应当是人类社会可以接受的包括伦理、道德、法律、宗教等社会方面。社会适应性评估包括社会伦理和公平性等。

三、医疗器械卫生技术评估

医疗器械卫生技术评估在20世纪70年代初。当时由于CT的单位成本很高，通常超过30万美元，其快速增长的需求成为一个公共政策问题，决策者需要对昂贵的医疗器械不受控制地传播作出反应。1975年2月，美国参议院劳动和公共福利委员会邀请新设立的技术评估办公室，对昂贵的新医疗技术和流程实施前的需求理由进行研究。卫生技术和卫生技术评估的概念从那时起得到发展。

医疗器械的卫生技术评估支持了国家卫生体系的信息和决策，推动国家战略行动，尤其对于我国这样的一个新兴发展中国家，医疗器械的卫生技术评估可以推动我国医疗器械卫生资源的合理配置，医疗器械的合理应用，医疗器械的合理引进。2011年，世界卫生组织发布了《医疗器械卫生技术评估》指南，为各国制订适应本国的相关政策提供指引。医疗器械的卫生技术评估在卫生技术生命周期的各个时期的应用如图9-1所示。一项新的医疗器械至少要经历三次卫生技术评估，第一次是在经过研发和实验技术论证后。此时，医疗器械已经经过安全性测试和临床验证，获得医疗器械注册证时进行。评估后有两种结果，一种是正性结果，则该项技术可以进入临床应用。另一种是负性结果，需要进一步改进，并且在临床上有限应用。第二次是在经过技术改进和创新后，再次进行卫生技术评估。同样也有两种结果，一种是经过技术改进和创新后，性能明显提高，获得临床认可，应用量递增。另一种是负性结果，或进一步改进与创新，或进入淘汰。第三次是该技术进入报废或淘汰，再次进行卫生技术评估，以确认技术的继续应用，或是淘汰。

卫生技术评估有时被认为是继安全、功效和质控之后的"第四个门槛"，是许多国家监管的一部分。卫生技术评估"第四个门槛"不仅在于其成本效益，还是预算影响决策的一个重要方面，是将技术从实验室转移到床边的重要过程。

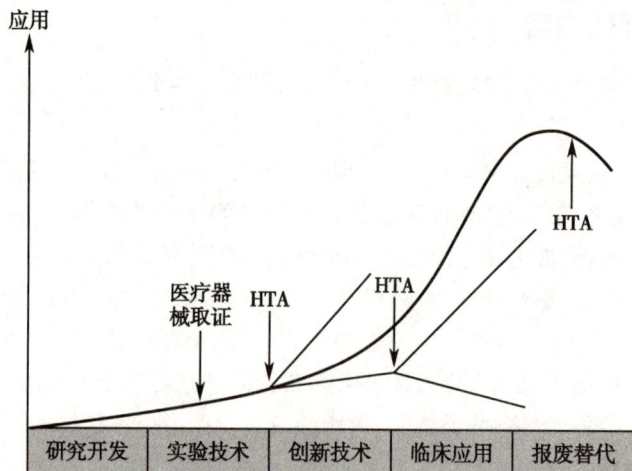

图 9-1　医疗器械生命周期的卫生技术评估

（包家立）

第二节　医疗器械的卫生经济性

医疗器械是一种商品，或者说是与人体健康相关的特殊商品，其经济性符合一般经济规律。医疗器械采购前的经济性评估、引进后应用的经济性评估可以提高卫生资源利用效率，在提高卫生服务质量、降低卫生费用中发挥重要作用，是临床工程主要工作之一。

一、需求与供给

在医疗器械采购中，医疗机构是需求方，制造商是供给方。供需双方的经济行为符合经济学的一般规律。

（一）需求

经济学将需求定义为：消费者在某一特定时间内，在某一价格水平上对某一商品愿意且能够购买的数量。需求与欲望是两个不同的概念，欲望是指人们对某种商品缺乏，希望得到的一种心理。当欲望或需要转化为现实购买力，成为能够支付商品价格，才能成为有效需求。消费者对商品有欲望，但没有支付能力，不能算有需求。经济学中需求的概念强调购买欲望、购买能力和需求流量，即在特定时间的需要量。影响需求的因素主要有：

（1）商品价格：是决定商品需求量的最重要和最直接因素，一般情况下，价格低，需求量会上升。

（2）相关商品价格：相关商品包括替代商品和互补商品。相关商品的价格变化也会引起需求量的变化。在医疗器械卫生技术评估中，应该对相关医疗器械也作为评估对象。如 MRI 是影像设备，其相关设备有超声、X 线机、CT、内镜、PET/CT 等，也应该进行对比分析。

（3）消费者收入水平：是决定商品需求量的另一个重要因素。一般地，消费者收入增加，其支付能力将增加，会提高对商品的需求量。

（4）消费者偏好：是由消费者的社会因素决定，对于医疗器械来说，产品品牌、宣传报道、应用案例影响都会影响消费者。

为了说明需求量与影响需求的因素之间的关系，经济学用需求函数描述。需求函数的自变量有商品价格 P、相关商品价格 P_t、消费者收入 M 和消费者偏好 T 四个因素，则需求量 Q 为：

$$Q = f(P, Pt, M, T) \tag{9-1}$$

需求函数是一个多变量函数，其具体形式是一个经验形式，取决于消费者对每一个因素的反映。

需求与价格的关系在经济学中处于核心地位,西方经济学中有一个基本假设:在其他不变的条件下,商品价格愈低,需求量愈大,这个假设称为需求定律。需求函数既可以列表,也可以绘图,绘出的图称为需求曲线,如图9-2所示。

在一定的价格水平下,消费者个体的需求曲线是有差异的,如图9-2中1、2和3线,个体的需求曲线称为个别需求。将所有个别需求加和,就成为市场需求。医疗器械是一种公共商品,不可能由患者个体独自拥有,即使消耗性或一次性医疗器械的需求也是群体性的。因此,医疗器械的引进是一种市场需求行为。

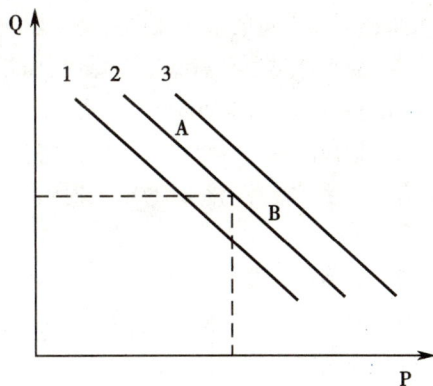

图 9-2　需求曲线

根据需求的影响因素,需求可以分为需求量的变化和需求的变化,两者只是一字之差,但是意义不相同。需求量的变化是指在决定需求量的其他因素不变的情况下,只是由于价格因素的变化而引起需求量的变化,在需求曲线中表现为在同一曲线上点的移动,如图9-2中2线A点移动到B点。需求的变化是指在决定需求量的价格因素不变的情况下,由于其他因素的变化而引起需求量的变化,在需求曲线中表现为不在同一曲线上点的移动,而是整个需求曲线的移动,如图9-2中2线移动到1线。需求的变化建立起一种新的需求曲线,引起需求曲线变化的主要因素有:

（1）相关商品价格。替代商品价格上升,则商品需求量就会增加,需求曲线向右上方移动。互补商品价格上升,则商品需求量下降,需求曲线向左下方移动。

（2）消费者收入水平。消费者收入增加,商品需求量增加,需求曲线向右上方移动。

（3）消费者偏好。消费者偏好增强,需求量就会增加,需求曲线向右上方移动。

（4）时间。在不同的时间,消费者对商品的偏好、相关商品价格、消费者收入水平都会发生变化,导致需求曲线的斜率发生变化。

一般的经济规律,需求曲线是倒向曲线,即价格愈高的商品,需求量愈小。但对于医疗器械这样的特殊商品,需求曲线可能是正向曲线,即医疗器械价格愈高,需求量愈大。这种逆常规经济规律的现象只有在垄断时出现。影响医疗器械需求曲线正向变化的因素有:

（1）消费行为的被动性。患者接受医疗卫生服务的行为一般是委托给了医师。医疗器械的品种有很多,如影像诊断就有 X 线、CT、超声、MRI、PET/CT、光镜等,它们的检查价格差异很大。由于消费者不具有医疗专业知识,丧失了消费行为的决定权,医师又不是医疗费用的承担者。因此,会出现价格愈高的医疗器械,消费量愈高的正向曲线。

（2）医疗证据获得性。在缺乏互信的医患关系环境下,医方需要获得和保留一些可能为医疗纠纷提供证据的医疗诊断。多余的医疗检查也增加了医疗器械的需求量。

（3）卫生服务效益外在性。患者医疗服务的好处或效益是消费者本人获得,而公共卫生的好处是社会群体所获得,如慢性病防制等。在突发公共卫生事件时,对医疗器械的需求量会增加。

（4）支付的多源性。我国的医疗卫生费用来源于国家、单位、个人三个方面,当国家和单位的支付比例高,需求量就会增加。反之,需求量低。

在不同的市场,对不同的商品,市场需求曲线是不相同的。价格的变化对需求量的反应也是不同的,为了衡量价格对需求量反应的敏感度,用需求弹性 K 表示:

$$K = \frac{dQ/Q}{dP/P} = \frac{P}{Q} \cdot \frac{dQ}{dP} \tag{9-2}$$

需求弹性 K 可为正数,也可为负数。需求曲线在笛卡利坐标第二象限,P/Q 必为正数。这样,需求弹性 K 的极性取决于需求曲线的斜率,当需求曲线斜率为正,需求弹性 K 也为正。反之,也然。需求弹性 K 的大小反映了价格对需求量的敏感性,当 K = ∞,表示完全弹性;K = 0,表示完全无弹性,K

愈大,价格对需求量的敏感性也愈高。影响需求弹性的决定因素有:

（1）商品种类。必需品缺乏弹性,如呼吸机、监护仪、除颤器等基本抢救设备,不会因为使用次数少而不配备,也不会因为降价而多买。

（2）替代商品。容易被其他商品替代的商品富有弹性,不容易被其他商品替代的商品缺乏弹性。癌症治疗有手术治疗、化学治疗、放射治疗和微波热疗等,因此,放射治疗机和微波热疗机选择的弹性就很大。

（3）商品占总费用比例。对于商品占总费用比例愈大,弹性也愈大。例如,CT检查,在整个医疗费用中占比较大,则其弹性也较大。X线检查,占比较小,则其弹性也较小。

（4）商品的耐用程度。商品耐用程度愈高,弹性愈小。如CT是耐用医疗器械,即使价格下降,也不会立即重新买。而输液器一次一用,降价时会多采购一点,涨价时,少买一点,具有较强的弹性。

（5）商品的使用时间。商品的使用时间愈短,还没有替代商品出现,其弹性较小。反之,弹性较大。

（二）供给

经济学将供给定义为:生产者在某一特定时间内,在某一价格水平上对某一商品能够提供出售的数量。这个概念是指有出售商品的意愿,以及出售商品的能力,才能成为有效供给。影响供给的因素主要有:

① 商品价格 P;

② 相关商品价格 P_t;

③ 生产技术水平 T;

④ 生产成本 C。

为了说明供给量 Q 与影响供给的因素之间的关系,经济学用供给函数描述:

$$Q=f(P,P_t,T,C) \tag{9-3}$$

供给函数是一个多变量函数,其具体形式也是一个经验形式,取决于生产者对每一个因素的反映。供给函数既可以列表,也可以绘图,绘出的图称为供给曲线,如图9-3所示。

在一定的价格水平下,生产者个体的供给曲线是有差异的,如图9-4中1、2和3线,个体的供给曲线称为个别供给。将所有个别供给加和,就成为市场供给。医疗器械市场是高度开放的,在市场上不止一种医疗器械产品,因此,形成了市场供给,为消费者提供可选择的机会。影响供给曲线变化的主要因素有:

① 生产技术水平的变化:随着生产技术水平的提高,生产成本会降低,在同样的价格下,可以生产更多地商品,供给曲线向右下方移动。反之,也然。

② 生产价格水平的变化:生产价格下降,降低了生产成本,可以在同样的价格下生产更多的商品,供给曲线向右下方移动。

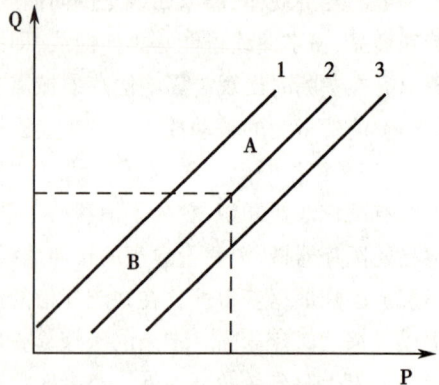

图9-3　供给曲线

一般的经济规律,供给曲线是正向曲线,即价格愈高的商品,生产量愈大。但是,医疗器械是一种受控商品,供给曲线不一定是正向曲线。在不同的市场,对不同的商品,市场供给曲线是不相同的。价格的变化对供给量的反应也是不同的,为了衡量价格对供给量反应的敏感度,用供给弹性 K 表示:

$$K=\frac{dQ/Q}{dP/P}=\frac{P}{Q}\cdot\frac{dQ}{dP} \tag{9-4}$$

供给弹性 K 可为正数,也可为负数,其极性取决于供求曲线的斜率,当供给曲线斜率为正,需求弹性 K 也为正。反之,也然。供给弹性 K 的大小反映了价格对供给量的敏感性,当 $K=\infty$,表示完全弹

性;K=0,表示完全无弹性,K 愈大,价格对供给量的敏感性也愈高。影响供给弹性的决定因素主要是时间,一般分短期和长期:

① 对于短期供给,在生产规模不变的情况下,只有调整生产结构,其供给量变化是有限的,表现为缺乏弹性。商品库存也对弹性有影响,库存大,弹性就大。反之,也然。

② 对于长期供给,在生产规模、技术水平、生产结构都会发生变化,供给量会发生很大变化,表现富弹性。技术水平及其技术壁垒对价格的变化起到稳定作用,弹性就小。资金较多,供给价格弹性就小。

（三）供求均衡理论与医疗器械价格

在医疗器械采购中,合理价格符合供需双方共同利益,供求均衡理论是获得一个合理采购价格的理论基础。市场交易中,消费者购买一定数量商品所愿意支付的价格,称为需求价格;生产者提供一定数量商品所愿意接受的价格,称为供给价格;实际成交的价格称为市场价格。当商品价格持续上涨,需求量减少,供给量增加,价格就会下降。反之,也然。这种在某一价格上,需求量与供给量正好相等,称为均衡。

在供求理论中,均衡时值需求与供给两种相反的力量处于一致或平衡的状态,其需求曲线和供给曲线如图9-4。当市场偏离均衡状态,出现两种情况:供过于求,出现过剩,或供不应求,出现短缺。这两种情况都会引起市场价格波动,只有供求平衡,市场价格是稳定的。均衡价格是市场价格波动的中心(B 点),市场价格高于均衡价格,则供大于求;反之,供不应求。这两种情况都是不均衡的,需要市场机制调节。

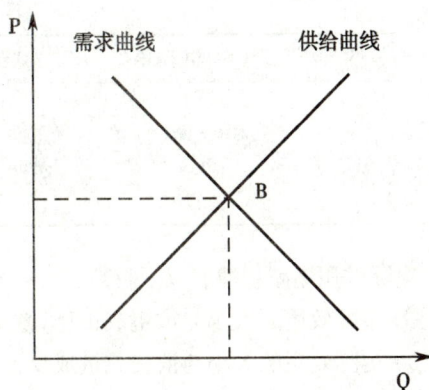

图 9-4　需求与供给平衡

二、消费者理论

医疗机构是医疗器械的使用者,也是医疗器械商品的消费者。医疗机构希望引进的医疗器械发挥最大经济和社会效益,消费者理论提供了医疗机构引进医疗器械的一般经济规律的理论基础。

（一）效用理论与医疗器械效用

医疗机构采购医疗器械的目的是通过先进医疗器械的应用,提高医疗技术水平。因此,医疗器械的效用不仅是获得经济效益,更是获得社会效益。消费者对商品的选择取决于商品的效用,效用不仅仅是物质的,还在于消费者的主观感受或评价。效用分析有基数效用和序数效用两种理论。基数效用理论认为一种商品的效用可以用基数测量,效应量随着消费者所消费的商品量变化而变化,效用函数表示了效用量 U 与消费商品量 q 之间的关系,$U=f(q)$。序数效用理论认为虽然效用不能用基数测量,但是可以比较不同商品之间的差别,这种比较可以通过对不同商品的偏好程度排列对商品效用的次序。序数效用理论是经济学采用较多的一种理论。

基数效用理论将效用分为总效用和边际效用。总效用是指一定数量的商品是消费者获得满足或效用的程度。设一种商品的效用函数是:$U=f(q_1)$。两种商品的总效用函数为:

$$TU=f(q_1)+g(q_2) \tag{9-5}$$

或

$$TU=U(q_1,q_2) \tag{9-6}$$

式(9-5)表示了这两种商品效用各自独立,式(9-6)表示了这两种商品效用互有相关。例如,心电图机与血压计是两个不同的商品,其效用各自独立,互不相关。但是,在射频消融手术中,X 线机被用于电极引导,射频消融仪被用于消融手术,它们两者互有相关,其效用就不是简单加和。

边际效用是指每增加一个单位的消费所带来的总效用,其边际效用函数为:

$$MU = \frac{\Delta TU}{\Delta q} \tag{9-7}$$

或

$$MU = \frac{dTU}{dq} \tag{9-8}$$

当总效用函数是多元函数,即由多种商品组成,$TU = U(q_1, q_2, \cdots)$,则边际效用是一个偏导数。在一定时间内,消费一种商品的边际效用会随着消费量的增加而减少,称为边际效用递减规律,或称戈森第一法则。表 9-1 显示了边际效用递减规律。一家医院有 B 超 5 台,满足了医疗的需求,总效用增加了。但是,B 超增加愈多,分摊到每台的效用增加率在减少,即边际效用在减少。边际效用递减规律为我们评价一家医院、一个区域配置多少台同类医疗器械奠定了理论基础。

表 9-1　B 超数量与总效用和边际效用

B 超数量	总效用(效用单位)	边际效用	B 超数量	总效用(效用单位)	边际效用
0	0		3	9	2
1	4	4	4	10	1
2	7	3	5	10	0

边际效用递减规律有以下特点:

① 边际效用的大小与欲望成正比,欲望愈强,边际效用愈大;

② 边际效用的大小与消费数量成反比,消费数量愈大,边际效用愈小;

③ 边际效用在特定的时间内有效;

④ 边际效用是决定商品价值的主观标准。商品价值不是取决于总效用,而是取决于边际效用。消费数量小,边际效用高,价格也高。

(二)无差异曲线与医疗器械选择

在一次医疗器械采购中,可能有多种医疗器械组合采购。在预算有限的条件下,无差异曲线提供了选择什么样组合的理论基础。序数效用理论对消费者偏好作了三点基本假设:消费者有自己决定偏好的一组商品;消费者偏好是可以转移的;对不同组合的同种商品,消费者偏好数量较多的一组。

无差异曲线是指消费者在一定偏好条件下,得到不同组合的两种相同商品 X 和 Y 的轨迹,$Y = f(X)$。在这条线上,消费者总是可以找到一系列无差异组合,如图 9-6 所示。无差异曲线具有以下性质:

① 可替代性:在无差异曲线上,曲线斜率为负,表示商品 X 量增加,商品 Y 量必然减少。因此,商品 X 和商品 Y 具有可替代性。

② 数量较多的商品组合比数量较少的商品组合更能满足消费者的需要:因此,离原点远的曲线表示了较大的效用,如图 9-5 B 线的效用大于 A 线。

③ 两条无差异曲线不能相交。

在研究消费者选择行为上,商品之间的替代关系式非常重要的。在效用理论中,用边际替代率描述商品之间替代关系。边际替代率 MRS 定义为无差异曲线在某一点商品 X 与商品 Y 变化率之比:

$$MRS = \frac{\Delta Y}{\Delta X} \tag{9-9}$$

当商品 X 增量很小,MRS 为无差异曲线在某一点的导数。边际替代率有两个性质:①MRS 为负值;②MRS 具有递减规律,也就是说消费者在获得更多商品 X,而愿意放弃商品 Y 的意愿是在递减的。

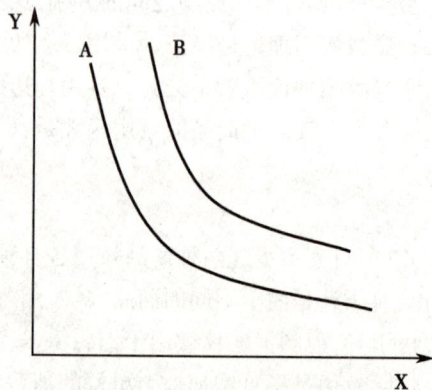

图 9-5　无差异曲线

（三）预算约束与医疗器械采购计划

医院的采购计划是以预算为基础,预算资源是有限的,具有约束性。如何在预算有限的条件下,采购效用最高的医疗器械是临床工程面临挑战之一。预算水平和商品价格是影响消费者购买的了主要因素。如预算要购买 X 和 Y 两种商品,它们的单价为 P_X 和 P_Y,数量为 Q_X 和 Q_Y,则预算约束函数 M 为:

$$M = P_X Q_X + P_Y Q_Y \tag{9-10}$$

预算约束函数如图 9-6 所示,预算空间是预算约束函数与坐标线围城的面积,也就是说,消费者在购买 X 和 Y 两种商品时,不能超出预算线,选择预算空间中的最佳组合。

预算水平和商品价格的变化会影响预算约束函数。当商品价格不变时,预算水平变化,则预算空间发生变化,如图 9-6 从 A 线变到 B 线,预算线斜率不变。当商品价格变化时,预算水平减少,预算线从 A 线变到 C 线,预算线斜率变化。

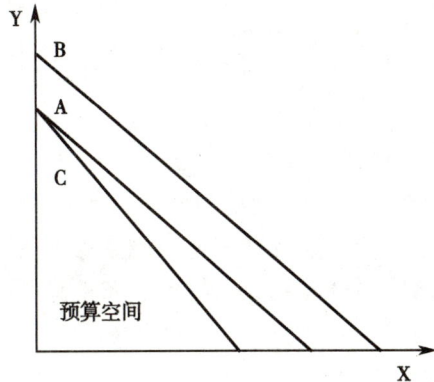

图 9-6　预算线

（四）消费者均衡理论与医疗器械采购组合

在医疗器械集中采购中,往往是多种商品统一采购。在预算之内,各种商品如何组合才使所有采购商品的边际效用最为合理? 在一定预算水平下,以一定市场价格购买一定数量的商品,以获得最大满足感,称为消费者均衡。消费者均衡包括无约束消费者均衡和有约束消费者均衡两种。无约束消费者均衡是指消费行为不受任何限制,获得商品的最大效用。总效用最大化的必要条件是式(9-5)或式(9-6)的一阶导数为 0,充分条件是二阶导数小于 0。事实上,医疗器械的采购基于几个前提:①采购是理性的;②预算是计划好的;③商品价格是已知的和既定的。基数效用理论和序数效用理论为消费者均衡分析提供理论基础。消费者均衡理论也称效用最大化模型。

1. 用基数效用理论的分析　设医院要用 2400 元采购一批导电膏和耦合剂,其效用表如表 9-2 所示,问该医院应如何设计采购计划?

表 9-2　导电膏和耦合剂效用表

导电膏（每单位 3 元）			耦合剂（每单位 6 元）		
数量	总效用（TU）	边际效用（MU）	数量	总效用（TU）	边际效用（MU）
100	4	0.04	100	12	0.12
200	7	0.03	200	20	0.08
300	9	0.02	300	26	0.06
400	10	0.01	400	28	0.02
500	10	0	500	28	0

该问题可以利用基数效用理论分析。计划一为经费均分,即 1200 元购买 400 支导电膏,另 1200 元购买 200 支耦合剂。根据表 9-2,它们的总效用是 10+20＝30,花在耦合剂最后 1 元钱的边际效用是 0.08/6＝0.0133,而花在导电膏最后 1 元钱的边际效用是 0.01/3＝0.0033。对医院来说,导电膏的边际效用远低于耦合剂,不划算,该计划不可用。计划二为保障重点,即全部经费用于购买耦合剂,可以购买 400 支,其总效用为 28,最后 1 元钱的边际效用为 0.02/6＝0.0033,而这个最后 1 元钱用来导电膏,可带来 400 支导电膏的边际效用。因此,该计划也是不合适。计划三是 600 元用来购买导电膏 200 支,1800 元用来购买耦合剂 300 支。它们的总效用是 7+26＝33,花在耦合剂最后 1 元钱的边际效

用是 0.06/6 = 0.01,而花在导电膏最后 1 元钱的边际效用是 0.03/3 = 0.01。对医院来说,导电膏的边际效用与耦合剂相等,达到平衡状态。这种在固定预算水平下,采购多种商品时,必须在每种商品最后一元钱所带来的边际效用是相等的,这个原理称为最后一元边际效用均等规律,或称戈森第二法则。用数学描述为:

$$\frac{MU_1}{P_1} = \frac{MU_2}{P_2} = \lambda \qquad (9-11)$$

其中:P_1 和 P_2 为商品 1 和商品 2 单价,MU_1 和 MU_2 为商品 1 和商品 2 边际效用。

2. 用序数效用理论的分析　用序数效用理论认为:无差异曲线表明消费者偏好,而预算线表明消费者支付能力。当无差异曲线与预算线相切,如图 9-7 所示。对于预算线来说,切线的斜率为两种商品价格比率,P_X/P_Y。对于无差异曲线来说,切线的斜率为边际替代率,$\Delta Y/\Delta X$。当相切时,消费者均衡条件有:

$$\frac{P_X}{P_Y} = \frac{\Delta Y}{\Delta X} = \frac{MU_X}{MU_Y} \qquad (9-12)$$

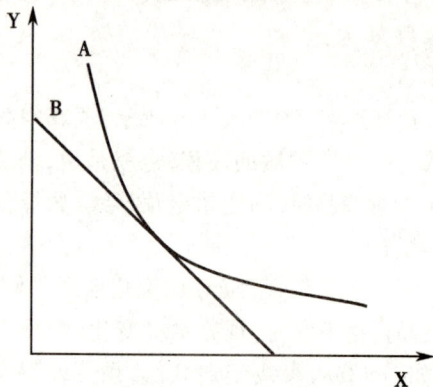

图 9-7　消费者均衡

三、成本理论

投入运行的医疗器械需要一定的开支,即成本,正确计算和估计医疗器械的成本是医疗机构医疗服务定价的基础。在经济学中,成本是指人们通过一定的活动获得某种商品或服务取得某种利益所付出的代价。经济学中的成本一般指生产者投入各种生产要素的数量和价格总和,同样,对于医疗器械成本也是指运行过程中各种生产要素的价格总和。成本往往与资源的稀缺性联系在一起,当一种资源用于某种商品或服务生产,而放弃其他商品或服务生产所带来的收益,称为机会成本。因此,机会成本是资源价值在不同用途中的比较,资源投入必定流向机会成本高的商品生产或服务。

按照机会成本的含义,成本可以分为显明成本和隐含成本。例如,在役医疗器械不论是否使用,都需要工作人员为其保养维护,工作人员的工资就是显明成本。该医疗器械为患者收费服务。如果该医疗器械没有为患者收费服务,那么,由于待机没有收到的费用就是隐含成本。因此,医疗器械待机不用,则提高了隐含成本。成本分析分短期生产成本和长期生产成本。

(一)短期生产成本

生产成本分为固定成本(FC)和可变成本(VC)。固定成本是指固定且不可分割生产要素的成本,如厂房、设备等,这些生产要素一旦被使用,在一定期限内部需要进一步费用。可变成本是指随着生产量变化而变化的成本,如劳力、材料、动力等。短期生产总成本(TC)是固定成本(FC)和可变成本(VC)之和:

$$TC = FC + VC = f(Q) \qquad (9-13)$$

其中:Q 为产量。

由此,可以得到平均成本:$ATC = \dfrac{TC}{Q}$　　　　　　　　　　　(9-14)

平均固定成本:$AFC = \dfrac{FC}{Q}$　　　　　　　　　　　(9-15)

平均可变成本:$AVC = \dfrac{VC}{Q}$　　　　　　　　　　　(9-16)

边际成本:$MC = \dfrac{\Delta TC}{\Delta Q}$　　　　　　　　　　　(9-17)

假设心电图检查成本如表9-3所示,根据式(9-14)-式(9-17)可以获得心电图检查成本曲线,如图9-8所示。当边际成本线 MC 位于平均成本线 AC 下方时,平均成本处于下降阶段,反之,平均成本处于上升阶段。它们的交点处为平均成本的最低点。平均成本的变化取决于平均固定成本的变化和可变成本的变化,并且平均成本一定是后于平均可变成本达到最低点。

表9-3　成本构成表

检查量(例)	固定成本 FC(元)	可变成本 VC(元)	总成本 TC(元)
0	1000	0	1000
1	1000	10. 0	1010
2	1000	19. 5	1019. 5
3	1000	28. 5	1028. 5
4	1000	37. 0	1037
5	1000	46. 5	1046. 5
6	1000	55. 0	1055
7	1000	63. 5	1063. 5
8	1000	71. 0	1071

(二)长期生产成本

长期生产一般是指在生产过程中生产要素发生变化,如厂房、设备、人员等发生了改变,所带来的总成本、固定成本、可变成本的变化。假设一个长期生产过程是由三个短期过程组成:$STC_1 = FC_1 + VC_1$,$STC_2 = FC_2 + VC_2$,$STC_3 = FC_3 + VC_3$。其总成本由这三个短期过程加和:$LTC = STC_1 + STC_2 + STC_3$,其平均成本线 LAC 由三个不同时期的曲线构成,如图9-9所示。长期平均成本线 LAC 是由每一个短期成本线最低一段平均成本线组成,当生产量 Q 小于第一交点 Q_1 时,选择第一阶段 STC_1 生产。当 $Q_1 < Q < Q_2$,选择第二阶段 STC_2 生产。当 $Q > Q_2$,选择第三阶段 STC_3 生产。上述的分析方法可以从短期生产成

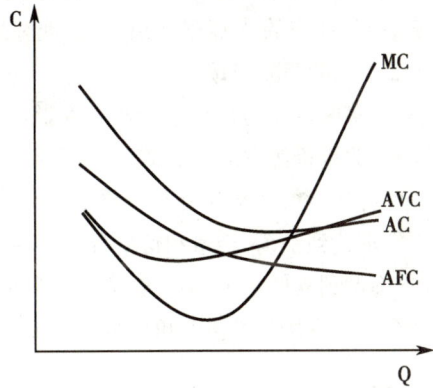

图9-8　成本线

本线导出长期生产成本,并且证明长期边际成本线一定在长期平均成本线的最低点与长期成本线相交点。

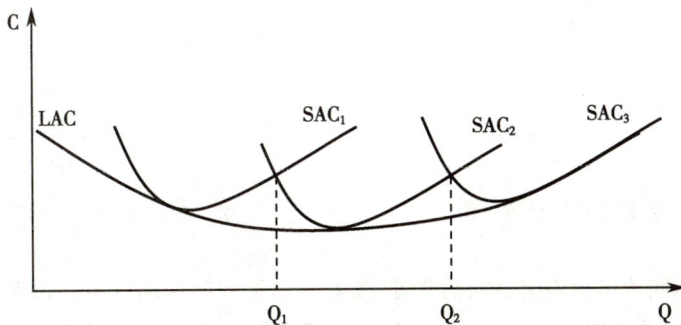

图9-9　长期成本线

从图9-9可见,长期成本线的形状先下降,后上升的现象,这种现象可以解释经济规模。就是指当经济规模,如厂房、设备、技术、管理等要素达到一定规模时,带来的生产成本是最低的,可以获得最佳经济效益。规模太小或太大都不能得到太好的经济效益。

医疗器械运行成本的影响因素有:

① 器械的运行工作量;

② 医疗机构所在的地区和等级。

四、市场结构与医疗器械定价

市场有完全竞争市场、完全垄断市场、寡头垄断市场和垄断竞争市场四种。勒纳指数(Lerner index,LI)是衡量垄断程度的一个指标:

$$LI = \frac{P-MC}{P} \tag{9-18}$$

其中:P为商品价格,MC为边际成本。在完全竞争市场中,商品价格等于边际成本,LI≈0。在完全垄断市场中,LI→1,表明企业对商品价格的控制程度愈高。医疗器械技术性高、专业面广、制造商少,在采购中往往竞争者少,价格高。因此,需要充分了解市场结构及其经济规律,以获得合理价格。

(一)完全竞争市场

完全竞争市场的特征是:①生产者生产同质产品;②消费者和生产者在市场中都无足轻重;③资源可以自由进入或退出市场;④所有信息都是相互了解。在完全竞争市场中,商品价格是由需求曲线和供给曲线的交叉点确定,如图9-10。当需求量增加,需求曲线右移,需求曲线和供给曲线的交叉点(平衡点)从原来的A点移动到B点,明显地,价格也上升。

(二)完全垄断市场

完全垄断市场是指一家企业可以影响整个行业的商品价格。形成完全垄断市场的原因是一家企业独占了关键资源,如专利、矿藏、特许经营、政府资源等。垄断的基本特征是:①垄断者是商品或服务的唯一提供者;②垄断者是价格的制定者。在完全竞争市场,生产者会将平均成本确定在最低水平,与需求达到平衡,产量和价格分别为Q_0和P_0,如图9-11的A点。在完全垄断市场,生产者会将平均成本降低到较低水平,但不会降低到最低,实际边际收益如图9-11,与边际成本平衡点在B点。这样,完全垄断市场的产量和价格分别为Q_m和P_m。明显地,完全垄断市场比完全竞争市场量少价高。

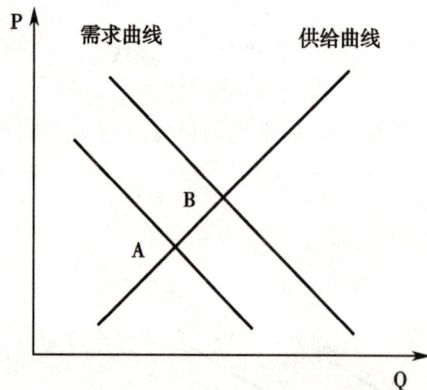

图9-10 完全竞争市场供需平衡

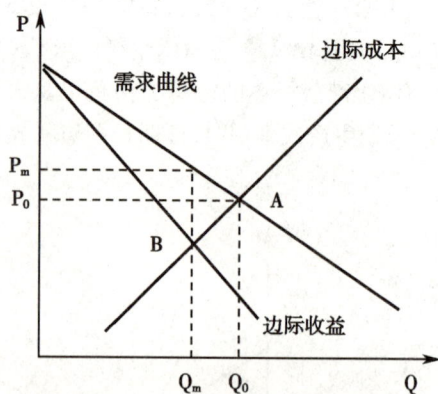

图9-11 完全垄断市场供需平衡

当同一商品以不同价格出售给不同消费者,或者当非常相似商品以不同但不反映成本差别的价格出售,或者对同一消费者以不同价格购买不同销售者的同一商品,则发生了价格歧视。价格歧视的条件是:①以较低成本,按不同需求价格把消费者分为不同类型;②消费者不可能将商品在不同类型消费者之间转卖。

（三）垄断竞争市场

垄断竞争市场是一种介于完全竞争市场与完全垄断市场之间的一种市场结构,勒纳指数倾向于0。垄断竞争市场的特征是:①各家企业生产或销售的商品可以被相互替代,但有差别;②消费者和生产者都很多;③生产者可以自由进出本行业;④信息完备。商品的差别性是垄断竞争与完全竞争的主要区别,正是因为商品的差别性,使得有两条需求曲线,如图9-12。一条是实际需求曲线D,另一条是主观需求曲线d,其交点是平衡的生产量 Q_0 和价格 P_0。当竞争者降价到 P_1,相应地替代品价格也要下降,主观需求曲线移动到 d_1,其交点也相应地移到 Q_1 和 P_1。在垄断竞争市场中,生产者达到利润最大化的均衡条件是边际收益(MR)=边际成本(MC),获得垄断竞争市场中,平衡的生产量 Q_2 和价格 P_2。

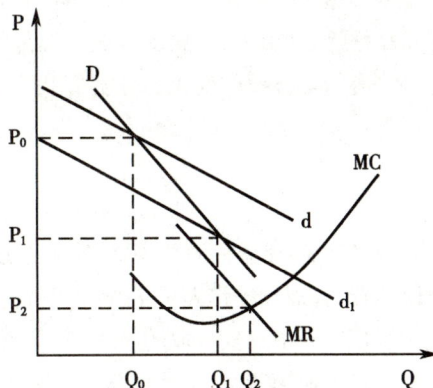

图 9-12　垄断竞争市场供需平衡

（四）寡头垄断市场

寡头垄断市场是一种介于完全竞争市场与完全垄断市场之间的一种市场结构,勒纳指数倾向于1。在医疗器械行业大多数企业是寡头垄断企业,如 X 线机、CT、MRI、DSA、PET 等等,全世界都只有几家企业,选择范围小,对采购带来很多困难。寡头垄断的基本特征是:①各家企业生产或销售的商品同质或异质;②消费者多、生产者少;③生产者进出行业受到限制;④信息完备。

寡头垄断的形成条件是:①规模经济;②对投入的控制;③资本量大;④技术领先;⑤旁置成本;⑥政府保护与扶植。寡头垄断种类很多,各寡头之间主要采取合作,建立行业同盟。但也有竞争型,出现双寡头,或多寡头。经济学中的纳什均衡与囚徒困境阐述了寡头合作是双赢,但有时也会出现背叛和单干,形成竞争。

五、医疗器械的经济性评价

经济性是医疗器械卫生技术评估的必要内容之一,评估的主要方法有:成本-效果分析(cost effectiveness analysis),成本-效益分析(cost benefit analysis),成本-效用分析(cost utility analysis)等三种方法。

（一）成本-效果分析

效果是指医疗器械满足患者消除或缓解疾病产出的一切结果,其指标包括发病率、死亡率、治愈率、好转率、期望寿命等。效果指标选择原则:

1. **指标的有效性**　确实能反映卫生技术方案目标和内容;
2. **指标的数量化**　能够对指标进行定量或半定量;
3. **指标的客观性**　指标有明确的定义和内容,并经得起重复;
4. **指标的灵敏性**　能够及时反映所述事物的变化;
5. **指标的特异性**　指标有较强的针对性,假阳性率低。

分析方法有成本-效果比和增量分析两种方法。成本-效果比是每延长一个生命年、挽回一例生命、诊断出一例新病例等所花费的成本。成本-效果比愈低,说明效果愈好,并且是要在两个及两个以上方案比较才有意义。一般地,成本提高,效果在提高,但是单位成本-效果比反而在下降,即边际效果在下降,这符合边际回报递减的经济学原理。增量分析计算一个技术方案与另一个技术方案比较的成本差 C_2-C_1 与效果差 E_2-E_1 之比:

$$\Delta C/\Delta E = \frac{C_2-C_1}{E_2-E_1}$$

(9-19)

（二）成本-效益分析

效益是指用货币形式表示医疗器械的有用效果,可以分为直接效益、间接效益和无形效益。直接效益是指实施医疗器械之后,其诊疗费用、人力资源费用、支持保障费用的变化。间接效益是指实施医疗器械之后,其患者、家属工资成本等等的变化。无形效益是指实施医疗器械之后,患者、家属在精神、肉体、心情等方面的变化。分析方法主要是投资收益率和投资回收期两种。投资收益率 η 计算方法:

$$\eta = \frac{E_2 - E_1}{E} \times 100\% \tag{9-20}$$

其中:E 为医疗器械的总投资,E_1 为医疗器械的支出,E_2 为医疗器械的收入。支出设备消耗耗费、维修保养费、管理和操作人员工资、水电费和成本折旧费等。收入包括直接收入和间接收入,直接收入是在医疗服务中直接获取的收入,间接收入是医疗服务中产生其他必要的辅助诊断或治疗获取的收入。如在用加速器治疗鼻咽癌时,采用 CT 检查。医疗器械投资投资率的评价标准:①很好:≥80%;②较好:60%≤η<80%;③一般:40%≤η<60%;④差:η<40%。

投资回收期 P 计算方法:

$$P = \frac{E}{E_2} \times 100\% \tag{9-21}$$

其中:E 为医疗器械的总投资,E_2 为医疗器械的年净收入。投资回收期作为评判标准直观、明了。医疗器械投资回收率的评价标准:①很好:P≤2 年;②较好:2 年<P≤4 年;③一般:4 年<P≤6 年;④差:P>6 年。

（三）成本-效用分析

效用是指对不同健康水平和生活质量的满意程度。成本-效用测量指标一般采用质量调整生命年(QALY)、等价健康年(HYE)、挽救年轻生命等价年(SAVE)、伤残调整生命年(DALY)等。分析方法有:

1. 标准博弈法;

2. 时间交换法;

3. 欧洲五维量表法。

（四）净现值法与医疗器械投资决策

净现值是指投资项目生命周期内,各年的现金流按一定的贴现率折算成现值后与初始投资额的差。净现值 NPV 的计算为:

$$NPV = \sum_{t=1}^{n} \frac{C_t}{(1+r)^t} - C_0 \tag{9-22}$$

其中:C_0 为初始投资额,C_t 为 t 年现金流,r 贴现率,n 为项目投资生命周期。现金流入量是指该设备运转产生的现金收入。核算方法是:①统计不同检查部位的单次收费;②根据 RIS 中记录统计每月机器的工作量。现金流出量的核算方法指设备运行期间发生的材料、药品、设备的电费、维修费、人员的支出等。净现值的指标是投资项目的净现值大于零,则该项目具有经济效益,指标值越大,带来的经济效益越大。

医疗器械投资的不确定性在于:①投资额;②成本;③收费价格;④使用量;⑤器械生命周期等。这些因素会影响到投资决策,因此,从这些不确定因素中找出对投资具有优先影响的敏感性,对正确评估医疗器械的投入具有意义。

【例 9-1】　某医院拟购买 1 台 CT,预计投资 300 万元,每月检查患者 450 人,平均每次收费 200元,人均成本 70 元,年固定成本 15 万元,设备生命周期 8 年,贴现率 6%。

解: 根据式(9-22),年现值系数 $\sum_{t=1}^{n} \frac{r^t}{(1+r)^t} = \frac{(1+r)^n - 1}{r(1+r)^n}$,并且 $r = 0.06$,$n = 8$,有年现值系数=

笔记

6.21。则：$NPV = 6.21 \times (0.02 \times 12 \times 450 - 0.007 \times 12 \times 450 - 15) - 300 = 6.21 \times (108 - 37.8 - 15) - 300 = 42.792$（万元）。设备维修费以购买保险的方式计入固定成本，设投资额为 x；可变成本为 y；收入为 z，可以得到分别以 x、y、z 为变量的投资线、成本线、收入线。

投资线：$NPV1 = 6.21 \times (108 - 37.8 - 15) - 300 \times (1 + x)$

成本线：$NPV2 = 6.21 \times (108 - 37.8 \times (1 + y) - 15) - 300$

收入线：$NPV3 = 6.21 \times (108 \times (1 + z) - 37.8 - 15) - 300$

三条线如图 9-13 所示，横坐标为投资额 x、可变成本 y、收入 z 的变动率。当这三个变量均无变动，则 $NPV = 42.792$（万元）。当它们的边际变动率较大，则净现值的变化也较大。因此，敏感性可以从边际变动率得到。如图 9-13，投资线的边际变动率大于成本线，投资线的敏感性高于成本线。

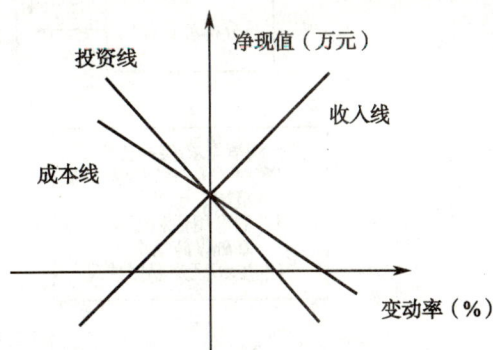

图 9-13　投资影响因素的敏感性

（包家立）

第三节　临床需求评估

医疗器械新技术新产品的应用一方面增强了人类诊断和防治疾病的能力，提高了人类健康水平，另一方面也带来了一些消极影响和不良后果。医疗机构为了提升诊疗技术水平，每年都在购置大批医疗器械，如 PET/CT、双源 CT、达·芬奇机器人手术系统或植入性材料。这些器械及其技术是否满足临床需求？是否具备该技术相匹配的技术条件与环境要求？有没有相适应的具有资质的人力资源？这些问题都亟待临床工程需求评估来解决。

根据 WHO《医疗器械需求评估》建议，在购置医疗器械之前，要考虑医疗机构的总体目标、现有设备和设施、使用的长期计划、人员配套情况，并应用基线调查、服务的可用性和可达性对比、流行病学等科学方法，确定和解决当前的条件与期望的差距，明确医疗机构的优先需求，形成战略性的购置计划。

需求评估是确定和处理现状与预期目标差距的过程，是对服务对象的情况进行事先了解，在综合分析的基础上，考虑医疗器械对使用操作潜在的影响、提供医疗服务的性能和优先级的影响确定其需求满足情况及其成因，形成评估结论并不断优化需求的过程。临床需求评估是采用适时的方式和合理的成本来协调和整合活动以满足医疗器械、服务或工作的需求，是将医疗卫生服务的要求转化为未来采购要求的过程。临床需求评估的实施包括建立采购策划小组，根据医院战略及实际情况建立评估标准，充分考虑医院的总体目标、现有医疗器械的状况、长期使用计划和人力资源发展等因素，基于现有器械和市场调查进行数据收集和处理、关键部分的描述和全面需求评估等。

一、临床需求评估常规方法

临床需求评估的常规方法是先检查"临床可以用什么？"，再依据本地和国际国内通用的标准按照区域内或目标群体的特殊需求和具体情况与"应该用什么？"，进行比较，根据差异确定总体需求。

通过考虑合理的资金和人力资源的使用限制，按照优先流行病学的需求，建立需求优先列表，图 9-14 展示了临床常规需求评估的流程。

表 9-4 列出了需要询问的问题、回答这些问题的资料以及用于收据和评估这些资料的可用工具。

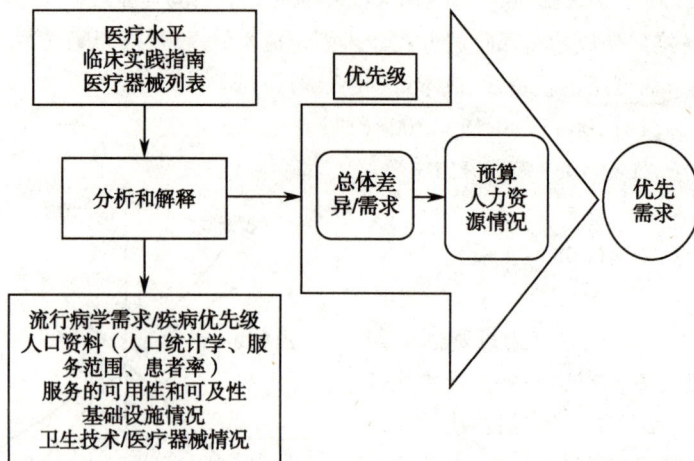

图 9-14 临床常规需求评估的流程

表 9-4 常规需求评估方法

序号	问题	需要数据	工具	结果
1	在卫生服务方面,我们想要/需要什么?	人口资料(目标人群、服务区域) 卫生服务提供部门的可用性 流行病学资料	需求确认工程 临床实践指南 问卷调查 卫生水平的标准 综合卫生技术方案	
2	我们有什么? (当地情况/限制)	卫生服务有效性 可用的医疗器械列表 人力资源可用性	卫生服务有效性调查表 评价手册/工具 库存管理工具 计算机维护管理系统	
3	现存最佳实践应用标准	卫生服务覆盖区域的标准/建议 医疗器械标准/建议 医疗器械运行/保障/管理需求 人力资源标准/建议	医疗器械列表 (设备类型、使用部门、临床使用规程)	
4=3-2	总体差异			普遍需求列表
5	我们有什么资金/人力资源限制?	预算(资产投资和运营) 人力资源		
6=4-5	优先需求			需求优先级列表

二、需求过程的确认

需求过程的确认是帮助决策制定者评估高度专业化合昂贵医疗器械投资计划的工具,基于医疗技术、流行病学、成本效益的标准来优化医疗资源。需求过程的确认,主要包括以下几个方面:

(1)常规资料:包括医用设备的工作位置、服务区域、所涉及的流行病学资料、适用患者的患病率/死亡率、申请人资料;

(2)需求描述:包括服务的特征、临床程序、转诊患者数量、区域内其他可用设备;

(3)建议:包括医疗器械的类型与型号、操作人员、基础设施;

(4)资源需求:包括投资、运营成本、经费来源。

三、需求评估流程

需求评估流程包括基线资料收集、人力和资金情况、数据分析解读、优先级评估和计划实施五大方面。

（一）卫生服务基线资料收集

1. 卫生服务需求基线资料　直接关系到目标人群的卫生情况。收集内容见表 9-5。

表 9-5　卫生服务需求基线资料

当地地理和公共卫生条件	考虑事项	结果
目标区域人口,包括地区/区域大小、人口数量和密度 主要的疾病	流行病学需求(疾病优先级) 人口(人口学/服务区域、患病率) CPG\协议\国家或地方规范 不同疾病国际公认的诊疗标准 卫生保健优先级	适宜的卫生服务提供需求

2. 卫生服务可用性基线资料　重点评估现状以区分需求与现状只记得差异,资料具体内容见表 9-6。

表 9-6　卫生服务可用性基线资料

卫生服务提供情况	考虑事项	结果
有效的服务(妇幼保健、HIV\AIDS、手术等) 卫生设施(医院、诊所等) 人力资源	卫生服务的有效性和可及性 目标人群对卫生服务的评价 服务提供者自我评价 设备类型、数量和使用情况 现有人员配备水平	卫生服务有效性 卫生设施设备情况

可以通过以下问题获得相关信息:

（1）实施设备存放在哪里?

（2）医疗机构中哪些卫生服务是可用的?

（3）从年龄、性别和地域分布出发,医疗机构服务的范围是什么?

（4）医疗机构(包括服务)需要满足哪些具体的要求?

（5）医疗机构如何接受医疗转诊,医疗转诊从哪来?

（6）医疗机构每周\月\季\年有多少患者?

（7）通常患者在医院待多久? 离开的原因?

（8）每周\月,有多少患者安排到其他医院?

（9）员工工作量多少?

（10）医院有多少全职员工? 每周提供患者预约的时间有多少?

（11）员工满意度或医院患者满意度调查结果

（12）患者如何到达医院?（步行、公交?）

（13）公共交通是否便捷到达医院?

3. 医疗器械基线资料　这是卫生技术评估这个流程中关键的步骤,主要目标是确定医疗器械及其相关的基础设备的可用性以及它们的状态,医疗器械基线资料收集的详细和可靠,将对资金、人力资源和环境产生重大影响。资料具体内容按照 WHO 的建议如表 9-7 所示。

表 9-7　医疗器械基线资料

医疗器械情况	考虑事项	结果
医疗器械可用性和状态(包括类型、数量、位置和物理状态) 与医疗器械使用相关的水、电荷废物处置系统的状态)	包括医疗器械库存(状态、条件) 目前卫生技术管理基础设施	设施示意图 医疗器械库存(定量、定性) 卫生技术管理基础实施概要

依据表 9-7,要收集以下关键信息:

(1)基础设施:包括房屋和建筑物的类型、大小和位置,包括建筑物的数量和类型;水、电和气的连接和安装;废物处理系统的运行。

(2)医疗器械:包括设备的类型、数量、品牌名称、样式、生产年份、安装日期、安装科室、运行状态、维修库存、检测和维修保养工具及设备使用记录维保记录等。

(3)卫生技术管理:包括现有管理结构类型和职能、现有管理制度和流程。

（二）人力和资金情况

1. 人力资源的基线资料

根据 WHO《医疗器械需求评估》的建议,人力资源基线资料收集具体内容见表 9-8。

表 9-8　人力资源的基线资料

人力资源	考虑事项	结果
满足卫生保健需求所需的人力资源条件和数量	目前人力资源的可用性、容量和能力	人力资源数据资料(人员配置计划) 教育和培训方案

收集和评估所需的基本信息包括现有岗位和职位描述、空缺岗位的数量、职业教育、在职培训、持续培训和人力资源规划。

2. 财政资金的基线资料

根据 WHO 的建议,财政资金的基线资料收集具体内容见表 9-9。

表 9-9　财政资金的基线资料

财务状况	考虑事项	结果
机构整体运营的能力,包括卫生服务、卫生技术和基础设施	资金来源	预算

收集和评估所需的基本信息包括前期预算及花费、当前预算及监控预算系统。

（三）数据分析和解释

在收集到卫生服务需求、可用性、医疗器械、人力资源和财政资金的基线资料后,进行分析、处理和总结,比如将医疗器械需求分析中现有库存列表与国际或地区的标准进行比较,比较设施类型,评估各自的差异。

（四）优先级和选项评估

分析了需求评估流程中前几步收集到的信息,并得出相关结论后,目标人群的需求已经变得合理和明确,然后需要进行优先级和选项评估。

1. 优先级　当资源不能满足所有已确定的需求时,需要将需求按照优先级进行排列。确定优先级的方法是一个战略决策的过程,由负责委托服务的人员承担,需要考虑服务使用者和服务提供者需求的相关意见,还要考虑当地的情况、国家的优先级和需求资源的可用性,确定具体做什么、怎样做以及按照什么顺序做等。例如国家和地方政策要求必须提供妇女和儿童卫生服务,当地的需求评估就需要重点关注本地区妇女\孕妇和新生儿的具体需求,优先次序和特殊的需求,确保这些优先级的实施,提供妇女和儿童优先的卫生服务。

2. 选项评估 可以满足需求的方式不止一种,需要考虑多种选择,评估权衡每种选择的依据,包括如何确定需求的优先级、每个选项可能的影响和资源的可用性,目的是将第一优先级给予对目标人群提供最佳服务,同时需要的额外资源最少,并能产生最积极的影响。表 9-10 提供了一种需求评估和选项评估的计划、执行、学习和行动(PDSA)优先矩阵方法。

表 9-10 计划、执行、学习和行动(PDSA)优先矩阵

改变所需资金\资源	变化可能带来的影响	
	低	高
低	等待	行动
高	等待	等待

Hooper 和 Longworth(2002)建议,在需求评估后进行需求优先级和选项评估时,需要关注许多关键问题,包括影响、可变性、可接受性和资源可用性等,需要根据卫生技术需求评估的应用进行相应的调整,如表 9-11。

表 9-11 需求优先级关键问题

类型	问题
影响	(1) 哪种改变对满足需求产生最积极的影响? (2) 已确认的需求与当地或国家的优先级的相关性 (3) 不解决该需求会带来哪些后果?
可变性	(1) 哪些方面可以改变并有效改进? (2) 有效的干预措施有哪些依据? (3) 能消除或减少负面影响吗? (4) 国家、地方、行业或学会是否有相关政策或指南?
可接受性	(1) 对医疗机构、目标人群和管理者,哪个选项的改变最能接受? (2) 改变后可能带来的连锁反应或意外情况?
资源可用性	(1) 实施改变需要哪些资源? (2) 现有资源可以换种方法利用吗? (3) 终止或改变无效的方案,会释放哪些资源? (4) 还有哪些资源是可用的? (5) 哪些方案可以使资源利用最大化?

(五)设计实施计划

一旦通过了优先级和处理优先级的方法,下一步就是设计实施行动计划。设计的实施计划应该是科学合理具有可实现性,并且有充足的资金支持,同时在实施过程中针对变化情况作相应的调整。实施计划包括:

① 计划方案目标的陈述、具体步骤和时间表。

② 在卫生技术管理、政策等方面每个部门负责人的姓名、工作内容、开始时间、人员需要具备的技能和开展的培训。

③ 资源的情况,包括器械、行政、管理、IT 系统等,以及资源的来源。

④ 如何追踪计划的实施,计划步骤的监控及人员的积极性和参与性。

总之,医疗器械临床需求评估是医疗器械管理和维护保障的重要部分,在新建医疗设施、更新医疗器械及评估医疗服务中都需要定期开展医疗器械临床需求评估。需求评估的流程和方法通过收集基线信息并与预期标准进行比较,对于确定医疗机构、地区或国家层面医疗器械的需求是个非常有用

的工具。如何最大限度地利用可用的资源,填补需求和现状的差异,最终将对提供更安全有效的卫生技术服务产生积极的影响。

(姜瑞瑶)

第四节　采 购 评 估

采购定义为通过购买、租赁、委托或交换来获取财产、场地、装备、货物和服务的工程,包括计划制定、需求评估、供应商评价、合同签订、货物交付及直到合同约定的资产使用生命周期内的所有活动。医疗器械采购规范是保证卫生保健的安全和质量的重要方面,有效的卫生技术采购规范,会带来安全、公正、高质量的卫生保健服务。

依据医疗器械采购流程,医疗器械的采购评估分为采购前评估、采购过程追踪评估和采购绩效的评估。

一、采购流程

世界卫生组织医疗器械技术序列的《医疗器械采购流程与资源指南》建议,采购应遵循5R基本原则:恰当的时间(right time)、适合的质量(right quality)、合理的价格(right price)、适当的数量(right quantity)、适合的产品或服务(right product or service)。采购工作流程和卫生技术管理的模型种类繁多,卫生技术的生命周期模型如图9-15所示。

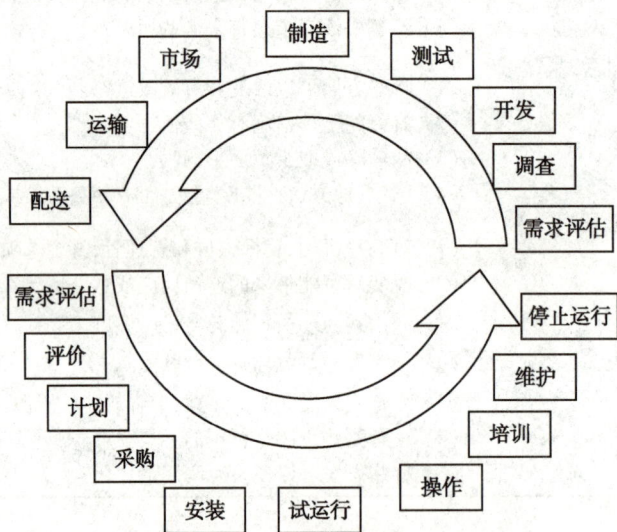

图9-15　卫生技术生命周期模型

图9-16提供了标准采购流程图,其中技术评估和器械评价是规范采购的预先准备步骤。

二、采购前评估

医疗器械采购前评估是对设备的采购立项过程进行全面的认证,包括医疗器械技术评估、器械评价、购置计划和需求评估及其经济学评估。

(一)技术评估

采购前技术评估是规范采购的预先准备步骤。世界卫生组织医疗器械技术序列的《医疗器械采购流程与资源指南》定义技术评估是指采用公正、可靠、透明和系统化方法,总结技术使用的医学、社会、经济和伦理学等问题,是一个多领域的过程。技术评估的实施是国际或国家级别的相关组织,如卫生技术评估国际网络机构INAHTA、卫生技术评估国际组织(HTAi)等,通过多方证据形成的技术评

技术评估

- 评审现有报告
- 卫生技术评估国际网络机构网站上可用报告的评审（44）
- 如有需要，向卫生技术评估机构委托评估
- 说明：卫生技术评估和器械评价是规范采购的预先准备步骤，尽管它们已经从采购流程中分离出来

器械评价

- 市场调查
- 评审现有产品评价
- 市场信息不可得的情况下采用专家意见
- 功能和性能报告

计划和需求评估

- 建立多学科团队和制定工作计划
- 数据采集和策略领域的定义
- 制定需要的物资、数量和技术参数的清单（例如：需求评估）
- 场地需求的成本和技术参数
- 资金和预算分析
- 明确采购方法
- 计划终止和管理指标

采购

- 发布招标文件
- 接收和开标
- 技术和财务、供应商评价
- 签订合同或订单
- 明确付款方案

安装

- 场地准备
- 发货前的检测
- 运输和海关
- 存储、运输、配送
- 接收和查验
- 装配和调试
- 一次性用品和耗材存储

试运行

- 核实文件
- 功能、安全、校准和验收测试
- 培训（使用、维护和定期检测）
- 登记和移交

追踪监测

- 器械性能测量
- 供应商绩效衡量
- 技术适宜性评价
- 成本效益评价
- 预测评审
- 采购流程评审
- 患者安全监测

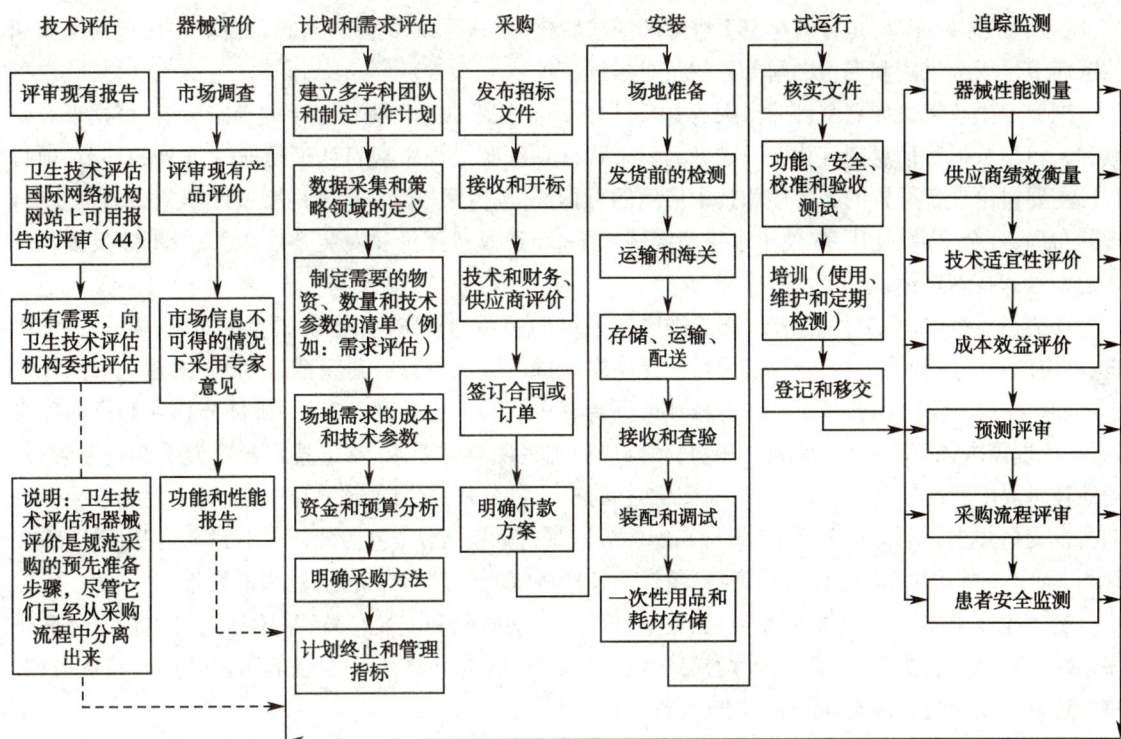

图 9-16　标准采购流程图

估报告。评估报告可以用于判断一种既有的技术能否满足某种卫生需求，然后获得医院采购计划所需的指南。

在实际工作中，医疗器械技术评估是在计划审批以后，在医疗器械采购过程中，对设备的型号、性能和价格等进行比较和分析，然后做出决策的技术性工作。医疗器械技术评估包括技术的先进性、设备的可靠性、可维修性、设备选型、安全防护、节能性和配套性等方面，采购前获得技术评估报告的途径非常重要，世界卫生组织医疗器械技术序列的《医疗器械采购流程与资源指南》建议卫生技术评估国际网络机构 INAHTA 是技术评估报告的主要来源，包括了所有成员机构的报告，卫生技术评估国际组织涵盖了对卫生技术评估感兴趣的专业组织机构，欧洲卫生技术评估网络机构评估新技术，其他国家的相关机构也可以提供技术评估证据报告。技术综述、循证信息、和相关文献可用于判断既有技术是否能满足某种卫生需求，有助于健康有效的卫生政策和计划的实施，从而促进循证决策的进行。

（二）器械评价

器械评价也是规范采购的预先准备步骤，是针对某一指定器械由专家进行性能和功能的专业评价，也是一个认证验证的过程，用于检验某种特定器械的性能和功能是否与生产厂家所描述的一致。器械评价目的是保证临床医疗工作中使用的医疗器械符合规定的技术标准和技术要求，保证设备处于安全、有效的工作状态，为临床医疗服务提供强有力的支持，确保患者得到安全、有效的救治。

为了了解产品分布范围，在器械评价之前需要在通过主管部门注册或认证的评估中心或进行器械测试的实验室进行市场调研。从许多文献综述中可以获得器械性能的评价和器械功能或适应证的资源，也可以通过国际电工组织（IEC）或国际标准化组织（ISO）标准的认证得到相关的信息。技术评价的结果可以作为器械设计高性能的保证放入采购招标要求中。新兴医疗器械，相关市场调研的文献和认证较少，则有必要向生物医学或临床工程的专家咨询，由专家指导进行相关的设备测试，以保证采购器械的性能和功能安全有效地应用于临床。采用国家认证和同行评议的资源可以保证数据的完整性，对医疗器械性能和功能进行可靠的评价有助于做出正确的采购决策。

（三）计划和需求评估

计划是采用合适的方式和合理的成本，提出要达到的目标及其实现目标的方案途径，以满足商

品、服务和工作的需求,是将医疗卫生服务的需求转化为采购要求的基本过程。需求评估包括了预期的医疗卫生服务供应和现状之间差异的定量描述。

国家卫生政策是计划制订的出发点,由可以为适宜技术的应用提供指导的专家小组,根据现有器械和人口学数据等信息制订相关采购计划。采购计划编制过程中项目认证是非常重要的环节,项目认证主要讨论设备购置的必要性和技术应用的可行性,包括医疗器械购置的必要性和急需的程度、合理的布局、资金来源、使用率、使用水平与维修水平、经济效益评价和安装条件等,一般不涉及设备具体的型号和技术指标。

泛美卫生组织(PAHO)指南建立了供应链系统的一系列要求,并建议了参考文献、需求-评价指南、供应商数据库和管理指南,建议采用一个循序渐进的方法制订一份采购计划,包括建立采购计划小组、起草一份工作计划、基于现有器械和市场调查进行数据收集和处理、关键部分描述和全面需求评估、依据需求,起草一份器械规划和物资清单,详细说明具体要求、制定技术参数大纲和技术参数、场地技术要求和前期准备、参考价格和交付时间分析、资金来源分析、预算调整、合同中明确全生命周期技术支持要求(操作、服务手册、维护和配件等)、确定采购方法(包括公开或不完全公开招标、直接订购、竞争谈判、国内或国际招标、询价、租赁和长期协议)、管理指标的定义、采购终止。

制订年度采购计划,包括产品类型、数量、价格、预期时间和安装位置,采购计划要进行量化和排序,规划应急费用,决定采用哪种采购模式,建立采购时间表。采购计划的流程可以采用甘特图监控,整个过程需要通过实际定性的时间表进行跟踪。

(四)经济学评估

在医疗服务过程中,群众、医院决策者和社会最为关心的问题是如何在保证安全有效的前提下,医疗器械使用所耗费的资源是最少,这就需要对其进行经济学评估。医疗器械采购经济学评估是在医疗器械的安全性和有效性的基础上,对其成本、成本-效益、成本-效果和成本-效用等经济性指标进行分析与评价,通过对采购前投资效益的评估和分析,提高资金使用效率,避免出现购置的医疗器械使用效率低下甚至闲置,造成国有资产的浪费和损失。经济学评估还需要从市场角度来进行评价,包括目前医院此类设备的医疗市场需求和人员配套情况,以及资金来源及设备的盈利预测,以及可能存在的投资风险。

采购前经济学评估的主要方法包括比较评估法、审阅法、成本-效益分析等,其中使用比较普遍的是比较评估法和成本-效益法。比较评估法是通过相关资料和技术经济学指标的对比来确定差异进行评估比较。成本-效益分析方法包括净现值法、净现值率法、内含报酬率法和静态投资回收期法。

三、采购过程追踪评价

采购过程追踪评价通过追踪监测采购每个阶段的工作是否按照预定计划准确进行,通过数据记录和分析信息系统采集和管理数据来控制和调整当前采购工作,通过评价整个采购周期的反馈信息,指导未来的采购工作。《如何管理》指南中强调应该从卫生技术管理周期中的每个阶段收集反馈信息,并进行数据分析和处理,以评估以下几个方面的工作:

1. 通过查看维修和维护工作记录,了解设备性能;

2. 通过培训的执行情况、保修期内的巡查和维修服务、服务满意度、验收的难易程度等信息,评估供应商绩效;

3. 通过耗材的供应、设备的实际使用率、器械使用者有关技术参数的反馈、使用者是否愿意继续使用该产品等信息,了解技术适宜性;

4. 通过比较实际运行成本和预期全生命周期成本,了解成本效益情况;

5. 通过比较实际订单及需求和计划所需的数量,评估预测的准确率;

6. 采购流程的改进和完善;

7. 通过建立植入器械患者追溯记录系统、设备或器械使用年限和报废的时间等信息,了解患者安全。

采购追踪评价需要通过采购数据采集信息管理系统,建立卫生技术、供应商、流程和设备设施的数据库和由政策法规及医疗机构相关规定共同构成的资料库,以追踪监测每个阶段的工作,收集充足的数据为制定有效的采购计划提供信息,以确保未来采购的有效进行。

四、采购绩效评估

采购绩效评估是指通过建立科学、合理的评估指标体系,全面反映和评估采购政策功能目标和经济有效性目标实现的过程。采购绩效评估依据采购的目标,衡量目标完成情况,评估现行采购体系和理想采购体系之间的差异,进一步完善采购体系,为将来的采购活动通过信息和经验并得到改进。

建立采购绩效评估系统,收集数据并追踪采购绩效的指标,进行全面而持续的绩效评价,以管理和指导采购过程。《如何管理》指南建议的采购绩效评价指标见表9-12。

表 9-12 采购绩效评价相关指标

绩效衡量	指标
竞争过程的指标	符合投标要求合同或协议的数量和比例 参与投标的供应商数量 机构化问卷中供应商对流程的反馈
成本降低和控制	每个条款节约或降低成本的程度和数额 持货人的折扣率 要求的折扣率 缺货的数目、库存率 退货的数量和比例 预算支出的比例
供应商管理	第一次参与竞争的供应商数量和比例 延迟、损坏和不适合交付产品的数目和比例 合同签订到全部移交所用时间 质量达标水平、供应商退货率 试运行延迟的数量和比例 每个供应商每年的购买额
外部系统和流程的效率	低值产品交易量、订单数量和金额 长期协议及其占所有合同的比例 交易成本的降低 内部用户满意度 完成采购的比例
采购管理	具有资质的采购人员比例 工作人员培训的天数和比例
设备和设施的质量控制	设备供应工作年限的比例 设备维护维修费用的比例

(姜瑞瑶)

第五节　库　存　评　估

库存是指同型号医疗器械的备用品。在救灾和应急等紧急情况下,库存发挥着保障医疗,稳定社会的作用。库存也是一种卫生资源,库存小,资源利用大,但社会风险也增大。因此,库存评估是临床工程管理中的一个重要组成部分。为了有效地使在役医疗器械运行,库存必须不断更新,以便随时提供合格的医疗器械。库存文件是一份定期检查和更新的工作文件,以准确反映医疗技术资产状况。库存清单是指医院所持有的资产详细清单。库存维护和更新,反映每个资产的当前状态。根据医院性质及其相关资产变化,不同的细节需要跟踪和更新。医院持有的所有资产需有一个准确、最新的记录,并在任何时候都能反映当前状态。库存清单的作用有:

(1) 提供了设备类型和数量的详细信息,以及当前的运行状态;

(2) 为有效的资产管理提供了基础,包括促进预防性维护、跟踪维护、维修、警报和召回;

(3) 可以提供财务信息以支持经济和预算评估;

(4) 是临床工程部所需基础,设备的历史档案、日志、操作和服务手册、测试和质量保证程序和指标等项目都是在设备库存下创建、管理和维护的。

一、库存类型

(一)国家层

在国家卫生系统中,医疗器械的库存可以维持在不同的水平。卫生部门可以保留高度精密或受管制的设备,如核医学设备和放射设备。这些库存可以用来确保高技术设备的大量投资,监测潜在的危险,如放射性和核暴露。在国家拥有的情况下,可以实施地区或省的库存。

(二)区域层

大多数医疗器械的库存都是在区域医疗机构进行。对于较小的组织,如诊所,库存可能包括一些简单的项目,并且很少更新。专科医院有成千上万的库存,库存清单需要不断更新。每个库存都是独一无二的,以反映设备的资产。

许多类型的医疗器械都需要耗材和配件。因此,医疗器械应维持所需消耗品的库存,如血液管件、电极、心电图纸、导电胶和试剂等等。

库存系统包括一个库存控制系统,以跟踪诸如数量和过期日期等细节,以便保留在库存系统中,并在过期之前使用。有效的库存控制可以防止库存积压,并允许概算涵盖消耗品的成本。

库存记录是保证医疗器械安全有效运行的一项重要记录。对于每一个医疗器械,要有一种长期磨损的物品或需要定期更换的物品,如过滤器、O形密封环等。此外,一般的维修材料,如保险丝、螺丝和电线,必须通过库存来保持供应。库存记录可以协助估计医疗器械库存的年度维修费用。

其他用于医疗器械库存的内容包括:工具和测试设备;医院设备,如锅炉、救护车、洗衣机、发电机、压缩空气、真空和医用气体输送系统等;安全设备,如灭火器、消防软管、报警器和洗眼器等;放射性和有害物质和废物等等。这些材料的库存有助于确保监管和处置,防止不必要的污染。

二、库存入库项目

库存中主要资产是医疗器械,临床工程部负责人确定哪些器械应列入清单。一些医院选择将所有医疗器械列入清单,如听诊器、体温计等这样的小物件。大医院可能不把小物件包括进去。

(一)Fennigkoh-Smith 模型

入库标准是基于风险考虑,高风险设备列入库存和医疗器械管理计划。美国 AAMI 协会要求库存入选要考虑到设备功能、物理风险、设备维护要求、设备的历史事件。历史事件是考虑到故障比较频繁设备的风险,故障频率高的器械会包括在库存清单中,低的器械可能不包括在库中。

Fennigkoh 和 Smith 建立了一个基于设备功能、风险和所需维护的医疗器械计算设备维护(EM)指数算法:

$$EM = F+R+D \tag{9-23}$$

其中:F 为功能,R 为风险,D 为需求。所需维护设备功能包括了治疗、诊断、分析、其他项设备,每个类别都包含了指定分数的子类别的分数如表 9-13;与临床应用相关的物理风险的分数如表 9-14 所示;通过制造商或经验的维护水平的分数如表 9-15。

表 9-13 设备功能分数表

分类	功能	分数
治疗类	生命支持	10
	外科和重症监护	9
	物理治疗	8
诊断类	外科和重症监护监测	7
	附加的生理监测和诊断	6
分析类	实验室分析	5
	实验室附件	4
	计算机及其相关项	3
其他	与患者相关的其他项	2

表 9-14 设备风险分数表

应用风险	分数
潜在的病人死亡	5
潜在的病人或操作员伤害	4
不恰当的治疗或误诊	3
设备损坏	2
未发现重大风险	1

表 9-15 维护要求分数表

维护要求	分数
超常要求:日常校准和零件更换	5
均值以上	4
均值:性能校验与安全测试	3
均值以下	2
最低要求:目视观察	1

器械 EM 指数大于或等于 12,需要库存;小于 12 可以不用库存。该算法是许多医疗机构库存分析的基础,适用于医疗器械维护方案。

(二)Wang-Levenson 模型

Wang 和 Levenson 提出在哪些设备列入清单时,要考虑任务的临界性和利用率。任务临界性确定了设备对医院整体目标的重要性,对医院来说,更重要的设备(如实验室设备)可能比高风险或高复杂设备(如呼吸机)更重要,因为这些设备在许多科室可用。利用率要考虑设备的使用率,如一台多科室使用的设备比一台只有一个科室使用的设备,其利用率要高得多,如除颤器。

Wang 和 Levenson 模型结合 Fennigkoh-Smith EM 值,计算了设备管理率(Equipment management rating,EMR):

$$EMR = MCR+2R+2M \tag{9-24}$$

其中:MCR 为关键任务等级,从 1 到 10,其中 10 为最关键的设备,R 为风险,M 为维护。EMR 值在 5 到 30 之间,其中 30 表示最高等级,是库存中最重要的设备。风险和维护的倍增系数 2 是为所有三个参数赋予相同的权重(风险和维护的比例从 1 到 5)。Wang 和 Levenson 提出了将设备利用率纳入计算的一个调整后 EMR:

$$EMR=(MCR+2R)U+2M \tag{9-25}$$

其中：MCR 为关键任务等级，R 为风险，U 为利用率，M 为维护。利用率被用来衡量维修价值和任务临界率。低利用率意味着设备维修的紧迫性较低，同时也意味着医院任务的临界性较低。然而，设备故障对患者的风险不应受使用率的影响。

Wang-Levenson 模型讨论了在库存与医疗器械管理方案中，确定库存器械的不同策略。每一个医疗机构都有不同的医疗器械需求和使用率，负责医疗器械库存的临床工程部门在决定哪些设备应该库存或不库存，应该考虑所有这些因素。

无论采用何种方法来确定库存设备，重要的是经常对库存设备进行重新评估，特别是当任务临界性或利用率发生变化时。

三、库存数据

每一个医院的库存数据都有不同。表 9-16 显示了库存信息最小数据和附加数据。最小数据为任何一个部门提供了最基本的设备的信息。附加数据扩充了设备信息。

表 9-16　库存数据

项目	简要描述	库存类型
库存记录中包含的最小数据		
设备识别号	每个设备的唯一标识符	医疗器械
设备/项目类型	使用标准和统一的命名法，如通用医疗器械命名系统（UMDNS）或全球医疗器械命名法（GMDN），确定项目是什么	所有
设备/项目简述	描述项目，包括功能/用途	所有
制造商	确认制造商名称、地址和联系方式	所有
型号/部件	生产线唯一标识符（由制造商指定）	所有
序列号	项目唯一标识符（由制造商指定）	所有
物理位置	包括房间号码。当需要预防性维护时，允许放置医疗器械，包括消耗品和备件的库房信息	所有
条件/工作状态	将设备识别为"正在使用"或"停止使用"，包括停止使用的原因，如校正到期、预防性维修到期、修理中、等待备件或无法修理的损坏	医疗器械测试设备
电源条件	设备运行功率，如 110V、220V、380V 或三相，对识别所需变压器或其他设备有用	医疗器械测试设备
工作和服务要求	识别设备运行或服务中需要的任何特殊要求	医疗器械
库存执行/更新日期	设备入库存日期和信息更新最后日期	所有
维修服务供应商	列出医疗器械由外部服务机构维护时（包保修期内）供应商的详细信息，包括名称、联系方式和合同详细信息	医疗器械测试设备
采购供应商	用于购买、重新订购、保修、更换等。	所有
附加信息		
批号	同一批次生产的消耗品或试剂，能够协助识别缺陷；适用于耗材库存控制	耗材
当前软件和固件版本号	用于计算机软件或电子设备（固件）运行的设备，可用于识别软件或固件相关问题	医疗器械测试设备
部门所有权细节	确认服务延迟通知的联系人，并安排预防性维护	医疗器械
采购成本	作为资本存货价值和预算	所有

笔记

续表

项目	简要描述	库存类型
采购日期	用于计算折旧价值或重置/报废。对于消耗品或备件,可用于确定使用率、重新订购要求和保质期	所有
保修截止日期	跟踪保证的有效性和期满	所有
安装日期和验收测试信息和结果	以服务历史记录为基础,在故障排除时作参考	医疗器械测试设备
安全/风险评估分类	包括风险评估(或基本原理),以确定将设备包括在库存中,也可以用来确定设备测试和维修的优先级	医疗器械
预防性维护计划和程序	概述预防性维修间隔的频率和维护程序	医疗器械测试设备
校准日期和结果,日期到期和程序	作为设备故障排除的参考,确保设备在校准日期内	医疗器械测试设备
订货数量	当在库存控制系统中使用时,库存数量达到标识级别时,作为重新排序的触发点	备件、耗材
相关的设备/系统/配件/耗材/配件	识别重要的辅助设备,包括运行设备所需的任何设备或附件,配件、备件和消耗品的零件编号	医疗器械测试设备
制造年份	用于计算设备的使用年限。与预期设备寿命一起使用,作为输入,以确定什么时候需要更换、退役或丢弃某个项目	医疗器械测试设备
预计设备寿命	列出一件设备在使用中可能安全、有效的预期时间(通常以年为单位);可以用作输入,以确定何时需要替换、退役或丢弃某个项目	所有
工作和服务史	可能包括用户或维护日志(用于操作或服务)、工作单或服务报告、预防性维护报告和关于设备操作和服务的其他信息;可用于故障排除,评估购买新的类似设备,并确定何时需要更换、退役或丢弃	医疗器械测试设备
召回和报告危险史	用于识别和跟踪与机器使用相关的任何潜在危险	医疗器械测试设备
其他	一份清单只有在包含保健设施所需的重要信息时才对保健设施有用;因此,可以根据需要添加任何数据字段	所有

在医疗器械清单中,每一台设备都被分配一个唯一识别号,以使从库存所有设备中识别出来。在设备管理过程中收集到有关设备的所有信息,如服务历史、预防性维护程序和进度表、维修历史和库存使用情况,都与该识别号码联系在一起,以获得最佳的数据组织。一旦分配了库存识别号,每台设备都贴上这个号码。临床工程部确定在本医院内使用的识别号和标签系统。

四、库存管理

库存管理可分为三个阶段:

(1)初步数据收集:建立医疗器械管理计划的第一步是编制所有医疗器械清单。在这个过程中,包括最终用户,技术人员或其他库存管理员等所有人员访问设备的每一个部门,检查每一个设备,记录库存的每一个细节。对于许多设备来说,这个过程将显示出许多已经过时或无法修复的设备,这可能是处理这些器械的好时机。在一个新医院,医疗器械投入运行前,收集库存数据将为有效的管理奠定基础。

(2)信息更新:当库存项目的信息发生变化时,库存就会更新。无论何时购买新设备,都应在该设备投入使用前进入库存。租赁或者借款期限较长的设备,也应当入库。库存中已经列出的设备记录应该更新,显示更改,如更改位置、操作状态、软件或硬件的服务和修复等。

（3）年度审核：每年临床工程部对医疗器械库存进行审核。审核所有信息是否准确，并在必要时进行更新和更改。

五、库存清单的用途

（一）预测和预算

设备清单可以用来协助预测各种预算，通过考虑现有设备的价值（折旧率）进行需求评估，确定需要更换的设备，设备预期寿命，预计未来几年的资金预算将用于购买新设备。与设备库存相关的年度服务和运营成本可以用于计划未来的年度预算。库存和消耗品的使用可以用来预测和计划未来的计划和预算。

（二）规划和建立工作室

设备库存决定了维修工具和测试设备，以及采购、校准和维护仪器的预算。根据库存的维护技术要求，工作室可以是不同类型，如电子实验室、焊接和木工车间、储存室等等。工具和测试设备都很昂贵，应保持单独库存，以防止物品丢失和跟踪使用。

（三）确定人员

根据设备库存清单，确定医生、护士和医技人员，开展有效的设备操作。大多数情况下，临床工程师只负责执行校准、清洁、储存和更换过滤器等基本服务。

（四）培训

培训不足可能会使医疗器械不正确地应用，如一个错误由同一个人重复发生。因此，临床人员的培训，尤其是根据库存记录开展医疗器械的培训是必不可少的。

（五）管理服务合同

专业化程度高的医疗器械需要外部服务来承担服务和维修。库存清单可以帮助确定哪些器械需要外部服务，确定预算。外部服务可以是现场服务，也可以是工作室服务。临床工程部要跟踪外部服务的所有活动，确保准确的库存记录和库存更换。

（六）建立医疗器械管理计划

库存清单包含了医疗器械检查、测试、维护的间隔时间等信息，帮助建立医疗器械管理计划，确定哪些库存项目列入计划中。用户手册、维修手册、PM计划、历史记录等都是医疗器械管理计划的重要技术文件。

（七）易耗件规划

医疗器械清单可以帮助确定设备运行所需的库存和消耗品，确定使用率，零部件数量和时间，建立排序级别，在订购和获得新部件时，获得足够的备件。

（八）进行需求评估

需求与库存进行比较，确定设备库存内的不足和盈余，计划如何最好地满足医院的需要。库存不足可能是足以满足病人需求的机器数量，或者是与器械性能、完整性、可靠性和功能相关的质量。

（九）制定替代和处置政策

所有设备都有预期寿命，最终需要更换或处理。库存可以评估与库存项目相关的服务历史，以确定器械何时不再使用和成本效益，确定器械成本效益和预期寿命，以保持器械的工作。

（十）制订采购计划

当医疗器械被替换或处理时，需要通过购买或捐赠来替换。跟踪库存，对所需技术进行需求评估，可以帮助识别所需的医疗器械，形成采购计划，确定短期和长期的购买计划。

（十一）风险分析

库存可以处理或减轻潜在的风险，包括识别医院的危险区域，如放射科周围的辐射区域。在医疗器械故障的情况下创建后备计划，放置安全设备。

（十二）灾害和紧急情况的规划

库存数量和类型可以用于灾害和紧急情况的规划，以确定在事件中可以被医疗器械所接受的患者数量。

（十三）制作标准化案例

评估库存清单可以帮助确定标准化设备的潜在好处。标准化可以降低库存价格，培训更多的人应用设备。

（包家立 李敏）

第六节 大型医用设备配置

卫生资源是指围绕医疗卫生服务过程中所投入的人力、物力、财力、技术、信息等，使卫生系统得以运行的一切资源。资源配置是经济学研究的一个主题，它是由人类欲望和需要与资源本身的特点所决定。一方面，人类的欲望是无限的，在满足一个欲望之后又追求下一个欲望，永无止境。另一方面，资源具有稀缺性和用途的可选择性，资源包括自然资源、人力资源、设备资源。人类欲望必须利用各种资源来进行产品生产和服务才能实现。患者需要医院和医师为其提供医疗卫生服务，以减轻或消除疾病，医院和医师通过各种卫生资源的利用，包括医疗器械的应用，为患者消除疾病，以满足患者医疗卫生欲望。

医疗器械是卫生资源中的一种，分类在物力资源。随着人们对生活质量和生命质量欲望的提高，推高了医疗卫生的需求，刺激了医疗机构为扩大服务范围、提高服务水平，纷纷以银行贷款、个人集资、股份制等各种形式引进高端医疗器械，尤其是大型医用设备。大型医用设备是指列入国家卫生行政部门管理品目以及尚未列入管理品目，但省级内首次配置单价在 500 万元以上的医疗器械，一般分为甲、乙两类。公立医疗机构为保持技术领先，往往率先引进最创新或最新型的医疗器械，引进资金多数来源于医疗机构自筹和政府拨款。在大型医用设备引进之前，往往缺乏充分的卫生技术评估，尤其是设备功能的知识基础和应用能力，偿还贷款能力等因素，使大型医用设备使用不充分或过度使用。这两种情况都导致了卫生资源的浪费，使原本医疗卫生财政资源不足的卫生体系更加不平衡。

卫生资源配置可以有力调节卫生体系结构，减小卫生资源的浪费，并且实现世界卫生组织提出的"人人享受医疗保健"千年目标，实现卫生服务的公平性。卫生资源配置的核心是保持卫生资源的公平性，大型医用设备的配置也不例外。

一、Lorenz 曲线和 Gini 系数

洛伦兹曲线（Lorenz curve）是美国统计学家洛伦兹于 1907 年提出，阐述一个经济实体内，各种经济收入人口占总人口数的百分比与收入占总收入的百分比之间的曲线，如图 9-17 所示。图 9-17 横轴代表收入获得者在总人口中的百分比，纵轴代表各个百分比人口所获得的收入的百分比。洛伦兹曲线是在这个坐标中的弧线，以图中横轴 50% 为例，代表占总人口 50% 有经济收入的人口，所具有的收入占总收入的 25%。从坐标原点到 100% 对顶构成的对角线为均等线，如 50% 的人口收入了 50% 的总收入，或 75% 的人口收入了 75% 的总收入，是收入分配绝对平等线。实际收入分配即洛伦兹曲线都在均等线的右下方。

Gini 系数是美国经济学家阿尔伯特·赫希曼于 1943 年提出判断收入分配公平程度的指

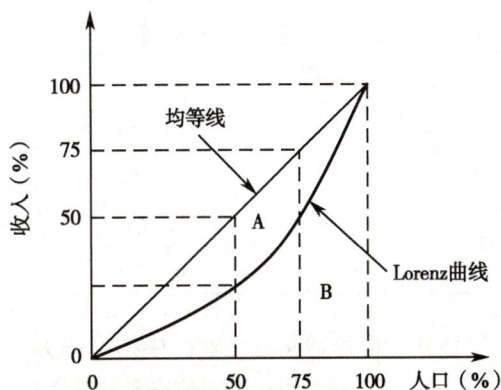

图 9-17 Lorenz 曲线

标。设 Lorenz 曲线（实际收入分配线）与均等线（收入分配绝对平等线）之间围成的面积为 A，Lorenz 曲线右下方的面积为 B。则 Gini 系数定义为：

$$G = \frac{A}{A+B} \tag{9-26}$$

Gini 系数不公平程度。当 $G=0$，表示 $A=0$，Lorenz 曲线与均等线重合，表示收入分配完全平等；当 $G=1$，表示 $B=0$，表示收入分配绝对不平等。Lorenz 曲线的弧度越小，基尼系数也越小，收入分配越是趋向平等。反之，收入分配越是趋向不平等。基尼系数是国际上用来综合考察居民内部收入分配差异状况的一个重要分析指标。联合国认为基尼系数低于 0.2，表示收入绝对是平均的；在 0.2~0.3 之间是比较平均的；0.3~0.4 之间的相对合理的，0.4~0.5 之间收入差距较大；0.6 以上表示收入差距悬殊。

大型医用设备配置一般是卫生行政部门对所管辖区域卫生资源的分配，在做决策之前需要对本区域的大型医用设备分布以及公平性作出调研结果，建立配置决策依据。因此，公平性分析是做配置决策的第一步。

【例 9-2】　调查 2015 年天津市几种放射设备配置的 Gini 系数。

解：步骤如下：

1. **数据收集**　数据收集是调查的基础，其质量直接影响结果以及决策。因此，数据收集最好是官方公布的数据，其次是研究者自己收集的数据，再次是比较正式的公开出版物，避免用网络等未经证实的数据。本数据来源天津市卫生计生综合监督所，如表 9-17。

表 9-17　天津市放射设备配置表

地区	人口（万）	CT	DSA	LA	PET/SPECT
河东区	74.65	4	4	0	1
河西区	81.88	15	3	6	3
河北区	62.65	7	3	1	1
和平区	41.08	11	6	1	2
南开区	86.14	12	3	0	0
红桥区	51.82	11	0	2	1
北辰区	38.69	4	0	0	0
西青区	38.16	2	0	0	0
津南区	42.91	9	11	1	1
东丽区	36.06	4	1	0	0
武清区	88.7	11	2	0	1
宁河区	39.51	3	0	0	0
静海区	58.91	3	2	0	1
宝坻区	69.43	3	1	0	1
蓟州区	85.46	3	2	0	0
滨海新区	120.61	19	7	1	2
总和	1016.66	124	45	12	14

2. **按评价设备数量在 Excel 中递增排列**　统计的是天津市所辖 16 个区 CT、DSA、LA、PET/SPECT 四种大型医用设备，每一种按数量递增排列。

3. **计算人口百分比和设备百分比**　根据 Lorenz 曲线绘制原则，横坐标为人口百分比，纵坐标为设备百分比,用 16 个区的人口和设备数据计算百分比。

4. 绘制 Lorenz 曲线　四种设备的 Lorenz 曲线如图 9-18 所示。

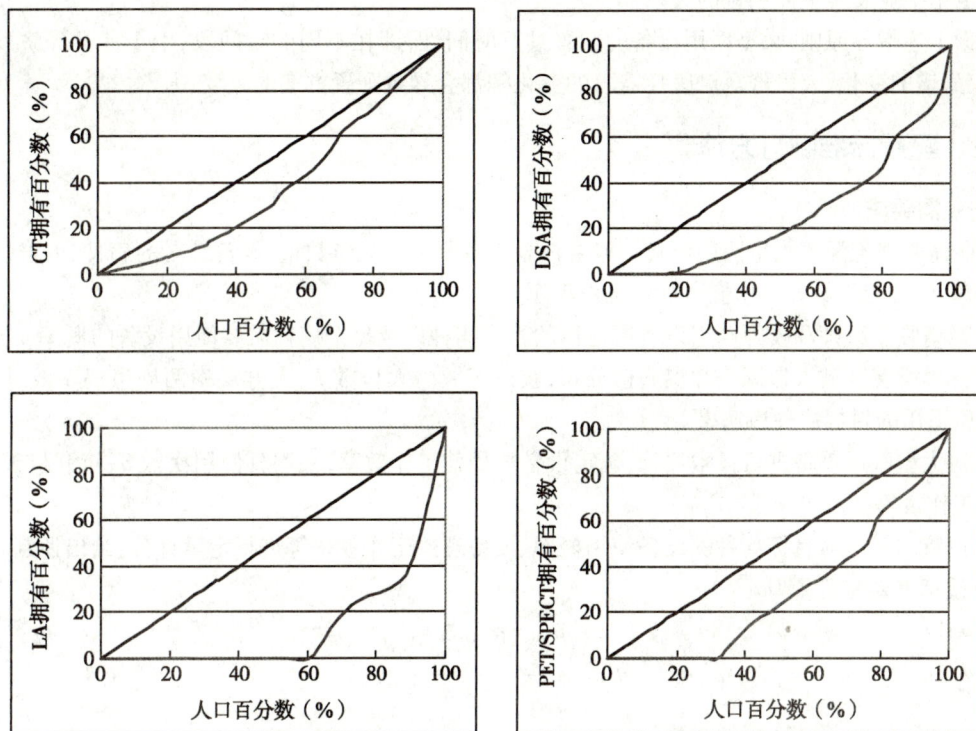

图 9-18　四种放射设备的 Lorenz 曲线

5. 计算 Gini 系数　根据式(9-26),计算均等线下与坐标边界面积 A+B,与均等线下与 Lorenz 线上面积 A 之比,得到天津市四种放射设备配置的 Gini 系数分别是:$G_{CT}=0.23$,$G_{DSA}=0.48$,$G_{LA}=0.73$,$G_{PET/SPECT}=0.41$。

6. 评估　根据联合国公平性分类,天津市 2015 年放射设备配置中,CT 配置比较公平,DSA 和 PET/SPECT 配置差距较大,LA 配置差距悬殊。

二、大型医用设备配置原则

资源配置是政府行为。大型医用设备作为公共卫生资源由卫生行政部门负责制订配置原则,我国规定甲类大型医用设备由国家卫生与计划生育委员会负责制定配置原则和审批,乙类大型医用设备由各省(市、区)卫生行政部门负责制定配置原则和审批。原国家卫生部、国家发展和改革委员会、财政部在 2005 年共同制定了《大型医用设备配置与使用管理办法》,一直沿用至今。大型医用设备配置的原则主要四条。

(一)区域卫生规划原则

将大型医用设备作为卫生资源的一部分纳入区域卫生规划,与当地医疗机构设置规划和专业技术人才队伍建设相匹配。

(二)分类规划原则

对不同经济社会发展水平的区域分类指导,制定与当地社会经济发展水平相适应,与人民群众健康需求相协调的不同性质医疗机构配置要求。

(三)阶梯配置原则

优先配置常规医疗器械,注重大型医用设备的成本效果,防止盲目、超前、重复配置。根据医疗器械功能、医疗机构技术水平、医学学科发展、人民群众健康需求合理配置医疗器械。

（四）统筹兼顾原则

统筹兼顾公平性和成本效率，存量设备利用和新增设备，高精尖技术与就医需要，医疗机构局部利益和卫生事业发展整体利益的关系。

根据上述指导原则，大型医用设备的配置具有时间性，即在不同的时间段，由于社会经济发展的变化、疾病谱的变化、人民群众对医疗需求的变化等都会导致配置方案的改变。

三、配置标准制订方法

（一）需要法

按照需要理论配置大型医用设备一般要清楚设备服务的人口数量、设备针对的病种、人群疾病两周患病率、设备的年最大工作能力等。工作程序是：

1. 邀请临床医师和技师确定设备所适用的目标病种以及每个病种需要使用设备的概率 p_i。

2. 开展所属区域人口调查和疾病谱分布，获得区域内人口数 P，人群疾病两周患病率 α，其中 α_i 为设备所适用的目标病种患病率。

3. 对大型医用设备进行技术评价，确定设备的最佳工作效率，平均日使用次数 d、年开机天数 D、年最大工作量等。

4. 用特尔菲法对目标病种的设备使用概率、设备理想工作效率等进行定量计分，给出评判。

5. 计算需要配置量 D_s：

$$D_s = \frac{P \times 26 \times \sum_i \alpha_i p_i}{D \times d} \tag{9-27}$$

其中：26 是以一年 52 周的半数。

【例9-3】 MRI 配置。假设某地区有人口 800 万，该地两周患病率 13.5%，包括的病种有颅内和体内损伤 0.1%，椎间盘疾病和其他运动系统疾病 0.2%，脑血管病 0.15%，神经系统疾病 0.3%。经专家咨询法得知各病种需要使用 MRI 检查的比例分别为颅内和体内损伤 2%，椎间盘疾病和其他运动系统疾病 1%，脑血管病 3%，神经系统疾病 2%。MRI 日最大检查能力 14 人次/d，每周工作 5 天，全年开机 260 天。测算该地区 MRI 的需要配置量。

解：根据式（9-27）测算出该地区 MRI 的需要配置量 D_s 为：

$D_s = 8\,000\,000 \times 26 \times (0.1\% \times 2\% + 0.2\% \times 1\% + 0.15\% \times 3\% + 0.3\% \times 2\%)/260 \times 14 = 8.29$（台）

结果配置 8 台 MRI 可基本满足本区域医疗服务的需要。需要理论的关键是专家咨询结果的客观准确性，实践中，邀请临床医师和技师对病种需要使用设备概率 p_i 的把握性会影响测算结果。

（二）需求法

对大型医用设备的需求包括疾病诊疗的必要性需求（necessary demand），过度医疗的诱导性需求（induced demand）和道德损害（moral hazard）。在医疗中，往往可以利用多种设备来诊断或治疗，因此，设备可替代性对需求也会产生一定的影响。必要性需求和替代性需求是真实需求，其真实需求量 N 为：

$$N = P \times 26 \times \alpha \times (\eta + \delta) \tag{9-28}$$

其中：P 为区域内人口数，α 为人群疾病两周患病率，η 为必要性需求率，δ 为替代性需求率。这样，需求配置量 D_n 为：

$$D_n = \frac{N}{(D_0 - D_C) \times d} \tag{9-29}$$

其中：D_0 为年开机天数，D_C 为年停机天数，d 为日单机制想效率。

（三）效率法

根据供需平衡原则，从供方出发判断目前设备所处的使用状态，从而进行大型医用设备资源的配置。如果设备工作量不饱满，则不配置；如果设备处于超负荷运转，则可以新增配置。用年能力利用

率 β 评价效率：

$$\beta = \frac{\sum_i N_i}{\sum_i (D_{0i} - D_{Ci}) \times d_i} \tag{9-30}$$

其中：N_i 为第 i 台设备年使用人次，d_i 为第 i 台日单机制想效率，D_{0i} 为年开机天数，D_{Ci} 为年停机天数。

（包家立）

思考题

1. 如何理解卫生技术的双刃性？
2. 卫生技术评估的内容是什么？
3. 试述医疗器械卫生技术的评估点。
4. 需求变化的主要因素是什么？在做医疗器械采购计划时，要考虑哪些需求因素？
5. 供给变化的主要因素是什么？短期供给与长期供给的区别有哪些？对医疗仪器和设备类，以及耗材类医疗器械采购有哪些影响？
6. 在医疗器械预算有限的情况下，如何做好采购前经济性评估？
7. 如何分析医疗器械运行成本？对采购前经济性评估有哪些作用？举例说明。
8. 阐述市场的结构和特点，及其医疗器械的定价特点。
9. 试总结临床需求评估的常规方法和优劣势。
10. 简述需求评估流程的过程，并思考每步骤需解决的问题。
11. 医疗器械采购前评估包括哪几个环节？
12. 在医疗器械全生命周期中，采购过程中追踪评价是一直忽略的环节，试提出如何保证采购过程中的追踪评价的实施方案。
13. 甲类和乙类大型医用设备是如何区分的？
14. 公平性是如何分类？
15. 大型医用设备配置的原则是什么？
16. 大型医用设备配置的方法有哪些？各有什么优缺点？

医疗器械种类繁多、功能各异,其应用遍布于临床诊疗过程的每一个环节,从最简单的体格检查再到各种复杂手术的开展都离不开医疗器械的协助。如何更好地实现医疗器械的工程技术维护、管理、支持是临床工程学的重要研究内容之一。因此,了解医疗器械在临床中的具体应用有助于更好的学习临床工程学,为更好地开展工作打下坚实基础。本章首先介绍目前医疗器械的进展以及未来的发展趋势,然后从实验诊断仪器、内镜诊疗技术、腔镜诊疗技术、人工器官、可植入器械与人工替代物、生命体征监测与生命支持、物理能量治疗、放射治疗技术以及医用康复设备等方面详细介绍医疗器械在临床中的应用。

第一节　概　　述

医疗器械是指直接或间接作用于人体的一些器械、设备、器具、体外诊断试剂盒等,按功能大致可分为诊断性和治疗性两大类。先进的医疗器械是国民健康保障体系建设的重要基础,是推进医学诊疗技术进步的重要驱动力。历史上临床诊疗技术的每一次革命性进步,绝大多数都离不开先进医疗器械的创新和发展。

在肿瘤精准诊断领域,影像学设备和技术的跨越式发展起到了巨大的推动作用。肿瘤临床和影像数据库被不断挖掘和开发,影像基因组学、影像大数据人工智能得到了蓬勃发展,为肿瘤的精确诊断提供了有力的支持。以 CT 为例,自 1973 年应用于临床至今,在疾病筛查与诊断、手术方案制订、术后评估等方面发挥了重要的作用。在近十几年中,从单层 CT 发展到多层螺旋 CT、双源双能 CT、PET-CT 等,这些新技术极大地提高了病灶精细化结构的可视性,可以实现对病灶的三维/四维重建,提供精确的组织成分密度识别和代谢信息,从而实现肿瘤病灶的精准诊断和评估。新型对比剂的应用,包括肿瘤靶向标记、成像探针、放射性示踪剂等,不仅利于肿瘤的早期发现,还可辅助探索肿瘤病理过程。多模态成像融合系统是影像学进一步促进诊疗水平提高的又一大有力例证。它采用肿瘤病灶在不同成像系统中的图像对比分析方法,融合了解剖学、形态学和功能信息,通过互补和交叉验证来实现肿瘤的精确定位和定性诊断、肿瘤分期、治疗方案设计、术中实时监测等。

在疾病微创治疗领域,涌现出腹腔镜、内镜、达·芬奇手术机器人等一大批革命性医疗器械和设备,给现代医学的发展带来了巨大的变革。如今传统的外科手术模式亦正向更准确、精细、微创化和多信息导向的智能化转变。例如,腔镜技术的发展使得微创时代迅速到来,已从 20 多年前仅能行腹腔镜胆囊切除术,发展到目前应用腔镜技术开展包括心胸外科、普通外科、肝胆外科、泌尿外科、肿瘤外科甚至移植供体(肝、肾)切取等外科的各个领域。诸如超声刀、Ligasure 等新设备的应用,使得包括止血、病灶切除等外科技术、理念发生了巨大的变化,其他诸如切割缝合器、吻合器等器械的发展使得腔内复杂手术操作越来越便捷。机器人手术系统是集多项现代高科技手段于一体的综合体,在世界微创外科领域是当之无愧的革命性进步。达·芬奇机器人手术系统主要由控制台和操作臂组成。

手术时外科医生可坐在远离手术台的控制台前,头靠在视野框上,双眼接受来自不同摄像机的完整图像,共同合成术野的三维立体图。医生双手控制操作杆,手部动作传达到机械臂的尖端,完成手术操作,从而增加操作的精确性和平稳性,这是一种先进的主-仆式远距离操作模式。

在医疗康复领域,新型器械的作用同样不容忽视。据统计,截至 2017 年底,我国有将近 3 亿人口有不同程度的康复需求,康复医疗器械产业规模也呈现快速增长趋势,2015 年我国康复医疗器械的产业规模约为 453 亿元,占康复辅助器具市场的 13.7%。以"仿生耳"为例,由人工耳蜗、振动声桥、骨锚式助听器、听觉脑干植入电极等复杂部件构成,可用于纠正传导性耳聋、重度或中度感音神经性耳聋及混合型耳聋等多种不同类型的耳聋症状。又如,传统的假肢仅有美容意义而无肢体功能。新型智能化假肢可利用肢体残端残留的微弱生物电流控制假肢活动,完成多种工作,如提起地面上的重物、拿起桌子上的玻璃杯,甚至拿起及使用刀叉等。这也是近年来全球医疗器械行业里程碑式的重大成就之一,已被 FDA 批准上市。

本章将从影像技术、内镜诊疗技术、腔镜诊疗技术、人工器官、可植入器械与人工替代物、生命体征监测与生命支持、物理能量治疗、放射治疗技术、医用康复设备等方面详细阐述医疗器械在临床诊疗活动中的具体应用和发展趋势。

目前,我国医疗器械产品需求和发展呈现出如下趋势:

首先,信息技术的深度渗透提升原有医疗设备效能。信息技术的核心是数字化,它改变了临床医学理念、方法、技术和手段,催生了一大批具有重要影响力的医疗器械产品。其中,医学影像学数字化技术,电生理参数检测与监护预警技术,临床检验定量化和数字化技术等最具有代表性。在医学影像学数字化技术中比较成熟的技术设备有:正电子发射计算机断层显像(positron emission computed tomography,PET-CT)、数字减影血管造影(digital substraction angiography,DSA)以及医学图像归档和通讯系统(picture archiving and communication system,PACS)等,都是临床数字化医学影像系统的核心设备。电生理技术是指以多种形式的能量刺激生物体,测量、记录和分析生物体产生的电现象和生物体电特性的技术。目前这一技术在临床上比较成熟的应用包括:脑电图、脑阻抗血流图、动态心电图、生理监护仪、睡眠监护仪等。在这一类设备中大多数都装载了智能分析模块,对常见的病理生理过程都能做出比较准确的分析和判断,在临床诊疗中发挥着重要作用。

其次,前沿科技成就与临床医学深度融合促进重大新型医疗器械问世。其中具有代表性的医疗设备包括质子刀、纳秒刀等。质子刀之原理为利用带正电荷的质子在电场中持续加速,达到一定速度和能量之后,射入标的物之内,利用布拉格尖峰(Bragg peak)现象,对特定标的物内在某一深度位置释放大量能量,以达到对物体特定深度区域进行破坏之目的。在医学肿瘤放射治疗上所使用的质子刀,大都采用由碳原子之原子核所制成的重粒子质子加速器,将质子刀以三度空间对位瞄准患者之肿瘤位置,透过携带能量之质子在特定深度会释放大部分能量的布拉格尖峰现象,将大量能量释放于肿瘤中(癌症病灶区),以达到破坏肿瘤中之癌细胞而不破坏肿瘤外其他正常细胞,乃至最后消除肿瘤之目的。纳秒刀(nanoknife)消融肿瘤的基本原理是细胞膜不可逆电穿孔(irreversible electroporation,IRE),通过采用高电压陡脉冲使肿瘤细胞膜发生不可恢复的纳米级穿孔,引起细胞内环境破坏,导致细胞凋亡与坏死,进而达到治疗肿瘤的目的,纳米刀肿瘤治疗设备由美国 AngioDynamics 公司拥有这些新型医疗设备均已经在临床中得到应用并显示出良好的前景。

最后,微创/无创诊疗设备、人工器官组织、功能化生物材料迅速发展。运用纳米材料、功能材料、生物制造、微加工、3D 打印等高新技术,发展可应用于微创或无创诊疗技术和器件,组织工程化人体器官和组织,表面改性和组织诱导性生物医用材料,是医疗器械产业的重要发展方向。这些设备和材料可以用于组织和器官修复重建,可以深入细胞组织进行功能及分子成像用于分子和基因诊断,大部分项目边研发边临床推进试用,并不断反馈、优化,形成了临床专家高度参与医疗器械创新的良好局面。

总体而言,医疗器械行业是新技术高度集中的产业,是临床需求导向的系统工程。医疗器械的临床应用和发展,极大地推动了临床诊疗技术的进步和革新。医疗器械合理使用和新产品研发对于推动我国医疗卫生事业、促进国民经济发展,对健康中国建设都具有深远意义。

(吕毅)

第二节　影像技术

一、X射线检查

(一)概述

医用X射线设备是指产生并控制X射线用于对人体组织放射检查及放射治疗的设备,该类设备包括X射线发生装置、检查床及设备支撑装置、滤线器等必要部分,还包括影像增强器、冷却系统、体腔治疗管和治疗方案程序等。X线成像基础,一方面是基于X线的基本特性,即其穿透作用、荧光作用和感光作用;另一方面是基于人体组织间天然存在的密度和厚度差异,当X线透过人体各种不同组织结构时,射线被不同程度的吸收,最终剩下不同剂量的X线到达荧屏或胶片,进而形成具有不同对比度的黑白影像。

(二)检查方法

1. 透视检查　又称荧光透视,X线透过人体被检查部位并在荧光屏上形成的影像叫透视。有操作方便、费用低的优点,并可观察器官的形态改变,如肺炎、肿瘤、肺空洞等,亦可观察器官的动态变化,如心脏及大血管搏动、膈肌运动、胃肠蠕动等;还可以多角度观察病变,有利于确定病变位置。透视有影像对比度及清晰度相对较差、对细微结构或细微变化显示差、不能留下客观记录存档,且患者辐射量较大等缺点。

2. 普通摄影　计算机X射线摄像主要是由影像板代替传统胶片,使常规的X射线摄像数字化,该技术能够提高影像的清晰度、分辨率还有显示范围,突破了普通X射线的局限性。另外,还可以后期对影像进行技术处理,不仅可以获取更多的病例信息,还可以降低X射线剂量,减少对患者的辐射。

(三)临床应用

1. X线检查

(1) 胸部X线检查:其包括肺部透视、心脏透视、心脏远距摄影、心血管造影。检查的目的是观察受检者肺叶有无透亮或阴影、有无钙化点、肋膈角形态、心脏大小、主动脉弓、支气管纹理有无增粗、紊乱等等,进而判断受检者是否患有心脏病、肺气肿、肺炎、胸膜疾病、纵隔疾病等。

(2) 腹部X线检查:包括X线腹部平片、静脉尿路造影、逆行肾盂造影、肾血管造影等。通过这些检查,以观察受检者有无肾结石、胆囊结石等。其中腹部平片除了可以确定受检者是否有胃肠道堵塞及梗阻部位外,还能诊断消化道穿孔等疾病。

(3) 脊椎X线检查:通过脊椎X线检查,能检查受检者有无椎间盘突出、骨质增生、脊椎炎等疾病。此外,关节摄片可以了解受检者有无骨折、脱位、风湿性关节炎、痛风、骨质疏松等疾病。

2. X线造影检查　有些组织和器官在X线下的显像缺乏对比度,不利于观察,因此可将密度高于或低于该组织或器官的物质引入器官内或其周围间隙,使之产生对比而呈现清晰的影像。

(1) 消化道造影检查:上消化道造影即钡餐,是指患者吞入造影剂硫酸钡之后,在X线照射下显示消化道正常解剖结构及病变的一种检查方法,包括食管造影、食管胃造影、小肠造影。

(2) T管造影:T管造影主要用于胆道术后对胆管情况的观察。检查前患者需行碘过敏试验。含碘造影剂、消毒用具、备用引流袋等均由临床医生负责准备,患者只需配合临床医师即可。

(3) 静脉肾盂造影:静脉肾盂造影是将含碘造影剂注入静脉内,经过代谢之后,观察造影剂在肾脏、输尿管、膀胱中的聚集程度,从而诊断泌尿系统疾病的一种造影方法。

3. 射频消融定位　射频消融术可用于人体器官良恶性实体肿瘤、椎间盘突出、妇科疾病及心律失常等的治疗;射频消融术X线定位主要应用于心律失常的治疗;通过X射线的引导及放在特定位置的电生理导管的关系来推测心脏的解剖及病变位置;新的电极导管标测技术不再使用 X 射线,而是利用计算机技术显示心腔及与标测位点、消融位点的位置关系。心腔内超声也可确定解剖标志,同时监测消融效应。然而,X 线因其简单易行的优势,在电生理研究和射频消融术中仍有重要地位。

4. 体外冲击波碎石定位　体外冲击波碎石机通常都由能够粉碎结石的冲击波源和对结石的精确定位系统两部分组成,体外冲击波碎石(ESWL)定位就是利用有关设备确定结石在人体内的位置,要求结石能准确地移动到并固定在冲击波焦区范围内,达到有效碎石的目的;准确定位系统是体外碎石术的关键之一。目前采用 X 线或者 B 超系统进行定位居多。X 线定位系统定位分单束和双束 X 线定位两种形式;其优势在于显示范围广、图像较清晰、直观观察结石的情况及碎石后的粉碎情况等,不足在于 X 线对人体有一定损害、无法显示阴性结石等。

二、计算机断层扫描成像（CT）检查

（一）概述

CT 检查是利用 X 线,对人体检查部位进行多个方向的层面扫描,探测器接受检查信息后,经转换器转变为数字信号,在计算机中对图像后处理。与 X 线图像相比较,CT 图像具有较高的密度分辨率,提高了早期疾病的检出率和诊断的准确率。

CT 可分为螺旋 CT 和锥形 CT。螺旋 CT 的扫描轨迹是连续的可产生连续的扫描数据,在后期图像处理中可获得各种高分辨率的图像,这种连续的扫描提高了病灶的检出率,但由于是连续的曝光,辐射剂量相对锥形 CT 而言较高。相比较锥形 CT,主要是利用圆锥形的 X 线发生器,在扫描时 X 线发生器环绕人体做环形投照,将获得的数据信息处理,现阶段,锥形 CT 多应用于图像引导放射治疗上,可实时调整计划图像以及治疗图像的位置,从而提高放疗的精准度。

（二）检查方法

平扫、对比增强扫描和造影扫描是 CT 检查方法中最为常用的。

1. 平扫又称普通扫描,是指不使用造影剂的平扫。CT 检查一般先做平扫。

2. 增强扫描是在平扫对发现可疑病灶进一步的重点检查,通常在人体血管内快速注入水溶性碘对比剂(如碘海醇),对比剂进入人体后,根据不同组织器官以及病变的结构差异在正常结构与病变内碘的浓度形成密度差异,使病灶显影更加清楚,进一步提高了病变的检出率。

3. 造影扫描是利用阳性或者阴性对比剂,将被检测的器官组织与周围形成鲜明的密度差后再行扫描的方法。与 X 线造影相比,CT 造影解决了在平片上解剖结构重叠的问题,能更加清晰的观察病变。CT 扫描可分为 CTA、血管造影 CT 以及非血管造影 CT。

（三）临床应用

1. **中枢神经系统疾病的诊断**　CT 对颅内肿瘤、颅脑损伤,脑梗死、颅内出血、颅内感染性疾病、脑变性疾病以及脊髓椎管内等疾病的诊断具有较高的价值,应用广泛。对于动脉瘤以及血管畸形的表现,常结合 CTA 检查进行诊断,CTA 可清晰的显示出重组的血管影像,并且可显示实时三维图像,更加立体直观的观察血管的细微结构,广泛应用于临床中。

2. **头颈部疾病的诊断**　CT 常应用于头颈部疾病的诊断,可清晰的显示出头颈部的各种细微结构,例如对眼及眼眶内占位性病变、鼻和鼻窦的炎症、肿瘤以及骨折的改变、鼻咽癌的早期诊断以及颈部甲状腺病变等。虽然明显的病变可在 X 线平片中诊断,但 CT 检查可更加细致的观察病变的密度、大小、形态以及周围组织的变化等。听骨与内耳骨迷路结构复杂,CT 检查可看清细微的结构。

3. **胸部疾病的诊断**　胸部 CT 检查常用横断面的断层扫描。对肺癌和纵隔肿瘤等的诊断,有很大的帮助,通常为进一步了解病变情况还可进行增强扫描,更为准确的诊断疾病。针对肺内较小的病变可采用 HRCT 进行检查,更加清晰的显示病变的变化。CT 检查可清晰的显示出肺间质内微小的变化以及对肺内占位性病变具有定性的作用。X 线对胸部的检查不能显示各部位的解剖结构,形成结构的重叠影,不利于疾病的诊断,CT 可清楚地显示肺内以及纵隔各种疾病,具有更大的优越性。对胸

膜增厚、胸腔积液等病变,也可清楚显示。

4. 心及大血管疾病的诊断 CT 具有高密度分辨率,可提高心脏以及大血管的病变的诊断,虽然 CT 不能动态的观察心脏疾病,但却是不可替代的重要诊断工具。CT 对于早期肺癌的诊断以及肺癌的定性、观察对周围组织的侵犯、纵隔淋巴结的转移等具有显著的优势。CTA 是用于心脏血管以及体内血管的造影检查技术,通过注入对比剂,可清晰的观显示出心脏以及血管的细微病变。同时 CTA 检查技术还可对先天性心脏病的诊断有重要的临床价值。多层螺旋 CT 对所得到的图像进行图像后处理,对血管内的斑块具有定性的作用,更加直观的显示出疾病的严重程度。CT 灌注成像对急性心肌缺血有重要的诊断意义。

5. 腹部及盆部疾病的诊断 腹部器官多为软组织密度,通常采用平扫加增强的方法来进一步提高病灶的检出率。主要用于肝、胆、胰、脾,腹膜腔及腹膜后间隙以及肾上腺及泌尿生殖系统疾病的诊断,尤其是肿瘤性、炎症性和外伤性病变等的诊断。对明确占位的大小,形态,密度,边缘以及与周围邻近组织的关系具有重要作用。例如,肝脏具有肝动脉和门静脉两套供血系统,正常肝脏主要是门静脉供血,对于肝内小的恶性肿瘤是以肝动脉供血,因此只有在增强扫描的动脉期才能清楚显示,这有助于肝内恶性肿瘤疾病的诊断。

6. 骨骼肌肉系统疾病的诊断 CT 在骨骼肌肉系统中的应用填补了 X 线平片影像重叠及软组织结构分辨不清的缺点,提高了病变的检出率及诊断的准确性。目前常用螺旋 CT 检查,由于其扫描速度快,图像质量好以及后处理功能强大等特点,在骨骼肌肉系统的应用越来越广泛。

三、磁共振成像检查

(一)概述

磁共振成像是利用磁共振原理,依据原子核在磁场内发生能级跃迁而产生的信号,并经过数据采集和重建形成图像。1973 年 Lauterbur 发表了 MRI 成像技术,将磁共振技术用于临床。MRI 的优点主要包括无创、无电离辐射、组织对比度高、空间分辨率高等,多参数成像能够为临床诊断提供更加丰富且全面的信息;而它的缺点是成像速度慢,对一些体内含有金属部件者此项检查是禁忌的。

(二)检查方法

1. MRI 普通扫描 MRI 检查能够进行多层面、任意角度的成像,同时获得多参数、多序列的图像,选择合适的成像参数和序列能够提高成像效果,从而获取更加全面的图像信息。MRI 的序列主要分为自由感应衰减序列(FID)、自旋回波序列(SE)、反转恢复序列(IR)、梯度回波序列(GRE)等。SE 序列中目前最常用的是 T_1WI 序列,具有良好的组织对比度且伪影较少,常应用于颅脑、骨关节软组织、脊柱的成像;快速自旋回波序列(FSE)可进行 T_1WI、T_2WI、和 PDWI,FSE 序列成像速度快,而半傅里叶-单次激发-快速自选回拨序列(SS-FSE)成像速速更快,可以进行屏气扫描,主要用于腹部屏气的 T_2WI、MRCP、心脏快速成像等;IR 序列中常用的是脂肪抑制序列(STIR)和液体衰减反转恢复序列(FLAIR),可以发现或排除含脂肪成分或液体成分的病变。GRE 序列中最常用的是腹部快速 T_1WI,主要用于腹部的动态增强扫描、心血管成像、内耳水成像和无创性冠脉成像等。

2. MRI 增强扫描 为了提高 MRI 成像的敏感性和组织对比度,需要引入对比剂来进行 MRI 增强扫描,MRI 对比剂通过改变局部组织或病变的磁场环境间接增强,继而增大组织与病变间的信号对比反差,更容易发现和定位病变。MRI 的对比剂包括细胞外对比剂、肝特异性对比剂、网状内皮系统对比剂、分子影像对比剂、脂质体对比剂等。其中临床上常用的是细胞外对比剂钆喷酸葡(Gd-DTPA)和肝特异性对比剂钆塞酸二钠(Gd-EOB-DTPA,商品名为普美显),前者是临床上应用最为广泛的 T_1 对比增强造影剂,而普美显作为一种新兴起的特异性造影剂,不仅具备非特异性细胞外对比剂的对比增强能力进行非特异性的动态增强成像,还能够对肝脏进行特异性增强显像,这是由于功能正常的肝细胞能够摄取普美显而增强显像,而不具功能性的肝细胞不摄取普美显而呈低信号影,这样就很容易而且清楚的显示肝脏病变,对于肝脏恶性肿瘤的诊断准确率要高于普通动态 MRI 增强扫描,能够发现早期的小肝癌病灶和具有恶化倾向的肝硬化结节。

（三）临床应用

1. 肿瘤的早期诊断　手术治疗仍然作为多数实体肿瘤的首选方法,而肿瘤的早期发现对手术成功率及术后生存率有着巨大的影响。MRI 可采用不同的脉冲程序或改变成像方法能够得到反映不同侧重点的加权图像,这特别有利于清楚地显示肿瘤组织及其解剖关系,MRI 在肿瘤诊断方面的优势包括能够发现较小病灶和早期病变,了解肿瘤与血管关系及其侵犯范围有利于分期,对肿瘤早期生化代谢改变测定利于早期诊断,可直接显示一些脑神经并发现在这些神经上的早期病变;对肿瘤早期发现及分期有明显优势,人体器官实体肿瘤早期诊断,如乳腺癌病灶小于 2cm 并无淋巴结转移,肝癌单个病灶小于 2cm 或两个病灶位于同一肝叶且总和小于 5cm,宫颈癌病灶局限于宫颈等等,MRI 检查对肿瘤的早期发现明显优于其他检查。

2. 中枢神经系统疾病的诊断　MRI 在中枢神经系统病变的定位和定性诊断方面优势较大。比如对颅脑肿瘤、颅内感染、脑血管病变、脑白质病变、颅脑发育畸形、脊髓肿瘤、感染等病变的诊断中具有很大的优势,但是对颅骨的骨折和颅内急性出血的敏感性欠佳。磁共振血管成像（MRA）能够无创的显示颅内血管情况;弥散加权像（DWI）能够发现早期的脑卒中病灶;灌注加权像（PWI）能够提供 MRI 平扫和 MRA 所不能提供的血流动力学方面的信息;磁共振频谱（MRS）能够观察到细胞代谢的变化;磁敏感加权像（SWI）能够区分静脉血、出血、铁离子沉积的差异,有利于出血性疾病的判断。

3. 头颈部疾病的诊断　MRI 对后颅窝及头颈交界区的病变显像要强于 CT,这主要是由于 MRI 的没有骨伪影。MRI 对于鼻咽、口咽、喉咽及咽旁间隙的显影清晰,对于颈部腺体如甲状腺、腮腺等以及颈部淋巴结及血管显影也具有优势,这是由于 MRI 具备较高的软组织分辨率及血管流空效应,能够明确病变的位置、累及范围和与邻近组织的关系,从而为疾病定性、分期及预后评估提供重要的参考信息。

4. 胸部疾病的诊断　MRI 由于含有脂肪抑制序列和血管流空效应,因而在显示纵隔内病变及血管方面独具优势。MRI 能够清楚的显示纵隔及肺门淋巴结肿大情况以及肺门占位性病变,但对肺内钙化及小病灶的敏感性欠佳。在心脏成像方面运用心电门控触发技术,在对心肌、心包病变、缺血性心脏病、先天性心脏病、心瓣膜病以及主动脉疾病的诊断方面也日趋成熟。MRI 对心脏大血管的成像是无创的,无需造影剂显像,使得 MRI 检查在对心血管疾病的诊断方面具有良好的应用前景。

5. 腹部及盆部疾病的诊断　MRI 在发现肝脏病灶和定性诊断方面要比其他影像学检查更具优势,比如对肝癌的癌前病变、少血供肝细胞癌、肝硬化结节等局灶性和弥漫性病变的诊断。有些病变甚至不需对比剂就可以利用简单的 T_1 和 T_2 成像来鉴别肝脏的囊性病变、血管瘤、恶性肿瘤及转移癌。MRCP 主要应用于胰腺、胆道病变的诊断。关于胰腺病变的诊断,采用脂肪抑制序列和 GRE 序列有助于诊断急、慢性胰腺炎、胰腺癌、胰岛细胞瘤、胃泌素瘤、浆液性囊腺瘤和黏液性囊腺瘤等。MRI 成像对于肾与其周围脂肪显影良好,可以清楚的辨别肾实质与肾盂内尿液。MRI 在肾脏疾的诊断中具有重要价值。MR 泌尿系成像（MRU）可直接显示尿路,对输尿管狭窄、梗阻具有重要诊断价值。MRI 还能够清楚的显示盆腔的解剖结构,尤其对子宫、宫颈及双侧附件区病变显示清楚,能够很好地显示病变与邻近组织的关系及周围淋巴结情况,从而进行定性和恶性肿瘤的分期,还可以进行恶性肿瘤的放化疗后疗效评估。MRI 能够清楚的显示盆腔血管及淋巴结,是盆腔炎性病变、肿瘤、子宫内膜异位症和恶性肿瘤盆腔转移等病变的最佳影像学检查手段。MRI 在男性泌尿系统的诊断中也具有良好的优势,是诊断前列腺癌、尤其是早期癌的有效方法。

6. 骨骼肌肉系统疾病的诊断　MRI 在对于骨髓炎、四肢软组织内肿瘤及血管畸形方面也具有一定的优势,能够很好的而且清楚地显示出软骨、关节囊、关节液及关节韧带,在急诊外伤方面,对于关节软骨损伤、韧带损伤、关节积液等病变的诊断具有较其他影像学检查更具优势的方面,能够在早期发现关节软骨的变性与坏死。

四、数字减影血管造影（DSA）

（一）概述

DSA 的基本原理是将注入造影剂前后拍摄的两帧 X 线图像经数字化输入图像计算机,通过减影、增强和再成像过程来获得清晰的纯血管影像,而且能实时地显现血管影。DSA 具有对比度分辨率高、检查所需时间短、造影剂用量少、患者辐射剂量明显降低以及节省胶片等优点,在血管相关的临床检查及诊断中,具有十分重要的意义。

（二）临床应用

1. **脑血管病的检查**　特别是对于动脉瘤、动静脉畸形等疾病的定性定位诊断,更是临床诊断的金标准。不仅能显示病变发生的准确位置,还可以观察病变累及范围,评估病变严重程度,为手术提供较可靠的客观依据。对于脑出血、蛛网膜下腔出血的病因查找,如动脉瘤、血管畸形、海绵状血管瘤等,DSA 也可以提供帮助。另外,对于缺血性脑病,DSA 可显示动脉的管腔狭窄、闭塞、侧支循环建立情况,具有较高的临床诊断价值。

2. **胸部血管系统的检查**　DSA 对心脏及大血管的显示效果好,能清晰显示主动脉弓、升主动脉及降主动脉;对主动脉夹层动脉瘤具有良好的诊断价值,对大动脉炎可以清晰显示病变范围,对肺动脉主干及分支显示效果好;对主动脉狭窄、主动脉瘤的观察也独具优势。

3. **腹部血管系统的检查**　腹主动脉及其主要分支如双肾动脉、腹腔干,肠系膜上、下动脉等在 DSA 检查中均能得到很好的显示。在腹部动脉狭窄,尤其是因严重的动脉粥样硬化狭窄,难以进行动脉插管时,DSA 则独具优势。目前 临床中应用最为广泛的是肝、肾动脉造影。

4. **四肢血管系统的检查**　DSA 能够真实反映四肢动脉及干支的狭窄和闭塞情况,但对于较为细小的肱动脉的分支和侧支循环却难以显示。DSA 也可用于显示动脉瘤、动静脉畸形。

五、SPECT 检查

（一）概述

单光子发射计算机断层成像(single-photon emission computed tomography,SPECT)是基于 γ 射线的影像检查技术。SPECT 的基本放射性同位素到达目标位置后,经过衰变目标位置发出 γ 光子,并由外层的探测器探测并将信号放大,将采集的信号汇总成像。SPECT 不仅能够对病变进行定位,还能够反映出其血供及动态功能情况,并且对某些病变具有特异性,但是它的成像分辨率较差。

（二）临床应用

1. **骨骼显像**　SPECT 骨骼显像能够提高骨转移瘤诊断的灵敏度,能够避免骨骼重叠及脏器遮挡带来的扫描误差,所以临床上现将 SPECT 全身骨显像作为骨转移瘤早期诊断的首选检查。

2. **心脏灌注断层显像**　SPECT 在心功能评价以及心肌血流灌注等方面可以进行半定量分析,能够对冠心病、乳腺癌及食管癌放疗患者的心功能损伤及治疗情况进行评估;对特发性扩张型心肌病、肥厚性心肌病可以全面评估心肌损伤程度;对冠脉搭桥患者术后存活心肌的灌注情况进行评价,判断患者远期预后情况。

3. **甲状腺显像**　SPECT 能够直接诊断异位甲状腺肿;对甲状腺良、恶性肿瘤的鉴别诊断也有重要的意义;同时对于甲状旁腺功能亢进的诊断较 CT 检查也有更高的诊断价值。

4. **局部脑血流断层显像**　SPECT 可以通过脑血流灌注及代谢显像对缺血性脑血管病进行诊断,为临床提供客观的治疗依据;脑血流量灌注同时也作为癫痫病灶诊断的常规方式,通过诱发试验可以明显提高癫痫的检出率,为手术治疗提供病灶的准确定位。

5. **肾动态显像及肾图检查**　SPECT 的肾动态显像中比常规的肾功能实验室检查灵敏度更高,对肾功能早期损害的评估有着重要意义;对于泌尿系结石的患者可以通过 SPECT 一项检查获得丰富的临床信息,协助临床治疗;肾移植术后可以通过 SPECT 检测肾功能,了解移植肾存活情况。

6. 其他显像的主要临床应用　SPECT 通过对唾液腺显像可以对干燥综合征进行有效诊断；也可以评估肝脏储备功能并判断肝脏功能不全；在诊断多发性骨髓瘤方面也有较高的临床价值；同时 SPECT 还可以用于胃、肠、胰腺等部位肿瘤的显像研究，在未来有着非常大的发展前景。

六、PET 检查

（一）概述

正电子发射计算机断层显像是目前医学诊断领域比较尖端的设备之一，将 PET 与 CT 或 MR 技术相结合即 PET-CT 和 PET-MRI 检查，优势互补，成为当下非常高端的检查手段。PET 检查是将人体能够代谢的常用物质（葡萄糖、蛋白质等）进行放射核素标记，疾病部位对这些物质有不同程度的异常聚集，通过检测这些物质发出的信号来达到诊断的目的。目前临床最常用的 PET 显像剂为 ^{18}F-脱氧葡萄糖（^{18}F-FDG），是一种葡萄糖的类似物，多数肿瘤部位代谢极为旺盛，对葡萄糖的摄取非常高，所以 ^{18}F-FDG 可以在高代谢部位聚集，指导临床对病灶的早期发现。PET 的特点是在细胞水平对人体的代谢进行评估，具有灵敏度高、定位准确等特点，早期发现肿瘤性相关疾病并及时采取对症治疗手段，可以在很大程度上提高肿瘤患者的生存率，避免不必要的损伤。

（二）临床应用

1. 肿瘤鉴别与转移瘤筛查　PET 检查目前最为常用的领域就是肿瘤的诊断与筛查。静脉注射 ^{18}F-FDG 在肿瘤部位的异常蓄积是最为灵敏的诊断指标，对肺癌、乳腺癌、结肠癌以及淋巴瘤等肿瘤的诊断准确率极高，PET 扫描为全身检查，在诊断肿瘤原发部位的同时，可以对其有无转移病灶进行判断，及时发现转移病灶对于选择手术或化疗等治疗手段有着非常重要的意义。肿瘤的早期发现、早期治疗，对于患者的预后及生存时间有着至关重要的意义。

2. 脑功能评价　PET 可用于癫痫灶定位、阿尔茨海默病的早期诊断、帕金森病病情评价以及脑梗死后组织受损情况判断。同时在精神病、戒毒治疗等方面已经显示出独特的优势。PET-MRI 可对癌症儿童化疗后脑损伤程度进行评估，有助于及时发现损伤并加以干预，保证癌症儿童器官功能。

3. 心肌功能的评价　PET 可用于冠心病患者的诊治，可评估心肌缺血的部位和严重程度，确定是否需要溶栓、放支架或冠脉搭桥手术。同时能判断心肌血流量，测定心功能的储备能力，评估不同治疗手段对冠心病的疗效。

4. 代谢性功能评估　PET-MRI 近几年来用于全身代谢性疾病的评估，对糖尿病患者的胰岛素敏感性进行评估；对原发性甲状旁腺功能亢进的患者进行判断，有无腺体增生及提供详细的解剖位置，能够为手术切除提供帮助。

七、超声检查

（一）概述

超声检查是利用穿透能力较强的声波对人体脏器进行观察，超声探头发出一定强度的声束，再采集反射回来的声波并将其图像化处理后，显示所检查的部位有无生理或病理上的异常。超声检查自上个世纪兴起至今已广泛应用于临床一线，其优势在于无痛、无创、简单直观，对软组织及脏器显示效果良好的同时，不存在辐射污染，操作简单灵活且价格低廉，是非常普及的影像学检查手段。

（二）检查方法

1. 平扫　平扫作为超声检查最常用的方式，是利用人体脏器自身的密度作为区别，实质性脏器，如甲状腺、肝、脾、肾、前列腺等密度较高，对声波的反射能力比较强；含气部分，如肠管或腹腔各个脏器之间的间隙对声波的反射能力较弱，当发生疾病时，脏器的密度和形态发生改变，超声检查是采集反射回来的声波，并将其进行后处理，通过图像来直观地反映疾病的存在。

2. 增强检查　超声增强检查是将含有微气泡的声学造影剂通过静脉注射循环至全身，然后进行超声检查，利用气体与病灶之间声波的反射差异来进行疾病诊断，一段时间后气泡破坏，气体随呼吸排出体外。

（三）临床应用

1. **头颈部检查**　B型超声对骨组织穿透能力有限,所以在头部检查中有很大的局限性。但对于囟门未闭的婴儿颅脑疾病,超声检查具有非常高的诊断价值。声束通过囟门能够准确定位脑组织,观察颅内出血或婴儿缺血缺氧性脑病的早期情况。超声检查在眼部病变的诊断中也有很大的应用,特别是眼部异物,超声能够准确定位并且不受异物材质的干扰,除此之外还可以鉴别视网膜脱离的程度。颈部检查中最为重要的是甲状腺的检查,一般将超声检查作为甲状腺疾病诊断的首选方法,与CT及MRI相比,超声的地位无可取代。

2. **心脏及大血管检查**　通过多D型或M型超声检查,可实时动态地观察心脏和大血管的解剖结构,提供丰富的血流动力学信息,或者通过定量或半定量分析,对心脏瓣膜疾病、先天性心脏病、心肌梗死或血栓形成具有较高的诊断价值。

3. **胸、腹部脏器检查**　B型超声检查广泛应用于胸、腹部脏器,如乳腺癌的筛查、脂肪肝、肝囊肿、肝内良、恶性肿瘤、胆系结石、胰腺肿瘤及肾结石等疾病,超声检查作为无创手段,可以及时、有效地发现病灶,并且价格低廉,能够为临床进一步诊断及治疗提供非常大的帮助。

4. **妇产科检查**　B型超声检查在妇科疾病中有举足轻重的意义。对于孕产妇,X线或CT检查存在辐射剂量的问题,临床上常规避免使用,而超声不仅无辐射风险,还能够动态观察子宫形态、宫腔内妊娠囊的位置、观察并检测胎心,为医生提供丰富信息来判断胎儿存活情况;四维超声近几年来广泛应用于临床,可以全面的检查胎儿发育情况、判断有无畸形。阴道超声可以检测出子宫肌瘤、畸形及妇科肿瘤等相关疾病,应用非常广泛。

5. **B超引导下定位、活检及治疗**　超声在浅表组织分辨率较高,并且能够动态观察,所以在临床上常用于臂丛神经阻滞麻醉的显像和定位,能够提高麻醉精度,大大降低麻醉穿刺带来不必要的损伤。泌尿系结石可以通过超声进行准确定位,通过体外冲击波进行碎石,避免侵入性操作带来的损伤。在操作过程中,超声可以及时调整,确定碎石的位置,提高冲击波碎石的精度,尽可能将大块结石粉碎。B超引导下的穿刺活检是临床上病理学检查的常规操作,在超声引导下将穿刺针注入病灶部位,取出一定组织后进行病理学检查。也可通过超声穿刺对胸腔积液、肺脓肿等疾病进行治疗。

八、荧光显像技术

（一）概述

荧光是荧光分子在吸收能量后进入激发态,当外界停止供能时,分子在激发态不稳定将迅速进入基态,其剩余的能量以光的形式释放。这种过程可以通过雅布隆斯基分子能级图来解释这种现象:通常,常态下的分子是处于基态的最低振动能级,在外界附加能量的激发后,在原子核周围的电子将从基态跃迁到能量较高的激发态,电子的激发态是处于高能量状态,电子在这种状态下是极不稳定的,当外界停止对分子的供能时,原子核周围的电子将会通过两种方式释放能量并将回到基态包括以光子形式释放能量的辐射跃迁和以热能形式释放能量的非辐射跃迁。通常电子在外界能量的作用下进入激发态,在能量停止后将从激发态跃迁到基态并以光的形式释放能量,具有这种性质的物质常用作荧光显像。因此,荧光的这些特性可用于临床疾病的诊疗。

（二）临床应用

1. **δ-氨基-γ-酮戊酸（5-aminolevulinic acid，5-ALA）**　是体内合成血红素的重要物质,在体内恶性肿瘤的作用下,可将其转化为一种原卟啉并且大量聚集,该物质是一种光敏活性的荧光物质,在特定波长下,可使其产生红色荧光。虽然在正常生理作用下细胞内也可存在较低浓度的5-ALA,但不会产生堆积的现象。在临床上,将5-ALA的荧光特性应用于胶质瘤的切除手术中,在手术前给予患者口服5-ALA,在手术中给予一定波长的激发光照射肿瘤部分,将清楚地显示出发光肿瘤的形态、边界,以及其对周围组织的侵犯,对医生在手术切除肿瘤过程有辅助引导作用,提高了手术对肿瘤彻底切除的重要临床意义。5-ALA 显像技术在临床应用中越来越广泛。

2. 吲哚菁绿（indocyanine green，ICG） 是近红外荧光的染色剂,静脉注射进入体内后能迅速与血浆蛋白结合。在体内半衰期一般为 3~4min,主要通过肝脏代谢。通常 ICG 常应用在视网膜血管的造影中、在脑血管手术中评估脑血流量以及心输出量的检测。在特定波长的近红外光的照射下发出的荧光具有很好的穿透性,在深部组织中的 ICG 荧光也可被清楚地探测到,因此,该荧光剂已广泛应用于临床疾病的治疗中。有文献报道,ICG 注射有一定的时间依赖性,为得到最佳的图像,应提前给患者注射 ICG。现阶段,荧光腹腔镜应用广泛,可依据肿瘤组织发出的荧光来确定肿瘤组织和正常组织的边界,以及检测周围其他器官有无侵犯的情况,同时也可以观察到肉眼难以发现的微小肿瘤。此外,可观察到难以发现的转移肿瘤细胞,更好地引导医生对肿瘤的完全切除。

3. 绿色荧光蛋白 绿色荧光蛋白是一种从水母中分离提纯出来的蛋白,由 238 个氨基酸构成,分子量为 27kDa,结构稳定,耐受高温的特点,可产生一定波长的绿色荧光。GFP 是目前临床在诊断肿瘤方面应用最广的荧光蛋白,在肿瘤诊断中,绿色蛋白可作为肿瘤的探针来定位肿瘤在人体的部位,还可用来观察肿瘤对周围组织的浸润程度以及肿瘤对其他器官的转移等。绿色蛋白的低毒性,可广泛地应用于人体组织中,用来研究肿瘤的生长和转移情况。目前 GFP 已广泛应用于前列腺癌、胰腺癌、脑胶质瘤等多种肿瘤的荧光成像中,随着科研的不断发展,绿色荧光蛋白将会应用到更多的领域。

（刘建华　谢晓燕）

第三节　内镜诊疗技术

人体有很多生理性腔道,如消化道、呼吸道、尿道、宫腔、阴道,还有鼻腔、耳道等,大部分腔道深且狭长,如不借助特殊的辅助器械,很难观察到病变。内镜就是人类诊视自身生理性腔道疾病的重要工具。

古希腊名医希波克拉底曾经描述了一种诊视直肠的器械,当时还有用于检视耳道、鼻腔、阴道、子宫颈的诊视器。内镜的真正发展起于近代,经历了硬管式内镜、半可屈式内镜、纤维内镜、电子内镜等阶段。

硬管内镜(图 10-1)的发展经历了开放式硬管内镜和含有光学系统的硬管内镜两个阶段。为了观察膀胱与直肠内部,1806 年德国人 Bozzini,制造了一个花瓶状光源、蜡烛和一系列镜片组成的器械,法国外科医生 Desormeaux 第一次将其用于人体。1867 年,牙医 Bruck 采用电热发光为光源来观察患者的口腔。1870 年,受街头艺人吞剑表演的启发,Kussmaul 首次将一根直的金属管放入人的胃内来观察胃腔,这是食管胃镜的雏形。1879 年,德国泌尿外科医生 Nitze 制成了第一个前端含一个棱镜的用于泌尿系统诊察的光学系统内镜,即膀胱镜的前身。这种光学内镜因能获得较清晰的图像,常被用来拍摄照片。后来,在膀胱镜中又增加了操作管道,通过管道可以插入输尿管探条进行操作。1880 年,科学家爱迪生发明了白炽灯,三年后英国格拉斯哥的 Newman 用小型白炽灯替换了原来膀胱镜中照明所用的电热丝。1881 年 Mikulicz 和 Leiter 制成了第一个用于临床的硬管光学胃镜。1895 年 Rosenhein 研制出带刻度的同心圆多腔硬式胃窥镜。1898 年 Killian 制成并成功使用了第一个支气管镜。1911 年 Elsner 对 Rosenhein 式胃窥镜作了改进,在前端加上橡皮头做引导,该型胃镜在 1932 年以前一直处于主导地位。

随着光学照明系统的引入,硬管式内镜虽然得以不断地完善与发展,但由于体内腔道多存在解剖上的生理弯曲,硬管式内镜难以进行充分检查,这时半可屈式内镜应需而生。半可屈式内镜主要用于胃镜,其特点是前端可弯曲,在胃内的观察范围

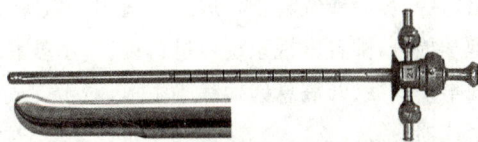

图 10-1　硬管内镜

扩大,使术者能清晰地观察胃粘膜。该型胃镜前端有一光滑金属球,插入较方便,近端为硬管部,连接目镜调焦。

1954年,英国Hopkings及Kapany研究了精密排列的纤维束图像传递的原理,为纤维光学的临床应用奠定了基础。在此基础上,1957年,Hirschowitz制成了世界上第一个用于检查胃、十二指肠的光导纤维内镜原型(图10-2),并在美国胃镜学会上成功做了展示。该技术的出现也促进了纤维食管镜的发展,以及纤维内镜照相术、上部胃肠道出血的纤维内镜检查技术的临床应用。

1983年Welch-Allyn公司和日本先后开发了电子内镜,即第三代内镜。电子内镜主要由内镜(endoscopy)、电视信息系统中心(video information system center)和电视监视器(television monitor)三个主要部分组成,另外还配备一些辅助装置,如录像机、照相机、吸引器以及用来输入各种信息的键盘和诊断治疗所用的各种处置器具等。电子内镜和纤维内镜成像原理不同,主要通过镜身前端装备的电耦合装置(charge coupled device,CCD),即微型图像传感器,对观察目标进行摄像,再将经过处理的图像信号通过缆线传输到外部电子原件,

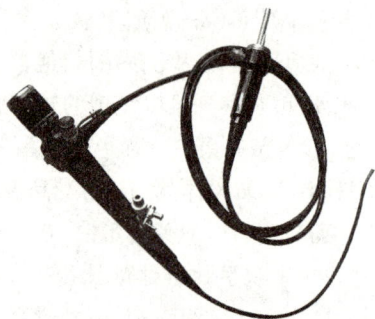

图 10-2　纤维内镜

最终显示在电视监视器的屏幕上,成像比普通光导纤维内镜更清晰,色泽更逼真,分辨率更高,而且可供多人同时观察。

1980年美国首次报道了超声与普通内镜相结合的检查方法,并在动物实验中取得成功。超声内镜(endoscopic ulrtasonography,EUS)是将内镜和超声两种技术相结合的消化道检查技术。内镜可以直接观察消化道黏膜病变,内镜前端的微型高频超声探头可以对可疑的病变进行实时超声扫描,获得胃肠道层次结构的组织学特征及周围邻近脏器的超声图像,必要时在超声的引导下可以通过内镜系统完成组织活检或局部治疗。经过20多年的临床实践,超声内镜器械不断发展和完善,技术越来越成熟,其应用范围也不断扩大。因超声内镜可探测消化道黏膜下的病变的侵袭深度和范围,在对消化道肿瘤进行术前分期、鉴别溃疡的良恶性等方面优于其他影像学检查。

内镜按功能可以分为呼吸系统内镜,如喉镜和支气管镜;消化系统内镜,如胃镜、胆道镜、十二指肠镜、小肠镜、结肠镜和直肠镜;泌尿系统内镜,如膀胱镜、输尿管镜和肾镜;妇科内镜,如阴道镜、宫腔镜、人工流产镜等;关节内镜,如关节腔镜。

一、呼吸系统内镜

呼吸系统由呼吸道和肺组成。呼吸道由鼻、咽、喉、气管、支气管和肺内的各级支气管分支所组成。最常用于呼吸系统疾病诊治的内镜是喉镜和支气管镜。

(一)喉镜

因喉部位置深在,生理结构复杂,不能直接窥及,借助喉镜的帮助,可以完成喉部病变的诊查。喉镜一般包括间接喉镜、直接喉镜、纤维喉镜、电子喉镜等几种类型。纤维喉镜和电子喉镜出现以来,虽然直接喉镜的应用范围越来越小,但借助直接喉镜可以完成喉部组织活检、喉部病变的切除、气管内麻醉插管等操作,目前仍被广泛应用于临床。

(二)支气管镜

支气管镜是最常用的呼吸系统内镜,包括纤维支气管镜和电子支气管镜,施行咽喉局部麻醉后,经由口腔、鼻腔或气管切口放入。适用于做肺叶、段及亚段支气管病变的观察,活检采样,行细菌学、细胞学检查,配合电视系统可进行摄影、示教和动态记录。通常支气管镜附有活检取样装置,能帮助发现早期病变,开展息肉摘除等手术,对于支气管、肺疾病的研究和术后检查等都是一种非常重要的精密仪器。

支气管镜的临床应用范围:

1. 疾病诊断　不明原因的咳血、肺癌患者诊断与分期、良性支气管病变诊断、弥漫性肺部疾病诊断。

2. 疾病治疗　取出气管内异物、抽取气管内分泌物或血块、切除支气管内肿瘤或肉芽组织、放置支气管内支架等。

二、消化系统内镜

消化系统由消化道和消化腺两大部分组成。消化道包括口腔、咽、食管、胃、小肠(十二指肠、空肠、回肠)和大肠(盲肠、阑尾、结肠、直肠、肛管)等部分。消化系统的内镜主要用于消化道疾病的诊查。

消化系统内镜发展很快,分类很细。按功能可以分为诊断型内镜和治疗型内镜。诊断型内镜设计时考虑其诊断的便利,通常镜身较细,器械操作的管道直径也较小,病人痛苦小。治疗型内镜因治疗疾病的部位和用途不同,都具有较特殊的结构,如十二指肠镜,主要应用于胰胆管疾病的治疗,双钳子管道的内镜更适合做黏膜切除。按检查解剖部位可分为上消化道内镜和下消化道内镜。上消化道内镜,包括食管镜、胃镜、十二指肠镜、胆道镜、胰管镜等。下消化道内镜包括:乙状结肠镜、结肠镜、小肠镜等。按内镜观察方向可分为直视镜、斜视镜和侧视镜。直视镜包括胃镜、肠镜、小肠镜。斜视镜对食管疾病的治疗比较适用,目前较少见。侧视镜主要是十二指肠镜,其观察的方向和内镜插入的方向呈 90°,专注于逆行胰胆管造影、乳头切开及取石术的应用。各种消化系统内镜的临床应用有:

(一) 胃镜

胃镜是消化道检查最常用的内镜。包括电子胃镜、纤维胃镜、胶囊胃镜和超声电子胃镜等几类。电子胃镜可进行黏膜三维显像、测定黏膜血流、局部温度,并可完成镜下各种治疗,如电凝电切、微波治疗、激光治疗、药物注射、异物取出、经皮内镜下胃造瘘术、食管幽门狭窄扩张等治疗。

(二) 气囊小肠镜

目前有双气囊小肠镜、单气囊小肠镜两种,能对全小肠直视观察,同时还可以进行活检、黏膜染色、标记病变部位、黏膜下注射、息肉切除等处理,这是目前小肠疾病诊疗最有前途的技术,对不明原因消化道出血的病因确诊率可达 80%。

(三) 结肠镜

包括乙状结肠镜和结肠镜两类,又可分为硬管式结肠镜、纤维结肠镜和电子结肠镜。由于硬管式结肠镜检查过程患者痛苦大,目前已被废弃。纤维结肠镜通过肛门置入,逆行向上可检查直肠、乙状结肠、降结肠、横结肠、升结肠、盲肠以及和大肠相连的一段小肠。通过结肠镜不仅可以发现肠道病变,还可以对病变取组织活检,或对部分病变进行治疗,如结肠息肉摘除、镜下止血等。

(四) 胶囊内镜

无论是硬管式内镜还是纤维内镜,都需要将内镜镜体插入消化道进行检查,检查过程中患者都会有痛苦的经历。年老体弱和病情危重的患者耐受性更差。20 世纪 90 年代以色列 Given 公司研发出一种可用水吞服的新型无痛、无创的内镜——胶囊内镜。胶囊内镜的体积小(直径 10mm×长 30mm 的圆柱体),采用图像无线传输技术,将腔道内的图像储存在胶囊携带的记录器中,然后导入计算机进行图像处理和分析,又称医用无线内镜,具有使用方便、无需导线、避免交叉感染等优点,耐受性好,可作为消化道疾病尤其是小肠疾病诊断的首选方法。

传统的胶囊内镜采用被动的运动方式,胶囊随消化道的自然蠕动而前进,尤其在检查胃的时候观察范围十分有限,易遗漏病变。为了能够主动控制胶囊内镜在人体中的运动,科研人员在第一代胶囊内镜的基础上,研究了内部驱动仿生运动胶囊机器人和磁控胶囊机器人。前者因动力能源问题尚未用于临床,后者在胶囊内植入永久性微型磁极,医生可以通过软件实时精确操控体外磁场来控制胶囊机器人,目前已在临床上广泛应用。磁控胶囊机器人系统通常包括定位胶囊内镜、巡航胶囊内镜控制系统、控制软件、便携记录器和胶囊定位器五个部分。目前与传统胃镜结合使用，可提高诊断的准确率。

根据胶囊内镜的功能不同，胶囊内镜可分为：①采样胶囊—消化道内进行采样；②遥控释放胶囊—消化道内定点给药；③聪明药丸—探测消化道内部的压力、pH 值等；④胶囊式机器人—体外遥控下完成药物释放、图像采集、组织活检和治疗等多种功能。

（五）胆道镜

目前临床上常用的是纤维胆道镜和电子胆道镜，可以观察到 2～3 级肝内胆管。胆道镜进入胆道系统的方式通常有三种：术前经皮经肝途径插入、术中经切开的胆管插入、术后经与胆管相连的体表窦道插入。主要用于胆道系统疾病的检查和治疗，如检查有无胆管残余结石、肿瘤形态、活检和取石。

（六）子母胆道镜

又称经口子母胆道镜。母镜为专用的侧视式十二指肠镜，子镜为专用的前视式细径内镜。母镜送达十二指肠后，两位医师协同操作，将细径的子镜插入胆管内来完成各种检查和治疗，如碎石、取石、活检等。

三、泌尿生殖系统内镜

泌尿系统诊疗常用的内镜主要有膀胱尿道镜、经尿道输尿管肾镜、经皮肾镜和腹腔镜。女性生殖系统常用的内镜有阴道镜和宫腔镜。

（一）膀胱尿道镜

包括硬性膀胱尿道镜、可弯曲式膀胱尿道镜、膀胱尿道电切以及经尿道碎石设备。硬性膀胱尿道镜的观察镜由镜鞘、闭孔器及观察镜组成（图 10-3）。操作组件由操作镜（插管镜）、活检钳、异物钳及镜桥等组成。膀胱尿道电切镜在上述基础上加入了高频电刀，经尿道碎石设备加入了碎石钳。

膀胱尿道镜的临床应用范围：

1. **疾病诊断**　膀胱、尿道及上尿路疾患的一般检查；明确血尿原因及出血部位；插管行逆行造影；膀胱尿道活检；了解其他系统疾病对泌尿系统的影响。

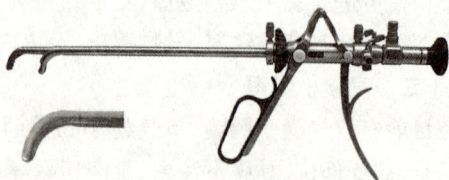

图 10-3　硬性膀胱尿道镜

2. **疾病治疗**　膀胱异物取出；拔除支架管或取石；输尿管口扩张；输尿管口切开或囊肿切开；膀胱尿道肿瘤切除；经尿道前列腺电切术；经尿道膀胱内碎石术；治疗尿道狭窄、尿道瓣膜。

（二）经尿道输尿管肾镜

分为硬性输尿管肾镜和可弯曲式输尿管肾镜。由膀胱尿道镜和输尿管扩张器、导丝、体内碎石装置附属器件配合使用。

经尿道输尿管肾镜的临床应用范围：

1. **疾病诊断**　常规检查不能确诊的上尿路疾病，如：造影时输尿管内有充盈缺损、需明确性质者；不明原因输尿管狭窄或梗阻、输尿管口喷血或尿检找到癌疑细胞，造影未显示病变者。

2. **疾病治疗**　用于上尿路结石取石，尤其是位于中、下段的输尿管结石（激光、弹道碎石）；肿瘤活检；电灼及切除；输尿管支架管的安置或取出。

（三）经皮肾镜

由硬性肾镜配合穿刺针及导丝扩张器、各种碎石器等配件使用。主要用于直径>2.5cm 的肾结石、铸型结石、肾盏结石、肾盂结石、胱氨酸或草酸钙输尿管上段结石、肾或输尿管上端异物的诊断和治疗，以及肾盂或肾盏内占位病变的诊断治疗，肾盂输尿管连接处狭窄的切开。

（四）阴道镜

阴道镜是妇科常用的内镜之一。适用于各种宫颈疾病及生殖器病变的诊断，尤其是对下生殖道癌前病变、早期癌及性病早期的诊断,是女性疾病早期诊断的重要方式。

阴道镜按功能可以分为诊断型阴道镜和诊断治疗型阴道镜。诊断型阴道镜又称标准型阴道镜,仅适用于做检查。诊断治疗型阴道镜则是将普通型阴道镜和特殊能源相结合,如激光联合型阴道镜,可以在做检查的同时配以同轴激光做局部的激光手术。阴道镜按成像系统可以分为光学阴道镜和电子阴道镜。电子阴道镜能将观察到的图像放大10~60倍,发现肉眼不能发现的微小病变,同时对可疑病变部位进行定点活检,结合病理学检查提高宫颈、生殖器等病变的诊断准确率。

(五)宫腔镜

使用时将循环的液态膨宫介质以正压注入宫腔使子宫腔膨胀,同时通过光导玻璃纤维束和柱状透镜将冷光源和宫腔镜导入宫腔内,直视下观察子宫颈管、子宫腔和输卵管开口,对其生理与病理情况进行检查或治疗。

宫腔镜按功能可分为诊断型及治疗型,按成像系统又可分为硬式镜及纤维宫腔镜和电子宫腔镜,目前后者临床应用最广泛。

宫腔镜的临床应用范围:包括直视子宫腔内病变定位组织活检;输卵管插管检查通畅度;疏通输卵管间质部阻塞;切除子宫内膜、黏膜下肌瘤、内膜息肉、子宫纵隔、宫腔粘连和取出异物等。

(赵永恒)

第四节　腔镜诊疗技术

一、腔镜系统

1901年,德国外科医师Georg-Kelling将空气注入腹腔并使用Nitze发明的膀胱镜直接进入腹腔进行观察,并将其称为体腔镜检查。1911年,约翰霍普金斯医院的Bernhein第一次将直肠镜通过腹壁切口插入上腹部,并借助喉镜检查了胃前壁、肝脏及膈肌。1920年,美国人Orndoff设计了锥形套管针以方便穿刺。1924年,美国人Stone使用橡胶垫圈帮助封闭穿刺套管针以免在操作中漏气。后来,二氧化碳气腹、135°视角窥镜、弹簧注气针等技术陆续出现。1952年,Fourestier发明了冷光源玻璃纤维照明装置。此后,腔镜设备和器械不断改进,大量新型的腔镜手术设备器械伴随着科学技术的发展涌现出来,极大地促进了腔镜外科的发展,腔镜手术开始在临床的多个学科中普及应用。腔镜技术方面Olympus、Wolf和Storz等是全球著名品牌,我国早在20世纪60年代开始生产腔镜和相关器材。

腔镜系统由镜体、电视摄像系统、冷光源系统、二氧化碳气腹系统、多功能高频电刀、冲洗吸引装置组成。腹腔镜和胸腔镜的镜体标准直径为10~11mm,能提供广阔的视野和良好的放大倍数,这两种各有不同的视角镜可以选择:0°镜、30°斜视镜、50°斜视镜(图10-4)。而关节镜的镜体直径为1.9~7mm,其中4mm关节镜最为常用,目前常用的关节镜倾斜角度有0°、25°、30°、70°。针式腔镜体直径为2mm或3mm,主要用于疾病的诊断或简单治疗。

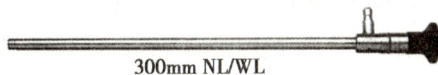

300mm NL/WL

图10-4　腹腔镜镜体

内镜电视摄像系统由摄像头、信号转换器以及监视器三部分组成。摄像头将摄取的图像以电信号方式输入信号转换器,再由信号转换器将电信号转换为彩色视频信号后传递至显示器,便于外科医师观察手术操作。冷光源系统包括冷光源机和冷光源线,主要为手术视野提供低温照明,同时可以避免对组织器官产生热损伤。二氧化碳气腹系统由气腹机、2.5mm硅胶管和弹簧气腹针构成。建立二氧化碳气腹的目的在于为手术提供广阔的操作空间和视野,也是避免损伤其他脏器的重要条件。多功能高频电刀功率一般为150~200W,具有电切、电凝和混合三种输出模式。与之配套的先进手术解剖切除设备备还包括超声刀、结扎束血管闭合系统等。冲洗吸引装置可完成冲洗手术部位,吸引手术烟雾、组织渗液、血液等操作,保持手术视野清楚。

腹腔镜基本器械包括穿刺套管、气腹针、分离钳、抓钳、手术剪、电钩、电铲、吸引和冲洗管、牵开器、金属夹和施夹器、三爪钳和内囊袋、缝合和结扎器械、结石取出撑开器。穿刺套管的针芯有两种，一种为圆锥型，一种为多刃型，其内镜从 3mm 到 33mm 不等（图 10-5）。

气腹针外鞘直径为 2mm，长度分为 100mm、120mm、140mm 三种。针芯尾部有保护装置，在穿刺过程中针芯缩回至针鞘内，当进入腹腔后，穿刺针头部位阻力消失，钝性针芯突入腹腔，推开针尖部组织以免损伤（图 10-6）。

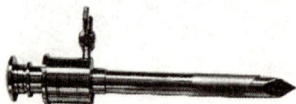

图 10-5　穿刺套管

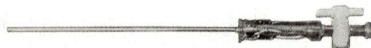

图 10-6　气腹针

分离钳一种为外径 5mm 的绝缘分离钳，主要用来分离和夹持小的出血点进行电凝止血；另一种为外径 5mm 或 10mm 小左弯绝缘分离钳，主要用来分离组织和血管，两者长度均为 330mm，其尖端并可以实现 360°旋转（图 10-7）。

抓钳主要用于夹持、固定胆囊，其长度为 320mm，外径 5mm 或 10mm。手术剪外径有 5mm 或 10mm；种类繁多，有钩形、直头、弯头绝缘剪，有左弯、右弯分离剪，

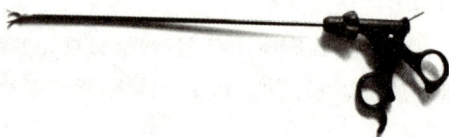

图 10-7　分离钳

还有微型剪。所有电钩、电铲外径均为 5mm，主要用于解剖、分离、电切和电凝止血。吸引和冲洗管为一体，其管道外径为 5mm，长度为 330mm，有两个阀门，分别控制吸引和冲洗。牵开器包括扇形牵开器、杠杆牵开器、带翼观察牵开器。金属夹通过施夹器实现对血管、胆囊管结扎。三爪钳和内囊袋主要用于胆囊及胆囊结石的取出。缝合和结扎器械主要用于腔镜下缝合、结扎等操作。结石取出撑开器：主要用于撑开腹壁便于结石取出。

腹腔镜系统相关特殊用途的配件。

1. **镜下超声探头**　腔镜超声分为线阵、凸阵和扇形等多种扫描方式，线阵探头相对容易的放置在脏器表面，保证一定的近远轴向分辨率，同时还具有图像畸变程度小、更直观和易于理解的特点。腔镜超声探头有硬质、软质和头端可弯曲之分，头端可弯曲的硬质线阵探头最佳，其容易进入腹腔，同时又能在任何位置与内脏器官保持良好的接触。

2. **腔镜止血设备**　包括超声刀和结扎速血管闭合系统。超声刀：是一种既可以凝固又可以切割的机械能手术刀，其主要利用将电能转换为机械能进而使细胞能蛋白变性，达到止血和切割效果。而结扎速闭合血管系统可以安全永久闭合直径 7mm 以下的血管，简化手术操作。

3. **特殊缝合、吻合器械**　包括 Endo-Stitch 缝合器，适用于大多数需要缝合的内镜操作，其穿透厚度达 4~8mm，缝针为双刃、尖锥形，易于穿透组织。除此之外，还包括腹腔镜连续式血管结扎夹、腹腔镜切除吻合器、腹腔镜疝气修补钉合器、腹腔镜圆形吻合器。

4. **其他器械**　氩气刀、激光刀、水刀、微波刀、套管固定器、套管转换器、肝叶夹持钳、活检器械、紧急缝合针、伤口夹、蛇形剥离器、钩形牵开器等。

二、腹腔镜

自 1985 年，Mouret 完成世界上首例电视腹腔镜胆囊切除术以来，腹腔镜技术以其创伤小、痛苦少、恢复快、疗效好等优势，引发了现代外科的一场变革。1991 年 2 月，荀祖武完成中国第一例腹腔镜胆囊切除术，也是第一例腹腔镜外科手术。目前，腹腔镜技术广泛应用于普通外科、泌尿外科以及妇科疾病的诊断和治疗。随着腹腔镜操作技术的不断提高以及操作设备和器械的不断完善和改进，腹腔镜的应用范围将进一步拓宽。临床应用有：

1. **腹腔探查**　在腹腔镜技术临床使用之前，有一种手术名称叫做"剖腹探查术"，顾名思义，就是

把腹腔剖开,查看究竟。现在,利用腹腔镜对于腹部闭合性损伤病人,可微创地确定腹腔出血来源、是否停止,是否合并空脏器损伤,在明确病变之后,还可以通过缝合或结扎进行止血,修补穿孔或切除脏器等治疗措施。对于用常规检查手段不能明确病因的腹水,也可利用腹腔镜明确病因或进行组织活检。

2. 胆囊切除　在胆道外科应用腹腔镜应用最早,普及最为广泛的是胆囊结石的治疗,其中腹腔胆囊切除术(laparoscopic cholecystectomy,LC)是应用最广泛的手术(图 10-8)。首先利用气腹针和二氧化碳气腹系统于肚脐处制造气腹,利用腹腔镜镜头通过肚脐处套管进入腹腔镜进行观察,后分别于剑突下以及右侧腋前线与肋缘交点下 2cm 处植入套管,通过这两个操作孔解剖胆囊三角区结构,夹闭并离断胆囊管、胆囊动脉,然后切除包括结石在内的整个胆囊。与传统的开腹胆囊切除相比较,腹腔镜胆囊切除术创伤小,术后恢复时间明显缩短。

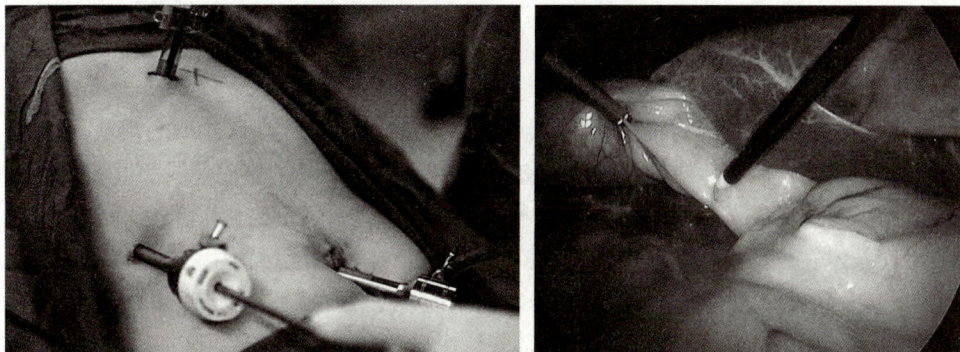

图 10-8　腹腔镜胆囊切除术

3. 肝胆胰疾病诊疗　对于胆囊结石合并胆总管结石,可以选择通过腹腔镜胆囊切除同时+术中胆道镜探查取石(laparoscopic common bile duct exploration,LCBDE)。也可以先通过 ERCP 处理胆总管结石,而后通过腹腔镜切除胆囊。

腹腔镜肝脏外科技术主要指腹腔镜肝切除术,现在已经可以实现完全腹腔镜下各叶各段肝切除术。腹腔镜下肝脏游离操作比较容易掌握,但是肝实质离断技术要求比较高,控制的术中出血是关键。因此,各种高精尖设备如 LPMOD、超声刀、超吸外科吸引器(CUSA)、内镜下直线切割闭合器(Endo-GIA)、结扎速血管闭合系统(ligasure)等器械设备腔镜化使用,大大简化了肝脏离断操作。

除上述手术操作之外,肝胆胰脾外科中目前已开展的腹腔镜手术操作还包括:脾脏切除、胰腺部分切除术、胰十二指肠切除术等。

4. 胃肠道疾病诊疗　目前在开腹能完成的胃肠道手术均可在腔镜下开展,对于某些需要在狭小的空间完成的手术,如直肠癌根治术,在开腹状态下进行盆腔组织游离以及管道的吻合较为困难,而腹腔镜能发挥其优势,使得上述操作简化。

5. 泌尿外科疾病的诊疗　腹腔镜在泌尿外科的应用手术路径包括经腹腔和经腹膜后两种,由于肾脏为腹膜外器官,腹腔镜下实施经腹膜后肾脏切除需事先创造操作空间和视野,用气囊扩张技术得以实现,同时经腹膜后手术也减少了对腹腔的干扰(图 10-9)。除此之外,多种泌尿外科手术均可在腹腔镜下完成,如:肾上腺切除、肾盂成形和前列腺切除等。

6. 妇科疾病的诊疗　腹腔镜应用于妇科肿瘤、子宫内膜异位症、慢性盆腔疼痛以及盆腔炎性疾病的诊断和治疗。腹腔镜手术具有入腹快、镜下视野清晰、手术创伤小、术后康复快等优点,使得其在妇科急腹症(如异位妊娠)的治疗中应用较为普遍。腹腔镜手术的体位和气腹可能加重休克患者的心肺负担,但异位妊娠患者一般较为年轻,无内科疾病,只要术前积极输血、补液,纠正贫血,稳定患者血压,保持麻醉稳定与安全,一般情况下均可在腹腔镜下顺利完成手术。

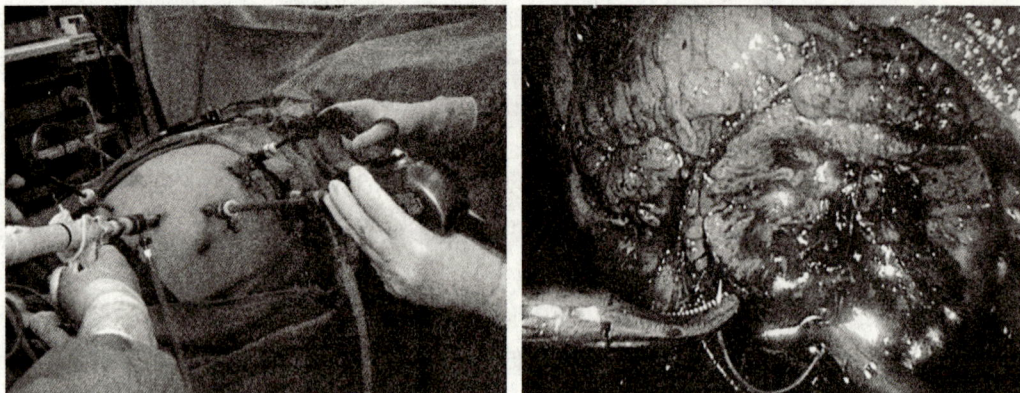

图 10-9 腹腔镜下经后腹膜肾部分切除术

三、胸腔镜

胸腔镜技术起源于 20 世纪初,为了解除因肺结核导致的胸膜粘连。1910 年,瑞典内科医生 Jaco-baeus 首次将硬式膀胱镜改良后应用于胸腔探查,这便是世界上最早的胸腔镜。20 世纪 50 年代,随着冷光源照明、小型摄像机以及切割缝合器等技术的不断出现,现代腔镜技术孕育和诞生。20 世纪 90 年代,随着腔镜技术在腹部外科逐渐推广,现代电视胸腔镜技术也应运而生。现在,胸腔镜技术在全世界范围得以普及和推广。多数开展胸腔镜技术较早的科室,医生的技术已经相当娴熟,可以完成复杂胸部疾病的腔镜治疗,胸腔镜技术也变为胸部外科疾病的一线治疗手段。

胸腔镜的基本设备、器械与腹腔镜基本相同,但是也有一些专用于胸腔镜手术的器械,如进行全胸腔镜肺叶切除所用的吸引器、侧角血管阻断钳、叶间裂分离钳、淋巴结清扫钳、长持针器(图 10-10)等。此外,腹腔镜不同的是胸腔镜手术无需设置向胸腔内注气的系统,这主要与胸腔的解剖密切相关,胸廓是由肋骨、胸骨、脊柱和肋间肌构成的骨性笼状支架,内容心、肺、气管、支气管、纵隔等重要内脏器官。由于存在骨性支架的支撑,在进行胸腔镜一侧肺叶或胸膜手术时,只需要采取选择性对侧肺叶通气而使手术一侧肺叶塌陷,就能为手术操作提供广阔的空间和视野。

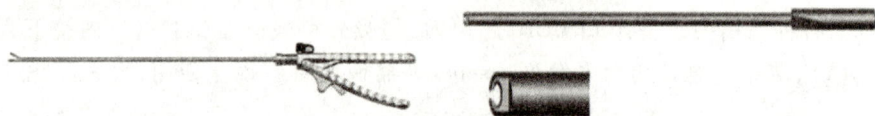

图 10-10 内镜下持针器和推节器

胸腔镜的临床应用有:

1. **胸腔探查** 对于闭合性胸部损伤和不明原因的胸腔积液需要进行手术探查时,胸腔镜可以使部分患者免受开胸手术的巨大创伤。在进行胸腔探查时,首先探查壁层胸膜以及胸膜腔,了解胸膜的色泽、厚度、有无新生物及积液等,不明原因的胸腔积液应重点探查肋膈角处有无肿瘤种植转移结节;再探查肺叶,注意有无损伤及其他新生物;然后探查肺门部淋巴结;最后探查纵隔内器官如胸腺、心脏、大血管、气管和食管。对于发现的胸腔内组织或脏器损伤,部分情况可在胸腔镜下完成止血、修补等治疗,而对于不明原因的胸腔积液,可在胸腔镜镜下进行病变部位活检。

2. **胸膜肿瘤切除** 胸膜肿瘤分为原发性和转移性两大类。原发性胸膜肿瘤以胸膜间皮瘤为主,其他如胸膜孤立性纤维瘤等较为少见;转移性恶性胸膜肿瘤主要来自于肺癌。如为良性肿瘤可先切开肿瘤周边胸膜,通过卵圆钳或者是腔镜抓钳将肿瘤边缘牵拉提起,在胸膜下剥离,将肿瘤完整切除。如为恶性或者是怀疑恶性肿瘤,应在距离肿瘤 2cm 处环绕肿瘤切开胸膜,用卵圆钳或腔镜抓持钳将肿瘤边缘胸膜提起,沿胸膜外钝性或锐性剥离,完整切除肿瘤。

笔记

3. 肺部分切除　胸腔镜下肺叶切除是治疗肺部疾病最常用的手术方法之一,胸腔镜手术作为一种成熟的微创手术技术,在肺癌的诊断和治疗方面已经得到公认,取得了与传统开胸手术相同的效果。胸腔镜肺叶切除通常采用三切口设计原则,不同位置肺叶切除的手术切口、操作顺序不尽相同。以左肺上叶切除为例,胸腔镜观察口放在左侧第七肋间腋中线,长约1~1.5cm;主操作孔放置在左侧第四肋间腋前线,长约4cm,无需放置开胸器,不牵开肋骨;辅助操作口放置在左侧第七肋间肩胛下角,长1.5cm。肺叶及其管道处理顺序依次为叶间裂、舌段动脉、肺静脉、支气管、肺动脉其他分支,配合内镜下直线缝合切开器可使得上述操作过程简化。

4. 纵隔肿瘤切除　纵隔肿瘤有良性和恶性之分,胸腔镜适用于边界清楚、包膜完整的纵隔良性肿瘤,尤其适用于后纵隔神经源性肿瘤和中纵隔囊肿。对于体积较小的恶性肿瘤,如无明显外侵,也可使用胸腔镜行肿瘤根治。

5. 食管癌根治　外科切除仍然是可切除食管癌的首选治疗方法,而在微创食管癌根治手术领域中,Lvor-Lewis食管切除术(两切口术式)是目前的主流技术,其步骤是首先在腹腔镜下制作管状胃,而后胸腔镜游离食管,于胸内进行胃食管吻合。Lvor-Lewis术式与传统的胸腹腔镜联合经颈胸腹食管癌根治术(三切口术式)相比,避免了颈部切口,因此降低了喉返神经损伤的可能性。

四、关节镜

关节镜的历史最早可追溯到19世纪初叶,关节镜并非新型的发明,它是从最早的阴道、直肠内镜的基础上发展而来的。1918年日本学者最早使用膀胱镜对尸体标本的膝关节进行检查。此后一直到20世纪50年代以前,医学内镜技术发展较为缓慢。随着冷光源以及光导纤维技术的发展,医学内镜技术也迎来了自己突飞猛进的发展时代。20世纪70年代后期,我国学者开始从国外引进关节镜技术并开始对膝关节病变进行关节镜检查。此后,关节镜技术在我国逐渐得到了骨科医师们的广泛认同与传播。进入21世纪之后,我国关节镜设备和技术进入了跳跃式发展阶段,并逐渐迈入国际一流行列。

关节镜的基本设备除了包括关节镜、内镜电视摄像系统以及冷光源系统之外,其专用设备为电动刨削动力系统,刨削器主要用于刨削和清理半月板及滑膜组织,清除剥脱的软骨碎片或软骨成形等(图10-11)。此外,还包括射频等离子刀,其通过特定频率的强射频磁场,将电解液激发为低温等离子状态,其中的自由带电粒子获得足够的能量,可以打断分子键,使得靶组织以分子为单位分解,最终在低温下形成切割和消融作用。

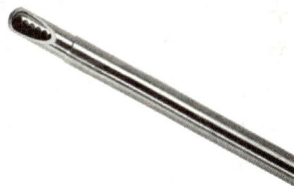

图10-11　刨削器刀头

关节镜的基本器械包含各类型的穿刺锥、套筒和探钩。套筒可作为进水和排水系统,也能起到关节镜观察视野的定位作用。探钩是关节镜系统最重要的诊断器械,其前端呈90°,可以拨开阻挡视野的软组织,暴露关节内结构,探查韧带或半月板张力,粗略估计损伤范围、长度以及病变组织质地或特征。

手动器械包含半月板剪刀、篮钳、游离体钳、抓钳、钩刀等。半月板剪刀多用于处理半月板破裂边缘或粘连处的剪除;篮钳和咬钳用于咬除半月板或取组织标本。抓钳和游离体钳用于移除游离软组织;活检钳用于移除组织用来活检;钩刀用于半月板的切除或腕管切开手术。

关节镜的临床应用有:

1. 膝关节镜　膝关节镜手术适用于检查、诊断、评价和治疗膝关节内的各种变性、创伤等疾患;膝关节镜手术大致可分为诊断性关节镜手术和治疗性关节镜手术两大类。诊断性关节镜手术可进行观察滑膜改变、关节内病变活检、开放手术前诊断证实、全膝关节置换或单间室关节炎、胫骨高位截骨及单踝关节置换术前评价等。治疗性关节镜技术可治疗的病变包括急性膝关节创伤、膝关节滑膜病变以及膝关节不稳和膝关节退变等(图10-12)。

2. 髋关节镜　髋关节因其位置比较深,周围解剖结构复杂,无论是建立手术检查入路还是技术

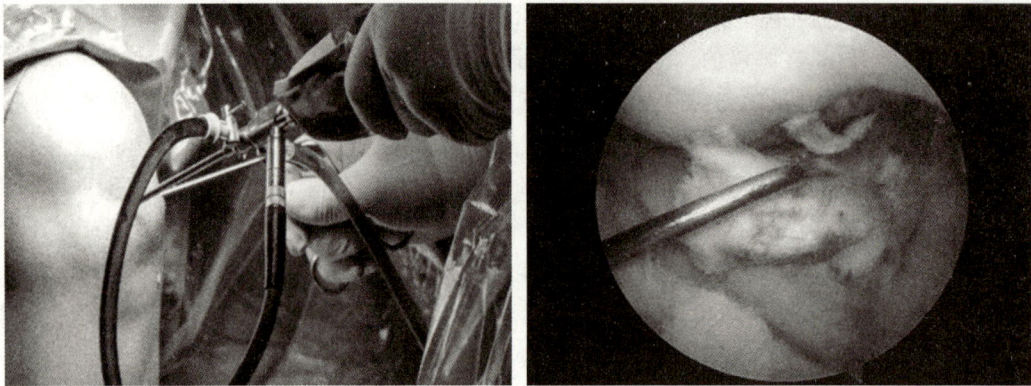

图 10-12 关节镜临床应用

操作,都较其他部位的关节镜困难。目前可在关节镜下治疗的髋关节疾病包括髋关节撞击症、圆韧带断裂或撞击、髋臼发育不良等。髋关节镜技术操作困难,术后并发症应引起重视。常见的髋关节镜相关的手术并发症包括医源性关节软骨损伤、异位骨化、牵引体位压迫阴囊皮肤坏死等。

3. **肩关节镜** 肩关节是人体活动范围最大的关节,肩关节疾病的微创治疗也是发展较为迅猛的领域。目前肩关节镜下除了能完成如肩关节盂唇撕裂、肩关节不稳和肩关节僵硬等基本疾病的治疗,而且能够完全实现肩关节镜下的 SLAP 损伤、Bankart 损伤、肩袖损伤和肩关节脱位不稳的治疗与修复。肩关节镜还广泛适用肩关节外疾患,包括肩锁关节损伤、三角肌挛缩和冈盂囊肿等。

4. **踝关节镜和肘关节镜** 踝关节镜和肘关节镜是近年新型的关节镜技术。踝关节镜在解决关节软骨损伤、踝关节游离体、滑膜炎方面取得了良好的效果。肘关节镜技术已经应用于治疗肘关节病、各种类型肘关节滑膜炎、顽固性网球肘等疾患,并取得了很好的疗效。

五、新型手术机器人与腔镜联合应用

腔镜诊疗技术以其微创、手术操作视野清晰等诸多优势得到了外科医师们的一致认同和赞扬,但是随着腔镜技术外科领域的推广和应用,其某些不足也凸显出来,外科医师们开始关注如何引用其他技术来进一步改善手术效果,机器人外科技术随之应运而生。1991 年,美国推出了全球首款骨科手术机器人并将其应用于骨科临床实验;此后,相继出现了"伊索"和"宙斯"医疗机器人系统,这两种手术机器人系统也相继获得 FDA 批准进入临床应用。"宙斯"手术机器人系统也完成了世界上首例跨国机器人腹腔镜胆囊切除手术。1995 年,达·芬奇机器人手术系统成为可以正式在医院手术室使用的机器人手术系统,该系统与其他系统的不同之处在于其采用了主从式操作模式,完善了人机交互接口,更符合医生的操作习惯。中国于 2006 年首次引进达·芬奇机器人手术系统。我国哈尔滨工业大学、天津大学和北京航空航天大学等研究机构已经开始研制国产手术机器人,其中天津大学与火箭军总医院联合研发的 S 手术机器人系统(microhand S system)已经投入临床使用。

达·芬奇机器人手术系统由术者控制台、床旁机械臂车、视频成像系统三大部分组成。术者控制台装有三维视觉系统、动作定标系统和振动消除系统。术者在控制台利用控制手柄控制机械臂和三维内镜(图 10-13)。术者手臂、手腕、手指的运动通过传感器在电脑中精确记录下来,

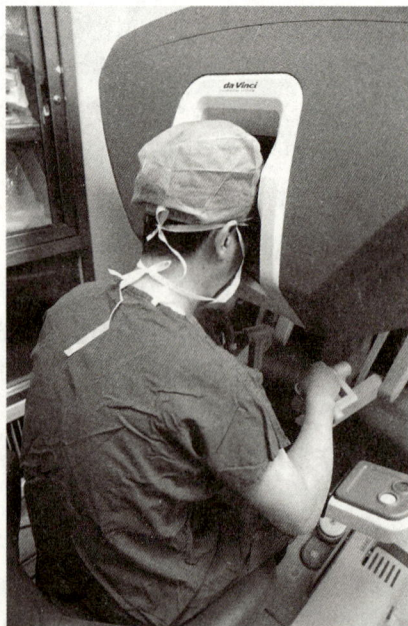

图 10-13 控制台

并同步翻译给机械手臂。振动消除系统以及动作定标系统保证了机械臂在狭小空间内的精确操作。术者可利用其脚踏实现聚焦、电凝、更换控制手柄等组合功能。控制台顶端为三维观测窗口，三维观测窗口可以完全按比例重现内镜所在人体组织内部结构，从而实现与开放手术相同的手术视野效果。

床旁机械臂车的主要功能是提供可控制的器械臂和内镜臂，由镜头臂和三个器械臂组成。术者在手术过程中可以任意同时控制两个机械臂和镜头臂，第三臂可在手术过程中提供更为灵活的暴露及固定组织作用。机械臂车上同时配备有高性能触摸屏供床旁医师助手使用。该系统所使用的器械为具有腕状结构的特制器械。器械有 7 个自由度，大于人手活动度，可以完成人手不能完成的高难度动作，大大增加了手术可覆盖的范围。

视频成像系统包括高分辨率镜头、镜头控制单元、光源聚焦控制器、对讲系统和电源。内镜采取的信号传递到视频控制系统，通过系统处理后输出到术者控制台和各外接显示器上。手术过程中，外科医生通过转换器将指令传递至机器人的两个机械手臂，操纵手术器械按遥控的指令实施切割、分离、止血、结扎、缝合等外科操作。由于其可控性强，操作精细，视野清晰、放大，术者的劳动强度相对降低、不易疲劳，可明显提高工作效率和准确度，这是传统腹腔镜无法比拟的。

手术机器人系统的临床应用有：

1. 腹部外科疾病的治疗　机器人腹部外科手术通常分为三类：①常规腹腔镜等效的机器人手术，例如机器人胆囊切除、抗反流胃底折叠等。②可显著提高腹腔镜手术效果的机器人手术，包括机器人肝叶切除、复杂胆道重建、胃旁路减重、胃癌根治、结直肠癌根治，胰腺部分切除和胰十二指肠切除等。③腹腔镜下难以完成唯有手术机器人能精准完成的一些手术，如内脏动脉瘤切除吻合、细口径胆管空肠吻合、复杂的腹腔镜内淋巴结清扫等。

2. 心胸外科疾病的治疗　传统的心脏外科手术必须经 20~30cm 的胸部正中切口、完全劈开胸骨，显露心脏，在主动脉和心脏上插管建立体外循环，才能进行心脏疾病的修复。而较为理想的心脏外科微创手术应该既能避免开胸，又避免使用体外循环。借助达·芬奇机器人手术系统可以在不开胸的情况下实施非体外循环下心脏跳动下冠脉搭桥手术等高难度复杂手术。在胸外科，目前开展的机器人手术包括纵隔肿瘤切除、食管病变切除重建、肺大疱切除和肺段切除。

3. 妇科疾病的治疗　盆腔空间较为狭小，对于宫颈癌以及子宫内膜癌根治手术，其需要运用精细的分离技术进行韧带切断、输尿管游离、淋巴结清扫；而对于子宫肌瘤切除，需要运用比较复杂的缝合技术，传统的开腹手术以及腔镜进行上述操作比较困难，借助机器人手术系统可以充分发挥其优势在盆腔内进行精细操作，达到理想的治疗效果。

4. 泌尿外科疾病的治疗　机器人手术系统在治疗泌尿外科疾病时，除具有一般内镜手术的微创、出血少、术后并发症少、住院时间短等优点之外，其独特优势还包括：三维成像系统有助于辨认和保护神经血管组织；多关节机械操作臂提高操作的精细程度；减轻手术者人体疲劳，消除了人体颤抖对操作的影响；学习曲线短，易于学习掌握。

手术机器人除了与腔镜联合应用于普通外科、泌尿外科、妇产科、胸心外科之外，目前市场上还出现了应用于骨科和神经外科的手术机器人。由我国自主研发的基于三维透视影像的"天玑"骨科手术机器人目前已在国内多家医院应用。目前，该种手术机器人的操作精度已经达到亚毫米级，主要应用于脊柱椎体、四肢、骨盆等部位的螺钉内固定术，该系统在临床应用过程中并未增加手术时间及术后并发症，但可以明显增加了骨科手术操作的精确度及安全性。ROSA 和 Neuroarm 是目前两款已经应用于神经外科的手术机器人。ROSA 手术机器人的特点是对手术部位的定位准确、可个性化设计手术路径、操作简便安全，目前应用于脑深部神经刺激术、脑干出血抽吸术、DBS 植入术、肿瘤间质内化疗、脑内肿瘤定位与活检、SEEG 深部电极植入、囊肿引流等领域。Neuroarm 手术机器人的特点是可以在采集磁共振图像的同时进行手术操作，同时其可以预先设置手术禁区，进而保护病变周围正常组织，目前主要用于显微神经外科，如脑内肿瘤的切除。手术机器人以其高灵活性、高准确度以及学习容易等特点引发了手术方式革命,但是目前也存在费用昂贵、智能化程度低等不足,而这也将促进手术机器人研究开发的持续迅猛发展。

(吕毅)

第五节 人 工 器 官

肾脏、肝脏、心脏、肺都是维持机体正常生理功能的重要器官,任何原因导致的这些器官的功能衰竭,都会危及生命。一旦发生重要器官的功能衰竭,采用人工器官来维持机体的生理功能和内环境平衡一直是医学界追求的目标。

人工器官是指可以暂时或永久性地代替某些衰竭器官主要功能的人工装置,已经用于临床的有人工肾脏、人工肝脏、人工心脏和人工心肺机等。目前虽然人工器官只能部分替代衰竭器官的重要功能,但已拓宽了疾病治疗的途径,增加了病人获救的机会,使越来越多的患者受益。

一、人工肾脏

肾脏是人体的主要排泄器官之一,它在调节和维持人体内环境、体液及电解质平衡方面起着极其重要的作用。进行性的肾脏疾患可使肾单位受损并逐步丧失功能。一旦肾功能不足以维持人体新陈代谢的平衡即出现肾衰竭,重者转为尿毒症,危及生命。

早在 19 世纪中叶就有人提出用透析的方法从肾衰竭患者的血液中清除可扩散物质,进而解除患者中毒症状的可能,因没能找到合适的半透膜而未获成功。经过近百年的努力,1943 年,荷兰医生 William Kolff 制成了第一个人工肾脏,将病人的血液引入一个装有滤器的水槽,滤器由胶膜包裹木框制成。血液内的有毒物质能透过胶膜渗滤出去,血细胞和蛋白质则不能通过。这台机器可暂时代替人体肾脏的部分功能,让损坏的肾脏康复,开创了用人工装置替代肾脏功能的新时代。

(一)人工肾脏的工作原理

将患者的血液引出体外,通过利用不同技术原理制作的装置(血流透析器、血流滤过器、血液灌流器等)完成对血液中代谢废物、毒素、致病因子以及水、电解质的传递和清除,再将净化后的血液回输人体,达到内环境平衡。

(二)人工肾脏的分型

根据清除体内物质的种类和方式,人工肾脏一般可分为血液透析、血液滤过、血液灌流、血浆置换四种类型。

1. **血液透析** 利用某些中、小分子物质可以通过半透膜的特性,借助透析器半透膜两侧血液和透析液中物质的浓度梯度和压力梯度,将血液中的毒素和小分子清除至体外。由于受到膜孔径的影响,与蛋白结合的各种毒素难以清除。

2. **血液滤过** 应用孔径较大的膜,依靠膜两侧液体的压力差作为跨膜压,以对流的方式使血液中的毒素随着水分清除出去,对中分子和部分大分子物质的清除更为有效。治疗过程中不需借助透析液,而是补充置换液来维持机体的水电解质平衡。

3. **血液灌流** 是应用血浆膜式分离技术,将血浆从血液中直接分离出来,送入装有固态吸附剂的灌流器中,使血浆中的各种毒素吸附后再返回体内。可有效清除血液中的中分子毒素。对血小板、红细胞等有形成分无任何破坏。对水、电解质、酸碱失衡者无纠正作用。可与血液透析合用清除慢性肾衰竭患者体内的大分子毒素。

4. **血浆置换** 将患者的血液引出体外,经过膜式血浆分离方法将患者的血浆从全血中分离弃除,然后补充等量的新鲜冷冻血浆或人血白蛋白等置换液,以清除患者体内的各种代谢毒素和致病因子,对高胆红素血症及凝血功能障碍的改善尤其显著。可以清除小分子、中分子及大分子物质,特别对与蛋白结合的毒素有显著的清除作用。

笔记

（三）血液透析的工作原理

血液透析是临床上最常用的人工肾脏系统，主要包括血液透析机、透析器和透析液三个部分。

1. **血液透析机**　由血泵、肝素泵、空气和漏血报警、透析液供给等系统组成，提供血液定向流动的动力。

2. **透析器**　血液和透析液进行溶质交换的关键部分，主要由支撑结构和透析膜组成，后者是人工肾脏的主要部分，可分平板型、蟠管型和中空纤维型三种。其中中空纤维型人工肾脏透析器通常由 8000~10 000 根外径为 200~300μm、壁厚为 20~40μm 的中空纤维封装组成，透析膜面积为 1~1.2m^2，透析效率高，是最常用的透析器。

3. **透析液**　是透析过程中患者血液在透析膜两侧进行溶质交换的液体，具有一定的渗透压，含有 K^+、Na^+、Ca^{2+}、Mg^{2+}、Cl^-、HCO_3^- 和葡萄糖。因患者病情的需要，透析液根据钾离子的含量，分为无钾透析液、低钾透析液和常规透析液；根据葡萄糖的含量，分为无糖透析液、低糖透析液和高糖透析液。

（四）人工肾脏应用的适应证

1. **急性肾衰竭**

（1）无尿或少尿 48 小时以上，伴有高血压、水中毒、肺水肿、脑水肿之一者；

（2）血尿素氮≥35.7mmol/L 或每日升高>10.7mmol/L；

（3）血清肌酐≥530.4μmol/L；

（4）高钾血症，K^+≥6.5mmol/L；

（5）代谢性酸中毒，二氧化碳结合力≤13mmol/L，纠正无效。

2. **慢性肾衰竭**

血清肌酐≥884μmol/L；尿素氮≥35.7mmol/L；肌酐清除率≤5mL/min，并伴有下列情况者：

（1）出现心力衰竭或尿毒症性心包炎；

（2）难以控制的高磷血症，临床及 X 线检查发现软组织钙化；

（3）严重的电解质紊乱或代谢性酸中毒；

（4）明显的水钠潴留，如高度水肿和较高的血压；

（5）严重的尿毒症症状，如恶心、呕吐、乏力等。

还可以用于急性中毒和其他一些疾病的救治，如肝性昏迷、肝肾综合征、肝硬化、顽固性腹水、高尿酸血症、高胆红素血症、严重的水和电解质紊乱、酸碱失衡等使用常规疗法无效时，也可考虑应用血液透析治疗。

二、人工肝脏

肝脏是人体最大的实体器官，具有合成、解毒、排泄、免疫、调整血容量等多项重要生理功能。肝功能衰竭的临床表现包括高胆红素血症（黄疸）、凝血功能障碍、肝性脑病和腹水等，是临床常见的严重综合征，病死率极高。

人工肝脏是人工肝支持系统（artificial liver support system，ALSS）的简称，是一个体外的机械、理化或者生物装置，通过清除各种有害物质、补充必需物质、改善内环境暂时替代已衰竭肝脏的部分功能，为肝细胞再生、肝功能恢复或等待肝移植创造条件。

（一）人工肝脏的分型

按物质交换方式和采用的交换材料不同，可分为非生物型人工肝、生物型人工肝和混合型人工肝三类。

1. **非生物型人工肝**　利用物理和（或）化学的方法对肝功能衰竭患者的血液进行处理，以解毒为主，包括血浆置换、血浆吸附、血液灌流、血液滤过、血液透析、连续性血液透析滤过、血液透析吸附、血浆滤过透析、分子吸附再循环系统（molecular adsorbents recirculating system，MARS）等，其中血浆置换临床应用最为广泛。

分子吸附再循环系统：透析膜的一侧与含毒素的血液接触，另一侧为 10%～20% 的白蛋白透析液。血液中的毒素分为与白蛋白结合的毒素及水溶性毒素，这两者通过 MARS 膜转运到另一侧含有白蛋白透析液的循环回路中。透析液中的白蛋白与跨膜转运过来的蛋白结合型毒素结合后，通过活性炭吸附和阴离子交换吸附将毒素清除，与毒素解离后的白蛋白得以循环应用。此过程中也可同时清除水溶性小分子物质，如尿素、尿酸、肌酐等。

2. 生物型人工肝　由同种或异种肝细胞、生物反应器和体外循环装置三部分组成。通过体外循环装置将肝衰竭患者的血液或血浆引入生物反应器，与反应器内的肝细胞和半透膜进行生物作用和物质交换，具有生物转化、清除毒性物质、分泌促肝细胞生长活性物质的功能。

3. 混合型人工肝　由生物型与非生物型部分结合组成的兼具两者功能的人工肝支持系统，目前处于临床试验阶段。

（二）人工肝治疗的适应证

人工肝在临床上主要用于以下几种情况：

1. 各种原因引起的肝衰竭早、中期患者；肝衰竭晚期患者也可进行治疗，但并发症多见，应慎重；未达到肝衰竭诊断标准但有肝衰竭倾向者，也可考虑早期干预。

2. 肝衰竭晚期等待肝移植术者、肝移植术后排异反应及移植肝无功能期的患者。

3. 经药物治疗效果欠佳的严重胆汁淤积性肝病患者、各种原因引起的严重高胆红素血症。

三、人工心脏

心脏是人体内推动血液循环的重要器官，由左心房、右心房、左心室和右心室四个肌性腔室结构组成。其中左、右心室是将血液分别泵入升主动脉和肺动脉的主要动力结构。各类心脏疾病发展到终末阶段，都会累及心室的收缩功能和（或）舒张功能，导致心力衰竭，即不能将静脉回心血量充分排出心脏，出现静脉系统血液淤滞，动脉系统血液灌注不足的循环障碍综合征，是心脏病患者的主要死因之一。

心脏移植是心力衰竭最佳的治疗方法，但因供体不足，许多患者在等待移植过程中失去救治机会。这种情况下，采用一种人工材料制造的生物机械装置，来暂时或永久地、部分或完全地替代心脏的泵血功能、维持全身的血液循环就成为挽救生命的重要手段，这种装置就是人工心脏，是融合了医学、生物物理学、材料学、工程学和电子学等多学科的复合型装置。

人工心脏分为辅助人工心脏和全人工心脏。前者包括左心室辅助、右心室辅助和双心室辅助装置。全人工心脏包括暂时性全人工心脏和永久性全人工心脏。1982 年美国犹他大学医学中心 William De Vries 博士领导的手术小组，给一位患有严重充血性心力衰竭的西雅图牙科医生 Barney Clark 成功植入了第一颗人工心脏，开创了人工心脏移植的先河。

（一）全人工心脏的结构

全人工心脏与人类心脏大小相当，一般由人工心室（血泵）、心脏瓣膜、驱动装置、监控系统和能源五个部分构成。

1. 人工心室　根据原理和结构不同，人工心室大体可分膜式血泵、囊型血泵、管型血泵、螺形血泵等几种类型。目前制作血泵的常用材料包括硅橡胶、甲基硅橡胶、嵌段硅橡胶、聚氨酯、聚氯乙烯、复合材料等。

2. 心脏瓣膜　位于全人工心脏和患者心房之间，是控制人工心脏血流的单向阀门。人工心脏功能的好坏与瓣膜的构造有着密切关系。

3. 驱动系统　为人工心脏血泵提供动能，大致可分为机械、电动、磁力、气压、液压等五种形式。

4. 监控系统　对血泵功能、驱动装置的各项指标和血液循环生理参数等几个方面进行监控，利用电子传感器技术，调整心率和搏出量。

5. 能源　目前主要依靠外加能源（电池）驱动血泵。

（二）人工心脏应用的适应证

人工心脏在临床上目前主要应用于以下三个方面：

1. 作为等待心脏移植的过渡，为患者争取更多的时间等到合适的供体。
2. 为急性心衰患者提供短期的替代支持，待心脏功能恢复后撤除。
3. 为终末期心衰患者提供长期替代，支持患者携带人工心脏长期生存。

四、人工心肺机

人体的血液循环是在心泵的驱动下，使血液按一定方向在心脏和血管系统中周而复始地流动，包括体循环和肺循环。体循环将富含营养物质和氧的动脉血送达全身各部分，并将代谢产物和二氧化碳运回心脏。肺循环使静脉血在肺泡通过气体交换转变成含氧丰富的动脉血。血液循环的主要意义在于保证机体新陈代谢的进行。

随着心脏外科技术的发展，很多心脏外科的手术都需要打开心脏在直视下完成，因此必须暂停血液循环，这就需要有一套系统在心脏停止跳动的情况下，能够模拟体循环和肺循环，继续维持机体的代谢需要。

1934 年，Gibbon 在麻省总医院开始进行体外循环系统的研制；1953 年，世界上首例心脏直视手术在体外循环支持下完成。

（一）人工心肺机的工作原理和组成

体外循环就是将静脉血引出体外，经过氧合、调温和过滤后，再经血泵将氧合血输回动脉系统的过程，又称心肺转流（图 10-14）。体外循环支持系统也称作人工心肺机。

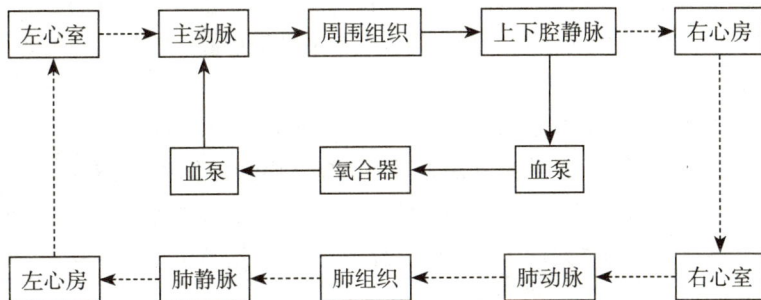

图 10-14 体外循环示意图

人工心肺机一般包括血泵及其调控仪（人工心）、氧合器（人工肺）、热交换系统（变温器）、过滤装置、动静脉插管及管道、监测装置等几部分。

1. 血泵及其调控仪 是体外循环的动力系统，主要功能是将静脉血引出并定向驱动血液回流，实现体外循环。临床上最常用的是滚压式泵。滚压泵中心柱连接顺时针转动的横轴，横轴压紧泵管。当横轴顺时针转动时，挤压泵管，使管内血液单向流动。横轴的转速决定了转流量。滚压泵构造简单，效能可靠，转流量范围大。

2. 氧合器 是静脉血进行血气交换的重要部分，起肺的作用。在氧合器，血液与气体直接接触，或通过半渗透性膜进行气体交换，氧合后的血液含氧丰富。人工肺有鼓泡型、血膜型及膜式肺三种类型：①鼓泡型氧合器：血液从静脉导出后进入有筛板的容器内，通过细管吹氧，形成含氧血泡，充分氧合后，经去泡装置清除血液中的气泡，再经滤网过滤后进入贮血槽，最后由血泵驱血进入动脉系统。②血膜型氧合器：包括转碟式、转筒式及垂屏式三种类型。通过碟片或圆筒转动，血液黏附其表面形成血膜，与血槽内的氧气及二氧化碳进行气体交换。氧合能力与血膜总面积、转动速度、血膜厚度等因素有关。③膜肺型氧合器：采用具有半渗透性的硅橡胶、聚四氟乙烯或聚丙酮膜制成，将运行的血液与氧分开，避免血气直接接触，包括卷筒膜式、折叠膜式、细微管式或中空纤维管式几种类型，对血液有形成分破坏少。

3. 变温器　是改变血液温度的重要部分,由两个直径不同的同轴不锈钢圆筒构成。内筒通过水流,外筒通过血液,内筒的水流调控外筒血液的温度。

4. 过滤装置　为防止血小板凝块、纤维素凝块、硅油、管壁脱屑等各种栓子进入人体造成栓塞,回流的血液一定要进行滤过。目前常用的微孔滤器是由尼龙、涤纶、聚氨酯海绵片等制成。

(二)体外膜肺氧合

体外膜肺氧合(extracorporeal membrane oxygenation,ECMO),简称膜肺,是一种改良的、应用于手术室以外的人工心肺机技术,是心肺转流技术的扩展和延伸应用。1975年成功用于治疗新生儿严重呼吸衰竭。

1. 体外膜肺氧合的基本原理　与人工心肺机相同,也是将血液从体内引到体外,经膜肺氧合后再用血泵将血液灌入体内。不同的是,在ECMO的支持下,可以进行长时间的体外循环,通过降低肺动脉压力和心脏负荷,对一些呼吸或循环衰竭的病人进行有效的支持,使衰竭的心肺得到充分的休息,为心肺功能的恢复赢得宝贵的时间。

2. 体外膜肺氧合机的组成　通常包括管道、接头、血液滤过器、静脉回流储血袋、滚压泵、膜肺和对流热交换器。体外膜肺氧合的转流模式主要包括静脉-动脉方式(V-A)和静脉-静脉方式(V-V)两种。

(1)静脉-动脉方式(V-A):静脉血引出后经氧合器氧合并排除二氧化碳后泵入动脉。成人通常选择股动静脉,新生儿及幼儿常选择颈动静脉,也可做开胸手术行主动脉、腔静脉置管。V-A转流是可同时支持心肺功能的连接方式。

(2)静脉-静脉方式(V-V):静脉血引出后经氧合器氧合并排除二氧化碳后泵入另一静脉。通常选择股静脉引出,颈内静脉泵入,也可根据病人情况选择双侧股静脉。原理是将静脉血在流经肺之前已部分气体交换,弥补肺功能的不足。

3. 转流模式的选择　ECMO转流方式的选择要参考病因和病情的演变。总体来讲V-V转流方式适用于肺功能衰竭的肺替代,V-A转流方式适用于单纯心功能衰竭及心肺功能均发生衰竭的病例。在病情的演变过程中根据需要,还需不断调整转流方式,例如在心肺功能衰竭抢救过程中首先选择了V-A转流方式,心功能恢复而肺功能尚未恢复的情况下,为了促进肺功能的恢复,可以转为V-V模式。模式选择的不合理可导致病情恶化,降低成功率。

(三)人工心肺机应用的适应证

1. 心脏直视手术中的生命支持　常用于先天性或后天性心血管疾病手术,如二尖瓣或主动脉瓣置换术、先天性心脏缺损修补术、心室壁瘤切除术、冠状动脉旁路移植、肺动脉血栓切除术、肺动脉血栓内膜剥脱术及心脏移植等。

2. 低体温患者的复温治疗。

3. 对患严重先天缺陷的新生儿进行生命支持。

4. 对等待心脏移植的患者进行生命支持。

(赵永恒　王云)

第六节　可植入器械与人工替代物

可植入器械与人工替代物具有一些共同特征,即是由人工或天然的生物医用材料所构成的,借助手术全部或者部分进入人体内或腔道(口)中,或者用于替代人体上皮表面或眼表面,并且在有效期内不会对人体造成损伤。它们的性能随着生命科学和材料科学的发展在不断完善,但由于生命是一个极其复杂的过程,机体自身具有的生长、再生和精确修复调控能力,是目前所有的植入器械和人工器官所无法比拟的。因此,目前想要通过完全替代自身病损组织来实现治愈疾病,还有一定的差距。

一、常见可植入生物医用材料

生物医用材料(biomedical materials)是用以和生物系统结合,以诊断、治疗或替换机体中的组织、器官或增进其功能的材料,属于医疗器械范畴。比如临床上用于骨折内固定的骨板、骨钉和骨针等医用金属材料,用于先天性心脏病缺损封堵、瓣膜置换手术的医用高分子材料等等。现代医学的进步与生物医用材料的发展是密不可分的。

(一)可植入生物医用材料的基本特性

生物医用材料作为植入性医疗器械,需要在复杂的生物机体环境内长期、稳定的实现其功能,不仅要在血液、体液侵蚀条件下具有稳定的物理机械性能性,还要与组织器官、血液及免疫系统等具有良好的相容性。具体来说,须同时满足以下几点特性要求。

1. **物理化学特性** 最基本的要求是安全可靠性,应具备物理和化学稳定性,包括强度稳定性、耐腐蚀性、耐磨性以及界面稳定性等。但需要注意的是,临床上材料的物理化学特性需要与人体组织相匹配,如人骨的弹性模量只有 $10\sim30GPa$,但不锈钢的弹性模量约为 $200GPa$,钛合金约为 $100GPa$,因而可能产生应力遮挡效应,导致愈合迟缓,甚至植入失败。

2. **生物学特性** 与人体组织直接接触的生物医用材料必须对人体有高度的生物相容性,无毒性、无刺激性、无致敏性和无致癌性等不良反应。理想中的生物医用材料在对人体不产生免疫排斥的同时,最好还能促进自体组织修复和再生。如羟基磷灰石材料是人体骨骼的主要无机成分,能与新生骨形成骨键合,在肌肉、肌腱或皮下种植时,较少发生炎症或刺激反应。

3. **其他特性** 作为生物医用材料,其本身应该容易加工制备,临床应用便捷,能满足不同患者的个性化需求。同时,适宜的造价有利于临床应用普及。此外,对于具有特定功能的植入性生物医用材料,其要求也有不同。比如与血液直接接触的医用高分子材料,除了满足以上条件外,还须具有较高的抗凝血和抗血栓性,不能引起血液凝固和溶血反应。

(二)可植入生物医用材料的分类

按材料的组成和性质来分,常见可植入生物医用材料分为金属材料、无机非金属材料、高分子材料、复合材料和生物衍生材料。

生物医用金属材料主要包括医用金属和合金,又称外科用金属材料,是一类惰性材料。此类材料具有高机械强度、良好的韧性及抗弯曲疲劳强度,目前使用也最为广泛。目前用于临床的金属材料主要有不锈钢、钴基合金、钛基合金、形状记忆合金以及钽、铌、锆等单位金属。主要用于骨和牙等硬组织替换、心血管和软组织修复以及人工器官制造的结构元件等方面。

生物医用无机非金属材料又称为生物陶瓷,包括陶瓷、玻璃、碳素等无机非金属材料,其主要成分有氧化铝、生物碳、羟基磷灰石、磷酸钙陶瓷等。此类材料化学性能稳定,有耐高温、耐腐蚀、抗氧化和高机械强度等优良特性。主要用于骨和牙齿、承重关节等硬组织的修复和替换,药物释放载体,还可以用作与血液接触的材料,如人工心脏瓣膜等。

生物医用高分子材料根据不同来源分为天然高分子材料和合成高分子材料。天然高分子材料目前主要有天然多糖、两亲性多糖衍生物、天然高分子类水凝胶、蛋白质及其衍生物,具有生物活性及生物可降解性。合成高分子材料分为非降解型和可降解型两类,非降解型主要用于人体组织修复材料、人工器官、人工大血管、接触镜、瓣膜材料等,可降解型主要用于药物释放载体及非永久性植入装置等。

生物医用复合材料是两种或两种以上不同特性的单体材料通过多样化工艺设计,搭配组合形成的。根据基体材料的不同,可将生物医用复合材料大致分为金属基、陶瓷基和高分子基复合材料。因结合了各单体材料的不同优点,具有丰富的复合性能。主要用于修复或替换人体组织器官或增进其功能。

生物衍生材料取自同种或者异种动物的活性生物组织,经过特殊处理后制造的,也称为生物再生材料。此类材料近似自然状态下组织的结构和功能,生物相容性较好。主要用于人工瓣膜、皮肤掩膜、巩膜修复体、骨修复体、血管修复体和血液透析膜等。

(三)生物医用材料的发展方向

随着新型纳米材料和生物工程技术的迅猛发展与交互融合,生物医学材料在组织再生工程、种植修复领域、药物递送系统以及医学诊断等方面有了新的应用研发思路。药物控制释放材料、组织工程材料、纳米生物材料、生物活性材料、纳米诊断试剂材料、可降解吸收生物材料、新型人造器官、人造血液等代表了生物医用材料新的发展趋势和方向。

二、血管植入器械

血管植入器械是一类具有良好可塑性和几何稳定性的网管状结构医疗器械,起到支撑和扩张血管的作用,用于矫正或补偿血管缺陷,保证血液顺利流通,临床上也称之为血管支架。

(一)血管支架的类型

按血管支架扩展方式,将血管支架分为球囊膨胀式(balloon-expandable)和自膨胀式(self-expandable)两种。球囊膨胀式支架(balloon-expandable stent)自身无弹性,在球囊充气加压时,依靠球囊扩张作用,产生塑性变形而贴附于血管壁,球囊放气缩小后,支架仍保持扩张形态(图10-15)。

自膨胀式支架(self-expandable stent)在扩张的状态下制造完成后,缩小并限定在特制的输送系统中,从输送系统中释放出来时会主动弹回扩张状态(图10-16)。自膨胀式支架材质应有低弹性模量和高的屈服应力,使之在血管中能长期保持稳定扩张状态。

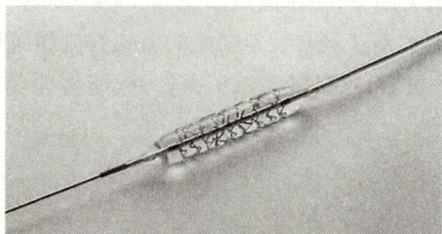

图 10-15 球囊膨胀式支架

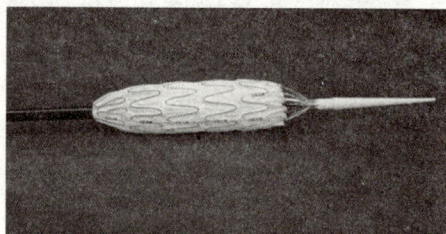

图 10-16 自膨胀式支架

(二)血管支架的材质

血管支架的材质种类繁多,按其化学组成大体可分为金属支架和聚合物支架两大类。当前,新型生物可降解支架正处于不断更新研究阶段,目的在于提高支架的生物相容性同时降低血管支架再狭窄的风险。

1. **金属支架** 金属支架的特点是机械力学性能容易满足要求,如316L不锈钢、镍钛合金、钴基合金、钽金属、镁合金等材质支架已在临床上得到广泛应用。但金属支架(包括纯金或纯铂)在血液环境里会释放出微量重金属离子,可能导致血栓的形成,目前仍存在血液相容性的问题。

2. **聚合物支架** 聚合物支架的生物相容性高于金属支架,炎性反应轻微,同时具有减少内膜增殖的作用。但不足之处是聚合物材料密度低,X射线示踪性不理想,必须借助金属定位标志做参照。近期发展热点是生物可降解的聚合物支架,既具有金属支架机械性能,又能逐渐降解成二氧化碳和水等无毒小分子,随机体正常代谢排出体外。可降解的聚合物支架目前还处于临床研究阶段,没有真正的大范围应用。

(三)血管支架表面涂层改性

表面涂层改性是将生物相容性高的材料包被于支架表面,避免支架与血液、血管内壁直接接触。支架的涂层材料种类繁多,常见的类型主要有:生物可降解膜、磷脂酰胆碱涂层、碳化硅涂层、碳分子涂层、多聚物涂层及静脉覆盖支架等。纤维蛋白覆膜具有血栓源性小、炎性反应轻微的优点,应用研究较多。磷脂酰胆碱涂层具有人体细胞膜的化学特性,有效降低急性、亚急性血栓形成的风险。自体静脉移植覆盖支架是在传统支架上覆盖静脉血管内皮细胞构成,生物相容性最高,可能是最理想的表面涂层。

（四）药物涂层支架

药物涂层支架(drug eluting stents)是将药物通过特殊工艺涂覆在支架表面,支架在病变血管撑开后,药物能够在一定的时间内缓慢释放,在靶血管区达到有效治疗浓度,从而预防支架植入后再狭窄。药物涂层支架主要有支架、基质和药物三部分构成。支架是主体,可采用316L不锈钢、钴基合金、镍钛合金或其他医用生物材料。基质是可降解的多聚物或多聚体制作而成,作为药物控释平台在体内不断降解,将药物缓慢释放出来。常用的药物有西罗莫司、紫杉醇、阿司匹林、肝素等。

（五）血管支架存在的问题和发展

随着药物涂层血管支架的发展,药物在抑制平滑肌细胞增殖的同时也抑制了内皮细胞修复作用,增加了远期血栓形成的危险性,是不容忽视的严重临床问题。此外,迄今为止还没有找到一种生物医用复合材料,其表面具有天然血管壁内皮细胞所特有的抗凝血和止血功能,可以直接应用于临床。因此,通过材料学、生物化学以及医学等学科相互渗透、医工结合,研制生物降解可控、促进血管内皮化、远期效果理想的血管支架,是未来的发展方向。

（六）血管支架的临床应用

经历了半个多世纪的快速发展,血管支架的临床应用范围越来越广泛,如颅内动脉狭窄、冠状动脉狭窄、颈动脉狭窄、肾动脉狭窄、夹层动脉瘤、腔静脉与中央静脉狭窄、正中静脉狭窄、锁骨下静脉狭窄、大隐静脉狭窄等血管疾病。与传统的血管外科手术相比,血管支架介入治疗具有创伤小、康复快、术后并发症较少等优势,但血管支架介入术开展的时间尚短,部分血管疾病的临床应用经验仍需进一步积累。

患者在血管支架介入术前,需要相关的影像学检查明确诊断,严格掌控适应证,选择应用合适的血管支架。如果患者是真性动脉瘤、夹层动脉瘤或动静脉瘘,则需要选择合适尺寸的血管支架将血管内的假腔、瘘道或膨大的瘤腔完全封堵。如果患者是动脉粥样硬化性血管狭窄,且为不稳定的易损斑块,则应选择带膜腔内隔绝支架。如果狭窄部位要求血管支架植入后不易移位,且血管内膜能够爬行生长形成光滑的管壁,则最好选择裸支架。如果病变血管与周围重要的血管距离在1~2cm之间,可以根据实际情况选择一端或两端为裸支架的带膜支架,以防止周围重要血管闭塞。在满足适应证时,血管支架治疗可以作为首选方案。

三、心脏起搏器

心脏起搏器(cardiac pacemaker)是一种植入于体内的电子器械,用来治疗某些因心律失常所致的心脏功能障碍。心脏起搏器按放置时间长短可分为临时心脏起搏器和永久心脏起搏器。临床上常用的是永久心脏起搏器。

1958年,瑞典的Karolinska医院完成了世界上首例埋藏式心脏起搏器植入,随后心脏起搏器技术发展迅速,功能日趋完善。心脏起搏器发展有四个阶段。

第一代固律型起搏器(1958—1968年)。不能感知心脏自身电活动,按自身固定频率发放脉冲起搏心室。有可能造成竞争性室性心律失常。

第二代按需型起搏器(1968—1977年)。能够感知自身电活动,正常的自主心律可抑制起搏,自主心律过缓时可激发起搏脉冲。由于采用右室心尖部起搏,失去了房室同步及双室同步的收缩顺序,可能发生起搏器综合征。

第三代生理性起搏器(1978—1996年)。在感知功能和起搏功能的基础上又增加了生理性功能,如可以根据患者的实际需要保证房室顺序激动的双腔起搏器。20世纪80年代出现的频率适应性起搏器可以根据患者所处的不同生理状态来改变起搏频率(如睡眠时窦律慢,活动时窦律快)。90年代双传感器频率适应性起搏器开始在临床中应用,使起搏频率更能接近于实际生理的需要,但需要定期随访,降低发生起搏器介导性心动过速的可能性。

第四代自动化起搏器(1996年至今)。可以随时搜集、记录患者的心律及起搏器工作情况,并对这些数据进行综合归纳分析,自动调整起搏和感知功能、PR间期、工作模式,自动判断并终止起搏器介导性心动过速,甚至自动调整频率适应性的相关参数等,使其工作更加符合个体化需要。

(一)心脏起搏器的组成

心脏起搏器系统由脉冲发生器及电极导线组成(图10-17)。脉冲发生器的体积很小,但内部含有上万个元件,主要是电池和负责起搏器各项功能的高集成电路。电极导线的顶部及体部分别有起搏和感知功能的金属电极,经周围静脉植入在相应的心腔,紧贴心内膜,其尾部与脉冲发生器的连接孔相连。

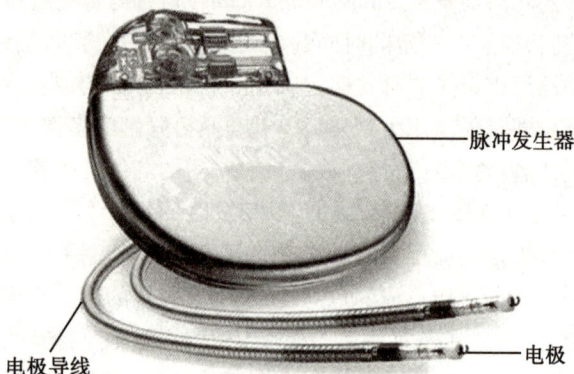

图10-17　心脏起搏器组成部分示意图

(二)心脏起搏器的基本参数

临床上应用电刺激兴奋所产生的生物反应来控制和替代生物功能,从而达到治疗的目的,称为电刺激效应。电刺激对组织的规律作用,必须精确控制电刺激的参数,包括刺激的幅度、时间、频率等。对于心脏的电刺激,是人体电刺激研究和应用最早、最为成功的。

1. **起搏频率**　指起搏器发放脉冲的频率。一般认为,能维持心输出量最大时的心率为最适宜的心率,大部分患者60~90次/min较为合适。

2. **起搏脉冲幅度和宽度**　指起搏器发放脉冲的电压强度和单个脉冲的持续时间。脉冲的幅度越大,宽度越宽,对心脏的刺激作用越大。心脏起搏器较多应用的脉冲幅度$U=5V$,脉冲宽度$T=0.5ms$。

3. **灵敏度**　指起搏感知电路能够探测到的心脏电极特征电位的最小值。灵敏度低,则不能感知或感知不全;但灵敏度过高,则导致误感知或对电磁干扰敏感。目前临床上,R波同步型起搏器的灵敏度选择$1.5~2.5mV$,P波同步型起搏器灵敏度一般选择为$0.8~1mV$,以保证95%以上的患者能够适用。

4. **反拗期**　在同步型起搏电路中,有一个对外界信号不敏感的时间,相当于心脏的不应期,在起搏器中称为反拗期。R波同步型反拗期,主要作用是防止T波或起搏脉冲后电位的触发造成误触发,一般采用$300\pm50ms$的反拗期;P波同步型起搏器反拗期通常选取$400~500ms$。反拗期的作用是防止窦性过速或外界干扰的误触发。

(三)心脏起搏器NBG编码

心脏起搏系统的统一编码,有助于起搏器的功能识别、起搏方式选择,以及生产、科研和学术交流等。由北美心脏起搏电生理学会(NASPE)和英国起搏电生理组(BPEG)共同制定的五位起搏器编码(NASPE/BPEG Code,NBG),经过数次修订和补充完善,已被国际心脏起搏学界所广泛认同和应用。表10-1为NBG识别编码,前两位识别码分别代表心脏起搏器的起搏部位和感知部位;第三位识别码代表心脏自身电活动后的反应方式;第四位识别码代表两种不同功能之一:程控能力或频率自适应起搏;第五位识别码表示特殊的抗心律失常特点。

表10-1　NASPE/BPEG起搏器识别编码

位置	第一字母	第二字母	第三字母	第四字母	第五字母
分类	起搏部位	感知部位	响应方式	频率调节	抗心律失常
字母	V=心室	V=心室	I=抑制	P=简单程控	O=无
	A=心房	A=心房	T=触发	M=多功能程控	P=起搏
	D=双腔	D=双腔	O=无	C=遥测	S=电击
	S=单腔	S=单腔	D=双	R=频率应答	D=P+S
		O=无			

（四）心脏起搏器的起搏模式

1. 单腔心房起搏　又称心房按需（AAI）型，电极置于心房，起搏器按规定的周长或频率发放脉冲起搏心房，并下传激动心室，以保持心房和心室的顺序收缩。如果有自身的心房搏动，起搏器能感知自身的P波，起抑制反应，并重整脉冲发放周期，避免心房节律竞争（图10-18）。AAI型起搏器可以保持房室同步和房室活动的正常顺序。但是，该类起搏器无频率适应功能，如果发生房室传导阻滞，不能提供必要的保护。临床主要适应证是窦房结功能障碍但不伴有房室和室内传导阻滞，且变频功能正常患者。

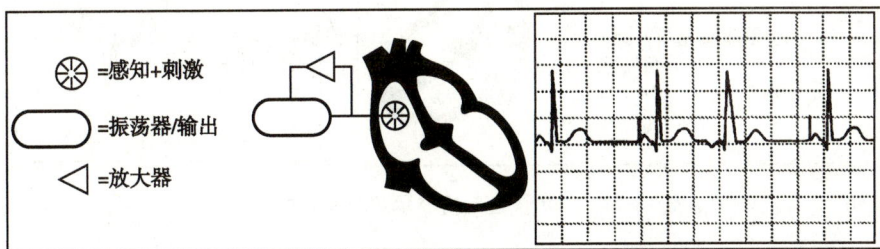

图 10-18　AAI 型起搏器示意图和起搏脉冲图

2. 单腔心室起搏　又称心室按需（VVI）型，电极置于心室，起搏器按规定的周长或频率发放脉冲起搏心室。如果有自身的心搏，起搏器能感知自身心搏的QRS波，起抑制反应，并重整脉冲发放周期，避免心律竞争（图10-19）。但此型起搏器只保证心室起搏节律，房室不能顺序收缩。严重者可产生室房逆传，使心排量降低10%~35%，引起搏器综合征。临床上很少用来作为首要的起搏模式，主要适应证是伴有间歇性房室传导阻滞的慢性房颤。

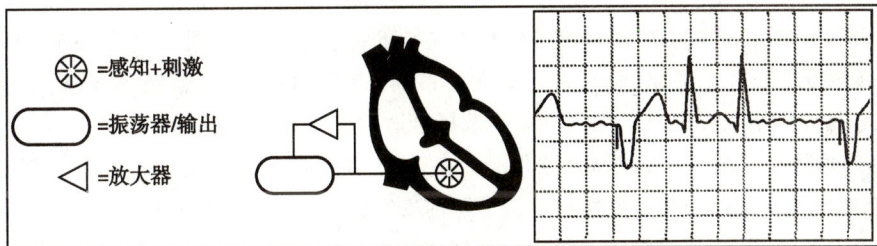

图 10-19　VVI 型起搏器示意图和起搏脉冲图

3. 双腔起搏　又称双腔（DDD）型，心房和心室都放置电极。如果自身心率慢于起搏器的低限频率，导致心室传导功能有障碍，则起搏器感知P波触发心室起搏（呈VDD工作方式）。如果心房（P波）的自身频率过缓，但房室传导功能正常，则起搏器起搏心房，并下传心室（呈AAI工作方式）。这种双腔起搏器的逻辑，总能保持心房和心室得到同步、顺序、协调的收缩（图10-20）。但是，该型起搏器无频率适应功能，若出现变频功能不全时，可引起由起搏器介导的心动过速。临床主要适应证是窦房结功能良好的高度房室传导阻滞。

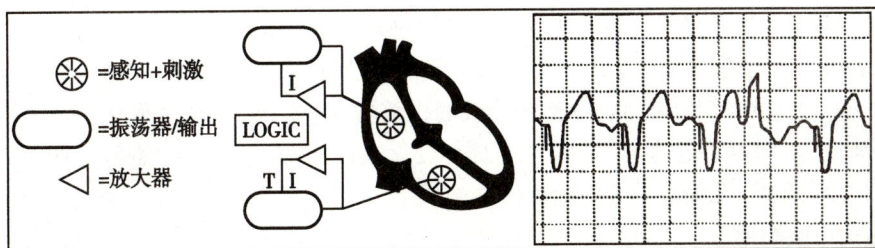

图 10-20　DDD 型起搏器示意图和起搏脉冲图

4. 频率自适应（R）型　此型起搏器的起搏频率能根据机体对心排血量（即对需氧量）的要求而自动调节适应。起搏频率加快，则心排血量相应增加，满足机体的生理需要。具有频率自适应的AAI起搏器，称为AAIR型；具有频率自适应的VVI起搏器，称为VVIR型；具有频率自适应的DDD起搏器，称为DDDR型（图10-21）。DDDR型起搏器功能较强大，临床上可适用于情况复杂的心律失常，如病态窦房结综合征合并房室传导阻滞以及阻滞同时心房变时性反应障碍者。

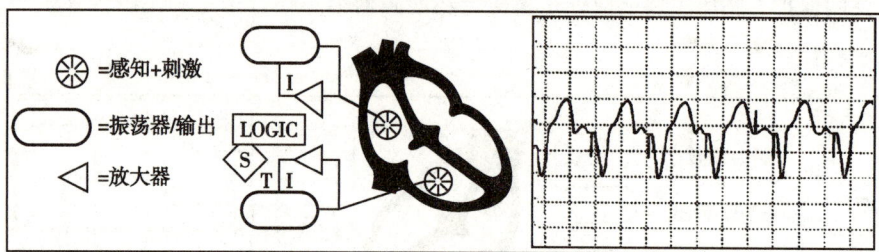

图 10-21　DDDR型起搏器示意图和起搏脉冲图

以上的AAI起搏器、DDD起搏器、频率自适应（R）起搏器都属于生理性起搏器。

（五）心脏起搏器的临床应用

心脏起搏器目前主要的适应证可概括为严重的心跳慢、心脏收缩无力、心脏骤停等心脏疾病。随着对心脏起搏器研究深入，也有文献报道将其应用于除心律失常外的其他疾病。心脏起搏器治疗的应用范围越来越广，应用于一些用药物无法治愈的心血管疾病减轻了患者的病痛，提高了患者的生活质量，但起搏器在治疗过程中使用不当会有各种并发症。因此，重视心脏起搏器应用的同时，更要重视其并发症及不良发应，并且要对患者预后作综合评价。

1. 病态窦房结综合征（SSS）　主要是由窦房结功能异常导致的，包括窦性心动过缓（窦缓）、窦性停搏、窦房传导阻滞、慢-快综合征等多种心律失常的综合表现。生理性起搏（AAI/DDD）可明显改善窦房结疾病患者的生活质量，临床效果显著。目前，DDD（R）型起搏器是SSS患者的常规选择，也可根据患者具体病情状况以及有无合并症等选择合适的起搏方式。

2. 房室传导阻滞　对于Ⅰ度房室传导阻滞而言，目前尚无植入心脏提高患者的生存率的研究报道。但是，起搏器植入治疗小儿完全性房室传导阻滞安全性好，疗效也已得到临床验证。双腔起搏器相较于传统的右心室起搏，可提供接近正常的心房先收缩、心室后收缩的生理性起搏功能，在经济条件可负担的情况下是更佳的选择。如果房室传导阻滞患者合并心衰，可考虑植入三腔起搏器。

3. 快速型心律失常　在临床上，各类抗心律失常药物已广泛应用于纠正快速型心律失常，但是当药物治疗无效或存在禁忌证，或电复律不适时，心脏起搏器有时被用于治疗或改善该类心律失常。有研究通过心脏起搏器施行房间隔或室间隔起搏，不但能减少心律失常的发作频率，可以改善心力衰竭患者的心功能，发挥较好的血流动力学效应。另外，临时心脏起搏器也常用于治疗恶性快速室性心律失常引起的心脏骤停。

4. 其他　随着对心脏起搏器的研究深入，临床上还可以应用于除心律失常的其他疾病，如梗阻性肥厚型心肌病（HOCM）、神经心源性晕厥、充血性心力衰竭、直立性低血压等。HOCM的治疗取决于病情和梗阻机制，以决定是否使用起搏器和使用何种类型的起搏器。双腔起搏器是心脏麻痹性血管迷走性晕厥患者的替代治疗，可降低患者在直立倾斜锻炼和药物治疗后复发性晕厥和跌倒的发生率。目前关于心脏起搏器对充血性心力衰竭疗效的报道较少，对于特定患者群体的治疗效果尚需大样本进一步研究。DDDR型起搏器可感应患者体位变化，通过提高立位时起搏频率，同时降低卧位时起搏频率，直立性低血压从而有效地得到了预防。

（六）临时心脏起搏器

临时心脏起搏器是进行临时心脏起搏的一种特殊人工替代物。在人体置入的是非永久性起搏电极，放置时间一般在1~2周内，最长不超过1个月，脉冲发生器均放置于体外，达到诊断或治疗的目的后即可撤除。临时心脏起搏器的起搏模式主要取决于患者状况,包括经静脉心内膜起搏、心外膜起搏、经食管心脏起搏和经胸心脏起搏。而绝大多数的情况均采用经静脉心内膜起搏模式。

临时心脏起搏器适应证有治疗性起搏和保护性起搏两种。

1. 治疗性起搏　包括缓慢心律,如各种原因引起的房室传导阻滞、严重窦性心动过缓、窦性停搏伴心源性脑缺氧综合征(阿-斯综合征)发作或近乎晕厥者;急性心肌梗死;各种原因引起 Q-T 间期延长,并发尖端扭转型室性心动过速;原发性室速、室颤、心脏骤停;阵发性室上性心动过速、心房纤颤、心房扑动需行超速抑制治疗等。

2. 保护性起搏　包括慢性心脏传导系统功能障碍者进行手术时;冠心病者行造影术、PTCA 或瓣膜病患者行球囊扩张瓣膜成形术时;心肌病或疑有窦房结功能不全的心脏病患者行电复律时;心律不稳定患者在安置永久性心脏起搏或更换起搏器时;已用大量抑制心肌的抗心律失常药物又需电击除颤时,可预先安装临时起搏器,以预防电击后心脏静止等。

四、人工骨替代物

因创伤、肿瘤切除和畸形矫正等因素造成的骨质缺损是临床骨科的常见问题。随着生物医用材料的不断发展,开发用于修复或替代人体骨组织缺损,甚至是促进骨组织再生的人工骨(artificail bone),一直是医学和生物材料科学领域的热门课题。

(一)人工骨替代物的性能要求

除了具备生物医用材料的基本特性(如安全可靠、无毒性、无免疫排斥等)之外,还要满足以下性能要求:①具有良好的生物相容性。有利于组织细胞黏附、增殖,不引起炎症反应,甚至还能促进细胞生长和分化。②具有良好的生物降解性。基质材料在完成支撑作用后应能降解,降解率应与组织细胞生长率相适应,降解时间最好还能根据组织生长特性进行人为调控。③具有三维立体多孔结构。三维立体多孔结构的基质材料利于细胞黏附生长,营养和氧气进入,代谢产物排出,也有利于血管和神经长入。④具有优异的力学性能。基质材料制成多孔状后其强度降低,需要在空隙结构和力学强度之间选择最佳平衡点,直至新生组织具有自身生物力学特性。⑤具有良好的可加工性。根据植入部位的形态和缺损结构,可以方便的加工成与之相匹配的三维结构,实现个性化定制。

(二)人工骨材料的分类

目前人工骨修复材料主要分为无机材料、天然高分子材料和化学合成高分子材料三大类。值得一提的是,由人工合成、尺寸小于 100nm 的超微颗粒构成的新型纳米级人工骨替代物,其物质结构单元性质会发生显著变化,理化特性和生物学特性得到优化。随着纳米级医用生物材料性能的不断完善,纳米复合人工骨修复材料的临床应用也在逐渐增加。

1. 无机材料　包括生物降解类陶瓷、羟基磷灰石等。

(1)生物降解类陶瓷:主要是指磷酸钙陶瓷材料,植入后经过一段时间可发生陶瓷生物降解,部分或全部吸收。如磷酸三钙、磷酸四钙以及它们的混合物等磷酸钙陶瓷,其成分与骨矿物组成类似,生物相容性好且能促进骨组织生长。但磷酸钙陶瓷材料的抗弯强度低、脆性大,降解速度慢,在生理环境中易疲劳与破坏,且强度不高。

(2)羟基磷灰石:是天然骨的主要无机成分,具有良好的生物活性和相容性,植入人体后能在短时间内与人体组织形成紧密结合,是一种性能非常优良的骨修复材料,临床应用较成熟。但羟基磷灰石单晶有易碎、强度差、韧性差的缺点。

2. 天然高分子材料

(1)甲壳素及其衍生物:亦称几丁质,是自然界中唯一带正电荷的天然可降解高分子聚合物,降解的中间产物及终产物在体内不积累,具有生物相容性和生物可降解性的优点。但是机械性能较差,无法控制降解速率,可加工性不足。

(2)胶原:是天然骨组织中有机质的主要成分,能促进细胞迁移、黏附、分化和调节细胞生长,并且为成骨细胞提供附着。胶原具有生物可降解性和可吸收性,但其最大的缺点是缺乏机械强度,降解快,难以单独用作成骨细胞培养基质材料。

近年来,用氢氧化钙、磷酸和胶原为原料合成的羟基磷灰石/胶原纳米化合物,可模拟天然骨的化学成分和微观结构,组织反应过程与骨重建过程很相似,并且可以进入骨的新陈代谢并最终为自身骨组织所取代。羟基磷灰石/胶原纳米复合物目前作为细胞外基质材料用于骨组织工程。

(3)纤维蛋白胶:又称纤维蛋白封闭系统或纤维蛋白黏合胶,是一种天然的细胞外基质。纤维蛋白胶在成型之前是液体,可以将骨膜、骨片或无机骨替代材料黏附在一起,凝固后可以任意塑型并具有一定的黏弹性,易被组织吸收,无细胞毒性,可以促进细胞外基质和新血管的形成。但是,纤维蛋白胶作为人工骨材料存在降解时间较快、机械性能较差等缺陷。

3. 化学合成高分子材料

(1)聚乳酸(PLA):是以微生物发酵产物乳酸为单体,化学合成的一类聚合物,组织相容性和生物降解性较好,广泛应用于骨折内固定、缺损修复领域。PLA类材料也有待于改进之处,如材料本身机械强度不足、酸性降解微环境不利于骨细胞生长等缺陷。

人工合成的羟基磷灰石/PLA纳米复合物呈多孔结构,既具有羟基磷灰石良好的生物相容性和骨传导作用,同时具有聚乳酸较好的热成型性,更加符合骨组织工程材料的生物学要求。另外,羟基磷灰石还可以缓冲聚乳酸的酸性降解产物,改善细胞生长、组织再生及血管化的内环境。

(2)聚己内酯(PCL):属于聚合型聚酯,其分子量与歧化度随起始物料的种类和用量不同而异。近年来合成的PCL有良好的组织相容性,生物降解速率、组织通透性较PLA共聚物更好,可有效改善局部组织酸性环境及组织间液渗透压,降低迟发性无菌性炎症的可能性。PCL是人工骨材料应用研究的热点。

(3)聚乳酸聚乙醇酸共聚物(PLGA):由聚乳酸(PLA)与聚羟基乙酸(PGA)按照一定比例聚合而成的。PLGA在保留了PLA优点的基础上,优化了材料的降解速度和力学性能。PLGA已获得美国FDA的批准用于临床,多用于骨、软骨、血管、神经及皮肤等组织的修复。一般PLGA在体内的降解时间约为半年左右,与骨骼自身修复周期相仿,并且降解过程中PLGA的强度逐渐下降,机械应力慢慢移至骨折部位,能刺激成骨细胞快速生长促进骨愈合。但是,PLGA降解过程中局部酸性产物的影响成骨细胞生长,其生物相容性有待于进一步完善。

(三)人工骨替代物的临床应用

目前,骨折、骨肿瘤、创伤和感染等原因引起的大段骨缺损是临床上骨移植的主要适应证,人工骨替代物广泛用于骨科、矫形外科、口腔颌面外科等领域。硫酸钙人工骨应用最早,具有促进成骨的作用,但具体的作用机制目前仍不明确。20世纪90年代研制的新型硫酸钙颗粒骨替代物,不仅具备骨传导、骨诱导作用,还能控制人工骨替代物的吸收率,完全吸收时间为30~60天。磷酸钙人工骨是临床上另一类重要的骨代用材料。此类人工骨替代材料在组成、结构上与天然骨质基本相仿,具有极好的生物相容性,但无骨诱导作用,目前临床上广泛应用的是添加了骨形态发生蛋白、成纤维细胞生长因子、骨衍生性因子等具有骨诱导作用的复合磷酸钙人工骨。多孔纳米复合材料是近年来发展起来的新型人工骨替代物,临床广泛应用的是纳米羟基磷灰石/胶原复合材料,呈天然松质骨类似的三维孔洞网络结构,孔隙率达90%左右,具有良好的细胞亲和性。该复合材料增大的比表面积有利于微小血管、纤维结缔组织的长入以及营养和代谢产物的输送,引导成骨细胞的贴壁、增殖和迁移生长,促进新骨的沉积。同时也有利于复合材料自身的降解吸收,4周降解率达20%,应用效果接近自体骨移植。

(四)人工骨替代物的发展前景

纳米级医用生物材料具有传统材料无可比拟的生物学性能,3D打印等技术日趋成熟,在人工骨替代物研究中显示出广阔的应用前景。随着纳米技术、组织工程技术和生物技术的发展与综合,研制出新一代类似人骨的仿生纳米级骨替代物,将是今后人工骨修复材料的研究重点,为治愈骨折和缺损提供更好的选择。

五、特殊植入装置

（一）先天性心脏病封堵器

封堵器作为介入治疗的植入物，其主要原理是闭合心脏、大血管之间的异常血流通道，已广泛应用于房间隔缺损、室间隔缺损、动脉导管未闭等先天性心脏病的治疗。根据封堵器的功能不同，可分为动脉导管未闭封堵器、房间隔缺损封堵器和室间隔缺损封堵器。随着先天性心脏病介入治疗的发展，先天性心脏病封堵器经历了不断改进和改进的过程。从 Ivalon 泡沫栓子、Rashkind 双面伞、Sideris 纽扣式补片装置、Coils 弹簧圈、Amplatzer 封堵器逐渐向生物陶瓷封堵器、派瑞林封堵器、生物可降解封堵器等发展。同时，封堵器材料工艺也在不断优化改进，镍钛合金具有良好的延展性和形状记忆功能，应用最为广泛，但由于其在体内不可生物降解，存在诱发血栓形成和心脏栓塞的风险。在金属支架的基础上，封堵器膜由一种可降解的猪小肠胶原蛋白材料取代。近年来，生物可降解封堵材料具有良好的弹性和力学性能，合适的降解速率不影响心脏的顺应性，组织相容性好，并发症少，具有很大的发展潜力和良好的应用前景。

（二）人工心脏瓣膜

人工心脏瓣膜是一种可植入心脏内替代主动脉瓣、二尖瓣或三尖瓣的人工器官，具有天然心脏瓣膜的功能。其主要适应证是严重的心脏瓣膜病，且不能通过瓣膜分离或修复来恢复或改善，包括风湿性心脏病、先天性心脏病、马凡氏综合征等。按制造材料不同分为两大类：一类是机械瓣，瓣的主体用非生物人工材料制成。另一类是生物瓣膜，瓣的主体用生物组织材料制成。

1. 机械瓣　系利用钛合金、不锈钢、低温热解碳、高分子材料等金属材料，根据机械原理设计制造的，符合天然心脏瓣膜生物流体力学性能要求，具有单向阀血流功能。机械瓣经历了笼球瓣、笼碟瓣、侧倾碟瓣及双叶碟瓣四代的变迁发展，性能不断提高。

2. 生物瓣　根据人类半月瓣的结构原理制造的，根据瓣膜是否有支架，可分为支架生物瓣膜和无支架生物瓣。根据生物材料的不同，生物瓣膜可分为同种异体生物瓣、异体生物瓣和组织工程生物瓣。与机械瓣膜相比，生物瓣膜置换术后患者的生活质量明显优于机械瓣膜。然而，无活性的生物瓣膜容易发生瓣膜钙化，使用寿命较短。因此，提高瓣膜的耐久性是生物瓣膜研究的主要方向。

（三）植入式助听器

植入式助听器的开发始于 20 世纪 30 年代。根据植入位置和工作原理的不同，植入式助听器可分为两种类型：中耳植入式和骨锚式。中耳植入式助听器，即人工中耳，又可分为部分植入式和全植入式两种方式。

1. 人工中耳　是通过助听器直接驱动听骨链产生高效振动，继而振动内耳淋巴液，刺激听觉末梢感受器产生听觉。其主要适用于中耳结构及功能正常的感音神经性听力损失人群，也适用于先天性中耳和外耳畸形引起的传导性听力损失的患者。

2. 骨锚式助听器　是一种半植入式助听器，通过直接骨传导工作，工作原理与人工中耳不同。它由三部分组成：钛植入螺钉，钛连接桥基和可拆卸声音处理器。它适用于有传导性和混合性听力损失的患者，也可以显著改善感音神经性听力损失。其手术操作简单、助听效果显著，目前临床应用广泛。

（四）植入式人工喉

人工喉又称助讲器，是人造的一种起到声源和振动作用，并可以发出近似人类声音的装置。植入式人工喉包括会厌体和喉体两个部分，采用了有良好弹性的镍钛形状记忆合金作为会厌体骨架材料，利于张开闭合。植入式人工喉可保留患者的喉发声功能、保持鼻呼吸功能并防止误咽，外表美观且发声效果也较好。但该植入手术技术难度大，费用较高，国内只有为数不多的医院可以完成。

（郑建军　王云）

第七节　生命体征监测与生命支持

一、监护仪

（一）多参数监护

（1）心电监护：是临床最常用的一种医疗技术，可以对患者的各种生理、生化参数进行连续、长时间、自动和实时监测，并经相应的分析处理后实现对心电图、脉波、心率的参数的异常情况发出自动记录、自动报警。心电监护仪于20世纪60年代首次应用于临床，当时只能对患者的心电信号进行监测，称为单参数监护仪。随着现代科技的不断发展，大规模集成电路和微处理器技术的不断更新，心电监护仪已能够同时监护数十种参数，因此被称为多参数监护仪。随着网络技术的发展，使众多心电监护仪通过无线或有线网络组成中央监护系统。使用心电监护仪可以使护理工作效率得到提高，并能够随时了解患者的病情，提高治疗和护理质量，大幅度降低危重患者的病死率。

监护仪图10-22通过配套的感应系统如热敏电阻、电极、压力传感器、探头等接收来自病人的各种信息，经过导线输入到相应的换能系统并进行放大，进一步计算和分析，最后显示到监护仪屏幕上，必要时可打印相关信息资料。监护仪可以对多种参数进行实时监测，如心率、呼吸、血压、脉搏、氧饱和度等情况的监测。

心电监护仪的临床应用非常广泛，最初常用于心律失常病人的监护，利于观察心率的变化，心电监护仪广泛应用于心脏病人、大手术病人、危重病人或观察早期冠心病的病人。有助于配合诊断、治疗与抢救。

心肺复苏过程中的心电监护有助于分析心脏骤停的原因和指导治疗（如除颤等）；监测体表心电图可及时发现心律失常；复苏成功后应监测心律、心率变化，直至稳定为止。

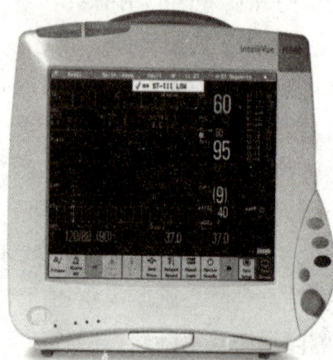

图10-22　监护仪

许多疾病在疾病发展过程中可以发生致命性心律失常。积极进行心电监护是发现严重心律失常、预防猝死和指导治疗的重要方法。

对急性心肌梗死、心肌炎、心肌病、心力衰竭、心源性休克、严重感染、预激综合征和心脏手术后等情况，以及对接受了某些有心肌毒性或影响心脏传导系统药物治疗的患者，各种危重症伴发缺氧、电解质和酸碱平衡失调（尤其钾、钠、钙、镁）、多系统脏器衰竭等情况，均应进行心电监护。

某些诊断、治疗操作：如气管插管、心导管检查、心包穿刺时，均可发生心律失常，导致猝死，必须进行心电监护。

（2）监护仪在术中的临床应用：对于需要进行外科手术治疗的病人，监护仪能够提供必不可少的帮助，医生在术前会进行相应的置管操作，如桡动脉穿刺置管，用来术中监测动脉血压，中心静脉穿刺置管，用来监测术中的中心静脉压，以便于根据中心静脉压的变化及时进行补液治疗，各种操作完成后，在手术的过程中，可以通过监护仪对病人的多种参数（包括血压、心率、心律、氧饱和度、中心静脉压等）进行监护，可以随时了解生命体征的变化，手术的各种操作对病人生命体征产生的影响也都能够通过监护仪反映出来，可以提示我们及时做出相应的处理。

（3）监护仪在术后的临床应用：病人在进行相应的手术治疗后，有的病人会回到普通病房进行术后的恢复治疗，有的重症病人会回到重症监护室进行术后的加强监护治疗，要根据病人的病情进行适当的选择，刚进行过手术治疗的病人，生命体征不平稳，病情随时会出现急剧的变化，所以无论病人在术后回到普通病房还是重症监护病房，都要通过监护仪对术后进行恢复治疗的病人进行有效的监护，监护仪上的各种监护参数（包括血压、心率、心律、氧饱和度、中心静脉压等）都能够让我们对当前的治疗方案进行有效评估，提示我们目前的治疗方案对病人的有效程度，并根据各种监护参数的变化

笔记

对治疗方案进行有效的调整。

（4）监护仪在重症病人的临床应用：有效的多参数监护是对重症病人，特别是对 ICU 的病人所采取的一种有效手段，重症病人的生理改变往往较早体现在循环和呼吸功能的变化上，因此需要进行心电监护、血流动力学监护和呼吸功能监护，根据病情需要也可进行颅内压监测、胃黏膜 pH 值监测、经皮血气分析等监护手段。监护设备和技术的发展使临床医生能掌握更多更全面的第一手资料，使得对危重患者的治疗也更具指向性。根据监护仪提供的多种参数监测可以及时更改治疗方案，并能够进行及时、有效的治疗。

（5）监护仪在急救过程中的临床应用：无论是在普通病房、或是在重症监护病房、还是在急诊科，都有可能发生急救事件，对于这种突发状况，医护人员需要及时做出反应，及时进行抢救治疗，在对病人进行急救的过程中，除了需要医护人员熟练的掌握各种急救技术，还需要在在对病人进行急救的过程中，应用监护仪对病人的生命体征等参数进行监护（包括心电监护、脑电监护及呼吸监护），通过对生命体征等多种参数的监护以及变化情况，对我们所采取的急救措施的有效性进行评估，并做出相应的调整。

（二）脑电监护

在人的大脑皮层中存在着频繁的电活动，而人正是通过这些电活动来完成各种生理功能的，神经元的电位变化是中枢神经系统生理活动的基础，因而可以反映其功能变化及病理变化。脑电监护仪通过对人脑的电活动得到脑电图，脑电图是目前最敏感的监测脑功能的指标，也是目前其他方法不能代替的最敏感的脑功能监测方法。脑电图反映神经元的电位变化，因此任何疾病只要影响神经元功能的程度相同，就会产生同样的脑电图异常。近年来，随着科学技术水平的不断发展，使脑电监测仪的准确性得到不断提高，同时扩展了脑电图的应用范围。

脑电监护（图 10-23）是通过放置于头皮的电极，通过导联选择器、放大器、记录器将微伏（μv）级的电位放大显示在监护仪屏幕上并做记录。脑电图的电位变化来自皮层大锥体细胞垂直树突的突触后电位的总和。而脑电位的节律则由丘脑内板系统通过上行非特异性投射系统调节。

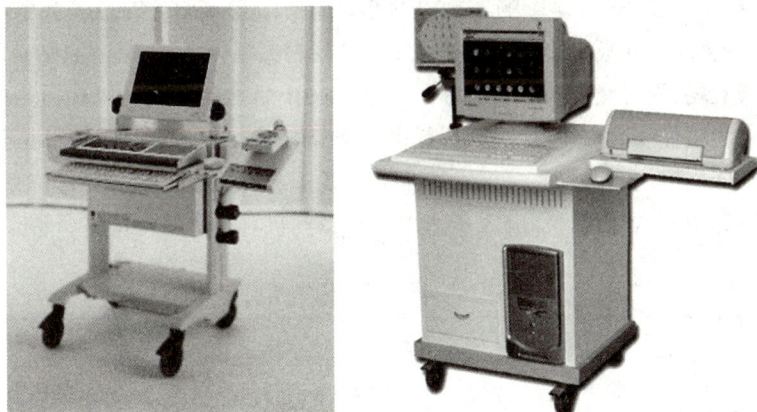

图 10-23　脑电监护仪

脑电监护仪广泛适用于中枢神经疾病，以及系统疾病影响中枢神经系统功能者如癌性脑病、代谢性脑病以及心肺功能不全等。脑电监测图也用于癫痫的诊断、分型、确定发作频率及估计预后。在麻醉分期、重危病人的监护、心肺手术中监护、昏迷病人监护、新生儿及胎儿监测等方面也可发挥重大的作用。

（1）脑电监护在麻醉监护中的临床应用：在目前医疗设备普遍发展的条件下，对于进行手术治疗的病人，在麻醉的过程中也可以对病人的多种参数进行相应的监护，特别是脑电监护的出现，可以使麻醉师在对病人进行麻醉的过程中，随时了解病人的脑电活动。

大部分的神经外科手术，在手术的过程中需要麻醉师对病人进行严密的脑电监护，通过这种监测，可以对脑部的病灶部位进行准确的定位，有助于病灶的准确、完整的切除。

（2）脑电监护在睡眠监护中的临床应用：随着人们生活水平的不断提高，过度肥胖的病人逐渐增多，有一部分病人存在睡眠呼吸暂停综合征，这种疾病严重影响人们的生活治疗，必要时需要对这种病人进行睡眠监测，也可同时进行脑电监测，通过对病人睡眠情况以及脑电波的变化，可以为患有睡眠呼吸暂停综合征的病人的诊断和评价提供有价值的依据。

二、呼吸机

呼吸机是一种能够代替、控制或改变人的正常生理呼吸，增加肺通气量，改善呼吸功能，减轻呼吸功消耗，节约心脏储备能力的装置。

呼吸机由主机（气路单元+监控单元）、湿化器（温控+湿化灌）以及空、氧气源提供装置，其中空、氧气源提供装置包括床边压缩机（涡轮机）+O₂气源或者中心气源（Air、O₂）。主机进行气源处理、吸呼控制、监测报警；混合器进行外置或内置机械式，比例阀混合。湿化器对病人吸入气体的加温、加湿，病人管路有5-6根螺纹管、接湿化器或雾化吸入器，病人吸入和呼出气体的传输。气源以适当方式提供压缩空气和氧气，附件包括管路固定和支撑装置（图10-24）。

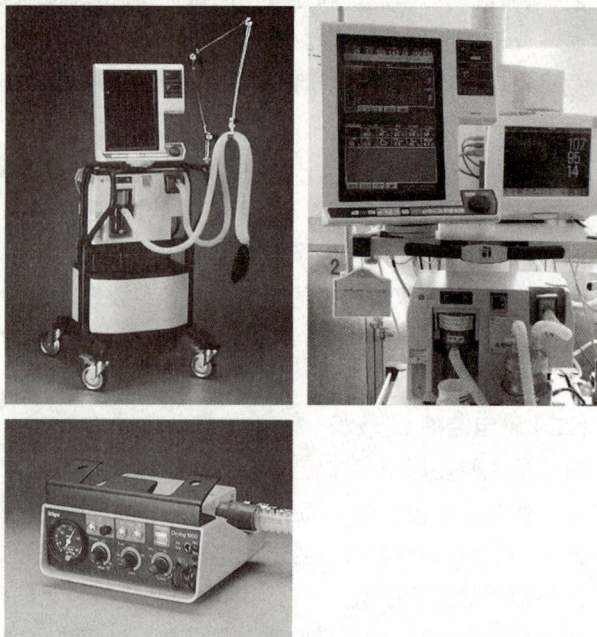

图 10-24　呼吸机

（一）通气模式

呼吸机的通气模式（表10-2）是影响人机协调性的重要因素。支持的过多会引起呼吸肌虚弱甚至萎缩，支持的过少会导致呼吸肌衰竭。支持水平模式要根据病人各异，基本原则是调节至足够的呼吸机做功防止呼吸衰竭，同时允许病人自己呼吸做功而防止肌力萎缩。所以在适当的呼吸支持模式下病人稳定后就要尝试让病人进行自主呼吸，仅进行部分的呼吸支持，如SIMV用或不用PSV、低水平PSV、BIPAP或APRV。但上述部分支持模式往往难于真正像我们想象的那样解除病人呼吸做功，如呼吸困难病人在流速限制、容量切换SIMV模式时很难得到机器的足够支持。

表 10-2　呼吸机的通气模式

通气模式	定义	特点	缺点
辅助通气（AV）	靠患者触发，通气机以预设条件提供通气辅助	自主呼吸易与通气机同步	需仔细调整触发敏感度和预设通气条件
控制通气（CV）	完全由通气机来控制通气的频率、潮气量和吸呼时间比	恰当应用可最大程度减少或完全替代患者的呼吸功	易发生通气过度或不足，自主呼吸与通气机不同步，长期应用易致呼吸肌萎缩
辅助—控制通气（A-CV）	结合AV和CV的特点，通气靠患者触发，并以CV的预设频率作为备用	当吸气用力不能触发（或）触发通气频率低于备用频率时，通气机以备用频率取代	如预设条件不当，可致通气过度
呼气末正压（PEEP）	维持呼气末时的气道正压	增加功能残气量，改善V/Q比例失调，增加肺泡内压，改善氧合	增加气道峰压和平均气道压，降低血压和心输出量，过高PEEP增加气压伤危险

笔记

续表

通气模式	定义	特点	缺点
间歇指令通气 IMV 和同步间歇指令通气 SIMV	按照指令、间歇对患者提供正压通气,间歇期间患者行自主呼吸	降低平均气道压,避免患者呼吸肌萎缩和对通气机的依赖,利于撤机	自主呼吸时不提供通气辅助,需克服通气机回路阻力
指令每分钟气量通气(MMV)	以预设每分通气量通气,存在自主呼吸时,呼吸机仅补充不足的通气量	保证患者每分通气量不低于预设水平	呼吸浅快者可发生有效通气量不足
压力支持通气(PSV)	患者吸气时,通气机提供恒定气道正压,以帮助克服吸气阻力和肺扩张	配合患者吸气流速需要,减少呼吸肌用力。可增加潮气量,减慢呼吸频率	压力支持水平需恰当,否则不能保证适当通气量,中枢驱动受抑制者不宜应用
反比通气(IRV)	吸气时间>呼气时间	增加功能残气量,降低气道峰压,改善氧合,减少对高 PEEP 的需要	与自主呼吸难以同步,需用镇静地西泮剂;对心血管系统有抑制作用
分侧肺通气(ILV)	用两个呼吸机分别对两侧肺行独立通气	单侧肺病变或两肺不同病理改变时,可提供不同通气条件,以改善 V/Q 比值,提高氧合	需双腔气管插管,双机协调应用难度较大
气道压力释放通气(APRV)	靠预设的周期性 PEEP 释放来提供部分通气	降低气道峰压和气压伤的危险,增加潮气量和每分通气量	高气道阻力产生隐性 PEEP 的 COPD 患者,应用 APRV 可能导致肺过度膨胀
压力调节容积控制通气 PRVCV	以压力切换方式通气,呼吸机连续测定顺应性,自动调节压力切换水平以保证潮气量	保证较恒定的潮气量,吸气流速波型为减速型,有利于降低气道峰压,减少吸气阻力	预设压力切换水平不能太低,否则达不到预设潮气量
容积支持通气(VSV)	为 PRVCV 与 PSV 的结合,通气机随顺应性和气道阻力的变化,自动调整 PSV 水平以保证潮气量	具有 PSV 的特点并保证潮气量恒定。呼吸暂停超过 20s,自动转换为 PRVCV	如预设压力水平过低,不能达到预设潮气量
容积保障压力支持通气(VAPSV)	为容积辅助通气(VAV)与 PSV 结合,双气流一同作用,当 PSV 不能达到预设潮气量时,VAV 气流补充潮气量不足部分	具有 PSV 和 VAV 的共同特点,保证潮气量恒定并降低患者的通气负荷和呼吸驱动,改善自主呼吸和机械通气的协调性	临床应用病例不多,尚待更多研究
液体通气(LV)	经气管先适量注入一种对 O_2 和 CO_2 高度可溶和低表面张力的液体(全氟碳类化合物),然后进行常规通气	可显著增加 PaO_2,降低 $PaCO_2$,增加肺顺应性	刚开始用于临床,能否长期应用、肺外毒性等尚待评价
成比率通气(PAV)	吸气时给患者提供与吸气气道压成比率的辅助压力,而不控制呼吸方式	改善呼吸力学和自主呼吸能力的储备,提高通气效率。患者通过增加自主呼吸用力,可成比率地增加通气机的通气辅助功,使通气机成为自主呼吸能力的扩展	为时不长,尚需进一步研究

（二）参数设置

一个要进行手术治疗的病人，体重60kg，此时需要进行全身麻醉，进行气管插管后，完全处于深麻醉状态，完全没有自主呼吸，此时完全需要呼吸机对病人进行支持通气，主要采用控制通气模式辅助呼吸，要根据病人的体重算出合适的潮气量，配合一定的通气频率、吸呼比，这个病人的潮气量应为600mL，呼吸频率可以设为14次/min，吸呼比可以选择1∶2，PEEP可以选择为4cm H_2O，如果在每次通气的时候想取得恒定的潮气量，则可进一步选择容量预置通气模式，如果在每次通气的时候想取得恒定的气道压，则可进一步选择压力预置通气模式；当病人从深麻醉期进入浅麻醉期时，会恢复部分的自主呼吸，这时的通气模式可以根据具体情况更改为部分通气支持模式，包括传统的间歇指令通气，当病人完全恢复自主呼吸时，可选择持续气道正压通气模式。

以下是在进行参数调整时的计算方法：

（1）呼吸频率：呼吸频率一般12~20次/min，多为12~16次/min。呼吸频率过快，可能会出现呼吸性碱中毒、内源性PEEP、气压伤等。呼吸频率过低，则会出现低通气、低氧血症、增加呼吸功。

（2）潮气量：成人潮气量一般为5~15mL/kg，8~12mL/kg是最常用的范围。然后根据临床及血气结果作适当调整。对ARDS患者提倡小潮气量（5~8mL/kg），高频率高PEEP的方法。TV过低，会出现肺不张、低氧血症，低通气。TV过高，会出现气压伤，呼吸性碱中毒，气道压增高，影响心输出量。

（3）吸呼比和吸气时间：吸呼比＝吸气时间（Ti）/呼气时间（Te），吸呼比一般选择1∶（1.5~2.5），有阻塞性通气功能障碍者，可选择1∶（2~3），有限制性通气功能障碍者，多选择1∶（1~1.5），必要时，可应用反比通气（1~4）∶1。吸气时间则为（一般0.8~1.2s）。

（4）吸气流速：成人一般为30~70L/min，可根据病人的体质状况、病情等因素做出适当的调整。安静、睡眠状态时可降低流速，而发热、烦躁、抽搐等情况时要提高流速。

（5）吸气峰压（PIP）：呼吸机向患者送气时，气道压力迅速升高，当吸气末气道压力达到的最大值即为PIP，PIP与气道阻力、呼吸系统的弹性、吸气流速有关，PIP不宜过高，最好限制在45cm H_2O以内，以减少气压伤。

（6）平台压或吸气末静态压（Pel）：在吸气末（当设定的潮气量输送完成后）及呼气前，不再供给气流，气道压从峰压有所下降，形成一个平台压，Pel与呼吸系统的顺应性有关，顺应性越差，Pel越高，Pel能反映最大肺泡压，应尽量使Pel小于35cm H_2O，以减少气压伤。

（7）平均气道压（MAP）：连续数个呼吸周期中气道内压的平均值，其大小与吸气峰压、平台压、呼气末压力有关，还与I∶E有关，吸气正压增大，I∶E增大，呼吸频率增快，吸气末正压时间延长，呼气末正压均可使平均气道压升高，平均气道压的意义在于它对循环功能的影响。应尽量使平均压低于25cm H_2O。

（8）氧浓度：呼吸机吸入氧浓度的设置一般取决于动脉氧分压的目标水平、呼气末正压水平、平均气道压力和患者血流动力学状态。由于吸入高浓度氧可产生氧中毒性肺损伤，一般要求吸入氧浓度应低于50%~60%。

（9）触发灵敏度：包括压力触发（设置在-0.5~-2cm H_2O）和流量触发（设置在1~3L/min）。

（10）呼气末正压（PEEP）：正常为3~5cm H_2O，对于ARDS患者，呼气末正压水平的选择应结合吸入氧浓度、吸气时间、动脉氧分压水平及目标水平、氧输送水平等因素综合考虑。

（三）呼吸机的临床应用

病人在进行手术治疗的过程中，以及再对危重病人进行抢救治疗的过程中，呼吸机都是必不可少的医疗设备，可以对病人提供必要的呼吸系统支持。

临床上有一些疾病能够导致病人出现呼吸衰竭，进而导致病人出现无力通气或通气量不足，肺部不能进行有效的血气交换，病人感觉呼吸困难，氧饱和度低，呼吸频率>35~40次/min或<6~8次/min，或呼吸节律异常，或自主呼吸微弱或消失，PaO_2<50mmHg，尤其是充分氧疗后仍<50mmHg，$PaCO_2$进行性升高，pH动态下降。

这种情况就需要及时应用呼吸机,对于全身麻醉的病人,与呼吸相关的肌肉处于麻醉状态,无法进行自主呼吸,这时需要应用呼吸机对病人进行有效的生命支持。

使用呼吸机可以进行呼吸支持与呼吸治疗,广泛应用于术后病人的呼吸支持,维持重症病人的生命,以及对肺部疾病的治疗。

呼吸机特别适用于以下情况:(1)呼吸衰竭一般治疗方法无效者;(2)呼吸频率大于 35~40 次/min 或小于 6~8 次/min;(3)自主呼吸微弱或消失;(4)呼吸衰竭伴有严重意识障碍;(5)严重肺水肿;(6)PaO_2 小于 50mmHg,尤其是吸氧后仍小于 50mmHg;(7)$PaCO_2$ 进行性升高,pH 持续下降。

对于气胸及纵隔气肿未行引流者、肺大疱者、低血容量性休克未补充血容量、严重肺出血者,则一定不要使用呼吸机。

在应用呼吸机时,要根据病人的病情选择合适的工作模式,并根据病人的身高、体重等信息设置合适的参数,这样才能使病人进行有效的气体交换,同时增加病人的舒适性,并加速病人自主呼吸的恢复。

根据病人的病情变化,要及时对呼吸机的参数设置做出相应的调整,呼吸机的参数设置需要根据病人的体重和临床情况进行。设置的决定是一个动态过程,不是一组固定的数字,需要观察病人的生理学反应。在使用呼吸机期间,需要不断反复调整参数设置。正确估计、预设和调节机械通气时的各项物理参数是保证有效通气的基本条件和前提,是进行最优化的气体交换和维持酸碱平衡的基础。通常根据病人的具体情况、使用者的经验和治疗情况进行选择、设置和调整。

(1) 呼吸环:压力-容积环(P-V loop),Paw 实线代表呼吸机端(气管插管顶端)所反映的 P-V 环(图 10-25),包含了气管插管所导致的阻力,Ptrach 虚线代表总气管内(气管插管末端)所反映的 P-V 环,排除了气管插管所引起的阻力因素,测 Ptrach 另需用 2mm 的细导管经气管插管插至总气管内,另呼吸机硬件上另需有"附加压力"接口和相应的软件。

P-V 环虚线和实线的意义均与此相同,通常在机械通气时所获得的 P-V 环要求:①要求通气时各参数具有同一性以便对照;②肺充气越快速则 P-V 环斜率反映顺应性越好。

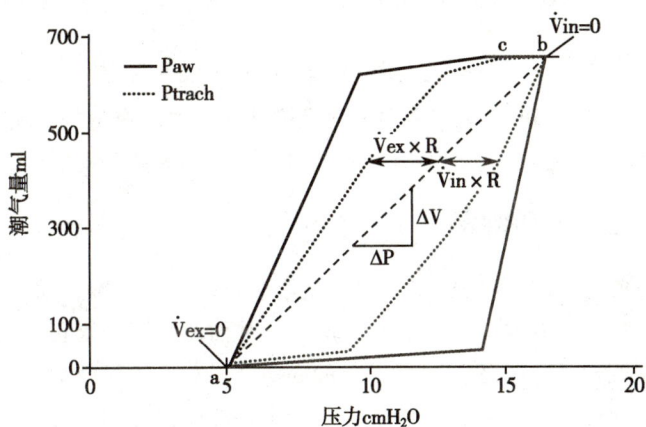

图 10-25　P-V 环的构成(指令通气)

(2) 呼吸机依赖:在应用呼吸机的过程中,在病人自身条件允许的情况下,如果恢复了自主呼吸,就要及时停用呼吸机,进行尝试脱离呼吸机的帮助,使病人本身的呼吸肌得到一定的锻炼,帮助恢复自身的呼吸功能,可能需要多次尝试,但每次尝试都会加快脱离呼吸机帮助的时间。如果不进行尝试脱离呼吸机,病人本身的呼吸功能会是一个漫长的过程,甚至无法脱离呼吸机的帮助,最终产生呼吸机依赖。

(3) 呼吸机的撤离时机:应用呼吸机进行机械通气是一种生命支持手段,可以为治疗原发病提供时间。一旦原发病好转,即需及时地估计患者的自主呼吸能力,尽早撤离机械通气。目前对于撤机时机的掌握主要依据对各项撤机指标的综合分析和临床医生的经验判断。主要以呼吸泵功能判定和气体交换能力的判定估计患者的自主呼吸能力。

呼吸泵功能判定:下述指标提示呼吸泵功能可基本满足自主呼吸需要,可以考虑撤机:①最大吸气负压(MIP)>30cmH_2O。②肺活量(VC)>10~15mL/kg,第一秒时间肺活量(FVC1.0)>10mL/kg(理想体重)。③潮气量(Vt)>3~5mL/kg(理想体重)。④静息分钟通气量(MV)<10L/min,最大分钟通气量(MVV)>2×MV。MV<10L/min 提示呼吸负荷和死腔通气未明显增加;MVV 较 MV 可大幅度增加提示尚有较充分的呼吸功能贮备。⑤呼吸频率(RR)<25~35 次/min。⑥呼吸形式:浅快呼吸指数

(rapid shallow breathing index)= RR/Vt。若 RR/Vt<80,提示易于撤机;若为 80~105,需谨慎撤机;大于 105 则提示难于撤机。呼吸频率和呼吸形式是撤机前、中、后均需密切观察的指标。呼吸频率具有对撤机耐受性的综合评价意义;RR/Vt 是近年来较受提倡的指标;出现胸腹矛盾呼吸可较为可靠地提示发生了呼吸肌疲劳,需延缓撤机。⑦0.1 秒末闭合气压(P0.1)<4~6cmH$_2$O,过度增高提示呼吸系统处于应激状态或呼吸肌功能障碍,需依靠呼吸中枢加大发放冲动来促进呼吸肌收缩。⑧呼吸功(WOB)<0.75J/L 脱机多能成功。除上述指标外,张力时间指数(TTI),最大跨膈压(PDI$_{max}$),膈肌肌电图(EMG),肺—胸顺应性(C)和气道阻力(R)等亦有助于对呼吸泵功能作出判断。在上述呼吸力学指标中,反映呼吸肌肌力的指标(如 MIP)在对预测撤机的重要性可能不如反映呼吸肌耐力的指标(如 TTI)重要,因为不同的患者可以具有同样呼吸肌肌力以克服呼吸负荷,但在相同负荷时所能耐受的时间是不一样的,即呼吸肌耐力是不相同的。在负荷相同时,能经受住较长时间者可能意味着撤机成功。另一方面,对某一患者而言,其呼吸肌耐力是一定的,所能耐受的呼吸负荷也是一定的。明确呼吸肌耐力与呼吸负荷之间的关系,对于判断撤机时机和阐明呼吸衰竭的机制以及指导呼吸支持水平的调节具有重要意义。

气体交换能力的判定:1)动脉血气指标应在可接受范围:①撤机前 PaO$_2$≥60mmHg(FiO$_2$<40%)。P(A-a)O$_2$<300~400mmHg(FiO$_2$=100%)。PaO$_2$/FiO$_2$(氧合指数)>200。②撤机前 PaCO$_2$ 达基本正常范围(30~50mmHg)或在 COPD 患者达缓解期水平。撤机中 CO$_2$ 分压上长幅度<8mmHg。③pH 值在正常范围,撤机中无显著降低。2)QS/QT<15~25%。3)VD/VT<0.55~0.6。4)反映组织氧合状况的指标如 PvO$_2$(SvO$_2$)、血乳酸水平、DO$_2$ 和 VO$_2$、pHi 等对判断是否具备有效的组织气体交换能力和预测撤机转归有一定价值。

(4)呼吸机肺病:长时间应用呼吸机的病人容易发生呼吸机肺病,特别是营养不良病人,呼吸肌无力,很难脱机,这样病人并发呼吸机肺病是很难避免的。病人一旦发生呼吸机肺病,则易造成脱机困难,从而延长住院时间,增加住院费用,严重者甚至威胁患者生命,导致患者死亡。

三、心脏除颤

心脏除颤是对病人进行电击使心脏终止心房纤维颤动、心房扑动、室上性心动过速、室性心动过速和心室纤维颤动等快速型心律失常,从而使心脏恢复正常的心律。心脏除颤使高能量的脉冲电流在瞬间通过心脏,全部或大部分的心肌细胞在短时间内被同时除极,从而抑制异位兴奋性,使具有最高节律性的窦房结发放冲动,恢复为正常的窦性心律。而通过除颤仪进行电复律的成功率则取决于进行操作时的电能量的大小、心脏异位性的高低以及窦房结的功能。

除颤仪(图 10-26)包括监护显示仪、蓄能开关、蓄能显示、能量释放开关、电极板和同步开关和非同步开关。按电流的种类,除颤仪可分为直流除颤仪和交流除颤仪;按电脉冲通过心脏的方向可分为单相波除颤仪和双相波除颤仪;按电极板放置的位置可分为体内除颤仪和体外除颤仪。另外,随着科技的发展,目前急诊工作中还有一直应用的自动体外除颤仪。

(一)同步和非同步电复律

根据电脉冲发放与 R 波是否同步可分为同步电复律和非同步电复律。

1. 同步电复律 通过利用特殊的电子装置,自动检索 QRS 波群,以病人心电中的 R 波来触发电流脉冲的发放,使放电发生在 R 波的下降支或 R 波开始后的 30 毫秒以内,从而避免落在易颤期。同步电复律可用于心房颤动和心房扑动、阵发性室上速、室速、预激综合征伴快速心律失常者。

2. 非同步电复律 无需病人心电中的 R 波来触发电流脉冲的发放,直接充电、放电即可。非同步电复律可用于室速伴血流动力学紊乱、QRS 波增宽不能与 T 波区别者,心室扑动,心室颤动。特别需要注意的是非同步电复律仅用于心室纤维颤动和心室扑动,发生这种心律失常的病人多数已经丧失神志,应该立即进行电复律,电复律后通过心电示波器观察病人心律是否转为窦性。可进行多次间断的电复律。

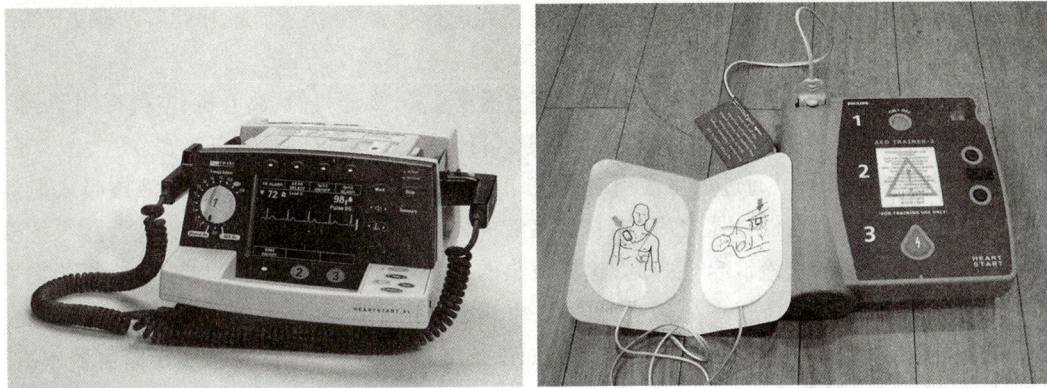

图 10-26 除颤仪

心室纤维颤动为威胁生命的严重心律失常,应尽早地行电复律,电复律的时机是治疗心室纤维颤动的决定因素,每延迟 1 分钟,复苏成功率下降 7%~10%,在心脏骤停发生 1 分钟内进行除颤患者存活率可达 90%,3 分钟内除颤 70%~80%恢复心跳,而 5 分钟后,则下降到 50%左右,第 7 分钟约 30%,9~11 分钟后约 10%,超过 12 分钟,则只有 2%~5%。

(二)除颤仪的临床应用

在应用除颤仪进行电复律之前需要做好准备工作,准备好除颤仪、导电膏,备好各种抢救器械和药品,嘱病人取仰卧位,开放静脉通道,做好心电、血压、SPO_2 监护,最好有直接动脉测压,充分暴露胸壁。在准备好之前应行心肺复苏和药物治疗。

电极板的位置通常位于心底-心尖位(一个电极板放置在左侧第五肋间与腋前线交界处,另一电极板放置在胸骨右缘第二肋间)。这种方式迅速便利,较常用,适用于紧急电击除颤。两块电极板之间的距离不应<10cm)或前-后位(一个电极板放置在胸骨右缘第二肋间,另一电极板放置在左背肩胛骨下角部)。

1. **除颤能量选择** 进行电复律时准确的选择电复律的能量,若进行体外电除颤,当进行非同步电复律时,成人单相波电复律用 360J,双相用 120~200J,若操作者对除颤仪不熟悉,电复律能量可选择 200J。儿童电复律首次为 2J/kg,第二次为 2~4J/kg,第三次为 4J/kg,但最高不超过 10J/kg 或成人剂量。当进行同步电复律时,需要严格按照医嘱进行,最小可从 50J 开始。若进行体内电除颤,除颤的电极板直接作用于心脏表面,除颤能量应从 10~20J 开始,这样才更安全可靠,体内电除颤经常应用于心脏外科。

2. **选择导电介质** 可选择好的要置放电极板的位置上涂抹导电膏,但当病人较瘦或皮肤不平整时,可将 2 块蘸有生理盐水的纱布块直接放在病人除颤部位作为导电介质。

3. **充电** 按下除颤仪上的充电按钮,开始进行能量蓄积,蓄积满相应的能量后,除颤仪会发出连续的"滴滴滴"声。

4. **电击** 将两个电极板放在选择好的位置上,按下能量释放按钮后释放能量,以达到电复律的目的。

(三)电复律禁忌

在临床上,有一些情况是应用除颤仪进行电复律的禁忌,如病史多年的病人,心脏明显肥大及心房内有新鲜血栓形成或近 3 个月内有血栓史,不宜行电复律;病人有洋地黄中毒史、低钾血症时,不宜行电复律;伴高度或完全性房室传导阻滞的心房颤动或扑动的病人,不宜行电复律;缓慢心律失常的病人,不宜行电复律。

四、自体血液回输机

应用自体血液回输机是实现自体血液回输的方法之一,通过机械吸引装置将手术中、手术后或因外伤等原因从人体内流出的血液回收,经过相应的装置进行过滤、分离、清洗、净化等步骤处理后,再回输给患者。

自体血液回输机由很多重要的部分组成,主要包括离心杯、离心机舱、离心机、空气探测器、泵、管路和阀门、储血器、称重传感器、控制面板、显示器等。自体血液回输机的步骤有:

1. **血液的收集与抗凝**　通过负压吸引装置使储血器形成持续的负压状态,血液被吸入后经过多层滤网过滤,最终储存在储血器之中,在收集血液的同时,通过连在吸血管上的滴管滴入抗凝药物,使抗凝药物与收集的血液混合在一起,这样收集的血液不会凝固,收集的血液和抗凝药物暂时储存在储血器中备用。抗凝药物一般选用肝素生理盐水,通常在生理盐水 500mL 中加入肝素2000U,抗凝药物与收集的血液的比例为 1∶8。如果抗凝程度不足,回收的血液在储血器中凝固,回输后会给病人造成严重后果。抗凝程度过度没有太大的问题,因为抗凝药物在清洗的过程中绝大部分会被清除。

2. **进血**　离心机开始工作,调速泵正向转动后,收集在储血器内的血液开始进入回收血罐,血细胞被留在罐内,废弃的液体被分离流入废液袋。当血层探头探到血层后,开始进行清洗程序。

3. **清洗**　调速泵继续转动,清洗液(生理盐水)进入罐内清洗,当流出的清洗液干净(即接近无色),则进入排空程序。一般情况下,清洗液量为 1000mL。

4. **排空**　离心机停止工作,调速泵反方向转动,血液被泵入血液袋内。一般情况下,一次收血250mL,若储血罐内仍有血液,可重复按进血、清洗、排空操作,直至储血器内血液全部清洗完为止。

5. **浓缩**　当储血器内的原血全部进入血液回收罐内,血层较薄,血细胞比容很低,血层探头无法感知时,需要使用浓缩功能。

自体血液回输机(图 10-27)可广泛应用于估计术中出血量大于患者血容量 15% 的无菌手术,包括创伤出血(大血管损伤、胸腔内出血、肝破裂、脾破裂、脊柱外伤等),心脏、大血管外科手术,骨科手术(全髋置换术、骨折切开复位内固定术、脊柱手术等),妇产科手术(异位妊娠破裂大出血等手术),腹部外科手术(肝脾手术、门脉高压分流术、肝移植术等),泌尿外科手术(耻骨后前列腺根治切除术、膀胱切除术、肾切除术),神经外科手术(动静脉畸形、动脉瘤、原发性癫痫、脑外伤手术等),头与颈等大手术。

对于患者为稀有血型或有多种抗体,难以获得异体血的,或者因道义、宗教或其他原因拒绝异体输血又同意术中自体血回输的,这些情况都可以应用自体血液回输机。

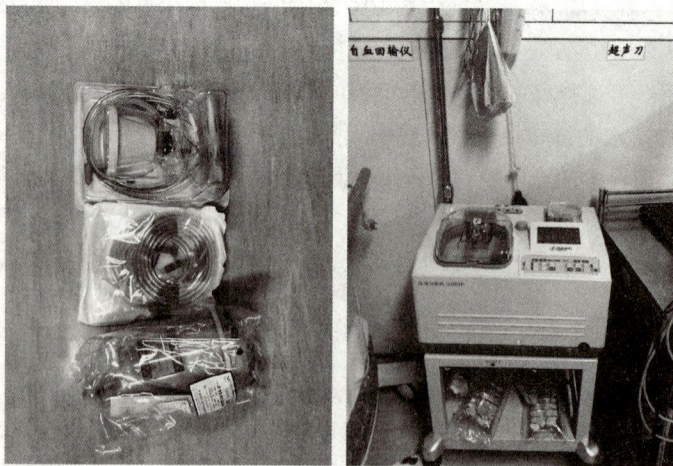

图 10-27　自体血液回输机

（王云　郑建军）

第八节　物理能量治疗

一、高频电刀

（一）高频电刀的生物物理学机制

高频电刀是一种取代机械手术刀进行组织切割的一种电外科器械。它通过电极尖端产生的高频高压电流与机体接触时对组织进行加热，实现对组织的分离和凝固，从而起到切割和止血的目的。

对组织的分离被称为电切，在电刀边缘，其刀口的表面积较小，在刀口接触机体组织的时候，电流以极高的密度流向组织，在电刀接触组织的时候，会在电极接触组织的有限范围内，组织的温度迅速上升，使细胞内的液体温度迅速超过100℃，细胞中的水分被迅速蒸发，从而破坏细胞膜，乃至彻底破坏细胞，在宏观上就表现为和电极接触的组织被切割开。由于电流的热效应，还可以对切开的组织的出血进行控制，达到止血的目的。

对组织的凝固被称为电凝，当细胞在电流的作用下使组织的温度上升到100℃左右时，细胞内外的液体不断蒸发，从而使组织收缩并凝固。在电流的热作用下，电流的热效应可以把在电切过程中切断的小血管口的血管壁凝固收缩封闭，从而达到凝血的效果。电凝的效果很大程度上解决了复杂的血管结扎过程，进一步简化了手术过程。同时，电凝的效果可以使细胞凝固，蛋白质变性和组织失活，可以对肿瘤细胞实施电凝以达到治疗的目的。电凝根据作用机制不同，又可以分为烧灼和干燥两种类型。烧灼的工作原理是作用电极在不接触皮肤的情况下以作用周期较短（6%~10%）的电流产生电火花来烧组织，其好处是由于作用周期比较短，可以使温度上升的不至于太快；干燥是作用电极以较大的接触面积直接接触组织，由于电流密度小，仅使细胞脱水，而非破裂或者汽化。

（二）高频电刀的分类

从能量传递的角度可以分为单极和多极两类。单极电刀是电外科设备使用中最常见的。单极电刀通常由设备主机、作用电极（单极手柄）和回路电板（中性电极）三部分组成。工作时，主机产生的高频电流通过单极手柄传导到靶组织，经过人体后传导至中性电极，最终电流流回主机，构成一个工作回路。单极电刀的电极由单极手柄和中性电极组成，单极手柄将高频电流传递到手术靶组织，因高电流密度而形成电切和电凝效果，中性电极则收集作用于人体的高频电流。作用电极可以将电能量高效分散，减小电流密度，从而控制产热，减少中性电极处组织发生热损伤的风险。

双极电刀是由设备主机产生的高频电流通过电极的一端流向靶组织，作用后再由电极的另一端流回设备主机。其工作部件主要由高频发生器及双极电极两部分组成。采用双极设计的主要目的是为了提高手术的安全性，减少电流在人体中流经的距离，尽量减少无关组织的损伤。目前采用最多的是双极电凝镊子，镊子的两端都有电凝的功能。由于电流通过的路径只是在镊子脚的两端，此时可以使双极间的组织及细胞破裂或者凝固干燥，从而达到断离和止血的目的。双极技术常用于脑外科、显微外科、五官科及腹腔镜等较精细的微创手术。

（三）高频电刀的临床应用

高频电刀与传统采用机械手术刀相比，具有切割速度快、止血效果好、操作简单、安全方便的特点。在临床上采用高频电刀可大大缩短手术时间，减少患者失血量及输血量，从而降低并发症及手术费用。正是由于上述优点，高频电刀可以应用于各种传统的外科手术，包括：脾切除术、甲状腺切除术、肝脏切除、肺切除、痔疮切除、胃切除、肾脏切除等。除了传统外科手术以外，还越来越多地应用在各种内镜微创手术中，如：腹腔镜、前列腺切镜、胃镜、膀胱镜、宫腔镜等手术中。由于高频电刀可同时进行切割和凝血，在机械手术刀难以进入和实施的手术中（如腹部管道结扎、前列腺尿道肿物切除）得以普遍应用。

二、超声手术刀

（一）超声手术刀的生物物理学机制

超声波作用于生物体会产生一系列生理效应，主要表现为空化效应、机械效应、热效应、触变效应、弥散效应等。液体中的微小气泡通常称为空化核，在超声波的作用下产生振动，当超声波能量足够高时，气泡将迅速膨胀，然后突然闭合，在气泡闭合时产生冲击波，这种膨胀、闭合、振荡等一系列动力学过程称超声波空化作用。空化核崩溃时，在极短时间内，在空化核周围的极小空间内产生高温和高压，并伴随强烈的冲击波和射流，从而对组织产生乳化、碎裂的作用。空化效应具有选择性，即组织的碎裂与其含水和脂肪量有关。富含胶原质的组织如血管、神经、输尿管含水量低，比肝脏、肿瘤、脾等含水量高的组织更难以碎裂。利用超声的选择性空化效应可以安全的切开肿瘤、肝脏而不损伤血管和神经等组织。超声乳化、去脂、吸引等主要是基于空化效应。

生物组织在声强较小的超声波作用下产生弹性振动，其振幅与声强的平方根成正比。当声强增大到组织的机械振动超过其弹性极限，组织就会断裂或粉碎，这种效应称为超声的机械效应。超声锯骨、软组织切割主要是基于机械效应。不同的生物组织具有不同的弹性极限，因此切割需要的振幅也不同。进行软组织切割时，手术刀头所需最小振幅为 $40\mu m$；截骨时刀头需输出 $100\mu m$ 以上的振幅。

（二）超声手术刀的分类

从作用方式的角度可以分为吸引式和切割式两种。吸引式超声手术刀主要应用超声的空化效应破坏含水量较高的细胞，同时吸除被破坏的细胞。而胶原含量较高、弹性较强的细胞完好无损，使手术在安全、少血或无血条件下进行。1MHz 以上频率的超声波几乎无空化现象，所以吸引式超声手术刀频率多为 20~30kHz。切割式超声手术刀主要应用超声的空化效应和高频机械振动，切割、分离组织，是与传统的外科手术相似的超声治疗方式。有关研究证明，将质点加速度为 $5\times10^4 g$ 的机械振动作用于活体生物组织时，被作用部位可迅速被切开，而不伤及其周围组织。

（三）超声手术刀的临床应用

因为超声空化作用是在含水丰富的细胞中完成的，因此对含水分多、胶原成分少的组织效果最好，如脑、肝、脾等器官，而对胶原成分多的组织作用甚微，如血管、筋膜等。临床主要应用在脑外科、神经外科肿瘤如脑膜瘤、胶质瘤、脊髓肿瘤等其他颅内肿瘤，肝肿瘤、胸外科各种肿瘤的切除，脂肪吸除以及各种含水分丰富的细胞组织的切除。

切割式超声手术刀的最大优点是刀头小、产热少、止血好，可在视野很小的情况下进行操作。所以除可用于传统外科手术外，还可用于腹腔镜手术，如肝胆外科的胆囊切除术、胆囊床剥离、脾血管阻断等，普通外科的结肠切除术、粘连松解术、胃底成形术、阑尾切除术等，妇产科子宫肌瘤切除术、子宫切除术、卵巢囊肿切除术、宫外孕治疗等。

三、射频消融

（一）射频消融原理

射频消融（radiofrequency ablation，RFA）是指利用 200~500kHz 的射频电流，使组织中正负离子高速震荡，摩擦产热，局部温度可达到 105~115℃，导致靶区组织发送凝固性坏死等一系列变化。实验证实，组织 50~52℃持续 5~6min 可导致组织细胞发生不可逆转的损伤；60~100℃可导致线粒体及细胞质关键酶的不可逆损伤，即刻发生凝固性坏死。由于 RFA 可使靶区组织发生凝固性坏死的变化，具有微创、根治性、可重复性的特点。

所有射频消融系统均由射频发生器、测控单元、电极针、皮肤电极和计算机五部分组成。该系统组成一闭合环路，将电极针与患者皮肤电极相连。消融电极是射频消融仪器的核心部件，因为它直接影响凝固坏死的大小和形状。按照射频发生器以及电极针的发射源，电极针有单极射频针和双极射频针两种。按照电极针的针型，电极针有直针、伞形针。

（二）射频消融的临床应用

1. **心导管射频消融术** 临床上应用于心内科，主要适用于快速心律失常，阵发性室上性心动过速、预激综合征、心房扑动和房性心动过速、特发性室性心动过速、心房纤颤、症状明显的频发室性早搏。

集合了射频消融、DSA介入技术、血管成像技术等多种医疗手段，对于各类型生理电异常引起的心律失常都有较好疗效。该手术是在X光血管造影机的监测下，经动脉穿刺，将电极导管插入心脏，先检查确定引起心动过速的异常结构的位置，然后在相应区域释放高频电流，在很小的范围内产生很高的温度，消融特定部位的局部心肌细胞以融断折返环路或消除异常病灶，从而达到根治心律失常的目的。

2. **恶性肿瘤射频消融术** 肝癌射频消融术最具代表性。对于小肝癌，国内外的肿瘤诊疗规范已经将射频消融术列为根治性治疗手段。其优点是微创，操作方便，住院时间短，疗效确切，花费相对较低，特别适用于高龄病人。近年来，射频消融术对肺癌、小肾癌、肾上腺转移瘤、骨转移等恶性肿瘤的治疗日趋发展。对食管癌、胃癌的早期病变和癌前病变也有了应用内镜下射频消融治疗的报道。

消融的路径有经皮肤穿刺、腹腔镜下、或开腹术中消融三种方式。大多数的小肝癌可以经皮在B超、CT、MRI的引导下将射频电极直接刺入肝癌病灶进行消融，具有经济、方便、微创的特点。而一些位置特殊，比如邻近结肠、邻近胆囊、邻近心包、或者位于肝包膜下的肝癌，经皮穿刺消融风险较大，或者影像学引导困难的肝癌，可考虑经开腹消融和经腹腔镜消融的方法。

3. **椎间盘突出射频消融术** 临床上应用于骨科，主要适用于颈椎或腰椎膨隆性和包容性椎间盘突出。椎间盘突出射频消融是在CT或C臂监视引导下将射频针穿刺到突出椎间盘之突出物内加温，使突出物发生蛋白凝固、突出物内压降低而回缩，缓解对神经的压迫与刺激，减轻椎间盘源性腰痛。治疗过程是在C型臂引导下精确定位，在数字减影下进行实时检测，直接作用在病变的椎间盘上，数据精确到1mm以下。椎间盘突出射频消融术仅治疗椎间盘突出部位，而不损伤正常椎间盘组织，不影响脊柱的稳定性。因此安全、微创、高效、并发症低，应用广泛。

四、微波消融

（一）微波消融原理

微波消融（microwave ablation）是指利用频率300~300GHz的高频电磁波，使得肿瘤细胞内的极性分子（主要是水分子）随之高速运动，互相摩擦产生热量，导致靶区组织发生凝固性坏死的过程。医用微波常用频率为433MHz、915MHz和2450MHz。由于2450MHz波长短，和人体组织匹配性更好，能量更易集中，所以更适合对生物组织进行升温。同样热计量的情况下，2450MHz水冷微波消融辐射器与915MHz微波辐射器相比，病灶损毁形态和范围更加理想。

所有微波消融系统由微波发生器、同轴电缆、微波针和计算机测控单元组成。微波消融与射频消融相比，由于发射源不同，微波消融热效率更高，消融速度快，在单位时间内消融范围大，因此对大肿瘤更有优势，但温度控制方面不如射频消融精确。

（二）微波消融的临床应用

微波消融治疗主要应用于恶性实体肿瘤。最先应用于小肝癌，影像引导下的肝癌微波消融术取得了和肝癌切除术类似的效果，而且具有治愈性、精准性、安全性、并发症少等优点，已经成为治愈小肝癌的首选方法之一。近年来，随着微创治疗理念、肿瘤综合治疗理念的深入，微波消融术逐渐应用在了肺癌、胰腺癌、前列腺癌、骨肿瘤、甲状腺癌、子宫肌瘤等实体肿瘤，显示了一定的作用，但尚待进一步资料和经验的总结。对于体积较大的肿瘤应用微波双针叠加或者多针并用技术能形成较大的类球形毁损区域，减少了局部复发率，比射频消融更具有优势。

恶性肿瘤微波消融术临床使用流程类似于射频消融术，消融的路径有经皮肤穿刺、腔镜下、或开腹术中消融三种方式。经皮穿刺一般采用B超、CT、MRI引导，将微波针精准刺入肿瘤病灶，随后进行消融。对一些特殊部位,经皮消融风险高、影像学引导困难的肝癌,可考虑经开腹消融和经腹腔镜消融的方法。

五、激光治疗

(一)激光治疗原理

在生物体吸收光子之后,将会激活一些原子、分子、自由基等,这些被激活的粒子释放能量并转移给邻近的分子,并通过继发性反应产生其他光生物效应。激光在生物体内可产生多种生物效应,如:光致发光效应、光致热效应、光致压强效应、光致化学效应、光致电磁场作用及弱激光的生物刺激效应等。合理应用这些激光生物学效应,可解决许多生物医学领域的问题。

目前常用的医用激光器主要有:CO_2 激光器、各种半导体激光器、各种掺杂的 YAG 激光器、各种宝石激光器、准分子激光器等几大类。氦氖激光器和氩离子激光器逐渐被各种半导体激光器和全固态激光器所替代。

(二)激光治疗的临床应用

1. 眼科激光治疗　激光治疗在眼科疾病领域适用于眼底视网膜激光凝结术、屈光性角膜手术、青光眼手术、眼底血管瘤激光凝固术、湿性老年黄斑变形光凝术、中心性视网膜脉络膜炎弱激光治疗等。

2. 外科激光手术　激光手术在外科应用中,是以激光代替刀、剪、锯、凿等常规手术器械对组织采用分离、切割、切除、凝固、焊接、打孔、截骨等手段去除病灶,吻合组织、血管、神经等各种手术的总称。激光手术具有对周围正常组织损伤小、止血效率高、对术中其他监护仪器无干扰的优点,可用于神经外科、普外科、肝胆外科、泌尿外科、心胸外科、烧伤外科、骨外科、神经外科、妇、皮肤科、五官科等各科手术。此外,激光可用光纤传输,与各种手术显微镜偶联,进行各种精细的显微手术;还可与各种内镜或穿刺针联合使用,进行各种介入手术。

3. 光动力学疗法激光治疗　光动力疗法(photodynamic therapy,PDT)也叫光化学疗法,也称光敏疗法。它是借助于某种光敏药物,如血卟啉衍生物(hematoporphyrin derivative,HPD)等,先将药物通过静脉注射到患者体内(或涂敷在病灶处),一定时间后,用特定波长的激光照射病灶,激活药物,从而产生光化学反应,达到治疗的目的。

光动力疗法主要用于治疗各种恶性肿瘤,在产生光化学反应的区域内有选择性地破坏肿瘤组织,杀死癌细胞,而对正常组织没有伤害;还可用于各种癌前病变、老年湿性黄斑变性、鲜红斑痣、尖锐湿疣等疾病的治疗。

4. 美容的皮肤病激光治疗　利用与疾病颜色的补色激光照射病灶,激光能量的大部分将被色素细胞选择性吸收,造成热损伤而坏死;而周围和被照射部位的正常细胞因吸收激光能量少而不被破坏。适用的皮肤病有痣、黄褐斑、雀斑、咖啡斑、鲜红斑痣等,近年来也应用于牙齿的美白治疗。其一般采用短脉冲或长脉冲强激光,也有将多种波长组合在一起的激光器。

5. 弱激光治疗　通常激光理疗仪器多为几毫瓦到几十毫瓦的氦氖激光器。近红外波段和可见光波段的激光对生物体具有很多生理作用和治疗作用,主要体现在:①改善局部血液循环;②改善神经系统功能;③消炎作用;④促进组织再生作用;⑤镇痛作用等。利用低功率激光照射生物体产生弱激光生物刺激效应,可使患者得到康复理疗治疗,适宜于治疗各种慢性损伤类疾病、局部炎症、神经性皮炎、带状疱疹等皮肤性疾病。

六、热疗

(一)热疗的生物物理学机制

凡以各种热源为介体,将热直接传至机体达到治疗作用的方法,称为热疗。既可利用介质通过传导、对流、辐射等传递方式将热源的热量传给机体,又可利用电磁原理,使机体吸收电磁场的能量,使之变成热能。一些光疗(如红外线治疗)的生理作用也是热作用。在皮肤组织内的各种末梢神经感受器基本上都对热或冷的刺激起反应,但专门感受冷热刺激的神经末梢感受器对冷热刺激更敏感。

热疗时,首先作用于皮肤富有的各种末梢感受器装置和血管。在皮内分布有许多自主神经纤维和躯体神经纤维,当皮肤局部感受到热刺激时,除支配该部的自主神经受到刺激作用外,而且能影响到脊髓上段和下段的自主神经中枢,甚至脑皮质的功能,引起复杂的相应脊髓的节段反应和全身反应。热作用于皮肤的热感受器,通过轴突反射引起血管扩张。温度升高引起局部释放的组胺和前列腺素作用于周围血管可引起血管扩张。此外,温度高还可引起汗腺分泌。汗腺能分泌出一种称为血管舒缓素的酶,它使激肽原转变为缓激肽。缓激肽能分别影响平滑肌张力和内皮细胞的收缩性,从而使周围血管扩张,毛细血管和后毛细静脉的通透性增加。热能改善组织代谢过程,使皮肤、体温及深部组织温度升高,影响人体细胞内的化学反应。一般认为,温度每升高 1℃,氧化率增加 2.5 倍。因此,即使很小的温度变化,也能影响细胞内的氧化过程,引起明显的生理效应。热疗还可提高全身和(或)肿瘤组织的温度,利用热作用及其继发效应来使肿瘤细胞凋亡。

(二)热疗法的分类及其设备

常用的热疗法可分三类,即高频透热疗法、辐射热疗法和传导热疗法。

高频透热疗法是利用高频或超高频电磁场作用于人体,使人体产生内生热、达到消炎、消肿、止痛和改善血液循环目的。此法除热效应外,也有非热效应。常用的方法有短波疗法,超短波疗法,微波疗法和毫米波疗法。

辐射热疗法是利用红外辐射进行治疗,有止痛、消肿和改善局部血循环的作用。常用方法有红外线治疗、光浴、频谱治疗等,所用辐射器并不接触人体。

传导热疗法是利用热源介体直接接触人体,将热传入人体的治疗方法,有改善局部循环,消肿、止痛和缓解粘连的作用。某些热源介体除有热效应外,尚对人体有机械压力和化学刺激作用,常用方法有蜡疗、泥疗、中药熥敷、蒸气、热空气和坎离砂等。

(三)热疗的临床应用

热疗设备除应用于传统的理疗领域外,还可应用于肿瘤热治疗。肿瘤热疗虽然不能取代手术、化疗或放疗作为一种独立的肿瘤治疗方案,但它对于化疗、放疗和手术等肿瘤治疗手段具有明显的增效和补充作用。正因为如此,肿瘤热疗近年来发展迅速,成为继手术、放疗、化疗和生物治疗之后又一重要的肿瘤治疗手段。

肿瘤热疗可分为全身热疗、区域热疗和局部热疗。后两种方法对机体的加温是区域性(加热范围占机体体积的 1/3~1/4)或局部的。其优点在于可以使肿瘤组织局部温度达到 42.5℃ 以上,能在相对较短的时间内杀灭癌细胞。其局限性在于,它们都不属于全身性的治疗手段,对于远处播散的转移瘤无法实施治疗;而且局部热疗就疗效而言,更适合于治疗浅表和体积较小的肿瘤。

七、高强度聚焦超声 HIFU

(一)原理与结构

高强度聚焦超声(high intensity focused ultrasound,HIFU)外科手术设备统称"聚焦超声手术设备",其工作原理(图 10-28)是将体外发射的超声波以无创的方式穿透皮肤及组织后聚焦于人体内部,利用焦点处超声波的热效应,在靶区形成>60℃ 的高温,导致蛋白质变性及组织细胞凝固性坏死,从而杀灭靶区内的肿瘤细胞而不损伤周围正常组织,实现对肿瘤疾病的无创治疗。

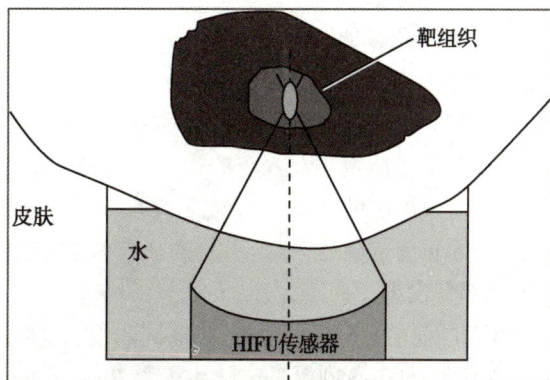

图 10-28 聚焦超声手术治疗原理

聚焦超声手术设备属于大型治疗设备,其设备工程研究层出不穷,按照不同标准有着不同分类,按照监控影像方式可分为超声(US)监控和磁共振(MRI)监控;按照与人体接触的方式可分为体外和体内。总体上讲,任何一个聚焦超声手术设备须包括:聚焦超声发生系统、扫描运动系统、影像监控系统、水处理系统及智能控制系统等主要部件。

(二)HIFU 的临床应用

在 2005 年中华医学会发布的《高强度聚焦超声肿瘤治疗系统临床应用指南(试行)》中规定,聚焦超声手术适用于治疗组织器官的实体肿瘤,包括肝脏肿瘤、骨肿瘤、乳腺肿瘤、胰腺癌、肾脏肿瘤、软组织肿瘤、子宫肌瘤、子宫腺肌病、良性前列腺增生和前列腺癌、腹膜后或腹盆腔实体肿瘤。聚焦超声手术是肿瘤综合治疗方法之一,是对传统肿瘤外科手术治疗的有效补充。目前聚焦超声手术设备已应用于良性、恶性实体肿瘤的治疗,是最具有广泛发展前景的无创、绿色治疗技术之一。

在非肿瘤性疾病治疗方面,聚焦超声手术技术也得到了广泛的应用,如过敏性鼻炎、慢性宫颈炎、外阴白斑病变等。此外,利用聚焦超声的不同作用机制,在基因治疗、止血、溶栓等多种良性疾病的治疗方面都有一定的作用。

(三)临床使用流程

在选择好适合聚焦超声手术治疗的病人及术前准备后,聚焦超声手术设备临床使用应遵循以下流程:

1. 启动聚焦超声手术设备,依次启动智能控制系统、水处理系统、影像监控系统、扫描运动系统和 HIFU 发生系统;

2. 调节影像监控系统参数确定最佳影像显示模式;

3. 制备脱气水;

4. 检测功率输出和焦域形态;

5. 检测扫描运动系统工作正常;

6. 根据患者肿瘤位置进行预定位,确定术中用患者体位固定装置及声窗改良装置;

7. 制订治疗计划,计划肿瘤在 X、Y、Z 轴三维方向上 HIFU 焦域可覆盖的范围;

8. 实施聚焦超声手术治疗,按照治疗计划进行点-线-面-体的三维适形消融(热切除),由计算机控制系统记录和保存全程实时影像及治疗数据资料;

9. 聚焦超声手术结束后依开机相反的顺序关闭各个系统。

八、纳秒刀

(一)纳秒刀原理

纳秒刀(nanoknife),也称纳米刀,是一种非热能的肿瘤消融技术,基于不可逆电穿孔原理,利用高压纳秒脉宽的电脉冲作用在细胞膜上,使细胞膜产生不可逆修复孔道,造成细胞内细胞器和细胞核的损伤,从而使细胞凋亡。

不可逆电穿孔有两个重要特性:一是 IRE 通过破坏细胞膜诱导细胞凋亡,而蛋白质构成的血管弹性或胶原结构及细胞外基质蛋白则不受其影响,从而完整保留而不损伤血管和胆管结构因此,对于肝脏和胰腺肿瘤消融,可以破坏肿瘤组织,而保留瘤灶旁的肝动脉,肝静脉,胆管等重要结构;二是 IRE 不受能量扩散效应的影响。传统消融技术治疗肿瘤时,肿瘤周围的血管可带走部分能量,致使血管周围的肿瘤组织温度不均一而影响消融效果,而 IRE 的短脉冲短间隔可避免热能的产生,为非热能依赖性消融,不受的血管热扩散效应的影响,从而实现均一完全的肿瘤消融,降低肿瘤局部复发率。

纳秒刀肿瘤治疗设备由主机、心电同步仪、纳米消融针等构成。纳米消融针为 19G,常用的消融参数电场强度 1500~3500V/cm,脉冲宽度 70μs~20ms,脉冲数 20~100 个。

纳米刀是目前最新的肿瘤消融技术,2011 年 10 月,获得美国 FDA 批准。2015 年 7 月,我国获批应用于临床。由于其具有不损伤血管、胆管、胰管的特点，从而避免术后相关并发症的发生，因此主要应用于原发性肝癌（邻近肝内大血管、胆管）、肝门部胆管癌、中晚期胰腺癌等。

（二）纳秒刀的临床应用

消融的路径有经皮 B 超、CT、MRI 引导下穿刺消融、腔镜下消融、或开腹术中消融。由于单个纳米消融针消融范围较小，因此常需要多针组合，最多可以应用 6 针联合。因此多针联用时需合理布针，尽可能做到各针之间平行布针、进针深度一致、纳米消融针暴露尖端一致。

由于纳米刀工作时，会产生咬牙直流电脉冲，因此手术需采用全身麻醉，术中应用肌松药物维持肌肉松弛；对于心肺功能不良、心律失常、心脏起搏器植入的患者无法实施。

（韩玥　李庚）

第九节　放射线治疗设备

肿瘤放射治疗是利用放射线治疗肿瘤的一种局部治疗方法。目前所使用的放射治疗设备都是将放射线（包括放射性同位素产生的 α、β、γ 射线和各类 X 射线治疗机或加速器产生的 X 射线、电子线、质子束及其他粒子束等）聚焦到肿瘤组织，放射线的辐射能量作用于肿瘤细胞，破坏肿瘤细胞的 DNA 双螺旋结构，从而抑制或杀灭肿瘤细胞。放射治疗的效果与肿瘤细胞的辐射敏感性、所使用放射线的相对生物效应、肿瘤细胞所受辐射剂量、周围正常组织耐受剂量密切相关。理论上讲，肿瘤细胞所受辐射剂量越高、周围正常组织所受剂量越低，放射治疗效果越好。

一、医用直线加速器

目前最常使用的放射治疗设备是医用直线加速器。其基本工作原理为：电子枪中的枪灯丝加热释放电子注入加速管，在加速管中经高频电磁场加速，由束流传输系统聚焦、导向和偏转，在辐射头内按照需要将电子束转换为 X 线，或直接均整后经束流导出系统导出，照射到患者的特定区域。

（一）医用直线加速器的结构

现有商用医用直线加速器种类繁多，结构上也各有千秋，但其基本结构是一致的，主要包括电子发射系统、加速管、微波系统、束流传输系统、辐射系统、束流导出系统、治疗床等。

电子发射系统：用于控制电子的发射数量、发射角度、发射速度和发射时机等。其中的核心部件为电子枪，加速管中的电子束由电子枪的电子注产生。

加速管：是电子枪注入的电子经微波源提供的高频电磁场进行加速的场所。

微波系统：由微波功率源和微波传输系统组成。常用的微波功率源有磁控管和速调管，为加速管建立加速场提供所需的射频功率。行波医用直线加速器和低能驻波医用直线加速器通常使用磁控管作为微波功率源，体积小、重量轻、工作电压低。中高能驻波医用电子直线加速器通常使用速调管作为功率源以提供更高的微波输入功率。

束流传输系统：通过调整相关磁场强度控制电子在加速过程中的运动，包括束流聚焦、导向和偏转。

辐射系统：辐射系统能根据临床需要，直接输出高能电子束，或将加速后的电子束通过轰击高原子序数材料钨靶的方式转换为高能 X 线。高能电子线或 X 线需经散射箔散或均整器均整以满足所需的强度分布。

束流导出系统：束流导出系统一般包括初级准直器和一对 X 方向二级准直器及一对 Y 方向二级准直器，用于形成所需的射野形状，限制射线的照射范围。

治疗床：用于治疗时固定患者。治疗床除要求有较高的刚性不易形变下垂外，还要求对射线的衰减要尽可能的小，通常使用碳纤维材料。

除此以外，医用直线加速器还需要其他一些附属系统来保证整个设备的正常运行及治疗安全：用于协调微波源与加速管之间电磁振荡频率一致的自动稳频系统;采用水循环方式降低发热部件温度,确保其正常工作的自动控温系统;保持电子运动区域和加速管内高度真空状态,防止电子枪阴极中毒、灯丝氧化,避免加速器管内放电击穿的真空系统;实时监测电子束或 X 线剂量率、累计剂量和射野对称性和平坦度的剂量监测系统;用于支撑和控制所有机械部件运动的机械系统。现代高精度放射治疗要求医用直线加速器的机械和运动精度误差必须在毫米级。

最常见的医用直线加速器为 C 型臂结构。治疗头位于 C 型机架上,可做−180°～180°旋转。由于 C 型臂医用直线加速器设计上的限制,同时考虑患者的治疗安全,C 型臂医用直线加速器机架不能连续回转且旋转速度不得超过每分钟一圈,限制了 C 型臂医用直线加速器的运动自由度。为解决这一问题,近年 Varian 设计了一款新型医用直线加速器 Halcyon。该款加速器将加速管封装在滑环机架上,机架转速提高到每分钟 4 圈,有望提高治疗计划质量和治疗效率。

(二)医用直线加速器的放疗技术

1. **常规(二维)放疗(conventional radiation therapy)**　常规放疗是一种早期的放疗技术。一般没有患者三维解剖信息,仅根据肿瘤的大致侵犯范围确定射野形状和大小,射野一般采用规则形状。如射野不规则,需制作铅挡块进行遮挡。结合肿瘤深度计算治疗所需机器跳数,无患者体内三维剂量分布信息。该技术的优点是设备技术条件要求低,操作简单。缺点是射野内包括的正常组织较多,对肿瘤周围有敏感组织和要害器官的保护不够,易导致不必要的组织损伤。

2. **三维适形放疗(3D conformal radiation therapy,3DCRT)**　随着 CT 图像的引入和计算机技术的进步,放疗医生可在 CT 图像上对患者的治疗靶区进行较为准确的三维定义,治疗时可选定若干个射野方向,每个射野方向的射野形状均与该方向上治疗靶区的平面投影适形,在放疗计划系统(treatment planning system,TPS)的帮助下获得患者体内三维剂量分布信息。通过优化各方向射野的权重,在治疗靶区剂量满足临床要求的前提下尽可能地降低周围正常组织的受量。

3. **适形调强放疗(intensity-modulated radiation therapy,IMRT)**　20 世纪 90 年代末以来,随着多叶准直器系统(multi-leaf collimator,MLC)的发明和使用以及逆向优化算法的进步,使得适形调强放疗技术得以快速发展。与常规的 X、Y 方向的两对准直器只能形成矩形射野相比,MLC 能根据治疗需要形成更为复杂的射野形状,能更好地保护治疗靶区周围的正常组织。而且无需使用沉重的铅挡块,提高了治疗效率。更为重要的是,使用 MLC 可以方便地在同一个射野方向上形成形状和强度不同的子野,从而实现逆向优化算法得到的单个射野内剂量部分不均匀但整个靶区体积内剂量分布均匀且剂量分布适形度更高的治疗计划。相比于 3DCRT,IMRT 更适用于治疗靶区形状结构复杂、周围正常组织多的肿瘤,如头颈部肿瘤、前列腺肿瘤、乳腺肿瘤和肺部肿瘤。

医用直线加速器中,加速后的电子束轰击钨靶后转换得到的高能 X 线原本是不平坦的,中心轴强度比射野边缘高很多。在常规放疗和三维适形放疗年代,为便于计算射野内的剂量分布,要求射野内的射线强度尽可能的一致,因而以往的医用直线加速配有均整器,均整后射野内的射线强度较为平整。适形调强技术的发展使得这一要求不再必要。逆向优化算法同样可以优化非平坦的射野强度。基于这一理念,非均整技术越来越引起人们的关注。该技术移除了均整器,直接使用打靶产生的非平坦 X 线进行治疗,避免了均整器对线束强度的损失。以 Varian 的 TrueBeam 和 Elekta 的 VersaHD 加速器为例,中心点剂量率从原有的 600MU/min 提高到 1400MU/min。这能显著减少治疗时间,减少靶区运动对剂量分布带来的影响,特别适用于立体定向放射治疗。

4. **旋转调强放疗(volumetric modulated arc therapy,VMAT)**　VMAT 技术诞生于 2007 年。其通过在治疗过程中同时旋转机架、调整射野形状和剂量率的方式连续出束治疗。与 IMRT 技术相比,VMAT 能显著减少患者的治疗时间。同时,由于其射野角度分布更广,所形成的剂量分布适形度也更高,更有利于对治疗靶区周围正常组织的保护。

5. **螺旋断层调强放疗(helical tomotherapy,HT)**　传统的医用直线加速器最大射野面积只有 40cm×40cm。对于靶区范围超过 40cm 的患者,只能使用多个中心多个计划进行衔接治疗,增加了患者重复摆位的工作。20 世纪 90 年代早期，美国威斯康星大学的两位医学物理学家 Thomas Rockwell Mackie 和 Paul Reckwerdt 受到螺旋断层扫描 CT 的启发，将一个兆伏级的治疗源用类似 CT 千伏级 X 线球管的方式固定在 CT 的滑环机架上。治疗时的过程也与螺旋 CT 扫描类似。兆伏级的治疗源在滑环上 360 度旋转出束，兆伏级扇形 X 线束经过二值 MLC 调制强度后照射到患者特定区域。在治疗源旋转出束的同时，治疗床携患者也同步向射野方向运动，形成所谓的"螺旋照射"。因此 HT 技术不受射野大小的限制，特别适用于治疗大范围的肿瘤如中枢神经系统肿瘤、淋巴瘤等，不需要进行多次摆位和射野衔接。同时这种螺旋照射技术提高了射野的调制能力，因而与其他技术相比能提供适形度更高的剂量分布，从而更好地保护治疗靶区周围的正常组织，降低急性反应。

6. **图像引导放射治疗（image guided radiation therapy，IGRT）**　由于分次治疗间的摆位误差以及分次治疗内的靶区运动无法避免，每次治疗时体内的治疗靶区很可能已不在计划设计时所确定的位置。这就需要我们采用影像学方法，确定每次治疗时体内治疗靶区的位置，从而降低治疗靶区漏照和正常组织误照的风险，提高治疗精度。

常用的图像引导方式主要有：电子射野影像系统（electronic portal imaging，EPID）；斜交 X 线监控（exactrac X-ray monitoring）；锥形束 CT（cone beam computed tomography，CBCT）；光学体表成像系统（optical surface monitoring system，OSMS）；兆伏级扇形束 CT（megavolt computed tomography，MVCT）；超声图像引导（elekta clarity）；核磁图像引导（MRI-Linac，ViewRay）；射频电磁引导（varian calypso）。

二、伽马刀

伽马刀（gamma knife）是一种专用于立体定向放射治疗的设备。其原理是通过多源聚焦的方式将高强度伽马射线聚焦到患者体内的治疗靶区，摧毁病灶，达到类似手术切除的效果。而每个入射线束的强度相对较低，对靶区周围正常组织几乎没有损伤。伽马刀通常由源体、初级准直体、次级准直体、屏蔽体、治疗床等部件组成。早期的 Leksell 伽马刀主要用于颅内肿瘤。通常包含 201 个 ^{60}Co 源，大约 30Ci。所有源被放置在一个半球形的源体中，分布在不同的经度和维度上。每个 ^{60}Co 源发出的伽马线束经过初级准直器和次级准直器（通常孔径为 4~18mm）准直后聚焦到患者体内的治疗靶区上。患者治疗前需要通过外科手术将一个专用的刚性头盔固定在头骨上，以保证治疗时的定位误差小于 1mm。国内创新性地开发了基于旋转源的伽马刀系统，将原有在源体中不同经度和维度静态分布的 ^{60}Co 源改为每个纬度只放置一个 ^{60}Co 源，通过旋转源体的方式模拟 ^{60}Co 源在不同经度的分布。该技术减少了伽马刀系统所需配置的源的数目，降低了运行和维护成本。伽马刀系统因其结构较为简单，因而能保证较高的治疗精度，特别适用于小体积靶区的多源集束单次或较少分次的大剂量立体定向放射治疗。现有研究已证实，伽马刀的放射外科治疗对直径不大于 4cm 的良性或恶性脑部肿瘤，动静脉畸形（AVM），三叉神经疼痛和其他功能性疾病效果显著。

三、近距离后装治疗机

近距离后装治疗机是一种近距离放疗专用设备（近距离放疗是指放射源与病灶的距离在 5mm~5cm 以内）。所谓后装，即是把施源器放置在合适的位置或把针插植到合适的部位，经治疗计划系统计算剂量分布，得到满意的结果后，启动开关将放射源自动送到患者的施源器或针内开始治疗。它主要是通过放射性同位素 ^{192} 铱衰变发出的射线来杀死肿瘤细胞。近距离后装机的优点有利用人体自然腔道，无创伤、无痛苦，使放射源直接靠近肿瘤表面，直接杀伤肿瘤细胞，而对正常组织无损伤，最大限度地保护了正常组织，减轻放射治疗副作用；后装功能在短时间内就达到治疗所需剂量，大大地缩短了治疗时间，减少治疗次数，迅速缓解症状，达到治疗目的。近距离后装机的缺点是放射源虽保存在屏蔽盒内，但也会有辐射，放射治疗工作人员接受辐射剂量过多，而且每隔数个月就要更换放射源；患者体内的放射源释放一定量辐射，会对周边人群造成辐射损伤。

四、质子重离子治疗系统

无论是医用直线加速器所使用的高能电子线、高能 X 线还是伽马刀系统所使用高能伽马线，其布拉格峰都不够尖锐，在射线传播路径上，无论是靶区前还是靶区后都会沉积较高的剂量，这使得施与靶区足够剂量时，周围正常组织也不可避免的接受到相当高剂量的照射。然而对于质子和重离子线束，在特定深度存在一个尖锐的布拉格峰，峰值深度之前和之后的剂量沉积非常低。通过调整质子或重离子的能量，将其布拉格峰调整到体内特定肿瘤深度，使得质子或重离子线束的绝大多数能量在肿瘤深度释放，从而达到杀灭肿瘤细胞并更好的保护正常组织的目的。除此以外，由于质子和重离子的质量大，在物质内的散射少，在射野边界处只有很小的半影，也能减少对治疗靶区侧面正常组织的照射剂量。

基于上述特点，相比于传统的高能电子束或高能 X 线束放射治疗，质子或重离子放射治疗通常应用于两个方面肿瘤：对于那些需要更高剂量才能获得更好的局部控制的肿瘤（如眼部肿瘤、颅底和椎旁的肿瘤以及不可切除的肉瘤等），在保持周围正常组织受量不变的情况下，质子或重离子放射治疗技术能进一步提高治疗靶区的受照剂量；对于那些需要更好的保护治疗靶区周围正常组织的肿瘤（如儿童肿瘤和前列腺癌），在保持治疗靶区所受剂量不变的情况下，质子或重离子放射治疗技术能进一步减少对正常组织的剂量，减少放疗副作用的发生。

质子或重离子治疗系统通常包括加速器、能量选择系统、束流输运系统、旋转或固定式治疗头、控制系统、剂量监测系统等主要部件。虽然质子或重离子放射治疗技术在理论上具有既往技术难以匹敌的优势，但由于整个系统结构复杂，费用昂贵，占地较大，从一定程度上也限制了质子或重离子治疗技术的普及。

（田源　韩玥）

第十节　医用康复设备

一、运动功能康复

（一）运动功能辅助设备

1. **矫形器**　矫形器是用于人体四肢、躯干某些部位，通过力的作用以预防、矫正畸形，治疗骨关节及神经肌肉疾患、补偿其功能的器械。矫形器由来已久，曾被称为支具、夹板、矫形器械、支持物、辅助器等。

矫形器的主要作用有：①稳定和支持：通过限制关节的异常活动，减轻疼痛或恢复其承重功能；②固定和保护：通过对病变肢体或关节的固定和保护以促进病变的愈合。例如脊髓灰质炎所致的关节无力，骨折等所需的矫形器；③预防、矫正畸形：多用于儿童，可以对某种畸形进行矫正或预防畸形进一步加重。例如用于先天性的马蹄足内翻，青少年特发性脊柱侧凸等的矫形器；④减轻承重：这里指的是减轻肢体或躯干长轴的承重，即轴向承重；⑤改进功能：主要是指用于改进所需人群的各种日常生活、工作，提高生活质量的矫形器。例如足下垂患者使用的足矫形器等；以上五个基本作用，同一个矫形器上可以有其中一个或兼具多个。

常见的矫形器主要包括上肢矫形器、下肢矫形器、脊柱矫形器、头部矫形器、颈椎矫形器。下面分别介绍几种矫形器作用与分类：

（1）上肢矫形器：主要作用是控制关节活动，保持上肢不稳定性的肢体于功能位，提供牵引力以防止痉挛，预防或矫正上肢肢体畸形，补偿失去的肌力。上肢矫形器主要介绍如下几类：①肩矫形器，包括肩外展矫形器，平衡式前臂矫形器等。②肘矫形器：分为静态肘矫形器和动态矫形器，主要作用是固定或限制肘关节运动促进病变组织痊愈，改善肘关节畸形，控制肘关节形成术后的异常活动。适用于肱骨内上髁炎、肱骨外上髁炎、肘管综合征尺神经松炎、肱骨外上髁炎、肘管综合征尺神经松解、前移术后、前移术后、肌腱、血管、神经修复术后、肘关节成形术后、肘部烧伤、关节痉挛、屈肘肌肉力量低下、关节不稳定及功能肢位的保肉力量低下、关节不稳定的患者。③腕手矫形器：可分为腕手固定矫形器和腕手动态矫形器。④对掌矫形器和手指矫形器：其中手指矫形器分为固定式手指矫形器和动态式手指矫形器。动态式手指矫形器利用橡皮筋或弹簧的外力来辅助伸展和屈曲，适用于类风湿关节炎引起的手指鹅颈样变形等。

（2）下肢矫形器：主要作用是保护下肢的骨和关节，稳定关节，改善下肢的运动功能，减轻患肢承重，促进病变愈合，预防和矫正畸形等，是目前运用最为广泛的一类。主要包括：①踝足矫形器：目前应用最多的一类下肢矫形器，包括金属踝足矫形器和塑料踝足矫形器。金属踝足矫形器是一类比较传统的踝足矫形器，也称小腿矫形器。主要作用是限制关节活动，改善步态，适应于踝关节痉挛，跟骨内外翻等。塑料踝足矫形器包括全接触塑料踝足矫形器，是目前应用最广的一种抑制肌张力的动态踝足矫形器，带有踝关节交联的塑料踝足矫形器，以及免荷踝足矫形器。②膝踝足矫形器：一类应用于膝关节、踝关节以及足部的下肢矫形器，适应于足膝无力，膝踝足部畸形，以及脑瘫、截瘫等运动神经元病变引起的功能障适应于小儿麻痹后遗症，神经肌肉疾病引起的截瘫。③髋关节矫形器：常见的有髋外展矫形器、髋内收外展控制矫形器等。适应于先天性髋脱位，髋关节不稳定，髋关节置换术后，髋内收痉挛等。常见的还有足部矫形器以及交替迈步矫形器。

（3）脊柱矫形器：主要是由胸带，骨盆带，后背带，侧带，腹带及塑料矫形器的部件构成。主要作用是限制脊柱运动，减少椎体承重，辅助稳定病变关节，减轻局部疼痛、促进病变愈合，预防和矫正畸形，适应于腰椎间盘突出，坐骨神经痛，腰部疼痛，脊柱损伤，脊柱固定等。一般包括：软性脊柱矫形器（其中腰骶矫形器是应用最为广泛的一种脊柱矫形器）、硬性脊柱矫形器、屈伸控制腰骶矫形器、屈伸侧屈控制腰骶矫形器、后伸侧屈控制腰骶矫形器、屈伸控制腰骶矫形器、屈曲控制腰骶矫形器、屈曲侧屈旋转控制腰骶矫形器、模塑型躯干矫形器。

（4）头部矫形器和颈椎矫形器：其中颈椎矫形器一般包括围领（又称为颈部矫形器），费城颈托，杆式颈矫形器。

2. 助行器和轮椅　助行器指的是辅助人体稳定站立和行走的设备，可帮助步行困难的肢体残疾者支撑体重，保持平衡，减轻下肢负荷，包括手杖，拐杖，助行架等。普通轮椅主要由轮椅架、大轮、轮环、刹车装置、座位、靠背、扶手、小轮和脚踏板九部分组成。常用的轮椅可分为手动轮椅和电动轮椅，适应于体弱，残疾者，高位截瘫，偏瘫不等患者。

（二）功能康复义肢体

假肢又称作义肢，是用于截肢者为弥补肢体缺损，代偿已失肢体部分功能而制造、装配的人工肢体。主要可以分为以下两类：

1. 上肢假肢　是指整体或部分替代人体上肢功能的人工肢体，一般上肢假肢要具备功能好，轻便实用，美观等要求，并且必须要根据人体上肢解剖学结构，通过对线来调整和确定假肢与假肢接受腔的位置和角度关系，使患者经过佩戴上肢假肢后，经过一定的康复训练，可以满足一些活动的需要。主要包括手部假肢、腕离断假肢、前臂假肢、肘离断假肢、上臂假肢、肩离断假肢等。

2. 下肢假肢　是指为了弥补患者下肢的缺损，尽可能地完成患者基本的站立和行走功能的人工肢体。下肢肢体应该安全、舒适方便、经久耐用、有较好的功能，患者在佩戴假肢行走时，应达到摆动自然的效果，避免引发残肢皮肤擦伤，溃疡等残肢并发症。主要包括足部假肢、小腿假肢、膝部假肢、髋离断假肢、髋部假肢、半体假肢等。

假肢的研究的方向主要集中在接受腔的口型、接受腔的受力分析及下肢假肢的步态分析等方面。我们可以运用扫描仪和传感器作为数据输入工具，然后运用计算机相应软件建立的接受腔及假肢的三维立体模型，可以直观地表现接受腔、假肢的受力状态动态地分析其行走步态。同时，控制智能化也是当前假肢的热门研究方向。长期以来，佩戴假肢的患者无法控制其摆动的速度、幅度，导致其行走步态会与健肢不同，同时要消耗更多的体能。在新型的人工膝关节中，已经利用现代数字化控制的最新技术装上了电脑芯片和传感器。

二、神经功能康复

（一）视觉的康复

低视力是指患者即使经过治疗或标准的屈光矫正后仍有视功能损害，其视力小于 0.3 到光感或视野半径小于 10°，但仍能应用或有潜力应用视力去做或准备做各项工作。低视力的康复就是通过早期的视觉康复训练，选择合适的助视器，改善环境及相应的服务设备，以提高低视力患者的功能性视力，减小视力下降所致的功能障碍，最终提高生活质量。

通常把可以改善低视力患者活动能力的任何一种装置或者设备均称为助视器。要注意的是，在低视力的康复中，助视器只是一部分，而非全部。低视力患者根据自身的需要，常常需要一种以上的助视器。助视器分为两类：光学助视器和非光学助视器，其中光学助视器又可分为远用和近用两种。

1. **光学助视器** 光学助视器是一种通过光学原理或方法，以提高低视力患者视觉活动水平的器械或装备。其包括远用光学助视器，即望远镜系统；和近用光学助视器。近用光学助视器包括眼镜助视器，近用望远镜，立式放大镜，手持放大镜。

2. **非光学助视器** 通过改善周围环境的状况来增强视功能的设备或装置的非光学系统称为非光学助视器。它们可单独使用，也可和光学助视器联用。例如可以控制光线传达的太阳帽，眼睛遮光板，和各种滤光片，可以照明的照明灯，控制反光的裂口阅读器，大字印刷品或大字号的电话拨号盘，还有一些阅读架等。

除了以上助视器，还有一些新兴的电子助视器，例如闭路电视助视器，阅读机，低视力增强系统等。

（二）助听器和人工耳蜗

1. **助听器** 是一个小型扩音器，把原本听不到的声音加以扩大，再利用听力障碍患者的残余听力，使声音能送到大脑听觉中枢，而感觉到声音，有助于患者改善听力，进而提高与他人交流沟通能力。自助听器被启用以来，助听器的结构并没有太大的变化，仍由麦克风、放大器、接收器及电源几部分构成。其中，麦克风主要收集声音并转化成电波，放大器用来增加电波的强度，而接收器是把增加的电能再转回成声波。

助听器从外部结构可分为盒式、耳背式、耳内式，从电子原理可分为模拟助听器、可编程助听器、全数码助听器、宽动态语言技术助听器等。按传导方式分为气导助听器和骨导助听器。通常情况下，我们所说的盒式、耳背式以及耳内式等都是气导型助听器。气导型助听器将放大的声音信号向外耳道内传输。而骨导助听器没有所谓"耳机"或者耳塞，取而代之的是一个能够产生振动信号的振荡器。将振荡器在压紧在耳后凸起的乳突骨上，振荡器的震动会引起颅骨的震荡并将信号越过外耳与中耳，直接传递到内耳。由于具备这样的优势，从理论上讲，骨导助听器特别适合传导性聋患者使用，但远没有想象的那样有效。原因在于骨导听觉方式不如气导方式有效，并且骨导助听器的输出装置振荡器戴用起来极不舒适，很难被使用者接受。所以，只要能用气导助听器就应首先选用气导助听器。外耳道畸形或外、中耳感染后反复流脓不止，无法戴用耳塞、耳模或耳内式助听器等情况的患者，可考虑使用骨导助听器。

未来助听器的研究会不断沿着小型化，个性化和智能化发展，从而制作出一些更加美观，功能更加好的助听产品，更好地服务于听力障碍患者。

2. **人工耳蜗** 是一种高科技的生物医学工程电子装置，又称电子耳蜗、耳蜗植入等。它可以由在体外的语言处理器将来自外界的声音转换为一定编码形式的神经电脉冲信号，通过植入在体内的电极系统直接刺激听觉神经，来帮助听力障碍的患者恢复以及提高听力功能。在 1961 年，William House 发明了世界上第一个单通道人工耳蜗，1977 年 Hochmair 夫妇研制出的第一个多通道人工耳蜗被成功植入人体，1978 年 Graeme Clarkfa 发明了第一个人工耳蜗。经过几十年的发展，随着各种高科技的出现，人工耳蜗已经从实验研究进入临床应用，成为了现代医学的重要成果之一。

　　与助听器不同的是，人工耳蜗的工作原理并不是放大声音，而是对位于耳蜗内、功能尚完好的听觉神经施加脉冲电刺激。大多数人工耳蜗设备主要是由体外和体内两个部分组成。体外部分包括麦克风、言语处理器以及传输线圈，体内部分则是由信号接收器及电极阵列组成。人工耳蜗的工作过程大致如下：体外的麦克风接收外界的声音，利用言语处理器对声音进行处理，转化为特殊的编码讯号，通过体内的信号接收器将电子讯号传送到电极阵列的特殊位置，刺激听神经纤维，直接兴奋听神经，将电信号传送到大脑的听觉中枢，来恢复或重建听觉功能。对于一些轻度到中重度的听力障碍，助听器可以有很好的治疗效果，但对于重度以及极重度的耳聋患者，人工耳蜗的植入成为是恢复听觉的唯一有效的治疗方法。

　　目前双侧人工耳蜗植入越来越广泛，较单侧人工耳蜗植入有更强的声音定位能力。同时利电声混合刺激技术，向耳蜗的低频区提供声音信号刺激，同时向高频区提供电信号刺激，从而改善低频分辨能力，以获得更好的听觉重建。目前对于人工耳蜗，人们仍然在声音的采集、处理和转化以及电极神经界面这些方面不断地探索，我们期待更加优化的人工耳蜗，帮助更多的耳聋患者告别无声世界。

（三）神经肌肉刺激

　　电刺激是首先应用于康复治疗的方法，用以延缓偏瘫患者的肌萎缩、促进机体康复速度等。现在已经从最初被动刺激发展到功能性刺激，将代替或矫正肢体和器官已丧失的功能，同时理论上兼以神经系统功能重建的电刺激形式统称为功能电刺功能性电刺激，是利用一定强度的低频脉冲电流，通过预先设定的程序来刺激一组或多组肌肉，诱发肌肉运动或模拟正常的自主运动，以达到改善或恢复被刺激肌肉或肌群功能的目的。

　　近年来，各种神经肌肉电刺激仪器已经发展起来，但基本原理都一致。理想的电刺激仪应该体积小、功能全、安全舒适、稳定可靠，各个参数应该有较大的范围调节，具有多通道输出。

三、其他康复理疗设备

　　康复设备种类繁多，除了以上介绍的各种之外，比较常见的还有一些牵引设备、按摩设备、肢体加压设备、激光以及放射设备等。其中，康复机器人的应用越来越广泛，对其的研究也越来越多。康复机器人是近年来新型机器人，作为一种自动化设备，它由机器人控制，有相应的传感器和安全系统，可以根据患者自身实际情况调节运动参数，帮助患者进行科学有效的训练，使患者的运动功能恢复地更快。康复机器人可以分为感觉功能相关以及运动功能相关的，目前80%以上都是与运动功能相关的康复机器人，应用比较广泛的就是上肢康复机器人和下肢康复机器人。值得一提的是，天津大学研制了人工神经康复机器人"神工一号"，是全国首台适用于全肢体中风康复的康复机器人，自进入临床试验阶段以来，测试结果比较理想。

　　现代康复机器人在设计当中更多地强调智能控制，非常多地依赖软件智能去做预测。设计方向就是最终带来最少量的硬件、最少量的线路或者是感应器、最少的技术设备的实现一个能和人进行互动的康复设备。康复机器人的设计已经是康复医学和现代生物力学、化学、材料学、计算机科学等先进科学的完美技术融合。目前已经呈现出机器人智能化、小型化、网络化、家庭化等趋势。通过综合虚拟现实技术、人工交互技术、智能化运动控制、生物化学传感、先进柔性可穿戴智能材料设计，现代康复机器人的设计正以前所未有的速率向前发展，并带动了相关技术和领域的理论发展。比如最近美国和我国合作研制的一款外骨骼"三件套"。外骨骼设备采用先进智能轻质材料设计，并从护士或者医生那里获取数据并传译到功能库，通过控制器设备可以进入到功能库寻找正确的指示、再传递给设备。人行走的数据也可以存在某种类型的本地机当中，最后传入到云里面，医生可以看到这些数据，就可以了解到处方对于病人来讲是不是有用，有没有做到对称，速度合不合适等，并用这些信息对设备参数做一些改变，最终达到理想的康复治疗效果。

（周云龙）

第十一节　其他医疗设备

一、医用消毒设备

医用消毒设备是指医学领域内所使用的各种器械,包括用于临床诊断治疗的各种器械、医学试验和临床检验的各种器材。医疗器械的清洗、消毒和灭菌是预防和控制医院内感染,保证医疗质量的关键手段之一。随着现代医学技术的发展,特别是现代外科技术的发展,对消毒灭菌技术的要求愈来愈高、依赖性愈来愈强,在消毒灭菌方面引进和使用新的技术和方法,科学合理使用消毒灭菌技术显得愈来愈重要。根据现代预防医学观点,污染医疗器械的处理程序应该是消毒、清洗、干燥、灭菌,这样更有利于减少医护人员医院内感染,保护环境不受污染,更符合卫生学要求。为了便于科学合理处理污染医疗器械,应该对现代医疗器械消毒灭菌技术及其应用与进展,医疗器械本身发展现状、形状结构、材料分类等对消毒灭菌处理的特别要求有比较好的了解。污染的医疗器械在灭菌前的处理质量直接影响灭菌质量。

二、灭菌设备分类

1. **低温等离子灭菌系统**　是在低温、真空状态下,在灭菌室中通过高频电场作用产生等离子体,其中活性物质与微生物体内的蛋白质和核酸发生化学反应,摧毁微生物和扰乱微生物的生存功能,再以 H_2O_2 为媒质,作用于微生物细胞,进一步对微生 物实施灭杀。可以灭菌的物品和材质 宫腔镜、腹腔镜、喉镜、探头、硬性内镜、软管内镜、眼科镜片、纤维光缆、颅内传感器、冷疗探子、前列腺切除器、食管扩张器、电灼器材、除颤电机、激光机头、金属类、玻璃类、硅胶类、橡胶类等。

2. **全自动环氧乙烷灭菌器**　是以 100% 环氧乙烷气体为灭菌介质,用于对湿热敏感物品的灭菌,如外科精密医疗器械、光学仪器、电子设备、塑料制品和各种医疗用品等,对塑料、金属和橡胶材料不产生任何腐蚀。环氧乙烷灭菌是目前已知最有效的气体灭菌方式,具有杀菌广谱,穿透性强,对物品无损害,环境不受污染,有完善、简单可靠的化学检测及生物检测方法、灭菌后物品易于保存等优点,是医院必备的低温灭菌设备。无论是在供应室、手术室还是专科门诊,环氧乙烷灭菌器都是您所需要的安全、可靠、简便的低温灭菌设备。可以灭菌的物品和材质 宫腔镜、腹腔镜、喉镜、探头、硬性内镜、软管内镜、眼科镜片、纤维光缆、颅压传感器、冷疗探子、前列腺切除器 、食管扩张器、电灼器械、除颤电极、激光机头、金属类、玻璃类、硅胶类、橡胶类、中药、西药、人体植入物、DNA 等。

3. **湿热快速灭菌器**　微处理器智能化控制,人机化界面,操作简便,安全可靠。运行过程中的各参数及状态通过数码屏动态显示。真空、注水、升温、灭菌、泄压、排气、干燥、断电自动完成;设备工作异常自动检测并报警;故障自动诊断 检测报告由万方数据文献相似性检测系统算法生成 仅对您所选择的检测范围内检验结果负责,结果仅供参考,超温、超压自动保护,确保灭菌的可靠性。灭菌完成后,蜂鸣器自动提示,END 显示完成。

4. **干热快速灭菌器**　该灭菌器采用远红外加热及强光照射技术,极速达到灭菌使用温度,将病原微生物彻底杀灭。安装简便,选择适当装机位置,接通电源即可使用。主要用于对金属器械、玻璃器皿的灭菌处置,操作极其方便快捷。

5. **超声波清洗机**　超声波在液体中传播,使液体与清洗槽在超声波频率下一起振动,液体与清洗槽振动时有自己固有频率,这种振动频率是声波频率,所以人们就听到嗡嗡声。随着清洗行业的不断发展,越来越多的行业和企业运用到了超声波 清洗机。

6. **医用清洗柜**　主要适用于医疗机构对器械或物品灭菌前的彻底干燥,以便随后进行包装灭菌。可以灭菌的物品和材质金属器械类(常用金属器械、腔镜等),塑料类(麻醉机管道、呼吸机管道等),玻璃器皿类。

7. **内镜存储柜**　广泛用于医院内镜室,手术室,支气管镜室,膀胱镜室,耳鼻咽喉科,五官科等。

用于存放软式内镜,硬式内镜及其他手术器械。

2015 年版《消毒技术规范》规定,非感染性污染器械可直接使用加酶洗涤剂作清洗处理;感染性病人用后的污染器械必须先进行消毒处理;对于器械上残留血迹应彻底刷洗;洗干净后的器械经干燥后,尽快包装。经过现代预防医学研究已经清楚认识到,病人用过的医疗器械可携带许多极危险的致病因子,如血液传播性致病因子即乙型肝炎病毒(HBV)、丙型肝炎病(HCV)、艾滋病病毒(HIV)等,这些致病因子可通过污染的器械,经人体损伤的皮肤黏膜而获得感染,也可经清洗过程污染医院内环境。因此,要求在清洗之前,先进行去污染处理即清洗前消毒处理,避免上述问题的发生。这种观点已经被多数学者所认同,亦被多数临床医务人员所接受,但也有尚未认识到这种处理的必要性,认为先消毒太麻烦。持这种观点的人对医务人员职业感染情况尚不够了解,其实医务人员的锐器损伤性感染严重地存在(这在本书新传染病消毒和血液传播性疾病消毒章节中有详细介绍),已经成为医院的职业卫生问题 。使用后的器械污染严重,许多器械带有血迹、脓迹、干燥的排泄物和分泌物,若清洗不彻底会给灭菌带来困难甚至造成灭菌失败。国内有调查证明,一些已经灭菌处理的器械上仍存在一些潜血阳性,特别是带有齿、缝隙 、细孔和关节的器械比较难清洗,容易造成清洗不彻底现象。医疗器械上污染的蛋白性有机物清洗不彻底,对微生物具有保护作用,容易造成灭菌失败。造成器械清洗不彻底的原因主要是对清洗不够重视、刷洗不够仔细,难洗的部位被忽略和遗漏,所用洗涤剂或清洗方法不当等。

2015 年版《消毒技术规范》中对污染严重的医疗器械的灭菌前处理,提出用酶清洗剂进行清洗去污,此对于结构复杂、表面不光滑、带有孔隙的器械上污染有机物的清洗非常重要。目前,用于医疗器械的酶清洗剂多为复合生物酶制剂,主要含有蛋白质、脂肪以及糖的水解酶,对物品上污染的脓、血及其他分泌物特别是干燥在表面上的污染物具有很强的溶解清除能力。据临床实际调查发现,有些清洗干燥后甚至灭菌后的医疗器械上仍然检测出潜血阳性或乙型肝炎表面抗原阳性,说明清洗处理不彻底。用生物酶洗涤剂配合 $50\sim60℃$ 加热清洗或配合专用自动清洗器和超声清洗器,可获得更好的去污效果。无论哪种灭菌方法都要求待灭菌的器械保持干燥,因为带有水分会影响灭菌因子的穿透,会消耗能量,会使化学灭菌剂稀释,严重者造成灭菌失败。所以,医疗器械在清洗之后必须晾干或烘干,最好用高温烘干;需经压力蒸汽灭菌的棉布类制品不宜烘烤太干燥,应保持 $3\%\sim5\%$ 含湿量,否则容易出现超热现象。

三、医用护理设备

1. **输液泵** 静脉输液是临床治疗中常用的一种给药方式。

目前,临床上广泛应用的普通输液器主要依靠液位差压力向受体输入液体,依靠护理人员肉眼观察、手调轮夹控制输液速度,误差较大,增加了临床护理工作量,而且液瓶易导入外界空气污染液体。输液泵是一种能够准确控制输液滴数或输液流速,保证药物能够速度均匀,药量准确并且安全地进入病人体内发挥作用的一种仪器,同时也是一种智能化的输液装置,输注准确可靠,有助于提高输注的准确性、安全性以及护理质量。输液泵的产品型号多样,性能各异。按其工作特点可分为蠕动控制式输液泵、定容控制式输液泵及针筒微量注射式输液泵三类。输液泵都是由微机系统对整个系统进行智能控制和管理,并对检测信号进行处理,一般采用单片机系统。指状蠕动泵是利用滚轮转动,使输液泵管路一定部位受到挤压,产生蠕动,从而推动液体向前流动。指状蠕动泵具有体积小,重量轻,定量准确及输液管装卸方便等特点,使用最为广泛。工作时,由步进电机带动凸轮轴转动,使滑块按照一定顺序和运动规律上下往复运动,像波一样依次挤压静脉输液管,使输液管中的液体以一定的速度定向流动。指状蠕动泵比较精确,可大范围控制输液总量和输液速度。输液泵配有红外滴数传感器、压力式传感器和超声波气泡传感器等,它们分别用于液体流速和流量、堵塞压力及漏液和气泡的检测。输液泵的报警系统一般具有光电报警和声音报警功能,对输液过程中出现断电、泵门未关、低温、输液完成、电池欠压、管路阻塞和管路中出现气泡等异常情况进行报警。

2. 输液监控系统 输液监控管理系统是一种集信息化、智能化、数字化为一体的输液管理平台。系统在不改变原有输液方式的基础上,实现了输液的集中监控、量化管理和规范服务。可以精准化管理患者输液过程,提升了现代化医院的信息化管理水平。输液监控管理系统采用的是自动扣重原理,应用现代物联网技术,具有系统集成、高精度、稳定可靠、组网灵活、多项提 前预警、统一分配和管理等优势,护士在监控室对整个病区的所有病房的详细输液信息一目了然,从而为患者能够提供及时有效的护理以及医院的智能化、网络化、规范化的管理提供了极大地保障。输液监控管理系统的应用填补了患者在输液过程中的护理盲区。多种信息提示、时间预警、输液呼叫等功能,使护理人员及时做好护理前的准备工作,做到信息集中、统一分配和管理,可以准确掌握情况并及时处理。同时对于医院护士交接班能迅速了解患者基本情况,能第一时间及时传达信息,提高护理工作效率。

（罗长江）

思考题

1. CT 成像在临床具有哪些应用?
2. 超声成像在临床具有哪些应用?
3. X 射线成像在临床具有哪些应用?
4. 荧光显像技术在临床有哪些应用?
5. 什么是生物医用材料? 与其他材料相比有什么特点?
6. 简述心脏起搏器的构成及常见起搏方式。
7. 简述心脏起搏器 NBG 编码的方法和识别码的意义。
8. 人工骨材料有哪几种类型? 简述各类材料的优点和不足。
9. 比较分析射频消融、微波消融、纳秒刀三种物理能量治疗方式原理和结构的异同。
10. 简述高强度聚焦超声的原理与机构。

第一节　医疗器械集成的临床与工程结合

一、临床问题

随着医疗技术的发展，人们对医疗服务的舒适性、安全性、就医环境的便捷性、高效性、人性化有了更高的要求。因此形成了很多功能相近的医疗器械为基础的医疗单元。常见的医疗器械集成的医疗单元有：杂交手术室、重症监护室（ICU）、急救中心、放射治疗中心、影像中心、血液净化中心、腔镜中心等。这些相对独立的医疗单元体现了现代化医院的设施水平、医疗水平和管理水平。

在传统的医疗器械和设备的管理模式中，医疗器械是隶属于医院内的各临床科室，由此导致同一医院内各临床科室重复购置相似的器械和设备。一方面是临床设备购置重复，片面追求小而全，造成资金浪费，设备使用率低，设备功能不能得到有效开发利用，甚至长期处于闲置状态，浪费了大量人力和物力。另一方面，由于临床设备缺乏专业人员管理，使用者不固定、责任心不强、专业能力不足，相关设备损坏现象比较严重，故障率高，维护成本高，也成为了临床工作的隐患。

因此，按照临床相近的需求，将功能相近的医疗器械集成形成独立的医疗单元，有利于临床学科的发展，同时为医院提供优质高效的服务。成立医疗器械集成的医疗单元有以下优势：

（1）提高医疗专业水平：医疗器械的集成化可以实现在某个独立的医疗单元对患者的一站式诊疗服务，而且这种诊疗方式与传统的诊疗方式相比，具有更精准、更先进、更高效的优点，代表着医疗技术的更高水平。可以说，医疗器械集成化的最终目的是为了更好地服务于患者，提高诊治效果，改善预后。

最典型的例子就是重症加强护理病房（intensive care unit，ICU），又被称为深切治疗部。它集成了诸如床旁监护仪、中心监护仪、多功能呼吸治疗机、麻醉机、心电图机、除颤仪、起搏器、输液泵、微量注射器、气管插管等多种急救设备，对危重病人实现了硬件上的最佳保障，以期得到良好的救治效果。同时，这种更具系统性和专业性的医疗单元，也对医护人员的专业技术水平和合作能力提出了更高要求。

（2）利于应用培训：随着医学科技的进步，医疗器械的数量增长迅猛，而对相关使用人员的专业应用培训明显滞后，医学技术人员的继续教育、在职培训工作明显不足。据统计，在与医疗设备相关的医疗责任事故中，多数是由于使用者操作不当造成的。即使在同一设备不同型号的操作方法上也有不同，如果专业培训简单、培训时间较短，这就给医务人员和患者的安全造成极大的不便和风险。对于各个医疗单元相近专业的医疗技术人员，进行统一管理、统一培训，可提高医疗设备临床使用的安全性和有效性。

肿瘤的放射治疗具有 100 年以上的历史，随着影像技术和计算机技术的快速发展，放射治疗技已经由二维放疗发展到了三维放疗、甚至四维放疗技术。大量新型的放疗设备和放疗技术不断涌现，比如三维适形调强放疗、X刀（X-knife）、赛博刀（cyber knife）、质子放疗等。放射治疗中心的放疗物理师、放疗技师、放疗设备工程师必须不断学习，及时掌握新型仪器设备的使用方法和注意事项。

（3）降低维护成本：医疗设备的维护保养是医疗设备管理工作中的一项最基本的工作。尤其是对高端大型设备而言，由于其价格高昂、使用复杂，临床依赖性强而又很少有冗余替代设备，其对维修有效性、安全性和时效性方面的要求越来越高。医疗单元将功能相近的器械、设备相对集中，便于定期保养，降低了医疗设备保障成本。

（4）相关法规的统一要求：放射科、介入治疗科、核医学科、放疗科等科室使用或操作具有放射性，因此放射性防护尤为重要，需要遵循《中华人民共和国职业病防治法》和《放射诊疗管理规定》的根本要求。整个医疗单元以及相应的诊疗区域需要特殊布局与配置，设计一个即符合国家法律法规，又人性化，合理化，绿色环保的诊疗区域。不仅能够保障医护人员的健康，有效地防止放射性职业病发生；而且能够保障放射医疗场所周围的环境安全，同时又可以充分发挥设备和材料的效益，更好地为医护人员和患者服务。

（5）中小型医疗器械集中化管理：常用的中小型医疗设备，比如呼吸机、监护仪、输注泵等，在手术室、重症监护室、胸外科、急诊科、呼吸内科都有配置，但各个病区内的配置规划一直存在问题。在实际临床工作中，各个科室患者就诊数量不可能长时间保持稳定，这样就会产生科室配置设备"配少了不够用，配多了用不上"的困难。传统的做法是：给每个病房配备一定数量的设备，不够用的时候各个科室互相借用；但也存在科室之间设备借用不能事先安排，出现管理混乱的现象。只能通过医院行政管理部门、设备管理部门等协调解决。

近年来正在逐步推广实施的临床路径，对于每一个患者，都有一套标准化的医疗程序，何时实施何种治疗，形成了规范的临床路径。因此，对于医疗设备的使用，是可以预见并事先作好安排。常用的中小型医疗设备由管理中心进行集中化管理，即各科室统一向管理中心租用。结合临床路径，科室可以事先向设备管理中心预约租借常用的中小型医疗设备，由设备管理中心按照预约时间将设备准备好，使其处于完好、待用状态，预约科室可按约取走使用；科室使用完设备后，将设备送回管理中心进行设备交接，中心按租用约定向病房收取费用。由于设备的租用是一种预约行为，因此设备管理中心的工作是有预见性的，可以较好地估算设备配置的最佳数量，且便于统一对设备进行维护、保养和质量控制，提高设备的使用效率和安全性。

二、工程技术考虑

在医疗器械集成中，最为复杂的是将多种不同类型的器械集中于一个医疗单元。杂交手术室是一个重要标志，它是现代医学技术与工程技术结合的产物。在杂交手术室建设中，如何科学配置、科学管理相关设备，体现了现代化医院的设施水平、医疗水平和管理水平。杂交手术室除了要考虑空间、电气、承重、振动、湿度、海拔、电磁干扰、空气质量和照明等条件，器械配置考量因素更为复杂，主要分为3类：基本手术设备品目，包括DSA、MRI、CT、及小C臂等大型影像设备，无影灯、麻醉机、监护仪、器械吊臂/吊塔及医用气源等其他设备；补充手术设备品目，包括呼吸机和体外循环机等辅助设备；和综合管理系统，包括视频采集传输系统和信息集成管理系统。所以各类设备的布局要适合整个手术室的物理空间，以达到协调统一的配合来适应整个手术团队开展手术。

举例说明，临床上针对肺小结节的治疗，由于病灶小、肉眼无法确定病灶位置，无法实施微创的肺结节楔形切除术，只能实施肺叶切除术。而在杂交手术室中，就可以利用杂交手术室中的CT机，实施CT引导下穿刺，在肺结节中精准置入金属血管栓塞弹簧圈进行标记。随后，在DSA引导下行胸腔镜探查术，利用弹簧圈的标记确定肺小结节，实施楔形切除术。这种应用杂交手术室进行的微创手术，高效、准确切除病灶，有效缩短手术及住院时间，减少并发症，提高肺小结节的诊断率，同时可根治切除，收到了较好的效果。

对于同一类医疗设备在医疗单元配置时,规格型号不宜过多。同一医疗单元内相同作用的医疗仪器设备来自不同生产厂商,规格型号各不相同、相互不兼容,即使来自同一厂商,也有不同机型,这样会对临床工作带来诸多不便。临床使用的医疗仪器设备如血透机、监护仪、输液泵、心电图机、呼吸机、新生儿培养箱等均存在此类问题。此种情况势必造成操作使用不便、增加维修成本、维护保养难度加大。

由于设备规格型号不同,操作界面、参数设定、操作方法等均不相同,而临床使用时又必须熟知并记住各种不同机型的操作方法,熟悉不同的操作界面,加之很多医疗设备随机附带的技术资料少、现场培训简单,这就给医务人员临床使用操作造成了极大的不便,影响了医疗设备的有效使用。如果存在多种规格型号的设备,相应的耗材、易损零件不能互换,库房需要储备大量品种繁杂的耗材和易损件,占用大量资金。如不同厂商的监护仪产品,其导联线接口、导联线、血氧探头等均不相同,相互不兼容、不能互换。而在临床使用中导联线、血氧探头等又属易损联接件,由于品种繁杂、外购、维修时均非常困难。

三、新装备的使用环境

依据各医疗单元的情况和要求,与临床实践工作相结合,考虑到患者、医生、护士的需求,设计以功能需求为向导,符合临床操作流程,合理分布各个功能区块,以达到科学性和实用性的目的。

根据具体的医疗设备对环境具体要求,认真做好场地准备。一般考虑的场地条件包括:房屋面积、布局、房屋高度、空间大小、地面承重、通道安装、墙面材料、温度湿度、通风排风、进水排水、供电接地、防尘防震、防护、网络、照明装修、洁净度、周边环境等等。对于特殊条件的设备:要做好辐射防护、电磁屏蔽、生物安全、多供电、特殊供气等。

(韩玥)

第二节　医疗器械集成工程分析

紧随医学多元科学技术的发展,有限的医疗资源的整合共享和最大自由度的利用的需求显得越来越迫切。提高医务工作效率及医学多元科学专业的持续发展,势必要通过优化整合的组合、内涵学科的建设、集中合理的管理流程的运用以及相关技术的应用。用可控的成本控制实现更多的业务功能,其必要条件是将人力物力财力得到最大化利用,避免重复多头投资,降低边际支出;其充要条件是通过将系统集成的理论应用于医疗器械的合理配置管理中,将医疗诊疗业务统筹安排实施。

一、集成的含义

集成这一概念最早应用于信息行业,主要是指为了满足资源达到最大限度共享和服用,从而实现集中、高效、便捷的管理。在信息行业里,通常是通过综合布线的结构化设计和计算机网络技术将各个分离设备(如 PC、PAD)、模块功能和离散信息等汇总到互相关联、协调、统一的平台系统之中,这个过程称为系统集成。因此,集成的概念就是指将原本分散的或不存在联系的一些孤立的事物或元素,通过某种方式改变或赋予新的内在联系使之构成一个新的有机整体的过程。

系统集成的范畴包括功能集成、网络集成、软件集成,其关键作用在于实现了不同系统之间的互联、互通和互操作,可以面向各种应用的多厂商、多协议的体系结构,解决了各类设备、子系统模块间的协议、接口、应用软件、系统平台等与集成平台、集成环境、实施配合、组织管理和人员配备相关的一切面向集成的问题。

随着技术和业务多元化的发展,资源的局限性的弊端越显明显。系统集成已不单单应用于信息行业,已经慢慢演变为一种服务式的方法,甚至是管理的方法。

　　系统集成作为一种新兴的服务方式和管理方式,是近年来国际信息服务业中发展势头最猛的一个行业。系统集成的本质就是综合统筹设计的最优化,不但能使所有部件和成分合在一起工作,而且整个有机的整体是低成本的、高效率的、性能匀称的。

　　系统集成作为一种服务行为的同时,还是一种管理行为,但它的本质是技术行为,以下特点是显著的:

　　(1) 满足用户的需求是系统集成的基本出发点;

　　(2) 系统集成工作的基础是技术,系统集成项目的核心是管理,系统集成工作成功实施的可靠保障是商务活动,因此系统集成是包含技术、管理和商务等多方面的一项综合性的工程;

　　(3) 系统集成不是简单的设备采购和供应,更多体现的是总体设计、开发以及调试的技术和能力;

　　(4) 系统集成是如何选择与用户实际需求和投资规模最匹配的产品和技术的过程,而不是单纯的选择最好产品的行为;

　　(5) 性价比是评价系统集成设计是否合理,项目实施是否成功的重要参考因素。

二、医疗器械集成工程

　　随着数字化医院逐步成为现代化医院的未来发展方向的步伐,医疗器械管理作为医院资产的核心,其管理能力的提高能提升医院的管理水平,增强医院的影响力,因此医疗器械集成工程的实施是医院实现数字化建设的标志工程,重中之重。医疗器械集成工程的建设实施,可使医院在现有设备资源充分利用的基础上,减少患者的等待时间,改善就医体验,提高病人的满意度,吸引更多的病人和医生,为医院带来更多的收益;同时也为管理者提供可实时、有序、全面进行管理的实用工具,提高医疗设备资源利用率,完成医院病人信息的科学、系统、方便的积累,提高诊疗安全性,减少投资风险,为医院创造极好的社会与经济效益。

　　医疗器械集成工程的建设是将多元化医学技术、临床医学工程技术与数字信息化技术的完美融合,将所有有关于患者的信息以最佳方式进行系统集成,使主管医生、责任护士以及医院相关职能管理部门能够获得患者全面的信息,包括更多的影像支持、精确的手术导航、通畅的外界信息交流,病患的医药医嘱、护士的陪护管理以及病患财务状况等,为病患整个就医过程提供更加准确、更加安全、更加高效的工作环境。

　　医疗器械集成工程基本功能主要包括四个组成部分:医疗器械集成工程影音管理系统、医疗器械集成工程集中控制系统、医疗器械集成工程存储系统和医疗器械集成工程交互式示教系统。

　　医学技术的多元化的要求、生物医学工程技术的支持以及信息数字化的整合将是医疗器械集成工程方案发展的趋势。从医院的需求角度来讲,医疗器械集成工程一定要满足以下几个特点:

　　(1) 物联网应用,实现人员、设备定位追踪。

　　(2) 病患周边健康信息全面整合接入(血液检测、病毒检测、腔镜、超声、DSA、术中影像、CT、MRI等等),任意路由切换。

　　(3) 围术期整体临床信息解决方案,全面整合 HIS、LIS、PACS,实现信息互联互通。

　　(4) 实时共享医学影像和手术视频资料,全高清手术直播,实现远程会诊和远程示教。

　　(5) 重大手术室分析与决策支持,全面提升数字化集成管理水平。

　　(6) 手术进程信息互通,实时监控,提高工作效率,改善医患关系,提升就医体验。

　　医疗器械集成工程建设意义在于集中控制、信息整合;提高手术效率、改善教学质量;积累实践资料、减少医患纠纷。

　　HIS、LIS、PACS 系统的无缝整合能有效管理医技部门和手术间医疗设备,可以做到集中控制、信息整合。全面整合病患就医的信息接入可以实现信号路由的任意切换,可以提高手术信息接入效率和网络教程。全高清手术直播、实时共享手术视频影像医学资料,可以实现远程专家会诊与实时的病例探讨。

三、医疗器械集成工程的实现

医疗器械集成工程的概念是从信息系统集成工程中转变而来的,是指将医疗器械、辅助设备、信息系统等技术和产品集成为能满足特定需求的一体化设备群组,如一体化杂交手术室、检验流水线等。医疗器械集成工程的过程包括需求收集、总体策划、设计、实施、服务与支持等多个阶段。医疗器械集成工程的核心实施内容包括设备自动化集成和信息系统集成两个部分。

(一)设备自动化集成

人们在科学技术动态发展的过程中不断调整着对设备自动化的理解。过去,自动化是以机器的动作代替人力操作,自动地完成特定的工作,这实质上是人的重复性体力劳动由自动化设备代替的观点。现在,随着电子和信息技术的发展,特别是随着现代计算机技术的出现及广泛应用,自动化已扩展为用机器(包括计算机)不仅代替人的重复性体力劳动,而且还辅助甚至代替脑力劳动,自动地完成特定的作业。

自动化的广义内涵至少应包括以下几个要点:

(1)自动化从形式上讲有三个方面的含义:①代替人的体力劳动;②代替或辅助人的脑力劳动;③系统中不同模块、不同系统及人机之间的交互、协调、管理、控制和优化。

(2)自动化从功能上讲代替人的重复性体力劳动或脑力劳动仅仅是自动化功能目标体系的一部分,当前自动化的功能目标是多方面的,如恶劣环境、高精确度等,已形成一个有机体系。

(3)自动化从应用范围上讲已经不仅仅涉及具体生产制造过程,而且涉及产品设计、生产、应用、维护等生命周期全过程。

自动化作为一个系统工程,是一门应用广泛、涉及学科多的综合性科学技术,它由传感单元、制定单元、程序单元、控制单元、作用单元等5个单元组成。传感单元检测过程的性能和状态;制定单元对传感单元送来的信息进行比较,制定和发出指令信号;程序单元决定做什么和如何做;控制单元进行制定并调节作用单元的机构;作用单元施加能量和定位。

自动化的研究内容主要包括自动控制和信息处理两个方面。自动控制包括理论、方法、硬件和软件等,从应用场景的观点来看,自动化研究内容有过程自动化、机械制造自动化、管理自动化、实验室自动化和家庭自动化等。

自动化是新的技术革命的一个重要方面。自动化技术的研究、应用和推广,业已对人类的生产、生活等方式产生重大深入影响。自动化加速社会相关产业结构的变革和信息化社会建设的步伐,改进生产工艺和管理体制,改善劳动条件,保证产品质量,节约原材料,减少能源消耗,极大地提高工作效率和社会生产率。自动化技术可在工业、农业、军事、服务、商业、医疗、科学研究、交通运输和家庭等多领域广泛应用。

(二)信息系统集成

伴随着科学技术的发展以及我国与世界信息高速公路的深入接轨,医疗器械自动化发展的同时伴随着计算机技术的发展而展开。自动化使医疗器械的大部分手工工作自动化,信息化使得传统的以手工操作处理数据的方式得到彻底改变。在大部分集成工程中,信息系统的作用远比硬件设备更为重要,如果把自动化的医疗器械比作一个人,信息系统就是一个人的大脑和各种感觉器官,接受外界的信息,经分析处理后反馈给肢体和各个器官。计算机技术的发展直接推动了医疗器械领域的工作从低级低效发展到了高级高效,我们的医疗器械已逐步进入到了信息化、网络化、集成化、智能化的新时代。

信息系统是由计算机硬件、计算机软件、网络和通讯设备、信息资源、用户和规章制度组成的以信息处理为目的的人机一体化系统,能进行信息的收集、加工、存贮、维护、传递和使用的系统。信息系统利用现代计算机及网络通讯技术,通过对管理对象拥有的人、财、物、技术方法、设备资源等的了解,建立正确的数据关系,加工处理成各种信息资料并及时提供给管理人员,以便进行正确的决策。信息系统能最大限度地加强企业的信息获取与利用,不断提高企业的管理水平。企业的信息系统建设已成为进行技术改造、提高管理水平、增强运行效率的重要手段。

从信息系统的发展和系统特点来看,可分为数据处理系统(data processing system,DPS)、管理信息系统(management information system,MIS)、决策支持系统(decision sustainment system,DSS)、人工智能系统(artificial intelligence,AI)和虚拟办公室(office automation,OA)五种类型。

信息系统的基本功能包括输入、输出、控制、处理和存储。输入功能指的是将信息录入信息系统的功能,决定于系统所要达到的目的及系统的技术能力和许可的信息环境。输出的信息就是信息系统的最终产品,可以有多种体现形式,信息系统的各种功能都是为了保证最终实现最佳的输出功能。信息系统对环境所产生的效益,用户对信息系统满意度的评价,都是通过信息系统的输出功能来实现的。存储功能指的是系统存储各种数据和信息资料的能力。在信息的存储过程中,一方面要求系统具有足量的信息存储空间,另一方面海量存储的信息往往可能导致数据处理、系统检索的困难,降低了系统的服务效率。因此,信息系统的存储功能就是要寻求合理的解决方案协调处理好上述矛盾。处理功能是信息系统内部的生产过程。它是一个数据信息处理工具,大量的信息存储之后必须进行加工处理为用户所用。信息系统处理信息数据的能力取决于信息系统的功能和技术设备的硬件水平,基于数据仓库技术的联机分析处理(OLAP)和数据挖掘(DM)技术为信息系统处理功能提供了技术储备。控制功能是对构成系统的各种信息处理设备进行控制和管理,对整个信息传入、输出、存储、加工、处理等过程通过各种程序和方法进行控制。任何失去控制的系统,不但不能达到预期的目的,还可能造成损失。信息系统的控制功能主要表现在两个方面,一是通过程序对诸如 PC、PAD、网络系统、存储设备等信息处理设备进行控制;二是处理好系统内部各要素之间的结构、关系和流程,对整个系统的组织管理,从而实现系统的功能。

(三)信息系统集成技术方法分析

信息系统的集成涉及计算机基础技术与运行环境,包括计算机硬件、计算机软件、计算机网络和数据库等多个方面技术。

计算机硬件技术包括计算机主机、计算机辅助设备和信息网络平台,其中计算机主机和辅助设备是信息系统的运行平台,信息网络平台是用户接入的基础和信息传递的载体。

计算机软件技术分为系统软件与应用软件。系统软件是指为管理、控制和维护计算机硬件及外部设备,支持应用软件开发和运行的系统,是无需用户干预的各种程序的集合。各种语言和它们的汇编或解释、编译程序,计算机的调试程序、监控管理程序、故障检查和诊断程序、操作系统、数据库管理程序都属于系统软件。应用软件可以放大硬件的功能,拓宽计算机系统的应用领域,是为满足和解决用户在不同问题、不同领域的需求而提供的那部分软件。

计算机网络是用通讯介质(电缆、双绞线、光纤、微波、载波或通信卫星)把分布在不同位置的计算机、网络设备和软件系统连接起来,以功能完善的网络软件实现信息互通和网络资源共享的系统,达到对共享资源集中管理和维护的能力。计算机网络包括网络介质、协议、节点、链路。计算机网络拓扑结构是网络技术的核心之一,网络拓扑结构是指用传输媒体互连各种设备的物理布局,即用什么方式把网络中的计算机等设备连接起来,主要有星型结构、环形结构、总线结构、分布式结构、树形结构、网状结构、蜂窝状结构、混合型结构等。计算机网络根据通信距离可分为局域网和广域网两种。

数据库系统是一种计算机管理数据的辅助方法,解决组织、存储、获取和处理数据的问题,它是计算机数据处理和信息系统的核心。常见的数据模型主要有层次模型(hierarchical model)、网状模型(network model)、关系型(relation model)数据库系统等。关系型数据库数目前较常用的数据库类型,基本功能主要包括数据定义功能、数据操纵功能、数据查询功能和数据控制功能。常用的数据库产品主要有 Access、SQL sever、mySQL、sybase、DB2 等。数据库设计的步骤包括用户需求分析、数据库逻辑设计、数据库物理设计、数据库的实施和维护四个阶段。从应用角度看,数据库技术主要包括信息系统开发和数据分析与展示两个方面的应用。

(张恩科)

第三节　医院装备集成工程

一、杂交手术室

(一)背景与概念

杂交手术(hybrid procedure)又称混合技术、复合技术,这一概念最初在 1996 年由英国学者 Angelini 提出,当时仅仅是指治疗冠心病的分期冠脉支架植入和搭桥手术。2002 年,Jortdal 等人指出杂交手术也可用于先天性心脏病的治疗,进一步拓展了杂交手术的适用范围。经过了 10 多年的发展,杂交手术的治疗领域不仅扩展到主动脉疾病、心脏瓣膜疾病、心律失常等其他心血管疾病,还涉足普通胸外科、神经外科、脊柱外科等其他专科。现在我们所说的杂交手术通常是指在实时影像技术指导下,联合介入技术和外科手术来治疗复杂的疾病。主要适用于单一介入治疗或外科手术治疗无法取得满意效果的患者,目的是提高疗效的同时减少治疗给患者带来的创伤、痛苦或其他风险。

但无论是外科手术室或介入手术室都只能提供单一的外科手术或介入手术治疗,患者在接受杂交手术治疗时需辗转于不同的手术室之间,这一过程延长了手术的时间,增加了患者的麻醉风险,而且在转运过程中可能会出现缺氧、生命体征不稳等危及生命的情况,反而增加治疗的风险。为了避免上述情况的发生,由此衍生出杂交手术室(hybrid operating room)这一概念,是指配备有各种先进医疗影像设备并在同一手术室内、同一手术过程中可完成两种或两种以上手术方式的手术室,因此我们又将在杂交手术室内实施的杂交手术称为一站式杂交手术(one-stop hybrid procedure)。其中,手术方式包括开放手术、微创手术、介入手术等,影像设备包括 C 型臂 X 光机、CT 扫描仪、MRI 扫描仪等。杂交手术室的建设推动着杂交手术的发展也有利于杂交手术在临床的应用。

随着科技不断发展以及影像设备在外科手术室应用增加,特别是微创手术在外科的这一发展趋势,全世界越来越多的医院都开始规划建设杂交手术室。根据杂交手术室的功能或适用的专科,可将其分为:心脏外科杂交手术室、神经外科杂交手术室、血管外科杂交手术室等。而根据使用的影像设备,我们也可将其概括为血管造影介入杂交手术室、磁共振成像导航杂交手术室、术中放疗杂交手术室等,这使得杂交手术室的适用范围更广、利用率更高且更为经济。

(二)建设要求

杂交手术室绝不是简单地在手术室内安装上述先进的成像设备,除了考虑其应该具备的功能外,在建设杂交手术室时还需要考虑对手术室房间的要求、对其他设备的要求、辐射剂量等问题,下文我们将概述杂交手术室的建设要求。

1. **房间设计要求**　相比于标准的手术室,杂交手术室不仅多安装了这些大型的仪器设备并且参与手术过程的医务人员也更多,因此首先需要考虑的是面积大小。标准手术室的平均面积在 $56m^2$ 左右,而整个杂交手术室套间一般包括洁净杂交手术室、控制室、设备室和准备室,总的平均面积约为 $102m^2$。其中要求控制室和设备室为独立的两个房间,根据选择的成像系统,建议洁净杂交手术室的面积为 $70m^2$。其余房间要求还包括:杂交手术室建议楼层高度在 $4.5 \sim 4.8m$;必须有铅衬墙来保证辐射防护;天花板或地板的承重能够支撑成像设备及其吊杆的重量;最重要的是杂交手术室的净化级别必须符合《医院洁净手术部建设技术规范》的相关规定。

2. **设备要求**　杂交手术室套间所需要的设备和系统多达一百多种,除了标准手术室所必需的麻醉、监护、中心供氧、空气净化等设施外,其对于光源的要求更高、需要安装多种成像设备系统来提供术中实时影像指导并且手术床的设计要兼顾一般手术要求和影像检查要求。

手术床:外科手术室和介入手术室使用的手术床是有所区别的,因此杂交手术室中使用的手术床应该结合两者的特点(图11-1)。其中外科手术床的床面是分段式的,以便不同的手术可以采取不同的体位,因此杂交手术室手术床的灵活度应该符合外科手术要求,且可以上下移动和侧移。另外,手术床材质也有一定的要求,必须是射线可透过的,否则会影响影像设备的使用。

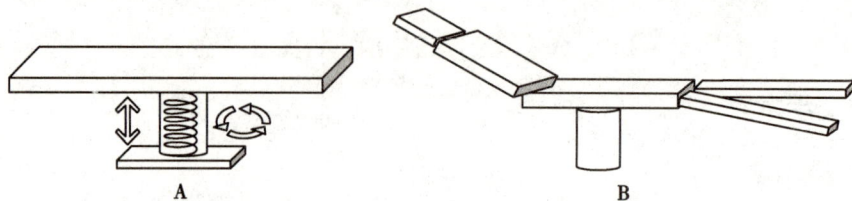

图 11-1 外科手术室和介入手术室的手术床比较

A. 介入手术床,床面在垂直方向上可以上下移动,在水平方向上可以360°旋转;B. 外科手术床,床面是分段式的,各段可相对独立的改变方位,可使患者在术中维持一特定的体位

光源:杂交手术室通常需要两种不同的光源,分别满足开放手术和介入手术对照明环境的要求。特别是在荧光镜检查和内镜检查时能够保证足够的暗度。主要考虑以下几点:光源应位于手术台上方中央位置,不能与天花板安装的其他设备冲突;通常有三个灯头,能满足同时进行手术的不同区域均具备最佳照明条件;每个灯头可以独立移动且相互不受限制,同时能保证其移动后的稳定性;具备扩展实现现代灯所具有的其他功能,如可以安装内置摄像头、视频监视器等。

成像:杂交手术室的功能不同,所需的成像设备可能也有所不同,下文我们将主要介绍两种常用成像设备及相应杂交手术室的功能。

血管造影介入杂交手术室,涉及的影像技术包括:荧光镜检查和数据采集、旋转血管造影、数字减影血管造影(DSA)、2D/3D 图像配准和叠加等,主要用于心血管外科、血管外科以及脑血管手术,如心脏瓣膜置换、动脉瘤修复、血栓切除等。最常使用的成像设备是 C 型臂,可分为移动 C 型臂和固定 C 型臂。移动 C 型臂的功率有限会影响图像质量,并且使用几小时后就会出现过热的情况而影响其在手术过程中的连续使用。固定 C 型臂虽然需要更大的空间,但由于没有上述这问题,因此应用更广。同时还有不同的安装系统,一种是悬挂式,安装在天花板上,使用时不需要移动手术台,其覆盖的范围更广且使用更为灵活,但移动到手术台头端的停放位置时常常会与麻醉设备发生碰撞,并且会影响到手术灯或吊杆的安装以及净化空调系统的工作,从而影响手术室的洁净度。另一种是落地式系统,其使用时从停放位置移动到手术台更为简单,仅需要从侧面转入并且不会干扰到麻醉医师的工作,但移动过程中会伴随着各种电线和导管的移动,存在一定的不便和风险(图11-2)。

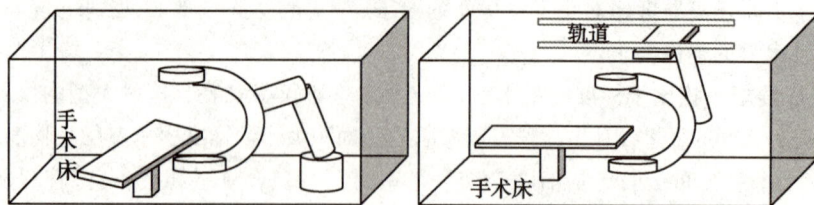

图 11-2 落地式 C 型臂(左)和悬挂式 C 型臂(右)

磁共振成像(MRI)导航杂交手术室,主要用于神经外科,如颅内肿瘤切除、脑起搏器放置等手术。作用:术前有助于制定一个精确手术计划;术中实时为主刀医师的决策提供影像数据支持并在神经导航手术中计算脑移位情况;术后评估手术效果。MRI 的优点在于没有辐射,但产生的强大磁场使得其在术中的使用存在更多挑战,因为无法避免手术室中各种仪器设备或小配件都是无磁性的。因此通常 MRI 杂交手术室套间可设计为手术室和诊断成像室两个部分,这样 MRI 产生的磁场不会影响手术区域带磁性物品的使用,并且这种设计允许不同手术室共用同一诊断成像室,从而能最大限度地利用

这类昂贵的设备仪器。由于需要将患者从手术室移至诊断成像室,必须保证使用的麻醉监护仪是可移动的或者 MRI 带有固定的麻醉监护仪。此外,为了防止外界射频对成像的影响需要使用铝制或铜制法拉第笼来隔离外界电场。

3. **辐射剂量及辐射保护** 众所周知,X 线辐射暴露会对人体细胞、组织或器官造成一定的损伤,甚至会诱导癌症的发生。在杂交手术室使用的影像设备中,相比于移动式 C 型臂,固定式 C 型臂和 CT 扫描仪运作时所需的能量更高,从而产生的电离辐射也更多。因此,杂交手术室应该具备能实时监测手术室内辐射剂量和空间防护的功能,例如良好的通风设备能去除射线与空气反应所产生的有害气体、铅衬墙和手术室门的特殊处理减少对手术室外的辐射。同时采取一些简单的措施,尽可能减少患者和医务人员接触电离辐射。首先,必须意识到这一重要问题,对医务人员的进行相关教育和培训必不可少,特别是妊娠者。对于患者,不仅要告知 X 线辐射的危害,更要让患者知道术中会采取一定的措施来保护患者,以免患者产生焦虑、害怕、过于紧张等情绪影响手术。另外可以使用一些防辐射的工具,例如,铅衣、甲状腺保护颈部护罩和防护眼镜等形式的防护服和铅玻璃隔离板。最有效的保护措施是减少设备产生的辐射剂量,但辐射剂量与图像质量呈正相关,因此在能保证达到最低诊断标准的图像质量的前提下,尽可能降低剂量水平。这类设备在制造时采用两种方法来持续降低剂量,并且可以根据临床应用由医务人员来进行选择。一种是使光束硬化,可以在不影响图像质量的同时降低剂量,另一种是帧率设置、脉冲荧光透视和准直。随着科学的发展、影像技术的不断成熟,会有越来越多的新型 X 射线成像技术(例如,ClarityIQ 技术)会降低辐射剂量且不影响手术时长、透视时间以及造影剂的使用。

(三)挑战与展望

杂交手术室是新兴的概念,还处于不断发展的过程,同时也面临着许多挑战。其建设成本高,不仅仅是影像设备昂贵,还需要高昂的改造及维护成本,平均需要 300 万~400 万美元。但正因为如此,杂交手术室的不仅仅只是应用于心血管学科,神经外科、创伤外科等其他学科也开始从中受益。由于杂交手术室的功能需求,其面积是约为标准手术室的两倍。为了确保能最大程度发挥其功能,应该花费足够的时间来进行规划,并且还需要作长远考虑,计划以后的使用可以面向所有的医学专科而不仅仅只是目前可以使用的学科,从规划到实施需要 1~2 年的时间。杂交手术室的管理和使用需要多个部门人员的共同协作,不仅需要对所有参与手术的人员进行相关培训,更重要的是培养高水平的团队,能沉着专业地解决突发危急情况,并在确保安全的前提下,高效、高质量地完成手术。最重要的一点是统一标准的制定,且该标准的制定要符合所有手术。

我国首个杂交手术室于 2007 年底在中国医学科学院阜外医院改造建成,这也是亚洲首个一站式杂交手术室,面积不足 70m²,是世界上最小的杂交手术室。该杂交手术室的建成不仅取得了良好的经济及社会效益还促进了我国杂交手术及杂交手术室的发展。

总的来说,杂交手术室能够提高临床医师对复杂疾病的诊断和治疗效率,是多学科融合发展的产物,其发展方向完全符合患者的需求和医学的发展方向。正如微创手术、机器人手术是目前外科手术的发展趋势,我们有理由相信未来也会属于杂交手术和杂交手术室。

(四)应用实例

【例 11-1】 杂交手术室在心血管医学的应用。

心血管疾病的治疗是杂交手术的开端,杂交手术室在心血管外科应用最为广泛。心脏介入技术和心血管手术的完美结合旨在最大限度提高手术效果,同时最大限度减少手术给患者带来的创伤,其包括经导管主动脉瓣膜置换术(TAVR),血管内胸腔(TEVAR)或腹部(EVAR)主动脉修复术,以及经皮冠状动脉介入治疗(PCI)和结构性心脏介入术等。其中,TAVR、TEVAR 和 EVAR 已成为某些患者的标准治疗方案,并且其适应证也在不断扩大。在传统手术室或介入室中实施上述治疗会给患者带来一定的安全风险,而杂交手术室的发展能最大程度地减少或完全避免这种风险。

过去,主动脉瓣置换术需要开胸才能完成,手术创伤大并且需要体外循环支持。而由于主动脉病变的发病率与年龄呈正相关,高龄患者的手术风险高,部分患者不能耐受手术,只能保守治疗,患者生活质量差且死亡率高。介入技术的发展使得 TAVR 成为可能,相比传统开胸手术,其创伤小并且不需要体外循环,一些高龄患者也能耐受手术治疗。随着老龄化社会的到来,TAVR 在临床上的使用将越来越广泛,在某种程度上也推动着杂交手术室的发展。

TEVAR 和 EVAR 是在杂交手术室开展最多的手术,其最常见的适应证为主动脉瘤。内漏是血管内动脉瘤修复术中特有的并发症,且十分常见。由于标准的荧光镜检查常常无法检测出早期内漏使其得不到及时处理,从而导致严重的后果,这在一定程度上也限制了 TEVAR 和 EVAR 在临床上的发展和应用。在现代杂交手术室,三维计算机断层扫描技术已和透视系统整合能够早期发现内漏并及时处理,并且在放置移植物时可以避免造影剂的反复使用。

另外,杂交手术室将手术治疗与诊断有机结合起来。手术前后在手术室内就能进行造影,一方面可以实时判断患者的情况为手术规划提供影像支持并确定移植物的位置来评估手术的结果,另一方面可以缩短患者住院的时间。随着较新的成像和导航等技术的进步将会创建一个以患者为中心的领域来治疗复杂心血管疾病。

【例 11-2】　杂交手术室在胸外科的应用。

肺癌是全球癌症死亡的主要原因之一。用于肺癌筛查的低剂量计算机断层扫描(LDCT)可以提高无症状患者肺部小结节的检出率,从而尽早诊断、治疗并降低死亡率。但通常 LDCT 结果不能对这些小结节进行定性,必须通过组织活检来明确其良恶性。对于直径<2cm、高度怀疑为恶性并且难以通过 CT 引导的经皮穿刺活检获取准确结果的结节,可以在杂交手术室内实施诊断性和治疗性切除手术。介入影像引导可以精确定位病变的位置,特别是那些小的肿瘤或磨玻璃样不透明的肿瘤、转移瘤,并且适用于肺功能差的患者。患者在实时影像引导下通过视频辅助胸腔镜技术(VATS)实施切除。其优点在于,操作者不再依赖经验或"触感"来定位病变组织,而是通过介入影像引导精确定位,并且在切除过程中最大程度上保留正常组织,从而最小化对肺功能的影响,利于术后恢复并提高生活质量。

相比于使用术前的影像资料,术中使用移动 C 型臂、超声等技术进行组织活检的实时引导,经支气管镜或经皮穿刺获取到直径<3cm 的结节的成功率约为 30%~50%。并且随着技术的发展,通过旋转血管造影技术并借助专门的软件将图像进行 3D 成像处理,不但可以避免造影剂的使用还能提高准确率,其中直径>2cm 结节准确率为 100%,1~2cm 结节准确率为 90%。而视频辅助胸腔镜技术(VATS)的应用使胸外科手术微创化能减少手术并发症利于术后恢复,而联合影像引导的优点在于:精确定位以及明确手术边缘,保证病变组织完全切除且尽可能保留正常组织;使用造影剂标记病变组织,同时也会标记引流淋巴结,可以在手术中一起切除。

光动力疗法是一种新兴的治疗方法,指应用光敏剂在特定光源的激活下与细胞内的氧发生反应,产生活性氧簇继而对细胞产生毒性作用导致细胞死亡,可用于肿瘤的诊断与治疗。PDT 是中央型肺癌的有效治疗方法,CT 引导导管植入辅助组织间 PDT 可以用于周围型肺癌的治疗。但 CT 引导经皮导管植入存在一定的风险,如可能并发血气胸,出现肺塌陷从而导致术中导管移位。而在杂交手术室中使用电磁导航支气管镜(ENB)具有降低上述风险并精确定位肿瘤的优势。

【例 11-3】　AMIGO 套间。

先进多模态影像引导的手术套间(advanced multimodality image guided operating suite, AMIGO suite)是目前医疗和外科研究手术室发展的最新进展,其是指安装了一系列先进的影像仪器设备和介入手术系统的手术室。AMIGO 手术套间同样也需要外科医师、介入放射科医师、影像科医师、计算机专家、生物医学工程师、护士以及技术人员等多学科团队之间的合作。AMIGO 团队以患者为中心,旨在利用先进的技术和高效的三室设计来发展并实施最安全、最有效的先进治疗方法,使医疗团队无论在术前、术中还是术后都能高效、自如地在手术操作和成像设备操作之间切换。其中成像系统可分为:横断面数字成像(如 CT、MRI)、实时解剖成像(如 X 线、超声)、分子成像(如通过 β 射线检测恶性

组织的 β 探针、PET/CT、靶向光学成像）。三室设计是指将整个手术套间分为三个相对独立又整合在一起的操作间：手术间，位于整个 AMIGO 套件的中心，配备有 MRI 兼容的麻醉系统，周围环绕这各种影像和治疗操作设备，包括：手术导航系统、C 型臂 X 线机、超声、近红外成像系统；MRI 室，天花板上装有悬挂式 MRI，可以移动至手术间，可用于活检、体内放射治疗、激光脑肿瘤切除、脑血管和血管内介入术等；PET/CT 室，是 AMIGO 套间的一大创新，由于其成像是基于分子变化，可以精确靶向肿瘤组织，因此可以实现术前明确肿瘤边界和术后判断肿瘤组织是否切除干净。

因此，AMIGO 套间也属于杂交手术室的范畴并且在前文所述杂交手术室的基础上进行了进一步优化。这些先进仪器设备和系统的使用可以加强标准临床操作程序的研究方案并开发新的治疗方法，包括开颅手术中影像引导治疗、前列腺癌和妇科肿瘤的术中放射治疗、乳腺癌的保乳治疗、MRI 引导的冷冻消融以及激光消融治疗房颤、室颤和脑肿瘤等。

传统杂交手术室中引入影像设备主要是实现术中可视化导航，减少操作盲区；其中，影像设备带来的影像信息具有重要作用。而现代影像设备的影像信息都是数字化输出，这给我们利用虚拟现实技术服务杂交手术室提供了可能。中南大学湘雅二医院普外科数字医疗团队首先提出新一代智能手术室，就是利用手术床和检查床的一对一的数据集关系，将在检查床获得的数字化影像信息在手术床上重现（图 11-3），而且研发出手术刀跟踪系统（图 11-4），将其与数字化影像同步，实现了可视化导航的目标。不仅仅停留在微创一个层面，而且不需要购买原来昂贵的影像设备，减少不必要的支出，一方面能降低患者影像检查的次数减少医疗费用，更重要的是有助于杂交手术室在我国的推广使用，特别是在一些基层医院建设和使用，对实现新一代杂交手术室的普及具有重要里程碑的意义。我们相信，新一代杂交手术室在未来外科手术中的具有重要的推动作用，微创化、精准化、智能化、数字化手术将获得新的发展方向，杂交手术室的发展也将迈向新台阶。

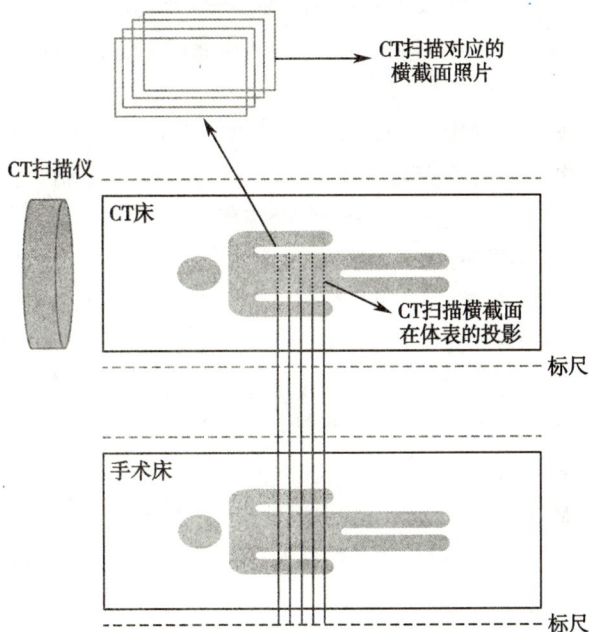

图 11-3 数字化影像信息在手术床上重现示意图

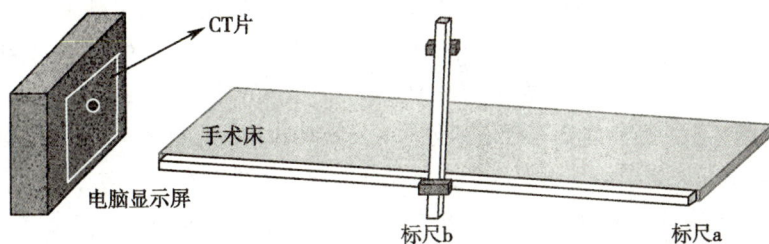

图 11-4 手术刀跟踪系统示意图

标尺 a 与 CT 床的标尺对应，标尺 b 可在标尺 a 上左右移动；标尺 b 能在垂直方向伸缩，其刻度变化与手术刀尖在垂直方向移动的距离保持一致

二、重症监护室（ICU）

重症监护室，是医院集中监护和救治危重患者的医疗单元，是对因创伤或疾病而导致危及生命或

处于危险状态并且有一种或多个器官衰竭的患者进行多学科和多功能监护医疗的治疗护理区域。重症监护室分为综合重症监护室和专科重症监护室。专科重症监护室有小儿重症监护病房（PICU）、新生儿重症监护病房（NICU）、内科重症监护病房（MICU）、心血管重症监护病房（CCU）、心脏外科重症监护病房（CICU）、急诊重症监护病房（EICU）神经外科重症监护（NSICU）。重症监护室是医院不可缺少的医疗设施，直接反映着医院的综合救治能力，同时重症监护室建设水平高低已成为衡量一个医院水平的重要标志。原卫生部在 2009 年 2 月印发《重症医学科建设与管理指南（试行）》，根据《重症医学科建设与管理指南（试行）》要求结合笔者所在的医院重症监护室的建设方案对重症监护室的建设从场地、环境、设备三个方面介绍。

（一）重症监护室的场地、规模、布局

重症监护室的选址应根据《重症医学科建设与管理指南（试行）》及结合实际情况重症医学科选址必须方便患者转运、检查和治疗，最好在手术室、医学影像科、检验科和输血科（血库）的中心区域，附近有电梯或宽敞的通道。各专科重症监护室则设在各专科病区内。

根据医院等级和实际接收重症患者的数量，三级综合医院重症医学科床位数一般为医院病床总数的 2%～8%，床位使用率保持在 65%～75%为宜，全年床位使用率平均超过 85%时，应该扩大重症监护室的规模。重症监护室每天至少应保留 1 张空床以备应急使用。根据医院的实际情况重症监护室每床使用面积在 15～17m² 之间，床间距大于 1m。

根据《重症医学科建设与管理指南（试行）》的 25 条规定，重症医学科的整体布局应该使放置病床的医疗区域、医疗辅助用房区域、污物处理区域和医务人员生活辅助用房区域等有相对的独立性，以减少彼此之间的干扰和控制医院感染。

1. **设置辅助室**　主要包括医师办公室、中央工作站、治疗室、配药室、清洁室、污废物处理室、值班室、盥洗室等，其面积与病房面积之比为 1.5：1 以上。

2. **设置隔离房**　每个病房配一个或以上的单间病房，隔离室使用面积大于 18m²，用于收治隔离病人，减少交叉感染机会；设置百级单间室，以上其占地面积宜 18m² 左右，用于做脏器移植手术后环境等级需百级空气洁净度的病人。隔离间面向护士中心监测站，最好选用玻璃隔断分隔。其中单间隔离室、百级洁净室、普通病床之间应设吊帘分隔，以便在做治疗时尊重病人的隐私。

3. **护士站的设置**　护士站设在 ICU 病房中央位置，并设有一台监视全科病人的中央监护系统，可显示全科病人的生理参数情况，可视门禁系统操作台设置在护理站，控制 ICU 病房的门禁，减少护士的工作量。

4. **ICU 床位布置方式**　ICU 的床位布置方式以床位与护士站的相互关系可分为单边式，多边式。单边式：病床沿病房一边一字形排开，护士站向病床设置在中间位置。该设置方式，护士注意力会相对集中，但护理距离较长，根据实际情况可以设置两到三个护理小组，可减少护理距离过长弊端。多边式：病床沿病房两边（或三边、四周）设置，中间设护理站，多名护士向病床的不同方向。其优点是护理距离较短，护理人员集中，便于监护及医护人员互相支持布局紧凑，避免了单面式的不足。

5. **ICU 的通道**　重症监护室要有合理的包括人员流动和物流在内的医疗流向，有条件的医院可以设置不同的进出通道。通道必须满足医护人员便利的观察条件和在必要时尽快接触病人严格限制非医务人员的探访，确需探访的应穿隔离衣，并遵循有关医院感染预防控制的规定。

（二）重症监护室的环境要求

1. **重症监护室的温度与湿度**　重症监护室应具备有良好的通风、采光条件，有条件者最好装配气流方向从上往下的空气净化系统，能够独立控制室内的温度和湿度。医疗区域的温度应维持在 24±1.5℃左右，相对湿度保持在 50%～60%。

2. **重症监护室的洁净度**　重症监护病房应保持万级空气洁净度，百级单间室保持百级的空气洁净度。具备足够的非接触性洗手设施和手部消毒装置，单间每床 1 套，开放式病床至少每 2 床 1 套。

3. **重症监护室的分贝**　重症监护室白天噪声不超过 45dB，傍晚不超过 40dB，夜晚不超过 20dB。

4. 重症监护室的装修　装饰必须遵循不产尘、不积尘、耐腐蚀、防潮防霉、防静电、容易清洁和符合防火要求的原则。地面常有的材料有：防静电聚乙烯卷材地面和防静电橡胶卷材地面。内墙面常用的材料有：铝塑板、PVC墙胶纸、抗菌防霉乳胶漆涂料。

（三）重症监护室建设

重症手术室的医疗设备因根据《重症医学科建设与管理指南（试行）》附件2重症监护室医疗设备要求的基础上，重症监护室的设备根据医院实际情况进行配置。

1. 吊塔系统　根据《重症医学科建设与管理指南（试行）》的要求，重症监护室需安装吊塔系统。吊塔系统是重症的综合救治平台，它将重症救护监护室所需的气体、电源、各类仪器监护仪、呼吸机、输液泵等及网络通讯接口集中一起，服务于病人。目前国内外的吊塔系统有三种类型，即多功能医疗柱系统、桥架式吊塔系统、旋转吊臂吊塔系统。医院可根据各自ICU的医疗水平、规模及病房使用面积大小，选择最适宜的方案。

2. 病床　ICU病床选配遵从护理病人的需求，有以下的要求，包括：床头、床脚可以摇高、摇低，并能拆装，也可以配置带有电动侧翻功能的病床；床头与墙壁间隙大于60cm，便于抢救病人时医务人员从各个方向操作；床上铺带波纹或多孔床垫，也可配充气式防压疮气垫，防止ICU患者长时间卧床而发生压疮；病床应配有脚轮及制动装置，可以调节整床的高度及倾斜度，两边配有可装卸的护栏，防止患者跌落；床上的天花板设有输液天轨，两三个自由移动输液吊架，床两边设有围帐或挂帘，当抢救危重病人时便于与其他床位隔开。

3. 监护仪及中央监护系统　监护仪是重症监护室基础的医疗设备。每床配备床旁监护系统，进行基本生命体征监护，将病人的生命体征数值传到中央监护系统。监护仪主要由心电、呼吸、血压、温度、脉搏、血氧饱和度、有创压力监测等模块组成，监护仪的扩展功能可以根据监测需要插入不同的功能模块以实现监测的需求，因此同一ICU单元中最好选用同一品牌型号的监护仪，可以提高功能模块的使用率。为便于安全转运患者，每个重症加强治疗单元至少配备1台便携式监护仪。

中央监护系统是通过网络将各个病人的床旁监护仪所得到的各项生理指数同时集中显示在中央监护的大屏幕监视器上，使医务人员能对每个病人实施有效的实时监护。中央监护系统设在ICU的护士站，显示整个重症监护室病床监护信息，可放大单床监护数据和波形图。中央监护系统和床旁监护仪可双向传输信息，因此护士可以对全部病人的生理指数进行集中监护。

4. 呼吸机　根据《重症医学科建设与管理指南（试行）》的要求，三级综合医院的重症医学科应该每床配备1台呼吸机，二级综合医院的重症监护室可根据实际需要配备适当数量的呼吸机。每床配备简易呼吸器（复苏呼吸气囊）。为便于安全转运患者，每个重症加强治疗单元至少应有1台便携式呼吸机。

5. 注射泵　注射泵是重症监护室急救、转运、治疗及护理方面不可缺少的医疗设备，多用于患者的微量输药，如各升压药、降压药、镇静药、心血管功能药物的持续微量注射。根据《重症医学科建设与管理指南（试行）》的要求每床均应配备输液泵和微量注射泵，其中微量注射泵原则上每床4台以上。另配备一定数量的肠内营养输注泵。

6. 其他必配设备　心电图机、血气分析仪、除颤仪、心肺复苏抢救装备车（车上备有喉镜、气管导管、各种管道接头、急救药品以及其他抢救用具等）、纤维支气管镜、升降温设备等。三级医院必须配置血液净化装置、血流动力学与氧代谢监测设备。医院相关科室应具备足够的技术支持能力，随时为重症医学科提供床旁B超、床旁X线机等影像学及生化和细菌学等实验室检查。

7. 常规消耗器械　在药品器械室内应备有急救药品柜、冰箱和消耗器械柜。器械柜为抽屉式，各类消耗器械分别存放，便于取用。在消耗器械柜内备有气管插管、输液泵管、吸痰管、引流器、鼻导管、负压引流袋及注射器、输液器、胶布、纱布棉签等普通护理用品。

8. 消毒设备　每个ICU单元的小手术室、配药间、清洗间配有反照式悬挂紫外线灯，定时进行消毒。同时配备一台紫外线消毒车，对无人空间定期进行消毒。

9. **电源**　重症监护室根据《建筑物电气装置》医疗场所的国家标准,重症监护室属于第二类场所(是指医疗电气设备与人体有接触但电源中断会引起病人生命危险场所),必须安装医用隔离电源系统(IT系统)。该系统电源中性点不接地,当医疗设备发生漏电时因其对地不能构成回路,只会产生一个很小的容性漏电流,不会对人体产生危害,同时也不会导致空开动作,从而保证了重症监护室供电的连接性及病人的用电安全。重症监护室内建议接入隔离电源系统的设备有:呼吸机、透析设备、监护仪、注射泵等。除此之外,重要设备应配有不间断电源,如监护仪等。

10. **医用气体工程**　包括气体控制区域、气体管路、气体输出终端。气体控制阀门应安装在护理站,遇到紧急情况方便护理人员关闭气体阀门。气体的管道材料必须是高质量的铜管。

11. **净化消毒空调通风系统**　净化消毒空调机组包括空调器、新风机组、循环机组。净化空调机组安装在重症监护室外的空调机房内。净化空调机组将空气进行净化、温度及湿度处理,然后由送风管输送到重症监护病房的吊顶上部,然后再由吊顶上部的气体输出终端的空气过滤器进行过滤,然后送到重症监护室,来达到重症监护室需要的温度、湿度、洁净度等要求。洁净度应按照原卫生部《消毒技术规范》要求,重症监护室空气平均细菌总数≤200CFU/m^3 的标准。

三、急救中心

急救是现代医疗服务体系中至关重要的一环。急救中心,在挽救危急重症病人生命的道路上,扮演着执行者的角色。高水平的急救中心建设在提高地区急救能力和挽救危急重症病人生命方面具有重要作用。高水平的急救中心建设,要秉持"以人为中心"和"以急救相关装备为保障"的理念,充分发挥人在急救过程中的能动作用和急救相关装备的支撑作用,二者要相互匹配、优势互补,使之经过主动优化、选择搭配,以最合理的结构形式结合在一起,构成一个有机整体。

什么是急救装备集成工程? 集成按照一般意义理解,就是指聚集、综合、融合、整体及一体化的意思。急救相关装备集成工程就是以满足目的同一性原则、功能匹配性原则和整体优化性原则,以急救相关装备和急救支持装备为依托,一切以挽救危急重症病人生命为目标,以系统化的思想为指导,将院前急救相关装备集成工程和院内急救相关装备集成工程整合为一个有机整体的动态过程。

(一)急救集成工程原则

1. **同一性原则**　急救相关装备集成工程的目的和核心就是创造一个高效、有序的"抢救危急重症病人生命"体系。急救相关装备与技术集成是一系列装备与技术相互融合、相互贯通而形成的一个集成整体。在急救相关装备工程的建设过程中,必须遵循目的同一性的原则。急救相关装备和技术是实现急救装备工程的手段。只有把目的和手段联合起来,才能把各种急救相关装备和相关技术按照同一目的组织起来,服务于急救相关装备工程。

2. **匹配性原则**　在急救相关装备集成工程的各种急救相关装备和技术的集成过程中,必须考虑到各项急救相关装备和技术的相互适应、协调配合的问题,以保证急救相关装备和技术集成的有效性、适应性及其操作性。急救相关装备工程要达到目的,就需要把各种急救相关装备和技术,按照它们的功能匹配成一个能实现这种急救相关装备工程目的的有机整体。

3. **优化性原则**　急救相关装备集成工程的集成系统本身较为复杂,并且处理的问题也同样复杂,所以把握急救相关装备集成工程时应遵循整体优化性原则。急救中心处理急救过程,情况复杂多变,所以急救相关装备集成工程的集成方案应具有可调性,即设定一个未知条件的调节范围,以便从整体上进行调控。不能只关注某一点,要纵观全局,深入系统的分析问题,建立急救相关装备集成工程的整体优化方案。

(二)院前急救装备集成工程

院前急救是指危、急、重症患者进入医院前的医疗救护,包括伤病现场的医疗救护、运送及途中监护等环节。急救技术和相关装备是院前急救的硬件,甚至决定了院前急救的方法和流程。合理的院前急救相关装备集成能提高院前急救水平和节约急救时间。传统的院前急救相关装备如康能固定板、各型担架、呼吸面罩、口咽通气管、供氧瓶、除颤仪等已经不能满足现代院前急救的需要,这对急救相关装备提出了更高的要求,也对院前急救相关装备工程提出了更高的要求。院前急救的特点:

1. 伤病事件突然发生,预测难度大,医疗保障必须全面准备、快速保障,急救相关装备应模块化组合,适应多种保障需求;

2. 毁坏波及范围广,现场救治难度大,医疗保障必须行动迅速,精确保障,应急装备应轻便携带;

3. 伤情严重,连续救治难度大,医疗保障必须灵活机动、"无缝"保障,生命支持装备一体集成,适应危重伤员连续救治需求;

4. 地域复杂,医疗部署必须快速就位,定点保障,应展开迅速,适应收容伤员早期救治需求;

5. 伤病员批量,医疗保障必须快速运送,立体保障,伤病员应采用路上、海上和空中的各类运送装备,适应大量伤员快速运送需求

6. 环境恶劣,防疫防护难度大,医疗保障应军民结合、整体保障,医疗装备应综合集成,适应灾前灾后疫情防控需求。

从现代院前急救的特点可以看出,现代院前急救相关装备含义有所拓展。因此,现代院前急救工程集成建设是将伤病员的搜寻、现场急救、连续救治、防疫防护、综合保障及野外指挥通讯等各个环节所需的装备有机的组合成一个整体。

院前急救装备按照现代院前急救相关装备层次划分,可分为现场急救相关装备、伤病员连续救治装备、野外医院救治装备及配套防疫防护和综合保障装备。现场急救相关装备是指用于传统院前急救所需的装备,如康能固定板、口咽通气管等。伤病员连续救治装备是指用于伤病员搬运和运送过程中维持基本生命体征装备,如心电监护仪、吸引器等。野外医院救治装备是将伤员运送至固定式医院前实施的野外救治所需的移动式救治载体,与伤病员连续救治装备衔接,如帐篷式医院、车载移动医院、空中医院等。院前急救体系充分考虑了现在院前急救的特点,全方位、多角度的构建院前急救相关装备体系。

(1)现场伤病员搜寻装备,包括光学伤员搜寻装备、无线电伤员搜寻装备、雷达类伤员搜寻装备、音频振动探测仪和机器人伤病搜寻装备。

(2)院前组织指挥装备,包括通讯类装备、侦查装备、卫生资源分配管理装备和辅助决策系统装备。

(3)院前抢救装备,包括包扎材料与装备、止血器材与装备、固定器材与装备和复苏器。

(4)现场复苏装备,包括呼吸复苏装备和循环复苏装备。

(5)院前应急手术及配套装备,包括应急手术器械、应急手术照明装备、应急手术床、应急手术麻醉装备和应急手术灭菌装备。

(6)连续救治装备,包括理疗装备、高压氧治疗装备、血液净化装备、移动式生命和支持系统装备。

(7)伤病员搬运装备,包括地面搬运装备、水上换乘装备和机载搬运装备。

(8)伤病员后运装备,包括伤病员后送车辆、伤病员后送船舶和伤病员后送直升机。

(9)野外机动医疗体统,包括帐篷医院、车载医院空中医院等。

(10)技术保障装备,包括医用氧气制供装备、水制供装备和血液储运装备。

(11)远程医学装备,包括远程咨询、远程治疗和远程辅助诊断。

(三)院内急救相关装备集成工程

院内急救是指在医院急诊科内开展的为危急重症病人实施紧急救治的过程。院内急救较院前急救,其急救装备和急救人员齐全,各个科室可以更加有效与急诊科合作抢救危急重症病人的生命。院内急救装备工程的合理集成大大提高了院内急救的成功率,挽救危急重症病人的生命。

院内急救的特点是病人轻重混杂,人多拥挤,环境混乱,接受诊疗时间段,医师掌握疾病信息有限,有些疾病突发,诊断困难。有些急诊病人难以预测,医师难有充分的时间深入研究疾病的发生发

展。随着人们对疾病救治的期望值越来越高,对及时、有效、快捷的院内急救有了更高的要求。

院内急救相关装备的分类按照现代院内急救应用划分,可分为急救相关装备和常规装备。急救装备是用于直接抢救或为患者提供生命支持的装备,如 DSA 、呼吸机、除颤起搏器、心肺复苏器、IABP 等。是用于疾病诊断的仪器,如 CT、MRI、B 超、普通 X 线、心电图机、血气分析仪、DR、ETC 及生化分析仪等。

院内急救体系同样充分考虑了现在院前急救的特点,全方位、多角度的构建院内急救相关装备体系。该体系包括组织指挥装备、常规诊断装备、常规必备装备、治疗装备、监护装备、连续救治装备、转运装备等。组织指挥装备有通讯类装备和资源分配管理装备等,常规诊断装备有超声诊断装备、血常规检查装备、心电检查装备等,常规必备装备有静脉开通装备、咽喉检查装备、胸腔引流装备、尿路导通装备、骨折固定装备和手术器械装备等,治疗装备有呼吸复苏装备和循环复苏装备,监护装备有心电监护装备、血流动力学监测装备、血气监测装备、脑功能监护装备和体外模式肺氧合装备等,连续救治装备有理疗装备、高压氧治疗装备、血液净化装备、生命和支持系统装备,转运装备有 120 救护车、救护直升机等。

(四)院前急救和院内急救的一体化集成建设

院前急救和院内急诊、危重症监护构成了急救医疗服务体系,其中,院内急诊和危重症监护属于院内急救范畴。院前、院内急救两者的不同的工作环境和特点决定了它们在急救系统中的任务分工有所差异。紧密的院前急救和院内急救的联动病人将给予病人最准确、及时的诊断与治疗,从而提高患者的救治质量。因此提高急救装备、管理、技术的集成一体化是实现院前急救和院内急救无缝衔接,提高急救效率的必要前提。

院前急救主要通过急救医疗资源对患者进行救助,主要职责为对症治疗与维持生命,对患者整个医疗急救质量有直接影响,在急救医疗体系中处于先导地位。院前急救的特点为现场作业、对症治疗、反应快速。院前急救要求医生及时将救治信息快速地传递给医院,急诊室在最短时间内下达急救任务。提升院前急救技术与装备,如监护型救护车能获得部分血液检查结果,这类信息如何及时被医院内医生所利用,将能够极大提升病人送达医院后进行的救治效率。院内急救主要利用综合性医院为主的医疗机构在院内对患者进行救治,是救治患者的主要场所。院内急救装备齐全、体系完善、但需要院前正确的急救信息及初步诊断信息辅助各个科室高效配合,在最短时间内做出救治方案。因此,院前急救和院内急救在信息交互、管理、技术衔接方面实现高度的优化集成是急救体系达到同一性、匹配性、优化性的重要保证,解决二者在急救界定、急救信息沟通和技术衔接等方面的矛盾是提高急救效率的关键。随着现代科技与管理水平的提高,急救体系救助信息、管理、技术实现一体化已经成为时代发展趋势,具体内容如下:

1. **急救信息一体化** 依托互联网、信息技术建立数字化院前、院内、院外急救信息一体化平台,构建完善的急救医疗绿色通道,是未来医疗急救的信息一体化的发展方向,也是完善管理一体化和技术一体化的基础。通过卫星定位系统,移动互联网络、微波等无线通信等多种技术,将急救中心与综合性医院系统连接、组成急救一体化信息网。充分利用移动信息化交互技术,建立救护车移动工作平台和终端共享系统,将院内数据库、专家指导信息与院前急救系统连接,实现院前诊断精准、救治高效。充分利用救护车数字化终端在院前、院内救治方案交互的平台作用,将现场患者生命体征等基本信息通过移动终端传送到院内信息平台,为院内人员提供有价值的参考信息,并能及时准备救治方案,以缩短急救时间。实现院前急救信息共享。

2. **管理、机制一体化** 管理、机制一体化是院前、院内急救一体化衔接的重要保障。院前急救工作程序化、规范化,院前急救转运与监护、强化急诊科室管理流程是提高救治成功率的前提。院前急救与院内急救的场所、内容、装备等的不同决定了急救人员承担的责任与义务也是不同的。需要在医院不同科室、急救中心、乃至政府部门高度协调,形成一体化管理机制,保证抢救工作流程科学、高效。明确职责,细化患者转诊和交接等各项工作流程,如病历,药品,器械,救护情况的交接,保证院前急救与院内急救通路的通畅,实现院前急救与院内救治服务的有效交互。完善院前急救与院内急诊、ICU病房急救合作机制,建立标准和规范,优化就诊流程。加强院内急诊科室和ICU的管理、信息共享平台,保障危重症患者急救效率与质量。

3.**技术衔接一体化**　注重院前急救人员的专业素质培养提升工作,克服与院内急救医护人员技术理念与方案差异,保证院前、院内急救技术上的无缝衔接。规范并统一院前、院内急救理念,做到专业急救知识技术与技能、抢救流程、规范标准等方面一致。加强院前、院内急救人员学术、技能、理念交流与沟通,做到院内、院前急救人员在对患者的诊断、抢救技能和治疗原则等方面保持一致,实现院前救治是院内急诊的前移,院内治疗是院前救治在技术上的延续。

院前急救和院内急救是急救医疗体系的主体内容。院前急救是院内急救的前沿,院内急救是院前急救的延续,两者密不可分。完善的急救体系建立与实施需要卫生行政部门、医院、急救医师密切配合,形成紧密的链式连接。随着社会的发展,急救内容日趋复杂,需要急诊科室不断学习来应对各种复杂急救现场、制定各种急救方案,做到与时俱进的信息、技术、管理的一体化建设,才能建立完善的急救绿色通道。

四、放射治疗中心

(一)放射治疗需求

放射治疗是肿瘤医师利用放射线治疗肿瘤的一种有效方法。目前大约50%~70%的恶性肿瘤患者在治疗过程中需要用放射治疗。放射治疗在肿瘤治疗中的作用和地位日益突出,已成为治疗恶性肿瘤的主要手段之一,根治性治疗是其主要任务,但也用于姑息治疗。放射治疗常与手术、化疗配合实施,是肿瘤综合治疗的一项重要组成部分。

主流放射治疗使用的放射线主要包括放射性同位素产生的α、β、γ射线和各类加速器产生的高能X射线、电子线、质子束及重离子束等。按照放射模式分为外照射、近距离照射两种。外照射是指放射源位于体外一定距离,照射人体肿瘤组织,一般采用加速器产生的放射线进行治疗。近距离照射是指将放射源密封直接放入被治疗的组织内或人体内的天然腔内,多使用放射性同位素放射的β、γ射线。

随着科技的快速发展,放射物理、影像技术(CT/MRI/PET等)、计算机技术、辐射防护等相关学科与临床医学和肿瘤治疗的已密切交叉融合,三维适形调强放疗、图像引导放疗和自适应放疗(adaptive radiation therapy,ART)等精准放射治疗模式应运而生。其主要优势是力求实时提高肿瘤靶区适形度,聚焦肿瘤靶区施以合理的高剂量,同时优化保护周围正常组织,以尽量减少及避免潜在放射风险。

整个放射治疗流程包括患者模拟定位、放疗计划设计、患者治疗实施等,每一步都需要经验丰富的医务人员和先进的设备作为实施保障。国家癌症中心和国家肿瘤诊疗质控中心于2017年发布了《放射治疗质量控制基本指南》,对开展放射治疗专业的机构、组织和人员,以及放射治疗场所、设备技术、放射治疗流程、辐射防护及文档记录等方面,提出了基本要求。根据指南,开展放射治疗应当具备以下人员:放疗医师、医学物理师、放疗技师和设备维修工程师,且从业人员必须具备放射治疗专业知识与防护知识。开展常规放射治疗的设备基本要求为:一台医用直线加速器或^{60}钴远距离治疗机、一台近距离治疗机、一台常规/CT模拟定位机、一套放射治疗计划系统、一套铅模制作设备和体位固定装置、一套基本的质量控制仪器(包括电离室剂量计、晨检仪和水箱等)。开展精确放射治疗技术应配备相应的设备(如开展调强放射治疗应配备具有多叶准直器和位置验证的影响装置的医用直线加速器和逆向治疗计划系统)和质量控制仪器(如调强计划验证仪器和自动扫描水箱等)。鼓励配置放疗信息管理系统,实现预约排队、治疗记录验证、病案记录、收费、质控记录等工作的信息化管理。

(二)放射治疗系统

1.**常规/CT模拟定位机和体位固定装置**　在患者模拟定位阶段,需要使用常规模拟定位机或CT模拟定位机对放射治疗的肿瘤靶区实施准确的定位。

常规模拟定位机的机架旋转、机头转动、准直器开闭、治疗床运动都与医用加速器、^{60}钴机一致。因此,它能准确地模拟加速器、^{60}钴机的机械运动。其主要组成部分包括 X 射线机头和准直器。X 射线机头产生用于曝光的 X 射线,准直器包括遮线器和射野"井"形界定线组成,前者调节和限定透视或照相时的 X 射线野大小,后者为模拟治疗机照射野的位置和大小,二者运动相互独立。机头下方安装有模拟治疗机挡块托架的插槽。常规模拟定位功能够精确给出射野方向观(BEV)的 X 射线影像,用于射野设计的定位及模拟验证。

CT 模拟定位机由大视野 CT 扫描机、虚拟定位系统和三维移动激光射野模拟系统三部分组成,它克服了常规模拟定位机拍摄平片的缺点,可以提供更多的三维解剖结构细节,为精准放疗提供了工具,目前在广泛应用于放射治疗中。CT 扫描视野足够大,能实现各种肿瘤常见的和特殊的治疗体位及体位固定器的 CT 扫描;虚拟定位系统保证患者虚实位置的一致性和靶区的定位精度;激光射野模拟系统可以安装于 CT 机内或与 CT 机配套。与 CT 相比,MR 具有无电离辐射、软组织分辨率高的优点,并能提供功能及代谢影像。近年来,MR 模拟定位机开始应用在放疗领域。

放射治疗的疗程约 30 次,每次患者治疗的摆位需要与模拟定位时一致,为了保证患者在治疗过程中体位的重复性和准确性,一般需要使用体位固定装置。常用的体位固定装置和辅助设备有:热塑膜、真空负压垫、头板、头颈肩板、俯卧腹板和乳腺托架等。选择何种固定装置及方法需要根据患者身体情况、病灶位置及配合情况确定,旨在提高稳定性和舒适度,以保证放射治疗的效果。

2. 放射治疗计划系统　放疗计划设计是放射治疗重要的一环,患者的临床检查和治疗方针确定后,放疗医师需要确定患者的治疗体位及摆位固定装置,然后利用常规/CT 模拟定位机,获取患者治疗体位的影像信息,并将这些影像信息导入放疗计划系统,放疗医师确定靶区剂量并在影像上确定肿瘤位置和范围、周围毗邻器官的位置和结构等,然后物理师进行正向或逆向计划设计。放疗计划系统应能够显示患者影像信息、能够设置照射野方向、能够快速计算剂量、能够显示剂量分布等基本功能。

常规模拟定位一般采用二维放疗计划系统,由于没有三维解剖信息,应用受限。CT 模拟定位机为计划设计提供了更多的信息,放疗医师可以在 CT 定位图像上准确勾画三维的肿瘤靶区及毗邻器官。三维放疗计划系统需要由逆向计划功能,物理师可以根据放疗医师给定的处方,设计照射野方向,设定计划目标并逆向优化得到可实施的放疗计划,传输到治疗机器执行。

3. 放射线治疗设备　是放射治疗系统中最关键的环节,将放射线(包括放射性同位素产生的 α、β、γ 射线和各类 x 射线治疗机或加速器产生的 X 射线、电子线、质子束及其他粒子束等)聚焦到肿瘤组织,直接抑制或杀灭肿瘤细胞。医用直线加速器是目前使用最为广泛的放射治疗设备,也是放射治疗中心常规装备的设备。应用于常见肿瘤(如肺癌、食管癌、乳腺癌、直肠癌、鼻咽癌等)的放射治疗,通过将高能电子或由高能电子打靶产生的高能 X 线聚焦到肿瘤部位。放射治疗技术早期采用二维常规放疗,目前已逐步发展出三维适形放疗、适形调强放疗、旋转调强放疗、螺旋断层调强放疗等新型的放射治疗技术。近几十年,随着影像和计算机技术的进步,图像引导放射治疗和自适应放疗技术迅猛发展。多种模态的影像技术(如 CT、磁共振、超声、红外光学成像、电磁射频定位等)引入放射治疗,使得医生能在治疗时获取患者体内的准确信息,判断治疗部位是否与计划一致,并以此为基础自动调整放疗计划,进一步增强放射治疗的准确性,显著提高放射治疗的疗效。另一方面,各种专用的先进放射治疗设备也逐渐投入临床使用。比如利用多源集束聚焦原理,专用于较小治疗靶区单次或较少次数大剂量分割立体定向放射治疗的伽马刀和 CyberKnife;利用放射性核素发出的线束剂量跌落快的特性,将放射源经人体自然腔道或插针的方式贴近肿瘤靶区行近距离治疗的近距离放疗系统;利用质子或重离子尖锐的 Bragg Peak 特性,特别适用于儿童肿瘤的质子或重离子放射治疗系统。放射治疗中心的建立,应该根据各个医院的具体情况,选择相应的放疗设备,互为补充,满足临床需求。

4. 放射治疗质量控制设备　放射治疗目的在于给肿瘤靶区足够、精确的照射剂量,同时降低周围正常组织及器官的剂量,以提高肿瘤的局部控制率,减少正常组织的放射并发症。为实现这个目标,需要整个放射治疗流程准确地执行。这使得放射治疗的质量保证和质量控制尤其重要。

复杂的放射治疗计划实施之前,需要进行计划剂量计算以及实施准确性的验证。这项工作通常使用二维平板剂量验证探测器或三维剂量验证探测器,对患者的治疗计划进行验证,保证实际实施的剂量与计划剂量的偏差在允许范围之内。

放射治疗的实施设备,如模拟定位机、^{60}钴治疗机、医用直线加速器等结构非常复杂,容易出现故障及偏差,必须对其机械、几何参数、剂量特性进行定期的检查和调整。主要检查指标包括等图像质量、中心精度、照射野特性、治疗床走位精度等,这就需要有相应的治疗控制设备,例如:图像质量检测模体、电离室剂量计、晨检仪、三维水箱等设备。

(三)放射治疗中心场所要求与规划

放射治疗中,由于放射源具有很高的放射强度,因此屏蔽非常重要。放射治疗中心常用的机房有:常规模拟机房、CT模拟机房、电子直线加速器机房、γ射线后装治疗机房、γ射线远距离治疗机房、体部γ射线立体定向放射治疗机房、磁共振加速器机房、质子加速器机房等。机房的屏蔽设计和施工均应遵从相应的国家职业卫生标准。屏蔽应遵循的原则应是尽量减少或避免电离辐射对人体的照射,做到可合理达到的尽可能低的水平。

五、影像中心

影像学作为现代临床医学发展最快的学科,以不到两年时间产生一项新技术的速度推动着医疗诊断的快速进步。从疾病的形态学到功能诊断、分子水平诊断、定性与定量诊断,已经促使现代影像中心从临床辅助科室发展到疾病诊断的核心科室和临床治疗的介入科室。从19世纪发展起来的基于X射线的放射科室,到20世纪末21世纪初出现的CT成像、MR成像、PET成像,影像中心的发展经历了从简单的观察骨骼的放射科室到人体软组织三维成像的快速发展。MRI以无辐照损伤、多方位参数成像解决了X射线为基础的影像设备对血管造影难的问题,PET成像开创了分子水平成像的基础,PET-CT、PET-MRI集成成像开创了集分子成像和结构成像的联合诊断,介入放射学开创了微创治疗等。CR和DR成像技术、PACS的出现使影像中心实现了医学影像的数字融合,实现了影像数据远程传输和远程会诊,并与医院HIS、CIS、RIS等进行联网,成为现代医院真正意义上的核心科室。

目前,国际上大部分医院影像中心通常指医院独立设置的应用X射线,磁共振(MRI)、PET等多种综合科室的统称。随着医疗的快速发展,如何科学地配置影像设备、改变传统医院影像设备空间布局分散,使影像设备协同发挥功能,已经成为综合性影像中心的发展趋势。同时随着更多新型的多模态影像设备逐渐进入医疗领域,串联不同新型设备和已有设备实现影像设备的模块分区和诊疗一体化也日益得到重视,影像中心正在逐渐从单一的传统的影像模式发展为数据集成、诊断与治疗的多功能影像手术室。同时也承担着基于影像学的科研和教学等工作,如辅助外科医师通过影像数字化实现手术虚拟现实和精确操作、制定术前计划,实现数字一体化复合实验室等方面起着至关重要的地位。综上,现代医疗影像中心已经成为融合了数字技术、多模态影像技术、网络的高度综合化科室。为临床诊断和治疗提供更加科学、准确、合理提供依据和策略。

影像中心在我国医疗领域目前还未完全发挥作用,特别是在基层医院,甚至是一二线城市的综合性医院普遍被划为二线辅助科室。这和我国目前影像中心高层次复合型人才短缺,专业人员在临床经验、影像技术和临床诊断普遍存在不足有关。目前,美国等国家的影像科医师培养机制普遍经历了大学教育、医学院教育、住院医师培训、影像科学研究等过程,普遍具备深厚的临床、工程、科研背景。在医疗影像中心集成方面,美国等国家广泛建立了第三方医疗影像诊断中心为非综合性医院和诊所提供影像诊断方面的工作,培养了大量具有医学和理工科背景的影像医师,而我国目前在这一方面还处于起步阶段。我国在2017年原国家卫生计生委下发文件指导建立综合性医疗诊断影像中心,为实现影像中心的集成、人才培育,解决影像医疗资源不足提供了保障。

(一)影像中心集成中的信息化

医学影像存档与通讯系统(PACS)是由计算机、网络、存储设备、软件组成的医学影像学、临床医学、数字化图像处理、计算机、网络通讯等技术结合的产物,旨在全面解决医学影像的获取、显示、存贮、传送和管理的综合系统。PACS系统整合了放射科、窥镜科、病理科、超声科等科室,实现了医院内部影像数据的集成和共享。PACS改变了传统影像科室的运作方式,使影像科具备了一种高效率、数字化的处理模式。PACS分为医疗影像信息存储和传输模块。鉴于医院大量诊断对影像数据较高分辨率的要求造成的图像存储数据大和存储容量有限的矛盾,医学影像存储一直是PACS的难点问题之一,目前普遍采用在线存储、近线存储、云存储等结合的分级存储构架。尤其是云存储提供的集群是分布式文件系统等发挥作用的关键所在。影像数据传输目前主要问题是不同的PACS公司所使用的操作系统、数据库、开发结构等不同,阻碍了不同医院之间的信息共享。

PACS在医疗信息系统集成管理和信息分享的主要作用是联接不同的影像设备,包括CT、MRI、X-RAY、PET、超声等;存储与管理影像数据;影像数据的调用与后处理。PACS和医院信息化系统(HIS),放射信息管理系统(RIS),实验室信息管理系统(LIS)一起构成了医学影像集成管理和信息分享的基础。LIS是检验科智能化、自动化、规范化管理的信息管理系统。RIS是医院放射科工作流程管理和信息集成的管理系统,通常内含PACS系统,配合医学资料分类和检索、影像设备管理和科室信息报表等外围模块,实现了患者在整个流程中的质量控制和实地跟踪,差错统计。上述信息化体统和PACS系统的信息集成是打造以人为本的数字化医院和全面整合医疗影像数据的基础,综合化的信息系统形成了一个有机的整体,使影像诊断分析得到全面共享。

(二)影像中心信息化系统集成应用

区域影像中心集成PACS,HIS,RIS,LIS等医院信息化系统,构建医联工程医学数据中心系统,不仅完善医院内部影像数据共享、教学、科研等,还可以构建区域影像中心的医联工程。为了解决处于非中心医院的诊所和医疗机构提供影像数据支持。如解决我国二三线城市和乡镇医疗设备不完善,普遍存在的"看病难、看病贵"、就医不方便等突出问题提供了基础的医疗影像诊断基础。通过鼓励建立以中心医院为核心,实现区域影像数据中心和区域内网络连接,即由医院影像中心将所拍影像数据通过网络传到诊断中心。影像中心医生可以对急诊立即进行诊断,并第一时间将诊断结果回传至关联医院或诊所,作为疾病诊断和治疗的参考。区域化影像中心的集成模式有助于突破传统医疗机构依照行政区域和部门的划分限制。通过建立医院和区域影像中心信息共享的数字平台,可开展以视频系统为中心的远程会诊工作,从而节省医疗资源和社会资源,为我国建立以人为本的医疗发展体系提供医疗数据基础。建立医学影像数据中心系统需要从工程上提供交换与备份存储中心平台,将区域影像中心按照国际医学装备信息简化与集成规范制定的流程规范建立对影像数据提供交换的共享机制。制定网络接口进入和流程规范的准则,包括网络实现对医学影像检查报告的调阅、实现远程会诊与影像类业务相关的功能基础建设。

基于云服务的PACS和移动互联网的影像中心,通过移动互联网技术开展医学影像中心和云医院平台的全面合作,建立第三方医学影像中心的互联网运作模式,构建云医学影像大数据云平台。以移动终端实现PACS的高效、灵活运作,在线实现病人医疗影像数据资料的查阅、传输与反馈。在基层医院、患者和专家之间形成高效、专业的连接,实现移动互联网终端网络化专家会诊等服务。

(三)影像中心主要集成模块

CT、MRI、PET、SPECT、超声等单一医学影像所提供的信息可分为解剖结构图像和功能图像。单一影像设备由于成像原理不可避免地造成的信息局限性可以通过图像融合设备来解决,即将两种以上成像功能整合为一台多功能设备。通过功能集成实现解剖水平、生物细胞、分子水平等不同层级、不同机制上的生理病例信息,使影像数据提供更加及时、准确的诊断依据和拟定最佳治疗方案。多模态的影像功能与计算机仿真相结合,还可以实现图像导航、手术模拟等治疗辅助功能,实现对特定病灶的实时分析和特定病灶的外科治疗方案。另一方面,影像系统集成的发展还极大促进了仪器向小型化、低剂量辐照的模块化集成发展。

影像中心的工程建设应该满足以下几点要求:①满足国家法规和设备安装需求的对仪器本身规

定的电磁效应辐射防护,仪器之间相互的电磁场影响;充分考虑大型设备对楼层承重、层高、安装空间、使用空间的要求。②在工程条件与规划上充分考虑机房设备对配电房、温度,湿度、通风等控制要求。③在医院整体空间布局中,影像中心距离病房与门诊、急诊距离要合理布局,应充分考虑设备布局与周边环境的相互影响。④建筑区域应严格按照国家相关规定设计,设立病人警示装置。⑤在设计时应充分考虑数字化的联网系统,确保网络化数字链接的集成化信息管理;做好软硬件规划、设立影像教学会诊中心、病人排号叫号系统等。

影像中心设备通过功能集中、软件等信息化融合极大地推动了核医学及多模态融合成像的发展。影像中心集成模块有:

1. 多模态核医学的融合成像　SPECT 和 PET 通过核素标记,可以进行功能代谢显像的分子影像学功能检测出没有任何临床症状的细微病变,尤其以正电子作为检测对象的 PET 具有更好的分辨率。CT 是计算机体层扫描,可以清晰地解剖人体结构断层影像。通过与 CT 和 MRI 组织结构成像设备的集成,SPECT/CT、PET/CT、PET/MRI 的多模态融合技术能够在解剖结构(CT,MRI)的基础上进一步观察到正常和病变组织的功能、代谢和细胞分子水平的生物化学变化。将 SPET 和 PET 图像与CT 图像融合,可以同时反映病灶的病理生理变化及形态结构,明显提高了诊断的准确性。SPECT-CT 较 PET-CT 复合灵敏度低,只能做局部成像,但具有价格低的优势。PET/CT 工程安装上应充分考虑磁场干扰。其中,PET-CT 广泛应用于临床,已经成为肿瘤、冠心病、脑部疾病这三大威胁人类生命疾病诊断和指导治疗的最有效手段。在肿瘤早期诊断和恶良性鉴别,各类肿瘤的分期和分级、肿瘤治疗效果和术后评估、早期肿瘤复发、肿瘤原发病灶寻找等方面发挥越来越多的作用。在心肌存活方面作为"金标准"可以鉴别心肌坏死与可逆性缺血心肌。在脑部疾病方面,可以直观地了解大脑代谢活动情况、生理性或病理性代谢变化及神经细胞活动等。

PET-MRI 在 2010 年才商业化,主要在于磁共振高磁场对 PET 的影响、PET 和 MR 射频场的相互影响。在影像系统中目前有三种技术状态,分别为异室布置、同室布置、同机融合。应用于肿瘤早期诊断、神经性疾病和心血管疾病影像诊断。与 PET-CT 相比,PET-MRI 在脑、泌尿系统、骨髓、肝脏、腹部等软组织肿瘤诊断、分期方面具有更大的优势。优势在于不仅能够提供很好的软组织对比度、降低辐射,而且能够提供更多功能信息,如血流、分布、局部生化、氧消耗等。但 PET 和 MRI 系统相互间的影响方面仍有待提升。

图像融合技术是解决 PET-CT、SPET-CT、PET-MRI 联合成像相应的软件图像处理技术。通过图像融合和识别的有机结合,可以把 CT 和 MRI 等得到的解剖图像和 PET 等的功能影像实现融合识别,达到 1+1>2 的效果。从而有助于了解病人病变组织的综合信息。目前,多模态医学融合识别算法主要包括三个层级:像素级、特征级和决算级融合,这三个层级的图像融合可以在不同层次上基于目标识别算法对病灶进行识别。目标识别方法涵盖基于概率分布分类法,基于参数估计的统计模式识别法、基于非参数估计的神经网络模式识别法、仿生模式识别等。像素识别是特征级和决算级识别的基础,也是目前应用的最广泛的多模态影像融合方式。特征级和决算级识别是近年来医学影像技术融合的热点,它的发展在一定程度上克服了像素识别机制复杂的缺点,并能够在更高程度上实现图像的多模态融合。然而,任何一种影像集成模式都有其局限性,需要临床工程医师和临床医生在科学研究的基础上,理解各种技术的优缺点及不同疾病的特点,有针对性的对其在临床应用上选择有效的方案。

2. 多模态超声一体化　超声成像是影像学技术中是最常用的、简便、无创、价廉的影响技术。超声成像近年来在很多介入治疗中也开始提倡多模态的方式。超声诊疗一体化囊括了超声图像引导的高能超声诊疗系统、超声图像引导的血管内药物传送与治疗膝痛、超声微囊泡诊疗系统等。超声成像还可以和 X 光造影、OCT 等复合开展冠心病介入治疗。利用光声效应,生物组织吸收光产生超声信号,还可以突破光学高分辨成像的"软极限"1mm 限制,实现 50mm 的深层体内组织成像。光声成像主要有光声断层成像、光声显微成像、光声内窥成像。目前,光声成像广泛应用于心血管、药物代谢、肿瘤研究包括癌症早期检测等方面的生物组织结构和功能成像。

（四）医学影像诊断中心

目前医学影像中心模式主要有三类，"医联体"医学影像中心，"集团医院"影像中心，独立的第三方医学影像诊断中心。独立的医学影像中心是指除医疗机构外、依法独立设立的应用 X 射线、CT、MRI、超声等现代成像技术对人体进行检查，并综合分析出具影像诊断意见的能够独立承担民事责任的医疗机构。欧美等国家在分级诊疗的模式下，第三方独立影像中心发展已经超过 30 年，主要分为实体医学影像中心和依托互联网的云端影像中心。我国起步较晚，原国家卫生计生委 2016 年 7 月制订了《医学影像诊断中心管理规范（试行）》，2017 年 1 月，原国家卫生计生委下发《关于医疗影像诊断中心等独立设置医疗机构基本标准和管理规范解读》为缓解已经饱和的医院影像资源，并提供拥有相对低廉的价格和优质服务打下基础。目前我国医学影像中心只提供专家读片报告服务，不提供放射产前筛查与诊断、治疗及介入治疗等工作。

《医学影像诊断中心基本标准（试行）》对独立我国医学影像诊断中心诊疗科目、科室设置、人员、影像设备、房屋设施和分区布局等做出了具体要求。主要要求如下：

1. **科室和科目**　科室分为必备科室和选设科室，科目包括医学影像科以及与检查项目相关的药剂科。不含产科超声诊断专业、介入放射学专业和放射治疗专业。

2. **人员要求**　放射专业至少有 8 名中级以上职称相关专业医师，至少一名正高、1 名副高和 2 名中级职称的职业医师注册在本机构。每台 CT 至少有 2 名执业医师、每台 MRI 至少有 2 名执业医师；超声诊断专业注册范围为医学影像和放射治疗专业的执业医师，至少有主任医师 1 名，3 名应具有中级及以上专业技术职称资格（每台超声至少 1 名医师）。至少应有 1 名副高、1 名中级职称的执业医师注册在本机构；心电图室至少有 1 名执业医师，并按照每 2 台心电图机配备 1 名执业医师的标准配备执业医师；护士至少 3 人。

3. **设备要求**　基础设备至少配备 DR 2 台、16 排 CT 和 64 排及以上 CT 各 1 台、1.5T 或以上 MRI 1 台；超声 3 台（具备彩色多普勒血流显像、心脏超声检查、超声造影及定量分析功能）。在此基础上可以选择配置 SPET-CT、PET-CT、PET-MRI，开展核医学检查诊断；急救设备应包括辐射防护用品、除颤器、简易呼吸器、供氧装置、负压吸引装置及相关药品；需具备相应的信息化设备，包括：PACS/RIS 系统、远程会诊系统、具有信息报送和传输功能的网络计算机等设备、医生诊断工作站。

4. **房屋设施和分区布局**　主要规范了各项设备的空间面积、候诊区面积、影像诊断功能区、辅助功能区、管理区等基本要求。

六、血液净化中心

血液净化中心简称血液透析室，是利用血液透析的方式，对各种急、慢性肾衰竭的患者进行肾脏替代治疗的医疗单元。在有些医院中被认为是临床科室。

（一）血透中心系统配置

血液透析室应当包括透析治疗区、水处理区、候诊区、接诊区和患者更衣室等基本功能区域。在建设的时候应当功能合理，尤其是要分开清洁区与污染区，清洁区包括透析治疗区、水处理区和库房等。配备符合规定的透析机、水处理装置、抢救设备、供氧装置、负压抽吸装置、双路供电系统等。单独成立科室建制的血液透析室根据该透析室患者数量多少，配备一定数量的，经过卫生行政部门指定机构不少于 6 个月的透析专业培训并考核合格的医护人员。其中至少有 3 名执业医师，医师职称应能满足三级医师查房制度；设置在相关科室内的血液透析室，应当至少有 1 名主治医师负责血液透析室的日常工作。护士配备应当根据透析机和患者的数量以及透析环境等合理安排，床护比应当不超过 4∶1。护士应当掌握基本的血液透析专业知识，能熟练掌握血液透析机及各种血液透析通路的操作，能严格执行各项操作流程，定期巡视患者及机器运作情况，做好相关护理记录和机器运行情况的记录。

（二）透析室管理

血液透析室应当建立并严格执行设备运行记录与检修制度等制度、透析液及透析用水质量检测

笔记

制度、消毒隔离制度、相关诊疗技术规范和操作规程。应当保持空气清新,光线充足,环境安静,符合医院感染控制的要求。清洁区应达到《医院消毒卫生标准》中规定Ⅲ类环境的要求,每日进行有效的空气消毒,每次透析结束应更换床单、被单,对透析间内所有的物品表面及地面进行消毒擦拭。

　　血液透析室应当建立医院感染控制监测制度,包括环境卫生学监测和感染病例监测,分析原因并进行整改,如存在严重隐患,应当立即停止收治患者,并将在院患者转出。血液透析室需设立隔离治疗间或隔离区域,配备专门的透析操作用品车,并对患有乙型肝炎患者用专用的透析机进行隔离透析,工作人员液应该相对固定。工作人员和透析患者更衣区必须分开设置,在场地条件允许的情况下需建立医务人员通道和患者通道。医务人员进入清洁区应当按照医院感染规范穿工作服、换工作鞋。要求定期对水处理系统进行冲洗、消毒。定期用专用检测设备进行水质检测,确保水质达标。每次消毒和冲洗后测定透析管路中消毒液残留量,确保残留量在安全范围。血液透析室应当建立透析液和透析用水质量监测制度,包括:①透析用水每月进行 1 次细菌培养,在水进入血液透析机的位置收集标本,细菌数不能超出 200CFU/mL;检测报告由万方数据文献相似性检测系统算法生成 仅对您所选择的检测范围内检验结果负责,结果仅供参考。②透析液每月进行 1 次细菌培养,在透析液进入透析器的位置收集标本,细菌数不能超过 200CFU/mL。③透析液每三个月进行 1 次内毒素检测,留取标本方法同细菌培养,内毒素不能超过 2EU/mL。④自行配置透析液的单位应定期进行透析液溶质浓度的检测,留取标本方法同细菌培养,结果应当符合规定。⑤透析用水的化学污染物情况至少每年测定一次,软水硬度及游离氯检测至少每周进行 1 次,结果应当符合规定。

(三)血液透析中心污水处理

　　血液透析中心污水的特点:①污水的可生化降解性好,生化降解速度快,适于生物处理;②污水中含有大量的细菌、病毒、寄生虫卵和一些有毒有害物质,在排入市政下水道之前必须经过消毒处理;③污水水质和水量波动较大,必须加强调节以稳定污水水质水量,避免冲击负荷对生物处理设施的影响;④污水中含有大量的固体悬浮物质如粪便等,这些固体物质大多具有可沉淀、可分解的性质,因此必须加强污水的预处理工艺以去除这些悬浮物质,减轻后续处理工序的负荷。总之,血透中心污水中不仅含有有机污染物,而且含有大量的病原微生物,因此在治理工艺中既要考虑消毒灭菌的卫生指标,也应兼顾国家环保指标。

　　血液透析中心污水的排放特点是水质的复杂性和水质、水量的不均衡性。排放污水主要包括透析室、化验室、手术等医疗科室的少量排水和洗手间排水。为了贯彻我国的环境保护政策、执行当地有关部门的环保法规,血液透析中心需要建设污水处理设施,对每天排放的污水进行集中沉淀消毒处理。经处理后的外排废水需达到《国家医疗机构水污染物》排放标准。

　　在血透中心污水处理系统的设计中,采用一体化污水处理设备进行污水处理,一体化污水处理设备采用"水解酸化+接触氧化+二氧化氯消毒"工艺进行污水处理。污水首先经调节池调节水质水量后进入一体化污水处理设备,在一体化设备中,污水依次排入水解酸化池和接触氧化池,经生化处理后的污水再经斜板沉淀池沉淀后流入消毒池,后采用二氧化氯消毒法进行消毒处理后达标排放。

（罗长江　熊力　周云龙　温锐　韩玥）

思考题

1. 医疗器械集成的医疗单元有哪些优势?
2. 常见的医疗器械集成的医疗单元有哪些? 举其中一例,描述其构架及配置。

现代信息科学技术已经与我们的生活紧密地联系在一起。通过感知认识世界，人们有了信息的交流，认识面就不断增大，社会不断进步和发展。人类早期就通过结绳记事记录信息、存储信息，利用烽火台来传递信息。

信息（information）有不同的定义。控制论创始人维纳说："信息就是信息，既不是物质也不是能量"。信息论创始人香农认为："信息是不确定量的减少"。在香农的信息理论中，不确定性是用熵来表示和计量的。因此，香农的信息定义也可表述为：信息是用以减少熵的东西。总的来看，信息是人对现实世界事物存在方式或运动状态的某种认识。信息的表示形式可以是数值、文字、图形、声音、图像以及动画等。

医学信息是指在医学研究、临床实践和医学管理等过程中所产生的、存在于各种载体形式中文字、数据、表单，图表和语言等信息。医学信息学（medical informatics）是一门以医学信息为研究对象，以计算机为工具，研究医学信息的存储与传输、检索及有效利用，以便在医药管理、临床控制和知识分析过程中作为决策和解决问题的科学，是计算机和信息科学在医学和生命科学领域中应用的一门新兴学科，是现代医学研究和医疗保健不可缺少的重要组成部分。

医学信息学包含生物医学信息学和临床医学信息学两方面的内容。临床医学信息学则更多的与临床诊断治疗密切相关，为临床医生的诊断治疗服务。临床信息学（clinical informatics）定义为：采用计算机信息技术对临床诊断活动，医院管理，临床医学研究以及医学教育等方面的信息收集、管理，分析和利用，以改善医疗效果，提高医院管理水平为目的的学科。简言之，临床信息学就是现代信息技术在临床医学中的应用。

临床信息学在实践中的应用包括医疗卫生相关的各个领域，通常包括以下几方面：帮助医务人员管理临床数据；临床术语、分类、知识库等的研究；临床信息学理论与实践的教学。临床信息学通过运用现代信息技术可提高医疗效果和医护质量；降低医疗差错和加强患者安全；提高医护的成本效益；增加健康服务的途径。

本章首先介绍了临床信息学的数据，信息等基本概念和软硬件技术基础，然后给出了典型医院信息系统，最后对基于临床信息学方面的大数据和人工智能应用进行了介绍。

第一节　临床信息技术基础

一、临床数据及其知识管理

（一）临床数据

1. **数据（data）** 是经过有意义的组合来真实地描述客观事物的本质而用的各种符号的集合。数据包含有两个方面的内容：一方面是各种描述客观事物本质用的符号集合，如姓名、年龄、性别、身高、血压、脉搏、视力、听力等；另一方面是数据的载体，如用来记录的纸张、磁盘、光盘等。数据只有经过媒体加载后才能继续存取、加工、传输和处理。数据的表示方式不同,其处理方式也就不同。

2. **临床数据** 是在医院利用某种测量方法在某时间从人体上观察得到的数据或数据集。它可以是对一个患者在几个时间点对一参数的观察、或一个时间点多个参数的观察或两者兼而有之观察得到的数据,或多个患者观察的数据集合。不管怎样,一个临床数据一般包括患者、观察的参数(例如,肝脏大小,尿糖值,胸部 X 光片上的心脏大小)、观察的参数值(如体重为 60kg,体温为 38.6℃,职业为司机)、观察时间(例如,2017 年 12 月 20 日,上午 8:30)和观察方法(例如,患者报告,体温计,尿液标尺,实验室仪器)等五个要素。

时间会使数据的评估和管理变得特别复杂。在某些情况下,以天为单位是适当的。在有些情况下,每分钟的变化可能是重要的,例如,在糖尿病酮症酸中毒(由于血糖水平控制不佳而产生的酸)患者的血糖读数或心源性休克(由于心肌功能丧失的低血压)患者的平均动脉血压的连续测量。

记录数据的位置通常也很重要。例如,血压是在手臂还是在腿部测量的;病人躺着还是站着,血压是在运动后得到的,还是在睡觉期间;使用的记录设备种类,观察者是否可靠? 这些额外的信息,有时被称为测量背景,在正确数据解释中至关重要。

数据具有不完整性,不确定性,解释还有多种可能性。收集额外的数据,以确认或消除初始观察所引起的担心。但是,这种解决方案必须考虑数据收集的成本。额外的观察或记录对于患者可能是昂贵的,危险的,也可能错过进行治疗的最佳时间。因此,折中数据收集方案在决策方面变得非常重要。

3. **临床数据类型** 临床数据是与临床活动有关的数据集合。范围从叙述,文本数据到数字测量,遗传信息,记录的信号或图像。叙述(narrative)是由医师记录的内容,如主诉、医生重点问题的回答,病史,手术方案和过程描述以及患者出院时的住院总结等。测量数值是测量的离散数值,如实验室实验化验值,生命体征(如体温和脉率)以及在体检期间进行某些测量的参数。编码数据(coded data)是对医学活动中的概念、事物经过编码之后得到的数据,如利用疾病分类法给疾病标上分类号,以方便统计各种疾病的发生情况。文本数据(textual data)是某些以文本形式报告的结果,如病理报告、放射线报告等。记录信号(recorded signal)是对机器自动产生的信号记录后的数据,这是连续信号形式的模拟数据。如心电图、脑电图等。图像(picture)包括 X 线图像、超声波图像等。

(二)知识管理

知识是人们对客观存在的属性或反映的认识,是人脑活动的产物,它在学习交流中会发生裂变、聚变,从而创造出新的知识。因而,知识具有个性化、创造性、动态性、不易复制和转让等特点。知识按属性可分为显性知识和隐性知识。显性知识是指可以通过文本(纸质、电子版本)化、规范化和系统化的语言进行记载和传播的知识。例如,医学书籍、报刊、杂志等记载和专播的医学知识。隐性知识是高度个人化的知识,有其自身的特殊含义,不容易传递给他人,是主观的、基于长期经验积累的知识,例如直觉、预感、思维模式和诀窍等。

临床知识是对大量医学数据、医学信息的推理、归纳、提炼和总结,经过科学验证和推理之后的科学的、正确的判断。如"尿毒症的临床治疗路径"。临床知识包括医疗业务知识和医疗管理知识。医疗业务知识包括患者的病历,检查方法、检验信息(例如,放射影像、超声检查、检验信息等),临床诊断和治疗知识,药品信息,医学文献,专家知识库等;医疗管理知识包括医院的各种规章制度,行政管理知识,教学、科研的资料。

知识管理是指通过辨别、分类、组织和整合的过程,以便知识来改善决策和行动,其目的是运用集体的智慧来提高应变和创新的能力,产生新的系统化知识,扩展知识,运用和共享知识。临床信息学研究要不断从临床数据和临床经验积累中建立临床信息学知识库,为个人健康服务管理,临床信息管理和决策支持打下基础。越来越多的知识,数据需要全面有效的知识管理工具。

本体论(ontology)是哲学上提出来的一种概念,它是用一种抽象集合来表达世界上的具体的实际的物体。在信息学中,本体论是一种知识管理的方法,即在知识表达上,借由本体论中的基本元素:即概念及概念间的关联,作为描述真实世界的知识模型。可以说本体是对特定领域的概念及其相互之间关系的形式化表达即格式化表达的知识体。概念化是对象、概念和其他实体和关系的明确说明;格式化是将知识,数据结构化或编码,以提供了人类和机器可读的信息。因此,本体可以增强不同科室系统之间的互操作性,并便利科室中不同的任务如患者管理、结构化报告、决策支持和图像检索。在医学信息学中,本体应用的主要领域是用标准化术语对信息进行编码,并在专家系统中使用格式化的医学知识来进行决策支持。各种疾病分类和标准中都采用了这种方法。

二、临床信息系统硬件

临床信息系统(clinical information system,CIS)是支持医院医护人员临床活动,收集和处理患者临床医疗信息,丰富和积累临床医学知识,并可提供临床咨询、辅助诊疗和临床决策,从而提高医护人员工作效率,为患者提供更多、更快、更好的信息服务系统。临床信息系统按应用分为医生工作站系统、护理信息系统、检验信息系统(LIS)、放射信息系统(RIS)、手术麻醉信息系统、重症监护信息系统、医学图像管理系统、药物咨询系统等。临床信息系统有硬件和软件组成。硬件是临床信息系统的物质基础,也是信息系统正常运行的基本保障,包括计算机和计算机网络。计算机在其他教材有详细介绍,这里介绍一下医学信息系统的计算机网络。

计算机网络(computer networks)是指将地理位置不同的具有独立功能的多台计算机及其外部设备,通过通信线路连接起来,在网络操作系统,网络管理软件及网络通信协议的管理和协调下,实现资源共享和信息传递的计算机系统。计算机网络类型划分标准有物理连接介质、区域覆盖、功能模式和网络拓扑。基于它们的地理覆盖区域,计算机网络可分为:计算机网络根据其覆盖的地理区域分为三类:局域网(local area networks,LAN)、广域网(wide-area networks,WAN)和城域网(metropolitan area networks,MAN)。在医院信息系统中涉及较多的是局域网。医院信息系统的网络是一个局域网,因此这里主要介绍计算机局域网。

(一)计算机局域网

局域网(LAN)是一种跨越相对较小区域(地理距离上一般来是5km以内)的计算机网络。局域网通常建立在一个建筑物或一组相邻建筑物中。大多数局域网连接个人计算机和办公自动化设备(打印机、扫描仪等),每个节点的计算机可作为一个单独的计算机系统,具有自己的中央处理单元(CPU)执行软件程序,能够使用网络共享资源,例如存储在不同节点中的文件、网络打印机、Internet应用程序等。此外,LAN为用户提供工具以便进行相互通信。局域网主要由公司,医院和组织使用,以实现员工间的协作、科室间信息交换和数据安全。可以根据以下特性定义各种局域网:

- 网络拓扑:网络上设备的几何排列通常是环、总线、树和星形拓扑结构之一。
- 通信协议:数据传输的规则和编码规范通常遵循对等网络或客户机/服务器网络体系结构。
- 物理介质:LAN中的节点和网络设备可以通过有线基础设施(双绞线、同轴电缆或光纤电缆)或通过无线电波进行无线通信连接。

在有限的距离上LAN物理介质上的数据传输在保证质量下,可使数据传输速率非常快(在10Gb以太网中高达1250Mb/s),这比通过电话线的数据传输率快得多。除了有限的区域覆盖,LAN的另一个缺点是可以连接到单个LAN的计算机数量有限。图12-1描述了在LAN网络中连接节点的方式。

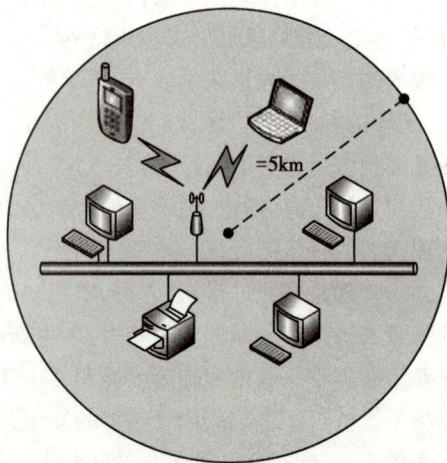
图12-1 局域网

(二)局域网的网络拓扑

计算机网络的物理拓扑表示网络的物理设计,包括设备、位置和电缆安装。总线(bus)、环形(ring)、星形(star)、树形(tree)和网格(mesh),是当今计算机网络中最常见的拓扑结构。

1. 总线拓扑结构　在总线拓扑计算机网络中,所有网络节点都连接到单个数据传输介质,通常连接到电缆。这种介质被称为网络的总线或骨干网,它至少有两个端点。在有两个端点的情况下,拓扑结构被描述为线性总线,而当存在多于两个端点时,它被称为"分布式总线"拓扑。

在总线拓扑中,数据作为一个信号在总线上传播,直到它到达接收它的目的节点。为了避免在两个信号同时在总线上行驶时的信号冲突,使用一种称为具有碰撞检测的载波侦听多路访问的方法(carrier sense multiple access with collision detection,CSMA/CD)来处理这种情况。此外,在总线的每个端点,都有负责吸收信号的终端,以避免对网络的反向反射。节点只是等待接收信号,并且不负责将信号转发到网络的其余部分。因此,总线拓扑被归类为无源的。图 12-2 示出总线拓扑中的计算机连接。

总线拓扑的优势于:当节点故障(即关闭),网络仍工作,故障不影响其他节点之间的通信,因为数据传输通过总线;与环形和星形拓扑结构相比,在数据传输速率方面,它具有更好的性能;当节点数目少时,其安装容易、快速和成本低;较容易通过扩展总线介质扩大网络。缺点是:在相同模式下管理两个传输的工作限制了网络性能;总线电缆故障将导致网络停用;可以支持的节点数量与总线电缆的长度有关;添加附加节点时,在大流量时,性能下降;虽然安装很容易,但维护和故障排除很困难,因此随着时间的推移会增加其成本。

2. 环形拓扑　在环形拓扑结构中,节点以这样方式连接,如图 12-3 所示,节点形成一个逻辑环。数据通过循环融合从一个节点传输到另一个节点。最常用的环形拓扑是标准化为 IEEE 802.5(IEEE,1998)的令牌环。对遵从令牌环拓扑结构建立的计算机网络,每个节点都有一个连接的网络设备,称为多站访问单元(multistation access unit,MSAU),它负责节点之间的信号传输。每个 MSAU有两个端口:环入(RI)端口和环出(RO)端口。每个节点的 RI 连接到邻近节点的 RO,并且最后一个节点的 RI 连接到第一节点的 RO 使圆成为"闭环"。

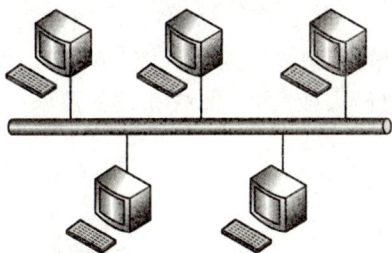

图 12-2　总线拓扑结构　　　　图 12-3　环形拓扑结构

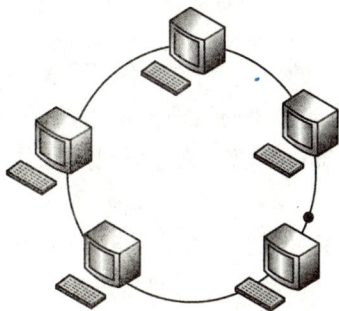

环形拓扑的优点是:除了连接的计算机(节点)之外,不需要额外的网络设备;易于安装和管理;网络故障很容易定位,因此降低故障排除工作。缺点是:节点的故障可能导致数据信号传输中断;网络的扩展可能导致网络中断,因为至少有一个连接必须被禁用,直到完成新节点的安装。

3. 星形拓扑　星形拓扑最广泛地应用于 LAN,尤其是以太网。它是基于连接所有节点的中心连接点。中央连接点可以是一个计算机集线器或一个简单的交换机。集线器(或交换机)负责向正确的目的节点发送数据,并且通常通过网络管理所有的传输。图 12-4 描述了一个计算机网络的星形拓扑结构。

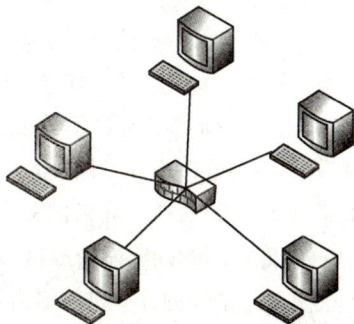

图 12-4　星型拓扑结构

　　星形拓扑是常用的,因为它的优点在大多数情况下超过了它的缺点。其优点有:管理和维护非常简单,因为所有的工作都集中在一个设备中,即中心连接点;节点的故障不会影响网络的运行;通过使用一个电缆将新节点连接到集线器,网络的扩展很容易。而且,通过将新的集线器连接到现有的集线器上来扩展集线器的端口是很容易的。缺点有:在中央连接点故障的情况下,网络停止运行;网络的覆盖地理区域取决于将节点连接到中心点的电缆长度。因为在大多数星形拓扑计算机网络中,电缆具有最大可允许长度,限制了网络的潜在覆盖面积。

　　4. 树形拓扑　树形(或扩展星形)拓扑是总线和星形拓扑的组合。它由一组节点连接成星形拓扑;星形拓扑再连接到主干上组成,如图 12-5 所示。使用树拓扑结构来利用两种组合拓扑的优点。由于总线拓扑结构的主干,它可以提供长距离的快速数据传输,并且由于星形配置的节点组的独立性,可以轻松扩展和维护。

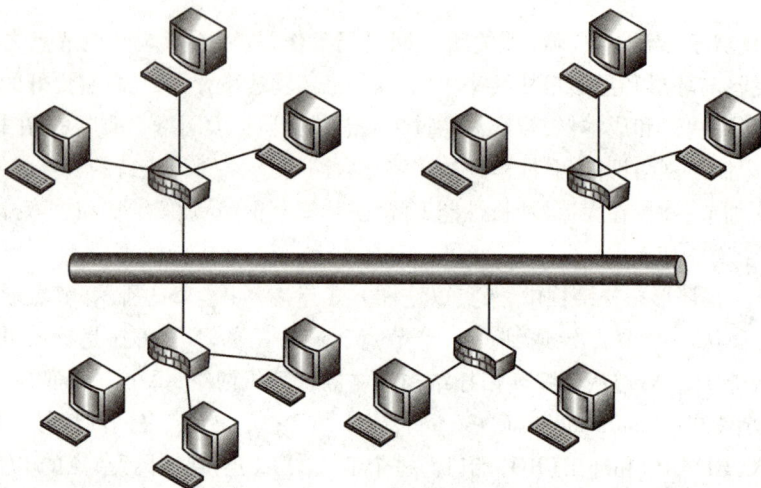

图 12-5　树形拓扑

　　树形拓扑的优点有:它提供星形配置的节点组之间的快速点对点通信;添加少量节点时可轻松扩展;它受到多家网络设备供应商的支持;网络可以覆盖更大的地理区域。缺点有:每个星形配置的节点组覆盖地理区域有限;骨干的故障会导致通信失败;由于配线和设备要求高,难以安装配置。

　　5. 网状拓扑结构　在这个拓扑中,所有的节点彼此连接,如图 12-6 所示。当数据必须从一个节点传送到另一个节点时,整个网络自动地决定到目的节点的最短路径。该决定是在所有节点协商之后进行的,这导致数据必须遵从路径到达目的地,即使直接连接被破坏。网状拓扑主要由易于安装无线网络的计算机采用,并且解决了只有当两个节点能够相互看到时,无线连接才起作用的问题。

　　网状拓扑结构优点是:节点故障不会对网络运行产生任何影响;多个数据可以通过不同的路线同时传输。也有一些缺点:如果很多连接不用于路由传输的数据,则可能会长时间处于非活动状态;有线计算机网络安装困难。

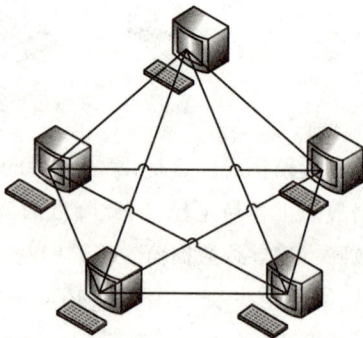

图 12-6　网格拓扑

　　(三)局域网的网络设备及其构建

　　医院信息系统的计算机网络由各种节点和将各个节点连接起来的网络设备组成,实现计算机之间的数据传输。局域网有多种,使用各种网络设备构建计算机网络。电缆或天线负责将数据作为信号在有线或无线网络中传输。路由器,集线器和交换机之类的设备用于连接两个分开的网络或将网络节点连接起来,传输数据到达最终目的地。本节主要介绍目前医学信息系统的网络主要是有线的以太网。

以太网是用于构建局域网的一系列网络技术。1985 年,IEEE 在 IEEE802.3 标准中对以太网进行了标准化。以太网的主要特点是支持具有冲突检测的载波侦听多路访问(CSMA/CD)(IEEE,2009)技术,以便通过电缆传输数据。此外,以太网由作为网络设备的路由器,交换机和集线器组成,以便与参与计算机互连。

1. **物理传输介质**　以太网最常见的物理介质是双绞线或光缆。双绞线电缆由铜制成,与电话线类似。它们主要根据他们的最高传输率分类。在双绞线电缆的端点,有连接器可插入网络设备(网卡)。该连接器是一个带 8 个引脚的 8 位模块化连接器,通常称为 RJ45。光缆是带有光纤的线缆,用于传输表示数据信号的光脉冲。它们可以以较高的传输速率传输比双绞线更长距离的数据。另外,光缆成本高,因此它们主要用于邻近建筑物之间的连接。光纤的带宽(传输速率)与其长度有关。光纤越长,传输速率越低。有两种主要类型的光纤:(a)单模光纤电缆,可以传输高达 10Gb/s 的数据传输距离达 3km;(b)多模光纤电缆,以 100Mbit/s 的速率传输数据,传输距离可达 2km,1Gbit/s 到 220~550m,以及 10Gbit/s 到 300m。

2. **以太网设备**　以太网建设使用的主要设备是集线器(hub)、交换机(switch)和路由器(router)。集线器和交换机是用双绞线或光纤将多个节点连接在一起并可以数据交换的设备。它们之间的主要区别是,集线器只允许一个连接的设备发送数据到网络,当其他设备试图传输数据时,会导致冲突,需要重发传输的数据,而交换机管理多个节点同时传输数据。因此,在以太网网络中可以使用有限数量的集线器。

路由器是用于两个或多个不同计算机网络互连的设备。路由器是的主要任务是确定传入数据信号在计算机网络中到达其目的节点的路径。路由器将从外部网络定义为接收者节点的符号转换为其网络中定义的节点,在向外部网络输出数据时进行相反的转换。此外,路由器支持不同类型的物理介质(如扭曲铜、光纤或无线)与网络其他节点的互联。路由器也被用于通过宽带技术将局域网连接到因特网。图 12-7 所示为以太网络的网络基本结构。

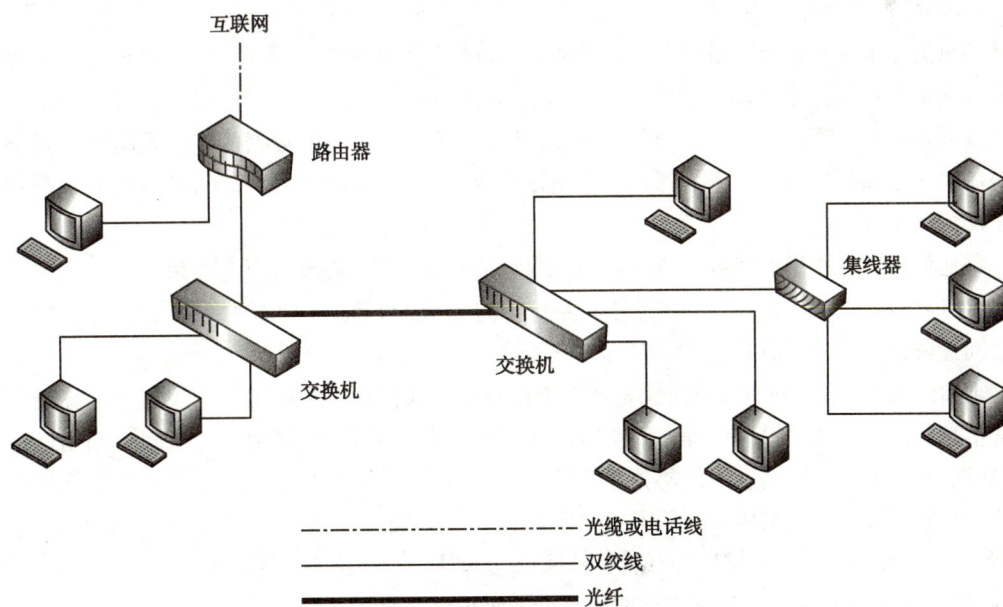

图 12-7　以太网络实例

三、临床信息系统软件

临床信息系统硬件执行的所有功能由计算机程序或软件来控制(例如,从输入设备获取数据,工作存储器传输数据和程序,CPU进行计算和信息处理,格式化和呈现结果通过GPU,跨网络交换数据)。医学信息系统的软件主要包括以下系统:编程语言(programming languages),操作系统(operating system,OS),数据库管理系统(database management system,DBMS)和网络通讯软件,网络与系统安全软件和临床信息系统应用软件。下面只对部分做简单地介绍。

(一)操作系统

用户最终通过操作系统(OS)与计算机交互:是管理和控制计算机硬件与软件资源的计算机程序,是"裸机"直接运行的最基本系统软件;任何其他软件都必须在操作系统的支持下才能运行。操作系统管理用户的资源,如内存,存储和设备。一旦开始,操作系统的内核总是驻留在内存中,并在后台运行。它将CPU分配给特定的任务,监控运行在计算机上的其他程序,控制硬件组件之间的通信,管理从输入设备到输出设备的数据传输,处理创建,打开,阅读等文件管理的细节。写入和关闭数据文件。在共享系统中,它将系统资源分配给竞争用户。

目前,服务器主流操作系统有Windows 2016 Server、Unix、Novell netware三种,有如下特点:(1)并行性:指用户程序之间及用户程序与操作系统程序之间的并行执行。(2)共享性:指在操作系统的控制下,多个用户程序与操作系统程序共用系统资源。(3)随机性:指操作系统在随机的环境下运行。

(二)数据库系统

数据库(database)是按照一定结构关系组织、在计算机上存储的,可电子访问的数据仓库。数据库管理系统是一种操作和管理数据库的大型软件,用于建立、使用和维护数据库。它可对数据库进行统一的管理和控制,以保证数据库的安全性和完整性。数据库数据管理系统的主要功能包括数据定义与操作、存取,数据组织、存储和管理,数据库的定义、创建和维护,数据库事务管理和运行管理等,应用程序只有通过DBMS才能和数据库交互。一个具体的数据库管理系统软件和用它建立起来的数据库组成数据库系统(data base system,DBS)。

常见的数据库系统软件有SYBASE,ORACLE,MS SQL Server,Informix等。选择数据库管理系统时应考虑:数据库构造,应用程序开发,数据库管理系统性能,分布式应用,并行处理,可移植性和可扩展性,数据完整性,并发控制,容错,安全性,文字处理,数据恢复等因素。

(三)网络通信软件

计算机通过本地和远程网络相互通讯的能力为计算机用户带来了巨大的方便。网络使远程用户能够相互通信并进行协作,共享网中的功能和资源。网络通信是通过大量的通信软件实现的。网络通信软件处理每台计算机到网络的物理连接,通过网络发送或接收的数据的内部准备以及网络数据流和应用程序之间的接口。临床信息系统上现在有数千台不同种类的计算机,每台机器上有数百个服务于网络通信软件。

网络通信软件是用于支持数据通信和各种网络活动的软件,它包括网络通信协议和在应用级提供网络服务功能的应用软件。网中每个主机系统配置相应的共同遵守的网络协议,以确保网中不同系统之间能够可靠、有效地相互通信和合作。

1. **网络通信协议** 网络通信协议是网络中计算机交换信息时的约定。它规定了计算机在网络中互通信息的规则。也确保应用程序不受网络基础设施变化的影响,使用户能够轻松利用迅速增长的信息资源和服务。互联网采用的协议是TCP/IP。计算机网络大都按层次结构模型实施计算机网络协议。影响最大的层次结构模型是国际标准化组织(ISO)所建议的"开放系统互连(OSI)"基本参考模型。它由物理层、数据链路层、网络层、运输层、会话层、表示层和应用层等7层组成。TCP/IP有四级网络层,表12-1是它与国际标准组织定义的七级堆栈对照。

在数据链路和物理传输层实现了物理数据向逻辑数据转化,并向网络层提供服务。网络层实现了IP地址分组寻址,路由分组以及控制传输的时间和顺序。传输层将包级通信转换为应用级的多种服务。应用程序层是程序运行的地方,支持电子邮件,文件共享和传输,网络发布,下载,浏览和许多其他服务。每层只与上面和下面的图层进行通信,并通过特定的接口约定来完成。

表 12-1　TCP/IP 的四级网络栈层与 ISO 层的对应关系

TCP/IP	ISO
应用层:SMTP,FTP,TELNET,DNS……	5~7:会话层,表示层,应用层
传输层:TCP 和 UDP	4:传输层
网络层:IP(包括 ICMP,ARP 和 RARP)	3:网络层
物理层和数据链路层(Ethernet,Token Rings,Wireless……)	1~2:物理层和数据链路层

网络协议通常是由语义、语法和变换规则三部分组成。语义规定了通信双方彼此之间准备"讲什么",即确定协议元素的类型;语法规定通信双方彼此之间"如何讲",即确定协议元素的格式;变换规则用以规定通信双方彼此之间的"应答关系",即确定通信过程中的状态变化。

2. **应用软件**　应用软件是实现网络总体规划所规定的各项业务,提供网络服务和资源共享。网络应用软件有通用和专用之分。通用网络应用软件适用于较广泛的领域和行业,如客户端-服务器交互和数据库查询系统等。专用网络应用软件只适用于特定的行业和领域,如规范 HIS/RIS 系统及其设备之间通信的 HL7 标准。

客户端-服务器交互是客户端(请求)计算机和服务器(响应)计算机之间的交互。通常,客户端与服务器根据某种协议提供信息和计算服务,客户端生成请求并进行补充处理(如显示 HTML 文档和图像)。服务器提供的常用功能是数据库访问。检索到的信息被传送到客户端以响应请求,然后客户端可以对数据执行专门的分析。最终结果可以存储在本地,打印或邮寄给其他用户。

(乔清理)

第二节　典型医院信息系统

一、医院信息系统(HIS)

2002 年原卫生部在《医院信息系统基本功能规范》中对医院信息系统(hospital information system,HIS)做了定义:它是指利用计算机软硬件技术、网络通信技术等现代化手段,对医院及其所属各部门的人流、物流、财流进行综合管理,对在医疗活动各阶段产生的数据进行采集、存储、处理、提取、传输、汇总、加工生成各种信息,从而为医院的整体运行提供全面的、自动化的管理及各种服务的信息系统。

医院信息系统是现代医院开展日常工作不可或缺的综合业务系统,也是个人(医生、病人等)、临床部门、医疗机构和卫生管理部门进行信息交换的平台。主要包括:临床诊疗部分(如门诊医生工作站分系统、住院医生工作站分系统、护士工作站分系统、临床检验分系统、输血管理分系统、医学影像分系统、手术、麻醉管理系统等),药品管理部分(如药品管理分系统等),经济管理部分(如门急诊挂号分系统等),综合管理与统计分析部分(如病案管理分系统、医疗统计分系统、院长综合查询与分析分系统、病人咨询服务分系统等),外部接口部分(如医疗保险接口、社区卫生服务接口、远程医疗咨询系统接口等)。

1. **医学信息系统的规范与标准化**　医学信息系统的标准化是其建设过程中的十分重要的问题,医疗行业建立共享服务就必须要制定统一的标准。例如,性别男在一个系统中记录成"1",而在另一个系统中记录成"0",不一致的标准不仅会造成信息交换的困难,更会导致患者因基本医疗信息不能交流而延误病情。通过将标准化手段用于医疗卫生信息化建设,达到互联互通、信息共享、业务协同、安全保密的目的,从而避免重复建设和信息孤岛的产生,改善医疗服务质量,减少医疗差错,提高医疗卫生管理与服务的效率。

国内医学信息系统规范涉及的标准文件主要有法律法规与业务规范、功能规范、技术规范、标准四个方面,这些规范的发文主体一般是国家级政府部门。其中法律法规与业务规范主要有《三级综合医院评审标准》《二级综合医院评审标准》《人口健康信息管理办法》《医院会计制度》《医院财务制度》等；功能规范主要有《医院信息系统基本功能规范》《电子病历系统功能规范》《远程医疗系统基本功能规范》等；技术规范的其强制性弱于标准，如《基于电子病历的医院信息平台技术规范》等；标准则具体规定了目录、代码、数据集等，如《电子病历基本数据集》《卫生信息数据元目录》《国际疾病分类（ICD-9）》、HL7、DICOM3.0、IHE、SNOMED 等。

国际上各个国家围绕着国际上通行的标准建立了自己国家的规范和标准，例如，基于 HL7 技术标准的国家和地区除美国外，还有澳大利亚、加拿大、中国（含台湾地区）、芬兰、德国、日本、荷兰、新西兰、英国、印度、阿根廷、南非、瑞典、韩国等。

（1）HL7 标准（health level seven，健康信息交换第七层协议）是数据格式以及在医学信息系统中交换关键文本数据的协议。它由同名的一家非盈利性质的国际性组织负责标准的制定，该组织主要从事卫生保健环境临床和管理电子数据交换的标准开发。HL7 标准汇集了不同厂商的工作，使得医疗机构间可以在异构系统之间进行数据交互，是国际标准化的医学信息传输协议，是医疗领域不同应用之间电子传输的协议。

事件驱动是 HL7 标准的基本思想，触发事件（trigger events）是指当现实世界中发生的事件产生了系统间数据流动的需求。例如，患者状态系统接收到患者入院事件，这个患者的数据就会送到医学信息系统的其他部分。

而系统间的通讯是以消息来进行的，消息（message）是系统间传输数据的基本单位，由一组有规定次序的段组成，见图 12-8。每个消息都有一个 3 个字符组成的代码来表示消息类型，其功能是允许进程与其他的进程之间进行通信而不必借助共享数据。消息类型与触发事件是一对多的关系，即一个消息类型可以触发多个事件，但同样的触发事件不可能有多个消息相关。

消息可以由一个或多个段组成，段（segment）是数据字段的一个逻辑组合，消息的端可以是必需的，也可以是可选的，在消息中可以出现一次或反复出现。每个段都用一个唯一的三字符代码所标志，这个代码称为段标志。一个消息由多个段组成。段的标识也是三个字符，如 ADT 的消息中可

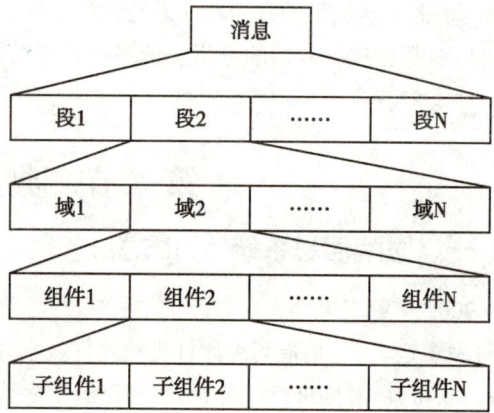

图 12-8　HL7 消息的基本结构

能包括以下的段：消息头（message header，MSH）、事件类型（event type，EVN）、病人基本情况（patient i-dentification data，PID）、病人住院情况（patient visit，PVI）。MSH 是消息中的第一个段，表示消息是由什么事件触发的。如在 ADT 中，至少有 60 种不同的触发事件。两个或两个以上的段可以形成段组（segment group）。

段的最小组成单位是域（filed），它是一个字符串。无论系统以何种形式存储数据，HL7 都是以字符串的形式进行传递的。值得注意的是，HL7 的数据域允许为空值，采用双引号表示，发送空值时，原有数据的值将变为空；而省略选择性数据域，则会创建数据库里的一个新的记录。

HL7 标准中有 256 个事件、116 个消息类型、139 个段、55 种数据类型，涉及 79 种编码系统。

HL7 标准的接口与计算机网络中 OSI 概念模型的第七层（应用层）的应用接口定义相对应，尽管 HL7 并没有一系列经 OSI 批准的规定。HL7 标准的主要内容是数据交换，其接口引擎包括发送/接收模块（send/receive module）、HL7 转换模块（HL7 adaptor module）、HL7 应用接口模块（HL7 API module）、HL7 资源模块（HL7 resource module）、对照模块（mapping module）等。具体功能如下：

1）发送/接收模块：支持 TCP 通信协议，HIS 系统向数据中心发送 EMR 信息，信息格式为符合 HL7 标准的字符串格式。数据中心接收并解析 HL7 信息，将解析后的信息存到数据中心的数据库

中,完成后回复发送端一个 ACK 确认信息,确认信息已经发送成功。

2)HL7 转换模块:用于实现字符串格式数据与 XML 格式之间的相互转换,对信息格式进行检查验证,保证发送/接收病历数据的正确完整。

3)HL7 应用接口模块:提供符合 HL7 标准的应用接口,医疗应用系统可以调用接口函数,按照HL7 标准格式填写参数,实现向其他医疗应用系统发送数据。该模块也可以调用符合 HL7 标准的Windows 组件应用程序,将医疗信息数据传递给医疗应用系统实现接收其他医疗应用系统的数据。

4)HL7 资源模块:支持各种实际应用的 HL7 医疗信息事件,如检查医嘱、转诊等。

5)对照模块:提供翻译对照功能,可以这样理解,它是一组支持 HL7 通信的过程调用函数或控件,应用程序按照 HL7 接口引擎的约定提供参数,模块之间的通信则由 HL7 接口引擎完成。在发达国家中,目前主流的医疗信息整合技术为 HL7/XML 接口引擎,它是整合多种技术合成的医疗信息整合技术,用以转译各种 HIS 数据至符合 HL7 标准的 XML 信息格式,以实现各种医疗卫生信息系统之间的信息共享与交换。

(2)国际疾病分类(international classification of diseases,ICD),是 WHO 制定的国际统一的用于临床和科研目的的诊断分类方法,它根据疾病的病因、病理、临床表现和解剖位置等特性,将疾病分门别类,使其成为一个有序的组合,并用编码的方法来表示的系统,WHO 要求其成员国在卫生统计中共同使用。ICD 最早由耶克·贝蒂荣在 1890 年主持,26 个国家代表共同修订,之后大约每 10 年修订 1次。目前通用的是 2010 年 WHO 发布的 ICD-10 版本(http://apps.who.int/classifications/icd10/browse/2016/en),最新的第 11 版已经发布了草案(ICD-11 Beta Draft,https://icd.who.int/dev11/l-m/en),并计划在 2018 年 5 月正式发布。新版的 ICD 结构和内容都有很大更新,以便与电子病历及新系统更为紧密的结合,推进医疗信息化。

建立 ICD 的目的是方便在世界范围内进行疾病报告、健康统计、趋势预测等。这就要求 ICD 的设计要易于存储、检索、分析健康信息并做出判断,方便健康信息在不同的国家、地区、医院进行共享,以及同一地区的历史数据比较。ICD 分类依据疾病的 4 个主要特征,即病因、部位、病理及临床表现(包括:症状体征、分期、分型、性别、年龄、急慢性发病时间等)。每一特性构成了一个分类标准,形成一个分类轴心,因此 ICD 是一个多轴心的分类系统。

ICD 分类的基础是对疾病的命名,没有名称就无法分类。但疾病又是根据其内在本质或外部表现来命名的,因此疾病的本质和表现正是分类的依据,分类与命名之间存在一种对应关系。当对一个特指的疾病名称赋予一个编码时,这个编码就是唯一的,且表示了特指疾病的本质和特征,以及他在分类里的相关联系。

以最新的 ICD-11 草案为例,它由基础组件(foundation component)和线性化(linearizations)组成。基础组件包括了全部 ICD-11 实体(也就是 ICD-11 的全部内容),包括但不限于疾病、紊乱、损伤、外部原因、体征和症状。利用基础组件可以构造医生需要的不同详细程度的多种不同的线性化(分类)。ICD-11 建立在内容模型上,即基础组件中的每个实体(分组、章、疾病、紊乱或综合征、体征、症状、其他问题(如伤害)或它们组合)都有一个不变含义,且用一个标准方式进行定义。ICD-10 中的内容由参数(如代码、标题、定义和其他特征)进行显式或隐式定义;而 ICD-11 中,内容模型取代了这些参数,保证了 ICD-11 中内容的一致性且易于计算机化。

2. 医院信息系统的主要组成部分 医院信息系统通常包含门急诊管理信息系统、住院管理信息系统、药品管理信息系统、医生工作站系统、护士工作站系统、医学影像信息系统等几个部分。

(1)门急诊管理信息系统:无论是大型医院还是小型医院,门诊和急诊是医院相对而言比较忙碌的部门。医院的主要业务大多会在门急诊展开。门诊业务一般涉及患者的建档、挂号、分诊、就诊、检查、缴费、取药、治疗等过程。由于涉及业务广泛,所以门急诊业务的人员混杂,数量较多。业务环节多,出错率较高。再加上对于门急诊业务的时间要求比较紧急,因此,将门急诊业务数字化很有必要。

门急诊管理系统一般包含五个子系统:门诊建档子系统、门诊挂号子系统、分诊就诊子系统、门诊收费子系统、门诊药房子系统,参见图 12-9。

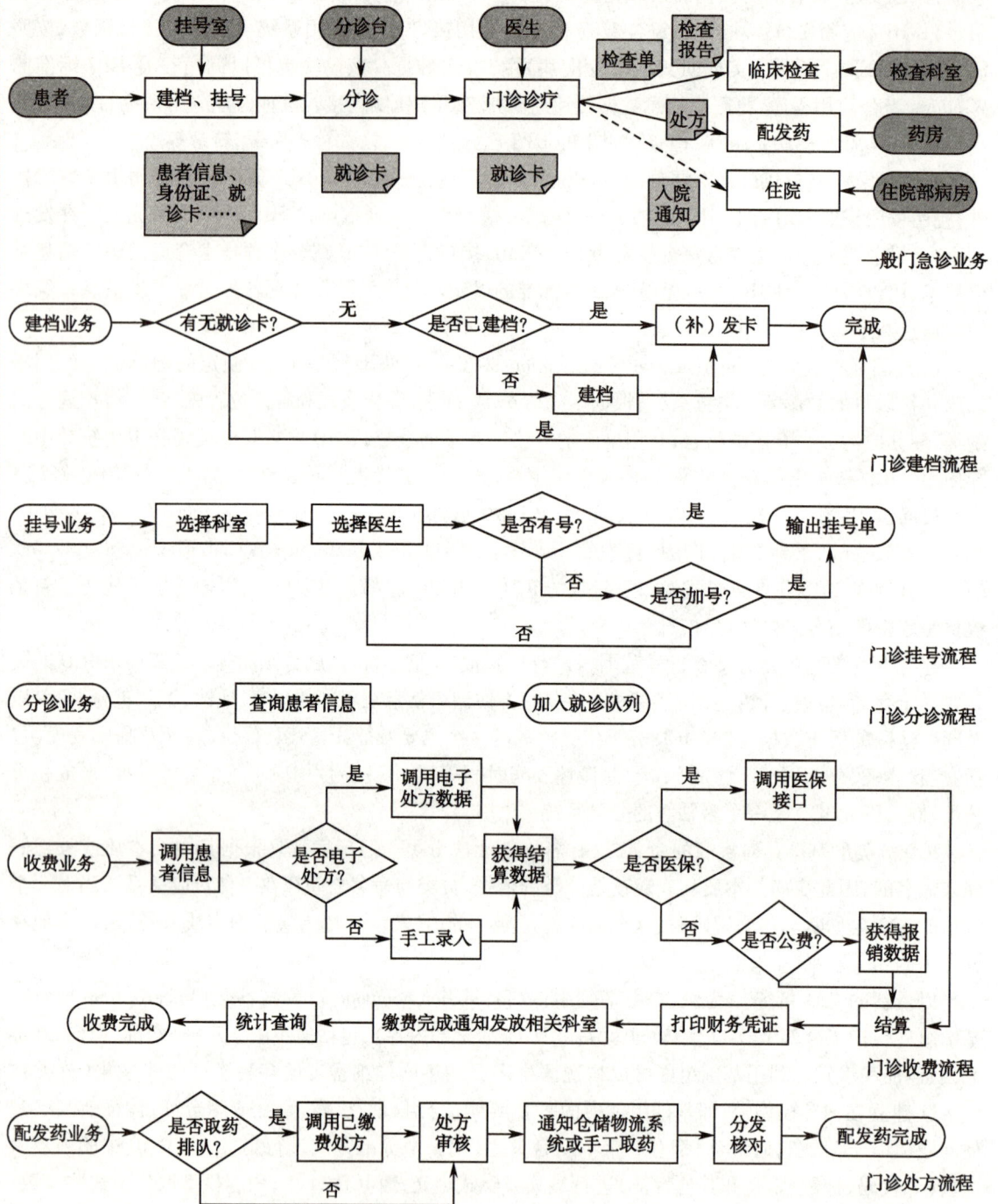

图 12-9　门急诊管理信息系统业务和流程图

1)门诊建档子系统:根据病人的身份信息建立所属 ID,存入医院管理系统的数据库中,这个 ID 就如同身份证号一般来区别不同的病人。通过 ID 可以查到该病人的基本信息以及既往病史。然后医院发放就诊卡,病人只需建立一次档案,以后只要携带卡来医院就可以挂号就诊。

2)门诊挂号子系统:挂号是病人看病的第一步,挂号系统不仅包含挂号、退号和改号业务,而且需要与医生的就诊系统和收费系统关联。病人出示就诊卡可以进行挂号业务,然后根据医生的就诊时间安排来确定是否有号源,确定就诊时间及候诊区域。并根据所挂号的不同类别计算诊金和挂号费,病人挂号成功需要去缴纳费用。

3)分诊就诊子系统:每个医生有自己的排班信息,系统根据该信息自动整理出医生的门诊时间,与挂号系统联系,确定病人的就诊时间、就诊地点和排队信息。医院提供设备进行就诊指引,引导病人到达指定地点,按序号进行就诊。

4)门诊收费子系统:病人就诊结束,根据医生开具的药品,系统进行计算得出病人需要缴纳的挂号费、诊金及药品费,如果病人需要检查,也会包括检查费用。病人到指定地点缴纳后便可拿药或者进一步检查。

5)门诊药房子系统:当病人缴纳药品费用之后,可以根据引导到达药房,系统根据医生处方将病人药品分装标号,分发给病人。

(2)住院管理信息系统:住院管理系统是医院必不可少的组成部分。用于管理病人从入院到出院的一系列流程。常见的住院管理系统一般包含入院登记系统、床位管理系统、手术管理系统和药物管理系统几个部分,参见图 12-10。

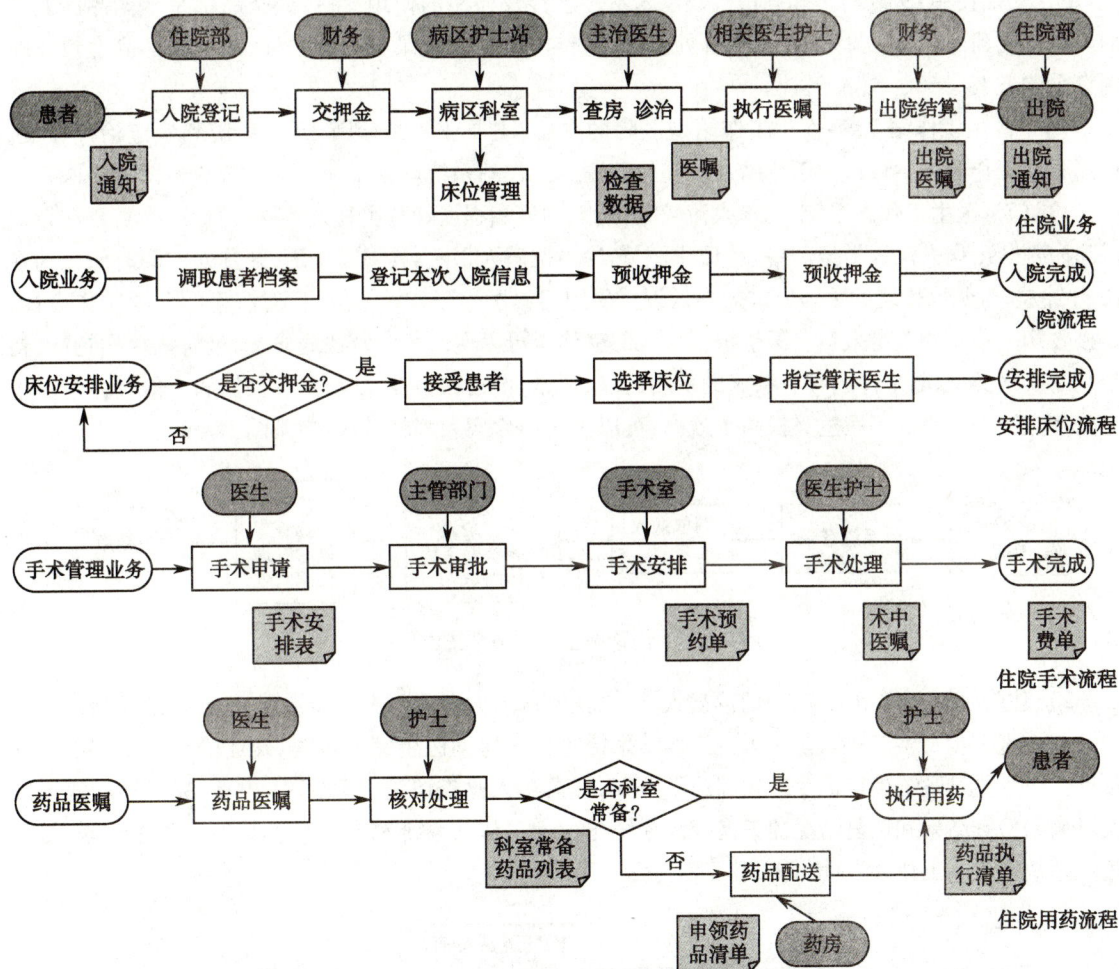

图 12-10 住院管理信息系统业务和流程图

1)入院登记系统:病人在入院时首先要办理入院登记,记录病人的基本信息,以及后续的出院、转院信息记录到数据库中以便查阅。在病人出院时,系统会根据病人的住院时间和病房等信息计算所需费用,与收费系统联系,实现全网通。

2)床位管理系统:医院的床位使用率与医院的效益密切相关。系统对床位进行分类和编号,分配给不同的病人,并在病人出院后及时反馈,提高床位使用率。

3)手术管理系统:由于手术室一直是医院的中心,手术室的合理使用可以提高医生的效率。系统根据病人的情况分配不同的手术室,同时考虑急诊手术室的有效使用。

4)药物管理系统:包含对于药品、物资和设备等的管理,病人在病房所需的药品和所需物品如被褥、病号服等,统一从药品管理信息中心领取。后续的药品和物资更换也由该系统控制。

(3)药品信息管理系统:传统的医院药品库是靠手工管理的方式,所需要的人力物力较大。当药品种类和数量不断增大时,查找某种药品时消耗时间较多,效率低下。将药品信息数字化,可以大大提高效率。

药品信息管理系统包括药品信息的记录,药品的采购记录和对于药品的使用记录。

1)药品信息:主要包括药品名称、药品规格、药品批号、药品价格、药品来源、药品属性、药品类别、药品剂型、生产厂商等信息。在药品信息管理系统中将这些信息制作成一个单独的字典进行管理,方便查找。

2)药品采购:医院需要根据需求进行定期采购。采购前需要根据实际需要和应备库存以及药品价格制订采购计划,采购完毕后将药品分类归入药品库,并做好相关的记录。

3)药品使用:医院药房和病房以及手术室都会涉及药品的使用,每一处药品都是从药品库调取的。在分配药品时,药品库需要根据各处需求进行合理分配,记录药品的去处,并根据药品存量及时制订采购方案。

(4)医生工作站系统:医生工作站是医院的中心,主要业务是诊断、开具病历和确定治疗方案,根据不同工作分为门诊医生工作站系统和住院医生工作站系统。

1)门诊医生工作站系统:门诊人流较大,病人的疾病程度和种类复杂多样,门诊医生需要在较短时间内判断出病人疾病类型。一般门诊医生确诊一位病人,并为其书写病历,开具处方的时间大约在10分钟左右,所以传统的手写方式效率低下。采用门诊医生工作站系统,针对医生的各项工作设计,是接收病人信息的关键入口。医生根据病人的就诊卡可以调取病人既往病史,通过病人疾病特征,初步判断疾病类型,数据库内存有疾病的所用药品、剂量、价格和不良反应,医生根据病人的具体情况确定治疗方案。既方便了医生又提高了效率,可以满足门诊病人多的需求,参见图12-11。

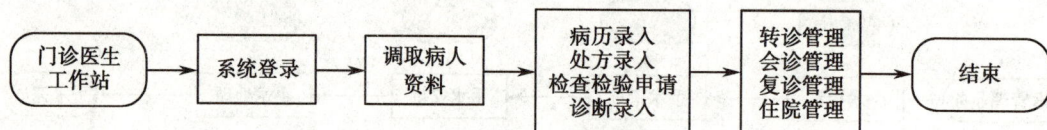

图 12-11 门诊医生工作站系统流程图

2)住院医生工作站系统:与门诊病人不同,住院病人大多需要进一步检查、进行详细的治疗方案制订或者进一步观察。所以住院医生工作站系统主要是协助医生完成检查、确定治疗方案和手术准备等。医生通过系统确定诊疗医嘱和药品医嘱,开具病人检查申请,开具手术申请,完成住院病历以及对病人检查结果和恢复情况的查询等。系统与护士工作站系统和药品信息管理系统相关联,帮助医生高效完成其工作,参见图12-12。

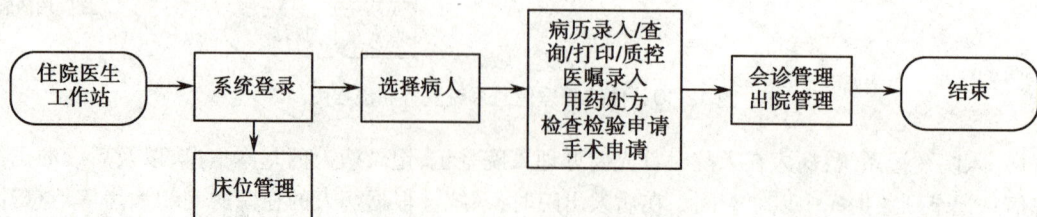

图 12-12 住院医生工作站系统流程图

(5)护士工作站系统:与医生工作站类似,护士工作站也分为门诊护士工作站和住院护士工作站。护士的工作包含指引病人、护理和协助医生,护士工作站是协助护士更好地完成工作而设计的应用程序,参见图 12-13。

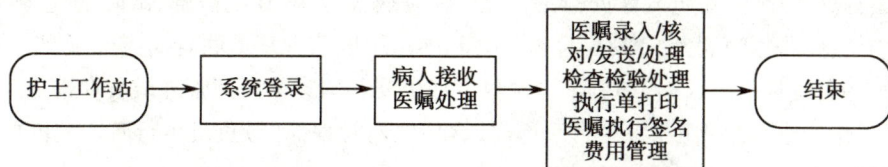

图 12-13　护士工作站系统流程图和逻辑图

1）门诊护士工作站系统:门诊病人较多,有一部分护士用来指引病人和答疑,这部分是不需要系统协助的。由于不同病人的疾病类型不同,系统内根据部位或者类型进行分类,在挂号时护士根据不同病人情况推荐病人挂不同类型病号。如果病人需要在门诊输液,护士根据医生医嘱去病房拿药,对病人进行输液治疗。

检验科则略有不同,医生或者护士完成采血、采尿等工作后,做好标记,等检查结果出来后,将病人信息和结果都录入系统,以便查阅。

2）住院护士工作站系统:住院护士工作站系统对于整个住院系统都具有重要意义,其业务包含病人入院、病人医嘱核对、病人信息查询、病人住院总费用及单日费用、护理病历、床位管理等。护士根据系统内病床信息确定是否接受病人入院,根据医嘱护理病人,记录病人病情和身体恢复情况,确定出院日期,办理出院手续,系统生成费用清单。系统的应用可以减少护士的工作量,提高护士的工作效率和护理质量,而且系统可以与实时监控设备连接,实现自动化控制。

现在,病房护士工作站在向更智能的方向发展,移动护士工作站正在逐渐兴起。主要用来解决传统的护士工作站功能简单、操作不便、而且无法床边使用的问题。采用无线网络传输和同步数据等技术发展移动护士工作站将为医院的护理工作提供更好的技术支持和保障。

(6) 医学影像信息系统:医学影像信息系统用于采集、处理、储存、管理和查询医学影像信息。如今医院多采用 X 射线、CT、MRI 等做成像检查,医学影像信息系统可以辅助医生进行检查,包括影像管理和报告管理两部分。

(7) 临床信息系统:临床信息系统是医院信息系统的一部分,主要目标是支持医院医护人员的临床活动,收集和处理病人的临床医疗信息,丰富和积累临床医学知识,并提供临床咨询、辅助诊疗、辅助临床决策。临床信息系统可以包括医嘱处理系统、病人床边系统、医生工作站系统、实验室系统、药物咨询系统等。

二、电子病历

病历是指医务人员在医疗活动过程中形成的文字、符号、图表、影像、切片等资料的总和,包括门(急)诊病历和住院病历。随着计算机和网络技术的发展,电子病历成为病历信息通过媒介记录的一种形式,它是信息技术在医学领域的成功应用。

电子病历(electronic medical record,EMR)通常认为是医务人员在医疗活动过程中,使用医疗机构信息系统生成的文字、符号、图表、图形、数据、影像等数字化信息,并能实现存储、管理、传输和重现的医疗记录,是病历的一种记录形式,包括门(急)诊病历和住院病历,而非狭义的纸质病历电子化。电子病历系统则是医疗机构内部支持电子病历信息的采集、存储、访问和在线帮助,并围绕提高医疗质量、保障医疗安全、提高医疗效率而提供信息处理和智能化服务功能的计算机信息系统。美国国立医学研究所将电子病历是基于一个特定系统的电子化病人记录,该系统提供用户访问完整准确的数据、警示、提示和临床决策支持系统的能力。通过电子病历实现关键医疗信息的共享,已经成为医疗卫生业的发展趋势,同时也成为了医院信息化的核心。

原国家卫生和计划生育委员会 2014 年更新了《电子病历基本数据集》(WS445.1-2014 卫生行业标准),标准分别在 17 个部分对电子病历的基本数据进行了规范:病历概要、门(急)诊病历、门(急)

诊处方、检查检验记录、一般治疗处置记录、助产记录、护理操作记录、护理评估与计划、知情告知信息、住院病案首页、中医住院病案首页、入院记录、住院病程记录、住院医嘱、出院小结、转诊(院)记录、医疗机构信息。国家卫生和计划生育委员会和国家中医药管理局联合制定并于 2017 年发布了《电子病历应用管理规范(试行)》明确了国家卫生计生委和国家中医药管理局负责指导全国电子病历应用管理工作。地方各级卫生计生行政部门(含中医药管理部门)负责本行政区域内的电子病历应用监督管理工作。

1. **电子病历的系统架构**　电子病历的系统架构遵循健康档案系统架构的时序三维概念模型,是健康档案系统架构在医疗服务领域的具体体现。健康档案系统架构的三个维度是生命阶段、健康和疾病问题和卫生服务活动(或干预措施),在电子病历中分别体现为就诊时间、疾病或健康问题和医疗服务活动。电子病历以居民个人为主线,将居民个人在医疗机构中的历次就诊时间、疾病或健康问题、针对性的医疗服务活动以及所记录的相关信息有机的关联起来,并对所记录的海量信息进行科学分类和抽象描述,使之系统化、条理化和结构化。

电子病历系统架构的三维坐标轴上,某一区间连线所圈定的空间域,表示居民个人在特定的就诊时间,因某种疾病或健康问题而接受相应的医疗服务所记录的临床信息数据集。理论上一份完整的电子病历是由人的整个生命过程中,在医疗机构历次就诊所产生和被记录的所有临床信息数据集构成。

2. **电子病历的内容**　根据电子病历的基本概念和系统架构,结合卫生部、国家中医药管理局关于《病历书写基本规范(试行)》和《中医、中西医结合病历书写基本规范(试行)》相关要求,电子病历的基本内容由:病历概要、门(急)诊诊疗记录、住院诊疗记录、健康体检记录、转诊(院)记录、法定医学证明及报告、医疗机构信息等七个业务域的临床信息记录构成。详见表 12-2。

表 12-2　电子病历的主要内容

基本内容	子记录	主要内容
病历概要	患者基本信息	人口学信息、社会经济学信息、亲属(联系人)信息、社会保障信息和个体生物学标识等
	基本健康信息	现病史、既往病史(如疾病史、手术史、输血史、用药史)、免疫史、过敏史、月经史、生育史、家族史、职业病史、残疾情况等
	卫生事件摘要	患者在医疗机构历次就诊所发生的医疗服务活动(卫生事件)摘要信息,包括卫生事件名称、类别、时间、地点、结局等信息
	医疗费用记录	患者在医疗机构历次就诊所发生的医疗费用摘要信息
门(急)诊诊疗记录	门(急)诊病历	分为门(急)诊病历、急诊留观病历
	门(急)诊处方	西医处方和中医处方
	门(急)诊治疗处置记录	一般治疗处置记录,包括治疗记录、手术记录、麻醉记录、输血记录等
	门(急)诊护理记录	指护理操作记录,包括一般护理记录、特殊护理记录、手术护理记录、生命体征测量记录、注射输液巡视记录等
	检查检验记录	分为检查记录和检验记录。检查记录包括超声、放射、核医学、内镜、病理、心电图、脑电图、肌电图、胃肠动力、肺功能、睡眠呼吸监测等各类医学检查记录;检验记录包括临床血液、体液、生化、免疫、微生物、分子生物学等各类医学检验记录
	知情告知信息	指医疗机构需主动告知患者和(或)其亲属,或需要患者(或患者亲属)签署的各种知情同意书,包括手术同意书、特殊检查及治疗同意书、特殊药品及材料使用同意书、输血同意书、病重(危)通知书、麻醉同意书等

续表

基本内容	子记录	主要内容
住院诊疗记录	住院病案首页	分为住院病案首页和中医住院病案首页
	住院志	包括入院记录、24 小时内入出院记录、24 小时内入院死亡记录等
	住院病程记录	包括首次病程记录、日常病程记录、上级查房记录、疑难病例讨论、交接班记录、转科记录、阶段小结、抢救记录、会诊记录、术前小结、术前讨论、术后首次病程记录、出院小结、死亡记录、死亡病例讨论记录等
	住院医嘱	分为长期医嘱和临时医嘱
	住院治疗处置记录	包括一般治疗处置记录和助产记录两部分。一般治疗处置记录,住院与门诊相同;助产记录包括待产记录、剖宫产记录和自然分娩记录等
	住院护理记录	包括护理操作记录和护理评估与计划两部分。护理操作记录,住院与门诊相同;护理评估与计划包括入院评估记录、护理计划、出院评估及指导记录、一次性卫生耗材使用记录等
	出院记录	无子记录
	检查检验记录	与门诊检查检验记录相同
	知情告知信息	与门诊知情告知信息相同
健康体检记录	一般常规健康体检记录	指医疗机构开展的,以健康监测、预防保健为主要目的(非因病就诊)的一般常规健康体检记录
转诊(院)记录	患者转诊工作记录	医疗机构之间进行患者转诊(转入或转出)的主要工作记录
法定医学证明及报告	出生医学证明	
	死亡医学证明	
	传染病报告	
	出生缺陷儿登记	
医疗机构信息	医疗机构法人信息	负责创建、保存和使用电子病历的医疗机构法人信息

3. 电子病历的信息来源 电子病历的信息内容主要来源于医疗机构在为患者(或保健对象)提供临床诊疗和指导干预过程中产生的各类医疗服务工作记录(统称为业务活动记录),主要有 16 类、62 项,详见表 12-3。实际临床工作中业务活动记录的表现形式为各种业务记录表单,业务活动记录与业务记录表单为一对一、或一对多的关系。

表 12-3 电子病历相关业务活动记录分类

业务活动记录分类（一级类目）	业务活动记录分类（二级类目）	业务活动记录
EMR01 病历概要	00	EMR010001 患者基本信息
		EMR010002 基本健康信息
		EMR010003 卫生事件摘要
		EMR010004 医疗费用记录
EMR02 门(急)诊病历	00	EMR020001 门(急)诊病历
		EMR020002 急诊留观病历
EMR03 门(急)诊处方	00	EMR030001 西医处方
		EMR030002 中医处方
EMR04 检查检验记录	00	EMR040001 检查记录
		EMR040002 检验记录

续表

业务活动记录分类 （一级类目）	业务活动记录分类 （二级类目）	业务活动记录
EMR05 治疗处置记录	EMR0501 一般治疗处置记录	EMR050101 治疗记录
		EMR050102 手术记录
		EMR050103 麻醉记录
		EMR050104 输血记录
	EMR0502 助产记录	EMR050201 待产记录
		EMR050202 剖宫产记录
		EMR050203 自然分娩记录
EMR06 护理记录	EMR0601 护理操作记录	EMR060101 一般护理记录
		EMR060102 特殊护理记录
		EMR060103 手术护理记录
		EMR060104 生命体征测量记录
		EMR060105 注射输液巡视记录
	EMR0602 护理评估与计划	EMR060201 入院评估记录
		EMR060202 护理计划
		EMR060203 出院评估及指导记录
		EMR060204 一次性卫生耗材使用记录
EMR07 知情告知信息	00	EMR070001 手术同意书
		EMR070002 特殊检查及治疗同意书
		EMR070003 特殊药品及材料使用同意书
		EMR070004 输血同意书
		EMR070005 病重(危)通知书
		EMR070006 麻醉同意书
EMR08 住院病案首页	00	EMR080001 住院病案首页
		EMR080002 中医住院病案首页
EMR09 住院志	00	EMR090001 入院记录
		EMR090002 24 小时内入出院记录
		EMR090003 24 小时内入院死亡记录
EMR10 住院病程记录	00	EMR100001 首次病程记录
		EMR100002 日常病程记录
		EMR100003 上级查房记录
		EMR100004 疑难病例讨论
		EMR100005 交接班记录
		EMR100006 转科记录
		EMR100007 阶段小结
		EMR100008 抢救记录
		EMR100009 会诊记录
		EMR100010 术前小结
		EMR100011 术前讨论
		EMR100012 术后首次病程记录
		EMR100013 出院小结
		EMR100014 死亡记录
		EMR100015 死亡病例讨论记录

笔记

续表

业务活动记录分类 （一级类目）	业务活动记录分类 （二级类目）	业务活动记录
EMR11 住院医嘱	00	EMR110001 长期医嘱 EMR110002 临时医嘱
EMR12 出院记录	00	EMR120001 出院记录
EMR13 转诊（院）记录	00	EMR130001 转诊（院）记录
EMR14 医疗机构信息	00	EMR140001 医疗机构信息
EMR15 健康体检记录	00	EMR150001 健康体检记录
EMR16 法定医学证明及报告	00	EMR160001 出生医学证明 EMR160002 死亡医学证明 EMR160003 传染病报告 EMR160004 出生缺陷儿登记

4. 电子病历数据结构　电子病历主要由临床文档组成,临床文档是电子病历中各类业务活动记录的基本形式。电子病历数据结构分为四层(图 12-14):

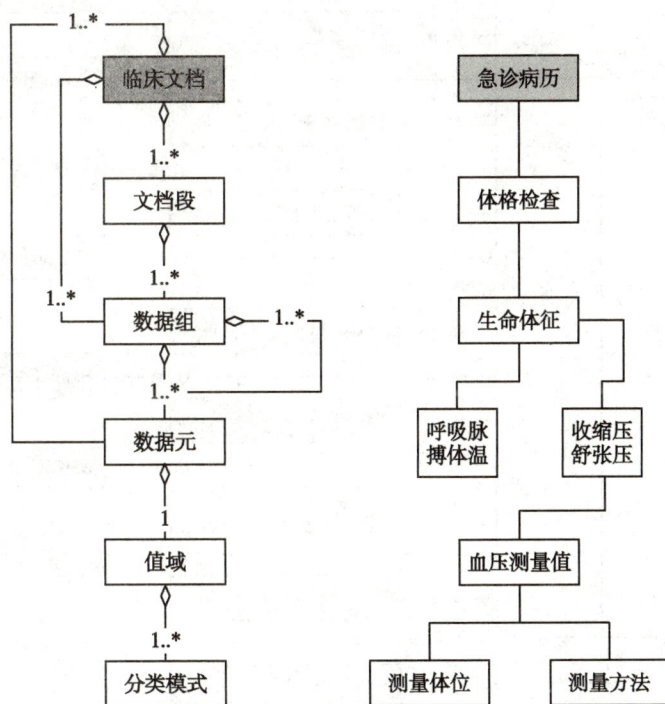

图 12-14　电子病历数据结构

（1）临床文档:位于电子病历数据结构的最顶层,是由特定医疗服务活动(卫生事件)产生和记录的患者(或保健对象)临床诊疗和指导干预信息的数据集合。如:门(急)诊病历、住院病案首页、会诊记录等。

（2）文档段:结构化的临床文档一般可拆分为若干逻辑上的段,即文档段。文档段为构成该文档段的数据提供临床语境,即为其中的数据元通用定义增加特定的约束。结构化的文档段一般由数据组组成,并通过数据组获得特定的定义。本标准中未明确定义文档段,但隐含了文档段概念。

（3）数据组:由若干数据元构成,作为一个数据元集合体构成临床文档的基本单元,具有临床语义完整性和可重用性特点。数据组可以存在嵌套结构,即较大的数据组中可包含较小的子数据组。如:文档标识、主诉、用药等。

(4) 数据元:位于电子病历数据结构的最底层,是可以通过定义、标识、表示和允许值等一系列属性进行赋值的最小、不可再细分的数据单元。数据元的允许值由值域定义。

5. 电子病历临床文档的信息模型 信息模型是对所有被描述对象共同特征属性的抽象描述,用于规定信息间的结构和关系,具有稳定性和通用性、且独立于任何具体的信息系统。临床文档信息模型的作用是为电子病历中不同来源和用途的业务活动记录(即临床文档),建立一个标准化的数据表达模式和信息分类框架,实现临床文档的结构化表达和数据元的科学归档,并方便电子病历信息利用者的快速理解和共享。临床文档分为文档头和文档体两部分(图 12-15)。文档头主要为临床文档中的各类标识信息,如文档标识、服务对象标识、服务提供者标识等。文档头可理解为临床文档的元数据,用于临床文档跨机构交换与共享时的标识、定位和管理。文档体是临床文档的具体记录内容,包含临床语境。

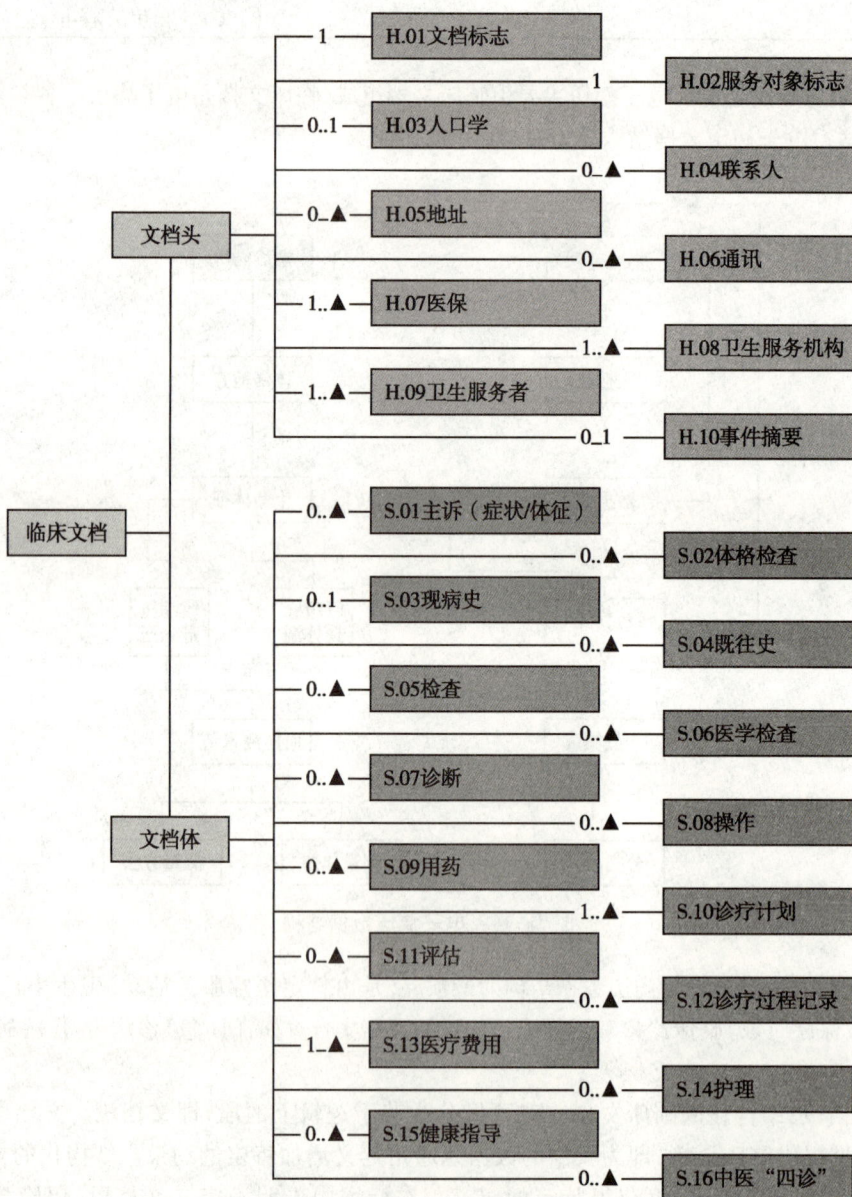

图 12-15 电子病历临床文档信息模型

三、医学图像归档与通讯系统（PACS）

图像归档和通信系统是为医学图像和数据流管理而设计的专业医院信息系统（HIS）的子系统，其目的是便于存储，存档和管理数字图像及其在图像生成器（例如，放射学，核医学，病理科室）和请求使用者（即各种临床部门）之间的传输。

用以实现医学图像的采集和获取过程、归档存储过程和软拷贝传递应用过程中所有操作和处理的计算机化管理功能。医学影像管理和通信系统包括以下内容：图像采集过程；图像存储和压缩技术；图像通讯过程；图像可视化和以提高其诊断或预后诊断功能的图像处置和处理技术。

（一）DICOM 标准

由于计算机工作平台、成像设备和生产厂家的不同，使得图像格式、传输方式千差万别，很难实现医学图像信息的共享。为了解决这个问题，人们规定了一系列医学电子数据的交换标准。借助这些标准，用户只需将自己的请求按标准打包送出，服务器一端接收到数据后按标准将数据解包为自己能识别的格式，然后将处理后的结果再按标准打包送回。这样，用户端和服务器端都只需开发一套自己系统与交换标准的接口，就可以实现数据共享了。

医学数字图像和通信（digital imaging and communication in medicine，DICOM）是详细规定医学图像及其相关信息的交换方法和交换格式的标准体系，由美国放射协会（American college of radiology，ACR）和美国国家电子制造业协会（National Electrical Manufacture Association，NEMA）共同制定和颁布。它定义了实现医学图像设备和系统间有效的数据和功能互操作的机制，还提供了医学图像设备和系统对 DICOM 标准执行和遵从性确认的相关定义。DICOM 标准已经成为医疗图像设备的图像通信交流的国际规范。

DICOM 标准有两个组成部分：图像格式标准化（信息对象）和图像通信协议（服务类）。图像格式标准允许不同厂商之间的图像数据兼容。图像通信协议允许在计算机之间交换放射图像和其他医学信息，并允许网络上的设备（网络打印机，如激光成像仪和照相机）协商要执行的服务（例如，存储、查询、检索、打印）。

DICOM 的通信架构（communication framework）仍然基于客户机/服务器（client/server）体系。在客户机/服务器结构中计算机依据它所执行的功能分为两类，提供服务的一方称为服务器，接受服务的一方称为客户机。在 DICOM 标准中，SCP（server class provider）负责提供对图像资科的各种服务，扮演服务器角色；而 SCU（sever class user）则是请求并使用这些服务的一方，即客户一方。信息对象定义（information object definition，IOD）是对一类相似实际对象的数据抽象；服务对象类（sevice object pair class，SOP）包括对象和作用于对象的服务。SOP 定义了特定服务将在其上运行的服务和数据。信息对象定义了医学成像的核心内容，而服务类定义了如何处理这些内容。例如，CT 图像信息对象包含描述除了图像像素数据之外，还有检查，校准，患者 ID 和使用的设备等条目。

（二）图像通讯系统

PACS 系统结构中，医学图像通信网络（communication network of medical image）主要完成图像从获取设备到 PACS 控制器，然后传送到显示工作站。充足的网络和图像直接可及性是 HIS 成功的一个关键问题。首先，对于临床医生，图像输送可能是非常苛刻的，如在急性医疗环境（ICU，紧急情况等）的传输性能。其次，虽然大多数临床医生接受压缩图像报告，总是会有一些临床医生要求高质量的图像。因此，尽管在图像产生环境有相当稳定的中等数据速率，低性能网络情况下是适合的，但图像传输到临床医生需要高带宽网络。大型图像数据集的突发传输可能导致医院网络的快速饱和和拥塞。表 12-4 列出了每次检查对各种图像传送量的需求。

表 12-4 图像传输量

图像类型	像素(bit)	每次检查调用图像数(帧)	每次检查文件大小(Mb)
核医学	128X128X8	30~60	1~2
磁共振成像	256X256X12	60	8
超声	512X512X8	20~230	5~60
数字减影血管造影	512X512X8	15~40	4~10
计算机断层扫描	512X512X12	40~80	20~40
计算机放射成像	2048X2048X12	2	16
数字化 X 线放射摄影	2048X2048X12	2	16
数字化 X 线乳腺摄影	4096X4096X12	4	128

图像数据传输需要高带宽网络,以确保最终用户获得足够的响应时间,并通过多媒体工作站快速访问分布式图像档案。网络往往是多层次的,并集成不同的带宽。从成像模态到显示工作站点之间的传输速度是多样的,如表 12-5 所示。由于成像设备的成像速度慢,因此由成像设备到图像采集计算机间可以采用较慢速通信;由于成像设备的处理器一般不支持高速通信协议,因此图像采集计算机与 PACS 服务器之间使用中速网络。PACS 服务器与图像诊断显示工作站间要求使用高速网络,以使医生调阅图像的等待时间不超过 2s。

表 12-5 基本模态-PACS-显示工作站图像传输速度

指标	成像设备到图像采集计算机	图像采集计算机到 PACS 控制器	PACS 控制器到显示工作站
速度需求	低速:100kb/s	中速:100kb/s-500kb/s	高速:4Mb/s
网络技术	以太网	以太网/FDDI/ATM	ATM
网络传输速率	10Mb/s	100Mb/s	155Mb/s
每个连接费用	1 单位	1~10 单位	10 单位

将获取图像转移到 PACS 系统时出现的问题往往是成像方法与医院信息系统临床信息之间缺乏数据整合。因此,可以采用 DICOM 标准有基本模态工作清单管理(worklist management MWL)标准。使用 DICOM 模态工作清单表创建 HIS-模态界面可以作为医学成像数据与其他患者数据正确同步的先决条件。

PACS 不能作为一个独立的系统工作,而且它被整合到临床和放射信息子系统中的方式使得在成功实施中起了很大的作用。PACS 不应复制其他系统中已有的数据。临床使用者需要一个集成环境,来自 PACS 的图像必须与来自放射信息系统(RIS)的检查,医嘱输入域,HIS 的患者个人统计学和医学数据(例如,先前放射学报告,电子病历的临床诊断)相结合。这涉及两个接口(图 12-16):PACS-RIS(/HIS)和 PACS-模式。PACS-RIS(/HIS)接口(网关)充当医学图像管理系统(即 PACS)和外界(即临床或医院信息系统)之间的接口。这个接口的目的是实时交换(变换)不同系统之间的数据。患者信息(人口统计数据,医嘱数据等)从 HIS 流向 PACS,成像结果从 PACS 流向 HIS 需要一个接口来支持 DICOM 和一个通信标准,如健康级别 7(Health Level Seven,HL7)之间的数据映射和转换。模式-PACS 接口应该使用 DICOM 标准,并且必须能够双向操作,将图像从模式传送到 PACS,反之亦然。

(三)图像归档

图像归档是 PACS 系统的核心。主要由归档服务器、数据库系统、光盘库以及通信网络四部分构成。图像采集设备(image acquisition equipment)和显示工作站(display workstation)通过网络与存档系统连接。计算机从各种成像设备获得的图像首先被送到存档服务器,然后存储到光盘库/磁带库,最后送到指定的显示工作站。图像归档保存两种类型的数据:包含图像数据的图像数据库和图像特

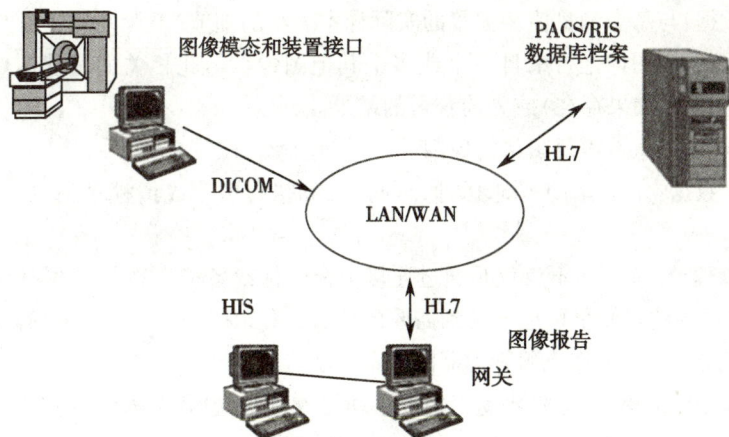

图 12-16　图像模态-PACS-HIS 及其接口

征数据库(患者人口统计数据,索引数据等)。

1. 图像数据库　归档必须符合 DICOM 标准,并作为服务类提供者(service class provider,SCP)应接受 DICOM 存储(C-Store)请求,即"推"和"拉"DICOM 模型,引导患者或医师 DICOM 查询(C-Find),以及在诊断或系列应用中重获得图像的(C-Move 或 C-Get)功能。在物理层面,归档可以集中或分散。两种方法在可扩展性(处理日常存储容量的能力),可用性(恢复)以及对不同设施的期望响应方面既有优点和缺点。图像存档(存储库系统)提供了分层存储,以在几个类中存储对象(图像和所有患者和人口统计数据),分为短期,中期和长期存储。系统管理存储层之间的检查迁移。最近的研究需要(几乎)即时访问。较旧的研究转移到较便宜的存储选项(自动或手动)。经常使用三个级别的图像存储:

(1) 用于活跃患者短期存储的 RAID(廉价磁盘冗余阵列);

(2) 用于中间储存的光盘机;

(3) 用于长期存储的 DLT(数字线性磁带)。

服务器将所有存储设备连接到 PACS 网络。中长期档案中的图像不会预装在工作站上。与用户在不同时间和地点访问图像的不可预测性有关的变化工作负载使得有必要通过聚类来解决访问问题:

(1) 模式在集群体系结构中定义。通常群集之间的图像数据流量相对较低。特别是通过集群配置,PACS 几乎可以无限增长。集群配置也大大降低了由于组件故障导致整个 PACS 关闭的风险。

(2) 图像通常存档在多个基于网络的物理分布式映像(DICOM)存档服务器上。这些服务器将静止图像作为压缩文件(例如小波)和数字视频图像存储为 MPEG 或 QuickTime 并进行交换。

(3) 分布规则(通过入出分级算法驱动)可能会随时间而改变。数据库子系统将物理上分散的数据映射到一个逻辑集中的节点。

(4) 浏览代理提供通用,高级别,面向对象的临床事件视图,可以高效地检索图像和字母数字数据,例如医疗程序报告和实验室数据。

2. 图像索引子系统或图像特征数据库　虽然 PACS 系统中引人注目的部分是档案和存储媒体,但是一个重要的幕后元素是索引数据库,用于跟踪图像的位置和特征。数据库子系统存储对象(图像)配置文件和文件夹结构。它收集、组织和管理 DICOM 头文件中包含的所有患者和研究人口统计数据。它的功能是将其作为一个全系统的目录/索引/信息服务器。数据库系统存储所有诊断属性(包括注释标记,窗口/级别设置,测量和放射科医生的评论),并随时跟踪所有诊断痕迹。

没有相关的数据,医学图像是没有价值的。医疗图像数据以多维数组的形式显示,也显示有关该数组的某些基本信息:对时间序列的图像,每帧中的行数和列数,帧数和数字表示(例如 8 位或 16 位)。我们可以将相关数据分类如下:

（1）描述性数据：与每个测量值相关联的实际样本大小的细节，患者方向和图像数据的标识。

（2）技术数据：说明图像是否来自一个或多个其他图像。与此相关的其他图像的详细信息，如与此图像关联的叠加层（如果存在）或先前获得的结果。

（3）临床数据：说明患者需要图像的原因。

（4）医疗程序数据：处理请求（请求医师，时间等）和执行医疗成像程序（执行医师，拍摄的胶片等）的数据。

3. 工作流程管理器　PACS 不仅仅是通过连接多个硬件设备来实现的。在 HIS-RIS 领域中发生事件触发的图像在需要的时候平稳地流动到需要的位置，以临床医生和（或）放射科医师偏好的方式显示是必要的。因此，PACS 工作流程管理器的个重要功能有：

（1）提供模式工作清单，以消除容易出错的手动输入，包括患者个人信息和背景信息（例如患者位置，请求医生，相关先前检查以及访问其他医疗数据（过敏信息，药物等））。这只有在 HIS 和 PACS 之间有实时的链接以及给出检查状态的模式时才能实现。

（2）存储层与 HIS 之间图像输入/输出呈现。目标是主动预测用户的请求，以达到可接受的响应时间。

（3）将图像自动路由到选定的显示工作站。对于路由，规则可以基于模态，放射程序，转诊医师，患者位置或这些的任何组合。如果图像希望被检索，工作流程管理者将评估 HIS 数据（咨询医疗部门，以前的检查，检查日期，检查类型和入院诊断）。

（4）在图像存储库和显示工作站之间预先获取和传送过去的相关检查。

预取机制在 PACS 中起着基础性作用，通过优化物理传输来提供可接受的响应时间。提供这种进入和退出机制的算法需要基于 HIS 数据库中包含的信息（患者访问，预约，本地化，入院，专业等）以及由医院提供的临床规则；临床规则定义了路径需要。对于图像来说，模态，身体区域和检查类型是重要的输入参数。一旦检索到信息，在短时间内进行第二次检索的概率比以前高。

（四）数字图像工作站

数字图像成像工作站可用于初级诊断以及临床检查。可利用 PACS 诊断的图像工作站有三种类型，空间分辨率从 1000×1000 到 2000×2500 像素，显示屏幕从 17 到 21 英寸：

1. 多模态站（专用图像站）　是专用采集单元/模态或群集单元（CT，MRI，DSA）与此特定模态的技术或医学用户之间的接口，允许处理原始数据和图像操作。它必须提供将图像传输到 PACS 的功能。出于效率原因，双显示器（或更多）显示器配置比单显示器设备更可取。对于 CT 和 MRI，推荐使用两个或四个监视器配置来保存当前和之前的图像，以方便比较。与其他非医疗图形应用相比，多模式站需要高显示面积（20 英寸）和高动态范围。当今的计算机系统通常不支持 10（1024 灰度级），12（4096 灰度级）或 16（65536 灰度级）深的动态范围。现有的系统通常用于视频动画，并倾向于在 24 位 RGB（红绿蓝）系统上支持的图像，但是只有 256 个灰度级。

2. 高分辨率观察工作站　用于评估图像以及评估专门的成像模态。其分辨率足以匹配传统胶片诊断质量，这种类型的工作站提供了大量的图像处理和分析工具。

3. 临床影像显示站　取代了医生通常使用的传统"观察箱"来检查（远程）胶片影像。通常将用户所需的交互和操作次数降到最低，以便在繁忙的临床环境中更有效地利用。

（常世杰　乔清理）

第三节　临床信息技术发展

一、大数据与云计算

大数据泛指巨量的数据集，因其数据量巨大且结构复杂，无法运用目前主流软件工具在合理时间内攫取、管理、处理并整理成为帮助决策的重要信息。大数据因可以从中挖掘出有价值的信息而受到重视，《华尔街日报》将大数据、智能化生产、无线网络革命称为引领未来繁荣的三大技术变革。通常认为大数据有 4V 特征，即数据量大：大数据的数据量可以达到 PB（1000TB），甚至 EB（1000PB）、ZB（1000EB）级别；数据类型多样（variety）：包括日志、音频、视频、图片、地理信息等，多类型数据要求对数据处理能力提出更高要求；价值密度低：随着物联网的广泛应用，信息感知无处不在，但价值密度低，如何通过更强大的算法迅速地完成数据价值的提取，是大数据时代亟待解决的问题；速度快时效高：要在合理的时间内对巨量数据的分析，甚至是实时分析，这是大数据分析与传统数据分析的显著特征。处理大数据需要解决的问题有数据获取、存储、分析、查询、共享、传输、可视化、排序和隐私信息保护等。

医学是典型的实践科学，医疗机构在诊疗的过程中会形成海量数据，它们是最直接、最客观的医疗资料。随着医疗设备存储信息化水平提高，全国医院每年产生的电子病历数据可以达到 EB 级规模，其开发利用也成为研究热点。目前认为对于医疗大数据的研究可以有如下作用：①促进医学研究效率提升。中国作为世界上病例数最多的国家，为大数据研究提供了天然的优势，但传统的数据存储方式使病例数据的收集成为最大的障碍。对医疗大数据进行整合后，利用大数据分析及搜索技术可以帮助扩展研究范围和深度，帮助开展过去难以开展的研究，如临床科研应用、跨医疗机构间的多中心联合研究、专科专病数据挖掘积累及研究，提升科研质量和效率。②促进医院管理提高效率。可以解决医院管理数据质量差、口径杂、系统多、方法少等情况导致的医院管理者无法详细了解医院运营情况的问题，为医疗机构职能部门提供日常指标的快捷多维度分析功能，提升管理人员的宏观洞察力。③促进健康医疗生态良性发展。基于清洗挖掘后的标准化医疗大数据，可以提供更多应用服务，如人工智能辅助诊断，临床辅助决策、精准保险、药品研发等。

医疗大数据研究和应用要特别注意隐私保护。个人的健康数据通常包括个人以往、目前或将来的身体（或精神）健康或状况有关的数据，接受健康保健服务的相关数据，接受健康保健服务的费用支付相关的数据等。企业只有在隐私条例允许范围内或获得数据主体的书面同意之后才能够公布这些信息。美国艾滋病、肝炎、性传播疾病与结核病预防中心曾发布实现 HIV、病毒性肝炎、性传播疾病和肺结核监护数据共享的数据安全和私密性指南，该指南就制定了实现数据收集、存储、共享和使用过程中应该遵守的一些原则：①公共健康数据的获取、使用、披露和存储必须为合法公共健康目的服务；②应该只收集最小数量的个人识别数据以执行必要的公共安全活动；③必须拥有保护个人识别数据隐私和安全的强安全策略；④数据的收集和适用策略必须反映出对个人和社区组织的尊重，且要减轻他们不必要的负担；⑤必须有确保所采集和使用数据质量的策略和流程；⑥有责任及时使用和分发摘要数据给相关干系人；⑦数据共享应该只限于合法的公共健康目的，且必须及时为数据共享建立数据使用协议；⑧公共健康数据应该在一个安全环境中保存，以及通过安全方法传输；⑨最小化被授权访问可识别个人信息的人员和实体的数量；⑩职员应该主动负责对公共健康数据的管理。

面临的安全挑战主要表现在：①数据权属不清。健康医疗大数据起源于个人患者本身，产生于医疗机构，在第三方机构延伸挖掘出新的有价值的数据，但这些数据的所属权尚无明确规定。②应用复杂性高。目前各地区和机构在进行健康医疗领域信息化建设时大都根据自身需求建立独立的信息系统，这些信息系统架构各异、数据格式不同，导致数据在安全共享、交换和处理时的复杂度大幅提升。③个人隐私保护难。健康医疗数据中包含特别敏感的个人隐私信息，必须依法进行管控和保护；对涉及健康医疗数据的管理要以相应的法律法规做指导，在进行健康医疗数据的收集、存储、挖掘等应用时，需要解决个人隐私保护的难题。

云计算最初由谷歌公司在 2006 年提出，云计算构架最初的思想是将各种类型的计算机资源组成一个资源共享平台，实现虚拟共享，如计算资源、存储资源、网络资源等，从而使硬件设施高效利用。但这些资源仍然是传统形态，它们的部署、维护、管理都是独立的。用户按照需要付费使用，通常包括 3 种不同层次的服务：服务包括基础设施即服务（infrastructure as a service，IaaS）、平台即服务(platform as a service,PaaS)和软件即服务(software as a service,SaaS)。但是这样的架构也存在问题:由于计算、存储、网络资源相对独立,其建设和维护成本仍然较高。2009 年开始云计算逐渐转向了融合设施架构模式,俗称一体机,它可以深度融合计算、存储、网络资源,实现多功能、高密度和统一管理。在面向大型数据中心应用和中小行业用户方面,都有适合的一体机和集成软件。2013 年云计算以分布式云数据中心为主,技术上主要解决单个云中心各自为政的问题,实现了各个云的互联和整体运维。这一阶段的特点是物理上分散、逻辑上统一,各个云中心的资源统一调度,实现整体效率最大化。

随着数字化程度的深入,信息的大量积累,传统电子病历档案的不足也显现了出来:首先,海量数据的存储需求,电子病历所存储的数据包括了 HIS、LIS、PACS 等诸多信息系统,这些系统是不同的科室在使用,同时这些系统又可能是不同的厂商进行的建设与运维,这些数据很可能是异构的。例如 PACS 中,一次高精度的 CT 数据可以超过 1GB,随着系统不断运行,巨大的存储量需求使得医院升级硬件设施、扩充存储等,使得网络架构异常复杂。其次,数据安全性保障难度加大,数据库的灾备,患者的隐私都需要经过严格设计。第三,数据的整合与共享需求。由于不同地区的医院尚未联网,各个医疗单位独立建网,数据整合的难度很大,数据可共享性差。而云计算技术则恰好可以解决这些问题。

二、人工智能辅助诊断与深度学习

人工智能起源于 1956 年对于人工神经网络的研究,期间出现了人工神经网络、增强学习、感知器、推理机、模式识别、机器翻译、专家系统等,也经历了两次寒冬。上世纪 90 年代人工智能学科再次受到关注,并在逻辑分析、数据挖掘、医学诊断等领域实践。1997 年 5 月 11 日 IBM 的人工智能系统"深蓝"击败了国际象棋大师卡斯帕罗夫。2010 年以后,随着计算机周边的互联能力、大数据、计算性能、存储能力和传感器技术的大幅度进步,以及人工智能相关的图像识别、机器学习、深度学习和神经网络算法等关键技术的突破,人工智能从过去的基于专家设定的规则走出,向海量数据自动挖掘规则并产生了实用的研究成果:如 Kinect 利用人工智能技术采集分析人体运动的 3D 数据,AlphaGo 击败排名第一的围棋高手柯洁,大型会议开始使用基于人工能的语音识别和翻译系统等。

在医疗健康领域,由于医生需要培养需要较长的周期和大量的临床训练,一直以来我国医生尤其是高水平医生缺乏,并且地区之间的分布不均匀。随着人口老龄化加速,医生数量无法在短期内大幅提升,这一矛盾将愈发突出,而人工智能系统恰好可以帮助缓解这一局面。例如,在对于肺结节的判别、皮肤癌的分类、乳腺癌病理切片分析,人工智能系统都取得了优于人类专家的成绩。因此在特定的疾病中,人工智能辅助诊断系统是可以代替医生完成疾病筛查工作,如 IBM 的临床辅助决策支持系统沃森,通过对病历、文献等的学习已经可以在心脏病、肿瘤、糖尿病等疾病中进行辅助诊断提供治疗建议。这将大大提高医生工作效率和准确率和轻微病变的诊断精度,还可以避免因为医生工作疲劳疏忽而发生的漏诊、误诊现象。由于人工系统可以不间断工作,配合可穿戴设备或移动医疗设备可以实现对个人健康状态的实时监测与预警,而医生也可以针对病人提供个性化的健康管理。此外,人工智能技术在手术导航、辅助药物发现等方面也有应用。

人工智能在医学中的应用主要依赖三方面条件:大数据支持、合理的算法和高性能计算机。传统的数据库管理机制和统计学方法已经无法满足辅助诊断的需求,而大数据的核心正是预测,让机器学习代替由人工设计的算法。人工智能的主要分支包括机器学习、知识图谱、自然语言理解、人机交互等。医学人工智能研究中研究最多的有基于病例大数据的深度学习和基于医学文献数据的知识图谱两种,前者的代表有目前诸多的影像辅助诊断系统,后者的代表有 IBM 的深蓝系统。①机器学习根据学习模式可分为有监督学习(还包括半监督学习、主动学习和强化学习等)和无监督学习,根据神经网络规模可以分为浅表学习和深度学习。深度学习的基本结构是多层神经网络,其特点是利用较多的隐含层结构,将原本需要人工设计的模式识别步骤交由计算机来处理,将特征的提取与后续的学习过程加以整合,提高了学习过程的有效性,深度学习的代表算法有卷积神经网络、循环神经网络、深度置信网络等。②知识图谱是在语义网基础上发展起来的,同时吸收了语义网、本体在知识组织和表达方面的理念,使得知识更易于在计算机之间和计算机与人之间交换、流通和加工;知识图谱也是大数据背景下产生的一种知识表示和管理的方式,它强调了语义检索能力。医学知识图谱的构建可以分为五部分,即医学知识的表示、抽取、融合、推理以及质量评估。通过从大量的结构化或非结构化的医学数据中提取出实体、关系、属性等知识图谱的组成元素,选择合理高效的方式存入知识库。医学知识融合对医学知识库内容进行消歧义和链接,增强知识库内部的逻辑性和表达能力,并通过人工或自动的方式为医学知识图谱更新旧知识或补充新知识。借助知识推理,推出缺失事实,自动完成疾病诊断与治疗。质量评估则是保障数据的重要手段,提高医学知识图谱的可信度和准确度。

深度学习是随着计算机硬件水平提高而产生的一种机器学习方法。深度学习的基础仍然是人工神经网络理论,但它设计的神经元数量更多,所包含的隐含层也更深,现在医学图像中的人工智能辅助诊断使用的深度学习网络可达数百个隐含层、上万个神经元节点,远超典型神经网络2~4个隐含层的规模。庞大复杂的神经网络可以甚至可以将原始数据直接输入,隐含层之间的非线性组合将原始数据的特征进行降维,更高层可以自动提取低层特征,这些特征除了传统的形态特征还有大量复杂的抽象特征,提取特征的效率也要高于模式识别的方法,这使得深度学习在处理健康数据方面具有很多优势。

感知机是最早提出的神经网络之一,可以模拟大脑实现二分类算法,由输入层和输出层连接而成。生物神经网络可以进行自我修饰、创建新的网络连接、利用外界激励进行学习等,人工神经网络则模拟了仿照生物神经网络进行编码、处理和传递信息,这样感知机就可以调整连接的权值,完成线性分类。

要处理更复杂的问题,就需要在感知机的基础上增加隐含层,神经网络的训练也引入了Delta学习规则,它是一种更新连接权值的梯度下降规则,在有监督神经网络训练中经常使用。训练的过程就是不断迭代,调整连接权值,使输出值与目标输出值的差异最小。进一步增加隐含层,网络就可以表示更加复杂的非线性关系,这样的网络就是深度神经网络。同样深度神经网络既可以用于监督学习也可以用于非监督学习,非监督学习就是利用无标签数据进行训练,主要有聚类分析、特征提取和降维等操作。有时也将非监督学习的特征提取与监督学习的特征分类结合起来。

目前流行的机器学习算法有自动编码器(autoencoders)、深度自编码器(deep autoencoders)、卷积神经网络(convolutional neural networks,CNN)、深度神经网络(deep neural networks,DNN)、循环神经网络(recurrent neural networks,RNN)、深度玻尔兹曼机(deep Boltzmann machine,RBM)、深度置信网络(deep belief networks,DBN)等,其中CNN在处理健康数据方面应用最为广泛,参见表12-6。

表12-6 主流深度学习网络比较

网络描述	网络结构	网络特点
深度置信网络 1. 通常用于分类、回归 2. 有多个隐含层(大于2) 3. 允许非线性表示	 输入层　隐含层1　隐含层N　输出层	多个领域都有应用 误差反向传播到前层后,训练过程 学习过程可能很慢

续表

网络描述	网络结构	网络特点
深度自编码器 1. 适合于特征提取、降维 2. 输入和输出节点数相同 3. 重建输入向量 4. 是非监督学习		训练过程数据不需要标记 有许多鲁棒性更好的衍生算法：稀疏自编码、降噪自编码、卷积自编码等 需要预训练 训练过程会遇到不收敛情况
深度置信网络 1. 每个子网络的隐含层都用作下一层的可见层 2. 最上两层是无向连接 3. 监督学习和非监督学习都可使用		网络初始化用到贪婪算法 可以直接推算最大似然值 由于初始化过程和采样原因，训练过程计算代价较大
深度玻尔兹曼机 1. 网络各层间是无向连接 2. 利用最大概率算法使似然值得下边界最大		在输入不精确的情况下可以采用自上而下的反馈 时间复杂度高于深度置信网络 大数据集的参数优化不易实现
循环神经网络 1. 用于分析序列数据 2. 用于输出依赖于前序数据情形 3. 各步骤权值共享		可以记忆序列事件 可以实现时间依赖模型 在自然语言理解方面有成功应用 训练中常有梯度消失和梯度爆炸问题
卷积神经网络 1. 适合于二维数据，尤其是医学图像 2. 隐含层中的卷积核会将他们转换成神经元三维输入 3. 受到视觉皮质的神经生物学模型启发		派生算法很多，如 AlexNet、GoogLeNet、Clarifai 等 需要多层来还原视觉特征的层次 适合于处理有标记的大数据集

　　深度神经网络的应用需要高性能的计算机，需要实时处理数据时更为突出。长期以来神经网络的复杂度一直受限于硬件水平，但近年来，多核心 CPU、GPU 加速并行计算、云计算等技术的出

现已经可以提供神经网络算法所需的硬件要求,神经处理器(NPU)也在开始有了应用。同时许多平台(如微软、谷歌等)和开发团体还开发了神经网络开发平台或程序包,参见表12-7。这些开发环境都可以使用英伟达的 CUDA 并行加速环境。开发环境的另一个发展趋势就开源,如 Wolfram Math 公司就将他们开发的代码上传至云平台,这样开发人员可以在云平台上加速训练过程。

表 12-7　主流深度学习网络开发环境

开发环境	提供者	授权	平台	开发语言	OpenMP 支持	支持技术 RNN	支持技术 CNN	支持技术 DBN	云计算
Caffe	伯克利中心	FreeBSD	Linux,Win,OS X,Android	C++,Python, MATLAB		√	√		
CNTK	微软	MIT	Linux,Win	命令行	√	√	√		
Deeplearning4jK	Skymind	Apache 2.0	Linux,Win,OS X,Android	Java,Scala, Clojure	√	√	√	√	
Wolfram Math	Wolfram 研究院	Proprietary	Linux,Win,OS X,Cloud	Java,C++		√	√	√	√
TensorFlow	谷歌	Apache 2.0	Linux,OS X	Python		√	√	√	
Theano	蒙特利尔大学	BSD	跨平台	Python	√	√	√	√	
Torch	Ronan Collobert 等人	BSD	Linux,Win,OS X, Android,iOS	Lua,LuaJIT,C	√	√	√	√	
Keras	Franois Chollet	MIT	Linux,Win,OS X	Python		√	√	√	
Neon	Nervana 系统	Apache 2.0	Linux,OS X	Python		√	√		√

　　深度学习在健康研究中已经有广泛应用,参见表12-8。在医学图像处理方面,基于图像理解的自动诊断结论相当可观,人工智能辅助医学图像分析可以根据病情提供客观地评估,是智能医学的关键技术之一。CNN 凭借其在计算机视觉领域的稳定表现以及其可进行 GPU 并行化的优势,在医学图像分析研究中应用最广,如图像分割、病灶区域检测、形态学分析等。人工智能辅助医学图像分析的一个难点是图像中肿瘤区域(如灰度、形态)的不一致性,即便同一病人的不同位置也有区别。此外病理切片图像中,很多时候异常组织的灰度值会与正常组织灰度值重叠,MRI 图像采集中的各向异性问题都会影响自动分析算法。

表 12-8　深度学习网络在健康数据分析中的应用

领域	应用	输入数据	基本方法
生物信息学	肿瘤诊断	基因表达	深度自编码器
	基因筛查/分类	MicroRNA	深度置信网络
	基因多样性	芯片数据	深度神经网络
	药物设计	分子化合物	深度神经网络
	蛋白质相互作用	蛋白质结构	深度置信网络
	RNA 结合蛋白	分子化合物	
	DNA 甲基化	基因/RNA/DNA 序列	深度神经网络

续表

领域	应用	输入数据	基本方法
医学图像处理	脑 3D 结构	MRI/fMRI	深度自编码机
	神经细胞分类	眼底图像	卷积神经网络
	脑组织分类	PET 数据	深度置信网络
	阿尔兹海默症/MCI 分类		深度紧邻网络
	组织分类	MRI/CT 图像	卷积深度置信网络
	器官分割	内镜图像	卷积神经网络
	细胞聚类	显微图像	深度自编码机
	失血检测	眼底图像	数据处理的系列方法
	肿瘤检测	X 线图像	深度神经网络
		超光谱图像	
传感信号分析	异常检测	脑电图	
	生物参数监测	心电图	深度置信网络
		植入式设备	
	人类行为识别	视频	卷积神经网络
		可穿戴设备	深度置信网络
			深度神经网络
	手势识别	深度摄像机	卷积神经网络
	障碍检测	RGB-D 相机	深度置信网络
	手语识别	场景摄像机	
	食物摄取	可穿戴设备	卷积神经网络
	能量消耗	RGB 图像	深度神经网络
		移动设备	
医学信息学	疾病预测	电子健康记录	深度自编码机
	人类行为监测	医疗大数据	深度置信网络
	数据挖掘	血液检测、实验室检测	卷积神经网络
			循环神经网络
			卷积深度置信网络
			深度神经网络
公共卫生	人口信息预测	社会数据	深度自编码机
	生活方式预测	移动通讯数据	深度置信网络
	流行病	地理标签图像	卷积神经网络
	空气污染预测	文本数据	深度神经网络

在基因数据分析方面，生物信息学的目标就是在分子水平建立和理解生物过程的本质，我们可以根据这些数据去分析基因间的关系、基因与环境间的关系。这些分析基于基因检测技术产生的大量数据。20 世纪 50 年代，Watson 和 Crick 提出 DNA 双螺旋结构后，人们对基因的遗传学功能逐渐有所认识，并开始致力于 DNA 序列检测的探索。1975 年 Sanger 发明了第一代测序技术并在 1980 年完成了人类历史上第一个基因组序列噬菌体 X174 的测序，标志着人类进入基因组学时代。从 1985 年人类基因组计划提出，到 2001 年人类基因组草图完成，已经积累了大量的没有进行分析的原始数据。近年来随着测序成本的降低，"精准医疗"的概念可开始步入现实并迅速发展，它可以从基因组机制上阐释遗传学、发育生物学、进化生物学等学科的经典概念，在全基因组水平延伸了染色体简级构象、细胞异质性、功能模块等新概念为精准医学开辟了应用性新领域。目前与基因组有关的数据库有

笔记

ESTdb、OMIM、GDB、GSDB 等,文献数据库有 Medline、Uncover 等其他数据库数百种。深度学习方法在生物信息学中的应用发展迅速,现在已经有许多开源研究平台,早期的方法可以进行基因等少量数据的分析,深度学习则可以应用大规模生物芯片采集的数据进行临床应用。

可穿戴技术(包括各种配件,如腕表、项链、手饰甚至是衣服)可实现对生物体生理信号的感知、传递和处理。最早在 20 世纪 60 年代由麻省理工学院媒体实验室提出,将计算机、无线传播、多媒体以及传感器等有机结合,可以设计出一种设备,可以穿戴于服饰并能进行人机交互。同时随着信息技术发展,可穿戴技术在医疗领域的应用也逐渐增多,对医疗上疾病的诊治起到了重要的作用。利用传感器,可以实时监控人的心率、体温等体征信号,用于血糖监测、心脏功能监测、帕金森综合征、生活模式监测的可穿戴设备层出不穷,如运动手环、心率胸带、头戴式显示器等,这些设备贴近于用户身体,无需调动用户注意力便可进行对身体实时的指标检测,具有较强的易用性和准确性,有助于佩戴者更加及时地了解自己的身体状况,并且可以大大减少医护人员的工作量,医生可以不必定时巡房检查病人的这些体征参数,只需在终端设备上定时查看即可。可穿戴健康监护系统的研究模型主要分为基于微处理器和定制平台的可穿戴式健康监测系统;基于智能纺织品的可穿戴式健康监测系统;基于体域网的可穿戴式健康监测系统;基于商业蓝牙传感器和手机的可穿戴式健康监测系统;其他类型的可穿戴式健康监测系统,无论基于哪一种模型的可穿戴健康监测系统通常都是由前端的生理及运动信息采集模块、中间的通信模块以及数据分析模块这三个模块组成。目前可穿戴技术在信号采集方面已经相对成熟,因此准确的实时数据分析技术就成为可穿戴设备应用的关键,目前深度学习在分析可穿戴式健康监测数据的应用还主要集中在日常生活数据分析和脑信号分析方面。

医学信息学关注卫生保健领域的数据分析,从而提升临床决策支持系统或帮助进行医疗评估。电子健康记录是一个非常重要的患者信息来源,其中包括了丰富的信息:如诊断、诊断检查、药物、治疗计划、免疫记录、过敏、影像数据、检验科数据等。但电子健康记录的数据无法直接用于分析,主要原因是数据结构复杂,数据长度、采样规则都不尽相同、缺少结构化报告,不同医疗机构的电子病历报告质量差别很大,传统机器学习方法尚无法扩展到大型非结构化数据集;数据多态性,电子健康记录的数据集可以达到 PB 级别,包括医学图像、传感器数据、实验室结果和非结构化文本报告;临床事件和疾病诊疗的时间依赖性加大了深度学习难度;临床数据的解读没有尚无法实现标准化。

公共卫生方面的数据涉及流行病监测、生活方式疾病(如与地域相关的肥胖)、空气质量监测、药物安全监测等。传统方法进行预测,其建立模型的大小往往与数据量个数据类型成指数关系,模型最终可能是包括物理、化学和生物学信息的复杂结构。现有计算方法可以利用模型进行预测,如流行病传播或空气污染蔓延但在合并实时信息方面的能力有限。深层学习则具有强大的泛化能力,它们可以用数据驱动的方法自动生成分层模型并对其结构中的信息进行编码。许多深度学习算法都基于在线机器学习,随着新训练集的出现,会自动优化损失函数。

(常世杰)

思考题

1. 什么是临床信息学?
2. 信息、数据和知识之间是什么关系?
3. 临床数据的五个要素是什么?
4. 知识管理是什么? 本体论和知识管理之间是什么关系?

5. PACS,RIS,HIS,HL7 和 DICOM 都表示什么意思?

6. 医院信息系统的作用是什么?

7. 国际疾病分类的作用是什么?

8. 电子健康档案的作用是什么?

9. 什么是云计算? 其特点是什么?

10. 什么是深度学习,它与传统的人工神经网络有哪些联系和区别?

11. 人工智能辅助诊断有哪些应用?

笔记

推 荐 阅 读

[1] Webster J G. Clinical Engineering, Principles and Practices. New Jersey：Prentice-Hall，1979.

[2] Miniati R，Iadanza E. Clinical Engineering——From Devices to Systems. San Diego：Academic Press，2016.

[3] 李文源，吴汉森，陈宏文．医疗设备管理理论与实践．北京：北京大学医学出版社，2017.

[4] 王成，钱英．医疗设备原理与临床应用．北京：人民卫生出版社，2017.

[5] 李斌，张锦．医疗器械技术前沿．北京：人民卫生出版社，2017.

[6] 王成，钱英．医疗设备原理与临床应用．北京：人民卫生出版社，2017.

[7] 石明国，韩丰谈．医学影像设备学．北京：人民卫生出版社，2016.

[8] 申广浩，栗文彬，郭伟．医学计量检测与校验．西安：第四军医大学出版社，2016.

[9] 江苏省计量科学研究院．医用电生理设备计量与检测技术．北京：中国质检出版社，2016.

[10] 赵琨，史黎炜，齐雪然，等．卫生技术评估与卫生政策评价．北京：人民卫生出版社，2016.

[11] 国家卫生计生委医院管理研究所，中华医学会医学工程分会．中国临床工程发展研究报告（白皮书）．武汉：湖北科学技术出版社，2015.

[12] Fatah A A，Barrett J A，Arcilesi R D，et al. Guide for the Selection of Communication Equipment for Emergency First Responders. North Charleston：Createspace Independent Pub，2015.

[13] 周雪峻，王民明．医用设备的计量与质量控制．南京：江苏凤凰教育出版社，2015.

[14] 江苏省计量科学研究院．医用 X 射线诊断设备计量与检测技术．北京：中国质检出版社，2015.

[15] 将海洪．医疗器械监管法规．上海：上海财经大学出版社，2015.

[16] Shortliffe E H，Cimino J J. Biomedical Informatics. 4th ed. London：Springer-Verlag，2014.

[17] 刘岚岚，刘品，周真．可靠性工程基础．4 版．北京：中国质检出版社，中国标准出版社，2014.

[18] 美国福禄克公司．临床工程指引：医疗设备质量安全与风险管理手册．北京：化学工业出版社，2014.

[19] 国家卫生与计划生育委员会．医疗器械临床使用安全管理规范（试行）．［2013-06-05］. www. nhfpc. gov. cn.

[20] 张强，彭明辰．医疗器械可用性测试．北京：人民卫生出版社，2013.

[21] 吴太虎，王运斗，何忠杰．现代院前急救与急救装备．北京：军事医学科学出版社，2013.

[22] 王小平，朱洪平．医学计量基础．上海：第二军医大学出版社，2011.

[23] 赵自林．医院管理学医学装备管理分册．北京：人民卫生出版社，2011.

[24] Harold C. SOX. Initial National Priorities for Comparative Effectiveness Research. Washington，D. C.：The National Academies Press，2009.

[25] 姜远海，彭明辰．临床医学工程技术．2 版．北京：科学出版社，2009.

[26] 王保国，王新泉．安全人机工程．北京：机械工业出版社．2007.

[27] 严红剑．有源医疗器械检测技术．北京：科学出版社，2007.

[28] 王鹏程．放射治疗剂量学．北京：人民军医出版社，2007.

[29] Dyro J F. Clinical Engineering Handbook. New York：Elsevier Academic Press，2004.

[30] 杨绍洲．医用电子直线加速器．北京：人民军医出版社，2004.

[31] 俞梦孙，蒋大宗．中国生物医学工程的今天与明天．天津：天津科技翻译出版公司，1998.

[32] 潘吉安．可靠性维修性可用性评估手册．北京：国防工业出版社，1995.

中英文名词对照索引

χ^2检验法	chi-square test	76
BF 型设备	type BF applied part	25
B 型设备	type B applied part	25
CF 型设备	type CF applied part	25
F 型应用部分	F-type applied part	25
HL7 应用接口模块	HL7 API module	386
HL7 转换模块	HL7 adaptor module	386
HL7 资源模块	HL7 resource module	386
K-S 检验法	kolmogorov-smirnov test	77
S 手术机器人系统	microhand S system	314
X 刀	X-knife	356
δ-氨基-γ-酮戊酸	5-aminolevulinic acid, 5-ALA	304
Ⅰ类设备	class Ⅰ equipment	24
Ⅱ类设备	class Ⅱ equipment	24

A

安全	safety	149

B

半波暗室	semi-anechoic chamber	49
半高宽	full width at half maximum, FWHM	146
被测设备	equipment under test, EUT	47
本体论	ontology	379
比较	compared	257
比较效果	comparative effectiveness	257,258
比较效果研究	comparative effectiveness research, CER	256
比例风险模型	proportional hazards model	84
必要性需求	necessary demand	294
编程语言	programming languages	384
编码数据	coded data	379
标称范围	nominal range	222
病例对照研究	case-control study	261
病例系列	case series	261
病人基本情况	patient identification data, PID	386
病人住院情况	patient visit, PVI	386
泊松	Poisson	63
不可逆电穿孔	irreversible electroporation, IRE	297

不确定度	uncertainty	220

C

操作系统	operating system, OS	384
测量范围	measurement range	222
常规(二维)放疗	conventional radiation therapy	346
超声内镜	endoscopic ulrtasonography, EUS	306
超声图像引导	elekta clarity	347
成本-效果分析	cost effectiveness analysis	275
成本-效益分析	cost benefit analysis	275
成本-效用分析	cost utility analysis	275
成人型呼吸机	adult ventilator	135
城域网	metropolitan area networks, MAN	380
重复性	repeatability	222
抽检特性曲线	operation characteristic curve	126
抽样特性函数	operation characteristic function	126
触发事件	trigger events	386
磁共振成像	magnetic resonance imaging, MRI	144
磁共振图像引导	MRI-Linac, ViewRay	347

D

单光子发射计算机断层成像	single-photon emission computed tomography, SPECT	302
道德损害	moral hazard	294
点估计	point estimation	74
电磁兼容	electromagnetic compatibility, EMC	45
电耦合装置	charge coupled device, CCD	306
电视监视器	television monitor	306
电视信息系统中心	video information system center	306
电易感	electrically susceptible	7
电子病历	electronic medical record, EMR	391
电子射野影像系统	electronic portal imaging, EPID	347
段	segment	386
段组	segment group	386
队列研究	cohort study	261
对象	population	253
对照模块	mapping module	386
对照试验	controlled trial	260
多样	variety	401
多叶准直器系统	multi-leaf collimator, MLC	346
多站访问单元	multistation access unit, MSAU	381

F

发送/接收模块	send/receive module	386
法规与标准遵循	compliance with regulations and standards	14
返票冲击	repair-ticket shock	7
放疗计划系统	treatment planning system, TPS	346

放射诊断学	radiology	141
非线性度	non-linearity	222
分辨力	resolution	222
分子吸附再循环系统	molecular adsorbents recirculating system, MARS	317
风险	risk	149
风险分析	risk analysis	149
风险管理	risk management	14, 149
风险控制	risk control	149
风险评价	risk evaluation	149
服务类提供者	service class provider, SCP	399
复现性	reproducibility	223
腹腔胆囊切除术	laparoscopic cholecystectomy, LC	311
腹腔镜胆囊切除同时+术中胆道镜探查取石	laparoscopic common bile duct exploration, LCBDE	311

G

伽马刀	gamma knife	347
概率图	probability graph	73
概率预测模型	probability prediction model	84
干扰	interference	45
干预措施	intervention	253
干预措施比较	comparison intervention	253
高强度聚焦超声	high intensity focused ultrasound, HIFU	343
隔离	isolation	224
工作清单管理	worklist management MWL	398
共模抑制比	common mode rejection ratio, CMRR	223
故障树分析	fault tree analysis, FTA	179
观察等待	watchful waiting or watch and wait	259
观察(非实验)研究	observational or nonexperimental study	260
管理信息系统	management information system, MIS	360
光动力疗法	photodynamic therapy, PDT	342
光学体表成像系统	optical surface monitoring system, OSMS	347
广域网	wide-area networks, WAN	380
规则	regulation	13
国际标准化组织	International Standardization Organization, ISO	13
国际电工委员会	International Electrotechnical Commission, IEC	13
国际电信联盟	International Telecommunication Union, ITU	13
国际疾病分类	international classification of diseases, ICD	387
国际医学生物工程联合会	International Federation for Medical and Biological Engineering, IFMBE	7
国家电子制造业协会	National Electrical Manufacture Association, NEMA	397
国家卫生理事会	National Health Council	257

H

合理的价格	right price	282
横断面研究	cross-sectional study	261
宏电击	macroshock	22

| 环形 | ring | 381 |
| 荟萃分析 | Meta analysis | 261 |

J

基础设施即服务	infrastructure as a service, IaaS	401
基础组件	foundation component	387
基于状态的维修	condition based maintenance, CBM	83
激光	laser	233
极大似然估计	maximum likelihood estimation	74
计量学	metrology	204
计算机网络	computer networks	380
计算机维护管理系统	computer maintenance management system, CMMS	91
记录信号	recorded signal	379
技术管理	technology management	14
技术评估	technology assessment	14,261
检测和预防性维护	inspection and preventive maintenance, IPM	78
鉴别力	discrimination	222
教育培训与研究发展	training and R&D	14
结局指标	outcome	253
经验分布函数	empirical distribution function	70
精度	accuracy	222
警告	alert	21
静电放电	electrostatic discharge, ESD	50
局域网	local area networks, LAN	380
矩估计法	moment estimation	74
聚甲基丙烯酸甲酯	polymethylmethacrylate, PMMA	141
卷积神经网络	convolutional neural networks, CNN	403
决策支持系统	decision sustainment system, DSS	360

K

开阔场	open area test site, OATS	48
科伦克图书馆	Cochrane Library	257
科伦克协作组织	Cochrane Collaboration	257
科伦克中心	Cochrane Centre	257
可靠度模型	reliability model	81
可用性	availability	14
可用性测试	usability test	181
客户机/服务器	client/server	397
快速评估	rapid review	255

L

勒纳指数	Lerner index, LI	274
两次维修间的平均时间	mean time between maintenance, MTBM	68
量程	span	222
量纲	dimension of quantity	209
疗效	efficacy	259

临床工程部 Department of Clinical Engineering, DCE 7
临床工程分会 Clinical Engineering Division 7
临床工程师 clinical engineer, CE 7
临床工程学 clinical engineering, CE 1
临床效果 clinical effectiveness 258
临床信息系统 clinical information system, CIS 380
临床信息学 clinical informatics 378
灵敏度 sensitivity 222
滤波模型 filter model 86
螺旋断层调强放疗 helical tomotherapy, HT 346
洛伦兹曲线 Lorenz curve 291

M

满意度 satisfaction 181
美国放射协会 American college of radiology, ACR 397
美国国家标准学会 American National Standards Institute, ANSI 36
美国临床工程协会 American College of Clinical Engineering, ACCE 7
美国食品药品监督管理局 Food and Drug Administration, FDA 241
美国医疗仪器振兴协会 Association of Advancement of Medical Instrumentation, AAMI 7

N

纳秒刀 nanoknife 297, 344
内部电源设备 internally powered equipment 25
内镜 endoscopy 306

P

频率响应 frequency response 223
平均故障间隔时间 mean time between failures, MTBF 62
平均故障前时间 mean time to failure, MTTF 62
平均维护时间 mean time to maintenance, MTTM 68
平均效应 average effect 259
平均修复时间 mean time to repair, MTTR 66
平台即服务 platform as a service, PaaS 401
评价精要数据库 synopses of syntheses 251
评价数据库 syntheses 251
屏蔽室 shielding room 49

Q

恰当的时间 right time 282
前瞻性观察研究 prospective observational study 260
球囊膨胀式 balloon-expandable 322
区间估计 interval estimation 75
缺血性视神经病变减压试验 ischemic optical neuropathy decompression trail 260

R

人工电源网络 artificial mains network, AMN 49

人工肝支持系统	artificial liver support system, ALSS	317
人工骨	artificail bone	327
人工智能系统	artificial intelligence, AI	360
人因可靠性分析	human reliability analysis, HRA	189
人因失误	human error	189
软件即服务	software as a service, SaaS	402

S

赛博刀	cyber knife	356
三维适形放疗	3D conformal radiation therapy, 3DCRT	346
骚扰	disturbance	45
伤害	harm	148
设备管理率	Equipment management rating, EMR	287
射频	radio frequency, RF	46
射频电磁引导	varian calypso	347
射频消融	radiofrequency ablation, RFA	340
深度玻尔兹曼机	deep Boltzmann machine, RBM	403
深度神经网络	deep neural networks, DNN	403
深度置信网络	deep belief networks, DBN	403
深度自编码器	deep autoencoders	403
生物医学工程	biomedical engineering, BME	2
生物医学设备技师	biomedical equipment technician, BET	7
生物医用材料	biomedical materials	321
剩余风险	residual risk	149
失败	failed	90
失效模式效应分析	failure mode effects analysis, FMEA	179
实际不能工作时间	Mean active down time, MADT	68
实验研究	experimental study	260
世界卫生组织	World Health Organization, WHO	78
事件类型	event type, EVN	386
适当的数量	right quantity	282
适合的产品或服务	right product or service	282
适合的质量	right quality	282
适形调强放疗	intensity-modulated radiation therapy, IMRT	346
输入阻抗	input impedance	223
树形	tree	381
数据	data	378
数据处理系统	data processing system, DPS	360
数据库	database	384
数据库管理系统	database management system, DBMS	384
数据库系统	data base system, DBS	384
数字减影血管造影	digital substraction angiography, DSA	297
死区	dead band	222
随机对照试验	random controlled trail, RCT	260

T

| 体外膜肺氧合 | extracorporeal membrane oxygenation, ECMO | 320 |

通告	notification	21
通过	passed	90
通信架构	communication framework	397
统计过程控制	statistical process control, SPC	117
图像	picture	379
图像采集设备	image acquisition equipment	398
图像引导放射治疗	image guided radiation therapy, IGRT	347

W

网格	mesh	381
危险情况	hazardous situation	148
危险(源)	hazard	148
微波消融	microwave ablation	341
微电击	microshock	24
维修决策模型	maintenance decision model	87
卫生技术评估	health technology assessment, HTA	9, 263
文本数据	textual data	379
稳定性	stability	224

X

系统	system	251
系统综述	systematic review, SR	257
先进多模态影像引导的手术套间	advanced multimodality image guided operating suite, AMIGO suite	364
显示工作站	display workstation	398
线性化	linearizations	387
线性阻抗稳定网络	line impedance stabilization network, LISN	49
消息头	message header, MSH	386
效果比较的系统综述	comparative effectiveness systematic review	261
效率	efficiency	181
斜交 X 线监控	exactrac X-ray monitoring	347
心电图	electrocardiogram, ECG	228
心脏起搏器	cardiac pacemaker	323
信息	information	378
信息对象定义	information object definition, IOD	397
信息技术设备	information technology equipment, ITE	46
信噪比	signal noise ratio	223
星形	star	381
虚拟办公室	office automation, OA	360
叙述	narrative	379
旋转调强放疗	volumetric modulated arc therapy, VMAT	346
血卟啉衍生物	hematoporphyrin derivative, HPD	342
循环神经网络	recurrent neural networks, RNN	403
循证医学	evidence-based medicine, EBM	250

Y

| 研究 | research | 257 |

研究的精要数据库	synopses of studies	251
研究数据库	studies	251
药物涂层支架	drug eluting stents	323
医疗机构评审委员会	the Joint Commission for the Accreditation of Healthcare Organizations	88
医疗器械不良事件全球协调小组	Global Harmonization Task Force, GHTF	189
医疗器械法规全球协调工作组	The Global Harmonization Task Force, GHTF	242
医疗事故鉴定联合委员会	Joint Commission on the Accreditation of Hospitals, JCAH	7
医学工程学	medical engineering	2
医学数字图像和通信	digital imaging and communication in medicine, DICOM	397
医学图像归档和通讯系统	picture archiving and communication system, PACS	297
医学图像通信网络	communication network of medical image	397
医学信息学	medical informatics	378
医院信息系统	hospital information system, HIS	385
吲哚菁绿	indocyanine green, ICG	305
婴幼儿型呼吸机	pediatric ventilator	135
有效性	effectiveness	181
有证标准物质	certified reference material, CRM	214
诱导性需求	induced demand	294
浴盆特性	bathtub curve	61
预防性维护	preventive maintenance, PM	78
预防性维护周期	the intervals of preventive maintenance	80

Z

杂交手术	hybrid procedure	361
载波侦听多路访问的方法	carrier sense multiple access with collision detection, CSMA/CD	381
兆伏级扇形束CT	megavolt computed tomography, MVCT	347
真实世界研究	real-world study, RWS	257
整合库	summaries	251
整群随机试验	cluster randomized trial	260
正电子发射计算机断层显像	positron emission computed tomography, PET-CT	297
直方图	histogram	71
直接试验	head-to-head trail	260
指南	guideline	13
质量保证	quality assurance	14
质量管理体系	quality management system, QMS	100
质量控制	quality control, QC	105
滞环	hysteresis	223
重症加强护理病房	intensive care unit, ICU	355
锥形束CT	cone beam computed tomography, CBCT	347
自动编码器	autoencoders	403
自适应放疗	adaptive radiation therapy, ART	371
总线	bus	381
综合研究	research synthesis	261
走查法	cognitive walk-through	180
最佳时间替换策略	optimum age replacement policy	80

最佳寿命替换模型 optimal life replacement model 81

最小二乘拟合线 least-squares filted line,LSFL 222

最优常规干预方案 optimal usual care,OUC 259

最优方案 best practice 259